中文翻译版 原书第 2 版

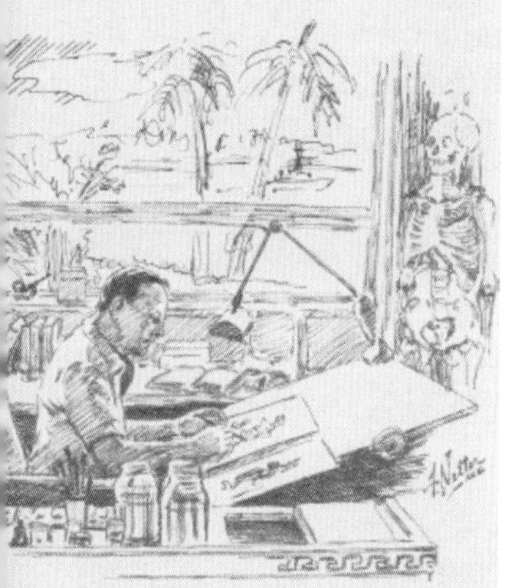

奈特绘图版医学全集

第 5 卷：泌尿系统

The Netter Collection of Medical Illustrations

Volume 5 Urinary System

原著者 Christopher R. Kelly Jaime Landman

绘 图 Frank H. Netter Carlos A.G. Machado

主 审 蔡文清 黎 玮

主 译 王亚轩 王晓路

副主译 杨书文 姜 涛 洪 锴

科学出版社

北 京

图字：01-2016-9591号

内 容 简 介

作者以通俗易懂的形式，简明扼要地介绍了人体泌尿系统的正常解剖、生理与异常状态下的相关改变，以及相关疾病的关键知识，并配以形象逼真、高度概括的绘图，将深奥的基础科学与临床医学融会贯通，瞬间使人领悟奇妙的人体结构和机体功能，以及疾病发生机制和临床表现的缘由。本书实现了"医学与艺术""理论与临床""专业与科普"的三大完美结合，是一部具有50多年沉淀和辉煌的经典著作，既可作为医学院校学生和中青年医务人员的教科书，亦可作为医学爱好者、患者及青少年医学科普教育读物。

图书在版编目（CIP）数据

奈特绘图版医学全集：原书第2版.第5卷，泌尿系统/(美)凯利(Christopher R.Kelly) 等主编；王亚轩，王晓路主译. --北京 ：科学出版社，2017.11

书名原文：The Netter Collection of Medical Illustrations Volume 5：Urinary System

ISBN 978-7-03-051448-6

Ⅰ. ①奈… Ⅱ. ①凯… ②王… ③王… Ⅲ. ①医学－图集②泌尿系统疾病－图集 Ⅳ. ①R-64②R69-64

中国版本图书馆CIP数据核字（2017）第003518号

责任编辑：黄建松　董　林　杨卫华　/　责任校对：张小霞

责任印制：肖　兴　/　封面设计：吴朝洪

The Netter Collection of Medical Illustrations: Urinary System, Volume 5, 2/E

ISBN-13: 978-1-4377-2238-3

本书由中国科技出版传媒股份有限公司（科学出版社）进行翻译，并根据中国科技出版传媒股份有限公司（科学出版社）与爱思唯尔（新加坡）私人有限公司的协议约定出版。

奈特绘图版医学全集—第5卷：泌尿系统（原书第2版）（王亚轩 王晓路 主译）

ISBN: 978-7-03-051448-6

3 Killiney Road
#08-01 Winsland House I
Singapore 239519
Tel: (65) 6349-0200
Fax: (65) 6733-1817

科学出版社 出版

北京东黄城根北街16号

邮政编码：100717

http://www.sciencep.com

北京利丰雅高长城印刷有限公司 印刷

科学出版社发行　各地新华书店经销

*

2017年11月第 一 版　开本：889×1194　1/16

2017年11月第一次印刷　印张：30 1/2

字数：1 080 000

定价：168.00元

（如有印装质量问题，我社负责调换）

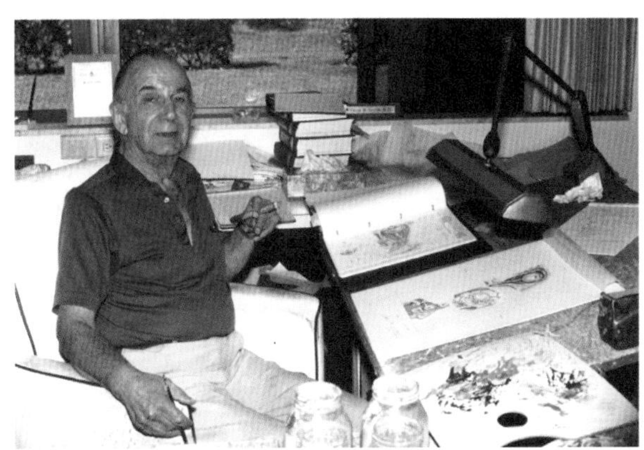

Frank Netter 博士工作照

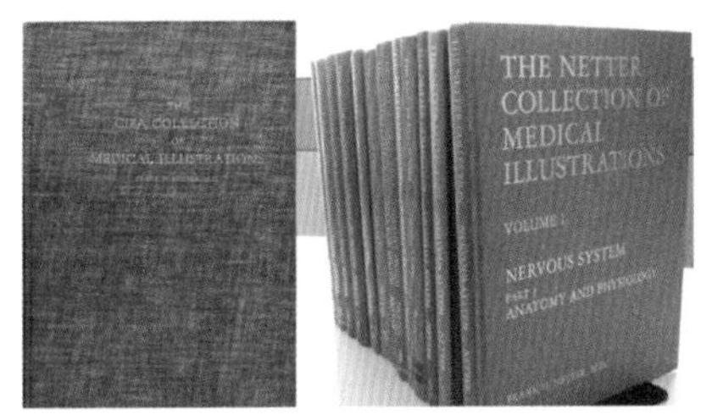

单行本被称为“蓝书”，它为第 2 版《奈特绘图版医学全集》奠定了基础，后者又被昵称为“绿书”

Frank H. Netter 博士很好地诠释了医生、艺术家和教育家的区别，然而更为重要的是，他将这三者融为一体。Netter 图谱基于人体构造的精细研究，同时又被注入了 Netter 博士在医学认识方面独特而广博深入的理念。他总是说：“无论图片画得如何绚丽，但如果偏离了它的医学价值，那么这就是一个毫无意义的画册。”所以准确阐释是它的终极目标。Netter 博士面临的最大挑战，也是其最大的成就，就是他在艺术享受和结构明示两者间找到了很好的平衡。该系列图谱的第 1 版单行本于 1948 年面世，由 CIBA 医药出版公司出版发行，该图谱充分地显示了他辛勤工作的结果及因此获得的成就。因为该书的成功，在随后的 40 多年间，Netter 博士一共有多达 8 本图册相继问世，从而构成了系列丛书，每一本介绍了人体的一个系统。

本系列丛书第 2 版修订时，仍然沿用伟大的 Netter 博士作品风格，并邀请了世界知名院校中从事出版技术和放射成像技术工作，且处于领导地位的医生及教育家参与新版的编写和绘制，同时也让之前参与编写绘制的一些艺术家为新版图谱补充绘制了图片。在经典的绿色封面内，读者将可以看到数以百计的原创人体结构作品，以及与之匹配的、翔实的、专业的、最新的医学信息。

诺华公司选择 Carlos Machado 博士作为 Netter 博士的继任者，他延续了 Netter 作品集的艺术风格。Carlos Machado 博士说：“16 年来，在为 Netter 博士的 *Atlas of Human Anatomy* 及其他 Netter 作品再版编辑过程中，我发现我所面对的任务是如何想方设法地延续他的传奇，理解他的理念，使用他所喜好的方法再版他的作品。”

尽管随着时代的发展，医学在专业词汇、临床应用、研究方法等方面有了很大的进步，但是也有很多仍然保留了原有的样子。患者仍是患者，教师也还是教师。半个世纪以来，Netter 博士自己所说的那些图片（他总是谦虚地称之为图片而非画作）也仍然以优美的、细致入微的方式向所有阅读它的医学生及医生们提供了医学知识的营养并引领医学实践的方向。

之前的版本是所有编辑、作者或以其他方式参与其中的人们（尤其是 Netter 博士）共同努力的结果。Netter 博士也因为他的工作而留在所有认识他的人们心中。在令人兴奋的第 2 版问世之前，我们特别向为本书修订付出大量心血的作者、编辑、顾问和艺术家们，以及 Elsevier 出版公司全体人员表示感谢，是你们的付出使得这本不朽的著作继续成为当今临床医生和医学生们的可靠读物。

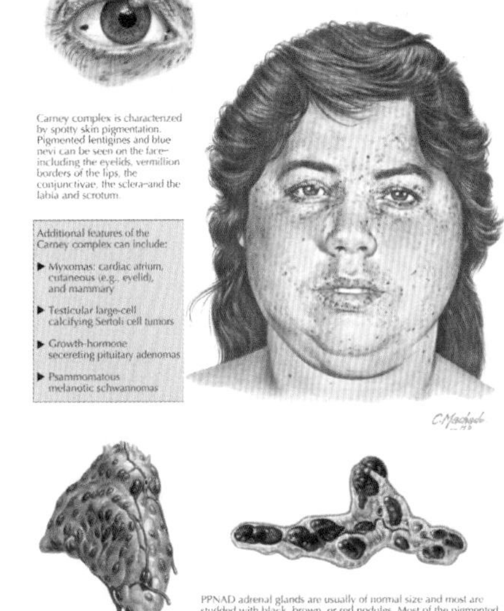

Carlos Machado 博士为第 2 版第 2 卷内分泌系统分册创作的全新插图

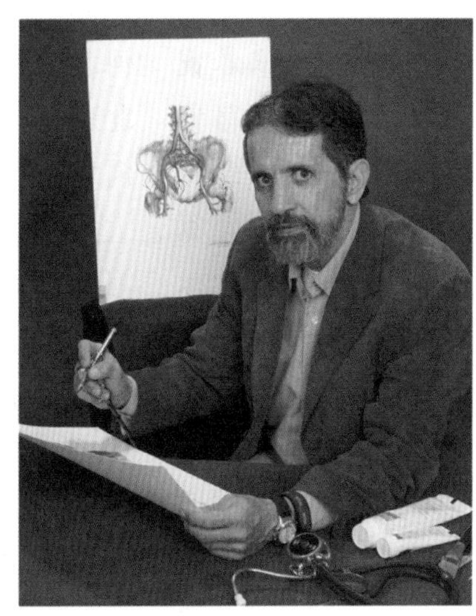

Carlos Machado 博士工作照

译者名单

主　审　蔡文清　黎　玮

主　译　王亚轩　王晓路

副主译　杨书文　姜　涛　洪　锴

译　者（以姓氏笔画为序）

王亚轩　河北医科大学第二医院
王江山　北京协和医院
王晓路　河北医科大学第二医院
叶剑飞　北京大学第三医院
朱华栋　北京协和医院
刘凯隆　河北医科大学第二医院
孙冬晨　大连医科大学附属第一医院
苏晓明　大连医科大学附属第一医院
杨书文　河北医科大学第二医院
杨志凯　北京大学第一医院
李月红　河北医科大学第二医院
佟　飞　河北医科大学第二医院
张春霞　河北医科大学第二医院
张路霞　北京大学第一医院
陈亚坤　河北医科大学第二医院
郑　磊　大连医科大学附属第一医院
房彦乐　河北医科大学第二医院
孟立强　北京大学第一医院
郝一昌　北京大学第三医院
段建召　河北医科大学第二医院
侯婉音　北京大学第一医院
姜　涛　大连医科大学附属第一医院
洪　锴　北京大学第三医院
徐大民　北京大学第一医院
高碧霞　北京大学第一医院
彭进强　大连医科大学附属第一医院
韩振伟　河北医科大学第二医院
喻小娟　北京大学第一医院
瞿长宝　河北医科大学第二医院

秘　书　房彦乐　韩振伟

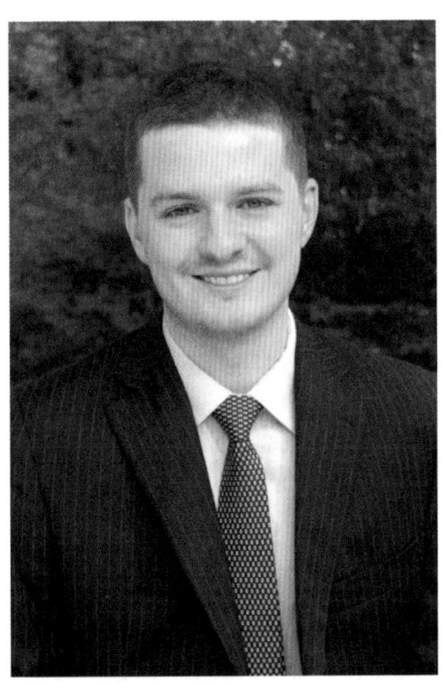

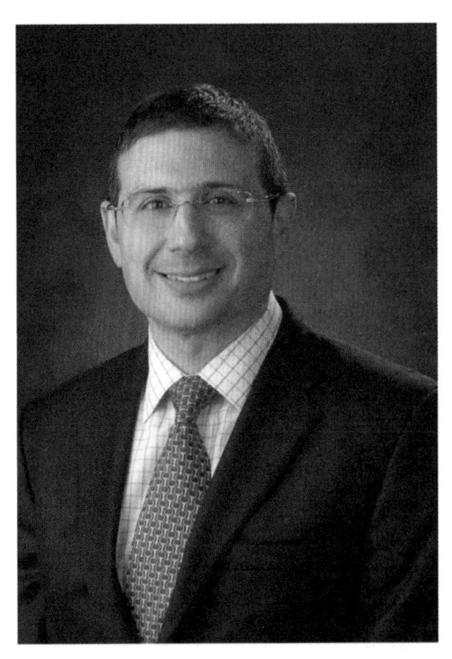

Christopher Rehbeck Kelly 医学博士，纽约长老会医院／哥伦比亚大学医学中心医学系博士后研究员。他在哥伦比亚大学完成本科学习，并被推选成为美国大学优等生协会成员，随后在哥伦比亚大学医学院接受医学教育，被提名在毕业典礼上致辞，同时被推选为 Alpha Omega Alpha 荣誉协会成员，并获得心脏病学 Izard 奖，发表了许多原创科研论文和综述文章。此外，他与大厨师 Jehangir Mehta 合作出版了一本名为 *Mantra* 的食谱书，同时为 *Spin and Rolling Stone* 杂志撰写了数篇关于流行文化方面的文章。他还曾经是电视和卫星广播节目 *Dr. Oz Show* 的制片人和编剧。他和妻子 Leah 及两只爱犬住在纽约市。

Jaime Landman 医学博士，泌尿外科学和放射学教授，加州大学 Irvine 分校泌尿外科系主任。Landman 博士是微创泌尿外科和肾癌方面的专家，发表相关学术论文 180 余篇。Landman 博士在密歇根大学完成了其本科学习，在哥伦比亚大学医学院接受医学教育，在纽约 Mount Sinai 医院完成实习（普通外科）和住院医师培训（泌尿外科）。随后，他在华盛顿大学 Ralph V. Clayman 博士指导下进行了微创泌尿外科方面的学习和研究，并继续留在那里负责微创泌尿科工作，然后回到纽约哥伦比亚大学泌尿外科，工作 6 年后转到加州大学 Irvine 分校担任系主任。他有一个极为优秀的妻子 Laura 和一个美丽的女儿 Alexandra Sofia。

原著者名单

EDITORS–IN–CHIEF

Christopher R. Kelly, MD
Postdoctoral Residency Fellow
Department of Medicine
NewYork–Presbyterian Hospital
Columbia University Medical Center
New York, New York
Plates 1–18,1–27, 2–1,2–35, 3–1, 3–24, 3–27, 3–28, 4–1, 4–2, 4–14, 4–15, 4–32,4–34, 4–36, 4–37, 4–61, 4–62, 6–1, 6–2, 6–7, 9–1,9–10, 10–1,10–6, 10–12, 10–17,10–34, 10–36,10–40

Jaime Landman, MD
Professor of Urology and Radiology
Chairman, Department of Urology
University of California Irvine
Irvine, California
Plates 2–14, 2–19, 2–20, 6–1, 6–2, 6–7, 9–1,9–6, 9–9, 9–10, 10–12, 10–17,10–25, 10–33, 10–34, 10–36,10–40

CONTRIBUTING ILLUSTRATORS

John A. Craig, MD
James A. Perkins, MS, MFA
Tiffany S. DaVanzo, MA, CMI
Anita Impagliazzo, MA, CMI

SENIOR EDITORS

Arthur Dalley, PhD
Professor, Cell & Developmental Biology
Director, Structure, Function, and Development Vanderbilt University School of Medicine
Nashville, Tennessee
Plates 1–1,1–17

Leal Herlitz, MD
Assistant Professor of Clinical Pathology
Division of Renal Pathology Department of Pathology and Cell Biology
NewYork–Presbyterian Hospital
Columbia University Medical Center
New York, New York
Plates 2–15, 2–16, 4–26, 4–27, 4–63, 10–26,10–32
Plates 1–20, 4–9,4–11, 4–14, 4–15, 4–24, 4–25, 4–27, 4–31, 4–50,4–52, 4–54, 4–59, 4–63, 10–28, 10–30, 10–32 (imaging)

Peter A. Humphrey, MD, PhD
Ladenson Professor of Pathology and Immunology
Professor of Urologic Surgery
Chief, Division of Anatomic and Molecular Pathology
Washington University School of Medicine
St. Louis, Missouri
Plates 1–18,1–27, 9–1,9–6, 9–9,9–13

Antoine Khoury, MD
Chief of Pediatric Urology
Professor of Urology
University of California, Irvine
Irvine, California
Plates 2–21, 2–22, 2–26,2–29
Plate 2–35 (imaging)

Jeffrey Newhouse, MD
Professor of Radiology and Urology
Director, Division of Abdominal Radiology
NewYork–Presbyterian Hospital Columbia University Medical Center New York, New York
Plates 4–35, 9–1, 9–2
Plates 1–4, 1–12, 2–5, 2–9, 2–11, 2–14, 2–16,2–18, 2–25, 2–27, 2–33, 5–8, 5–10, 5–12, 6–2, 6–5,6–7, 7–1,7–5, 9–1,9–3, 9–9, 9–12 (imaging)

Jai Radhakrishnan, MD, MS
Associate Professor of Clinical Medicine
Division of Nephrology
Department of Medicine NewYork–Presbyterian Hospital
Columbia University Medical Center
New York, New York
Plates 4–1,4–15, 4–19,4–25, 4–28, 4–31, 4–35, 4–38,4–41, 4–45,4–54, 4–61, 4–62, 4–66,4–70, 10–7, 10–8, 10–26,10–32

ASSOCIATE EDITORS

Adam C. Mues, MD
Assistant Professor
Department of Urology
New York School of Medicine New York, New York
Plates 2–14, 6–1, 6–2, 6–7, 9–1,9–6, 9–9, 9–10, 10–12, 10–17,10–25, 10–33, 10–34, 10–36,10–40

Amay Parikh, MD, MBA, MS
Instructor in Clinical Medicine
Division of Nephrology
Department of Medicine NewYork–Presbyterian Hospital
Columbia University Medical Center
New York, New York
Plates 4–40, 4–41, 10–9,10–11

CONTRIBUTORS

Gina M. Badalato, MD
Resident, Department of Urology
NewYork–Presbyterian Hospital
Columbia University Medical Center
New York, New York
Plates 8–1,8–5

Gerald Behr, MD
Assistant Professor of Clinical Radiology Department of Radiology
NewYork–Presbyterian Hospital
Columbia University Medical Center
New York, New York
Plate 9–7 (imaging)

Mitchell C. Benson, MD
George F. Cahill Professor and Chairman Department of Urology
NewYork–Presbyterian Hospital
Columbia University Medical Center
New York, New York
Plates 9–11,9–13

Sara L. Best, MD
Assistant Professor
Department of Urology
University of Wisconsin School of Medicine and Public Health Madison, Wisconsin
Plates 6–3,6–5

Nahid Bhadelia, MD, MS
Assistant Professor of Medicine
Section of Infectious Diseases
Department of Medicine
Boston University School of Medicine Boston, Massachusetts
Plates 5–1,5–12

Andrew S. Bomback, MD, MPH

Assistant Professor of Clinical Medicine
Division of Nephrology
Department of Medicine NewYork–Presbyterian Hospital
Columbia University Medical Center
New York, New York
Plates 4–5,4–9, 4–12, 4–13

Steven Brandes, MD

Professor of Surgery
Director, Section of Reconstructive Urology
Division of Urologic Surgery
Department of Surgery
Washington University Medical Center
St. Louis, Missouri
Plates 7–1,7–5
Plate 2–13 (*imaging*)

Dennis Brown, MD, PhD

Professor of Medicine, Harvard Medical School
Director, MGH Program in Membrane Biology
MGH Center for Systems Biology and Division of Nephrology
Massachusetts General Hospital
Simches Research Center
Boston, Massachusetts
Plate 1–26 (imaging)

Pietro Canetta, MD

Assistant Professor of Clinical Medicine
Division of Nephrology
Department of Medicine
NewYork–Presbyterian Hospital
Columbia University Medical Center
New York, New York
Plates 4–19,4–24, 4–49,4–52

Carmen R. Cobelo, MD

Nephrology Fellow
Hospital Regional
Universitario Carlos Haya
Malaga, Spain
Plates 4–8, 4–9

Kimberly L. Cooper, MD

Assistant Professor
Co–Director of Voiding Dysfunction, Incontinence, and Urodynamics
NewYork–Presbyterian Hospital
Columbia University Medical Center
New York, New York
Plates 8–1,8–5

Vivette D´Agati, MD

Professor of Pathology
Division of Renal Pathology
Department of Pathology and Cell Biology
NewYork–Presbyterian Hospital
Columbia University Medical Center
New York, New York
Plates 4–55,4–57

Alberto de Lorenzo, MD

Nephrology Fellow
Hospital Universitario de La Princesa
Universidad Autonoma de Madrid
Madrid, Spain
Plates 4–12, 4–13

Gerald F. DiBona, MD

Professor
Departments of Internal Medicine and Molecular Physiology & Biophysics
University of Iowa Carver College of Medicine
Iowa City, Iowa
Plates 1–14,1–16

William A. Gahl, MD, PhD

Clinical Director, National Human Genome Research Institute
Head, Section on Human Biomedical Genetics, Medical Genetics Branch
Head, Intramural Program, Office of Rare Diseases
National Institutes of Health
Bethesda, Maryland
Plates 4–64, 4–65

Anjali Ganda, MD, MS

Instructor in Clinical Medicine
Division of Nephrology
Department of Medicine
NewYork–Presbyterian Hospital
Columbia University Medical Center
New York, New York
Plates 4–38, 4–39

James N. George, MD

George Lynn Cross Professor
Departments of Medicine, Biostatistics & Epidemiology
University of Oklahoma Health Sciences Center
Oklahoma City, Oklahoma
Plates 4–32,4–34

Mythili Ghanta, MBBS

Assistant Professor of Internal Medicine
Section of Nephrology
Department of Internal Medicine
Wake Forest University School of Medicine
Winston–Salem, North Carolina
Plates 4–35, 4–47, 4–48

Joseph Graversen, MD

Fellow, Minimally Invasive Urology
Department of Urology
University of California Irvine
Irvine, California
Plates 10–39, 10–40

Mohan Gundeti, MB MS, MCh

Associate Professor of Urology in Surgery and Pediatrics
Director, Pediatric Urology
Director, The Center for Pediatric Robotic and Minimal Invasive Surgery
University of Chicago, Comer Children´s Hospital
Chicago, Illinois
Plates 6–6, 10–16

Mantu Gupta, MD

Associate Professor
Director, Endourology
Director, Kidney Stone Center
Department of Urology
NewYork–Presbyterian Hospital
Columbia University Medical Center
New York, New York
Plates 10–13,10–15

Fiona Karet, MB, BS, PhD

Professor of Nephrology
Department of Medicine
University of Cambridge
Cambridge Institute for Medical Research
Cambridge, United Kingdom
Plates 3–25, 3–26

Anna Kelly, MD

Assistant Professor of Clinical Radiology
NewYork–Presbyterian Hospital
Columbia University Medical Center
New York, New York
Plate 2–16 (imaging)

Cheryl Kunis, MD

Professor of Clinical Medicine
Division of Nephrology
Department of Medicine
NewYork–Presbyterian Hospital
Columbia University Medical Center
New York–New York
Plates 4–42,4–44, 4–58,4–60

Michael Large, MD
Fellow, Urologic Oncology
University of Chicago Hospitals
Chicago, Illinois
Plates 6–6, 10–16

Mary McKee
Senior Lab Technologist
MGH Program in Membrane Biology
MGH Center for Systems Biology and Division of Nephrology
Boston, Massachusetts
Plate 1–26 (imaging)

James M. McKiernan, MD
John and Irene Given Associate Professor of Urology
Director, Urologic Oncology
Department of Urology
NewYork–Presbyterian Hospital
Columbia University Medical Center
New York, New York
Plates 10–39, 10–40 (imaging)

Shannon Nees
Doris Duke Clinical Research Fellow
Division of Pediatric Urology
Department of Urology
Columbia University
College of Physicians and Surgeons
New York, New York
Plates 2–30, 2–31, 2–34, 2–35

Galina Nesterova, MD
Staff Clinician
Section on Human Biochemical Genetics
Medical Genetics Branch
Intramural Program
Offi ce of Rare Diseases
National Institutes of Health
Bethesda, Maryland
Plates 4–64, 4–65

Amudha Palanisamy, MD
Instructor in Clinical Medicine
Division of Nephrology
NewYork–Presbyterian Hospital
Columbia University Medical Center
New York, New York
Plates 4–10, 4–11, 4–28, 4–29

Margaret S. Pearle, MD, PhD
Professor of Urology and Internal Medicine
The University of Texas Southwestern Medical
Center
Dallas, Texas
Plates 6–3,6–5

Allison R. Polland, MD
Resident, Department of Urology
Mount Sinai Medical Center
New York, New York
Plate 10–12

Maya Rao, MD
Assistant Professor of Clinical Medicine
Division of Nephrology
Department of Medicine
NewYork–Presbyterian Hospital
Columbia University Medical Center
New York, New York
Plates 4–66,4–70

Lloyd Ratner, MD
Professor of Surgery
Director, Renal and Pancreatic Transplantation
NewYork–Presbyterian Hospital
Columbia University Medical Center
New York, New York
Plates 10–26,10–32

Matthew Rutman, MD
Assistant Professor
Co–Director of Voiding Dysfunction, Incontinence, and Urodynamics
Department of Urology
NewYork–Presbyterian Hospital
Columbia University Medical Center
New York, New York
Plates 8–1,8–5

P. Roderigo Sandoval, MD
Assistant Professor
Department of Surgery
NewYork–Presbyterian Hospital
Columbia University Medical Center
New York, New York
Plates 10–26,10–32

Richard Schlussel, MD
Associate Director, Pediatric Urology
Assistant Professor of Urology
Columbia University
Morgan Stanley Children´s Hospital
New York, New York
Plate 10–35
Plates 2–22, 2–23 (imaging)

Arieh Shalhav, MD
Professor of Surgery
Chief, Section of Urology
Director, Minimally Invasive Urology
University of Chicago Medical Center
Chicago, Illinois
Plates 6–6, 10–16

Shayan Shirazian, MD
Assistant Professor of Clinical Medicine
Department of Medicine
State University of New York at Stony Brook
Attending Nephrologist
Winthrop University Hospital
Mineola, New York
Plates 4–3, 4–4, 4–14, 4–15, 4–30, 4–31

Eric Siddall, MD
Fellow, Division of Nephrology
Department of Medicine
NewYork–Presbyterian Hospital
Columbia University Medical Center
New York, New York
Plates 4–25, 4–53, 4–54

Magdalena E. Sobieszczyk, MD, MPH
Assistant Professor of Clinical Medicine
Division of Infectious Disease
Department of Medicine
NewYork–Presbyterian Hospital
Columbia University Medical Center
New York, New York
Plates 5–1,5–12

Michal Sobieszczyk, MD
Resident, Internal Medicine Department
Walter Reed National Military Medical Center
Bethesda, Maryland
Plates 5–11, 5–12

David Sperling, MD
Director, Columbia Endovascular Associates/
Interventional Radiology
Department of Radiology
NewYork–Presbyterian Hospital
Columbia University Medical Center
New York, New York
Plate 1–11 (imaging)

M. Barry Stokes, MB, BCh
Associate Professor of Clinical Pathology
Division of Renal Pathology
Department of Pathology and Cell Biology
NewYork–Presbyterian Hospital
Columbia University Medical Center
New York, New York
Plates 4–16,4–18
Plates 1–23, 1–25, 4–4, 4–13, 4–20, 4–21, 4–29, 4–43, 4–44, 4–46, 4–48, 4–63 (imaging)

Stephen Textor, MD
Professor of Medicine
Division of Nephrology and Hypertension
Mayo Clinic
Rochester, Minnesota
Plates 4–36, 4–37

Sandhya Thomas, MD
Fellow, Division of Nephrology
Department of Medicine
Baylor College of Medicine
Houston, Texas
Plates 4–45, 4–46, 4–61, 4–62, 10–7, 10–8

Matthew D. Truesdale, MD
Resident, Department of Urology
University of California, San Francisco
San Francisco, California
Plates 9–3,9–6

Duong Tu, MD
Fellow, Pediatric Urology
Department of Urology
Children´s Hospital Boston
Harvard Medical School
Boston, Massachusetts
Plates 2–19, 2–20, 2–23,2–29, 2–32, 2–33

Anthony Valeri, MD
Associate Professor of Clinical Medicine
Director, Hemodialysis
NewYork–Presbyterian Hospital
Columbia University Medical Center
New York, New York
Plates 10–9,10–11

Lt. Col. Kyle Weld, MD
Director of Endourology
59th Surgical Specialties Squadron
Plates 1–10,1–12

Sven Wenske, MD
Fellow, Department of Urology
NewYork–Presbyterian Hospital
Columbia University Medical Center
New York, New York
Plates 2–1,2–13, 2–18, 9–7, 9–8, 10–35

Frances V. White, MD
Associate Professor
Department of Pathology and Immunology
Washington University Medical Center
St. Louis, Missouri
Plate 9–8 (imaging)

Matthew Wosnitzer, MD
Chief Resident, Department of Urology
NewYork–Presbyterian Hospital
Columbia University Medical Center
New York, New York
Plates 9–11,9–13

ADVISORY BOARD
James D. Brooks, MD
Associate Professor of Urology
Stanford University School of Medicine
Stanford, California

Marius Cloete Conradie, MB ChB, FC (Urol)
Head of Department of Urology
Pietermaritzburg Metropolitan
President of Southern African Endourology Society
Berea, KwaZulu–Natal, South Africa

Francis Xavier Keeley, Jr., MD, FRCS (Urol)
Consultant Urologist
Bristol Urological Institute
Bristol, United Kingdom

Abhay Rané, MS, FRCS (Urol)
Consultant, Urological Surgeon
East Surrey Hospital
Redhill, Surrey, United Kingdom

Eduardo Cotecchia Ribeiro
Associate Professor
Morphology and Genetics Department
Federal University of São Paulo School of Medicine
São Paulo, Brazil

译者前言

《奈特绘图版医学全集》是一套以美国奈特医学博士的医学绘画作品为主要内容的临床医学丛书，奈特的绘画不仅体现了其超常的美学水平，更重要的是其丰富的知识内涵，正如奈特博士所说："……阐明主体是图画的根本目的和最高目标。作为医学艺术作品，不管绘制得多么美，艺术构思和主体表达多么巧妙，如果不能阐明其医学观点，就将失去价值。"奈特博士的绘画设计、对艺术的理解构想、观察和处理问题的方式，以及对事业的追求，全部淋漓尽致地表现在他的绘画作品中，使其作品达到了艺术性和科学性的完美结合。目前已成为全世界医学及相关科学学生在学习中首选的医学图谱之一。

《奈特绘图版医学全集》第 2 版是在第 1 版基础上从绘图方面进行了丰富和补充，内容涉及多领域、多个学科。在临床方面涉及了生殖、内分泌、呼吸、泌尿、皮肤、消化、神经和心血管等多个系统。以形态图和模式图简明、形象地描绘人体各系统的正常解剖、生理，以及各系统相关疾病的发病机制、病理生理和治疗等。我们所负责的《第 5 卷：泌尿系统》邀请了国内多家知名医院泌尿系统方面的专家和学者参与翻译。全书分为 10 个专题，主要内容包括泌尿系统的解剖与组织学、胚胎发生学、生理学、肾脏疾病、泌尿系统感染、泌尿系统梗阻、泌尿系统损伤、排尿障碍、泌尿系统肿瘤及泌尿系统疾病的治疗。希望对国内的广大读者有所帮助，尤其希望能成为临床专业医学生及低年资临床医师的专业参考书。由于我们的水平有限，对原著者的思想把握难免存在偏差。另外，由于时间仓促，书中难免存在不足之处，敬请各位读者谅解。

河北医科大学第二医院泌尿外科

王亚轩

2017 年 4 月

原书前言

几乎所有的临床医师在其职业生涯中都曾学习过奈特创作的绘图，他的 *Atlas of Human Anatomy*，毋庸置疑是最受欢迎的医学书籍，因此也成为医学生必备的图书之一。

许多人并不知道，*Atlas of Human Anatomy* 只是奈特一生创作中极小的一部分。事实上，在他的创作生涯中曾描绘过 20 000 余幅图片，涵盖了几乎所有系统及器官的解剖学、组织学、生理学和病理学内容。

许多绘图早在数十年前的“绿皮书”系列中首次出版，本卷的第 1 版书名是《肾、输尿管和膀胱》，其囊括了从肾病综合征到肾切除术等多方面的内容。由于 1973 年修订出版后，肾病和泌尿外科方面又有了很大的进展，因此，尽管第 1 版具有重要的历史地位，但是它已无法适用于现代医学。

对于本次再版，我们是根据现代临床理念与实践尝试重新修订，修改了大量图片，同时还补充了数以百计的放射学及病理学图片。

很多时候，我们不知道应如何将奈特原始图谱内容准确地保留下来。正如奈特本人所说：“解剖并没有改变，改变的是我们的视角。”的确，我们可以通过新的方式理解疾病的进程，但疾病的表现仍然与原来相同。奈特不可能预见一些新的重要概念。在这种情况下，我们依靠才能卓越的继承团队，为本版创作了许多新的图片。

在编写本书过程中，我们力求使文字部分与绘图一样精益求精，既通俗易懂便于医学生学习，又精确入微使有经验的医生获益。因此，我们的编著团队包括专业领域的两个极端——其中一部分是教授和科主任，另一部分是实习医师。我们希望通过这种设计模式确保达到预期目的。尽管医学发展迅速，但我们希望这本书的文字部分也能像绘图那样不会很快过时。

衷心感谢对本书做出巨大贡献的医生和学者，特别要感谢 Jai Radhakrishnan，Jeffrey Newhouse，Leal Herlitz，Arthur Dalley 和 Peter Humphrey 教授为本书付出的心血和汗水。

同时，我们也感谢我们的家人，尤其是我们的妻子，Leah Kelly 和 Laura Landman，感谢她们在我们编著本书的两年多时间中给予的关心与支持。

Christopher R. Kelly, MD
纽约
Jaime Landman, MD
加利福尼亚
2011 年 11 月

第 1 版创作者介绍

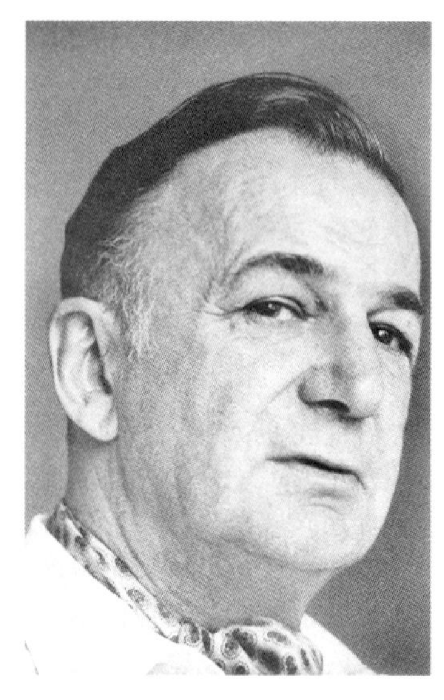

当你第一次见到 Frank Natter 时，你也许会有点惊讶。一个用尽一生绘制出如此伟大的医学艺术的人本应该很外向、健谈、创意无限，但他却安静、含蓄，甚至沉默寡言。交谈期间，似乎一直是我在讲话，他听的很多，说的却很少。你慢慢地会认识到，Frank Netter，这个世界著名的医学艺术家最大的才能既不是医学也不是艺术，而是通过艺术途径科普和传播医学知识。科普的前提是理解，理解的前提是学习，所以他一直在倾听。

作为交流的一种手段，艺术与人类文明一样古老。人类早在发明文字之前就把他们的信息留在洞穴壁上。纵观历史，艺术是一种能够跨越语言、文化和时间障碍进行沟通的表达方式。艺术家使用刷子和画布将其所思所想注入作品，他所表达的信息可能很简单直接、显而易见，并包罗万象，或者也可能是复杂隐晦、晦涩深奥、难以理解。

年轻的 Frank Natter 曾在 Sorbonne 大学学习，他是一位艺术家，他用油画表达内心的感受。当年轻的 Netter 医生从 Bellevue 医院的窗口中欣赏到东河和 Brooklyn 天际线的美景时，艺术家对结构、色彩和生活的热爱引导着他的精神追求。凭借自己的技巧和才能，他用双手表达了他所看到的和所感受的一切，当他完成作品时，他的思想同时被注入画布中。当他还是纽约的一位执业医师时，年轻的 Netter 医生在工作中依然艺术气质十足，他在医学学习过程中绘制出了一系列的图作。他的作品分别传达了喜悦、忧伤、怀旧、痛苦和灵感，而从另一个角度又表现出现实主义风格——大胆、求是、率直。患者就是患者，不以艺术家的情绪影响为转移。

这些绘画将艺术的敏感性与临床的现实主义完美地融合在一起，真实记录了 Frank Natter 人生中的转折点。在此之前，Natter 为自己将来成为艺术家还是医生进行着艰难的抉择。他既是一位从事医学的艺术家，又是一位热爱绘画的医生，但在这些画作出现之前，这两个角色从未真正同时出现在一个人身上。

在第二次世界大战之前的两年，Frank Netter 和以前相比发生了极大的变化，他能用艺术家的技巧和外科医生的冷静描绘临床场景。患者的情绪反应和痛苦表现在临床上通常会引起观察者的关注，但是观察者从来不会把临床场景和情感变化联系起来。艺术家应用阴影和亮点来描述医疗重点，传递的信息通常清晰明了，在最短的时间内呈现临床疾病的动态演变。虽然与临床场景分开，但始终没有脱离医疗的客观性，临床准确性也从未受影响。

Frank Netter 始终保持着旺盛的创造力。25 年来，他创作了 2300 余幅绘画，也就是说他每四天创作出一幅作品，且日复一日，月复一月，从未停歇。每幅作品都十分详细、全面、准确。为了把医学知识准确地传递给读者，每幅作品他都仔细研究、计划、勾勒、检查、反复思考之后才最终绘制完成。每幅画作都传达出大量的信息，且独一无二，不需要辅以其他的画作来解释。每幅画都是根据以前的总体构思，将医学知识按照器官和系统分类，有条不紊地进行描绘。

Netter 医生掌握了如何描绘人体的能力。他曾经一度依靠个人阅读和文献检索来获取人体绘画的基本知识，而现在他将重点放在与特定领域的专家直接沟通而获取知识。专家讲，Netter 听，然后通过绘画清晰地表达专家的思想，持续重复这种模式。在世界各地，有一批杰出的医学和生物科学领袖，他们是 Netter 医生和 CIBA COLLECTION 的合作者和顾问。这些来自不同地域的专家组成了一个团体，以 Frank Netter 博士为纽带，将学习、教学和科研作为共同目标。

Robert K. Shapter, MD, CM

第 1 版介绍

我准备题为“CIBA COLLECTION OF MEDOCAL ILLUSTRATIONS”的系列作品已经超过了 25 年。根据最初设想，这项工作是通过各个系统的解剖学、胚胎学、生理学、病理学、病理生理学及疾病相关临床特征来描绘整个人体机能。当我试图描绘肾脏和尿路时，随着书稿的不断增加，我不得不多次推迟新书出版的时间。由于对这些器官及其病变的研究出现了更多的进展，我希望我们理论上的差异能够阐明，观点的分歧能够得到解决。的确，通过世界各地杰出研究人员、临床医师及外科医生的不懈努力，许多问题都奇迹般地得到了解决。

当开始撰写这一部分内容时，我发现并非易事，而且很难落笔。伴随着每一次发现，就会出现新的研究方向，而每一次突破就意味着新的研究的开始。事实上，临床肾脏病学的进展往往需要重新评价之前的概念。曾经一度被认为是静态学科的肾脏解剖学已经完全被重新定义，以便能更准确地理解肾单位结构、组织构造和血液供应，从而更好地了解正常和异常的肾脏功能。

医疗技术方面也取得了很多进展。例如，电子显微镜不仅大大促进了我们对肾脏结构和病理的认识，而且还实现了许多肾脏疾病中潜在进程的可视化。整个透析领域已受到广泛认可，并且肾移植已成为现实。新的肾功能检测技术已经发明，尿液检查新技术也得到了发展。肾脏放射学领域已大大扩展，放射性扫描已作为有价值的诊断工具被应用。

这些令人难以置信的进步及许多肾脏和尿路疾病的临床问题都需要阐述。在本卷中，我列出了一些描述肾脏疾病如急性和慢性肾小球肾炎的常见临床过程的流程图。在我描绘肾脏的过程中，我发现我不能将肾脏或肾脏病学作为一个独立的研究体，因为其他器官、系统及全身功能是一个共同体。特别是循环系统、内分泌和代谢系统，这些领域的研究进展意味着肾脏病学方面出现了进展。有理由认为肾功能和肾脏疾病与高血压、肾素、血管紧张素、醛固酮、其他皮质激素、垂体激素、甲状旁腺功能、先天性代谢错误、免疫因子、体内平衡及水和电解质平衡等问题密切相关。

因此我所面对的任务非常繁重。只有在众多杰出的研究者和专家倾心帮助下才能实现，这些研究者和专家已在本卷编者名单中单独列出。我衷心感谢他们在百忙之中抽出宝贵时间给予我帮助，同时也表达我对他们渊博知识和无穷智慧的钦佩。我特别感谢 E.Lovell “Stretch” Becker 医生和 Jacob “Jack” Churg 医生。他们指导我完成这个项目，他们对这个项目的奉献是我创作的原动力。与 Robert K. Shapter 博士合作最为愉快，他中途从 Fredrick Yonkman 手中接任编写工作。还有很多人以不同的方式做出了贡献，其中最重要的是编辑 Lousie Stemmle 女士。

本卷及本系列其他卷的创作都离不开 CIBA 制药公司及其高管对此次工作的重视、理解和毫无保留的支持。

Frank H. Netter, MD

谨以此书献给我们的父母

Robert和Anna Kelly及Fevus和Klara Landman，

是他们激励我们完成医生的梦想，

同时给予我们追求梦想的勇气、支持和自信。

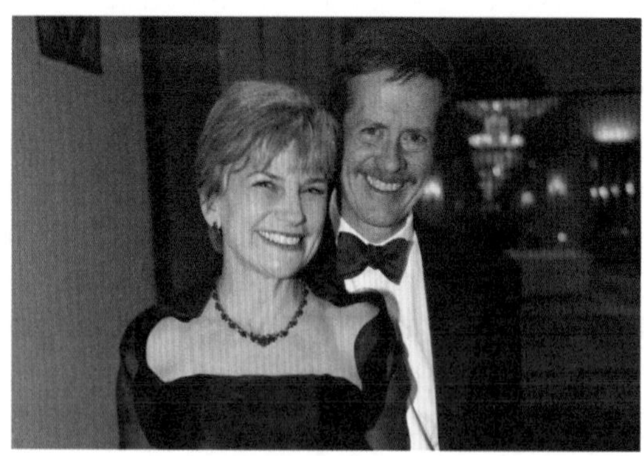

Robert 和 Anna Kelly

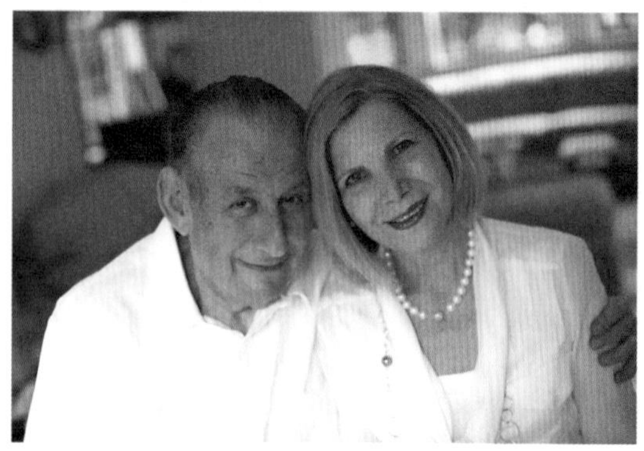

Fevus 和 Klara Landman

目录

第 1 章

泌尿系统解剖

肾的位置和毗邻关系：前面观

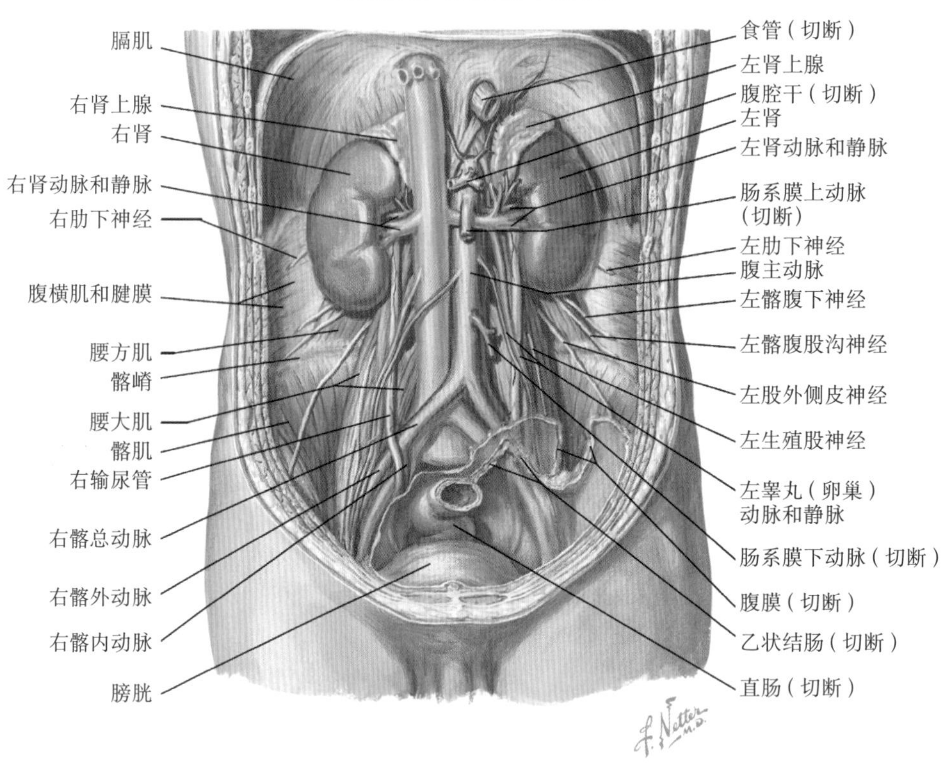

肾的前面毗邻

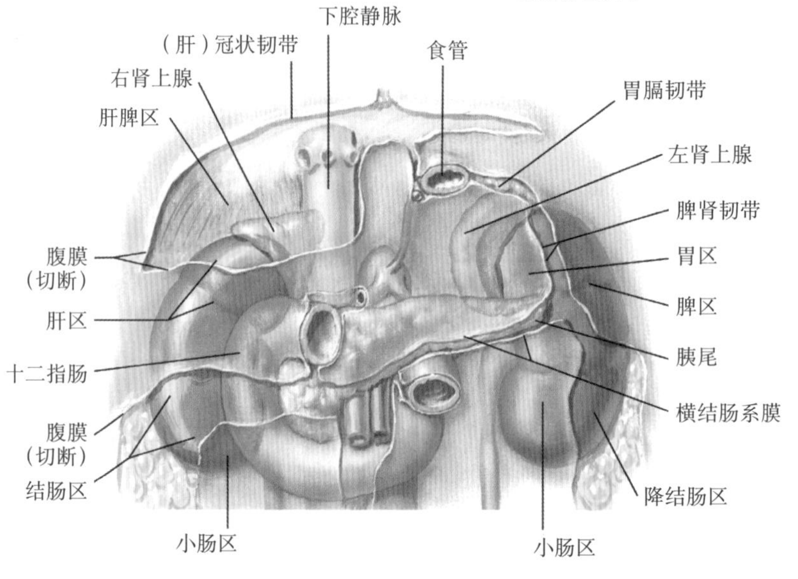

一、肾：位置与毗邻

位置与形态

肾位于腹膜后，腰椎的两侧，成对存在。仰卧位放松时，肾上极平第 12 胸椎，肾下极平第 3 腰椎，距髂嵴上缘约 2.5cm。直立位深吸气时，双肾可下降至接近甚至越过髂嵴水平。因受肝的影响，右肾位置通常比左肾低 1 ~ 2cm。

一般情况下，双肾为腹膜后脂肪所包裹（见专题 1-5）；虽然这已是大多数解剖学的共识，但在毗邻关系的描述中，腹膜后脂肪并不考虑在内。

双肾紧邻腹主动脉和下腔静脉，腹主动脉和下腔静脉的分支于双侧肾实质内侧的凹陷处进入肾，此处称为肾门。在肾水平，肾动脉从腹主动脉分支后，走行约 2.5cm，于脊柱前方、肾前内侧进入肾。下腔静脉位于腹主动脉的右侧，紧靠右肾的内侧缘。双肾内侧均稍向前旋转，以利于大血管分支进入肾门。

肾上腺（the suprarenal glands）曾被称为肾上方的腺体（adrenal），被误认为附属于肾。肾上腺是一对腺体，一般位于肾的上内侧，并不附属于肾。肾上腺与膈肌脚相连接，在肾下垂或肾缺如时，其位置保持不变。和肾一样，肾上腺也被脂肪包裹。左侧肾上腺呈新月形，位于左肾上内侧，覆盖左肾上 1/3，从肾上极延伸至肾门。右侧肾上腺呈锥形，如帽子一样覆盖在右肾上极。

双侧肾前面的毗邻关系是不同的，为不成对的腹腔脏器；而双侧肾后面的毗邻关系相似，为对称的后腹壁肌肉。

肾的位置和毗邻：后面观

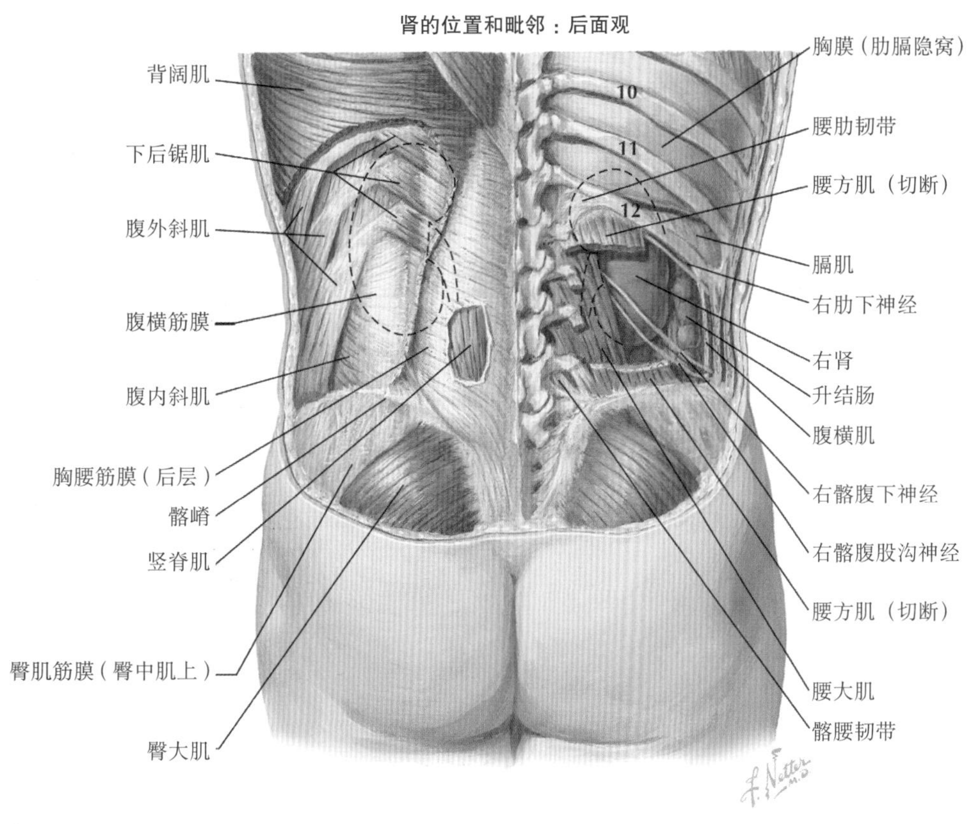

一、肾：位置与毗邻（续）

肾的后面毗邻

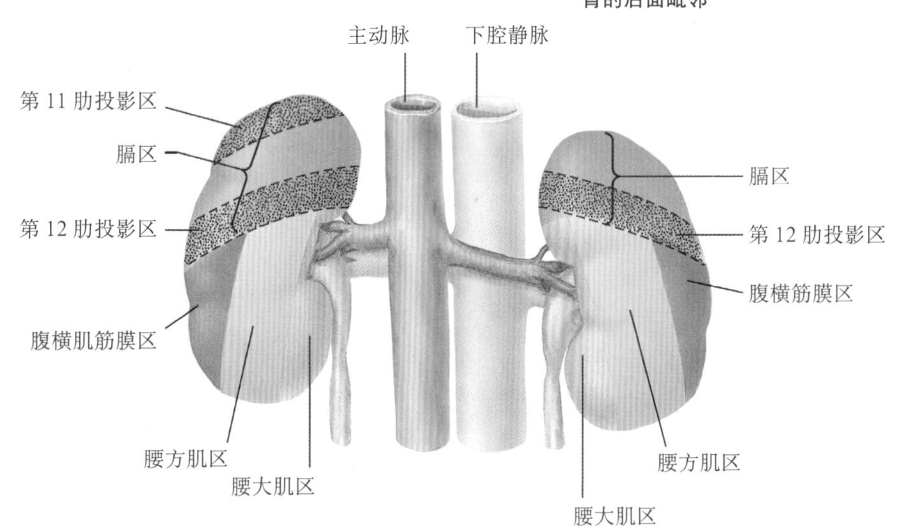

前面毗邻

肾的胚胎发育发生于腹膜后间隙背侧肠系膜两侧，背侧肠系膜最初沿中线附着于后腹壁。在肝生长和肠道旋转的过程中，部分肠道融入后腹壁，形成后腹膜的一部分。在整个过程中，腹膜反折以不规则但有规律的形式从中线移位。

在胚胎发育完成后，肾的某些部分与腹腔内脏器间隔一层腹膜，而肾的其余部分则直接与腹膜后器官接触。腹膜的存在可能会阻止炎症或转移性疾病的扩散。

1. *左肾*　左肾的上外侧紧邻脾。上述器官被形成大网膜脾周区的后层腹膜所分隔。左肾上内侧与胃相邻，此区域为一个三角形，它们被形成网膜囊（小腹膜腔）的腹膜隔开。肾前表面脾和胃覆盖的区域被脾肾韧带分隔，脾肾韧带由背侧肠系膜演变而来，构成了小网膜囊的左侧缘。形成脾肾韧带的两层腹膜包绕着脾血管。

左肾肾门区直接与腹膜后位器官胰腺的尾部相接触，无腹膜间隔。接触区域为横结肠系膜左端后部，起源于胚胎时期的背侧肠系膜，将横结肠与腹膜后器官（即十二指肠和胰腺）相连。

左肾的下外侧直接与腹膜间位器官降结肠相邻，无腹膜间隔。左肾的下内侧与空肠相邻，其间间隔着肠系膜下腹膜。

2. *右肾*　右肾上 2/3 紧靠肝右叶。右肾上极越过冠状韧带直接与肝裸区接触，无腹膜间隔。肾上极偏下部分由肝肾隐窝（也称莫里森囊）后壁的腹膜和大网膜囊肝下间隙的部分腹膜覆盖。

右肾肾门区直接接触腹膜后器官，十二指肠第二段（即降段）。

右肾下 1/3 大部分直接与结肠右曲接触，右肾下极一小部分隔着后腹膜与小肠相邻。

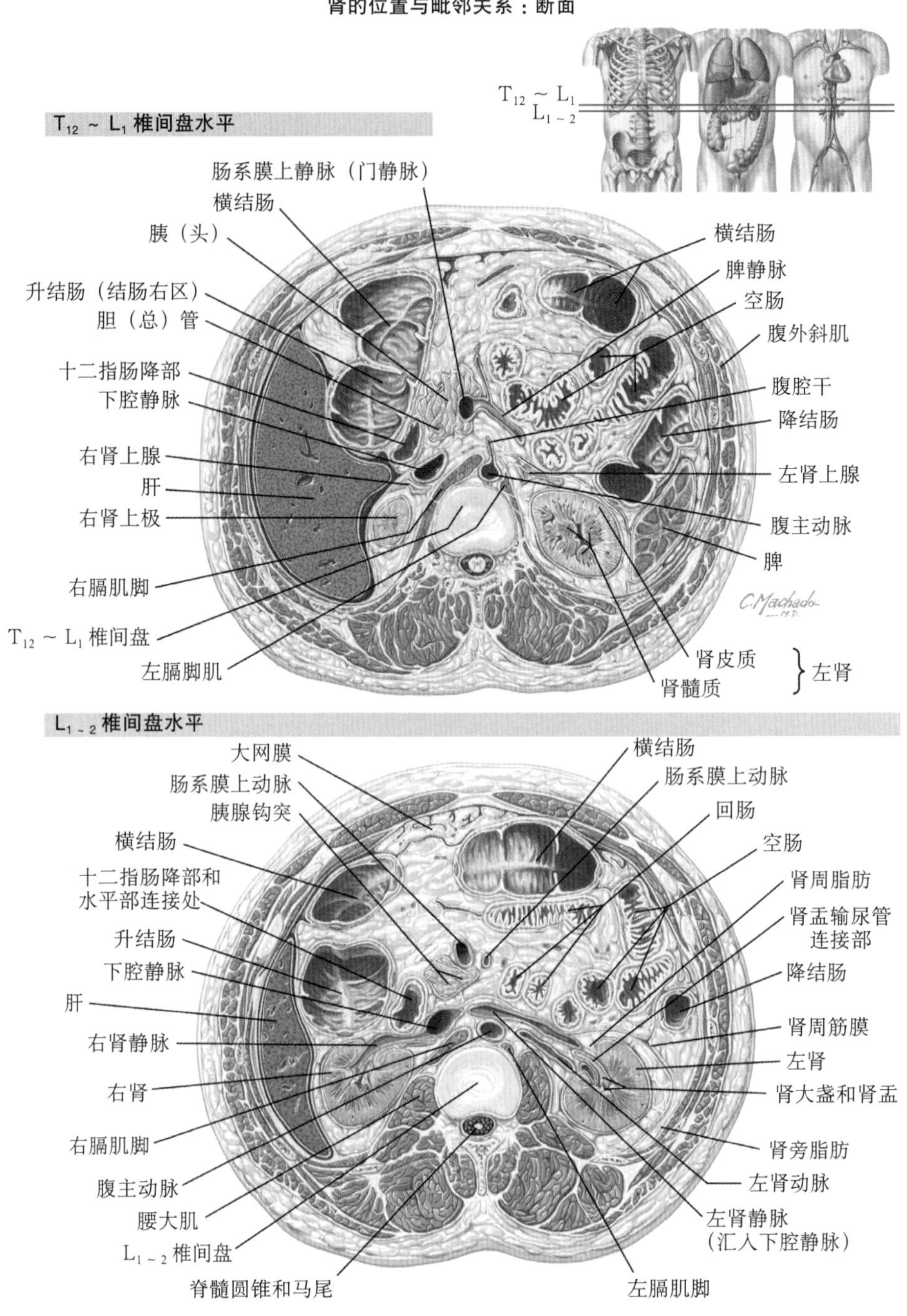

一、肾：位置与毗邻（续）

后面毗邻

膈肌覆盖双侧肾上极的 1/3 部分，膈肌通常将肾与壁层胸膜隔开，但有时弓状韧带或腰肋三角发育有缺陷时，膈胸膜可直接覆盖于肾上方。

左肾的上 1/3 位于第 11 ~ 12 肋骨的前方，受到第 11 肋骨和 12 肋骨的保护。右肾的相应部分位于第 12 肋骨前方，同样也受到第 12 肋骨的保护。

双侧肾背侧的下 2/3：外侧面邻近腹横肌腱膜，中央部分邻近腰方肌，内侧面邻近腰大肌。

腰大肌起于腰椎，斜向外下，止于股骨，肾的位置也随之倾斜。由于右肾比左肾位置低，所以右肾倾斜更明显。有 2 ~ 3 根神经沿脊柱两侧经腰大肌后面穿过，自外侧缘穿出，经肾与腹横肌膜之间斜行向下到达腹股沟区。从上而下依次是 T_{12} 脊神经和 L_1 脊神经或其末端分支，构成了髂腹下神经和髂腹股沟神经。

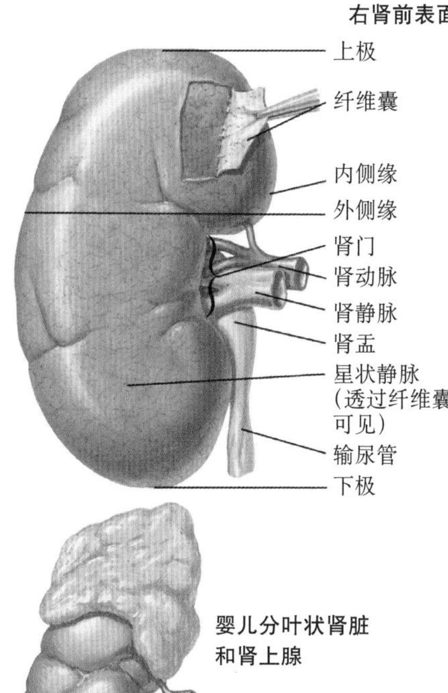

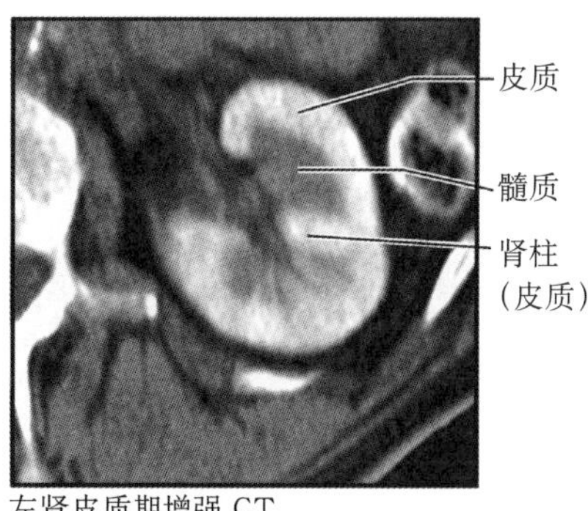

左肾皮质期增强 CT

婴儿分叶状肾脏
和肾上腺

肾盂
肾锥体

右肾排泄期增强 CT

右肾肾皮质截面和肾盂截面

皮质
髓质（锥体）
纤维囊
肾小盏
肾窦
肾乳头
肾大盏
肾盂
肾柱（皮质）
肾周脂肪
（肾窦内）
肾小盏
肾锥体基底
输尿管

肾小盏
肾大盏
肾盂
输尿管

右肾逆行肾盂造影

二、肾大体结构

成年人的肾长约 11cm，厚约 2.5cm，宽约 5cm，重 120 ~ 170g。肾外缘凸出，内侧缘凹陷；上、下极为圆形；前、后两面均凸出，但后面相对扁平。

肾动静脉及集合系统均通过肾内侧的肾门出入肾，由肾门深入肾实质的凹陷区域称为肾窦。在肾窦内，脂肪包裹肾动静脉的分支及集合系统的主要分支。肾静脉一般位于前方，集合系统的分支位于后方，肾动脉走行于两者之间。

整个肾实质的外侧缘构成的红褐色区域被称为肾皮质，肾皮质内侧为许多深色的肾锥体，其基底向外，尖端朝里，构成了肾髓质。这些肾锥体的顶端称为肾乳头。肾乳头可由两个以上的肾锥体融合形成，因此肾内肾锥体的数量多于肾乳头的数量。

位于肾外表面和肾锥体基底部之间的皮质区域称为皮质弓（皮质迷路），部分皮质突出于肾锥体之间，称为肾柱。“柱”只是从切面上看到的形状，其实更像“墙”，包绕分隔各个肾锥体。

肾锥体和肾（皮质）柱的边界清楚，从肾锥体呈辐射状伸入皮质的条纹称髓放线。这些髓放线主要为集合管（见专题 1–26），自皮质延伸至肾乳头，汇合形成乳头导管，这些小管将尿液排泄至每个乳头筛区的 20 个或者更多个细孔中。1 ~ 3 个肾乳头汇入一个肾小盏，2 ~ 4 个肾小盏融合形成一个肾大盏，2 ~ 3 个肾大盏形成漏斗形肾盂，肾盂离开肾门后移行成输尿管。输尿管将尿液引流至膀胱。

由一个肾乳头引流的肾实质称为肾叶。胎儿及婴幼儿时期，这些肾叶被肾表面肉眼可见的深沟分隔形成突起。这样的肾叶结构在某些哺乳动物可终身存在，在成年人偶尔也会出现分叶结构的残迹。

三、肾筋膜

肾实质表面被覆一层薄而发亮的膜，称为纤维囊（真包膜），纤维囊延伸入肾窦。围绕纤维囊的是数量不等的外周脂肪（即脂肪囊），这些脂肪延伸至肾窦部包裹肾窦内结构，同时也包裹同侧肾上腺。

肾、肾上腺及肾周脂肪外均被覆一层致密的肾筋膜，肾筋膜后层较坚韧，前层较薄，曾被认为是两种结构（后层为 Zuckerkandl 筋膜，前层为 Gerota 筋膜），在肾外侧缘融合形成科纳尔筋膜（conal fascia）。然而，现在认为肾筋膜前后层是同一种结构。

肾后筋膜来源于腰大肌筋膜的外侧，与胸腰筋膜（腰方肌筋膜）前层及腹横筋膜有不同程度的融合，包绕肾后侧。该层筋膜绕至肾前面形成肾筋膜的前层。肾前筋膜向内延伸成鞘包绕肾血管，与腹主动脉鞘及下腔静脉鞘融合。在某些个体，这些筋膜融合处比较薄弱，在高压下可出现破裂，导致积液流向对侧。另外，筋膜可向下延伸包绕输尿管，形成输尿管周围筋膜。

肾筋膜比较薄弱且结构特殊，因此其上、下端的界线目前仍存在争议。一般认为，肾筋膜前、后层在上端融合于肾上腺上方。有些研究发现，这些筋膜融合形成一个密闭空间，在右肾冠状韧带和左肾胃膈韧带处与膈肌筋膜相连续。然而另有研究认为，这些筋膜融合形成的空间不是密闭的，右侧与肝、膈肌之间的肝裸区相通，左侧与膈下腹膜外间隙相通。

肾筋膜前、后层在肾下极的融合是不完全的，使肾周积液可以向下进入髂窝，注入骶前间隙的空气也可上升进入肾周。有人曾利用该原理来检查肾，称为腹膜后充气造影。

围绕在肾筋膜外的是腹膜后脂肪（肾旁脂肪），与腹膜外脂肪相延续。在肾周脂肪和肾旁脂肪中都不同程度地含有来自肾筋膜的胶原结缔组织链，因此，横断面上可见丰富的多层结构。

肾筋膜 (L_2 椎体水平横截面)

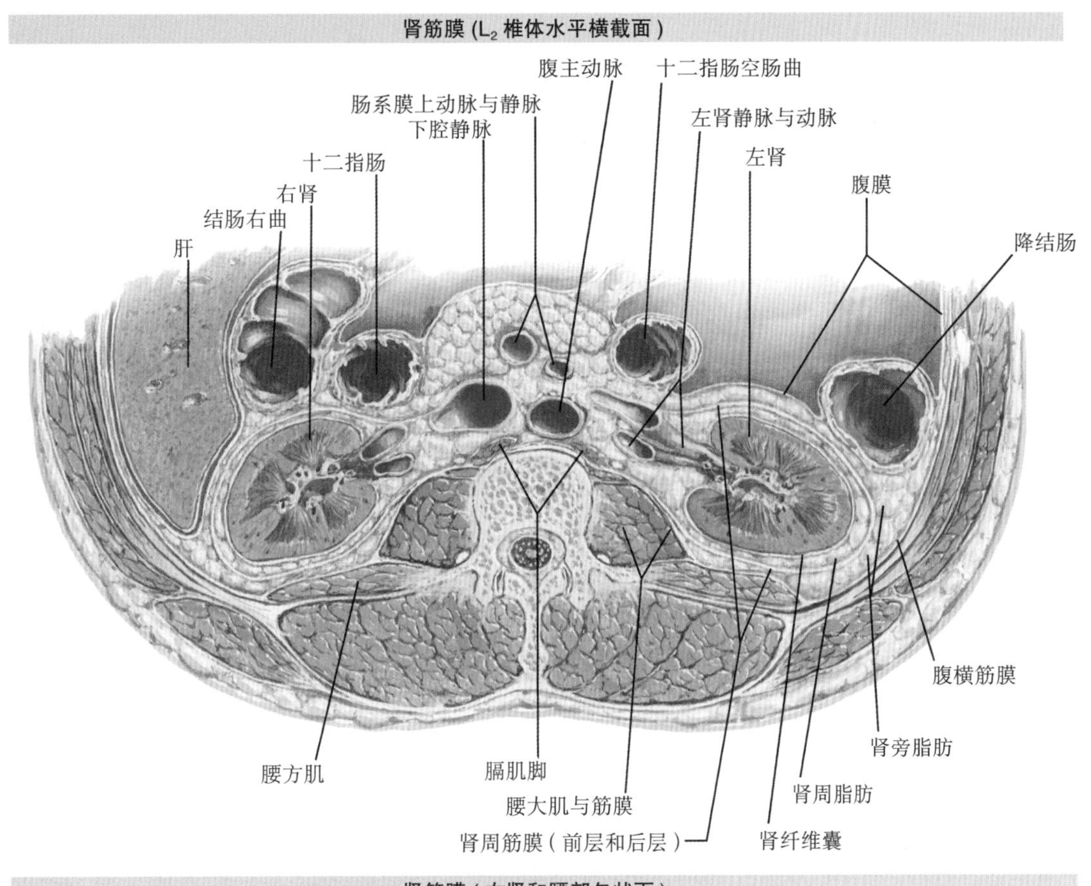

肾筋膜（右肾和腰部矢状面）

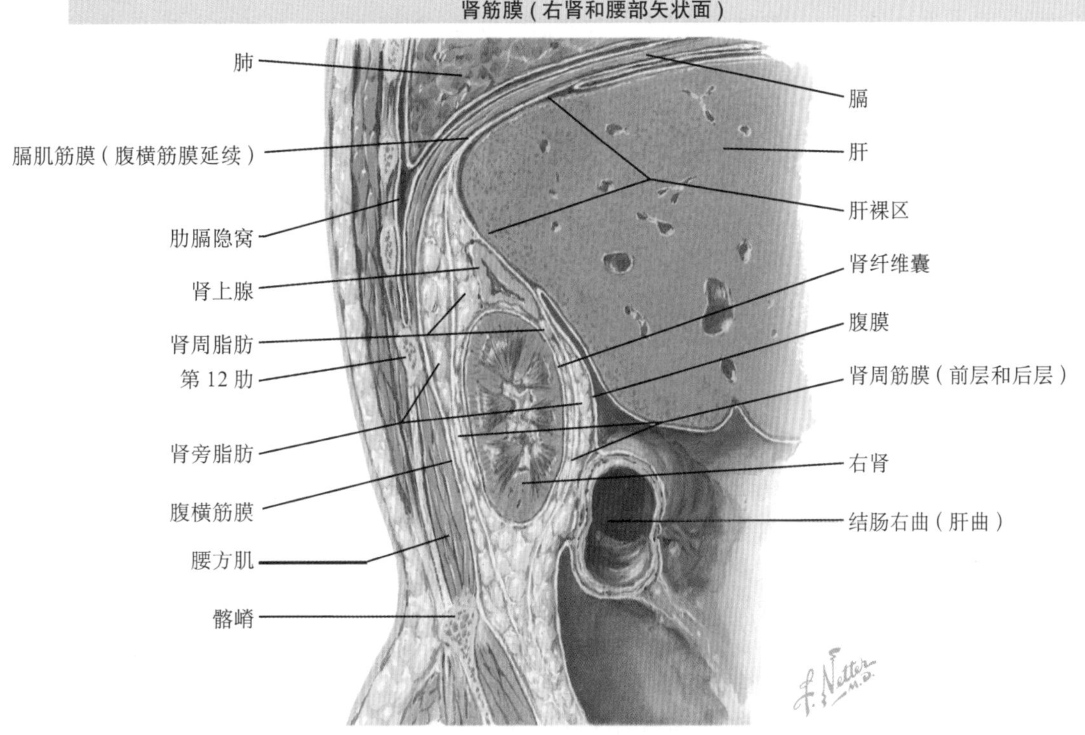

四、输尿管：位置、毗邻与大体结构

输尿管是成对的肌性管道，将尿液从肾引流入膀胱。输尿管起于同侧的肾内侧缘，是肾盂的延续，止于膀胱的后壁。输尿管全长约 30cm，几乎均位于腹膜后。

输尿管直径 2 ~ 8mm，平下腰椎区的输尿管比较粗，输尿管一般有 3 个狭窄：肾盂输尿管交界处、跨越骨盆缘处、末端入膀胱处。结石在这 3 个区域容易引起梗阻（见专题 6–3）。

输尿管腹段

输尿管出肾后，沿腰大肌及生殖股神经前方下行，右输尿管下行经过十二指肠第二段（降部）后方，在输尿管进入大骨盆前，双侧输尿管与生殖腺血管交叉并经其后方下行入骨盆。

输尿管与不成对、供应肠道的血管也有交叉。左输尿管与供应左结肠和乙状结肠的血管交叉后经其后方下行，右输尿管与供应右结肠、回结肠的血管和肠系膜上血管的末端交叉后经其后方下行。这些血管包裹在腹膜间位器官结肠的升部与降部的肠系膜内。这些血管没有分支供应输尿管，且沿着结肠易于分离和显露输尿管。

当输尿管进入小骨盆时，双侧输尿管在骶髂关节和髂总血管前方走行。

输尿管盆段

输尿管于髂内动脉前方进入小骨盆，沿骨盆外后侧壁下行，越过闭孔血管 / 神经和膀胱上动脉（脐动脉）转向内侧。在坐骨棘水平，输尿管向内与腹下神经束分支伴行（见专题 1–14）。输尿管在骨盆内的其他解剖关系因性别不同而有差异。

1. **男性** 输尿管在进入膀胱前，在同侧输精管（壶腹）下方走行，此处输尿管位于精囊腺的前上方（男性输尿管经输精管后外方，再经输精管壶腹和精囊之间达膀胱底部）。

2. **女性** 输尿管沿小骨盆（真骨盆）外侧壁下行，先于卵巢悬韧带中卵巢血管的后方，并与之伴行。然后走行于髂内动脉分支为子宫动脉的起点处内侧。当输尿管从骨盆壁转向前内侧走行后，输尿管位于卵巢后下方及子宫骶骨韧带前方并与之平行走行。随后输尿管横穿卵巢阔韧带基底部，到达宫颈外侧 1.5cm 处，子宫动脉自外向内横越其前上方。

输尿管壁内段

输尿管在距中线约 2.5cm 处斜穿入厚的膀胱壁，在膀胱壁内向前下方向走行，最终止于输尿管口，双侧输尿管口在膀胱空虚状态距离约 2cm。当膀胱内压增高时，输尿管壁内段被压迫，可以阻止膀胱内尿液反流。在膀胱充盈状态下，双侧输尿管口距离达 5cm。

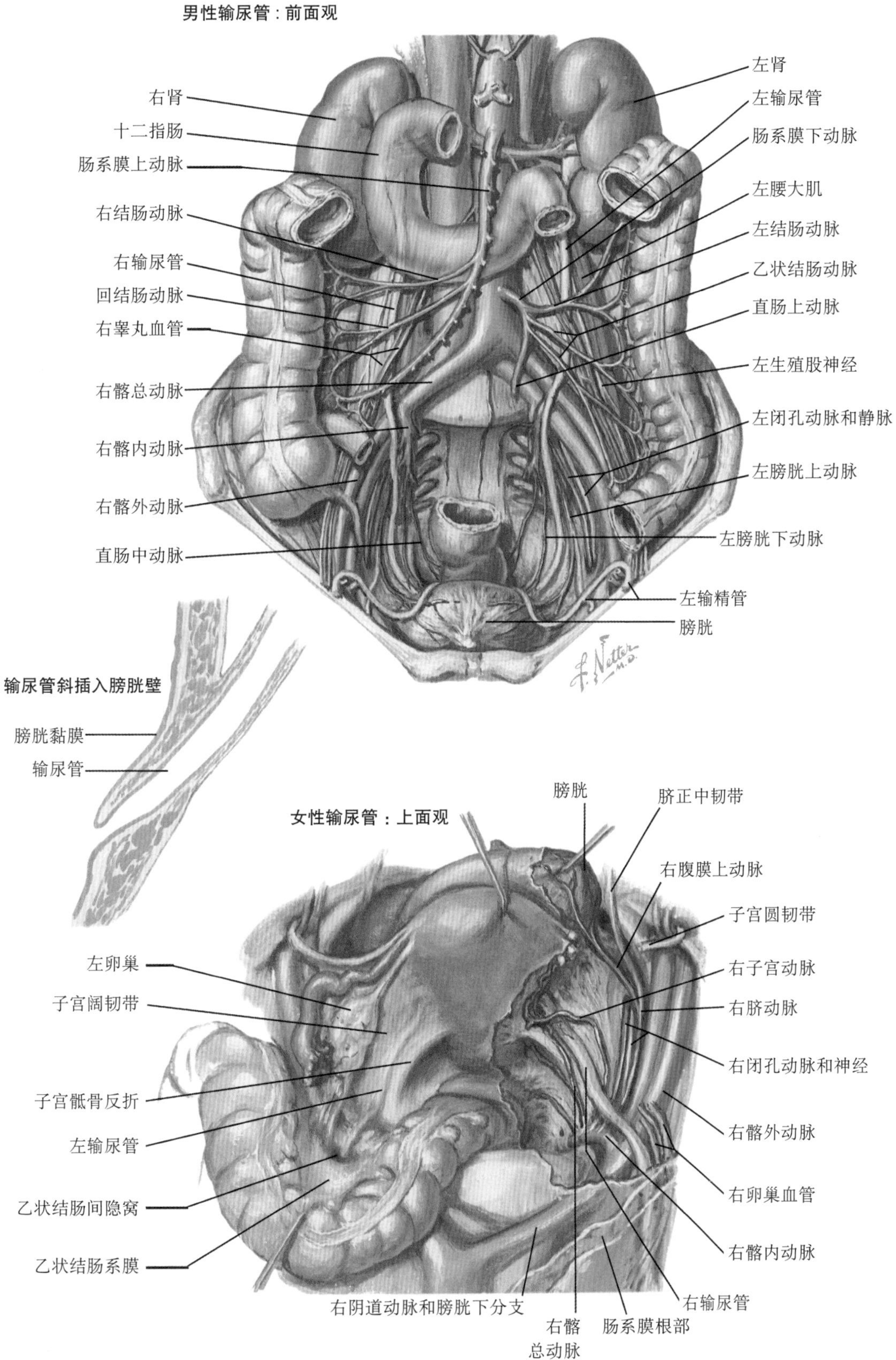

输尿管的毗邻
男性输尿管：前面观
右肾
十二指肠
肠系膜上动脉
右结肠动脉
右输尿管
回结肠动脉
右睾丸血管
右髂总动脉
右髂内动脉
右髂外动脉
直肠中动脉
左肾
左输尿管
肠系膜下动脉
左腰大肌
左结肠动脉
乙状结肠动脉
直肠上动脉
左生殖股神经
左闭孔动脉和静脉
左膀胱上动脉
左膀胱下动脉
左输精管
膀胱
输尿管斜插入膀胱壁
膀胱黏膜
输尿管
女性输尿管：上面观
膀胱
脐正中韧带
右腹膜上动脉
子宫圆韧带
右子宫动脉
右脐动脉
右闭孔动脉和神经
右髂外动脉
右卵巢血管
右髂内动脉
右输尿管
左卵巢
子宫阔韧带
子宫骶骨反折
左输尿管
乙状结肠间隐窝
乙状结肠系膜
右阴道动脉和膀胱下分支
右髂
总动脉
肠系膜根部

五、膀胱：位置、毗邻与大体结构

膀胱是一个可扩张的囊性器官，接收来自输尿管的尿液。当膀胱空虚时，膀胱完全位于小骨盆内，外形像一个扁平的、周边钝圆的四棱锥，可分为尖、体、底、颈部四部分。膀胱的尖部对应四棱锥的尖部，朝向前方。与尖部相对的是基底部，即膀胱的底部。膀胱尖部与底部之间是膀胱体部，体部有一个上表面和两个凸出的下外侧面，通过弧形的下缘分隔。膀胱最低部固定的部分称为颈部，恰好位于尿道的近端，又称为尿道内口。

膀胱壁由 3 层组织构成：①外层的疏松结缔组织，称为膀胱筋膜；②中间的 3 层固有平滑肌层，称为逼尿肌；③内层的黏膜。输尿管从膀胱的后下壁进入膀胱，斜行穿过膀胱壁，止于输尿管口。两侧的输尿管口及尿道内口形成一个三角形，称为膀胱三角区。

解剖关系

1. **前面**　膀胱的前面与耻骨联合及耻骨支接触，膀胱空虚时位于骨盆内，很少超过耻骨联合上缘。耻骨联合与膀胱之间为耻骨后（膀胱前）间隙（又称 Retzius 间隙），间隙内充填了疏松结缔组织及膀胱前列腺静脉丛。通过此间隙可以经耻骨上腹膜外入路行膀胱及前列腺手术。

当膀胱充盈尿液时，膀胱体扩张，前上壁上升至耻骨嵴上腹膜外间隙，而膀胱底和膀胱颈在外形和位置上则相对固定。

膀胱空虚时，膀胱尖部连接一个坚实细长的结构称为脐正中韧带，沿腹正中线向上与脐部相连接。此韧带为胚胎脐尿管的遗迹（见专题 2-33），很少有囊腔残留。偶尔存在囊腔，可与膀胱相通。罕有脐尿管未闭，与膀胱及脐均相通。

2. **上面**　覆盖在膀胱前上壁的腹膜，向腹壁反折，在腹腔内形成了对称分布的膀胱上窝。膀胱上窝被脐正中韧带纵向隔开，被退化的脐动脉（脐内侧韧带）侧向包围。膀胱上隐窝的位置（耻骨后间隙的上部）随膀胱空虚或充盈而变化。

3. **侧面**　膀胱壁被腹膜覆盖，一直到脐动脉 / 脐内侧韧带水平。膀胱外侧壁的腹膜延伸到骨盆外侧壁，在腹腔内形成了浅的膀胱旁隐窝。在男性，膀胱旁隐窝向后延伸至输精管；在女性，膀胱旁隐窝延伸至子宫阔韧带、子宫圆韧带前方。在膀胱旁隐窝的下方，有耻骨后间隙的疏松结缔组织及脂肪向外侧延续。

4. **后面**　男性，两侧的精囊腺和输精管壶腹对称分布在中线两侧膀胱基底与直肠之间。上述结构与直肠之间有直肠前列腺筋膜（直肠膀胱筋膜，也称为 Denonvilliers 筋膜）。该筋膜与输精管壶腹和精囊腺的筋膜相延续，同时向下延伸包绕前列腺，直至会阴体。

在女性，尿道、膀胱与阴道、宫颈之间为膀胱阴道筋膜，该筋膜通常含有少量脂肪组织。膀胱阴道筋膜、直肠阴道筋膜（或阴道后方的膈膜）与男性的直肠前列腺筋膜（直肠膀胱筋膜）是同源的。

男性直肠前列腺筋膜（直肠膀胱筋膜）位于直肠膀胱陷凹的下部，为腹腔最低点。在胎儿时期，直肠膀胱陷凹位置更低，深达前列腺后方、骨盆底部。女性直肠阴道筋膜也处于类似的位置，称为直肠子宫陷凹（道格拉斯窝）。

在男性，腹膜从膀胱开始覆盖包绕直肠并延伸至骶骨，形成一对镰刀形的皱褶，称为骶生殖襞（膀胱骶骨襞），同时构成了直肠旁隐窝。女性骶生殖襞（子宫骶骨襞）沿子宫、宫颈的背外侧上行（见专题 1–6）。在膀胱底部，这些襞包绕输尿管的终末段及男性的输精管。

5. **下面**　女性膀胱颈与盆底肌群（如肛提肌）之间有骨盆内筋膜间隔，而男性尚有前列腺位于两者之间。男性尿道内口位于耻骨下角水平以上 1 ~ 2cm、后方约 2cm 处。女性尿道内口的位置比男性尿道内口位置更低。新生儿期，膀胱位置更偏向腹部，而非盆部，尿道内口位置可达耻骨嵴水平。

膀胱位置和毗邻（男性）

旁正中矢状面

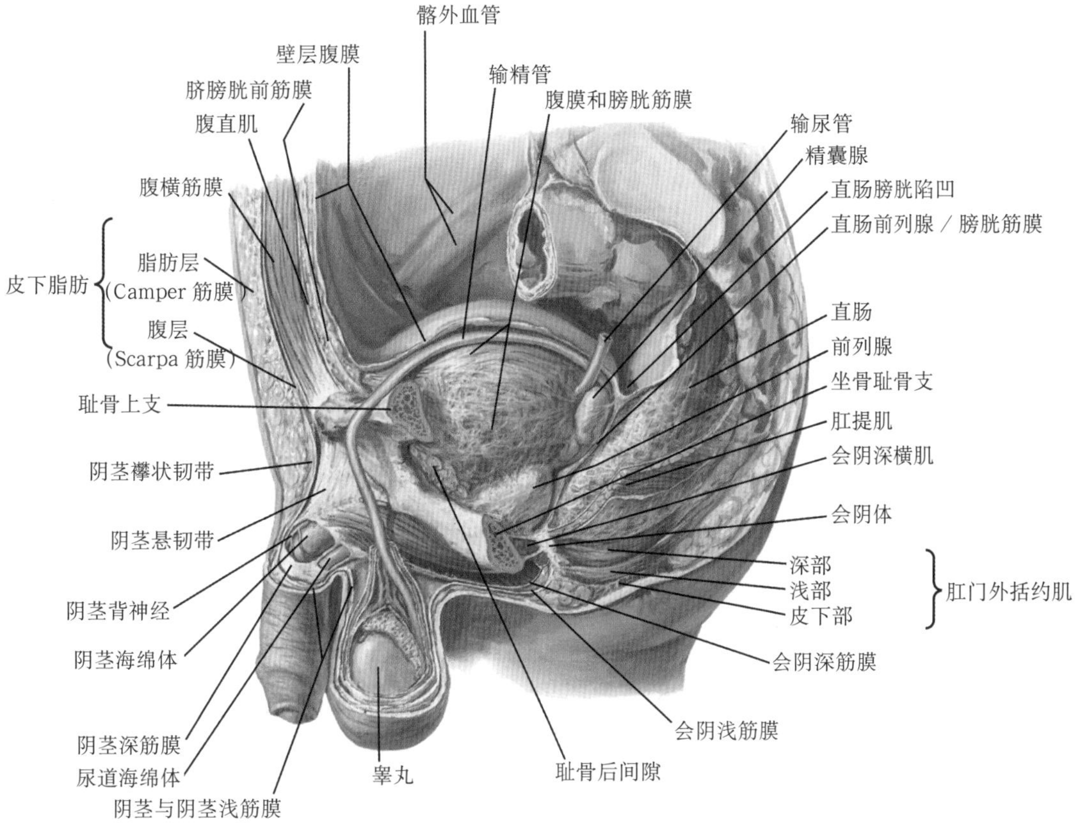

髂外血管
壁层腹膜
输精管
脐膀胱前筋膜
腹膜和膀胱筋膜
腹直肌
输尿管
精囊腺
直肠膀胱陷凹
直肠前列腺 / 膀胱筋膜
腹横筋膜
脂肪层
皮下脂肪
(Camper 筋膜)
腹层
(Scarpa 筋膜)
直肠
前列腺
坐骨耻骨支
耻骨上支
肛提肌
会阴深横肌
阴茎襻状韧带
会阴体
阴茎悬韧带
深部
浅部
皮下部
肛门外括约肌
阴茎背神经
会阴深筋膜
阴茎海绵体
会阴浅筋膜
阴茎深筋膜
尿道海绵体
睾丸
耻骨后间隙
阴茎与阴茎浅筋膜

正中矢状面

膀胱
输尿管口
顶
体
颈
三角区
底
直肠膀胱陷凹
膀胱筋膜
直肠
精囊腺
脐正中韧带
腹膜壁层
耻骨后间隙和静脉丛
前列腺
直肠前列腺 / 直肠膀胱筋膜
耻骨联合
阴茎襻状韧带
阴茎悬韧带
尿道外括约肌
阴茎横韧带
尿道球腺
生殖膈
阴茎海绵体
会阴体
尿道海绵体
球海绵体肌
阴茎和阴囊浅筋膜
会阴深筋膜
会阴浅筋膜
阴茎深筋膜
阴茎深筋膜
阴茎头和尿道外口

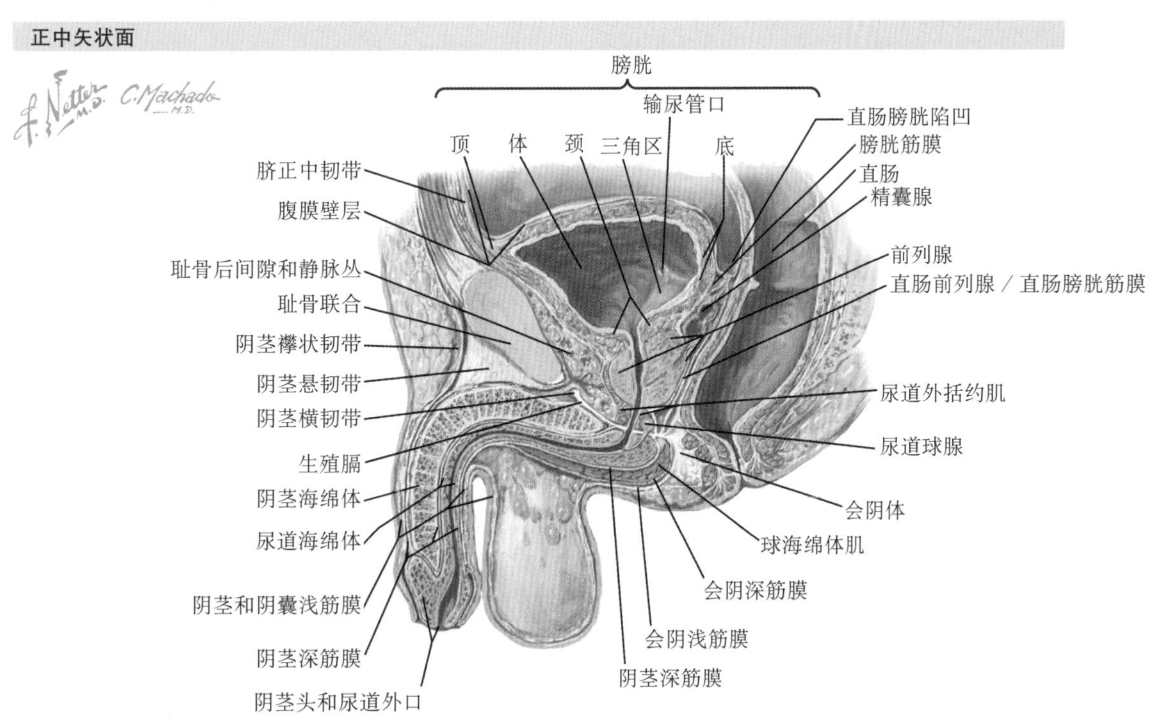

五、膀胱：位置、毗邻与大体结构（续）

附着的韧带

在男性，膀胱通过其下方、腹膜外两条来源于前列腺筋膜的韧带与耻骨连接；在女性则为来自膀胱筋膜的韧带与耻骨连接。

第一条韧带，男性称为耻骨前列腺内侧韧带，女性称为耻骨膀胱内侧韧带。该韧带靠近骨盆底，随着阴茎（阴蒂）背深静脉穿过盆底，进入前列腺静脉丛（或膀胱静脉丛）时，该韧带位于阴茎（阴蒂）背深静脉两侧。该静脉周围还有位于前方的耻骨下韧带（弧状）和后方的会阴横韧带。耻骨下韧带构成了耻骨联合的下缘，会阴横韧带是会阴筋膜前方增厚的部分。

第二条韧带，男性称为耻骨前列腺外侧韧带，女性则称为耻骨膀胱外侧韧带。该韧带由前列腺筋膜（或膀胱筋膜）增厚而成，覆盖于膀胱下动脉、阴部静脉（由膀胱静脉丛汇入）和自主神经的上方。输尿管末段外膜和输精管（男性）外膜也参与构成此韧带。在侧方，该韧带止于覆盖肛提肌的盆膈上筋膜，此线性的附着处称为盆筋膜腱弓。

膀胱位置和毗邻：女性

正中矢状面

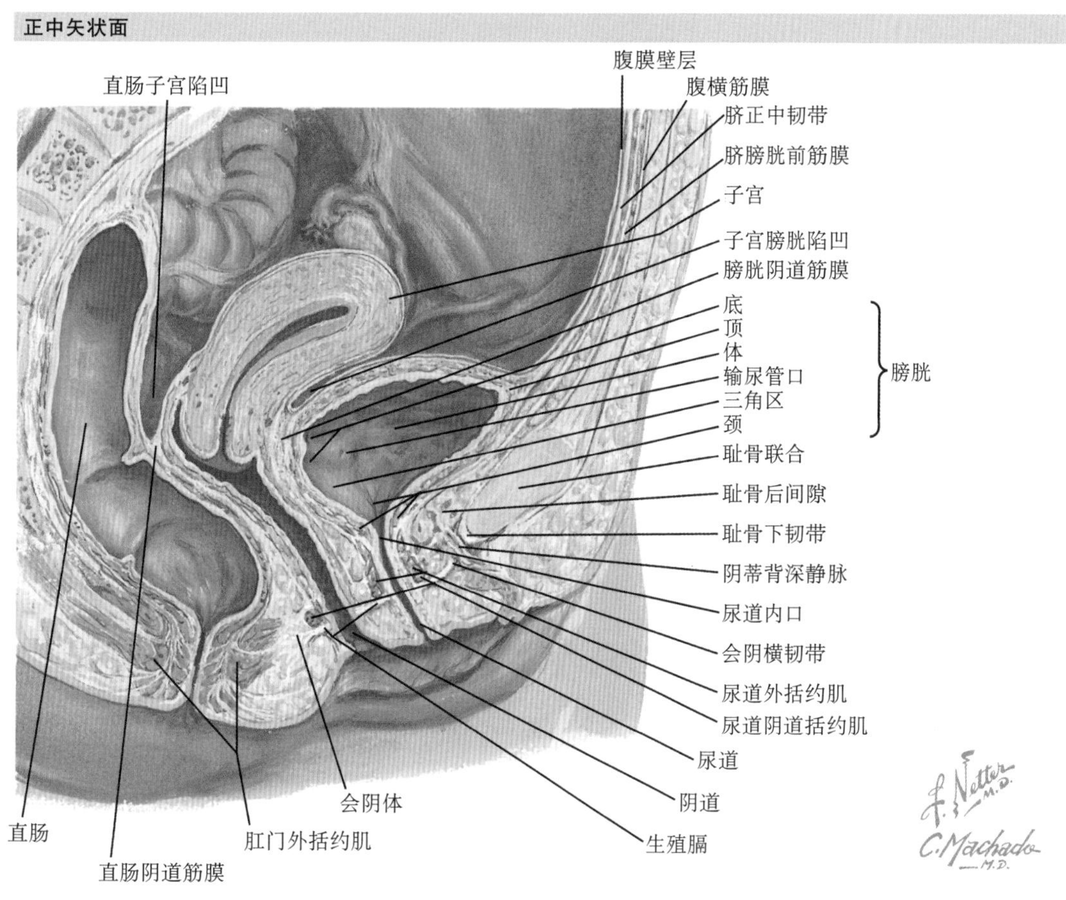

上面观

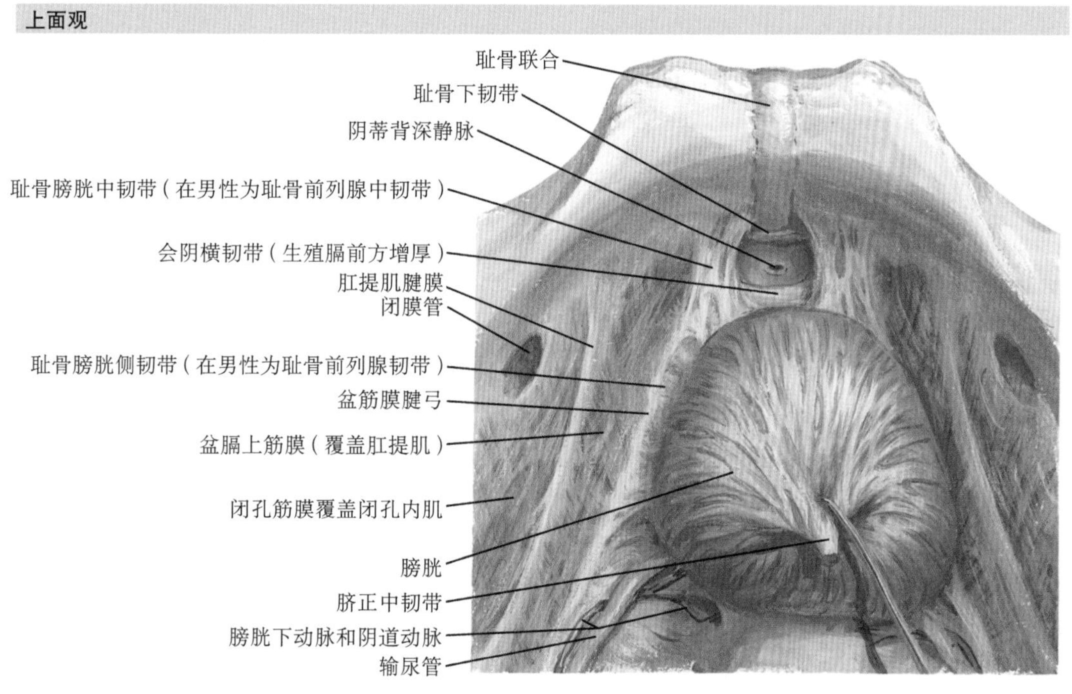

五、膀胱：位置、毗邻与大体结构（续）

膀胱的结构

逼尿肌由 3 层肌肉组成，由副交感神经控制其收缩过程。与胃肠道肌肉不同的是，逼尿肌的 3 层肌肉并不能完全明确区分。

外层肌肉层由纵行纤维组成，在中线区域和膀胱颈附近明显丰富。中层肌肉较薄，环绕膀胱底和膀胱体。在男性，另有环形纤维在膀胱颈下部形成尿道内括约肌，交感神经兴奋致射精时该括约肌收缩，防止逆行射精。

逼尿肌最内层肌肉也由纵行纤维组成，在膀胱三角区，该层肌肉与膀胱黏膜紧密结合，形成膀胱三角区肌肉。

在输尿管口处，输尿管肌肉也进入膀胱内，该肌肉的部分纤维穿过中线与对侧相应的肌肉纤维交叉联合，形成输尿管间嵴。

膀胱三角区的另外两条边由黏膜下肌纤维——Bell 肌（Bell muscle）组成，连接输尿管肌肉与尿道壁。当三角区存在张力，尤其受到前列腺中叶压力时，在膀胱颈部形成纵嵴状突起，称为膀胱垂（uvula）。

膀胱的最内层是黏膜。膀胱空虚时，黏膜形成许多褶皱，当膀胱充盈时，褶皱消失。膀胱三角区的黏膜存在解剖学特殊性，因其牢固地附着在肌层，所以当膀胱空虚时，该黏膜也是平滑的。

膀胱冠状面

女性：额面

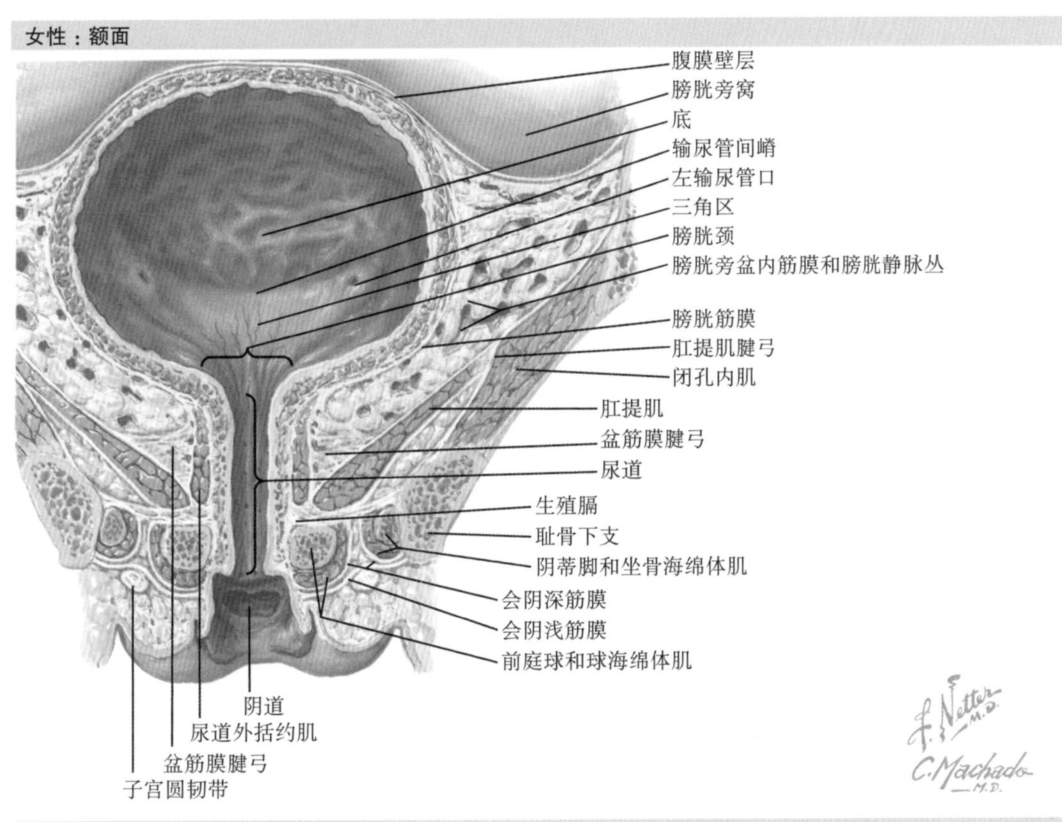

男性：额面

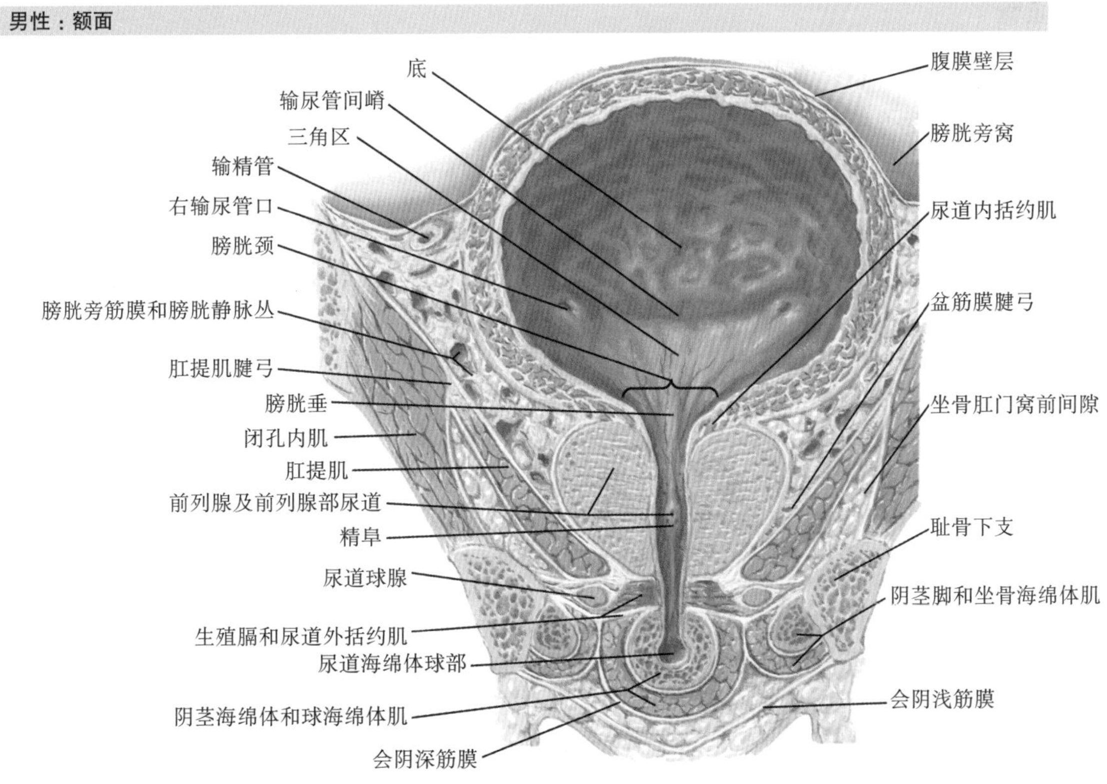

六、肾血管

肾动脉

静息状态下，肾的血液供应占心排出量的 20% ～ 25%。因此，肾动脉是腹主动脉主要的成对分支。在腰 1 ～ 2 椎间盘水平肾动脉分支于腹主动脉，在肠系膜上动脉分支起始处下约 1cm。

由于腹主动脉位置稍偏左，因此左肾动脉比右肾动脉短。左肾动脉几乎水平进入左肾。

由于右肾位置较左肾靠后，所以右肾动脉根部较左侧偏后，通常情况下右肾动脉于下腔静脉后方斜行进入右肾。

双侧肾动脉均位于同侧肾静脉的上后方。肾动脉被来自腹腔干神经节、肠系膜上神经节及主动脉肾神经节的神经纤维丛包绕，这些神经节分别位于同名血管起点附近。

1. **前面毗邻**　在左肾，胰腺体部位于左肾动脉的前方或偏上方，脾静脉从两者之间穿过。肠系膜下静脉与左肾静脉关系密切与否取决于其汇入脾静脉的位置。

在右肾，十二指肠及胰头紧贴右肾动脉的前面（见专题 1-1）。

2. **后面毗邻**　在左侧，左肾动脉后方为左膈肌脚、腰大肌、腰升静脉(半奇静脉根部外侧)及交感神经干。

在右侧，右肾动脉近端后方为奇静脉、右侧腰淋巴干及右膈肌脚，右肾动脉中部后方为腰大肌。

3. **段前分支**　两侧肾动脉均发出细长的肾上腺下动脉分支供应同侧肾上腺。此外，肾上腺的动脉还包括肾上腺中动脉和肾上腺上动脉，它们分别是主动脉和膈下动脉的分支。有许多细小的分支供应肾周脂肪、肾筋膜、肾包膜、肾盂及输尿管。

4. **段分支**　肾动脉入肾门前分为前、后干，前干较粗大，后干较细小。前干又分为段动脉，每一段动脉均有独立的楔形供血区域。在多数情况下，肾由 3 ～ 5 支段动脉按照特定的模式供应肾实质。

通常情况下，后干绕肾盂后方延续为单一的后段动脉。前干进入肾窦后，走行于肾盂与肾静脉之间，发出 2 ～ 4 支前段动脉供应肾实质。

每个段动脉均有独立的供血区域，该区域由其所对应的段动脉命名，称为肾段。在含有 5 支段动脉的肾内，段动脉按照一定的模式分布。上肾段、下肾段位于肾两极，由肾动脉前干发出的上、下段动脉供应。在肾前面，肾上、下极之间区域分为肾上前段、肾下前段，由肾动脉前干发出的上前段动脉、下前段动脉供应。肾后面，肾后段位于肾上、下极之间，由后段动脉供应。参照 5 支段动脉模式，对于段动脉少于 5 支的肾，其术语命名也需要进行调整。上段、后段动脉 / 肾段最容易缺失。

肾段动脉之间缺乏交通。因此，当一支段动脉闭塞或损伤时，该动脉供应的肾段将发生缺血。

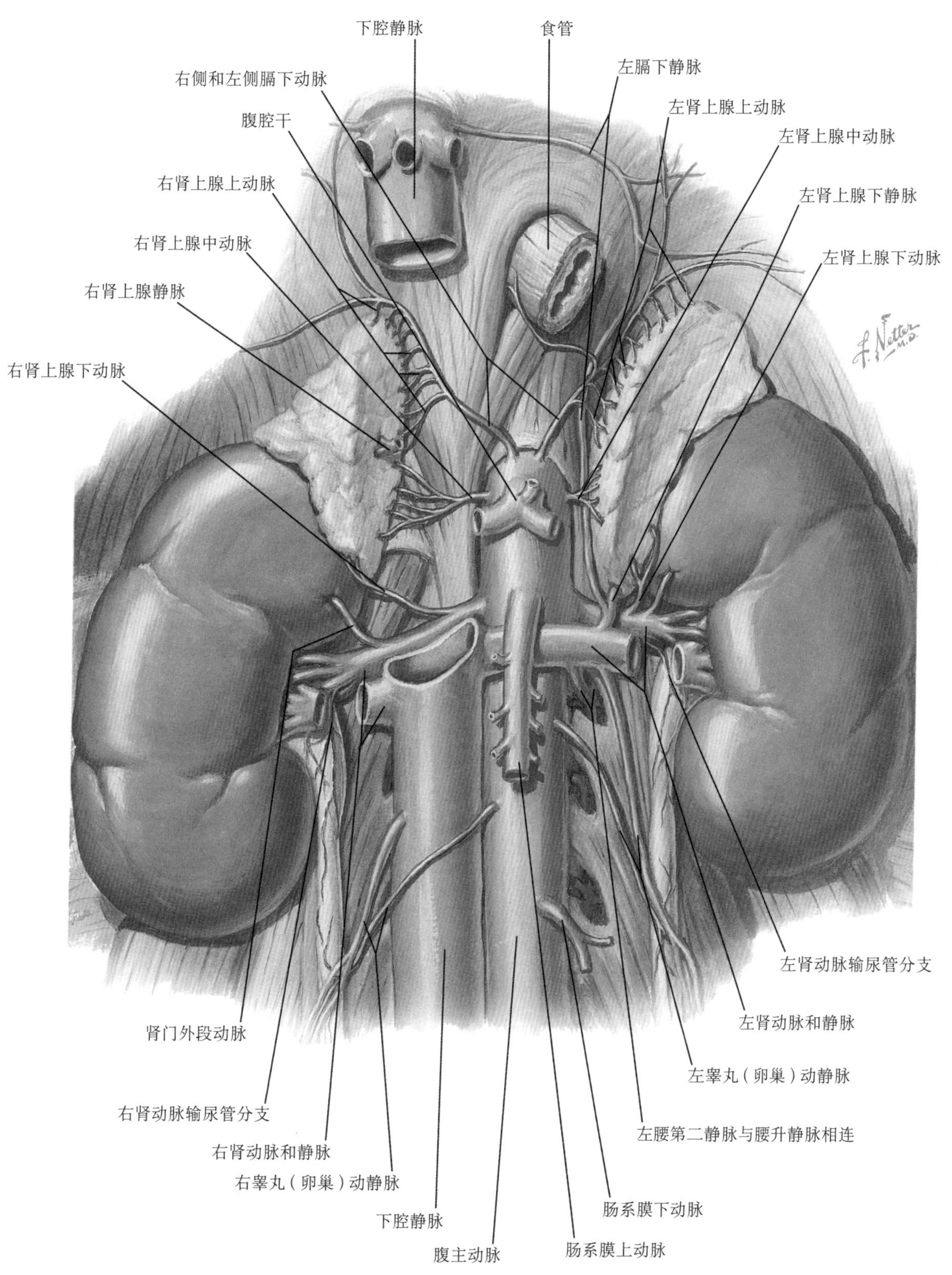

肾动脉和静脉
下腔静脉
食管
左膈下静脉
右侧和左侧膈下动脉
左肾上腺上动脉
腹腔干
左肾上腺中动脉
右肾上腺上动脉
左肾上腺下静脉
右肾上腺中动脉
左肾上腺下动脉
右肾上腺静脉
右肾上腺下动脉
左肾动脉输尿管分支
左肾动脉和静脉
肾门外段动脉
左睾丸（卵巢）动静脉
右肾动脉输尿管分支
左腰第二静脉与腰升静脉相连
右肾动脉和静脉
右睾丸（卵巢）动静脉
肠系膜下动脉
下腔静脉
肠系膜上动脉
腹主动脉

六、肾血管（续）

在肾后段与肾前段的分界处有一条段间线（Brodel 线），该线走行于肾背侧外缘，无大血管走行于该线，是肾切开的首选区域，然而，此区域并非绝对无血管，因为肾段的分界并不是二维的平面，而是相邻肾段小血管交错形成锯齿状。

1. 肾内动脉　肾段动脉延续分支成叶动脉，供应一个或共用一个肾乳头的一组肾锥体。叶动脉进入肾实质前发出 2 ~ 3 支叶间动脉。肾段动脉有时不经过叶动脉而直接发出叶间动脉。叶间动脉走行于肾柱间，肾锥体旁，呈一定的弯曲至皮质弓。

当每个叶间动脉接近相邻的肾锥体基底部时，又分为几支（4 ~ 6 支）弓状动脉，成直角穿过皮质弓，覆盖于肾锥体基底部的凸面。大量的弓状动脉参与供应覆盖于肾锥体的皮质弓，虽然多支弓状动脉共同供应每个肾锥体基底部，但弓状动脉之间一般无交通。

弓状动脉继续分支（血管分支顺序虽然简单，在二维图示中通常是省略的），其分支发出皮质辐射动脉（小叶间动脉）。虽然多数情况下小叶间动脉起自弓状动脉的分支，但某些情况下该动脉可直接起自弓状动脉或叶间动脉。一部分小叶间动脉深入肾柱，另一部分则分布于皮质弓。小叶间动脉的主要作用是提供入球小动脉至肾小球（见专题 1-19）。有些小叶间动脉可穿过皮质弓，到达或穿过纤维囊，形成穿动脉，与囊外血管连接。

螺旋小动脉起自肾柱内的叶间动脉，屈曲绕行至肾窦，供应邻近的肾盏，另发出分支进入相邻肾锥体尖部。

2. 肾动脉变异　人群中约 2/3 双侧肾仅由一支肾动脉供应，其余的人则存在多种变异。例如，约 1/10 的肾还同时接纳来自主动脉的额外分支供应，该分支经肾门进入肾，被称为副肾动脉。副肾动脉不是重复的血管，而是形成一个或多个段动脉独立供应肾的一部分。副动脉被认为是胚胎时期残存的内脏侧动脉，它们可上至主动脉膈肌水平，下至髂内动脉水平分支，但一般从主要动脉的下部发出，左侧肾多见。右侧副肾动脉也发自主要动脉的下部，在下腔静脉前方走行。

超过 1/4 的肾可由肾门外动脉直接进入肾的上极或下极，该动脉一半发自主动脉，另一半发自肾动脉主干初始分支，肾下极的副肾动脉越过输尿管形成压迫，可引起或加重输尿管梗阻。

最后，肾动脉也可发出本该起自其他动脉的分支，如膈下动脉、肾上腺中动脉、性腺动脉、胰腺动脉、结肠动脉及腰动脉。

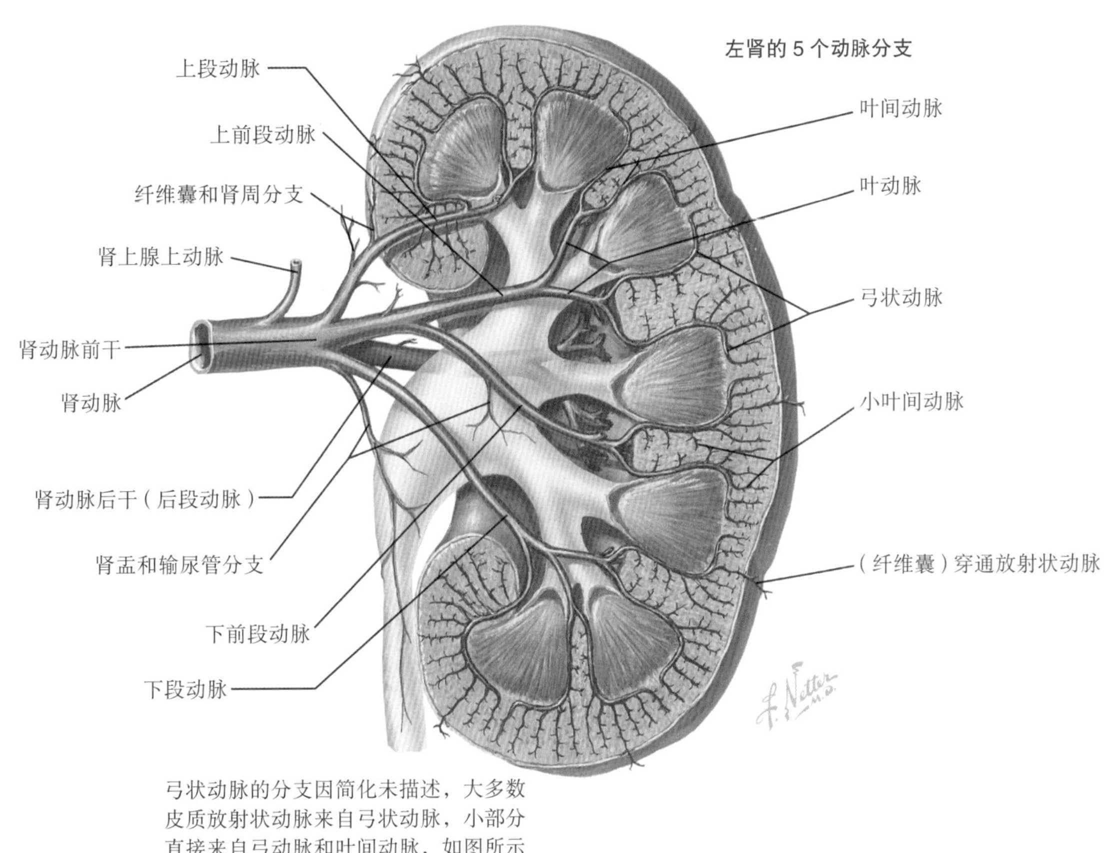

弓状动脉的分支因简化未描述，大多数皮质放射状动脉来自弓状动脉，小部分直接来自弓动脉和叶间动脉，如图所示

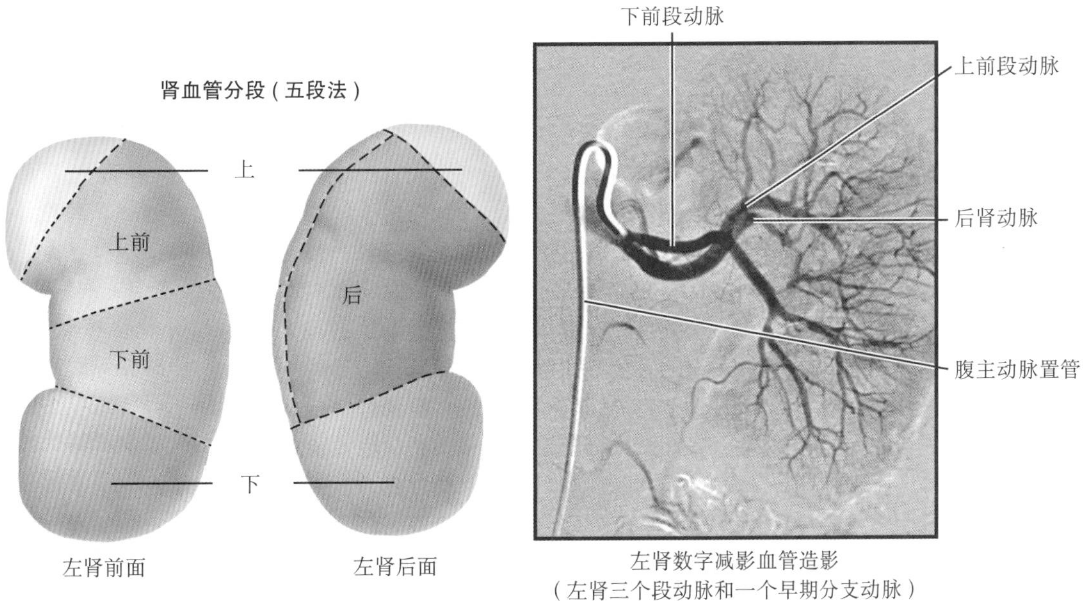

左肾前面　　左肾后面

左肾数字减影血管造影
（左肾三个段动脉和一个早期分支动脉）

六、肾血管（续）

肾静脉

肾内的静脉分支自肾实质汇入肾窦，向上出肾门，融合成肾静脉。肾静脉走行于肾动脉的前下方，汇入下腔静脉。

由于下腔静脉位于脊柱的右侧，左肾静脉比右肾静脉约长 3 倍，故左肾更适合做肾移植供肾。

左肾静脉走行于脾静脉和胰腺体部的后方，接收左肾上腺静脉和左性腺静脉（睾丸静脉或卵巢静脉）来的血液。左肾静脉通过腰静脉升段与半奇静脉相连，越过主动脉前方，于肠系膜上动脉下方汇入下腔静脉，该汇入处较右肾的稍高。

右肾静脉走行于十二指肠降部的后方，可与胰腺头部紧贴，偶尔发出分支参与奇静脉的形成。与左肾静脉不同的是，右肾静脉不接收右肾上腺静脉或右性腺静脉来的血液，而直接汇入下腔静脉。右肾静脉较短，一般 2 ~ 2.5cm，有时仅 1cm，甚至更短。

与动脉供血不同，静脉之间存在交通支以保证静脉的回流通畅，这些交通支位于肾静脉、段静脉、奇静脉系统内静脉、膈下静脉，甚至脾静脉之间。肾周脂肪、肾旁脂肪，以及肾周筋膜的静脉与被膜下静脉相通，引流邻近血液回流。

1. **肾静脉分支**　大量的被膜下小静脉成束排列呈放射状，称为星状静脉（见专题 1–19）。这些静脉连接肾脂肪囊静脉、肾周静脉及肾内静脉。星状静脉汇入皮质辐射静脉（小叶间静脉），再汇入弓状静脉。弓状静脉按照常规模式汇入叶间静脉。这些肾内静脉之间有广泛的侧支循环。

这些静脉最终在肾窦内汇合成 4 ~ 6 支主干静脉，其位于段动脉前方，与相应的段动脉伴行。在肾门内侧 1 ~ 2cm 处，这些主干静脉汇合成肾静脉。

2. **肾静脉畸形**　与其他血管不同，肾静脉变异比肾动脉变异少见得多。这些静脉变异主要包括重复肾静脉畸形和多支肾静脉畸形。重复肾静脉畸形多发生于右肾，其同时走行于肾盂的前方和后方。当重复畸形发生于左肾时，重复的肾静脉多走行于主动脉后方，固有肾静脉走行于主动脉前方，主动脉被两支肾静脉环形包绕。罕见的变异是左侧的下腔静脉汇入左肾静脉。

肾动脉和静脉变异

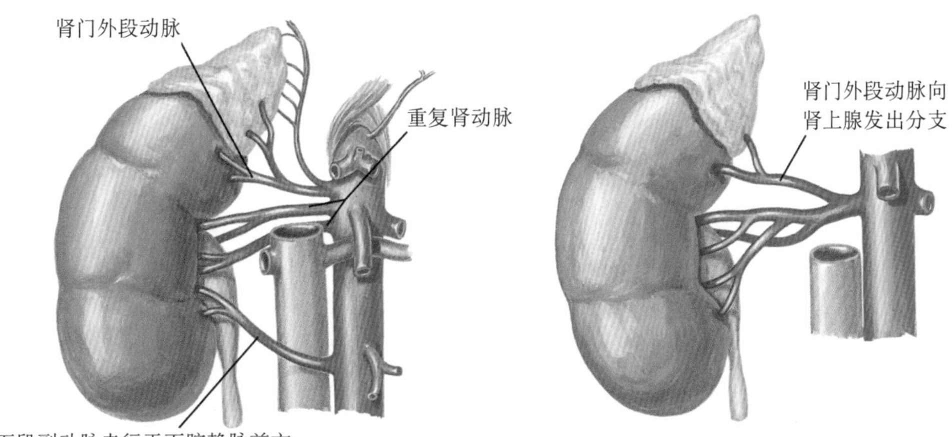

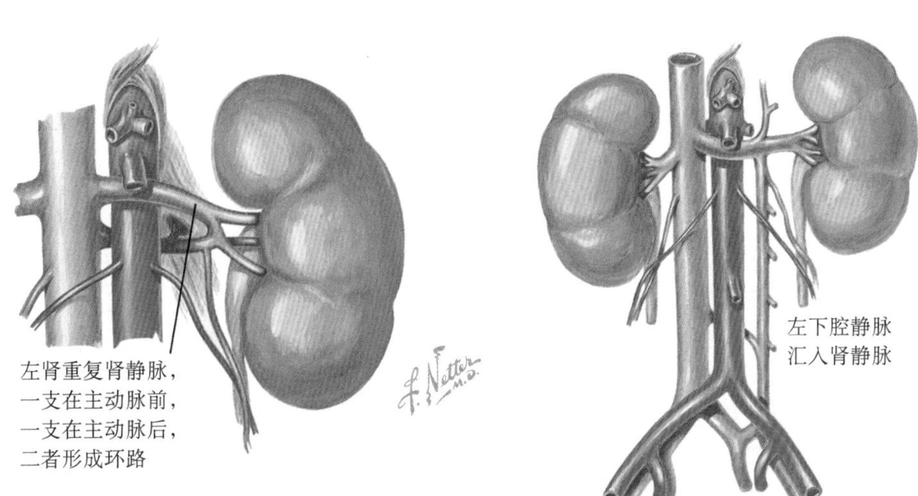

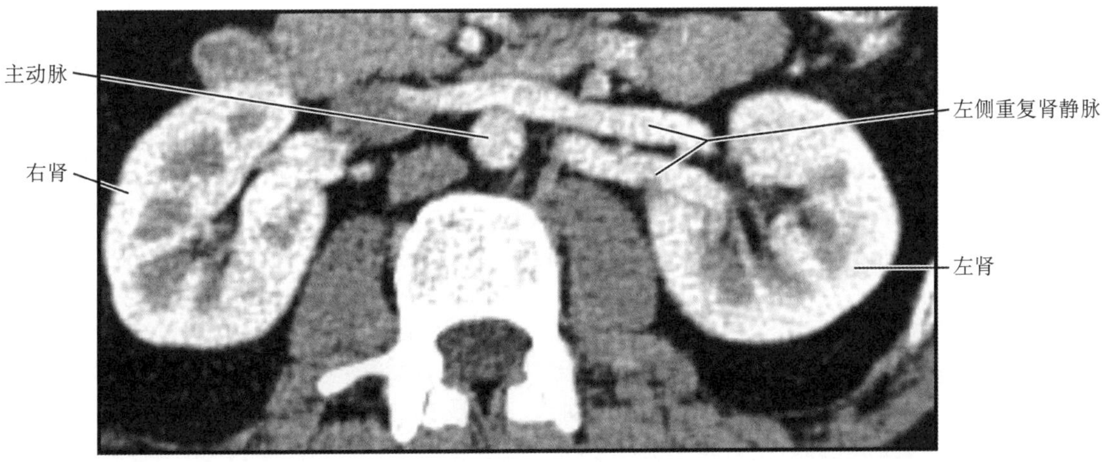

重复左肾静脉增强 CT

七、输尿管、膀胱血管

输尿管

输尿管的血供多变且不对称。实际上，输尿管邻近的腹膜后或腹膜下动脉都可发出分支供应输尿管。

在腹部，输尿管固定的分支动脉起自肾动脉，直接或经肾盂的分支间接供应输尿管。输尿管不固定的分支动脉可起自性腺动脉（睾丸动脉或卵巢动脉）、髂总动脉、髂外动脉或主动脉。这些分支血管向外走行至输尿管腹段，因此在手术过程中对于输尿管内侧的牵拉要轻柔。

在骨盆，输尿管固定的分支动脉起自子宫动脉（女性）和膀胱下动脉（男性）。输尿管不固定的分支动脉也可起自性腺动脉（睾丸动脉或卵巢动脉）、膀胱上动脉或髂内动脉。这些分支血管向内走行至输尿管骨盆段，在手术过程中对于输尿管外侧的牵拉要轻柔。在骨盆部，输尿管紧贴浆膜的后面，也接受来自腹腔小动脉的分支供应。

这些分支动脉到达输尿管后，分为升支和降支，在输尿管外壁纵向形成相互吻合的血管网。这些血管网构成了有功能的侧支循环，但也有10%～15%的人没有有效的侧支循环。此外，输尿管分支比较细小，因此这些分支血管损伤可引起缺血坏死。在外科手术过程中，输尿管的位置、术中处置及动脉供应必须充分评估。

输尿管静脉与输尿管动脉相伴行。这些静脉可汇入肾静脉、下腔静脉及其属支和骨盆内静脉丛。

膀胱

供应膀胱的动脉起自髂内动脉的扇形分支，一般来自于前组分支。虽然髂内血管的分支方式多变，但是供应膀胱的动脉较为固定，一般包括膀胱上动脉、膀胱下动脉两个主要动脉（或动脉组）。

1. **膀胱上动脉**　起自骨盆缘水平以下、未闭锁的一支或多支脐动脉分支，其余的脐动脉分支在出生后即退化成脐内侧韧带。

膀胱上动脉供应大部分膀胱，其分支覆盖膀胱体部和底部，与膀胱下动脉分支及对侧的膀胱上动脉分支形成交通。分支血管动态纡曲适应了膀胱充盈或空虚状态下的大小变化。膀胱上动脉也可发出输尿管分支血管，在男性，还可发出输精管分支动脉。在婴幼儿，细小的脐尿管分支可延伸至脐，有时与腹壁下动脉形成交通。

2. **膀胱下动脉**　可以是起自于髂内动脉的独立分支，也可与直肠中动脉共同起于髂内动脉，或者在女性起自子宫动脉（直接或通过阴道分支）。

膀胱下动脉分支覆盖膀胱底部和颈部。其走行过程中穿过膀胱外侧韧带，同时发出输尿管分支及供应精囊腺、前列腺的分支（男性）。膀胱下动脉在男性还发出输精管动脉。

有时膀胱还接纳来自闭孔动脉、臀下动脉或阴部内动脉分支的血供。膀胱静脉较短，在膀胱基底部汇合成静脉丛。在男性，该静脉丛与前列腺静脉丛相延续。

膀胱静脉丛（或前列腺静脉丛）与会阴部的静脉相交通，接收阴茎背静脉（或阴蒂背静脉）的血流，这些静脉丛与髂内静脉之间存在大量交通支。骨盆壁静脉与椎内静脉丛、股和臀区的静脉存在广泛的交通。

女性（前面观）

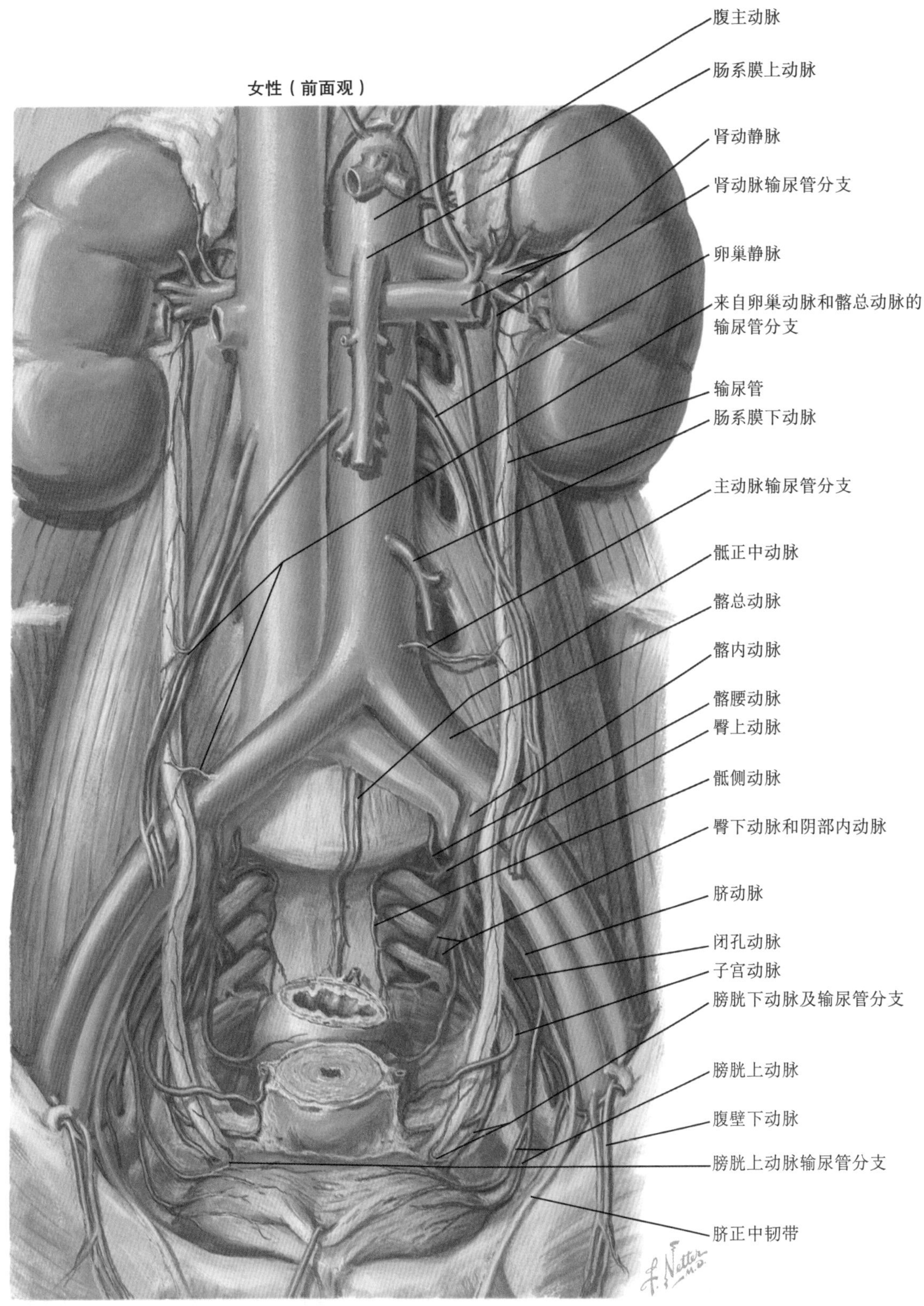
腹主动脉
肠系膜上动脉
肾动静脉
肾动脉输尿管分支
卵巢静脉
来自卵巢动脉和髂总动脉的输尿管分支
输尿管
肠系膜下动脉
主动脉输尿管分支
骶正中动脉
髂总动脉
髂内动脉
髂腰动脉
臀上动脉
骶侧动脉
臀下动脉和阴部内动脉
脐动脉
闭孔动脉
子宫动脉
膀胱下动脉及输尿管分支
膀胱上动脉
腹壁下动脉
膀胱上动脉输尿管分支
脐正中韧带

八、泌尿系统神经支配

泌尿系统受丰富的神经支配，其发自自主神经系统，与内脏传入神经相伴行。自主神经系统控制膀胱的充盈和排空，而内脏传入神经传递基于膀胱膨胀产生的感觉。

一旦如厕习惯形成，躯体传入神经刺激尿道外括约肌收缩，可以有意识地控制排尿。同时膈肌和腹壁肌肉的收缩进一步挤压收缩的膀胱，可以有意识地增强排尿。

交感神经

1. *解剖* 支配泌尿系统的交感神经源于 T_{10} 至 $L_{2\sim3}$ 脊髓侧角中间外侧核细胞发出的交感节前神经纤维。它们起自中枢神经系统的脊神经前根，穿过脊神经起始段，通过白质交通支汇入交感神经干。

在交感神经干内，这些神经通过椎旁神经节下行，大多数未经换元离开交感神经干进入内脏分支，这些分支称为腹盆腔内脏神经，它们来自脊髓 $T_{10\sim12}$、腰段或骶段，走行于交感神经干的内侧。这些神经发出节前纤维至椎前神经节，其位于腹主动脉的主要分支附近，如腹腔神经节和主动脉肾神经节，节前神经元在神经节与节后神经元换元。

肾和上段输尿管的交感神经起自 T_{10} 至 L_1 的脊髓侧角中间外侧核细胞发出的节前纤维。它们通过内脏神经与肠系膜上神经节、主动脉肾神经节和肾动脉周围神经丛的小神经节换元。节后纤维通过动脉周围神经丛和其分支支配肾和上段输尿管。

输尿管下段和膀胱的交感神经起自 T_{12} 至 $L_{2\sim3}$ 的脊髓侧角中间外侧核细胞发出的节前纤维。它们依次通过腰段或骶段的内脏神经、肠系膜间神经丛，于肠系膜下神经节或主动脉/腹下丛小神经节换元。节后纤维通过主动脉神经丛、腹下神经丛和盆腔（膀胱）神经丛下降支配输尿管和膀胱。

2. *功能* 肾交感神经支配脉管系统和肾小管。肾上腺素能受体广泛分布于肾皮质和外层肾髓质，尤其在髓质旁的皮质密度最大。交感神经兴奋性增加致肾小球旁颗粒细胞释放肾素（见专题 3-18），促进肾小管钠离子再吸收，收缩入球动脉，减少肾的血供，这些联合效应可导致高血压的产生和发展。在动物实验中，肾去神经化可以预防或改善高血压。同样，经导管射频消融去肾交感神经术可对耐药的原发性高血压患者起到降血压作用。

肾某些交感神经纤维可释放多巴胺，但是没有证据表明交感神经兴奋时释放多巴胺会影响肾功能。因此，多巴胺没有被认为是肾的内源性神经递质。同样，尽管存在乙酰胆碱酯酶，但是肾交感神经兴奋不受抗胆碱药物的影响。

输尿管蠕动主要为自发肌源性，受专门的起搏细胞驱动（见专题 1-27）。外源神经丛的传入神经和传出神经参与起搏细胞的调控。

在膀胱，β 受体兴奋致逼尿肌松弛，促进膀胱扩张。同样，α 受体兴奋促进膀胱三角区肌肉收缩。在男性，膀胱三角区肌肉环形分布形成尿道内括约肌，阻止逆行射精。因此，应激时可通过收缩尿道内括约肌阻止排尿。但是在女性，膀胱三角区的括约肌分布不明显。

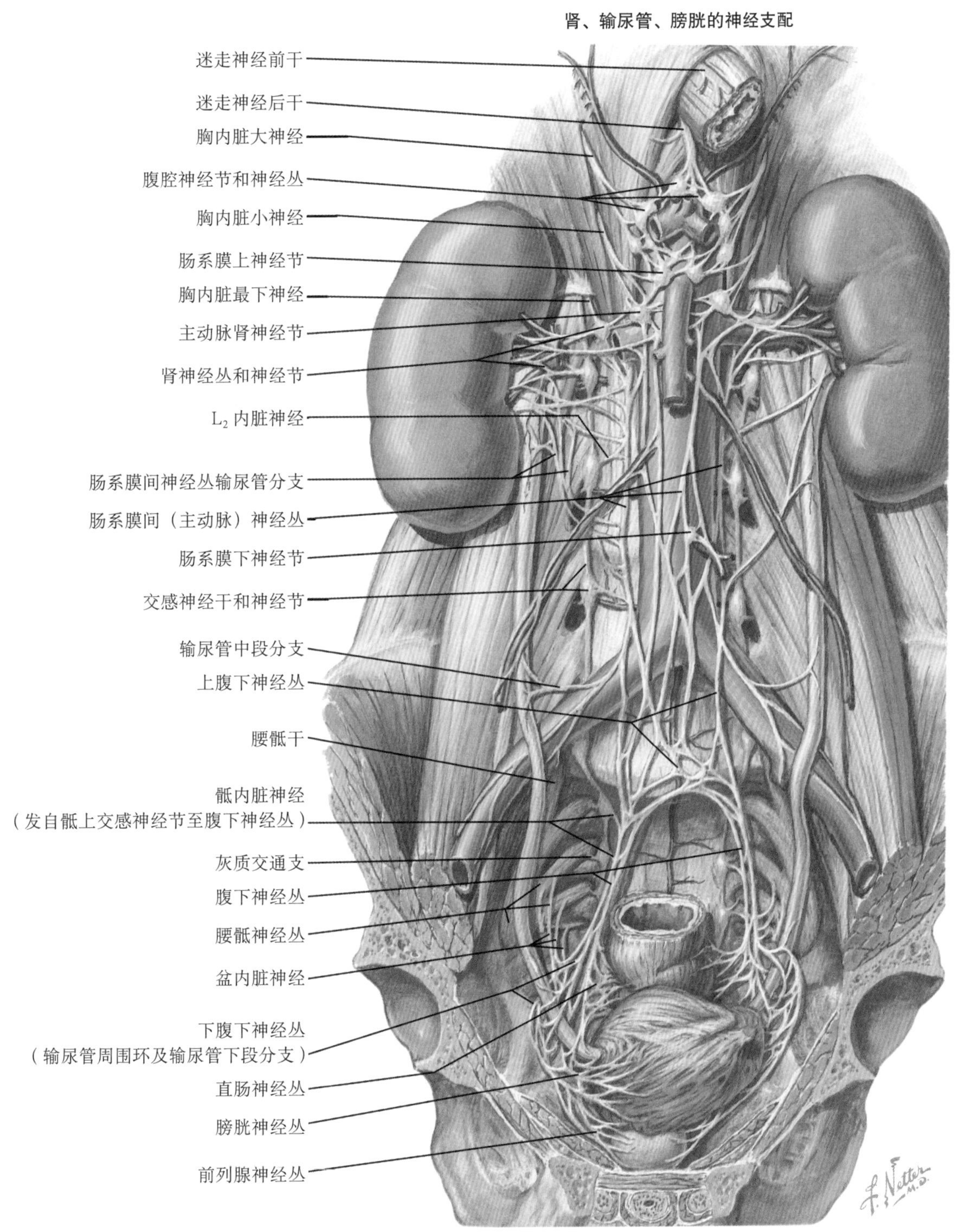
肾、输尿管、膀胱的神经支配
迷走神经前干
迷走神经后干
胸内脏大神经
腹腔神经节和神经丛
胸内脏小神经
肠系膜上神经节
胸内脏最下神经
主动脉肾神经节
肾神经丛和神经节
L_2 内脏神经
肠系膜间神经丛输尿管分支
肠系膜间（主动脉）神经丛
肠系膜下神经节
交感神经干和神经节
输尿管中段分支
上腹下神经丛
腰骶干
骶内脏神经
（发自骶上交感神经节至腹下神经丛）
灰质交通支
腹下神经丛
腰骶神经丛
盆内脏神经
下腹下神经丛
（输尿管周围环及输尿管下段分支）
直肠神经丛
膀胱神经丛
前列腺神经丛

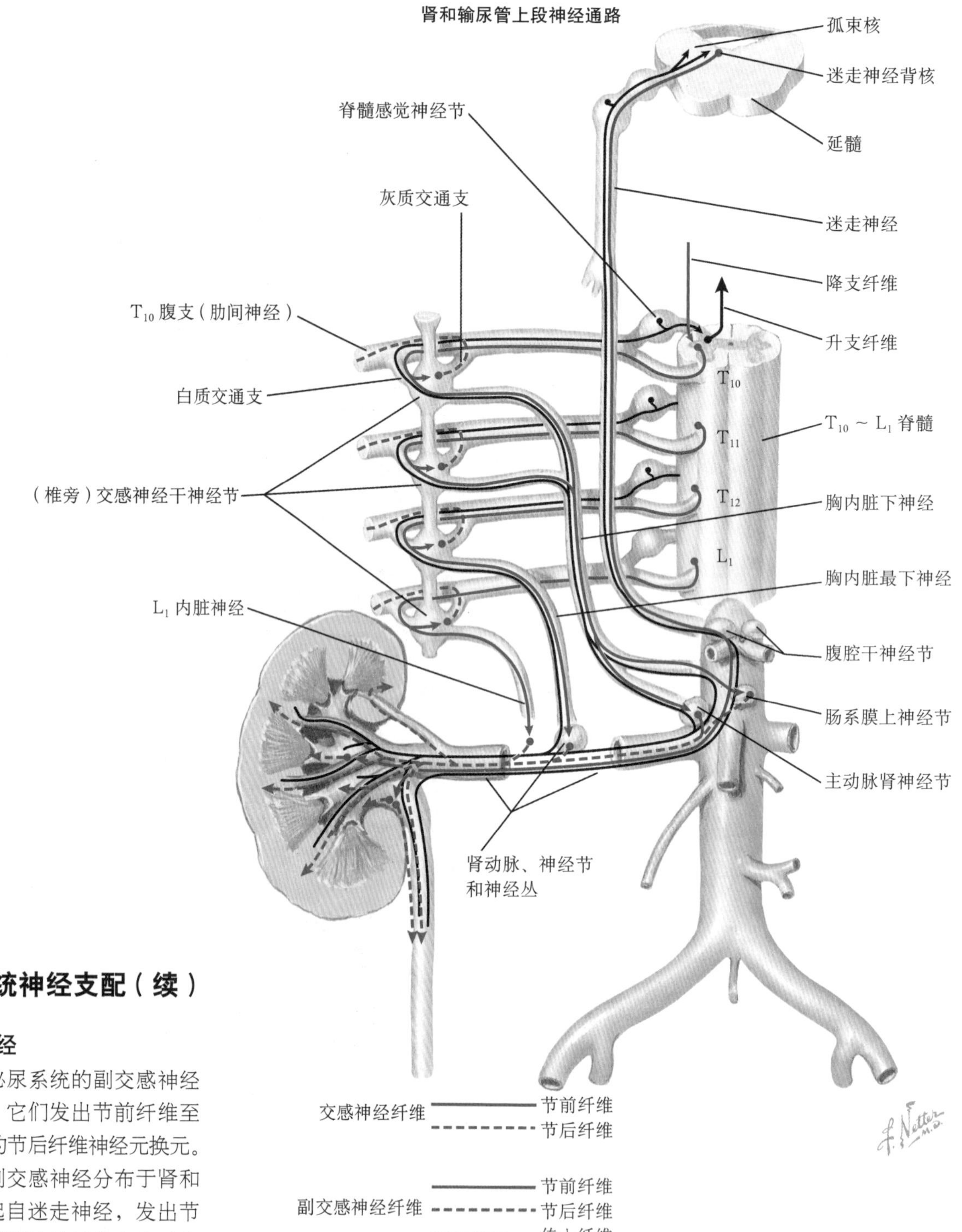

八、泌尿系统神经支配（续）

副交感神经

1. **解剖** 泌尿系统的副交感神经源于脑和骶髓，它们发出节前纤维至靶器官,与固有的节后纤维神经元换元。

脑发出的副交感神经分布于肾和输尿管上段，起自迷走神经，发出节前纤维后，通过腹腔神经节和主动脉肾神经节至肾脏和输尿管上段的固有神经丛。

骶髓发出的副交感神经分布于输尿管下段和膀胱，起自 $S_{2\sim4}$ 脊神经，其神经元发出副交感神经节前纤维。这些纤维经 $S_{2\sim4}$ 神经起始部，通过骨盆内脏神经，延伸至输尿管和膀胱的固有神经丛。值得注意的是，输尿管上段也可接受来自副交感神经纤维分支的支配，而副交感神经主要来源自迷走神经。

2. **功能** 在肾，迷走神经的作用尚不明确。在输尿管，副交感神经兴奋可调节固有起搏细胞。在膀胱，副交感神经兴奋，引起逼尿肌收缩，同时通过抑制交感神经，间接松弛膀胱三角区肌肉。在男性，膀胱三角区肌肉松弛的同时尿道内括约肌也松弛。逼尿肌收缩和括约肌松弛促进排尿。

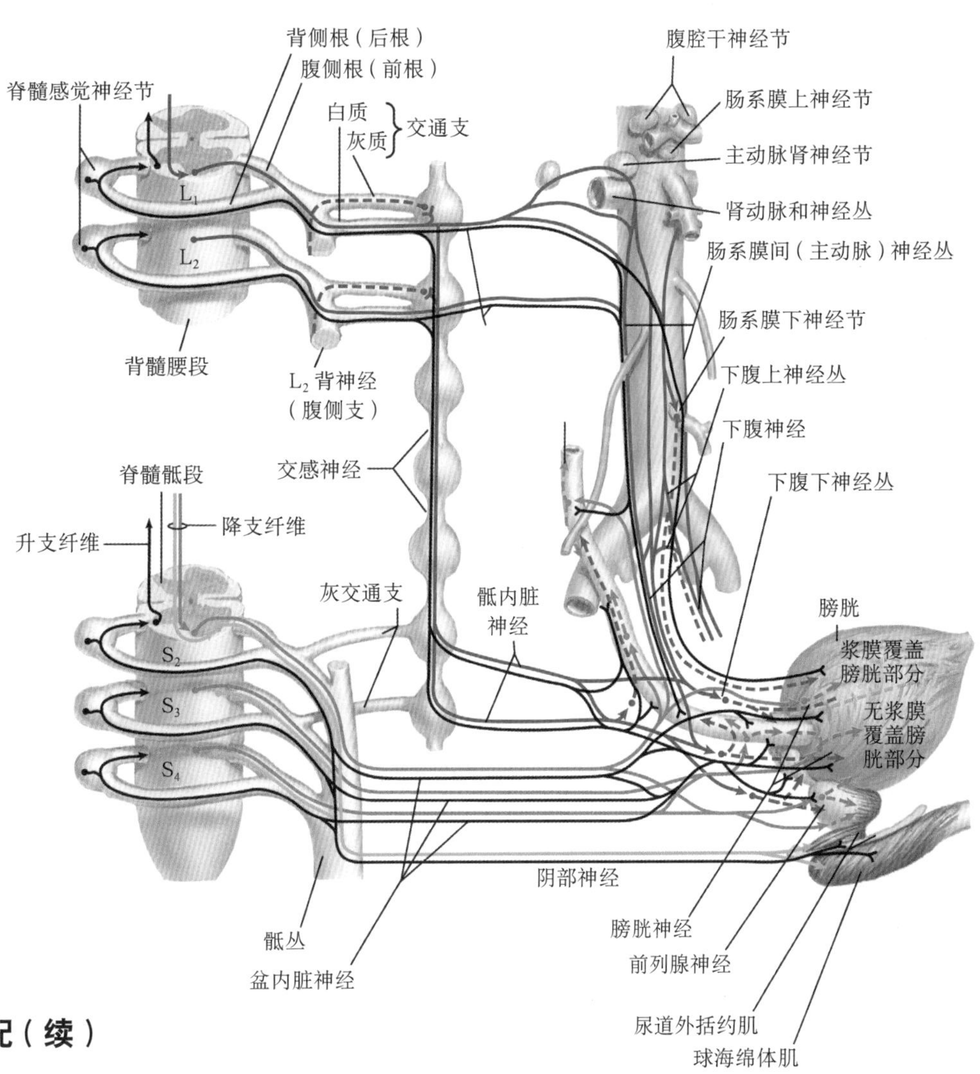

八、泌尿系统神经支配（续）

传入神经

泌尿系统的传入神经是痛觉神经，同时参与固有反射。痛觉神经的通路主要取决于器官是否有浆膜覆盖。在浆膜覆盖的器官中，如肾、输尿管腹段和膀胱，痛觉传入神经与交感神经伴行且传导方向不同，止于脊髓感觉神经节。某些脏器病变时，在体表一定区域产生疼痛感觉的现象，称为牵涉痛，这是因为器官与相应皮肤区域的节前纤维止于同一交感神经链。在发生肾盂肾炎、肾盂嵌顿结石或输尿管腹部结石时，$T_{10\sim11}$ 支配的皮肤区域会产生牵涉痛。当膀胱过度充盈时，T_{12} 至 L_2 支配的皮肤区域会产生牵涉痛。

与此不同，在无浆膜覆盖的器官中（脏器的腹膜外部分，如膀胱颈、输尿管末端、前列腺、子宫颈和阴道上段），痛觉传入神经与反射弧相关神经，一般来说是与副交感神经伴行且传导方向不同，止于脑和骶髓感觉神经节。内脏传入神经传导来自无腹膜覆盖器官和相应的皮肤区域的痛觉冲动，均止于 $S_{2\sim4}$ 的脊髓感觉神经节。机械感受器和化学感受器不仅影响肾－肾反射，而且沿迷走传入神经发出冲动至迷走感觉神经节。同样在婴儿时期，适度充盈膀胱的排空反射在骶髓水平即可完成。

九、泌尿系统的淋巴分布

输尿管和膀胱

在膀胱和输尿管，淋巴液首先注入黏膜下毛细淋巴管网，然后汇入肌层外的毛细淋巴管丛。毛细淋巴管丛通过淋巴管注入区域淋巴结，这些淋巴管有瓣膜结构，毛细淋巴管和毛细血管无瓣膜结构。

1. **膀胱**　膀胱顶和膀胱体的淋巴液通过淋巴管注入髂外淋巴结（部分经膀胱前或膀胱旁淋巴结）。膀胱底和膀胱颈淋巴液通过淋巴管注入髂内淋巴结（部分经膀胱后淋巴结）。

2. **输尿管**　输尿管盆段淋巴液通过少量淋巴管直接注入髂内淋巴结，或经膀胱淋巴输出管道。输尿管腹段淋巴液通过淋巴管注入髂外和髂总淋巴结。输尿管进肾部分的淋巴液直接注入腰淋巴结（腔静脉和主动脉旁淋巴结），也可与肾淋巴干相交通。

肾

1. **肾外**　被膜下毛细淋巴管丛稀疏分布于肾表面，借助交通支与肾周脂肪囊的周围淋巴管相互吻合，最终汇入腰升淋巴结。少量被膜下毛细淋巴管丛与肾实质深部的淋巴管交通。

2. **肾内**　在肾实质内，毛细淋巴管与血管伴行主要分布于血管周围结缔组织。小动脉周围的毛细淋巴管普遍比小静脉周围的毛细淋巴管粗大且数量多。

皮质和皮髓质交界处的肾内淋巴管最丰富。在外层皮质，大多数淋巴管与被膜下静脉和肾小管相联系，在中心层皮质淋巴管与放射状(小叶间)动脉、静脉、肾小球和肾小管相联系。在皮髓质交界区淋巴管在髓襻和集合管之间走行。在髓质，稀疏的淋巴管存在于直小管区域。

淋巴管通常与动脉伴行，出肾实质，入肾窦，形成 4 ~ 5 支，离开肾门。这些淋巴管收纳来自肾脂肪囊的淋巴管，汇合成带瓣膜结构的肾淋巴干，后者与肾静脉伴行，最终主要注入腰淋巴结。

除了潜在的肿瘤转移途径外，肾淋巴管的作用通常被忽略。肾产生的淋巴液约为 0.5ml/min，接近尿量。淋巴液主要的功能为重吸收蛋白入血。研究者发现肾淋巴管中肾素的浓度较肾静脉高。

总结

膀胱和输尿管淋巴依次注入髂外淋巴结、髂内淋巴结和髂总淋巴结，后汇入腰淋巴结（腔静脉或主动脉旁淋巴结）。输尿管上段和肾淋巴直接注入腰淋巴结。最终，来自腰淋巴结的淋巴液经腰淋巴干注入胸导管。

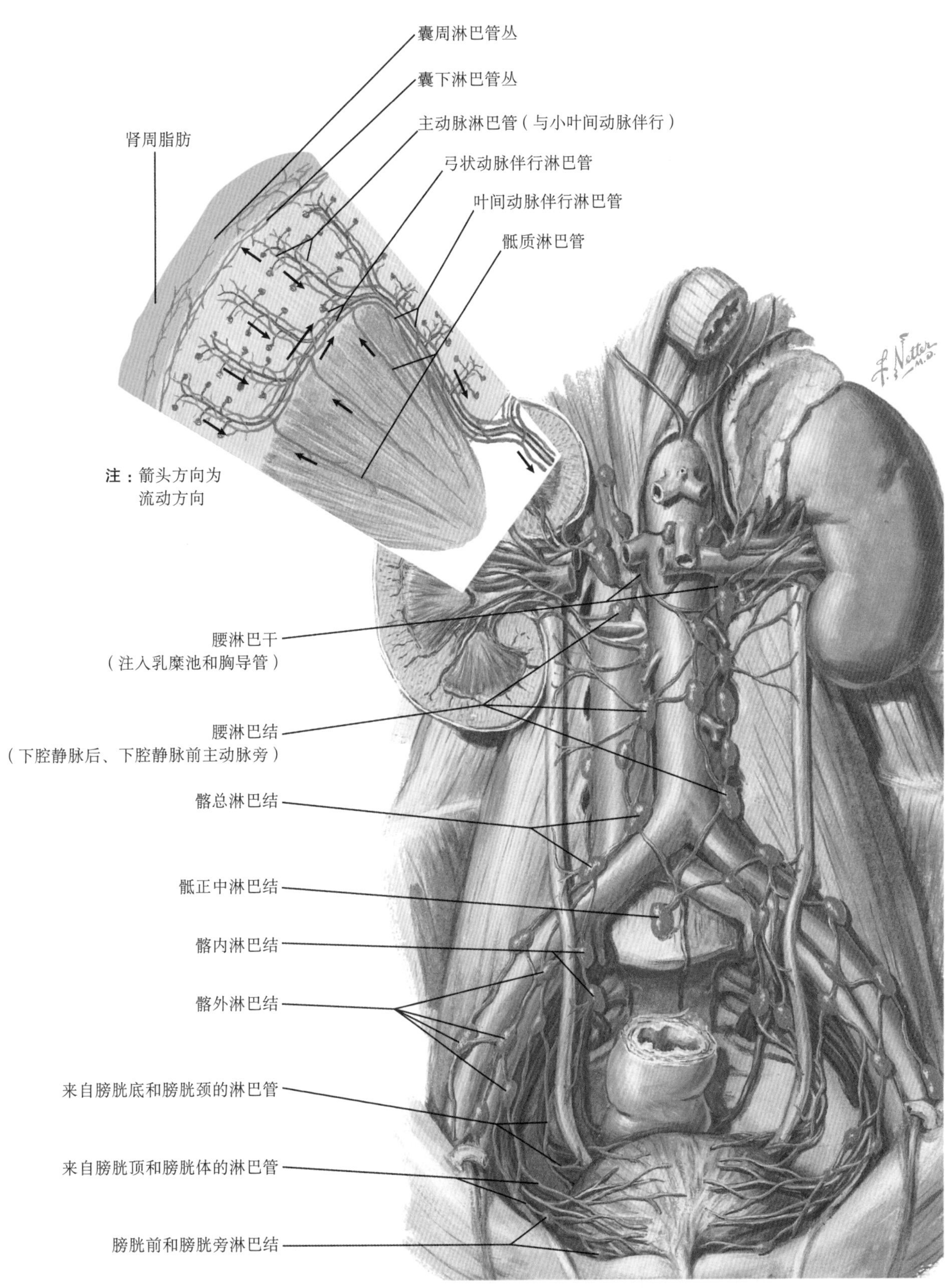

囊周淋巴管丛
囊下淋巴管丛
主动脉淋巴管（与小叶间动脉伴行）
肾周脂肪
弓状动脉伴行淋巴管
叶间动脉伴行淋巴管
髓质淋巴管
注：箭头方向为
流动方向
腰淋巴干
（注入乳糜池和胸导管）
腰淋巴结
（下腔静脉后、下腔静脉前主动脉旁）
髂总淋巴结
骶正中淋巴结
髂内淋巴结
髂外淋巴结
来自膀胱底和膀胱颈的淋巴管
来自膀胱顶和膀胱体的淋巴管
膀胱前和膀胱旁淋巴结

十、肾单位概述

每个肾有 60 万～140 万个管状结构，称为肾单位。其具有组织学特异性，调节尿液的浓度和成分。肾单位主要包括肾小球、近端小管、细段、远端小管和集合管。近端小管和远端小管分为曲部和直部，细段分为降支和升支。

由于肾单位的排列方式不同，形成两个特征性的区域：皮质和髓质。肾髓质分为外髓质部（外髓质部又分为外带和内带）和内髓质部。以上不同区域被肾单位各部分的过渡带相分隔，将在后面详述。

肾小球和近曲小管

肾小球似球形，成簇排列，是肾小体的起始部，其间产生原尿，由内衬上皮细胞的囊状结构包裹，称为 Bowman 囊（鲍曼囊）。肾小体由肾小球和肾小囊组成。血液经入球小动脉进入肾小球，流经肾小球的血浆和非蛋白结合物质均被滤入 Bowman 囊腔内，形成原尿。所有未滤过的血液成分经出球小动脉流出肾小球。

原尿由 Bowman 囊腔注入近端小管起始段，此段纡曲于皮质内，称为近曲小管。近曲小管后延续为近直小管，后者为髓襻的起始部。

髓襻

近曲小管以下直行进入肾髓质，呈发夹样弯曲结构，后返回皮质中与其对应的肾小球附近。每个肾单位的这一区域称为髓襻，包括近直小管、细段、远直小管（髓襻升支粗段）。

近直小管，如前所述，起自皮质，走行于髓质外层内带和外带的边界，后延续为降支细段，后者为细段的起始部。

髓襻其余的结构根据其对应肾单位的位置不同而变化。在皮质的表浅肾单位中，降支细段延伸至髓质内层和髓质外层内带的交界处，呈发夹样弯曲回转，延续为升支粗段返回皮质。

皮质、髓质交界处的肾单位称为髓旁肾单位。在髓旁肾单位中，降支细段深入肾髓质，至肾乳头处呈发夹样弯曲回转，延续为升支细段至髓质内层和外层的交界，后延续为升支粗段返回皮质。

两类肾单位具有不同特点：浅表皮质和中心皮质的肾单位髓襻较短，髓旁肾单位髓襻较长。长髓襻肾单位比短髓襻肾单位具有较强的尿液浓缩能力，而短髓襻肾单位数量较多，约占人体肾单位总量的 85%。

远曲小管、连接管和集合管

如前所述，髓襻升支粗段自髓质至皮质，延续为远曲小管。此处可见特异性细胞直接与相应的肾小球相连，称为致密斑。

远曲小管与近曲小管相似，纡曲走行于皮质，延续为短小的连接管，多个肾小管形成集合管。

集合管由皮质至髓质，与邻近肾单位的集合管伴行。在髓质内部区，多个单一的集合管汇合成大集合管。通过一系列的连接，形成乳头管，至乳头管筛状区排泄尿液至肾小盏。

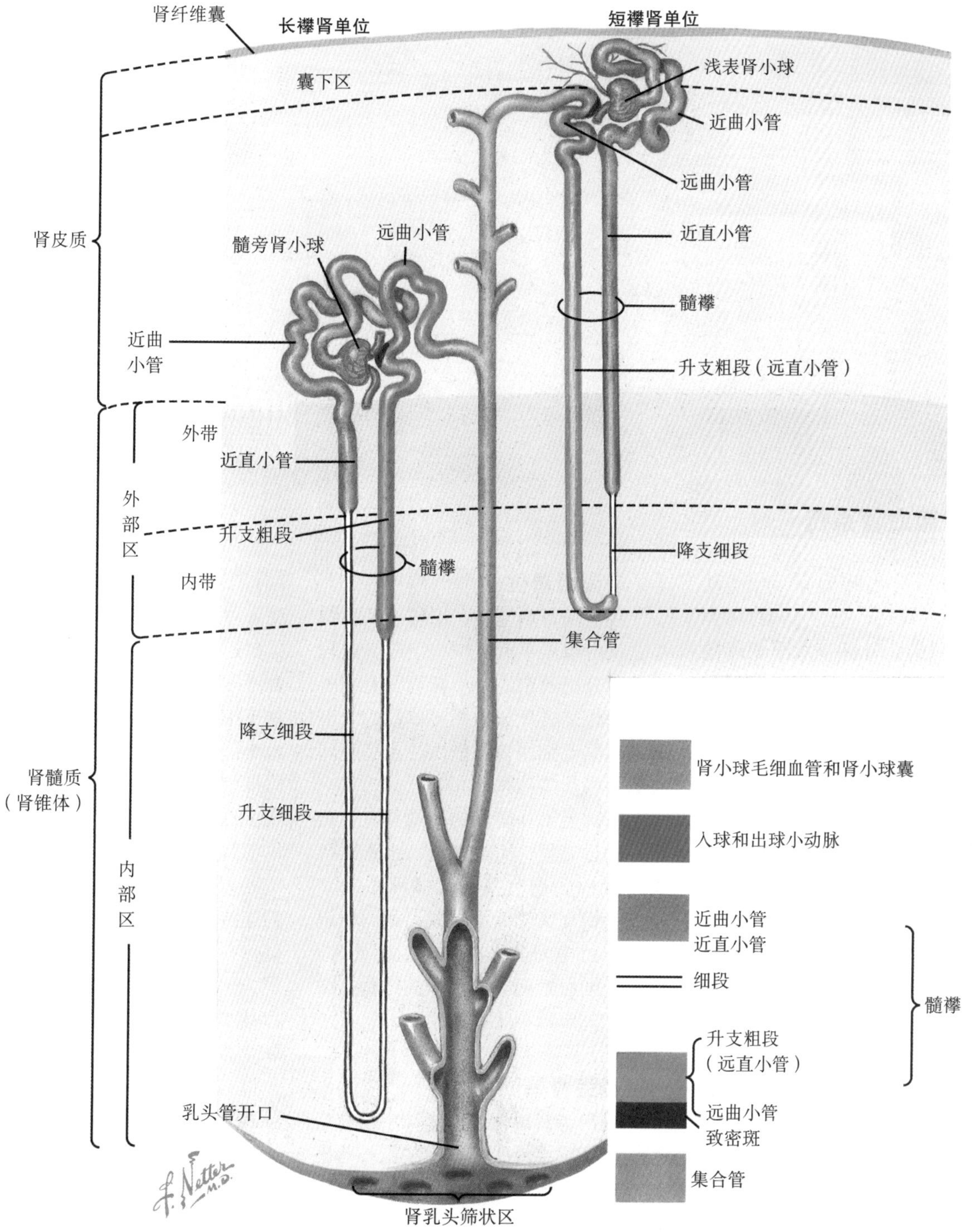
肾纤维囊
长襻肾单位
短襻肾单位
浅表肾小球
囊下区
近曲小管
远曲小管
近直小管
肾皮质
髓旁肾小球
远曲小管
髓襻
近曲
小管
升支粗段（远直小管）
外带
近直小管
外
部
区
升支粗段
降支细段
髓襻
内带
集合管
降支细段
肾髓质
（肾锥体）
升支细段
内
部
区
乳头管开口
肾乳头筛状区
肾小球毛细血管和肾小球囊
入球和出球小动脉
近曲小管
近直小管
细段
髓襻
升支粗段
（远直小管）
远曲小管
致密斑
集合管

十一、肾微血管系统

肾段动脉分出叶动脉、叶间动脉，后者进入肾柱，走行于肾锥体旁（见专题 1-10）。叶间动脉至邻近髓质基底部分支形成弓状动脉，叶间动脉和弓状动脉均可分出小叶间动脉。

小叶间动脉至纤维囊形成纤维囊贯穿血管，与纤维囊外血管相通。纤维囊和贯穿静脉与致密的被膜下星状静脉丛一起注入小叶间静脉，后者依次注入弓状静脉和叶间静脉。

小叶间动脉最主要的作用是分出入球小动脉，每一个入球小动脉汇入肾小球，负责过滤血液至肾小管。皮质外层的入球小动脉形成浅表皮质和皮质间肾单位，髓襻较短；皮质内层的入球小动脉形成髓旁肾单位，髓襻较长。

在皮质和髓旁肾单位中，过滤后剩余的血液进入出球小动脉。由于肾小球毛细血管网位于两动脉之间，而其他脉管系统无此现象，所以肾小球毛细血管压可根据平衡需要而微调。出球小动脉的形态和分支根据肾单位的类型不同而变化。

表浅肾单位

在表浅肾单位中，出球小动脉细小，仅由单层平滑肌细胞组成。这些小动脉分出致密的肾小管周围毛细血管丛，包绕皮质区短襻肾单位的肾小管。这些毛细血管丛依次注入小叶间静脉、弓状静脉和叶间静脉。

管周毛细血管网的孔隙具有带负电荷的过滤膜，可与邻近肾小管进行选择性的物质交换。过滤膜由 7nm 宽的纵横交叉的纤维组成，如同轮辐一样，由中间区域向外放射。此外，管周毛细血管网具有类似的结构，微纤维锚定于肾小管基底膜上。

髓旁肾单位

在髓旁肾单位中，出球小动脉略粗，由多层平滑肌细胞组成。一些出球小动脉形成毛细血管丛，包绕皮质区长髓襻肾单位的肾小管。多数情况下，出球小动脉沿着髓襻直接降入髓质，称为直小动脉，与髓襻和集合管伴行。

直小动脉（降段）在髓质内，呈发夹样弯曲回转，延续成直小静脉（升段），后者返回皮质髓质交界处依次注入弓状静脉和叶间静脉。直小动脉（降段）由单层平滑肌细胞组成，根据激素分泌量调节血供，这些血管的内皮细胞无间隙连续排列。与此相比，直小静脉（升段）血管壁不包含平滑肌细胞层，其血管内皮细胞间存在孔隙。这种结构上的不同对功能的影响目前尚不明确。

直小动脉与髓襻、集合系统之间的连接为逆流交换系统提供解剖性基础，在原尿的浓缩过程中发挥重要作用。一些图示描述每一个肾单位与源自其本身的出球小动脉的直小动脉相联系。但是，目前研究表明每一个肾单位与来自许多出球小动脉的直小动脉相联系。

高龄和某些类型的慢性肾病可引起肾小球血管变性。在皮质中，这种病变导致肾小球后血流消失是很常见的。在髓质中，出球小动脉较粗，这种变异导致血流不通过肾小球，入球小动脉与出球小动脉直接相通。在这种情况下，直小动脉可直接起自弓状动脉和叶间动脉。

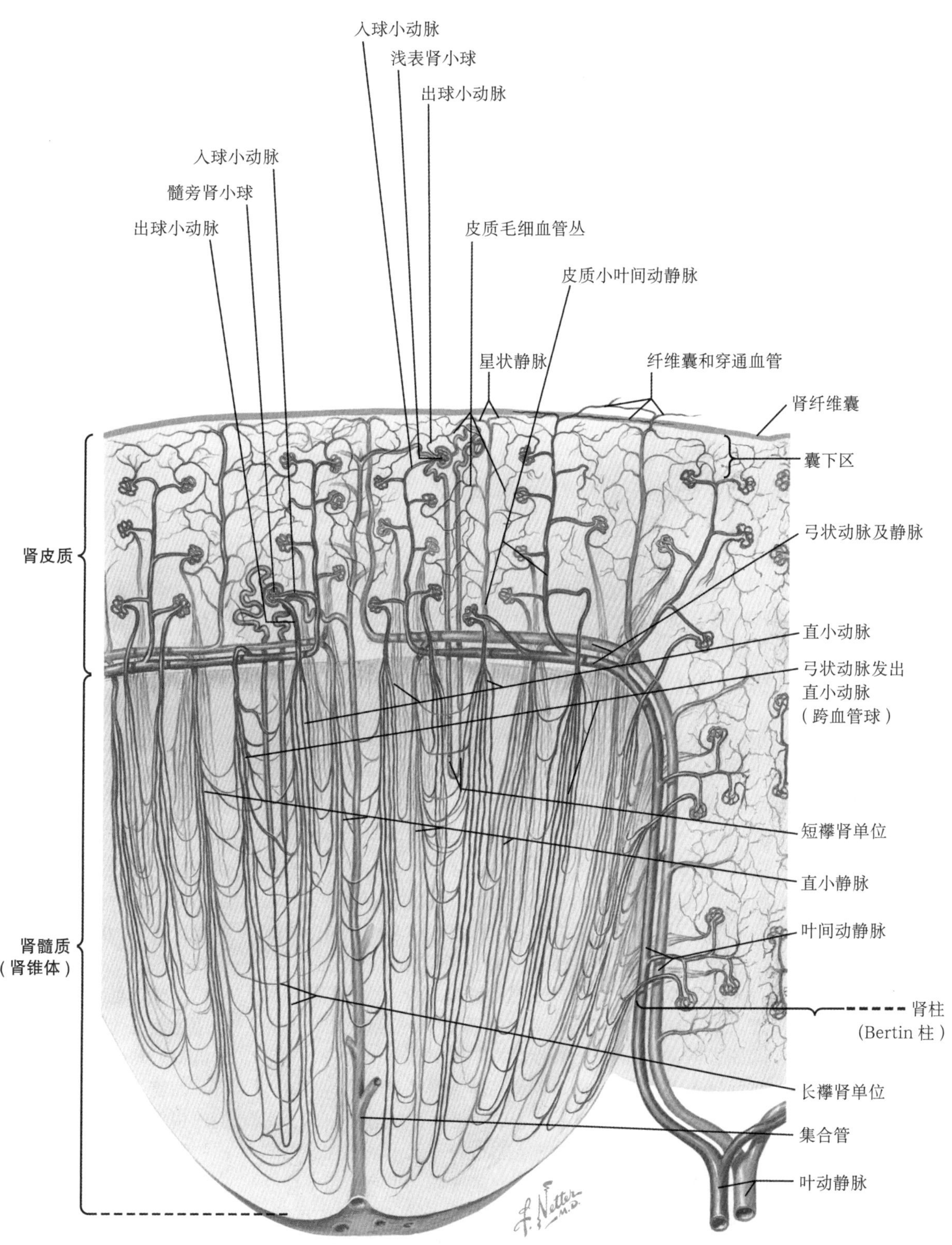
入球小动脉
浅表肾小球
出球小动脉
入球小动脉
髓旁肾小球
出球小动脉
皮质毛细血管丛
皮质小叶间动静脉
星状静脉
纤维囊和穿通血管
肾纤维囊
囊下区
肾皮质
弓状动脉及静脉
直小动脉
弓状动脉发出
直小动脉
（跨血管球）
短襻肾单位
直小静脉
肾髓质
（肾锥体）
叶间动静脉
肾柱
(Bertin 柱）
长襻肾单位
集合管
叶动静脉

十二、肾小体

肾小体包括肾小球和肾小囊，肾小球外包被由内皮细胞组成的囊状结构，称 Bowman 囊（鲍曼囊）。

血管球起自入球小动脉，汇入出球小动脉。它们成簇排列，直径约 200μm，锚定于中央的间质细胞和基质中。血管球壁分为 3 层：从内至外依次为内皮、肾小球基膜和足细胞（肾小囊脏层上皮细胞）膜。

Bowman 囊为肾单位的起始部，由两层上皮细胞包被血管球而成。Bowman 囊脏层由血管球壁的足细胞组成。Bowman 囊壁层由壁层内皮细胞组成，后者在毛细血管簇基底部与足细胞相连。足细胞层和壁层内皮细胞层之间的腔隙，称为 Bowman 囊腔。

血管球壁

血液流经血管球，血浆和非蛋白结合小分子经血管球壁的 3 层膜，滤过至 Bowman 囊腔，流入近端肾小管。这 3 层膜形成过滤膜，对于细胞和血浆大分子，如蛋白质的滤过具有屏障作用，并取决于物质的大小和电荷。

血管球脏层的内皮细胞难以被察觉，细胞质稀疏。细胞核位于血管球基膜根部附近，避免影响过滤。这些细胞存在直径 70 ~ 100nm 的孔隙，作为最初的过滤膜，其过滤效果取决于物质的大小。它们表面被覆带负电荷的多糖蛋白复合物，形成电荷依赖性过滤膜。

肾小球基底膜位于内皮细胞的外面，与 Bowman 囊的基底膜相延续，由内皮细胞和足细胞合成，包括内疏松层、中央致密层和外疏松层 3 层。中层较厚而致密，内、外层较薄而稀疏。基底膜厚 300 ~ 350nm，男性比女性略厚。Ⅳ型胶原蛋白与其他蛋白，如层粘连蛋白、巢蛋白，是肾小球基底膜的主要分子成分。它们之间紧密连接形成分子大小依赖性滤过屏障。此外，基底膜上附有带负电荷的蛋白多糖，形成电荷依赖性滤过屏障。内皮细胞和基底膜之间存在潜在的腔隙，称为内皮下间隙；基底膜和足细胞之间的潜在腔隙，称为上皮下间隙。

足细胞胞体较大，细胞核明显，细胞质内有丰富的细胞器，细胞体伸出长突起，呈指状排列，称为足突。它们与邻近的足细胞的足突呈指状相嵌，覆盖于肾小球基底膜外表面。足突位于足细胞体和基底膜之间，形成足细胞下裂孔。邻近足突的足细胞下裂孔一般宽 25 ~ 60nm，其上覆盖裂孔膜。它由宽约 11nm 的中间丝构成，后者通过呈拉链状排列的桥连蛋白连接于邻近足细胞膜。在中间丝、足细胞膜和桥连蛋白之间形成大小约为 4nm × 14nm 的小孔，这些小孔位于裂孔膜上，对于大小依赖性滤过屏障的形成起重要作用。此外，足细胞被覆带负电荷的多糖蛋白复合物，形成电荷依赖性的滤过屏障。

血管球壁 3 层结构在滤过屏障中的作用仍存在争议。裂孔膜可能是蛋白扩散的主要屏障。肾小球疾病致蛋白丢失，出现蛋白尿，主要是因为足突消失。由于足突回缩和变短，破坏裂孔膜，蛋白可通过增大的孔隙丢失。但是内皮细胞层或基底膜的损伤也可导致蛋白尿，所以，它们在蛋白滤过中也同样发挥重要的作用。

肾小球组织结构

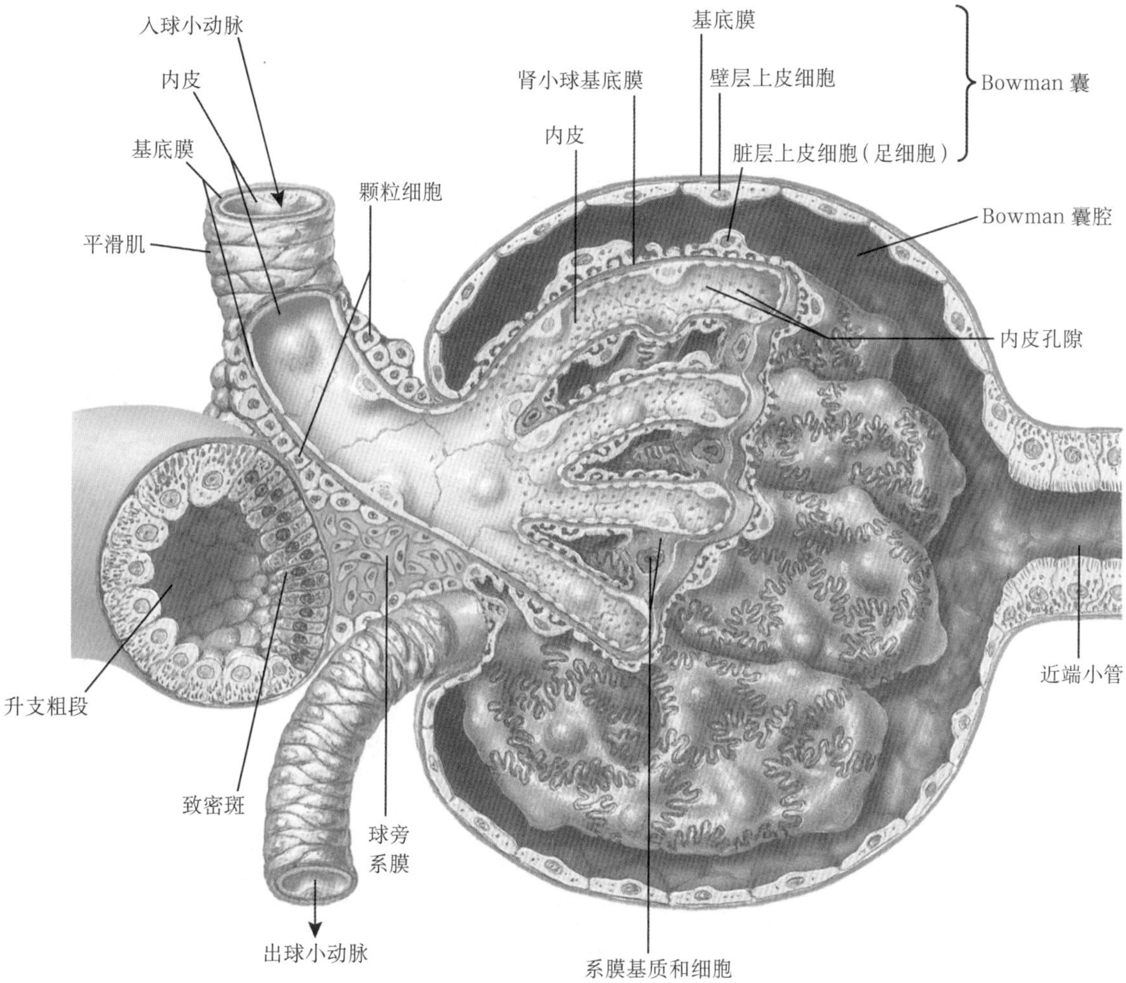

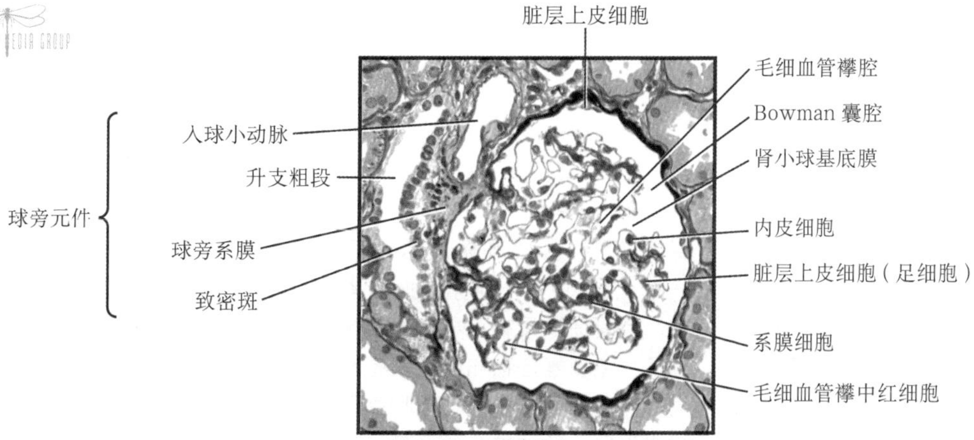

肾小球，光镜（银染，40× 放大）

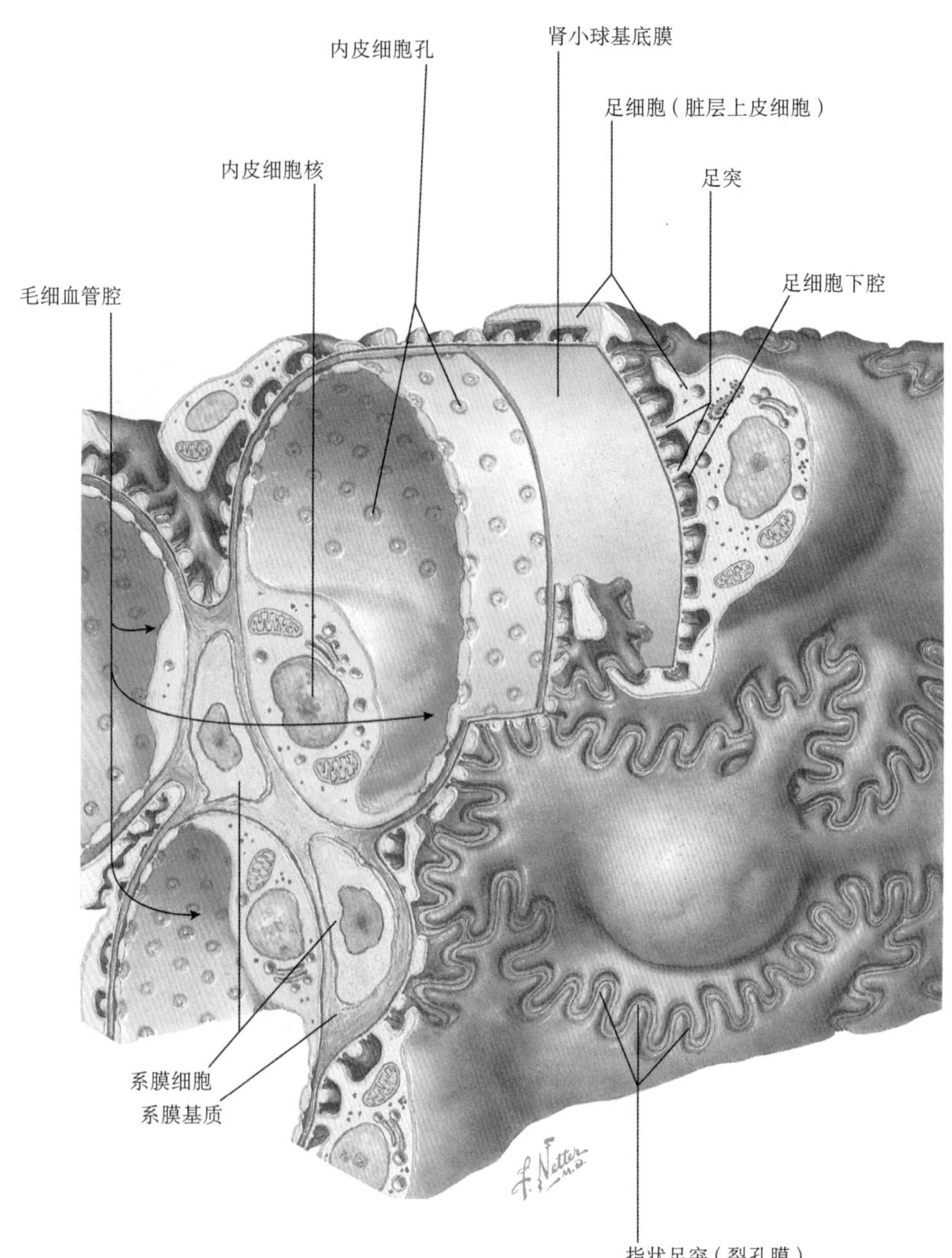

十二、肾小体（续）

其他种类细胞

系膜细胞为血管球提供结构支撑，形态不规则，细胞突起可伸至内皮细胞之间。它们如同变异的平滑肌细胞，平滑肌肌动蛋白和肌球蛋白染色呈阳性。它们可根据不同的信号因子发生收缩，致毛细血管襻收缩，减少肾小球血流。调控肾小球系膜张力的介质包括血管紧张素Ⅱ（见专题 3-18）、抗利尿激素（见专题 3-17）、去甲肾上腺素和血栓素。此外，系膜细胞具有吞噬能力，包括大分子、免疫复合物和应激反应产生的炎症介质等。这些系膜细胞位于包含胶原蛋白、各种蛋白多聚糖和其他分子的系膜基质内。在正常的肾小球组织切片中，每个基质区域中可以见到 1 ~ 2 个系膜细胞，在病理状态下，可见大量系膜细胞。

壁层上皮细胞为扁平的鳞状细胞，胞质内细胞器稀疏。它们在肾小球毛细血管簇基底部附近与脏层细胞相连续，而在肾小球对面与近端小管连续。在正常肾小球的组织切片中，可见 1 ~ 2 层壁层上皮细胞。在进展迅速的严重肾小球疾病中，可以见到更多额外的壁层上皮细胞。

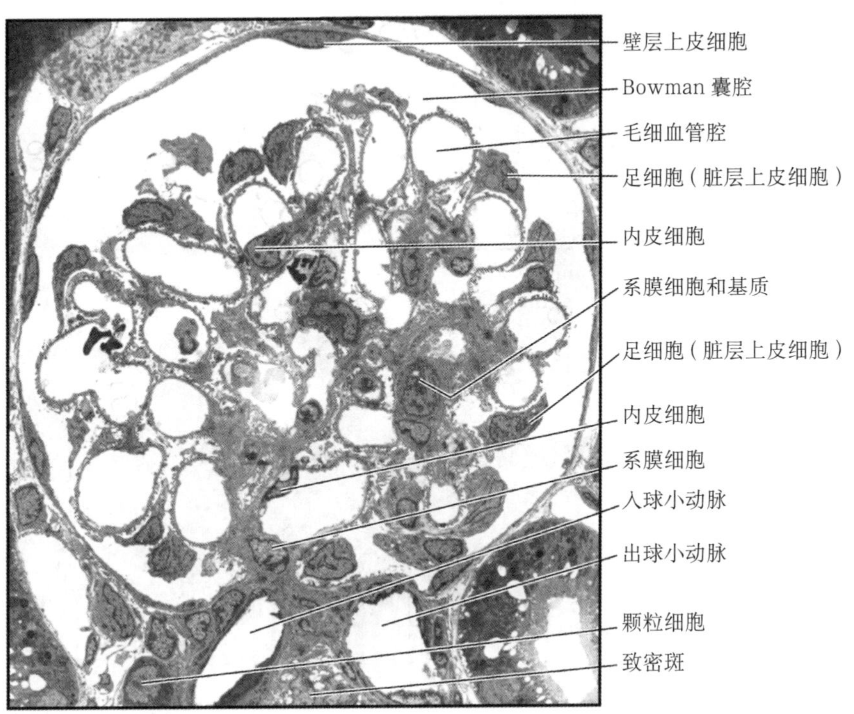

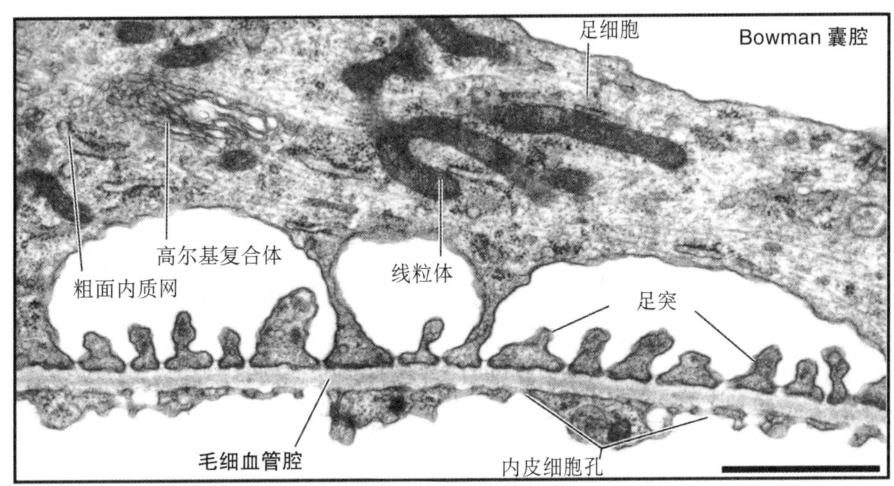

毛细血管壁超微结构

改编自：Ovalle W，Nahirney P. Netter's Essential Histology. Philadelphia，Saunders，2008.

十二、肾小体（续）

球旁细胞器

球旁细胞器是特异性的结构，包括来自相应肾单位的肾小球和远端小管的元件。

肾小球元件包括入球小动脉末段、出球小动脉起始段和肾小球外系膜（又称球旁系膜或 Goormaghtigh 细胞）。肾小球襻环绕供应肾单位，使升支粗段与肾小球外系膜相连。升支粗段与肾小球外系膜相连的区域含有特异性细胞，又称致密斑。

由于致密斑的存在，远端小管可反馈至肾小球，调节肾小球滤过率。肾小管血流不足时，致密斑刺激扩张入球小动脉，增加肾小球滤过率，促进分布于入球小动脉和出球小动脉壁的颗粒细胞分泌肾素（详见专题 3–18）。

球外系膜细胞与正常的系膜细胞相延续，两者相似。球外系膜细胞与颗粒细胞通过间隙连接相连，与邻近的致密斑细胞共用一个基底膜和组织间隙。因此，球外系膜作为信号介质，连接肾小管的球旁细胞器和血管元件。

颗粒细胞与普通的平滑肌细胞相似，但是它的平滑肌肌球蛋白缺乏，且具有大量充满肾素的囊泡。因产生大量激素，所以胞质内内质网和高尔基体发达。

最后，致密斑细胞有别于邻近的肾小管细胞，详见专题 1–25。

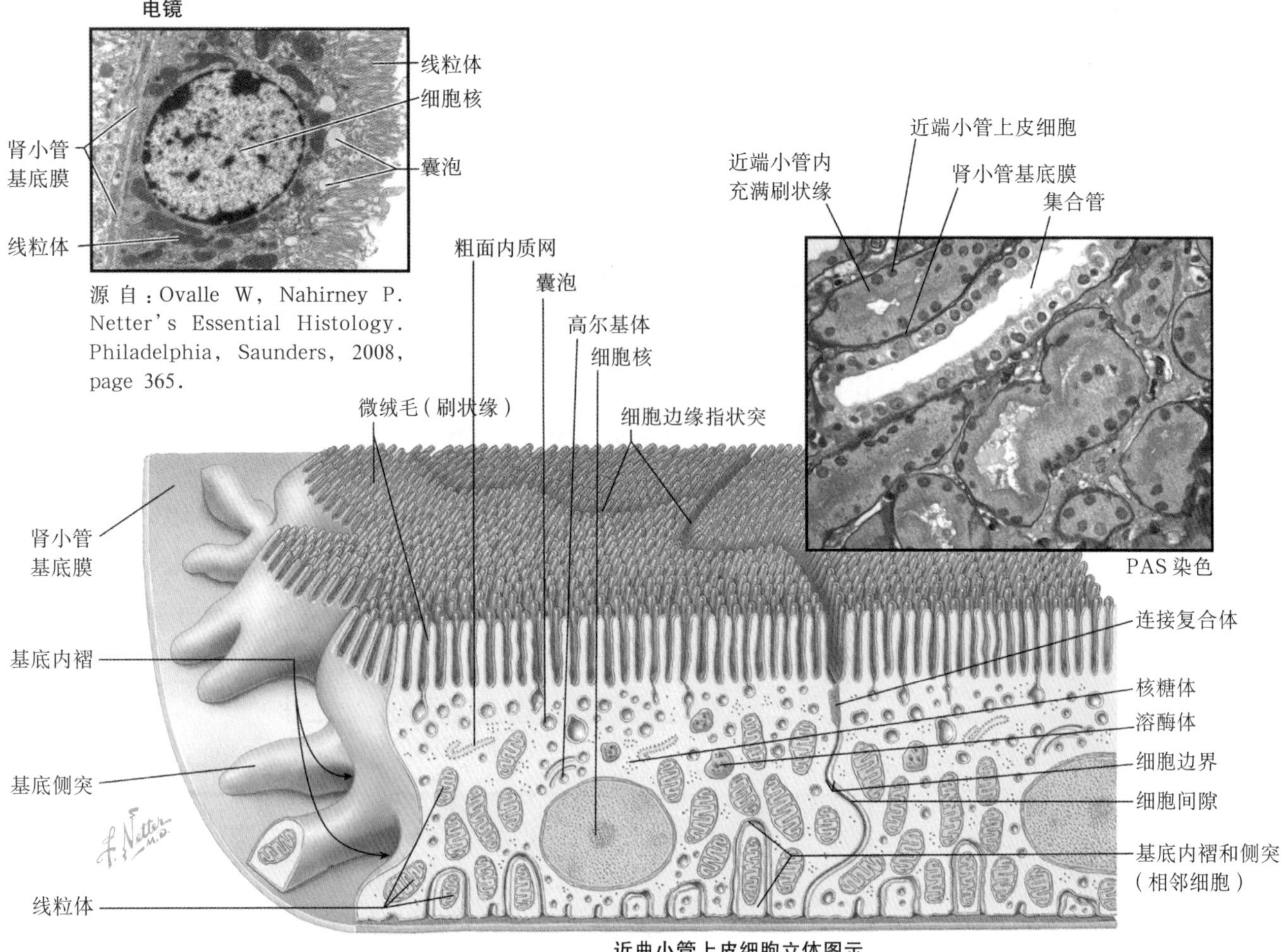

近曲小管上皮细胞立体图示

十三、近端小管

近端小管与 Bowman 囊腔相连，主要具有重吸收和分泌的作用。人类的近端小管全长约 14mm，分为近端小管曲部和近端小管直部，后者为髓襻的起始部。

大鼠的近端小管一般分为 3 段：S1、S2 和 S3；S1 为近曲小管的前 2/3 部分，S2 为近曲小管后 2/3 部分和近端小管直部的起始部，S3 为近曲小管直部的剩余部分。在人类无以上分段。

近端小管由单层立方上皮细胞和矮柱状上皮构成，排列在肾小管的基底膜上，细胞质嗜酸性，细胞核位于近细胞基底部。这些细胞其他的组织学特征因细胞所处区域不同而有差异。

近曲小管

近曲小管是肾单位物质再吸收的主要部位，大量微绒毛刷状缘位于顶端质膜，并凸入管腔，增加物质扩散的表面积。光学显微镜显示，由于刷状缘的存在，其管腔塌陷或模糊不清。相比之下，远端小管和集合管缺乏刷状缘，故管腔较明显。

近曲小管细胞的基底部和侧方侧突丰富，邻近细胞侧突交叉形成内褶，故光学显微镜下细胞侧面界线不清。基底侧侧突通过基底侧细胞膜的表面积增加物质扩散，其中充满线粒体，支持物质主动转运过程。细胞间基底侧间隙是指内褶之间复杂的细胞外区域。肾小管基底膜位于肾小管上皮和间隙、管周毛细血管网之间，可封闭细胞间基底侧间隙。

细胞间依靠顶端的连接复合体相连，包括紧密连接和中间连接。紧密连接为肾小管腔和组织间隙之间提供重要的屏障作用，同时小部分的缝隙可通过细胞旁途径重吸收某些分子。近曲小管细胞内有丰富的线粒体，在物质扩散过程中提供能量，垂直分布于细胞基底，在组织切片中呈纵纹。细胞质内粗面内质网和高尔基体发达，主要分布于细胞膜顶部附近。

近曲小管细胞顶端质膜附近存在大量内吞现象的证据，包括质膜小凹、质膜内褶和胞内体。此外，存在丰富的溶酶体，处理和降解一系列进入细胞内的物质。内吞现象在滤过后蛋白再吸收过程中发挥重要作用，因为它在正常的肾小球滤过屏障受损时发挥正调节作用。

近端小管直部

近端小管直部的细胞不同于近曲小管，主要体现在以下几个重要方面：它的微绒毛短小而稀少，内吞现象罕见，线粒体稀少，基底侧侧突和内褶较小且粗糙。以上形态学上的差异体现了这些细胞的再吸收作用较弱。

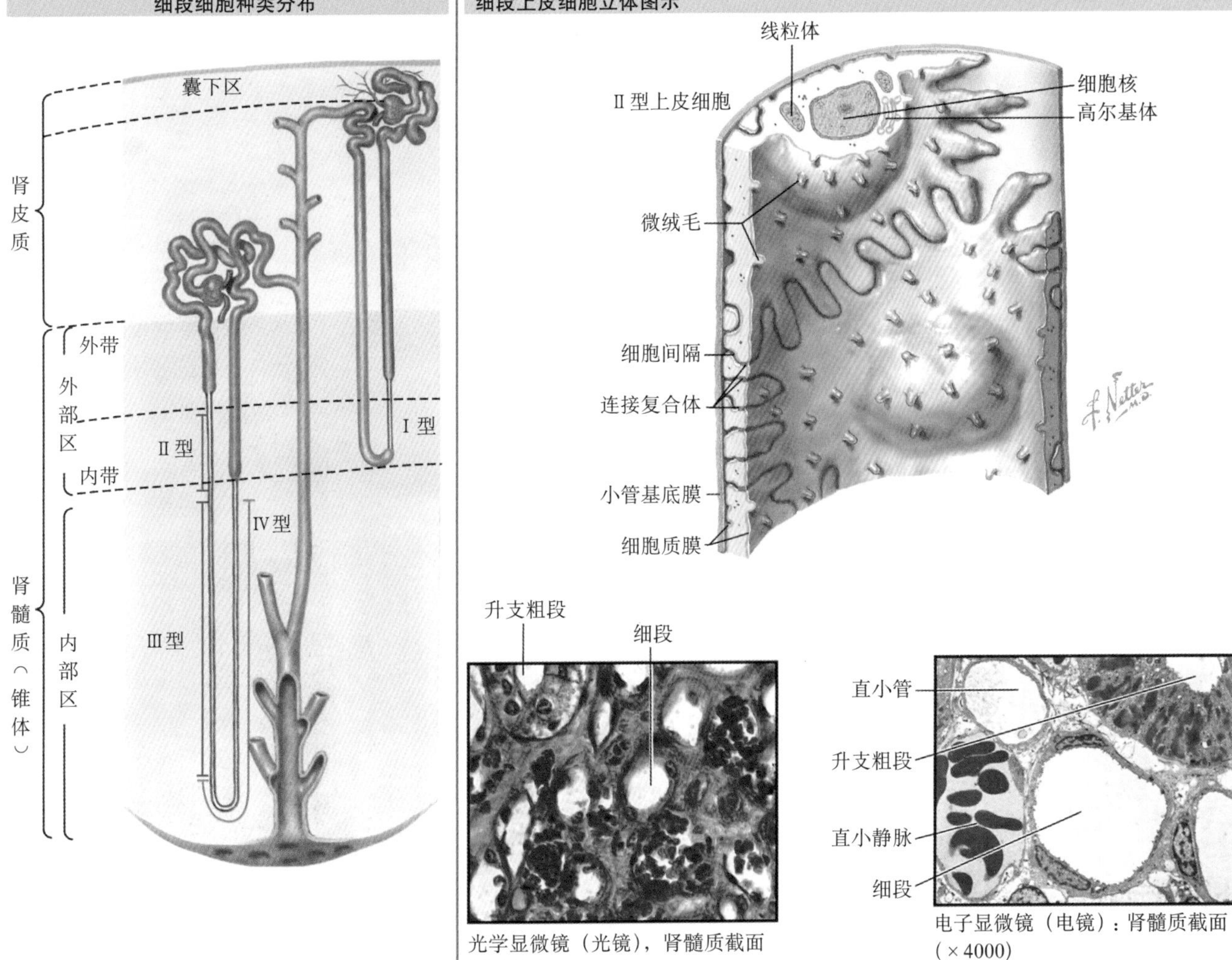

光学显微镜（光镜），肾髓质截面（HE 染色，×680）

电子显微镜（电镜）：肾髓质截面（×4000）

十四、细段

细段与近端小管直部连接，并构成髓襻的一部分。其包括升段和降段，它们均为逆流倍增系统重要的组成部分，促进尿液浓缩（详见专题3-12）。

近端小管直部由立方形的柱状细胞组成，细段则由单层扁平上皮细胞组成。从近端小管直部到细段的细胞有明显变化，过渡区主要位于髓质外侧部内带和外带的交界处。

细段的长短与肾单位的类型有关。在短襻肾单位中，降支细段至髓质内侧部和外侧部交界处过渡为升支粗段。在长襻肾单位中，降支细段降至髓质内侧部分，呈发夹样弯曲回转，形成升支细段，然后在髓质内侧部和外侧部交界处延续为升支粗段。因此，这两种肾单位都有降支细段，仅髓旁肾单位有升支细段。

哺乳类动物中细段含有形态学上不同种类的细胞，每种细胞具有不同的生理学意义。尚不清楚人类是否具有类似的细胞。

Ⅰ型细胞

Ⅰ型细胞存在于短襻肾单位的降支细段，短小，几乎无微绒毛或基底侧嵌合，细胞质内缺乏线粒体和其他细胞器，细胞核凸入肾小管腔内。细胞之间借助许多紧密连接和桥粒相连，可阻止细胞旁扩散。

Ⅱ～Ⅳ型细胞

Ⅱ～Ⅳ型细胞存在于长襻肾单位的细段。

Ⅱ型细胞存在于髓质外侧部的降支细段，比Ⅰ型细胞较高，微绒毛和基底侧嵌合丰富，细胞间仅有简单的紧密连接，故易渗漏，允许细胞旁运输。在4种类型的细胞中，Ⅱ型细胞发生种间变异最多。

Ⅲ型细胞存在于髓质内侧部的降支细段，比Ⅱ型细胞短小，微绒毛和嵌合较少，细胞间紧密连接发达，阻止细胞旁运输。

Ⅳ型细胞存在于降支细段发夹样弯曲回转之前的部分和升支细段剩余的部分，细胞十分扁平，无微绒毛，与Ⅰ型细胞类似，但基底侧嵌合丰富，细胞间紧密连接易渗漏，允许细胞旁运输。

十五、远端小管

远端小管接收来自细段的尿液。与近端小管相同，远端小管主要分为两个部分：升支粗段（也称远端直小管）和远曲小管。过渡至远曲小管处，升支粗段接触其对应的肾小球，上皮细胞直接接触血管球构成特征性结构，称为致密斑。

短襻肾单位的髓襻全部为升支粗段，相比之下，长襻肾单位的髓襻起始部为升支，然后在髓质外侧部和内侧部交界处过渡为升支粗段。

升支粗段

升支粗段在离子重吸收和维持逆流倍增作用中起到重要作用（见专题3-12）。

升支粗段细胞呈矮立方状，从髓质至皮质高度逐渐降低，细胞顶端的微绒毛稀少而短小。大鼠的升支粗段细胞分为“粗糙”细胞和“平滑”细胞两种，前者有稀疏的微绒毛，后者则无微绒毛。从髓质至皮质“粗糙”细胞的比例逐渐减少。光学显微镜下，由于缺乏微绒毛，远端小管清晰易辨，易与近端小管区分，而后者有发达的刷状缘。

在细胞顶端质膜下含有大量囊泡，负责离子通道和载体蛋白至质膜的转运。胞质内粗面内质网和高尔基体丰富，是合成蛋白质的场所。细胞核靠近细胞的顶端，有时凸出至腔内。

细胞基底外侧膜指状突起和基底内褶丰富，使表面积增加，有利于基底外侧膜的运输。由于这些结构的存在，在光学显微镜下细胞侧缘难以分辨。基底侧突内含有丰富的线粒体，在组织切片中呈条纹状，在主动运输时提供能量。相邻细胞指状突起和内褶借助紧密连接结合在一起。

致密斑

致密斑细胞与其他远端小管细胞不同，呈柱状，基底指状突起不足。由于核质比较高，其比周围的细胞浓厚。细胞核靠近顶端，位于大多数细胞器的上方。细胞基底面与相邻的球旁系膜如双手十指交叉状排列于基底膜，体现了它们之间的生理学连接。

远曲小管

在致密斑附近，升支粗段的低立方上皮细胞突然过渡为远曲小管的较高立方上皮细胞，远曲小管纡曲走行于皮质内。远曲小管细胞与升支粗段细胞相比，顶端微绒毛较多，其他特征相似。

连接小管

连接小管位于远端小管末端和集合管之间，彼此间逐渐过渡，无明显界线。一般来说，连接小管细胞与远曲小管细胞相比，无显著的基底膜指状突起，线粒体较少。连接小管开始出现主细胞和闰细胞，它们主要出现于集合管内。

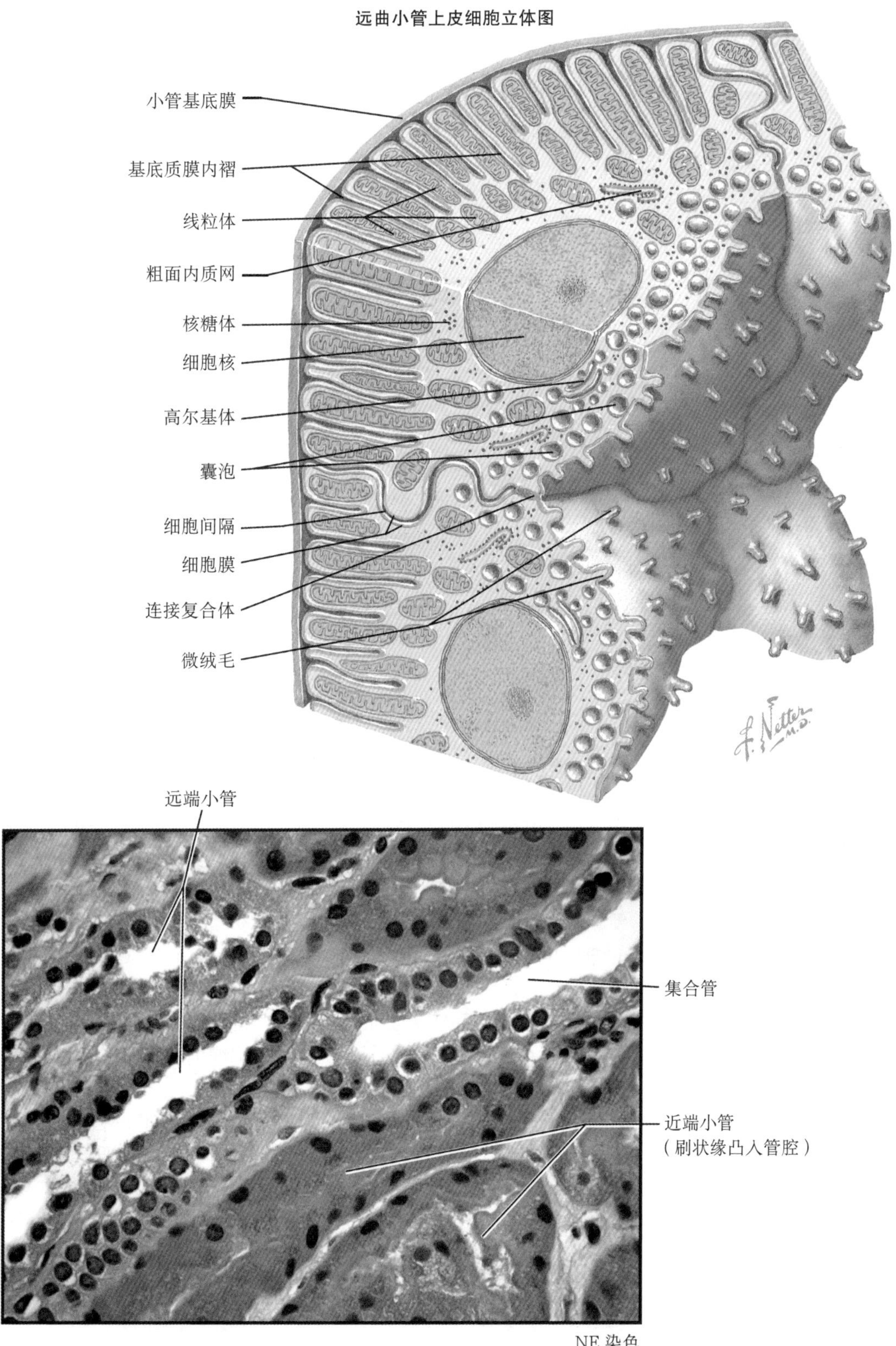
远曲小管上皮细胞立体图
小管基底膜
基底质膜内褶
线粒体
粗面内质网
核糖体
细胞核
高尔基体
囊泡
细胞间隔
细胞膜
连接复合体
微绒毛
远端小管
集合管
近端小管
（刷状缘凸入管腔）
NE 染色

十六、集合管

集合管与连接小管相连，从皮质延伸至髓质，通常分为皮质集合管、外侧髓质集合管和内侧髓质集合管。集合管在髓质走行过程中，相互融合，汇合成较大的集合管，最终止于肾乳头筛区，将尿液排入肾小盏。

集合管起源于输尿管芽（见专题 2–1），严格意义上说，它不属于肾单位。然而，集合管并不仅仅作为连接至肾乳头的管道，它在决定尿液最终成分过程中起关键作用。

光学显微镜下，集合管清晰易辨，因为集合管细胞边缘直且清晰，顶端无刷状缘，细胞核圆，且位于中央，细胞质光亮透明。集合管横断面管腔大且开放，而近端小管的管腔窄且塌陷，两者易于分辨。

皮质集合管

皮质集合管主要有主细胞（亮细胞）和闰细胞（暗细胞）两种类型的细胞。前者运输盐和水，后者则参与调节酸碱平衡。两种细胞在电子显微镜下易于分辨，但是在光学显微镜下难以区分。

主细胞的细胞质内细胞器少，采用某种染色技术显示细胞质光亮，细胞体呈立方形，细胞膜顶端稀薄，微绒毛短，基底面几乎无短小的内凹，侧面少量小突起和内褶。与近端小管和远端小管不同，线粒体不是位于基底侧突起内，而是散在分布于细胞质中。主细胞在水重吸收过程中发挥重要作用（见专题 3–15），表现为明显的细胞间隙。细胞借助紧密连接和桥粒彼此相连。

相比之下，闰细胞的细胞质内线粒体和其他细胞器密集，采用某种染色技术显示细胞质发暗。闰细胞一般有两种亚型：A 型闰细胞和 B 型闰细胞（见专题 3–21、3–22）。

A 型闰细胞将质子分泌至尿液，并将碳酸氢盐重吸收至组织液。大量微绒毛分布于细胞顶端，而且大量带质子转运蛋白的囊泡位于顶端质膜附近，酸中毒时，囊泡与顶端质膜融合，促进质子分泌。慢性酸中毒时，细胞肥大，尤其在顶端。

B 型闰细胞分泌碳酸氢盐，重吸收质子至组织液。B 型闰细胞无 A 型闰细胞的顶端特征性结构，如微绒毛和大量的囊泡，体现了反向极性质子泵功能。慢性碱中毒时，B 型闰细胞肥大。

不同类型的闰细胞有时可以通过形态学特征分辨，但是，免疫染色检测离子转运蛋白的数量和分布是分辨两类细胞最为可靠的方法。A 型细胞在基底侧表达 AE1 HCO_3^-/Cl^- 交换蛋白，而 B 型细胞在顶端表达 pendrin HCO_3^-/Cl^- 交换蛋白。目前研究表明，在某些动物上存在第三种闰细胞，不同于 A 型闰细胞和 B 型闰细胞，其功能尚不明确。

髓质集合管

外侧髓质集合管由主细胞和少量 A 型闰细胞构成，它们与皮质集合管细胞相比，均较高，且稍亮。

内侧髓质集合管一般分为起始段和末段。起始段内侧髓质集合管主细胞与外侧髓质集合管相似。末段内侧髓质集合管由内侧髓质集合管细胞构成，与主细胞相似，但与其相比，较高，微绒毛密集，细胞质染色淡，基底内褶少。内侧髓质集合管无闰细胞。

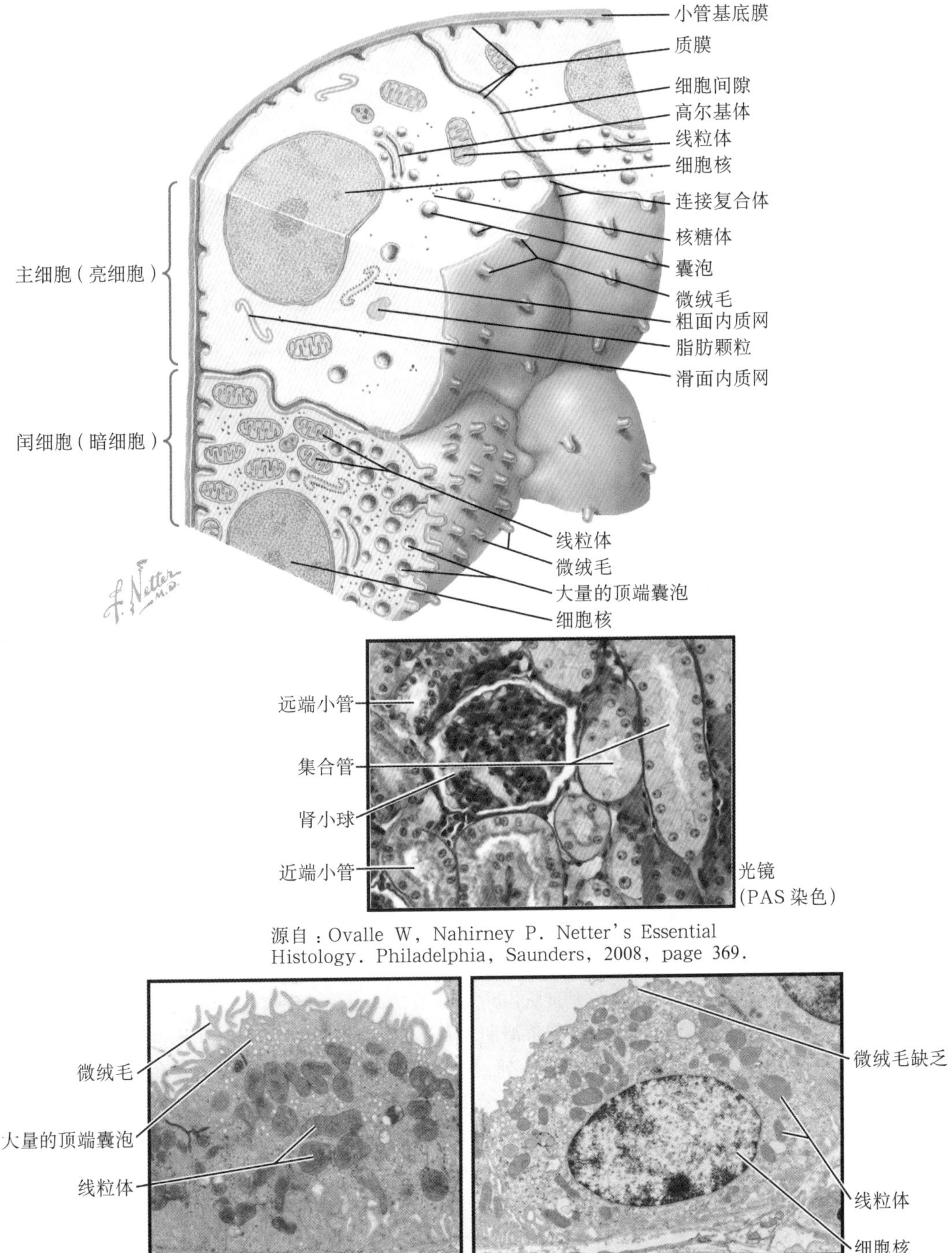

源自：Ovalle W，Nahirney P. Netter's Essential Histology. Philadelphia，Saunders，2008，page 369.

电镜，小鼠皮质集合管 A 型闰细胞　　电镜，小鼠皮质集合管 B 型闰细胞

十七、肾盂、输尿管和膀胱

肾盂

集合系统全程被覆移行上皮，又称尿路上皮。肾盂黏膜由 2 ～ 3 层尿路上皮细胞构成，最表层的细胞与其他细胞相比，较大，并发出突起，覆盖细胞侧面，呈伞状。这些“伞状”细胞的细胞质发达，呈嗜酸性，可能有两个细胞核。中层细胞和基底细胞位于伞状细胞下方。

自肾小盏开始，薄的固有层顶部，双层肌肉层和外膜均存在这类细胞。肌肉层的外层由典型的平滑肌细胞组成，从肾盂输尿管连接部开始至输尿管逐渐增多。肌肉层的内侧由非典型的平滑肌细胞组成，终止于肾盂输尿管连接部。现在认为，这些非典型细胞为起搏细胞，负责启动输尿管的蠕动。它们比典型的平滑肌细胞小，其收缩丝如同心脏起搏细胞，无序分散，非平行排列。另外一类细胞，似 Cajal 间质细胞，存在于一些哺乳动物的肾盏中，但是其功能尚不明确。

输尿管

输尿管由 3 ～ 5 层尿路上皮细胞组成，相互折叠呈放射状，位于发达且松弛的固有层表面。固有层可见小血管和神经。输尿管无黏膜肌层。

固有肌层位于固有层外侧，与肾盂的典型平滑肌细胞层相连续。收缩纤维松弛排列，穿梭于结缔组织中。输尿管上段由内层纵行纤维和外侧环形纤维组成，两者间常难以明确区分。而输尿管下段的组成还有外层纵行纤维参与。由于尿路上皮褶皱和发达的纵行肌肉纤维，有一些较大的输尿管结石可不损伤黏膜，通过输尿管。外膜位于输尿管最外层，较厚，纵向小血管分布其中。

膀胱

膀胱由 5 ～ 8 层不规则折叠的尿路上皮细胞层组成。膀胱三角区是个例外，其尿路上皮细胞层数少，细胞层平滑且平展排列。膀胱充盈时，尿路上皮细胞展平，最外层的浅表细胞充分展平，以至于细胞几乎不可见。细胞顶面附近的囊泡与质膜融合，增加了细胞的表面积。

膀胱固有层与输尿管不同，有时存在不连续的黏膜肌层，由无序排列的束状平滑肌细胞组成。某些情况下，纤维肥厚，类似黏膜肌层纤维。脂肪细胞很少出现在固有层。

固有肌层为逼尿肌，和输尿管下段相似，由内外层的纵行纤维和中间层的环形纤维组成。除膀胱颈外，这些层通常难以区分，表现为纵横交错的厚肌束网络结构。血管、淋巴管、神经纤维，甚至脂肪组织散在分布于肌层。

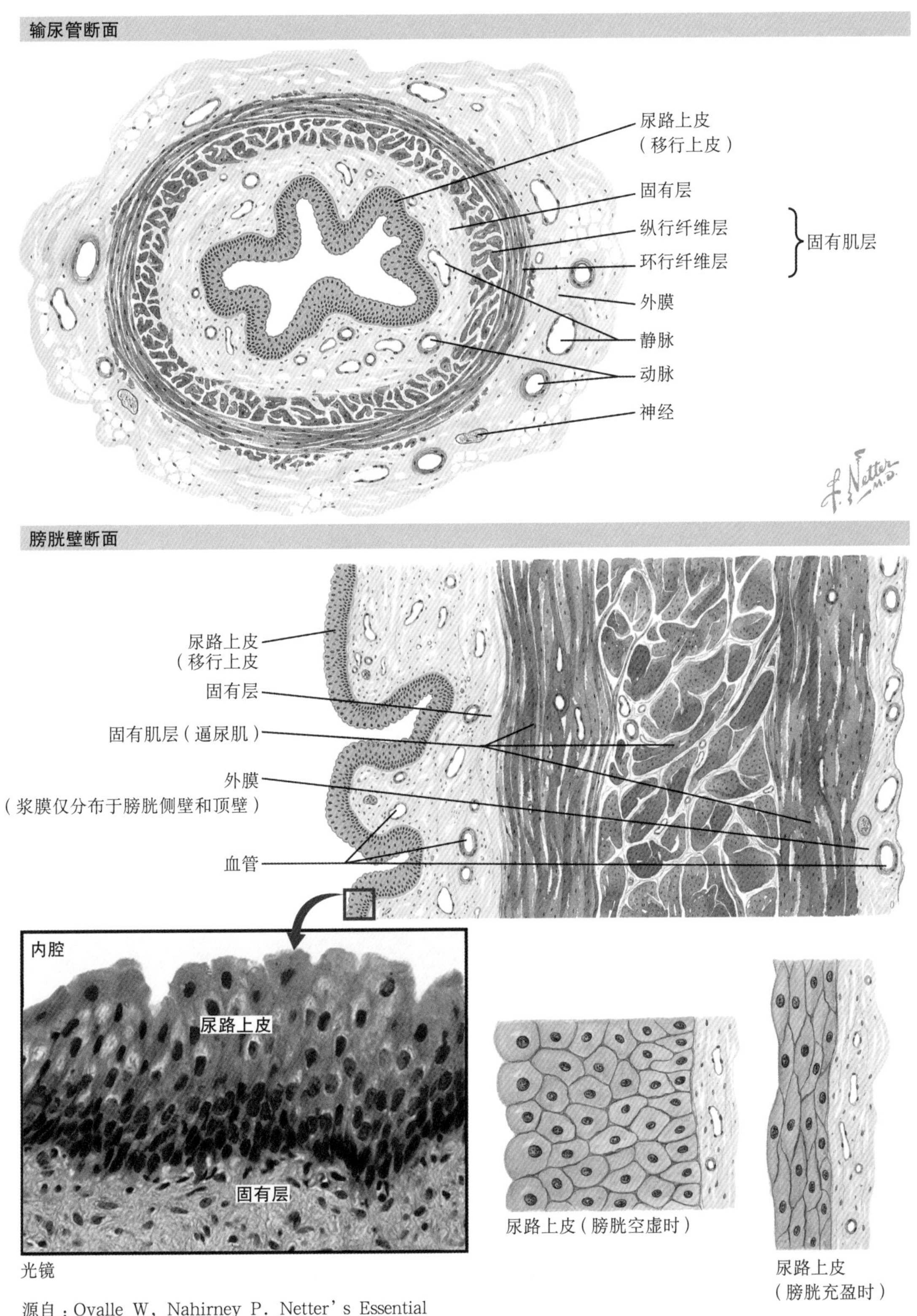

光镜

尿路上皮（膀胱空虚时）

尿路上皮
（膀胱充盈时）

源自：Ovalle W，Nahirney P. Netter's Essential Histology. Philadelphia，Saunders，2008，page 375.

第 2 章

泌尿系统的正常和异常发生

一、肾的发生

肾起源于间介中胚层，其位于胚胎两侧轴旁与侧板中胚层之间。自胚胎第 4 周开始，胚胎发生经过一系列复杂的折叠过程，间介中胚层形成了生肾索和内侧的生殖嵴。生肾索形成了 3 个连续的肾前体，而生殖嵴形成生殖腺。

3 个肾前体按照生肾索从头到尾发生先后顺序分别是前肾、中肾和后肾。尽管前肾和中肾可完全退化，但它们是后肾正常发生并最终形成肾必不可少的。前肾和中肾被认为是肾演化过程中的中间结构，因为其在其他生物如鱼和两栖类动物发生过程中有更重要的作用。

研究发现，许多信号通路在肾发生中发挥重要作用，并且已经逐渐形成了有规律的广泛的基础网络。有关此方面的详细讨论并不在此书范围之内，本书重点关注的是肾发生过程中解剖结构的变化。

前肾

胚胎第 4 周开始，生肾索的颈部经过间质 - 上皮转化过程，在尾部方向形成了一对原肾管。然后一系列前肾小管在腹膜前体 - 体腔与原肾管间形成，这些小管就构成了前肾。

血管球样结构从背主动脉突入体腔，形成血管球。血管球产生的滤过液中一部分进入前肾小管，然后进入原肾管。原肾管为盲管，因此在人类发育过程中，前肾是无功能的排泄器官。

中肾

成对原肾管继续沿尾部方向生长发育，而前肾小管逐渐退化，到妊娠期第 25 天时完全消失。与此同时，发育的原肾管继续向胚胎尾部生长。这些原肾管逐渐形成了所谓的中肾管（午菲管），又在生肾索的腰背侧区域诱导产生了约 40 对中肾小管。这些中肾小管就构成了一对中肾。

背主动脉每一个分支内血液流经血管小球，经滤过进入后主静脉，滤过液进入每一个中肾小管。一些中肾小管排泄尿液进入中肾管。

约妊娠期第 26 天，中肾管与膀胱前体 - 泄殖腔融合，这时中肾形成了有功能的排泄器官。在随后的几个月内中肾小管开始退化，约在妊娠期第 4 个月，才完全消失。然而，一小部分一直持续存在到成人时期。在男性，最靠近尾部的小管形成了睾丸的输出小管。同时，在女性，这些小管则形成了被称为卵巢冠和卵巢旁体的胚胎残留结构。

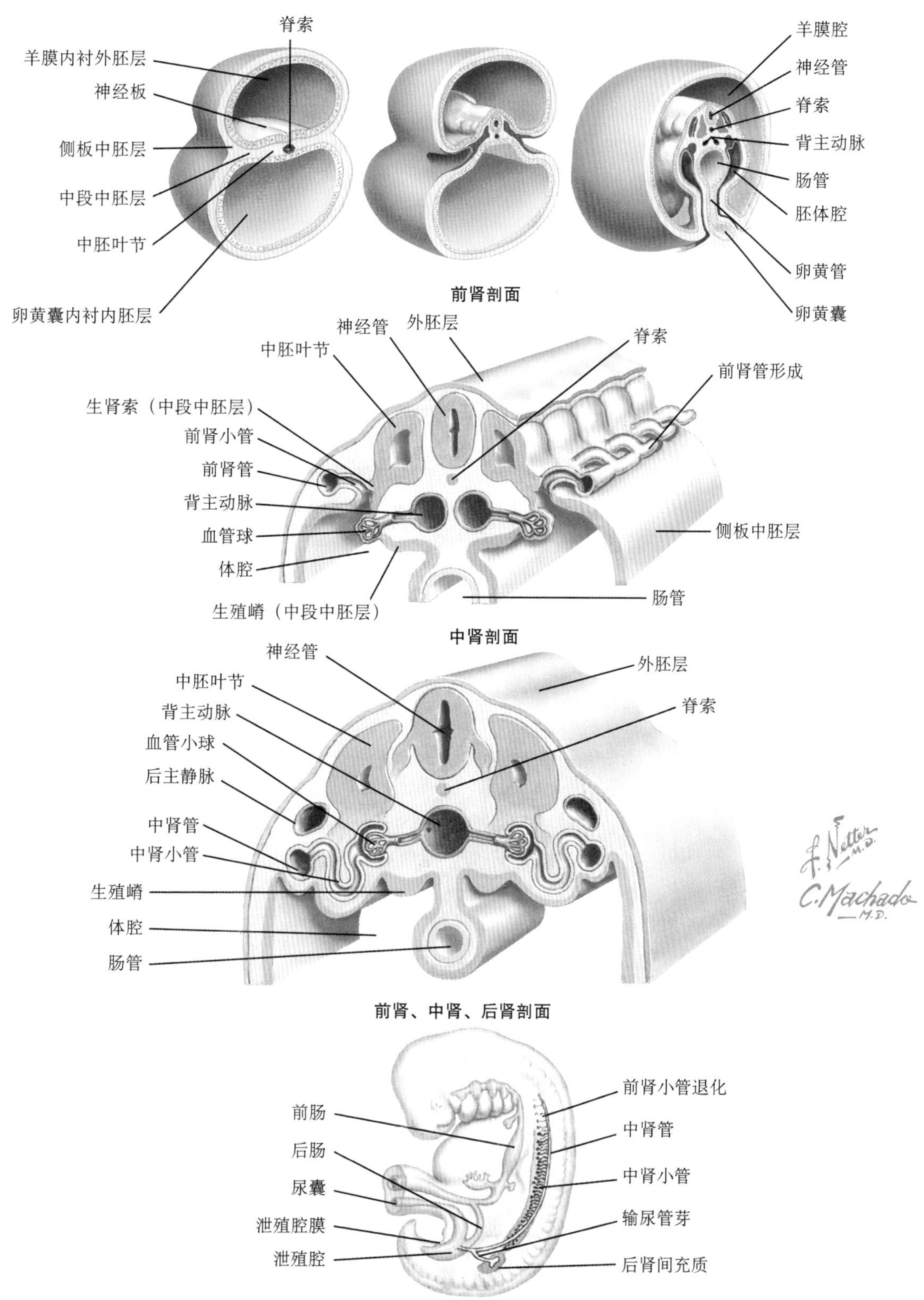
肾的发生
妊娠期第 4 周胚胎折叠
脊索
羊膜内衬外胚层
神经板
侧板中胚层
中段中胚层
中胚叶节
卵黄囊内衬内胚层
羊膜腔
神经管
脊索
背主动脉
肠管
胚体腔
卵黄管
卵黄囊
前肾剖面
神经管
外胚层
中胚叶节
脊索
前肾管形成
生肾索（中段中胚层）
前肾小管
前肾管
背主动脉
血管球
体腔
生殖嵴（中段中胚层）
侧板中胚层
肠管
中肾剖面
神经管
外胚层
中胚叶节
脊索
背主动脉
血管小球
后主静脉
中肾管
中肾小管
生殖嵴
体腔
肠管
前肾、中肾、后肾剖面
前肠
后肠
尿囊
泄殖腔膜
泄殖腔
前肾小管退化
中肾管
中肾小管
输尿管芽
后肾间充质

一、肾的发生（续）

后肾

成对的后肾是最终成体肾的前体。后肾开始形成的时间约是在妊娠期第 28 天，也就是中肾管与泄殖腔融合后不久。每一侧的中肾管尾部出芽形成一个盲囊样结构，称作输尿管芽。每一个输尿管芽向位于同侧生肾索骶尾部的称作后肾间充质的中胚层生长。

每一个输尿管芽一旦进入相邻的后肾间充质，就开始经历一个反复的分支过程，形成一个尿液收集系统。最初的前 8 级分支分别形成肾盂、大肾盏和小肾盏。随后最初的分支进行了相当程度的融合，最终形成了肾盂和肾盏结构。接下来的 12 级分支结构形成集合管系统。

随着集合管系统的形成，周围的后肾间充质分化形成肾单位，每个肾单位包括血管小球、近端小管、远端小管和集合小管。这些肾单位的末端与发生中的集合管系统融合。自始至终，输尿管芽和后肾间充质互相提供基本的诱导信号。因此，任何一方面发生异常，都可能影响后肾的正常发生。

肾单位形成的第一个阶段约是在妊娠期第 6 周或第 7 周。输尿管芽分支的末端被称作壶腹，可以诱导周围的间充质细胞聚集。一些间充质细胞在壶腹上方形成帽状结构，而另一些间充质细胞在壶腹侧面形成簇状结构，这些簇状结构就是肾单位前体。

每一个前管聚集体经过间质－上皮转化形成中空的囊泡，每一个中空囊泡的近端与邻近的集合管前体壶腹融合。与此同时，中空囊泡的远端向内反折形成裂隙，这就是肾小球囊（Bowman 囊）前体。这一结构及随后腔隙的进一步加深逐渐使囊泡形成逗点状和 S 形。裂隙内衬的细胞就是脏层上皮细胞（足细胞）的前体，而裂隙外衬的细胞就是壁层上皮细胞的前体。

在 S 形阶段，裂隙内出现内皮细胞，内皮细胞逐渐扁平并形成孔隙。发育的足细胞伸出足突覆盖在内皮细胞表面，足细胞的基底膜与内皮细胞的基底膜相互融合，形成了具有 3 层结构的肾小球基底膜。源于后肾间充质的肾小球系膜细胞前体进入裂隙，为发育中的肾小球毛细血管提供支撑结构。通过这一过程，整个原始肾单位变长并形成了近端和远端结构。

肾单位形成的第二阶段约是在妊娠期第 14 周。这一时期，输尿管芽末端的壶腹不再分支，而是朝向皮质生长。肾单位按照以前的方式与邻近的输尿管芽壶腹相融合，旧的肾单位的集合小管与新形成的肾单位相连接，而不是直接与壶腹相连接。这一过程就形成了肾单位的相互连接，所有肾单位通过单个集合小管连接到集合管。这些肾单位在发育成熟的肾形成了长襻（近髓）肾单位。

肾单位形成的第 3 阶段约开始于妊娠期第 20 周。在这一时期，输尿管芽末端的壶腹不再继续分支向外侧皮质生长，随着新的肾单位形成，每一个肾单位都保持与集合管的单独连接。这些肾单位在发育成熟的肾形成了短襻（皮质）肾单位。

妊娠期第 36 周以后，没有新的肾单位形成，但是已存在的肾单位继续经历结构的改变。比如，部分近端和远端肾小管变得越来越弯曲和卷曲，同时，髓襻进一步发育深入到髓质内。

在妊娠期第 9 周，后肾开始产生尿液，也正是肾开始发生的活跃时期。这对于维持羊水含量非常必要。而胎盘是胎儿排泄废物最重要的器官。

胎儿的肾表面呈分叶状结构，这是由于输尿管芽初始分支周围的后肾间充质聚集形成的。但这种分叶状结构通常在 4 岁或 5 岁时随着其他的组织填充裂隙而消失。如果胎儿肾的分叶结构持续到成年时期，就形成一种无关紧要的解剖学变异，但是，这种结构有时可能会被误认为是肾皮质裂痕。

肾单位形成

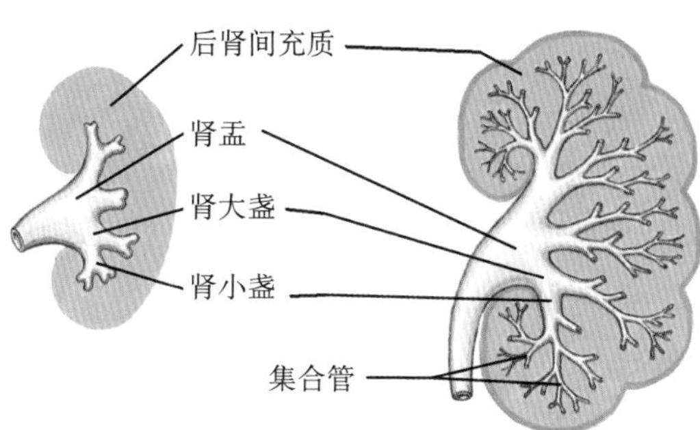

1. 进入后肾间充质，输尿管芽与其相互作用分支形成集合管系统，最初的分支融合成肾盂肾盏

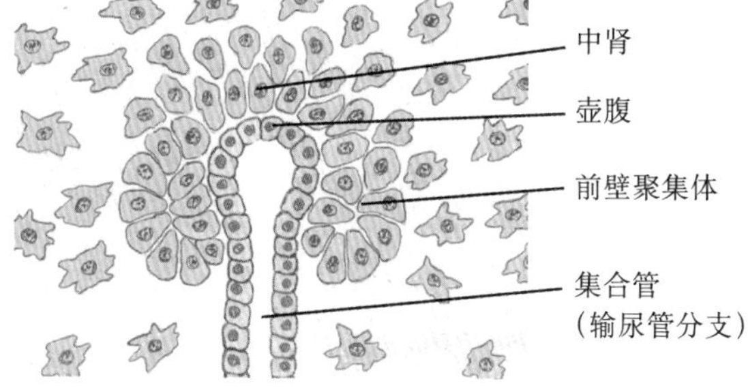

2. 输尿管芽反复分支后，肾开始形成，每一个壶腹部诱导邻近的后肾间充质形成帽顶和前管聚体

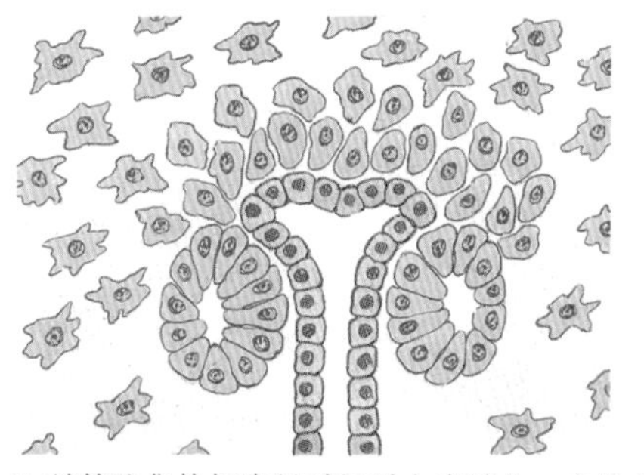

3. 前管聚集体细胞经过间质上皮转化，在分支的壶腹侧面形成中空的囊泡

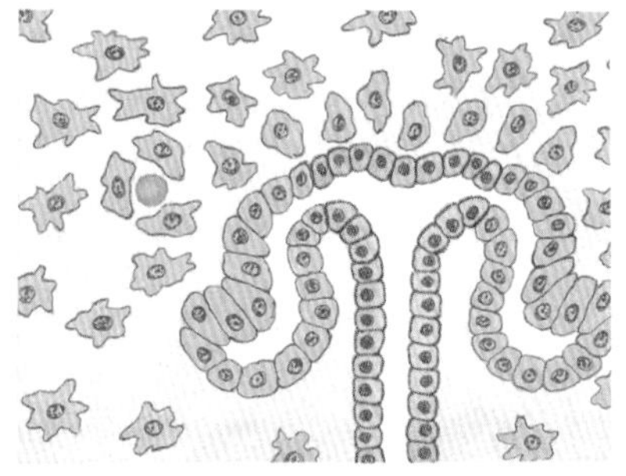

4. 每个囊泡的近端附着于壶腹部，而远端反折形成裂隙，最终囊泡变为逗点状

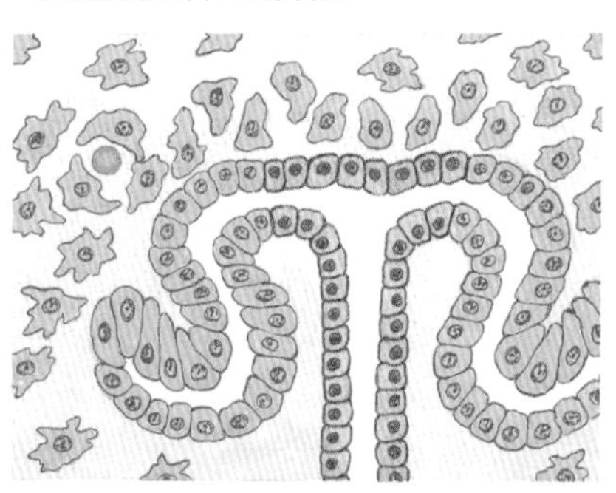

5. 加深的裂隙最终形成 S 形状，此裂隙就是 Bowman 囊的前体

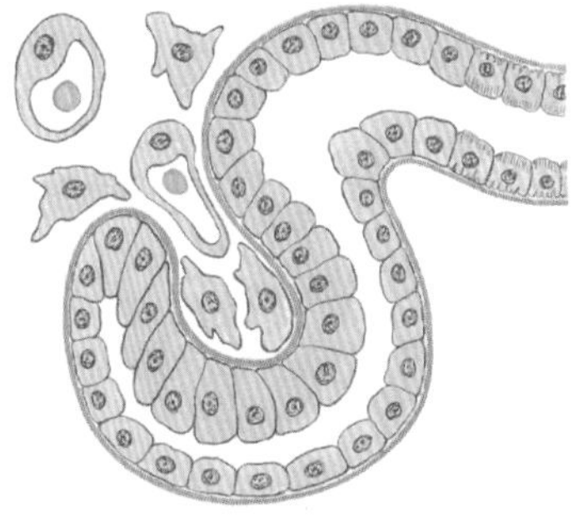

6. 裂隙内出现上皮细胞，同时，围绕 S 形状和壶腹部形成连续的基底膜

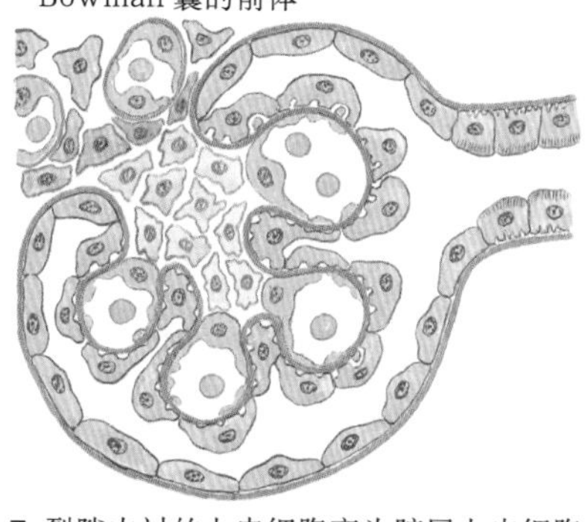

7. 裂隙内衬的上皮细胞变为脏层上皮细胞（足细胞），而外衬的上皮细胞变为壁层上皮细胞，肾小球系膜细胞形成于间充质

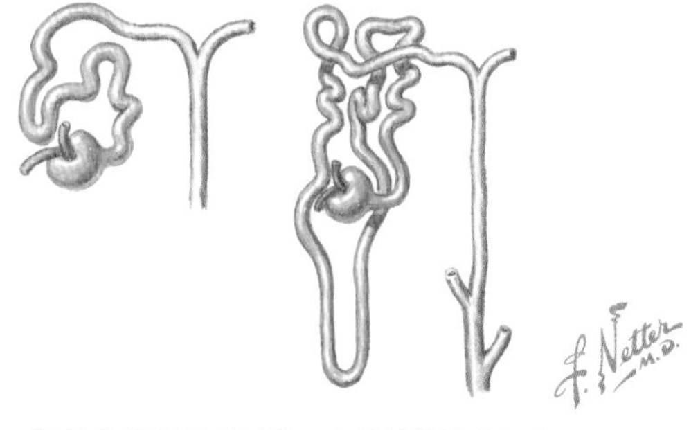

8. 肾单位延长并经过进一步的结构优化调整，以便获得最终成熟结构

二、膀胱和输尿管的发生

泄殖腔形成

膀胱发生源自泄殖腔在妊娠期第4周形成的原始小囊。从妊娠期第4周开始，胚胎保持3胚层结构，分别是外胚层、中胚层和内胚层。泄殖腔尚未发育，但靠近胚胎尾侧的形成小凹陷的泄殖腔膜已清晰可见。在此处，来自神经板的外胚层和来自卵黄囊的内胚层相互融合，但中胚层并未插入。

胚胎在第4周经历一个折叠过程，这时卵黄囊形成了原肠腔。原肠腔尾部称作后肠，终止于泄殖腔膜。后肠最末端膨胀形成泄殖腔。

自头向腹观察，泄殖腔与被称作尿囊的狭窄小管相连续，延伸进入体蒂。与此同时，泄殖腔的外侧接纳中肾管（午非管）。

泄殖腔分隔

到妊娠期第6周，有膈膜将泄殖腔分隔形成前面的泌尿生殖窦和后面的直肠。这一分隔过程的确切机制一直是大家争论和研究的课题。一些学者提出膈膜在冠状面方向从头侧向尾侧穿过泄殖腔，而另一些学者则提出两侧的泄殖腔皱褶在中线的位置相互融合形成膈膜。目前，仍然有其他学者结合前面的两种理论提出了各种观点。最近的研究否定了先前的这些理论，认为随着胚胎的延长和旋转，泄殖腔背侧向泄殖腔膜方向前移形成了膈膜。在这一过程中，位于尿囊和后肠之间的泌尿直肠褶被动地向泄殖腔膜方向前移，就形成了实际的分隔。随后泄殖腔膜凋亡，就形成了两个不同的分别通向泌尿生殖窦和直肠的开口。它们之间的膈膜顶部形成会阴体。

膀胱的成熟

在泄殖腔分隔完成后，最初泌尿生殖窦包含3个主要部分。最尾侧部被认为是最终的泌尿生殖窦，在男性会发育成阴茎和尿道海绵体，而在女性会发育成阴道前庭。最终的泌尿生殖窦的近端称作颈部，在男性最终发育成前列腺尿道，在女性最终发育成尿道。在靠近颈部近端膨大的区域在男性和女性最终都发育成膀胱。连接膀胱与脐带的尿囊将退化形成一条粗的上皮覆盖的管道，称作脐尿管。随后脐尿管也会退化成一条纤维条索，称作脐正中韧带。

在随后的几周，泌尿生殖窦经过一系列结构性的改变，最终发育成成熟的膀胱。在胚胎第10周，内胚层细胞变成单层的立方上皮。经过随后的几周，另外的细胞层开始出现，它们将分化成不同特征的尿路上皮。同时，在胚胎第12周时，周围中胚层沿尿路上皮分化形成逼尿肌。在膀胱发生的过程中，出现了和尿潴留相关的机械性扩张，这是正常膀胱壁顺应性发育所必不可少的。

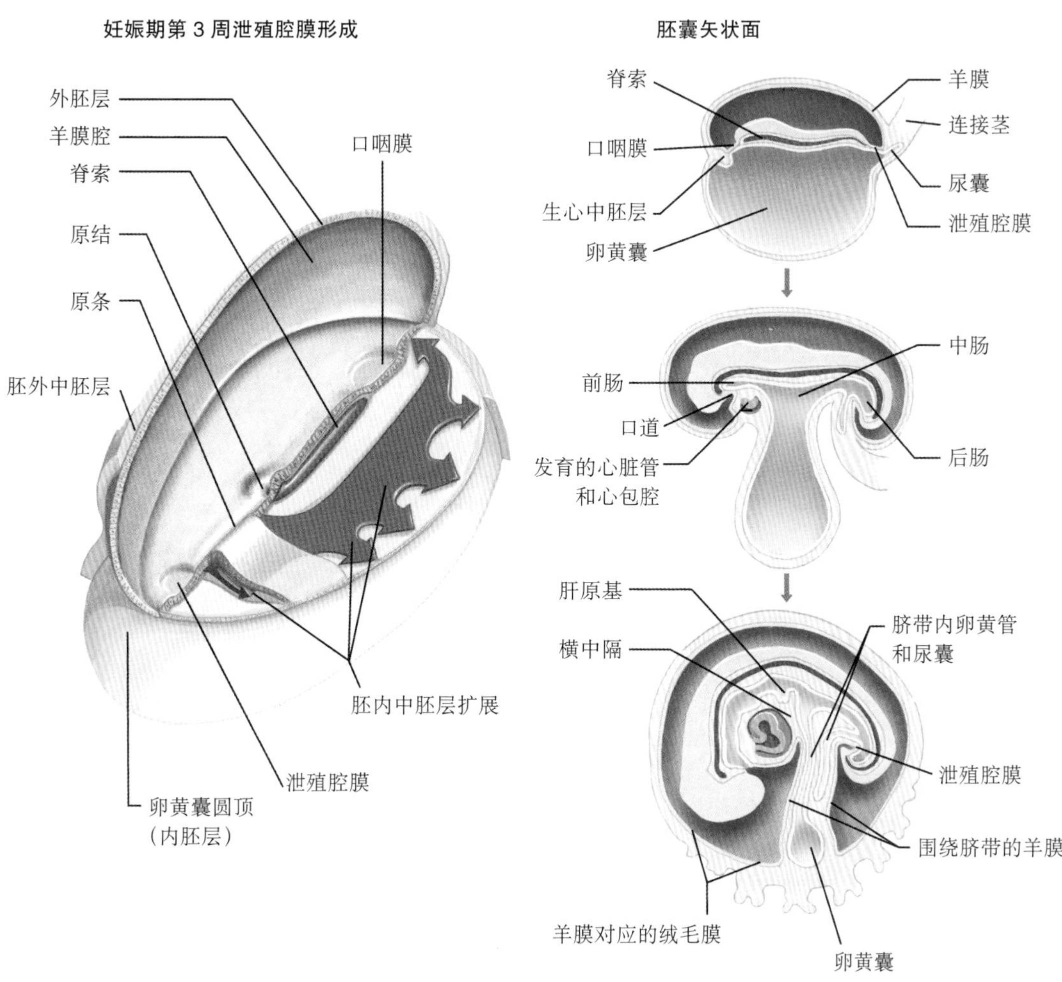
泄殖腔形成
妊娠期第 3 周泄殖腔膜形成
外胚层
羊膜腔
脊索
原结
原条
胚外中胚层
口咽膜
胚内中胚层扩展
泄殖腔膜
卵黄囊圆顶
（内胚层）
胚囊矢状面
脊索
口咽膜
生心中胚层
卵黄囊
羊膜
连接茎
尿囊
泄殖腔膜
前肠
口道
发育的心脏管
和心包腔
中肠
后肠
肝原基
横中隔
脐带内卵黄管
和尿囊
泄殖腔膜
围绕脐带的羊膜
羊膜对应的绒毛膜
卵黄囊

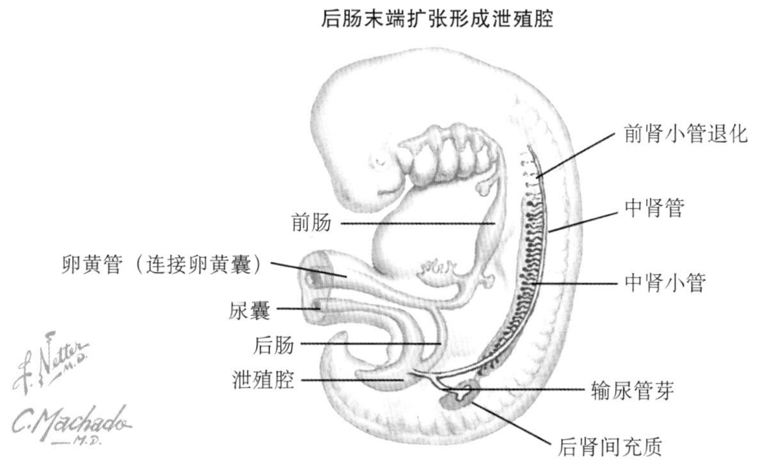
后肠末端扩张形成泄殖腔
前肾小管退化
中肾管
中肾小管
前肠
卵黄管（连接卵黄囊）
尿囊
后肠
泄殖腔
输尿管芽
后肾间充质
F. Netter M.D.
C. Machado M.D.

二、膀胱和输尿管的发生（续）

输尿管的成熟

在妊娠期第 5 周，输尿管芽开始形成，是靠近中肾管尾端的一个膨大部分（见专题 2-1）。它们最终形成输尿管、肾盂、肾盏和集合管。

虽然输尿管芽最初与中肾管相通，但是在泄殖腔分隔时随着中肾管的外翻，转而与将来的膀胱相通。在这一过程中，中肾管尾端的大部分外翻呈气球状突入泌尿生殖窦的管腔内。最终，每一中肾管的外翻将非常充足的输尿管芽带入泌尿生殖窦内。然后，输尿管芽与中肾管分开，继而和泌尿生殖窦后壁融合。

在中肾管外翻过程中，位于中肾管更靠近尾端的输尿管芽没有被拉入膀胱更深，最终形成了位于上部外侧的输尿管口，也就是穿行于膀胱壁的是一小段输尿管。相反，位于中肾管头侧的输尿管芽被拉入膀胱更深的位置，最终形成了下方靠近内侧的输尿管口，也就是说，穿行于壁内的输尿管更长。

与膀胱一样，每一条输尿管从单一的上皮性管腔发育形成复杂的多层结构，其中包括尿路上皮、平滑肌和结缔组织。在妊娠期第 6 周时，输尿管腔有短暂的消失。然而，输尿管再通很快发生，从输尿管中段开始向两端进行，直到输尿管全部再通。

中肾管的结局

在中肾管外翻结束时，中肾管终止于膀胱中部和将来输尿管口的下方。尽管先前一直认为这部分中肾管发育形成膀胱三角区，但最近这一观点受得了质疑。

在男性，中肾管发育形成射精管、输精管、精囊腺和附睾。与此相反，在女性，中肾管大部分退化，仅残留部分结构，称作卵巢冠和卵巢旁体。然而，在男性中肾旁管（苗勒管）退化，女性则发育形成生殖道。在妊娠期第 6 周，这些管腔出现在中肾管外侧，它们发育形成女性的输卵管、子宫和阴道的上 2/3。

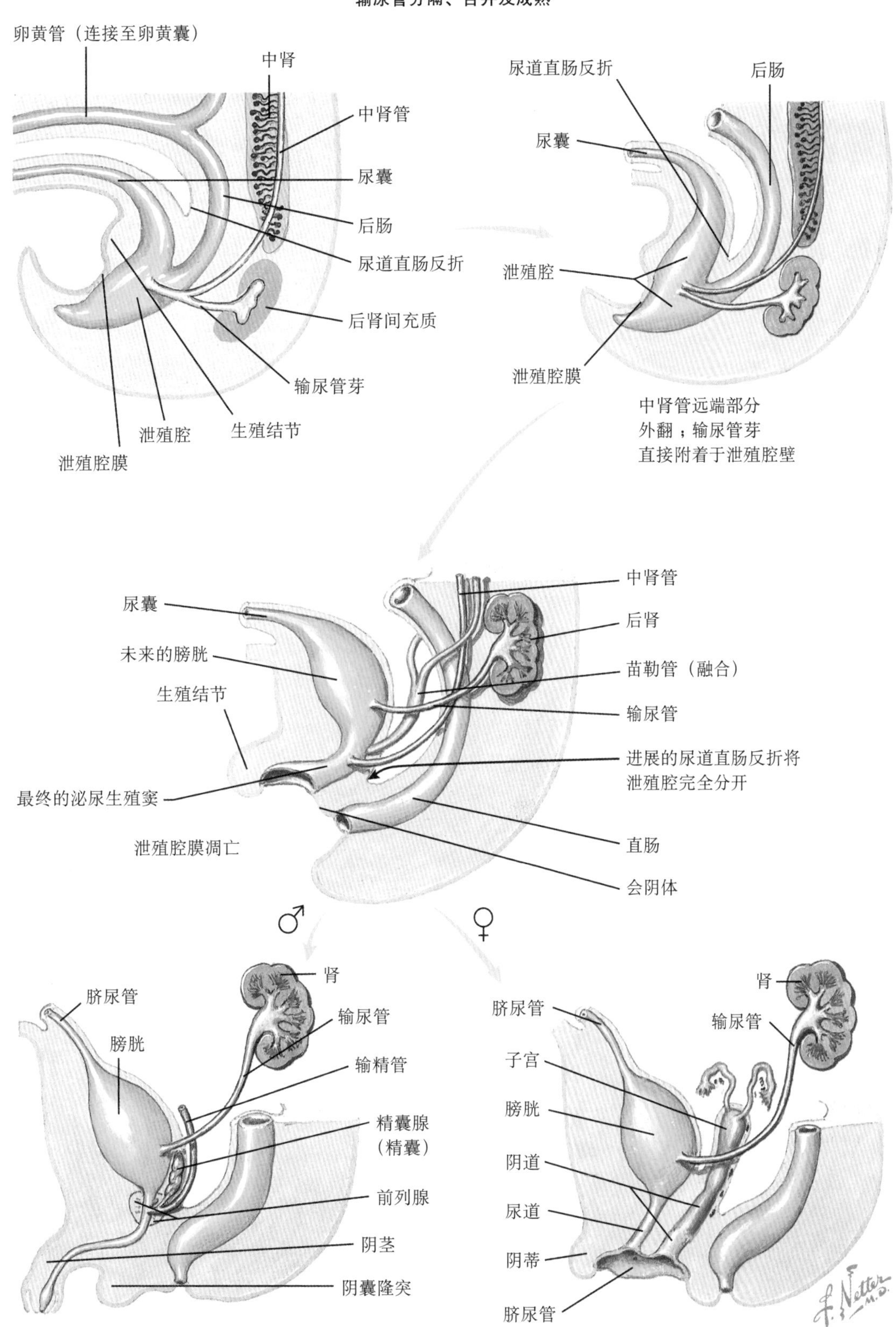

输尿管分隔、合并及成熟
卵黄管（连接至卵黄囊）
中肾
中肾管
尿囊
后肠
尿道直肠反折
后肾间充质
输尿管芽
生殖结节
泄殖腔
泄殖腔膜
尿道直肠反折
后肠
尿囊
泄殖腔
泄殖腔膜
中肾管远端部分
外翻；输尿管芽
直接附着于泄殖腔壁
尿囊
未来的膀胱
生殖结节
最终的泌尿生殖窦
泄殖腔膜凋亡
中肾管
后肾
苗勒管（融合）
输尿管
进展的尿道直肠反折将
泄殖腔完全分开
直肠
会阴体
♂
♀
脐尿管
膀胱
肾
输尿管
输精管
精囊腺
（精囊）
前列腺
阴茎
阴囊隆突
脐尿管
子宫
膀胱
阴道
尿道
阴蒂
脐尿管
肾
输尿管

三、肾上升和异位

正常肾上升

成年人肾位于腰部腹膜后腔，而在发生的最初，其位于胎儿的骶尾部，在胚胎第 5 周成对后肾开始形成。它们的位置变化称作肾的上升，上升过程发生在妊娠第 6 ～ 9 周。尽管上升的确切机制还未完全阐明，但很可能是由于胎儿骶尾部的快速生长，从而引起了肾相对位置的改变。

随着肾的上升，背主动脉发出一系列的临时分支形成血管供应肾。对于大多数个体，几乎所有成对的动脉分支最终退化，只留下最后一对主要的肾动脉进入肾。然而在一些个体，动脉的早期分支没有完全退化，导致肾上下极异常动脉永久存在（这种情况非常普遍，被认为是一种正常的解剖结构变异，而不是先天性缺陷。这部分内容将在正常肾脉管系统中进行描述。见专题 1-12）。

肾异位

肾异位是由于上升过程中出现异常。如果肾完全没有上升，称作盆腔肾；如果肾不完全上升，称作低腰肾；如果肾升高太多到达胸腔，称作胸腔肾异位；如果肾上升到对侧，则称作交叉肾异位。

1. **盆腔肾异位** 盆腔肾异位是最常见的一种肾异位类型，其发生率是 1/2200 ～ 1/13000）。普遍观点认为，这种类型的异位是因为胎儿脉管系统的持续性存在阻碍了肾的上升。还有其他方面的原因，包括输尿管床或后肾间充质存在缺陷。

盆腔肾异位的动脉系统来自髂动脉或腹主动脉的最下方。输尿管短而且易反流。由于缺乏正常的旋转，肾门直接朝向腹侧而不是内侧（见专题 2-7）。

多数盆腔肾异位的患者无任何症状，偶然被发现或一直未被发现。但是在一些个体，这种异常可能会成为上尿路梗阻、肾结石和泌尿道感染的继发因素。如果旋转不良就会导致输尿管高位连接或血管交叉穿过肾收集系统，上述情况可引起尿液淤滞和流出道梗阻。因此，盆腔肾异位的患者可能偶尔出现腹痛和血尿，或者可触及腹部包块。盆腔肾异位可以通过超声和计算机 X 线断层成像（CT）检查发现。肾结石和肾盂输尿管连接处梗阻同时伴有盆腔肾异位的患者，其治疗方法与肾位置正常的患者大致相同，但是，输尿管走行异常可能会给输尿管镜检查带来困难，存在损伤异位血管和神经的风险。

盆腔肾异位比正常肾更容易受到钝器引起的损伤，因为正常肾有三方面的保护：①有大量的肾周脂肪囊和腹膜后脂肪层；②肋骨起保护作用；③距前腹壁和狭窄的盆腔有安全的距离。因此，已知有盆腔肾异位的患者在参加冲撞性的运动时应该佩戴适当的防护用具。

正常肾上升和盆腔肾

正常肾上升

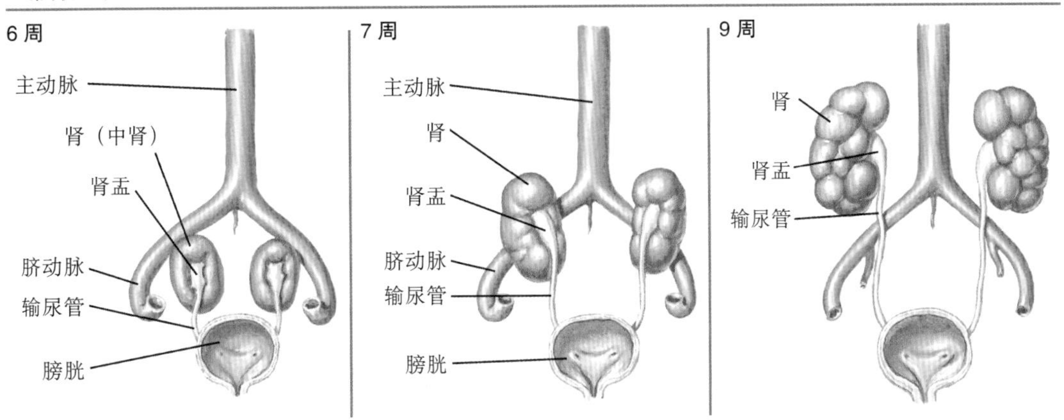

肾上升过程中，从主动脉发出一系列短暂分支（未显示），最后一对成为最终肾动脉

盆腔肾

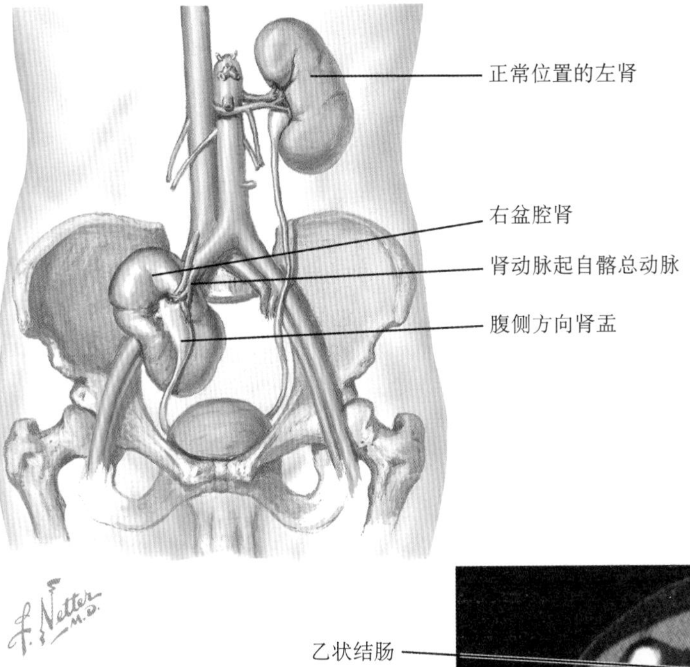

正常位置的左肾

右盆腔肾

肾动脉起自髂总动脉

腹侧方向肾盂

CT（强化）

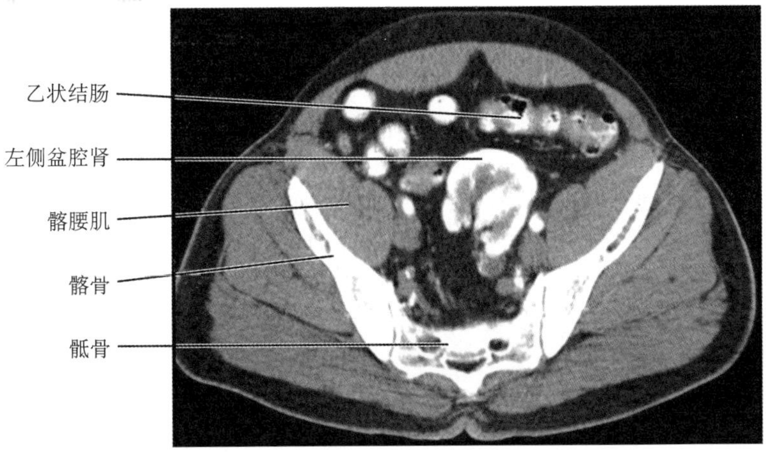

乙状结肠

左侧盆腔肾

髂腰肌

髂骨

骶骨

三、肾上升和异位（续）

2. *胸腔肾异位* 胸腔肾异位是所有肾异位中较罕见的类型，根据一组尸检数据估计其发生率为 1/1.3 万。与盆腔肾异位不同，胸腔肾异位在男性更常见。胸腔肾异位，其大部分位于膈肌上或膈肌下，无论哪种情况，胸腔内的部分都通过腰肋三角，表面覆盖一层薄的膈膜。因此，胸腔肾异位不会位于胸膜内，但是会对邻近的肺组织发育产生影响。胸腔内肾更常见于左侧，这可能是因为肝阻碍了右肾的过度升高。

胸腔肾异位的发生机制还未完全阐明，但存在两个方面的可能，即膈肌延迟闭合和肾过快过度的升高。

胸腔肾异位的供血血管通常来自腹主动脉比正常更高的位置。输尿管会相应地适当延长，正常的接入膀胱。肾的旋转通常能正常完成，因此肾盂位于正常的中间位置。输尿管和肾动脉都要通过腰肋三角向下进入下腹部。与其相关联的肾上腺一般位于原来正常的位置，但也有与肾一起异位的报道。

多数的胸腔肾异位是无症状的，既没有呼吸方面的症状，也无泌尿方面的症状。这种异常经常是在行其他不相关的影像学检查时才被发现。

3. *交叉肾异位* 交叉肾异位是非常罕见的一种异位类型，即一侧或双侧肾进入对侧下腹部。其相应的输尿管跨过中线接入膀胱的对侧，这种走行表明了肾的交叉异位。

交叉肾异位的胚胎学基础还不清楚。推测，可能是在肾的发生过程中，输尿管芽跨过中线进入对侧后肾间充质所致。其他的观点认为，异位的血管，如脐动脉可以阻碍肾上升的正常通路，上升的肾进入抵抗力相对较弱的对侧。致畸剂和遗传因素也可能起很重要的作用。

交叉的肾通常横卧在正常位置肾的尾端，肾盂位于腹侧。90% 的病例，交叉的肾与正常位置的肾下极融合。大约 10% 的病例，两个肾保持各自分离和独立。异位肾的肾动脉来源于髂动脉或者腹主动脉的侧面分支或前面分支。

与盆腔肾异位一样，交叉肾异位通常是无症状偶然发现的，很少发生腹痛、血尿或其他症状。

胸腔肾和交叉肾异位

胸腔肾

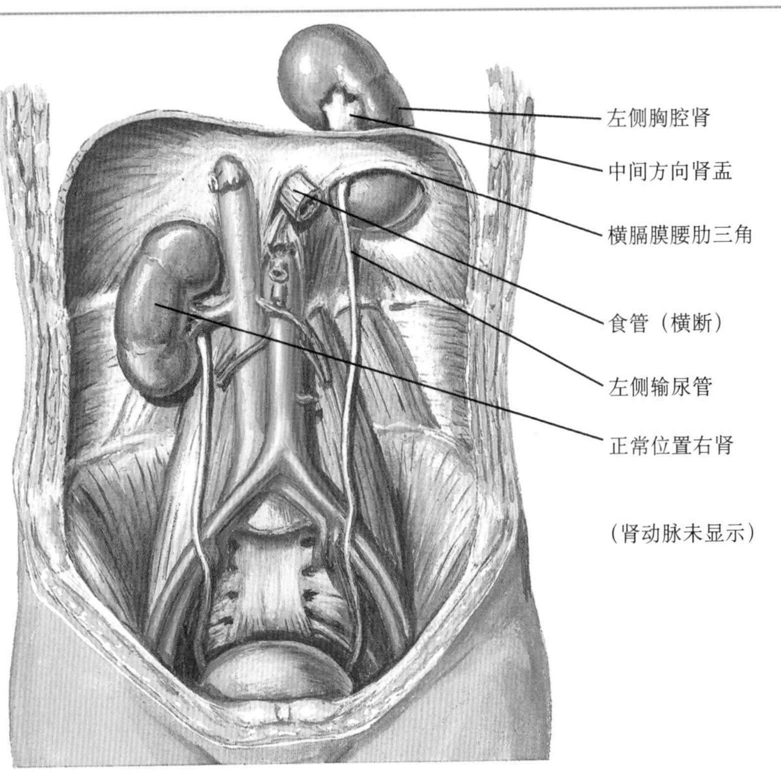

交叉肾异位

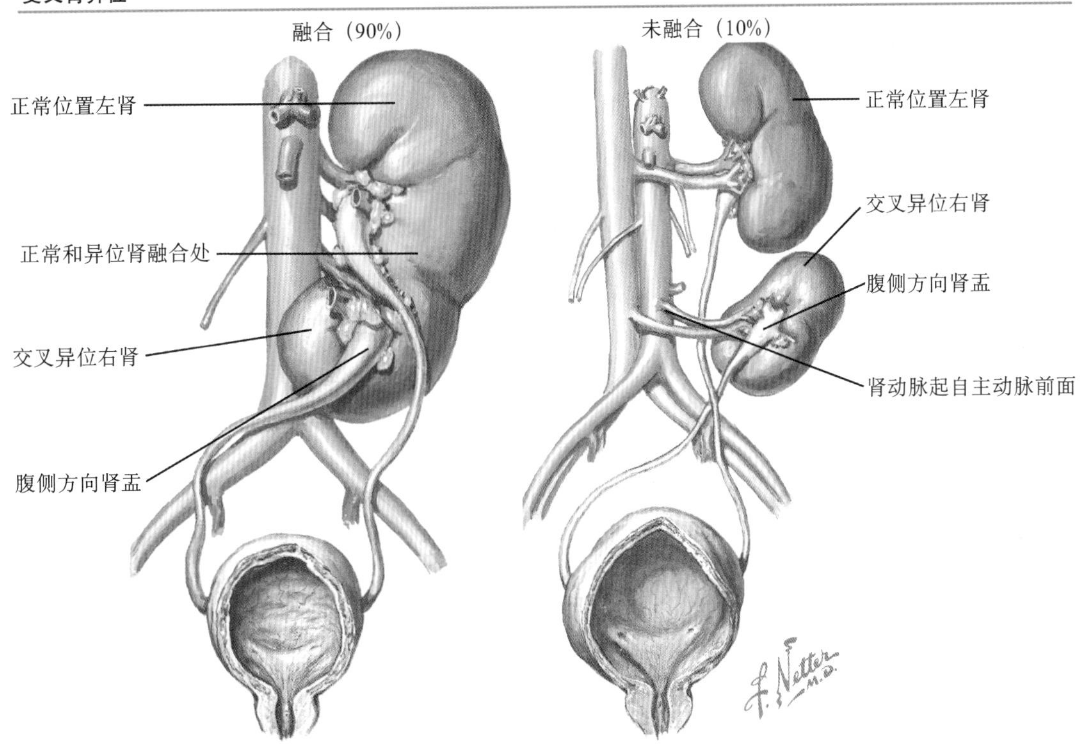

四、肾旋转和旋转不良

正常肾旋转

在正常的上升过程中（见专题 2-5），肾经过内侧旋转 90°，肾盂的位置由最初的腹侧位调整为最终的内侧位。正常肾的旋转机制还不清楚，但猜测可能与输尿管芽在后肾间充质中的不对称性分支有关。随着输尿管芽腹外侧分支比背内侧分支越来越多，后肾间充质优先分化，进而引起了旋转。

肾旋转不良

肾旋转不良很少见，可以单独发生，更常见的情况是与肾异位合并发生（见专题 2-5 和 2-6）。其确切的发病率还未统计，但根据报道，为 1/1500 ～ 1/500，而且更常见于男性。

除了对肾正常旋转起重要作用的不对称性分支出现异常外，是否有其他因素参与肾旋转不良还不清楚。例如，有学者推测，如果输尿管芽插入非正常的后肾间充质区域，就会发生肾旋转不良。和肾异位常同时发生表明，某个确定的过程可能阻止肾的正常上升和旋转，或者可能上升本身在某些方面对肾旋转是非常重要的。

多数旋转不良的患者，肾完全没有旋转，使得肾盂朝向腹侧。少数情况会出现肾部分旋转、过度旋转或沿错误方向旋转。虽然目前认为，肾血管与肾旋转不良无关，但它随着肾旋转围绕在其周围，为旋转不良的方向和程度提供了线索。例如，一个肾盂朝向外侧的肾可能经过了 270° 的内旋转或者是 90° 的外旋转。同样，一个肾盂朝向腹侧的肾可能根本没有旋转或者是旋转了 365° 。在这些情况中，肾的脉管走行可明确其为哪一种类型。

除了与肾异位有关外，肾旋转不良通常还与肾的结构异常有关。例如，胚胎期分叶状肾非常典型地突出于整个肾表面，而且，肾盂通常被异常增厚的纤维组织包裹。多数情况下，旋转不良的肾不会引起任何症状，而是偶然被发现。然而，在个别情况下，患者可能会出现上泌尿道梗阻、肾结石或泌尿道感染。这些症状是由于尿液淤滞、继发于肾盂纤维化的流出道梗阻、肾盂输尿管连接处高位连接或者是肾脉管压迫引起肾盂梗阻等造成。这些症状包括非特异性的腹部、腰部和背部疼痛和（或）血尿。肾旋转不良可以通过腹部的 X 线影像学检查发现。但除外盆腔肿瘤是非常重要的，因为盆腔肿瘤可以使正常位置的肾发生移位和旋转。

大部分旋转不良的肾不需要特定的治疗。如果出现明显的症状或肾积水，就必须外科手术修复肾盂和（或）肾盂输尿管连接处。

正常旋转（轴位）

主动脉
肾
肾盂
脐动脉
6 周
肾
主动脉
肾盂
泌尿生殖道动脉丛
7 周
主动脉
肾动脉
肾
肾盂
大肠
9 周

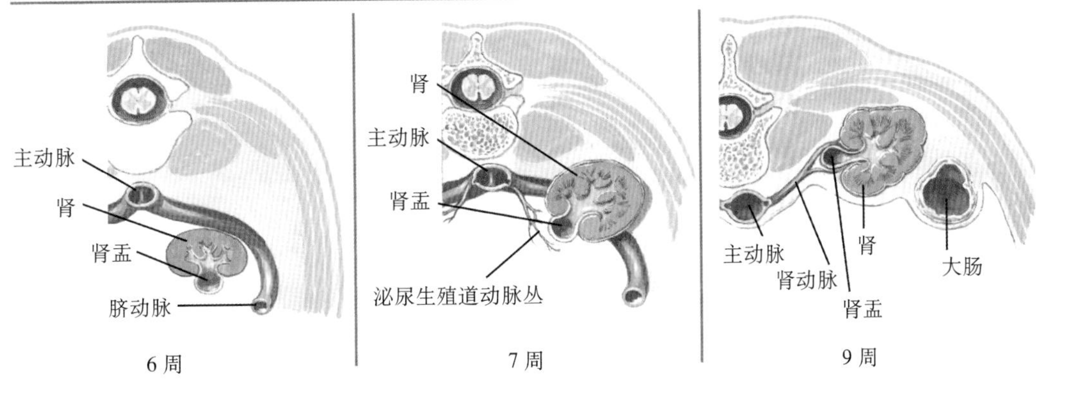

旋转不良

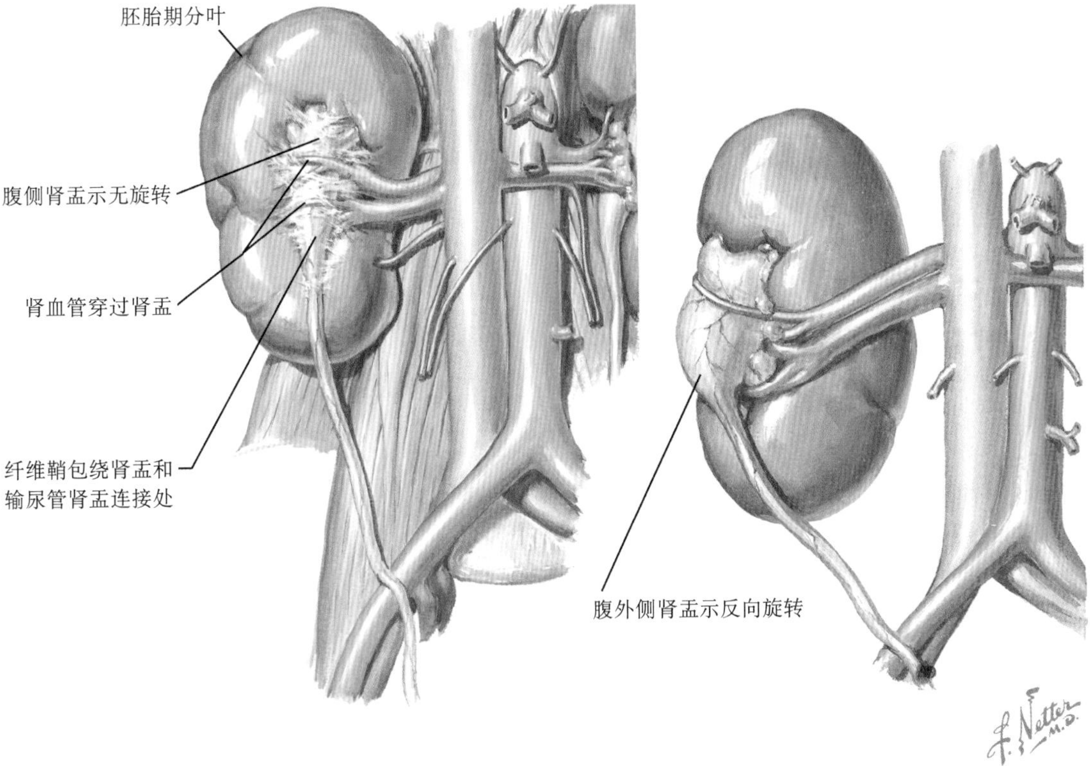

胚胎期分叶
腹侧肾盂示无旋转
肾血管穿过肾盂
纤维鞘包绕肾盂和
输尿管肾盂连接处
腹外侧肾盂示反向旋转

几种可能的位置结构

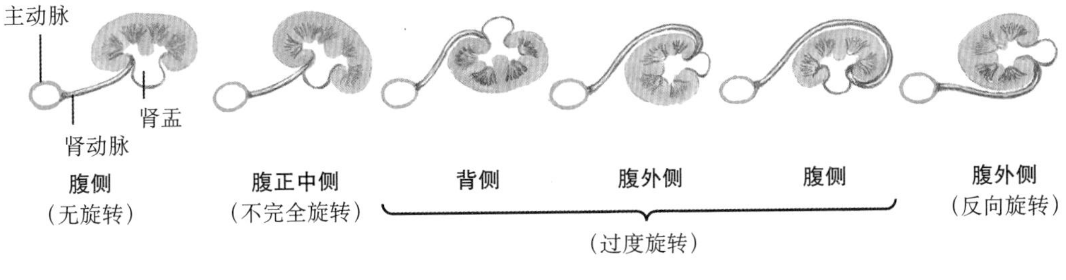

主动脉
肾盂
肾动脉
腹侧
（无旋转）
腹正中侧
（不完全旋转）
背侧
腹外侧
腹侧
（过度旋转）
腹外侧
（反向旋转）

五、肾数目异常

肾缺如

肾缺如是指一侧或两侧肾和输尿管完全缺如。这可能是由于输尿管芽和后肾间充质在相互诱导分化过程的异常，引起后肾形成和分化失败。因此，双侧肾和输尿管均不发育。相反，肾不发育是后肾间充质和输尿管芽引导肾内旋时异常分化所致，但退化的集合管系统仍然存在。

因为许多信号分子参与正常后肾的发生，可能引起肾缺如的基因缺陷范围非常广泛，这方面的研究一直进展缓慢。但最近的证据表明，GDNF-RET 信号级联反应在这方面发挥至关重要的作用。GDNF（胶质细胞源性神经营养因子）在多数靠近中肾管的后肾间充质中表达，其与位于中肾管的 RET（酪氨酸激酶受体）结合，并诱导输尿管芽的形成。已经证实，编码这些蛋白的基因突变会阻碍输尿管芽的形成，从而造成胎儿的肾缺如。

在一些病例，肾缺如的男性胎儿仍然可以发育形成正常的中肾管附属衍生结构（也就是输精管、精囊腺和附睾），这表明潜在的发育缺陷只影响了输尿管芽分支和后肾诱导。相反，发育缺陷较广的胎儿很可能持续影响中段中胚层，从而影响其发育形成生肾索和生殖嵴（见专题 2-1）。

1. 双侧肾缺如　双侧肾缺如是指双侧肾和输尿管完全缺如，是非常罕见的发育异常，其发生率为 1/10000 ~ 1/5000。男性胎儿至少是女性胎儿的 2 倍。大量证据表明，多数发育异常的胎儿都存在肾发育过程中起重要作用的信号级联反应的异常，如 GDNF-RET 信号通路。肾发育异常的胎儿有时也伴有相关的其他发育异常，这说明在尾侧的发育过程中存在更广泛的发育缺陷，如并肢畸形（下肢融合、肛门闭锁、肾发育不全、生殖器发育异常或缺如）。

双侧肾缺如可以通过产前超声诊断。正常的胎儿肾约在妊娠期第 12 周时开始能够看到。然而肾缺如的胎儿在正常的肾窝或异位处（胎儿盆腔或胸腔）观察不到肾实质的存在。肾上腺位于正常位置，但不像正常肾上腺那样扁平，这是因为缺少了来自肾的挤压。胎儿的膀胱是空虚的，看不到正常的充盈和排空周期。

严重的羊水过少是双侧肾缺如造成的一个主要后果，也是值得注意的超声所见之一。妊娠期第 20 周之前，液体弥散进入羊膜，是构成羊水的重要部分。因此，尽管胎儿的肾缺乏功能，仍能维持正常的羊水量。但是，妊娠期第 20 周以后，90% 以上的羊水来自胎儿的肾。因此，这一发育时期严重的羊水过少是双侧肾缺如非常敏感的标志，但特异性较低，必须除外其他可能的原因，包括双侧肾发育不良、双侧肾囊性疾病、泌尿流出道梗阻、胎膜早破和胎儿死亡。

无论什么原因，严重的羊水过少都会对胎儿产生许多不利的影响：①子宫内压力增加会导致生长中的胎儿身体受到挤压，造成鼻子钝圆、耳朵明显增大且低位扁平、小颌畸形、明显的眶下皱襞、下唇和颏之间明显凹陷、杵状肢体和髋关节脱位。②羊水缺乏会引起皮肤的发育异常，表现为皮肤松弛和过度干燥。③胎儿胸部压力增加而循环的羊水压力降低会导致严重的肺发育不全。这种因羊水过少导致的各种后遗症被称作波特综合征。

双侧肾缺如是致命性的。此类胎儿 40% 会在子宫内死亡，而其余会在出生后不久发生严重的呼吸窘迫。因此，如果产前超声诊断明确，应该采取治疗性的流产措施。因为大部分的双侧肾缺如是散发性的，所以以后妊娠再次发生的概率是很低的。

双侧肾发育不全

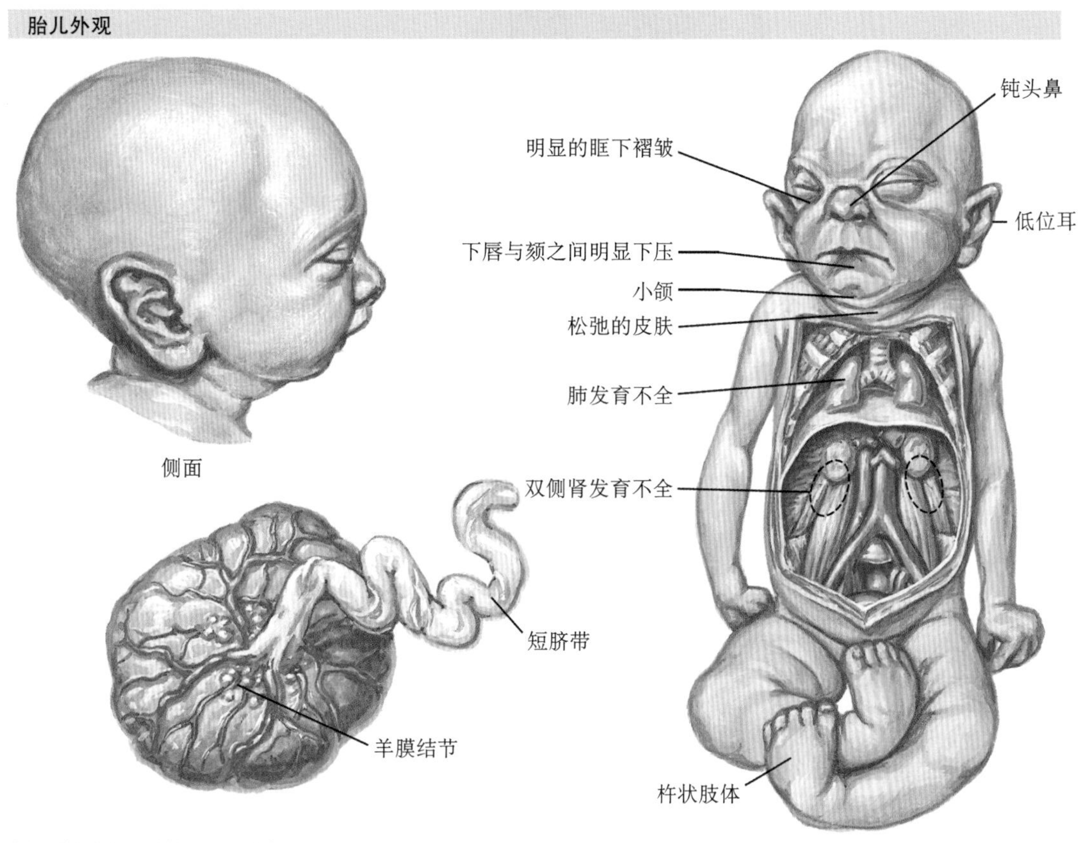
胎儿外观
钝头鼻
明显的眶下褶皱
低位耳
下唇与颏之间明显下压
小颌
松弛的皮肤
肺发育不全
侧面
双侧肾发育不全
短脐带
羊膜结节
杵状肢体

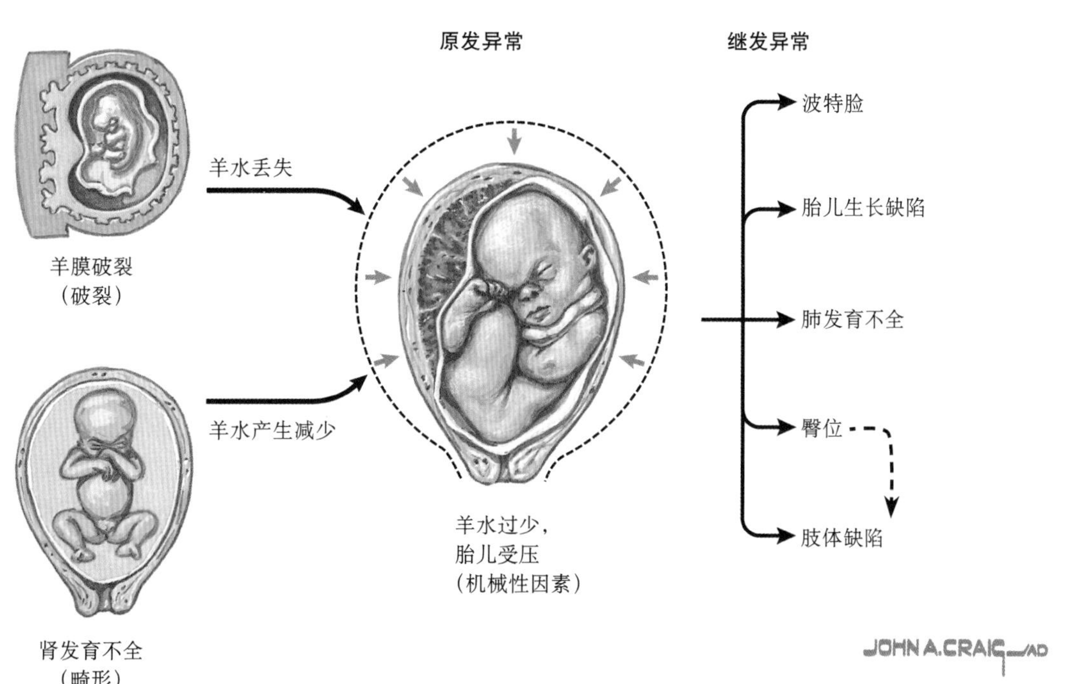
波特综合征
原发异常
继发异常
波特脸
羊水丢失
胎儿生长缺陷
羊膜破裂
（破裂）
肺发育不全
羊水产生减少
臀位
羊水过少，
胎儿受压
（机械性因素）
肢体缺陷
肾发育不全
（畸形）
JOHN A.CRAIG AD

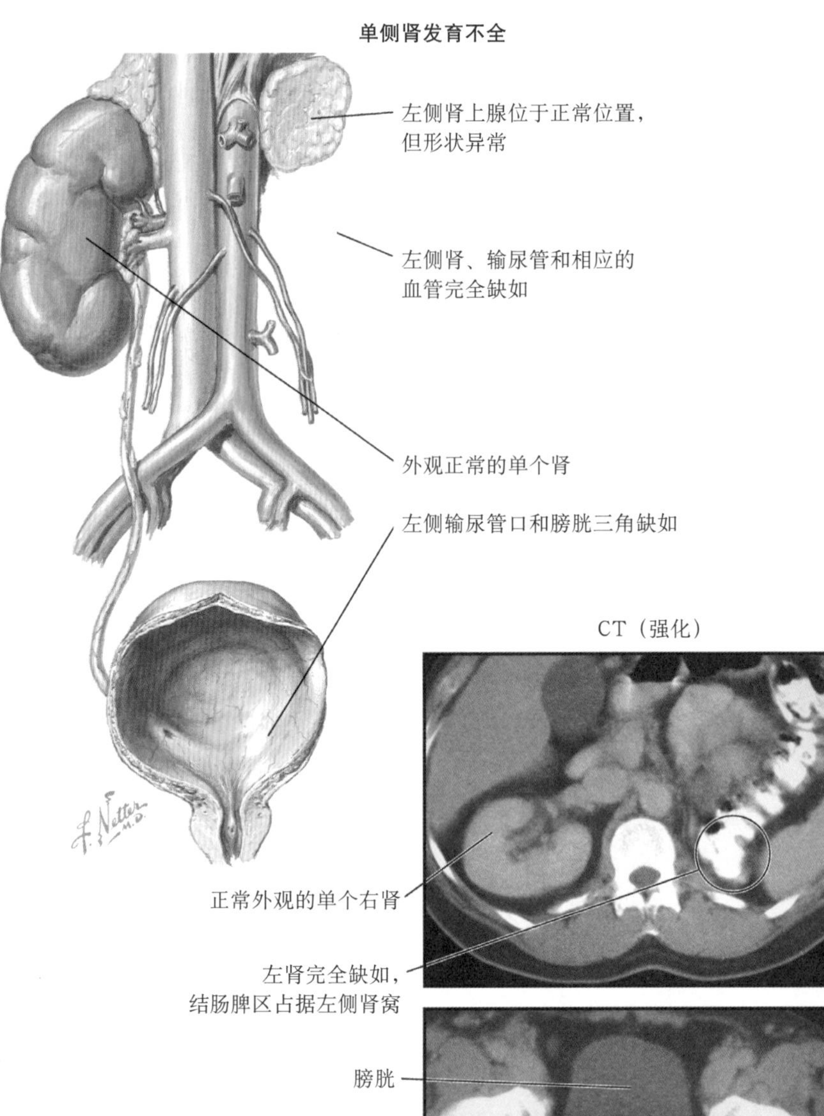

五、肾数目异常（续）

2. *单侧肾缺如*　单侧肾缺如是指单侧的肾和输尿管完全缺如，发生率是 1/1200 ~ 1/1000。男性约是女性的 2 倍。可能的原因是输尿管芽和后肾间充质的异常相互作用，但是还不清楚为什么有的发生单侧肾缺如，而有的发生双侧肾缺如。

与双侧肾缺如一样，单侧肾缺如常常是产前超声检查发现。表现为肾窝处空虚，而且没有肾的异位，如盆腔内肾。但是与双侧肾缺如不同的是其尿量正常，不会发生羊水过少，所以此类患儿出生后外观和肺功能均正常。

许多单侧肾缺如的患者常伴有其他器官的发育异常。事实上，单侧肾缺如是在检查相关系统发育异常时才被发现的。这些相关的结构异常起源于中肾管或副中肾管，表明早期中段中胚层的发育缺陷。在男性表现为中肾管的附属衍生结构（输精管、精囊腺和附睾）缺如或者胚胎残留（如精囊腺囊肿）。同样，在女性最常见的表现为单角子宫，即肾缺如的一侧发育缺陷。

相关的发育异常也可以发生在心血管系统（如心脏中隔或心脏瓣膜缺陷）或胃肠道（如肛门闭锁）。肌肉骨骼也可以发生异常。在少部分患者，单侧肾缺如与影响多个器官系统的遗传综合征有关，如腮－耳－肾综合征（BRO）、特纳综合征、范科尼贫血、卡尔曼综合征、VACTERL（脊椎异常、肛门闭锁、心脏缺陷、气管食管瘘、肾缺陷和肢体缺陷）等。

孤立肾的肾功能是正常的，但膀胱输尿管反流、肾盂输尿管连接处梗阻、输尿管膀胱连接处梗阻的风险增加，其原因尚不清楚。以后一些患者会出现肾功能不全和蛋白尿，这可能是继发于由孤立肾的超滤过而导致的局灶性节段性肾小球硬化症（见专题 4-10）。但是其生存率与正常个体大致相同。

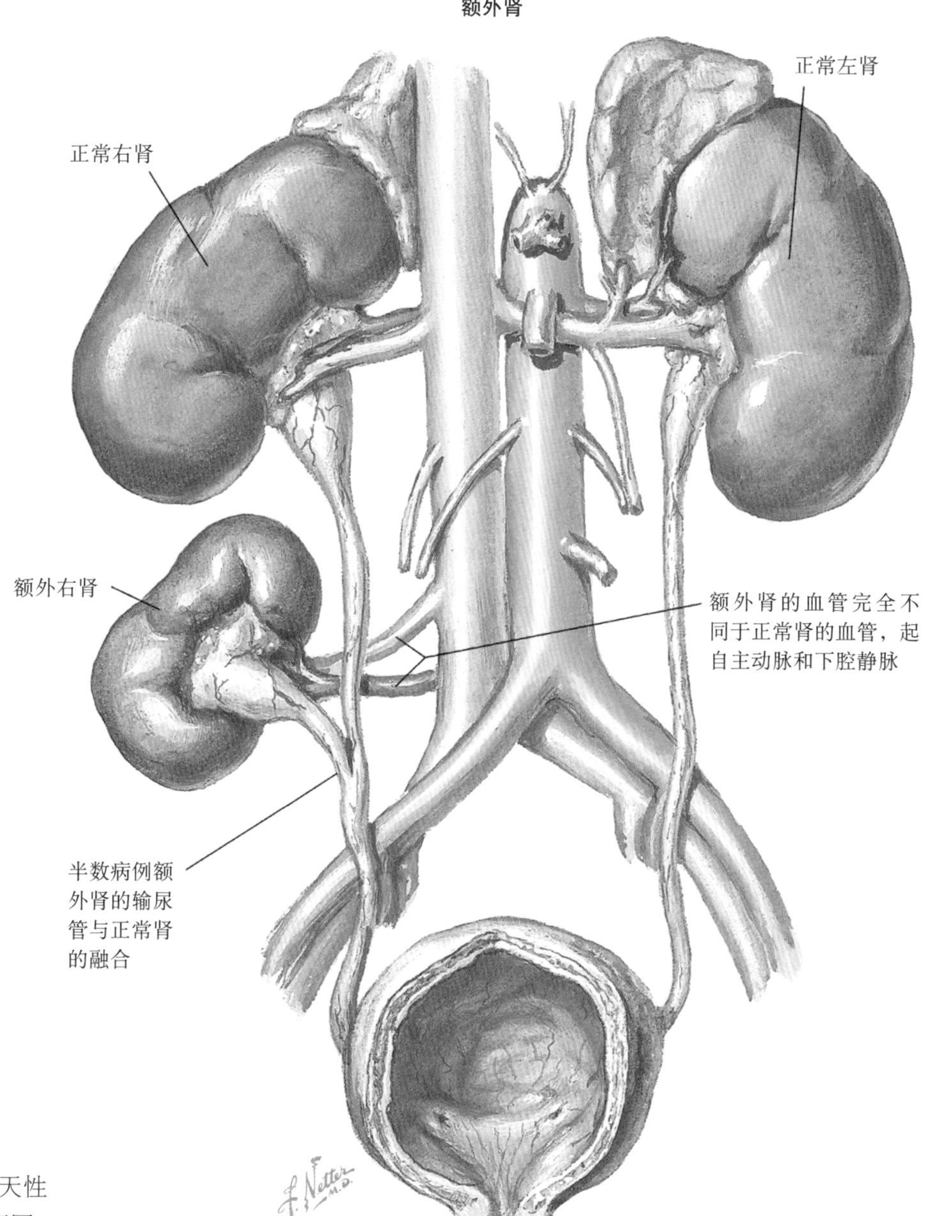

五、肾数目异常(续)

重复肾

重复肾是非常罕见的一种先天性畸形。和具有重复集合系统的肾不同，重复肾具有自己的被膜、脉管和集合系统。典型的重复肾较小，位于同侧正常肾位置的头侧或尾侧。少见的情况是位于其他位置，如盆腔或中线。在某些情况下，重复肾和正常肾可以通过纤维组织或肾实质桥疏松地连接在一起。

半数病例，重复肾的输尿管与同侧正常肾的输尿管融合在一起；另一半病例，重复肾的输尿管单独地连接膀胱。这种情况一般遵循韦格－梅伊尔原则，即更靠近尾侧肾的输尿管膀胱入口比头侧的更靠上和更靠外侧。尽管更靠近尾侧肾的脉管起源有很多变化，但通常起源于主动脉和下腔静脉。

重复肾的胚胎学基础还不清楚，可能是因为后肾间充质的早期分裂异常所致。重复肾的输尿管具有独立的膀胱入口，表明在输尿管芽分支和接入之前就发生了早期后肾间充质的分裂（见专题 2-2)。重复肾的输尿管可能起自邻近中肾管的第二输尿管芽，可以同时发生或是间充质分裂的直接效应。重复肾的输尿管与正常的输尿管融合可能表明后肾间充质分裂较晚以适应输尿管芽接入之前的分裂。

重复肾通常没有症状，不会影响肾功能。大部分患者不被发现或是体检时偶然发现。然而，一些重复肾患者可能会出现腹部包块、肾结石或上尿路感染。因为这种情况非常少见，所以此类患者一般直到 40 岁以后才被确诊。

六、融合肾

最终的成体肾（后肾）发育开始于两侧输尿管芽进入后肾间充质（见专题 2-2）。依靠输尿管芽与后肾间充质之间的相互诱导信号，完成输尿管芽分支形成过程。输尿管芽形成输尿管、肾盂、肾盏和集合管，而后肾间充质形成肾单位。

经过上述过程，两个肾分开且同时发育。随着肾结构的发育成熟，位置（见专题 2-5）也逐渐从胎儿的骶尾部上升至腰部腹膜后。

肾融合可继发于肾上升异常，如交叉肾异位(见专题 2-6),反之亦然。在前者，交叉肾异位的上极靠近正常肾下极导致融合。在后者，先出现肾融合，然后导致肾异位。

马蹄肾

马蹄肾是最常见的一种肾融合类型，通过峡部在中线位置将两个肾连接在一起，峡部由纤维组织或有功能的肾实质构成。其总的发生率约为 1/600，男性是女性的 2 倍。马蹄肾在染色体异常如第 18 号染色体三体和特纳综合征患者中非常常见。

马蹄肾被认为是在胎儿发育第 6 周两个后肾发生融合所致，此时它们仍然在胎儿骶尾部，相互距离较近。胚胎的异常侧屈可使一侧肾位置发生改变而更靠近中线，距离对侧肾更近从而发生融合。当马蹄肾的峡部到达肠系膜下动脉的水平时，其上升即被过早的终止，此前不会发生交叉。

马蹄肾一般位于腰部稍低的位置，在正常肾位置的下方。峡部绝大多数是将两个融合的肾下极连接在一起，极少的情况是连接上极。峡部通常位于腹主动脉和下腔静脉的前面，但极少的情况是位于两者之间或其后面。双侧肾盂通常是朝向腹前侧或腹内侧方向，这属于继发的肾旋转不良。输尿管通常是从正常位置进入膀胱，但更容易形成反流。约 10% 的患者会出现输尿管重复畸形（见专题 2–23）。肾的脉管系统变化较大，每一侧肾的上极通常包含一个或多个来自腹主动脉的分支，而下极和峡部则有来自腹主动脉、髂总动脉或骶尾部动脉的分支。

马蹄肾几乎没有临床症状，通常偶然被发现，但是少数患者会出现肾盂输尿管连接处梗阻、肾结石和泌尿道感染。这些并发症是由于输尿管跨过融合的峡部形成异常高位的肾盂输尿管连接或扭曲造成的。另外，由于峡部位于脊柱前方中线部位，有些患者可能会因外伤造成峡部损伤。小部分患者可能因为马蹄肾增加儿童期患肾母细胞瘤的风险。

一小部分马蹄肾患者会伴有其他器官系统的异常，生殖器异常包括男性的尿道下裂和睾丸未降，女性的阴道膈膜、双角子宫。其他的相关异常包括神经管缺陷和心脏室间隔缺损。

团块 / 饼状肾

“团块”或“饼状”肾是肾融合的变异型，是指两个肾完全地融合，也就是两个肾无法单独区分开。这种异常发生在非常早期的后肾融合，其症状、风险和治疗与马蹄肾大致相同。

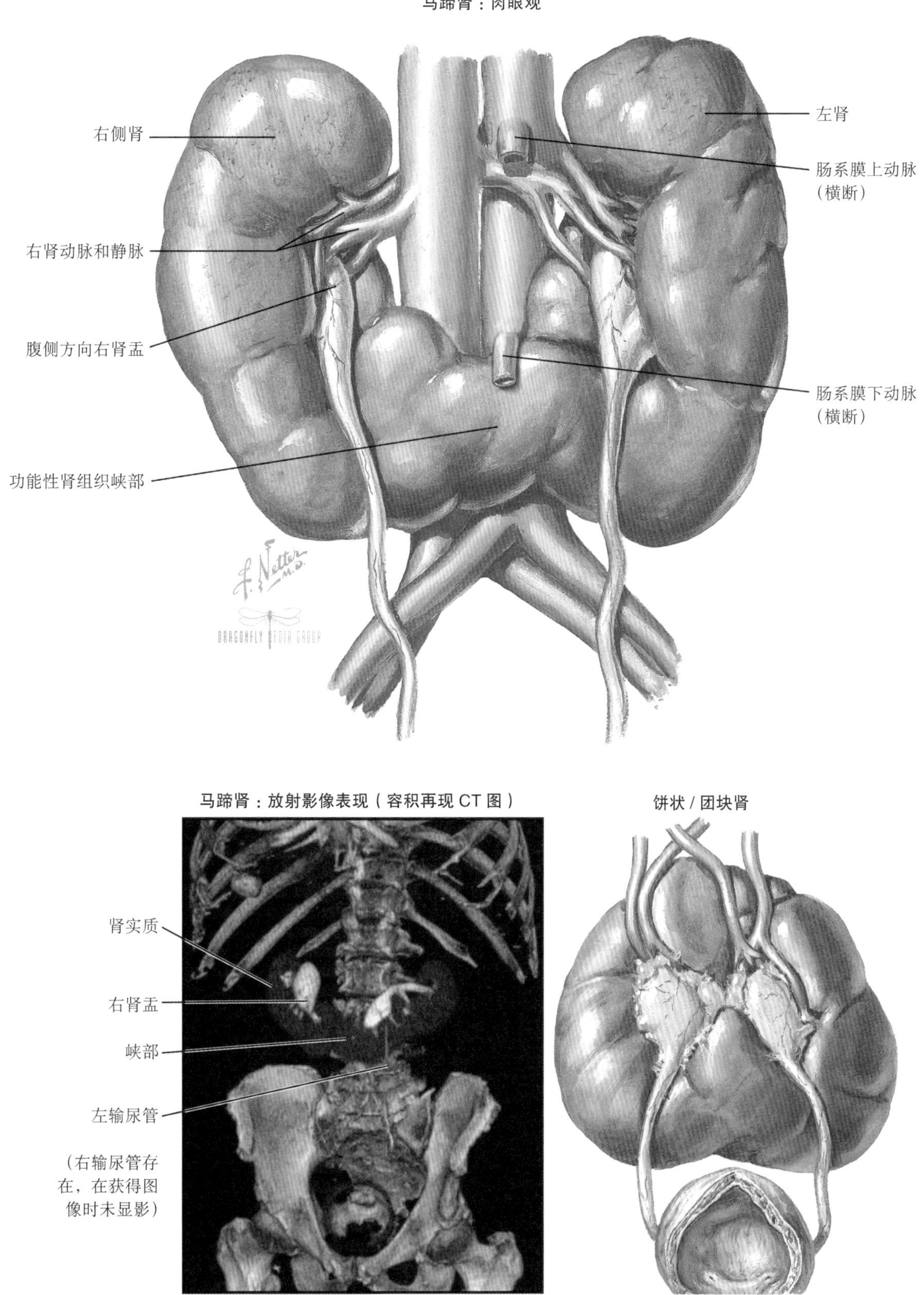
马蹄肾：肉眼观
右侧肾
左肾
肠系膜上动脉
(横断)
右肾动脉和静脉
腹侧方向右肾盂
肠系膜下动脉
(横断)
功能性肾组织峡部
马蹄肾：放射影像表现（容积再现 CT 图）
肾实质
右肾盂
峡部
左输尿管
(右输尿管存在，在获得图像时未显影)
饼状 / 团块肾

七、肾发育不良

肾发育不良是指肾实质的分化和结构异常。流行病学资料尚不清楚，因为许多轻度发育不良患者无症状，大部分为散发病例。

肾发育不良的诊断只能依靠组织学。原始未分化的集合管由平滑肌环绕，周围是纤维性基质。原始未分化的肾小管表现为逗点状或S形，这反映了肾发生过程中的发育停止。肾小球可以辨认出轮廓但发育不良，能够看到肾小球囊和集合管。有时可以观察到软骨化生，但不总是如此。这些发育不良的组织学表现可以是局部的也可以是弥漫的。

肉眼观察，发育不良的肾体积增大、缩小或正常大小。如果不是双侧发育不良，还可能同时存在其他的异常，如发育不全、异位、输尿管狭窄或输尿管脱垂。

肾发育不良的原因还不清楚，可能是多因素参与的结果。在某些病例，表现为早期输尿管芽的闭塞干扰了其正常分支和肾单位的形成。这一机制说明肾发育不良与引起先天性流出道梗阻因素之间具有相关性，如后尿道瓣膜（见专题 2-34）和膀胱外翻（见专题 2-30）。

然而，有些患者的肾发育不良并不伴有流出道梗阻，很可能是介导输尿管芽和后肾间充质相互作用的级联放大信号本身缺陷。这些发育异常的原因还不清楚，很可能包括数量很多、范围很广的遗传综合征，肾发育不良只是其中的一部分。

肾发育不良的临床症状取决于其病变程度，弥漫性双侧肾发育不良不会产生尿液，可导致羊水过少和波特综合征（Potter sequence）（见专题 2-8）。相反，局灶性单侧病变可以发育到成年人也无临床症状。

多囊肾发育不良

多囊肾发育不良是囊性肾发育不良的极端类型，它是儿童囊性肾病的最常见原因，估计发病率为 1/4300 ~ 1/3600。

大部分病例，几乎所有的肾组织被大小不一的囊腔所取代。囊腔之间是由发育不良的间质和纤维组织构成的纤维间隔。肾可以体积缩小、正常或增大，但没有正常肾的形状，也没有发育的肾盂肾盏结构。

大约 20% 的病例，多囊肾发育不良是双侧性的，可以造成羊水过少或新生儿因肺发育不良而引起死亡。存活的病例中，一侧肾通常是正常的，但常伴有膀胱输尿管反流或肾盂输尿管连接部梗阻。

多囊肾发育不良的发病机制还不清楚，但一般认为与肾发育不良一样，先天性泌尿流出道梗阻起重要作用，但早期的胎儿泌尿道梗阻在动物实验中并没有造模成功。

大部分病例，其诊断首先是产前的超声检查引起怀疑，但是很难与更常见的先天性肾盂积水相鉴别。一般来讲，多囊肾发育不良的主要特征是大小不一独立的囊腔，而先天性肾盂积水的特征是扩张的肾盂构成中央大的囊腔，而扩张的肾盏构成周围小的囊腔。另外，与肾盂积水中扩张的肾盏不同，多囊肾发育不良的囊腔没有互通。如果超声检查不能鉴别两者，那么出生后进行肾扫描是非常有用的。多囊肾发育不良几乎不会出现放射性核素的吸收，而肾盂积水由于保留一些残余的肾功能而呈现一定的吸收量。

一旦确诊为多囊肾发育不良，应当认真评估对侧肾功能，定期行肾超声检查监测多囊性肾发育不良的进展。

过去，多囊肾发育不良的肾经常被切除来预防肾母细胞瘤的发生。但是最近的研究表明，多囊肾发育不良的患者患肾母细胞瘤的风险被高估，而且不能保证常规的肾切除可以降低这种风险（约 1/2000 vs. 正常 1/8000）。因此，现在只有在患肾体积增大影响邻近器官的功能或者是超声检查发现肿瘤时才被切除。大部分的多囊性肾发育不良都会发生退化，长期的预后判断依赖于对侧肾的功能。

肾发育不良光镜表现

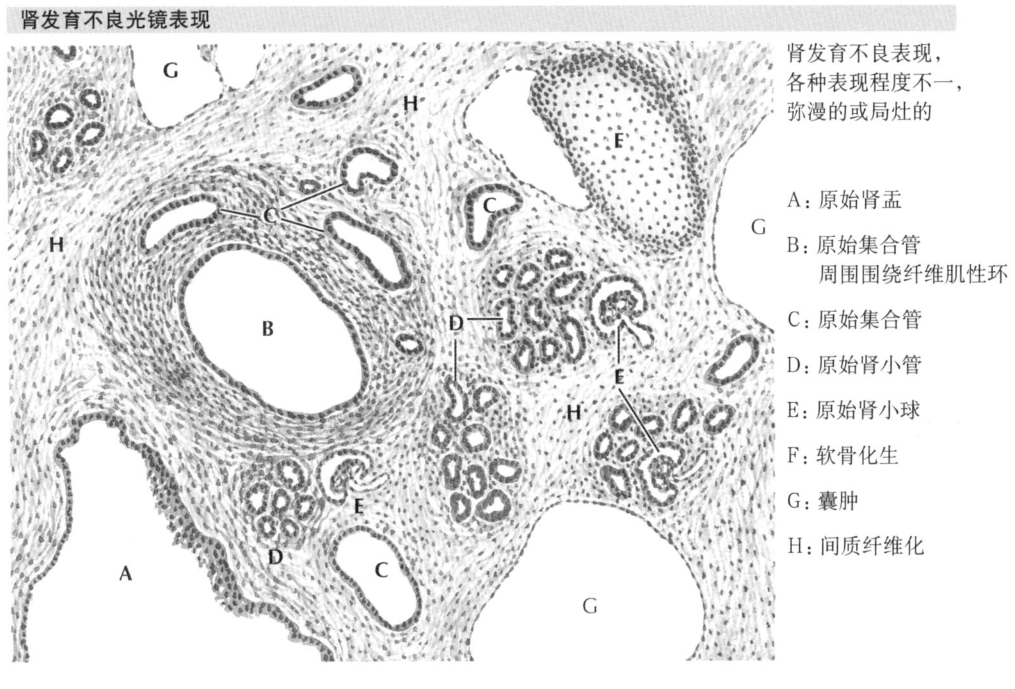

肾发育不良表现，各种表现程度不一，弥漫的或局灶的

A：原始肾盂

B：原始集合管周围围绕纤维肌性环

C：原始集合管

D：原始肾小管

E：原始肾小球

F：软骨化生

G：囊肿

H：间质纤维化

多囊性发育不良肾

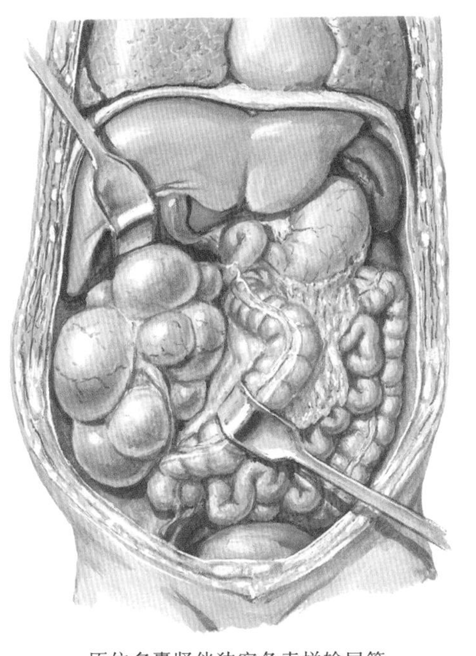

原位多囊肾伴狭窄条索样输尿管

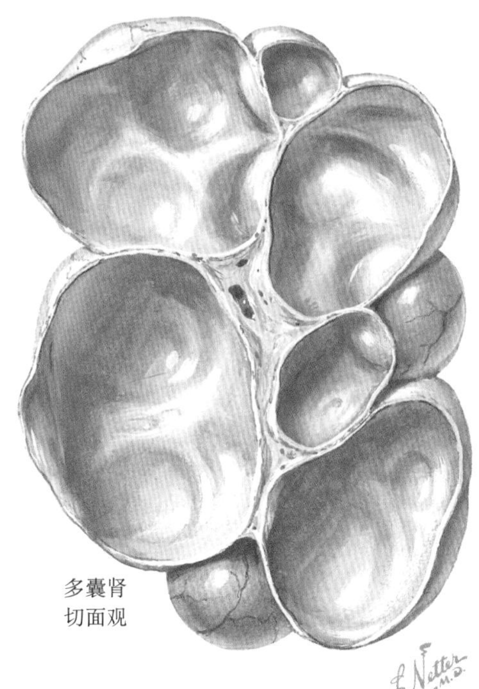

多囊肾切面观

八、肾发育不全

一个正常肾包含 60 万～140 万个肾单位。如果肾的固有肾单位数量明显减少，低于标准的平均肾单位数量的一半时即为肾发育不全。肾发育不全可以在肾其他方面正常发育情况下发生，也可以伴有肾的发育不良，表现为肾实质的未分化和紊乱，或者继发的肾萎缩或退化，如膀胱输尿管反流引起的慢性反流性肾病。

不伴有发育不良的肾发育不全的发病率还不清楚，很可能远远低于肾发育不良和萎缩性的肾发育不全。根据文献报道，单纯的肾发育不全有两种主要类型：一种类型被称作先天性肾单位减少症伴代偿肥大，主要为散发病例，表现为双侧肾的肾单位数目减少同时伴有个别肾单位的代偿肥大，肾小叶的数目也是减少的，有时每个肾只有 1～2 个肾盏。另一种类型被称作单一肾发育不全，这一类型更为少见，缺少更详尽的描述，表现为一侧或双侧肾肾单位数目减少，但不伴有肾单位的代偿性肥大。

发病机制

肾发育不全很可能是肾发生过程出现过早停止或者是后肾间充质与分支输尿管芽之间的相互作用出现异常。通常遗传因素发挥重要作用，目前大部分的有关肾发育不全的认识都来自遗传综合征。例如，肾缺损综合征，其特征是双侧视神经裂和肾发育不全，是由 *PAX2* 基因突变所致，其编码的蛋白可以促进输尿管芽的分支和生长。

除了遗传因素，子宫内环境和其他环境因素也发挥一定作用。例如，子宫胎盘功能不全和母源性的营养不良都可以引起子宫内生长抑制和固有肾单位数量的减少。同样，母源性的维生素 A 缺乏也与肾发育不良有关，因为其缺乏阻碍了正常 RET 受体的产生，后者是肾发生的主要分子。

无论什么原因，数量很少的肾单位不能提供肾正常水平的滤过功能。尽管最初的肾功能不全可以被每一个肾单位的肾小球超滤过使输出功能增加而代偿，但这种表面看似合理的机制可以损伤足细胞，最终导致局灶性节段性肾小球硬化（FSGS，见专题 4-10）。因为局灶性节段性肾小球硬化是进展性的，可引起肾功能持续恶化，最后发生终末期肾病。

临床表现与诊断

先天性肾单位减少症伴代偿肥大的患儿通常在 1 年内出现肾功能不全或肾功能障碍的症状，包括盐分丢失、厌食、呕吐、多尿、多饮和生长停止。如果已经出现明显的局灶性节段性肾小球硬化，就会出现蛋白尿，血清中肌酐浓度升高。超声可见患者的每一个肾都比其相应年龄正常肾大小的平均值小两个标准差。但是，单独的超声检查不能鉴别单纯的肾发育不全和继发于慢性反流性肾病引起的肾萎缩和瘢痕肾。肾扫描在这方面有很大的帮助，因为单纯的肾发育不全通常缺乏局灶的功能障碍区域，而慢性反流性肾病存在明显的瘢痕区域，导致示踪剂摄取减少。尽管最终的诊断要靠病理组织学检查，但很少进行肾活检。

治疗

肾发育不全治疗的主要目标是尽可能地延缓终末期肾病的发生。在控制肾功能不全进展的各种治疗中，控制血压升高是最重要的，因为这样可以降低肾小球内压力，减慢肾小球硬化的进展速度。血管紧张素转化酶抑制药作用明显，它可以选择性地舒张出球小动脉，从而进一步降低肾小球内压力，减少蛋白尿。但是如果一旦进展为终末期肾病，肾移植是长期生存唯一的解决方案。

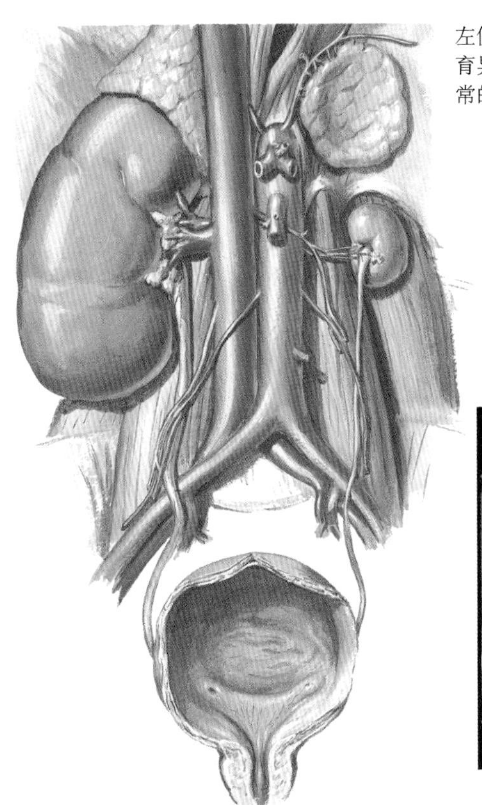

左侧肾皱缩肉眼观，继发于肾发育不全和发育异常，注意正常位置的左肾上腺和外观正常的右肾

腹部钝挫外伤进行 CT(强化)检查,发现右侧肾撕裂伤,偶然发现左侧肾发育不全

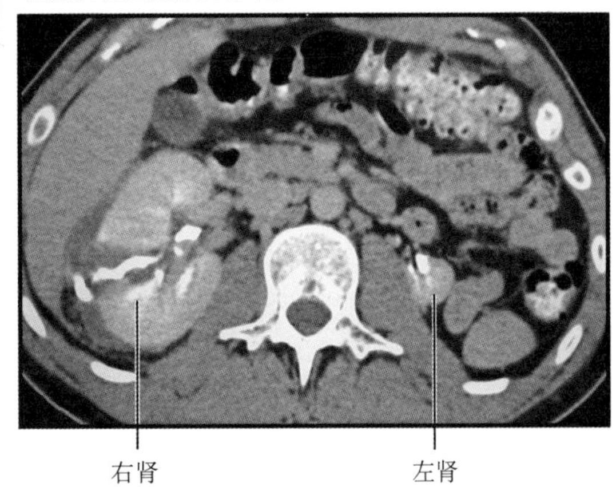

先天性肾单位减少症伴代偿肥大肉眼观，双侧肾发育不全（显微镜下观察到个别肾单位代偿性肥大）

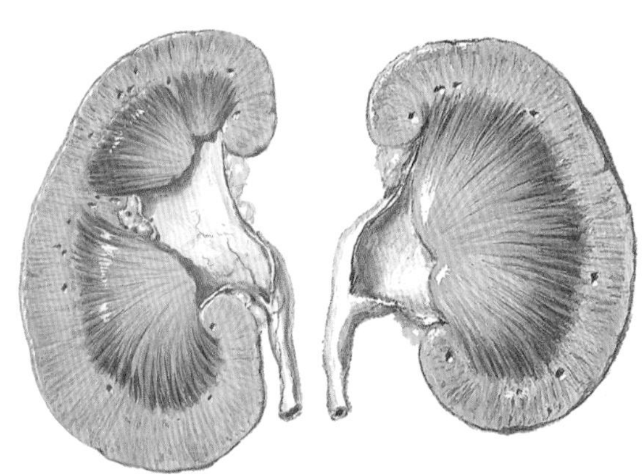

先天性肾单位减少症伴代偿肥大肾，切面可见肾盏数目减少的、简单的集合系统

九、单纯性肾囊肿

肾囊肿有时属于遗传性疾病的一部分，如多囊性肾病（见专题 2–15）、肾消耗病 / 髓质囊性肾病（见专题 2–18）、结节性硬化症、Von Hipple–Lindau（VHL）综合征。但在实际的临床工作中，大部分肾囊肿都是散发的，是因为其他症状进行腹部影像学检查偶然发现的。这种囊肿称为单纯囊肿，在 50 岁以上人群中最常见，几乎没有临床症状。

尽管大部分肾囊肿属于良性病变，不需要治疗，但是少数合并肾细胞癌，需要外科手术切除。为了明确是否存在恶性变，每一个囊肿都要按照博斯尼亚克（Bosniak）系统进行分级，这一分级系统是根据 CT 影像表现和强化特征确定的。

博斯尼亚克 I 级囊肿是真正的单纯囊肿，也是最常见的囊肿类型。囊肿壁很薄、光滑、无强化，与周围肾实质分界清楚，囊肿内无分隔。其囊内容物为均一液性无强化，密度与水密度相同（–20 ~ 20HU），无钙化和实性区域。单纯囊肿几乎无恶性变可能，不必进一步评估。众所周知，超声检查发现的囊肿，如果无回声、边界清楚、后壁强化，可确定为单纯囊肿。这表明超声影像是通过囊肿内的液性内容物进行适当的传导形成的。

博斯尼亚克 Ⅱ 级囊肿具有纤薄、光滑、无强化的囊肿壁，但囊肿内可以有非常纤细的分隔和小部分的钙化区域。分隔具有可分辨的对比度增强，表明存在主观可辨别的轻度强化，这是由于分隔内微血管对比差异造成的。但是无强化也要定量，因为包括在这一分类中的无强化囊肿也包括直径小于 3cm、内容物均一、比水密度更高的陈旧性出血形成的囊肿。与博斯尼亚克 I 级囊肿一样，博斯尼亚克 Ⅱ 级囊肿的恶变风险非常低，一般不需要进一步随访。

博斯尼亚克 Ⅱ F 级囊肿具有大量的内部分隔，囊肿壁增厚但光滑，钙化区域呈结节状或增厚。而囊肿壁、分隔和内容物没有明确的强化。博斯尼亚克 Ⅱ F 级囊肿也包括含有均匀一致的液性内容物的、直径大于 3cm 的无强化囊肿。“F”就是“Follow”，这部分病变要密切随访观察，常规的 CT 检查可以帮助确定这些病变是稳定的还是进展的。

博斯尼亚克 Ⅲ 级囊肿的囊肿壁明显增厚，光滑或不光滑，常伴有钙化和分隔，CT 可见明显强化（>15HU）。这部分囊肿约有一半会发生恶变。因此，常规行外科手术切除。

博斯尼亚克Ⅳ级囊肿除了具有博斯尼亚克Ⅲ级囊肿的特征外，还具有与囊肿壁和分隔相连接的独立的强化软组织成分。这些囊肿绝大部分都是恶性的，因此外科手术切除是必需的。

单纯性肾囊肿（博斯尼亚克Ⅰ级）

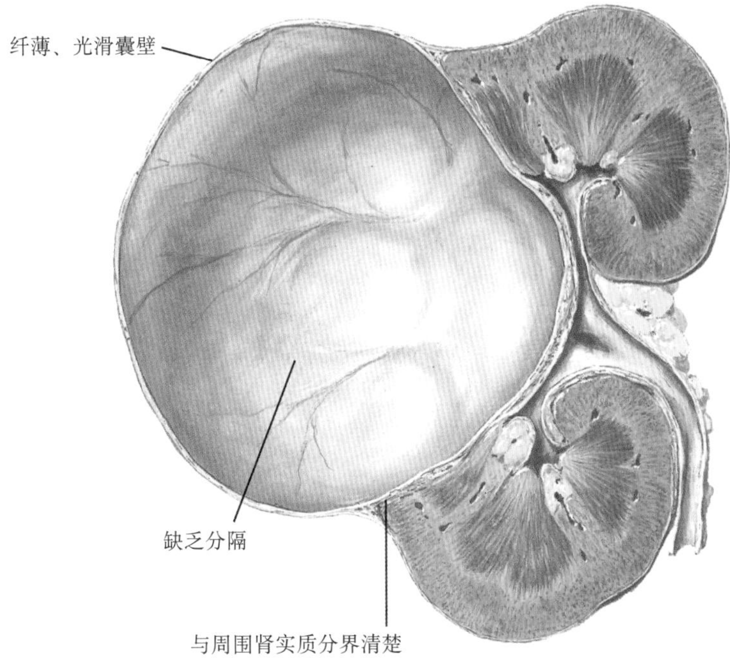

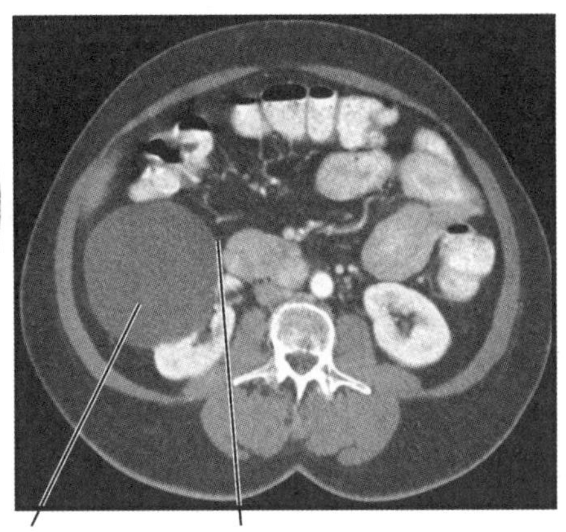

复杂性肾囊肿（博斯尼亚克Ⅲ级）

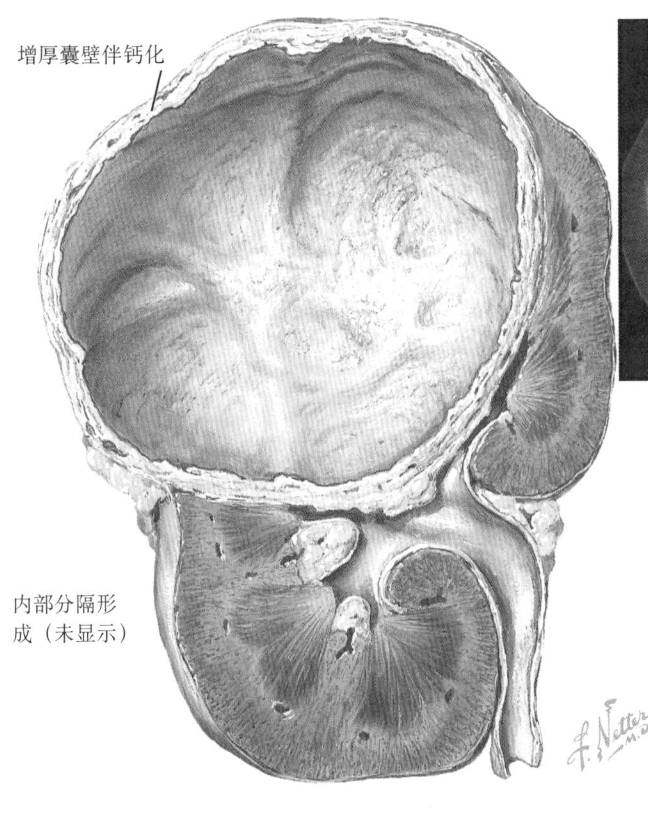

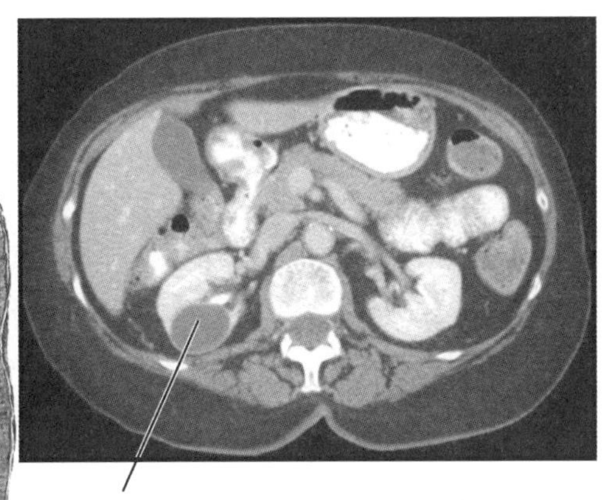

十、多囊性肾病

多囊性肾病是遗传性疾病，存在常染色体显性遗传和常染色体隐性遗传两种形式，分别是常染色体显性遗传性多囊性肾病（ADPKD）和常染色体隐性遗传性多囊性肾病（ARPKD）。这两种疾病的特征都是双侧弥漫的多发肾囊肿取代肾实质，并导致进行性的肾功能不全。

常染色体显性遗传性多囊性肾病

常染色体显性遗传性多囊性肾病相对比较常见，其发生率为 1/1000 ～ 1/400。5% ～ 10% 的终末期肾病由其引起。

大部分的病例表现为来自受累的亲体突变基因的常染色体完全显性遗传，但是约 5% 的患者其父母的肾正常，提示可能存在新的基因突变。

常染色体显性遗传性多囊肾是由 *PKD1* 或 *PKD2* 基因突变引起的，其分别位于染色体 16p13.3 和 4q21。*PKD1* 基因突变占所有病例的 85%，而其余病例是由 *PKD2* 基因突变引起。*PKD1* 基因编码的多囊肾蛋白 -1（polycystin-1）为整合膜蛋白，在细胞与细胞和细胞与基质相互作用中发挥重要作用。而 *PKD2* 基因编码的多囊肾蛋白 -2（polycystin-2）是一种与钙信号有关的阳离子通道蛋白。尽管多囊肾蛋白 -1 和多囊肾蛋白 -2 在初级纤毛中存在相互作用，但这些基因突变导致囊肿形成的确切机制还不清楚。一般认为囊肿的形成遵循二次打击模型。尽管大部分的肾小管上皮细胞包含一个突变的等位基因和一个正常的等位基因，但是一小部分细胞中的正常等位基因发生了突变，这就是第二次“打击”导致囊肿的形成。

常染色体显性遗传性多囊肾的临床表现非常复杂，可以完全没有症状，也可以引起进展性的终末期肾病。此病通常首发的症状是在 30 ～ 50 岁时出现腰部疼痛和血尿（反映了外伤性或非外伤性囊肿破裂、肾结石或感染），高血压和进行性的肾功能不全。肾外的病变也很常见，包括肝囊肿（约 80%）、胰腺囊肿（约 10%）、颅内动脉瘤（约 10%）、二尖瓣脱垂（约 20%）。

在某种程度上，肾功能不全的进展程度取决于具体的基因突变。例如 *PKD1* 突变的患者发展为终末期肾病的平均年龄是 54 岁，而 *PKD2* 突变的患者进展为终末期肾病的平均年龄为 74 岁。即便是 *PKD1* 异常的患者，5′ 端突变比 3′ 端突变进展为终末期肾的速度稍微快一些（53 岁 vs. 56 岁）。

常染色体显性遗传性多囊肾可以通过多种影像学方法明确诊断，如超声、CT 或磁共振成像。这些方法可以发现肾增大，被弥漫的、充满液体的囊肿所占据。这些囊肿大小不一，分布在皮质和髓质中。鉴别诊断包括单纯囊肿（见专题 2-14），特别是当囊肿很少时；继发于其他遗传性综合征的肾囊肿，如 von Hippel-Lindau 综合征或结节性硬化症；髓部囊性肾复合体（见专题 2-18）；后天获得性囊肿病和常染色体隐性遗传性多囊肾，特别是早期这些囊肿不明显时，更不易鉴别。常染色体显性遗传性多囊肾特异性诊断通常依赖于肾放射成像表现，出现相关的异常情况（如肝囊肿）和符合常染色体显性遗传的家族史。最近的研究针对家族遗传表型不清楚濒临危险的患者提出了以下诊断标准：15 ～ 39 岁患者至少 3 个单侧或双侧的囊肿，40 ～ 59 岁患者至少每个肾有 2 个囊肿，60 岁以上患者至少每个肾有 4 个或更多的囊肿。由于 *PKD1* 和 *PKD2* 基因的大小及复杂性，基因检测一般不作为常规检查。

目前，尽管几种试验性治疗方法正在进行研究，但没有针对性的治疗方法阻止或减缓囊肿的形成。相反，目前治疗的主要目的就是减轻与肾囊肿有关的并发症，如疼痛、出血、感染和高血压。如果疼痛非常严重，建议行腹腔镜下囊肿去顶术或者经皮穿刺抽吸囊肿液并注射硬化剂。肝囊肿通常没有症状，少数患者会出现门静脉高压。约 10% 的患者合并颅内动脉瘤，可死于蛛网膜下腔出血。如果没有动脉瘤破裂的家族史，患者不从事高危行业（飞行员）或者没有相关的神经系统症状，通常不进行动脉瘤的筛查。

如果发生了终末期肾病，必须进行透析或肾移植。肾移植前必须进行肾切除，不但可减轻肾增大引起的相关症状，而且为移植体提供空间。

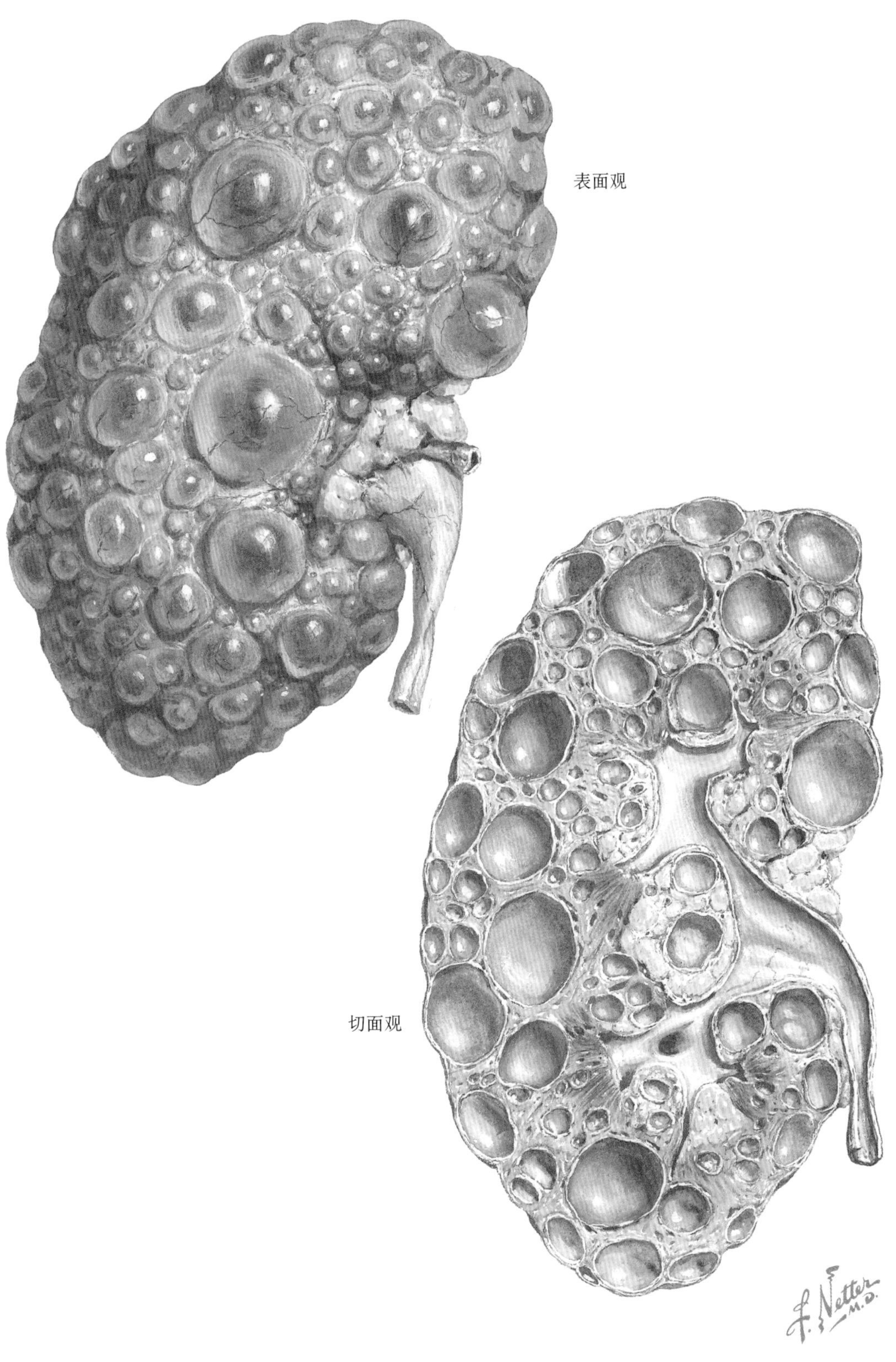
常染色体显性遗传性多囊肾肉眼观
表面观
切面观
F. Netter M.D.

十、多囊性肾病（续）

常染色体隐性遗传性多囊性肾病

常染色体隐性遗传性多囊性肾病是比常染色体显性遗传性多囊性肾病更少见的疾病，其发生率约占存活新生儿的 1/20000。这是由 *PKHD1* 基因（位于染色体 6p21）突变引起的，该基因编码的蛋白称作 fibrocystin，其主要位于髓襻升支和集合管上皮的初级纤毛和肝胆管上皮细胞中。尽管 fibrocystin 与多囊肾蛋白 –2（polycystin–2）存在相互作用，但这一过程如何导致囊肿的形成还不清楚。

与常染色体显性遗传性多囊肾一样，常染色体隐性遗传性多囊肾临床症状表现多种多样，但患者出现症状更早。所有的常染色体隐性遗传性多囊肾患者均存在先天性肝纤维化，部分患者还存在导管内胆管扩张症（卡洛里病）。一般来讲，新生儿期出现的肾病的严重程度与儿童后期和青春期出现的肝病的概率存在负相关。

严重的肾病患者，由于存在大量的囊肿使得肾体积增大并出现强回声，出生前的超声检查即可确诊。但是和常染色体显性遗传性多囊肾及其他大部分的囊性肾疾病不同，个别的囊肿非常小，无法直接观察到。如果出现严重的肾功能不全，可导致羊水过少。而在分娩过程中，增大的肾还可导致难产。出生后不久，新生儿可能会出现呼吸窘迫，这是由于羊水过少或肾过大导致限制性肺疾病所引起的肺发育不全造成的。肾病较轻的患者直到儿童时期才出现症状，这时肾功能不全表现为电解质紊乱和高血压。与常染色体显性遗传性多囊肾不同，血尿和感染并不是常见症状。

而肾病最轻的患者直到儿童后期或青春期才出现与肝病有关的症状。这些患者进行性的肝纤维化会导致门脉高压，表现为出血性的血管曲张或脾增大。如果出现肝内胆管扩张也会伴随胆管炎。

常染色体隐性遗传性多囊肾的诊断依赖于先前描述的肾影像学表现、肝纤维化有关的症状和常染色体隐性遗传的家族史。如果诊断不明确或家族成员需要确立携带基因的状态，可进行基因检测。肾组织活检很少进行，主要表现就是肾皮质变得狭长和主要起自集合管的髓质囊肿。

与常染色体显性遗传性多囊肾一样，常染色体隐性遗传性多囊肾没有直接的治疗方法可以阻止或减缓囊肿的形成。因此，治疗目的主要包括如何减少肾功能不全和肝功能不全引起的并发症。早期出现肾功能不全的患者需要积极进行支持治疗，以保证足够的营养状态，避免持续的体液和电解质紊乱。出现门脉高压并发症的患者需要进行干预，如门体分流术或曲张静脉硬化治疗。终末期肾病的发生时间各不相同，一旦出现，透析和肾移植是仅有的治疗选择。

常染色体显性遗传性多囊肾影像学表现

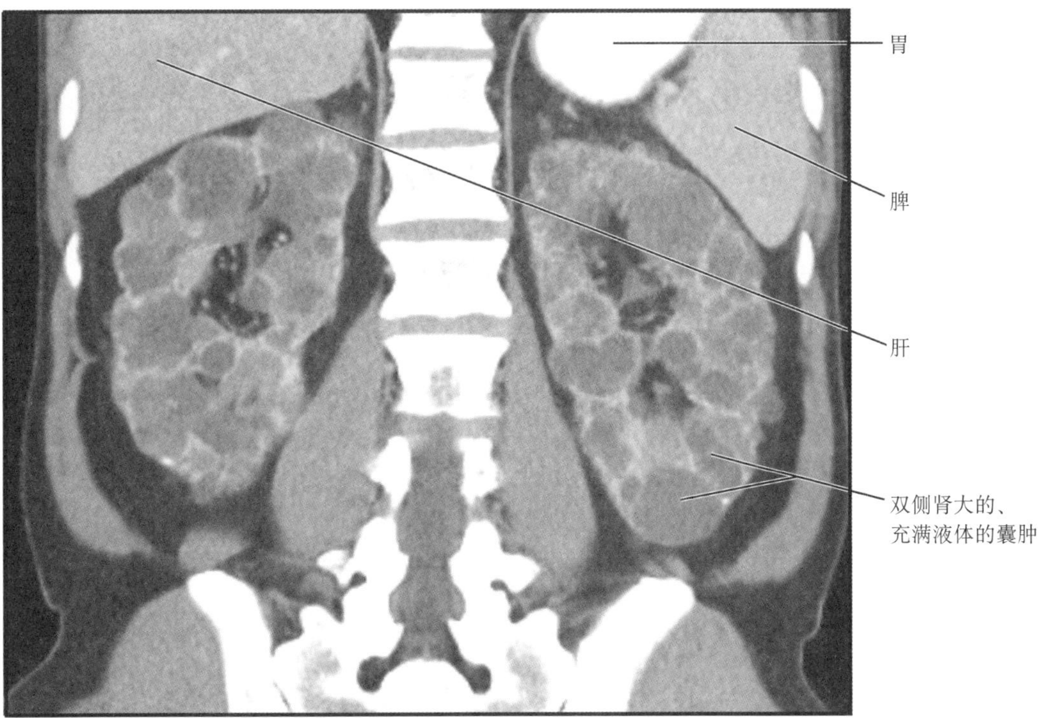

口服造影剂后，增强 CT 冠状位重组

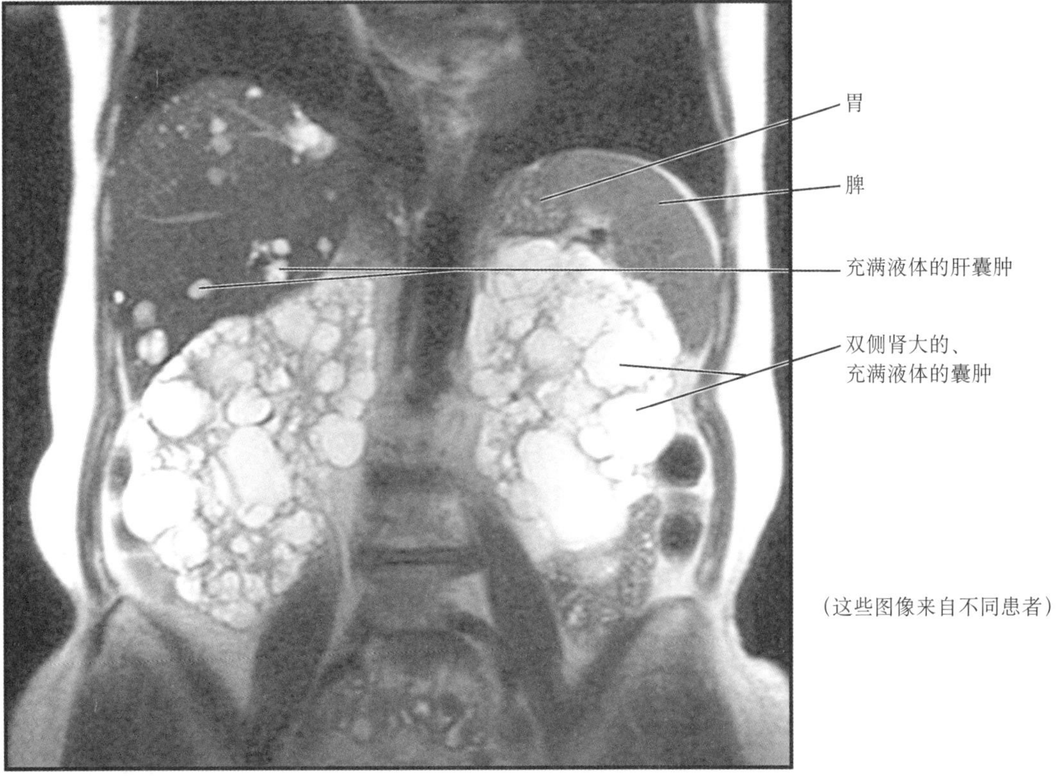

磁共振 T_2 加权像

（这些图像来自不同患者）

十一、海绵肾

海绵肾（MSK）是一种先天性疾病，表现为髓质集合管的囊性扩张。扩张集合管的直径一般为 1 ～ 3mm，有的可以达到 5 ～ 7mm。大部分是双侧肾受累，也有一部分局限在 1 个肾或 1 ～ 2 个锥体。

发病机制

海绵肾可以单独发生，也可以是各种遗传性综合征的一部分，如先天性偏身肥大症、Beckwith-Wiedemann 综合征、Marfan 综合征和 Ehlers-Danlos 综合征。尽管有一些常染色体显性遗传的家族病例报道，但一般认为此病是散发的。虽然海绵肾的发病机制还不清楚，但普遍认为与输尿管芽的异常有关。因为在后肾发育过程中输尿管芽形成输尿管、肾盂、肾盏和集合管（见专题 2-2）。

临床表现与诊断

海绵肾通常是一种良性疾病，不会引起任何症状。因此，对于许多患者来说，这种异常不易发现或者因为其他症状进行下腹部影像学检查时偶然发现。但一部分患者通常在成年时出现肾结石、泌尿道感染和（或）血尿。

肾结石形成与多种因素有关，包括扩张的集合管内尿液淤滞及酸化减弱导致 pH 升高。此外，还有一些不确定的因素，如低柠檬酸盐尿症和高钙血症的患者风险增加，因为两者都可以促进碳酸钙结石的形成。尿液淤滞和尿结石可增加泌尿道感染的风险。无论是肉眼血尿还是镜下血尿都可以伴有或不伴有结石或感染。

在许多患者中，扩张的集合管可出现功能紊乱。例如，尿浓缩功能受损，但不会导致多尿；同样，不完全性的远端肾小管酸中毒（见专题 3-25）很常见，但一般不会引起全身性酸中毒。

海绵肾的诊断需要静脉肾盂造影或强化 CT。在排泄期，可以看见扩张的、充满造影剂的髓质内集合管从肾盏发出，形成像刷子一样的条纹。通过 CT 也可以发现扩张的集合管内小结石。

治疗

海绵肾没有特定的治疗方法。肾结石的患者应当增加水的摄入量，应用噻嗪类利尿药和柠檬酸钾治疗是有益的。形成的结石通常较小，能够自然排泄，但有时也需要干预措施，如输尿管镜检术（专题 10-33）和体外碎石术（专题 10-12）。

总体上，海绵肾患者的预后是非常好的，但极少数患者反复出现肾结石或感染，导致一定程度的肾功能不全。

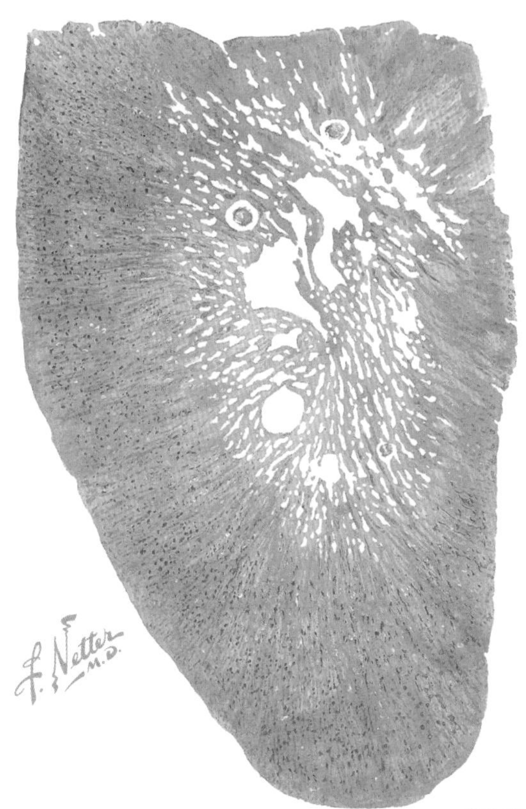

肾下极切面示髓质集合管囊性扩张，一些含有钙化，皮质正常

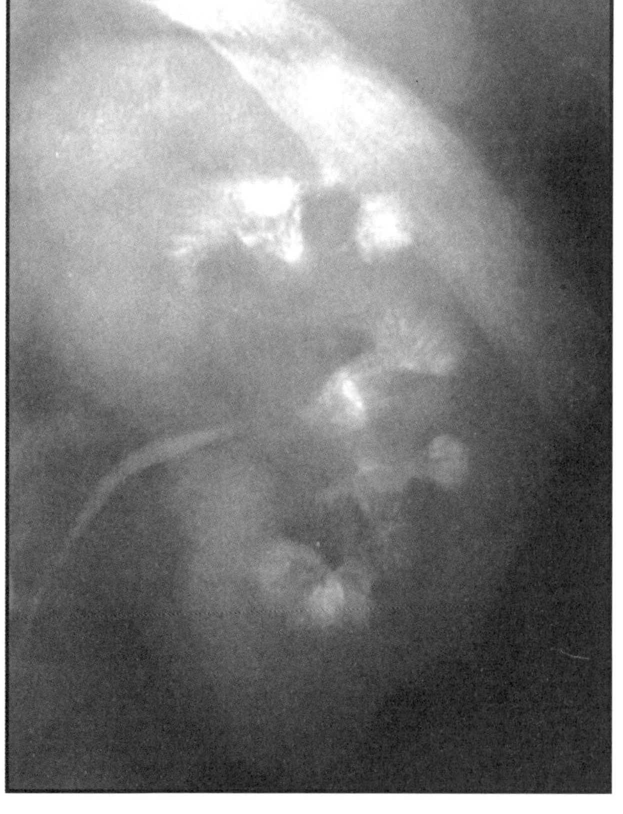

静脉注射肾盂造影（排泄）示髓质集合管囊肿内造影剂聚集，类似于刷子样条纹，从肾乳头向外放射状合并

十二、肾消耗病／髓质囊性肾病

肾消耗病和髓质囊性肾病(MCKD)是肾小管的遗传性疾病。它们有几个共同的临床和病理特点，包括伴有尿沉积物的进行性肾功能不全、外髓质和皮髓质间交界处肉眼可见的囊肿、远端小管和集合管的微小扩张和萎缩、肾小管基底膜片状分层和裂开、淋巴细胞间质浸润和间质纤维化。

由于它们的相似之处，肾消耗病和髓质囊性肾病通常被认为是单一疾病复合体的组成部分。尽管存在这种关系，但是它们在几个重要方面仍有所不同，包括遗传模式、终末期肾病发病年龄（ESRD）及存在的肾外表现。

肾消耗病

肾消耗病是一种常染色体隐性遗传性疾病，北美 5% ~ 10% 的儿童终末期肾病是由其引起的。根据发生终末期肾病的年龄不同将其分为三种类型，分别是婴幼儿型、青少年型和青年型。青少年型是最常见的一种类型，其发生终末期肾病的平均年龄是 13 岁。青年型发生的平均年龄是 19 岁，而婴幼儿型发生的平均年龄是 2 岁。

肾消耗病是由至少 9 个基因（*NHPH1* ~ *NHPH9*）突变引起的。*NHPH1* 基因突变可引起青少年型的肾消耗病，约占 20%。*NHPH1* 基因位于染色体 2q12.3，编码 nephrocystin-1 蛋白，参与肾小管上皮细胞间及其与基底膜之间的黏附作用。其余的 *NHPH* 基因只占 3%，因此绝大多数都是由不确定的基因突变引起的。

患者一般首发症状是多尿和多饮，这表明钠丢失和尿浓缩功能不全。进一步评估，临床症状符合肾性尿崩症。随后几年出现肾功能不全，最终发展成为终末期肾病。尿沉渣检查无异常发现。部分患者由于不同基因突变可出现肾外症状，包括色素性视网膜炎、肝纤维化、骸骨缺陷和小脑发育不全。

肾消耗病可通过基因检测明确诊断。增强 CT 的轴位可以观察到小或正常大小的肾，大部分为髓质囊肿，这与常染色体显性遗传性多囊肾观察到的增大的肾不同。尽管肾活检不是诊断所必需的，但可以观察到前面所描述的特征性表现。

肾消耗病无特殊的治疗方法，患者最终进展为终末期肾病。如果有可能，可以进行肾移植。

髓质囊性肾病

髓质囊性肾病是一种罕见的常染色体显性遗传性疾病，分为两种类型。Ⅰ型髓质囊性肾病是由染色体 1q21 的一个位点突变引起的，其主要的临床症状是肾功能不全伴有轻微尿沉淀。一般在 30 岁或以后出现，并逐渐进展。与肾消耗病不同，多尿和多饮的症状并不明显。肾活检可以提示诊断，明确诊断需要基因检测。治疗措施是支持性的，一旦发生终末期肾病，肾移植是合适的选择。

Ⅱ型髓质囊性肾病（也称家族性青少年高尿酸血症性肾病）是 *UMOD* 基因突变引起的，其位于染色体 16p12。*UMOD* 基因编码尿调节素，也称作 Tamm-Horsfall 黏蛋白，位于髓襻升支。其突变干扰了尿调节素从小管上皮细胞向管腔内的运送，尿调节素在小管上皮细胞内的异常聚集导致上皮细胞凋亡和小管萎缩。由于髓襻升支功能不全，导致近端肾小管重吸收功能增强以弥补盐的丢失。患者通常在 20 岁以后进展为肾功能不全。在肾功能不全发生之前会出现高尿酸血症，导致痛风反复发作。结合肾功能不全、痛风和家族史高度怀疑Ⅱ型髓质囊性肾病，但明确诊断还需要基因检测。尽管多数治疗是支持性的，但别嘌呤醇有助于减少患者的痛风发生，而且一些研究表明其还可以减缓终末期肾病的进展速度。

肾异常

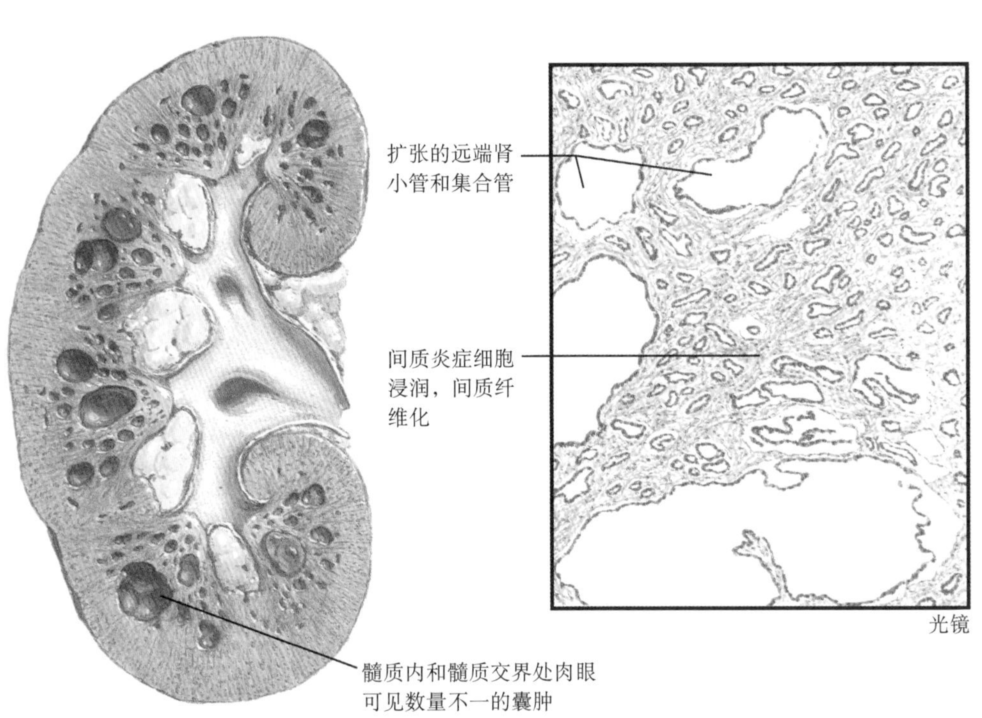

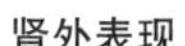

肾外表现

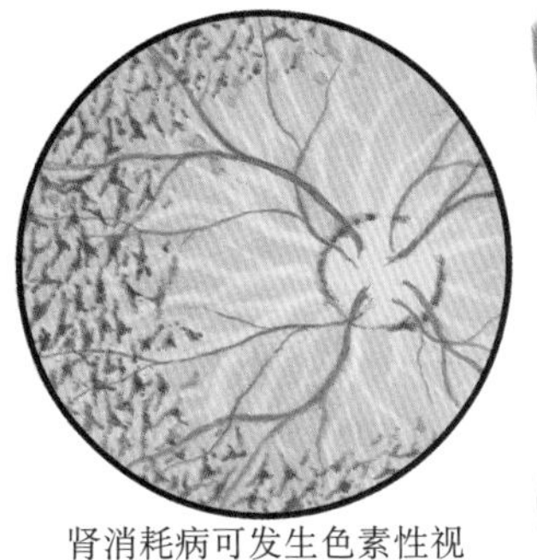

肾消耗病可发生色素性视网膜炎，其被视为Senior-Loken 综合征的并发症

在Ⅱ型髓质囊性肾病中，痛风常见

影像学表现

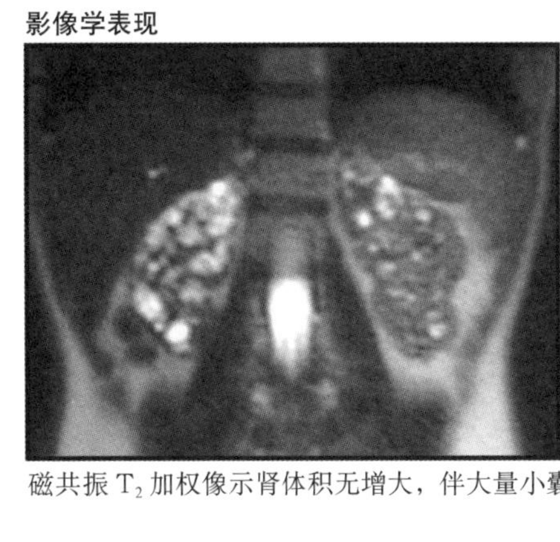

磁共振 T_2 加权像示肾体积无增大，伴大量小囊肿

十三、下腔静脉后输尿管

正常的右输尿管走行于下腔静脉(inferior vena cava，IVC)外侧。而在先天性异常下腔静脉后输尿管(也称环绕下腔静脉输尿管)中，右侧输尿管于下腔静脉背侧走行至下腔静脉和主动脉之间，之后跨过髂血管最终进入膀胱。这种情况下，下腔静脉压迫位于其背侧的右输尿管，造成右输尿管梗阻，导致近端尿液收集系统扩张。有些下腔静脉后输尿管的患者在幼年即出现症状，更常见的是到成年之后才出现症状。下腔静脉后输尿管发病率为 1∶1500 ～ 1∶1000，女性较男性更容易发病。

胚胎学

下腔静脉后输尿管是由于下腔静脉异常发育造成的。在胚胎发育第 4 周，胚胎的血液回流主要通过主静脉完成。主静脉有两个主要的分支，分别是回流胚胎上部的前主静脉，以及回流胚胎下部的后主静脉。这两条分支汇合为总主静脉，并且最终回流至静脉窦。卵黄囊的血液通过门脉系统前身的卵黄静脉回流至静脉窦。而脐静脉负责将氧合血从胎盘运送至胚胎。

在胚胎发育第 5 周，下主静脉发育至与后主静脉平行的位置。这两条血管均位于正在发育的输尿管前方，但是肾位置上升后，下主静脉位于输尿管的内侧，后主静脉位于输尿管的外侧。同样是在胚胎发育第 5 周，囊主静脉出现在后主静脉的尾部，并且位于发育中输尿管的后方。

在胚胎发育第 6 周，上主静脉出现在与后主静脉平行的位置，并且很大程度上替代了其回流后部体壁的功能。上主静脉位于后主静脉内侧，发育中输尿管的背外侧。随着上主静脉的发育，后主静脉逐渐退化。这时，相对应的左右两侧血管之间形成了多个吻合支。

在胚胎发育的第 6 ～ 8 周，在上述胚胎血管的融合与退化过程中，下腔静脉逐步形成。由囊主静脉发育出髂主静脉及下腔静脉远端的血管。由右侧下主静脉发育出下腔静脉的肾部分，以及肾静脉和睾丸（卵巢）静脉。由右侧卵黄静脉发育出下腔静脉的肝部分。由上主静脉发育出脐静脉及半脐静脉（一些资料表明，右侧卵黄静脉也发育出下腔静脉在肾下方的部分）。

整个过程完成之后，整个下腔静脉在正常情况下都位于输尿管的内侧。但是如果右侧后主静脉并未退化而参与了下腔静脉肾部分的形成，那么输尿管就会位于下腔静脉的内侧和背侧，形成下腔静脉后输尿管。

下腔静脉输尿管的影像学表现及腹腔镜治疗

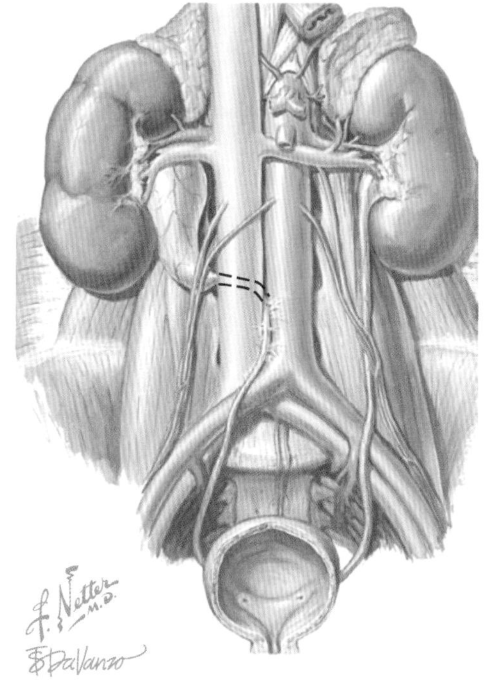

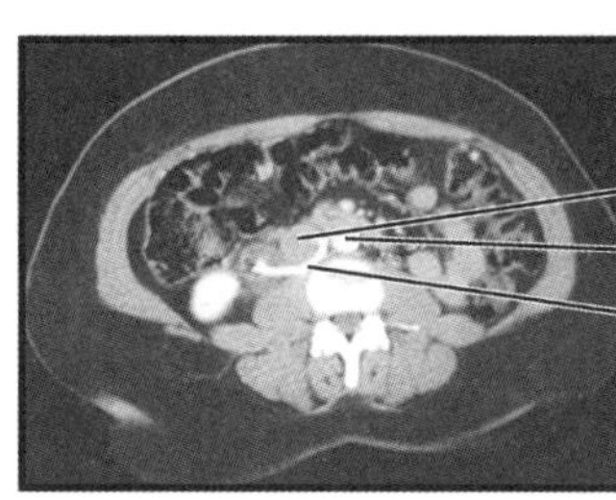

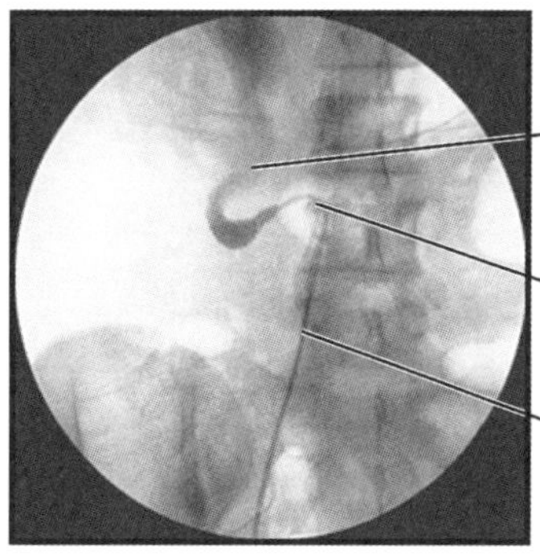

下腔静脉输尿管的腹腔镜治疗（输尿管吻合术）

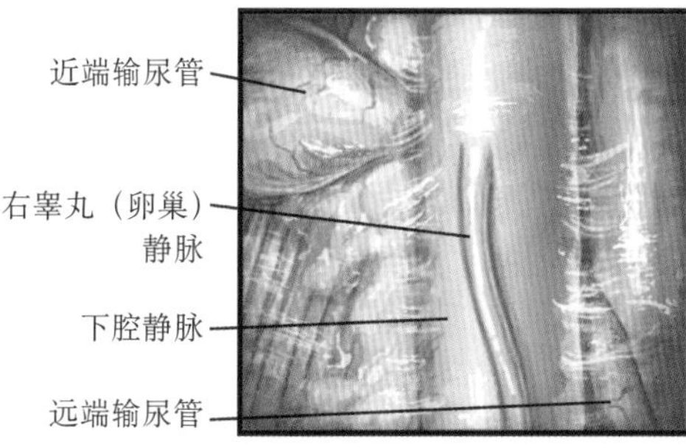

1. 将下腔静脉后的输尿管充分剥离

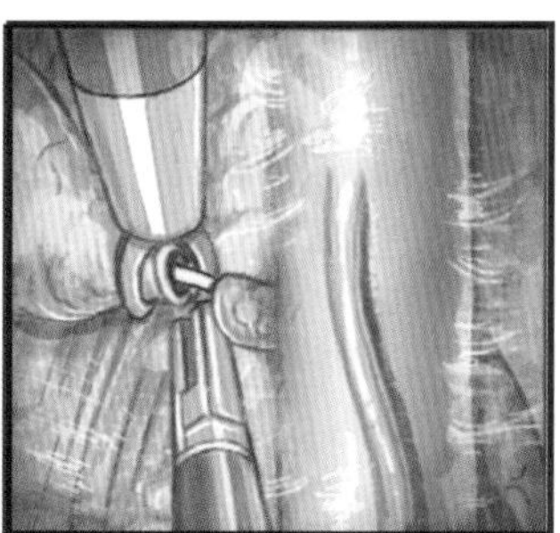

2. 切开近端输尿管，可见手术前以通过内镜放置的黄色支架

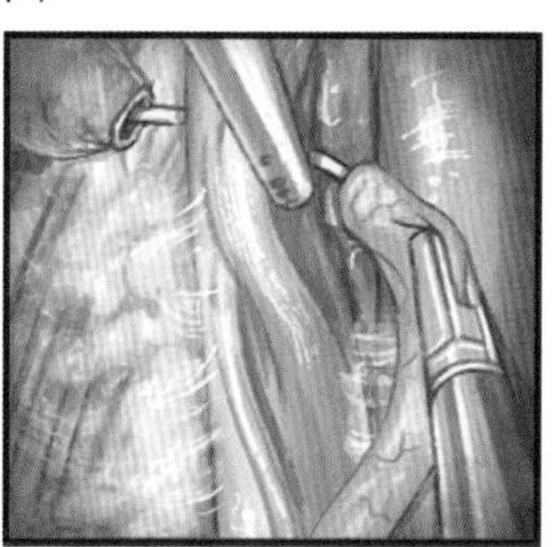

3. 将远端输尿管从下腔静脉后方拉出

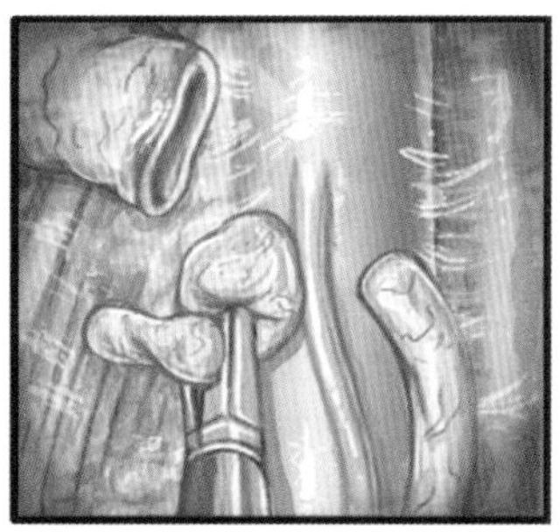

4. 切除部分的近端输尿管至肾盏水平的位置所形成的宽大的管腔将利于后续的吻合

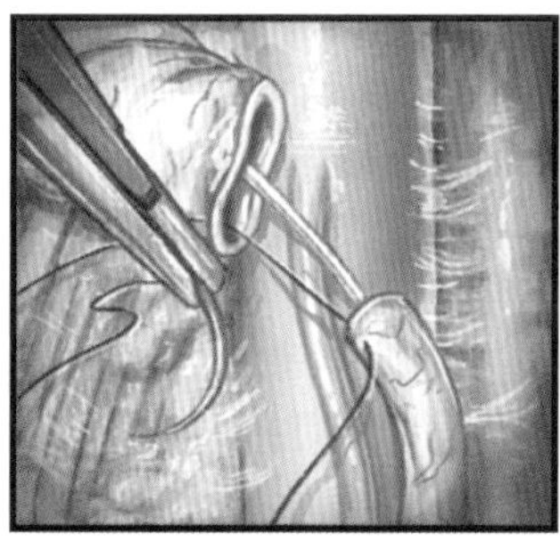

5. 通过内镜从输尿管远端置入一个新的尿路支架（白色），之后开始两断端的端端吻合

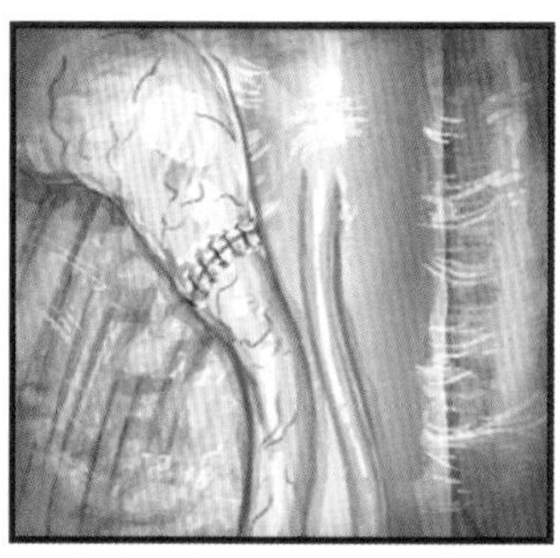

6. 这种吻合可防止尿液外漏，之后输尿管得以在下腔静脉旁重建

十三、下腔静脉后输尿管（续）

临床表现与诊断

下腔静脉后输尿管的患者主要表现为输尿管梗阻的症状，包括腹部或者右腰部的疼痛、间断恶心、由尿液淤滞造成反复发生的尿路感染，以及轻微的创伤即可引起血尿。很多患者在幼年时期常常没有症状，或者症状不明显，直到成年之后才出现症状。患者间断发生肾绞痛，常常会影响医师做出正确的诊断。间断恶心的症状更容易让人考虑到胃肠道疾病可能，从而延误对下腔静脉后输尿管的诊断。这时应更加注重细节，例如，饮用咖啡因及乙醇性饮料之后迅速的利尿过程可能会加重下腔静脉后输尿管患者的疼痛。当患者出现持续的右侧腰痛、肾结石、反复发作的泌尿系感染、肾盂肾炎，以及肾衰竭时，常常需要外科的干预。

对于高度怀疑下腔静脉后输尿管的患者，需行影像学检查以确诊。以往排泄性尿路造影是标准的检测手段。通过此项检查可以发现不同程度的右肾积水，近端输尿管向中线偏移，在近端输尿管靠近下腔静脉处出现鱼钩状或者镰刀状的影像，以及下腔静脉内侧的远端输尿管不完全显影。而目前，增强 CT 是最佳的检查手段。在上尿路显影期，输尿管全程的管腔均可以从横断面影像的三维重建中显示。逆行性肾盂造影也可以用来观察下腔静脉后输尿管，但是这种有创性的检测方法所提供的影像不如增强 CT。

治疗

如果需要手术干预，可以通过开放或者腹腔镜下的输尿管 - 输尿管吻合术进行输尿管重建。无论选择哪种术式，手术的基本步骤相同。近端输尿管在接近下腔静脉的位置切断，将切口远端的输尿管从下腔静脉背侧移出（有些外科医师将输尿管从下腔静脉两侧切断，使下腔静脉背侧的输尿管被完全旷置）。输尿管断端吻合后，走行于下腔静脉外侧。在术中，如果近端输尿管有足够的长度，可以很容易进行无张力的端 - 端吻合，重建输尿管。术中放置输尿管支架管并保留数周，从而确保吻合口顺利愈合。

下腔静脉的正常发育

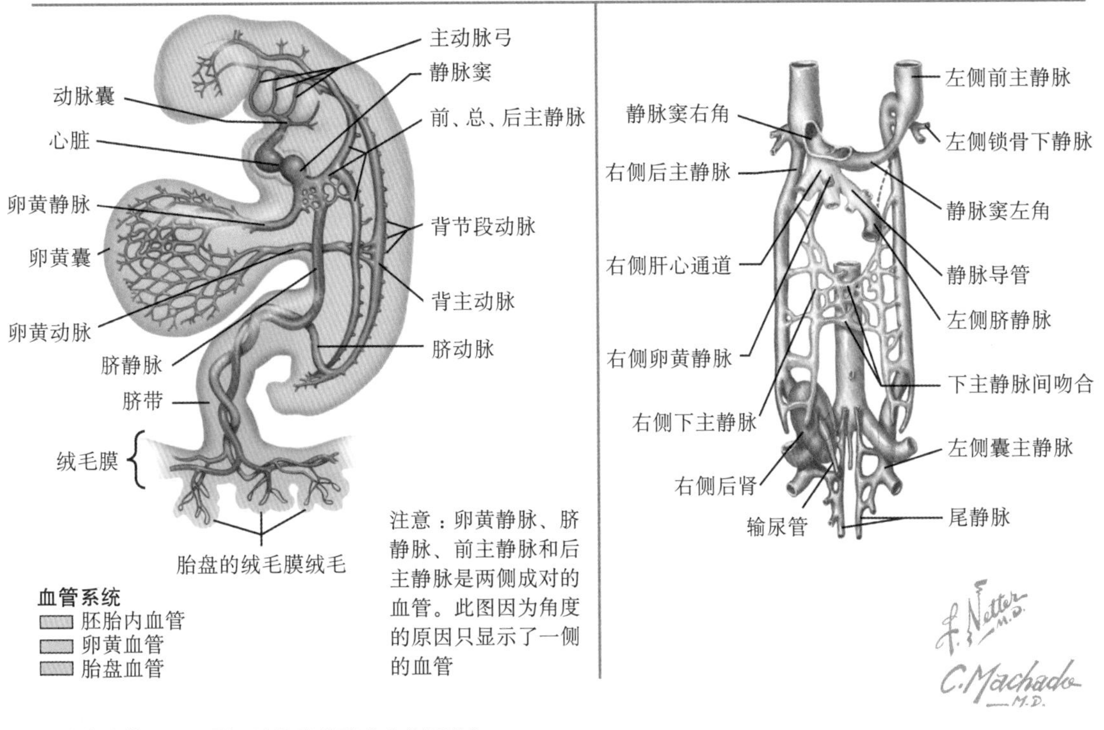
妊娠期第 4 周血管系统（矢状位）
主动脉弓
静脉窦
动脉囊
前、总、后主静脉
心脏
卵黄静脉
背节段动脉
卵黄囊
背主动脉
卵黄动脉
脐动脉
脐静脉
脐带
绒毛膜
胎盘的绒毛膜绒毛
注意：卵黄静脉、脐静脉、前主静脉和后主静脉是两侧成对的血管。此图因为角度的原因只显示了一侧的血管
血管系统
胚胎内血管
卵黄血管
胎盘血管
妊娠第 5 周静脉系统（前面观）
左侧前主静脉
静脉窦右角
左侧锁骨下静脉
右侧后主静脉
静脉窦左角
右侧肝心通道
静脉导管
左侧脐静脉
右侧卵黄静脉
下主静脉间吻合
右侧下主静脉
左侧囊主静脉
右侧后肾
尾静脉
输尿管

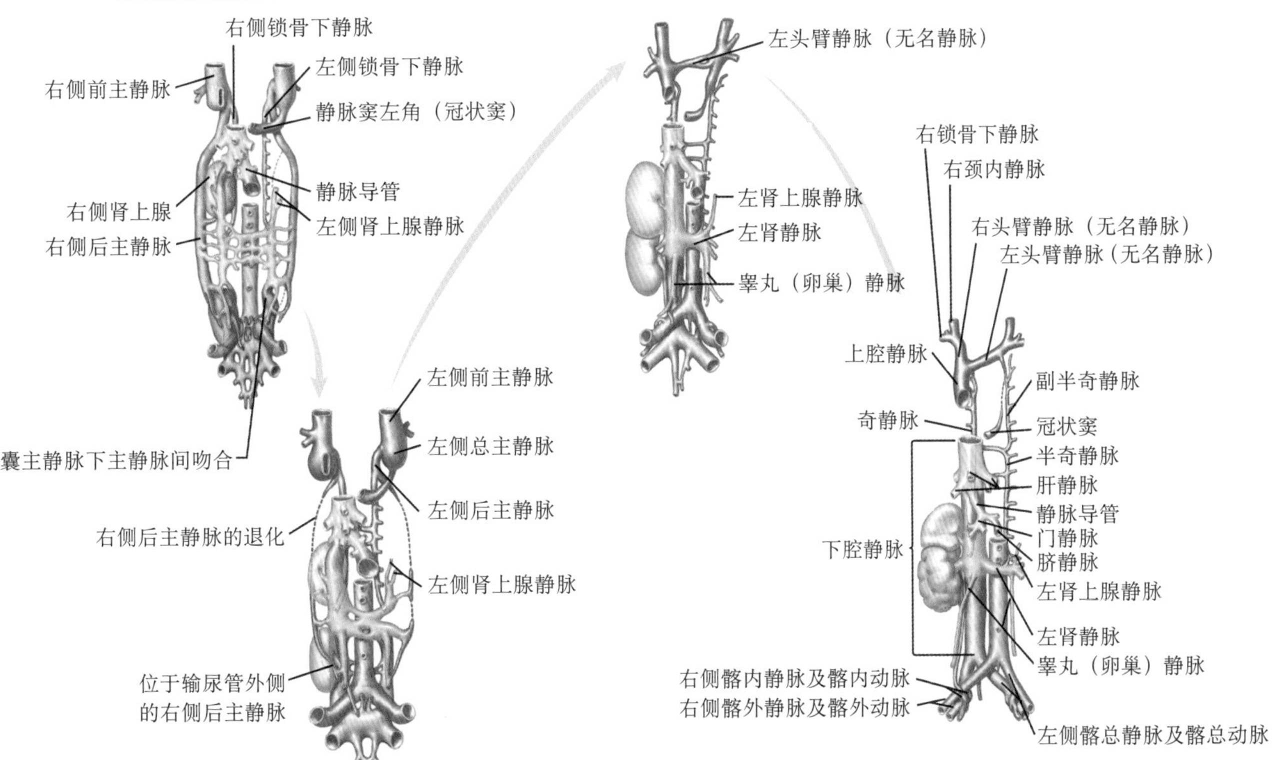
胚胎发育第 6 ~ 8 周下腔静脉的形成（前面观）
右侧锁骨下静脉
左侧锁骨下静脉
右侧前主静脉
静脉窦左角（冠状窦）
静脉导管
右侧肾上腺
左侧肾上腺静脉
右侧后主静脉
囊主静脉下主静脉间吻合
左侧前主静脉
左侧总主静脉
左侧后主静脉
右侧后主静脉的退化
左侧肾上腺静脉
位于输尿管外侧
的右侧后主静脉
左头臂静脉（无名静脉）
左肾上腺静脉
左肾静脉
睾丸（卵巢）静脉
右锁骨下静脉
右颈内静脉
右头臂静脉（无名静脉）
左头臂静脉（无名静脉）
上腔静脉
副半奇静脉
奇静脉
冠状窦
半奇静脉
肝静脉
静脉导管
门静脉
下腔静脉
脐静脉
左肾上腺静脉
左肾静脉
睾丸（卵巢）静脉
右侧髂内静脉及髂内动脉
右侧髂外静脉及髂外动脉
左侧髂总静脉及髂总动脉

十四、膀胱输尿管反流

膀胱输尿管反流（vesicoureteral reflux，VUR）是指尿液从膀胱逆行进入输尿管，严重时可进入肾盂肾盏系统。由于膀胱输尿管反流可使细菌逆流至肾，导致肾盂肾炎的反复发作，肾瘢痕的形成，并最终导致肾功能不全。

膀胱输尿管反流一般在幼年时期发病。整体发病率难以估计，因为反流往往难以被发现并且经常随着年龄的增长而逐渐缓解。据报道，存在尿路感染的婴儿中有 70% 存在膀胱输尿管反流。虽然在婴儿时期膀胱输尿管反流多见于男婴，但是在 1 岁以上的儿童，膀胱输尿管反流则多见于女童。

发病机制

正常的尿液抗反流能力依赖于输尿管口处膀胱黏膜和逼尿肌形成的阀门机制。当膀胱收缩时，压迫输尿管壁内段防止尿液逆流。输尿管膀胱连接处（ureterovesical junction，UVJ）异常可以导致原发性反流。在正常的输尿管膀胱连接处，输尿管壁内段的长度至少为输尿管直径的 5 倍。相比之下，在导致原发性反流的异常输尿管膀胱连接处，壁间段往往长度较短。另一种不常见的情况是输尿管管径太宽。其结果是，阀门机制不足以在膀胱收缩期间防止尿液反流。原发性膀胱输尿管反流的遗传因素已经明确，其中的一个证据是同卵双胞胎同时出现膀胱输尿管反流的概率很高，但是造成原发性膀胱输尿管反流的相关基因尚未阐明。

继发性膀胱输尿管反流是在膀胱充盈压超过输尿管膀胱连接处压力时出现。在男婴，先天性后尿道瓣膜可造成膀胱出口梗阻（见专题 2–34），这是造成继发性膀胱输尿管反流的常见原因。其他的原因还包括神经源性膀胱、功能性排尿障碍及输尿管脱垂（见专题 2–26）。

虽然膀胱输尿管反流不会导致下尿路感染，但反流能促使下尿路感染的致病菌从膀胱入侵肾。随着时间的推移，由此诱发的肾盂肾炎反复发作可导致肾瘢痕形成和功能障碍。如果患者在 1 岁时即发生感染，那么上述表现尤其明显。与此相反，无菌尿的反流在任何年龄都不会导致肾瘢痕形成。

值得注意的是，即使不存在感染，膀胱输尿管反流仍然与不同程度的肾发育不良有关。事实上，无论是膀胱输尿管反流，还是肾发育不良，都可能由于位于中肾管尾侧的输尿管芽位置异常所致，这种位置异常会导致：①输尿管芽和后肾间充质之间不良的相互作用；②较短的输尿管壁内段。

临床表现与诊断

产前超声检查显示肾积水时，或者患儿出现泌尿系统感染时，应考虑可能存在膀胱输尿管反流。对于婴幼儿，如果产后的再次超声检查显示持续的肾积水，应行进一步检查以明确诊断。对于儿童，如果男童或小于 5 岁的女童存在尿路感染，或者任何年龄的女童存在伴有发热的泌尿系统感染，均应行进一步检查以明确有无反流。

排尿期膀胱尿道造影（voiding cystourethrogram，VCUG）是诊断该病的金标准。在此项检查中，对膀胱充盈造影剂的患者排尿时进行放射检查。如果观察到造影剂进入了任何一侧的输尿管，即可诊断膀胱输尿管反流。对于反流的严重性，可根据国际反流分级系统（international reflux grading system）将病变分为 5 级。

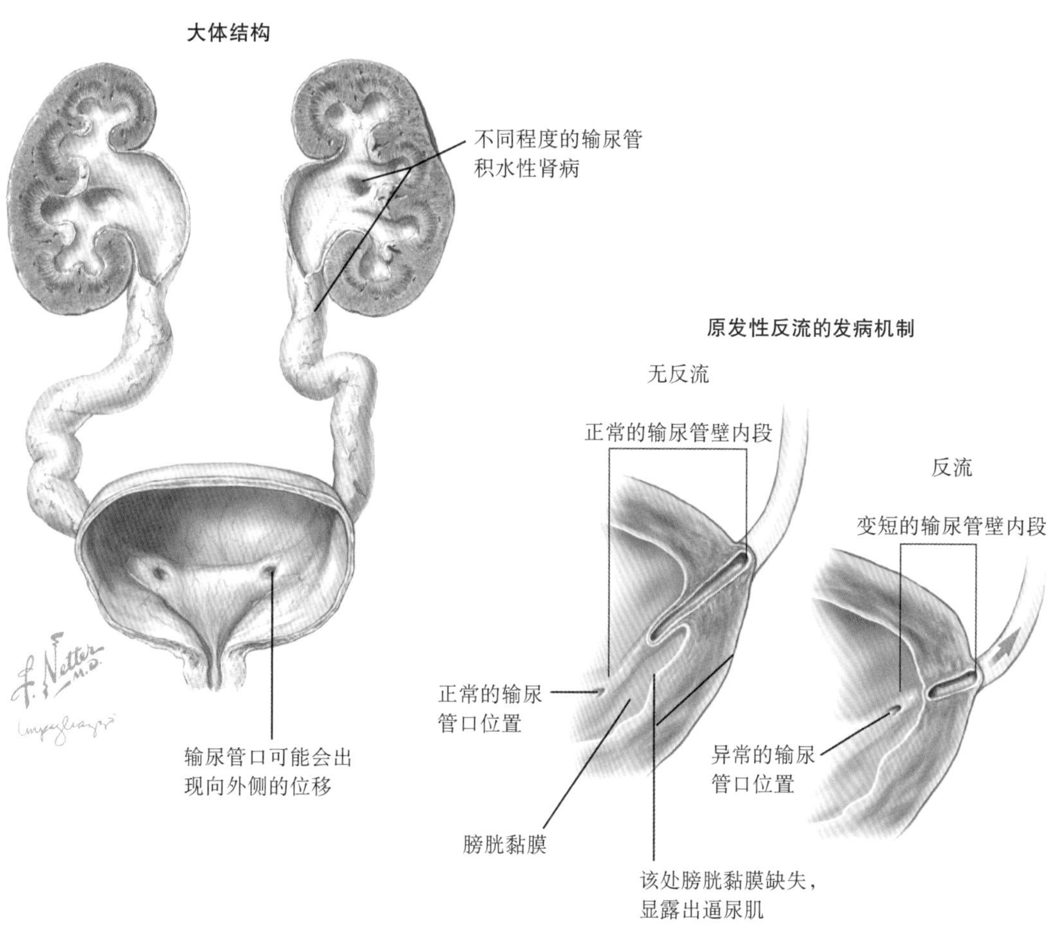

膀胱输尿管反流产生的机制及分级
大体结构
不同程度的输尿管
积水性肾病
输尿管口可能会出
现向外侧的位移
原发性反流的发病机制
无反流
正常的输尿管壁内段
反流
变短的输尿管壁内段
正常的输尿
管口位置
异常的输尿
管口位置
膀胱黏膜
该处膀胱黏膜缺失，
显露出逼尿肌

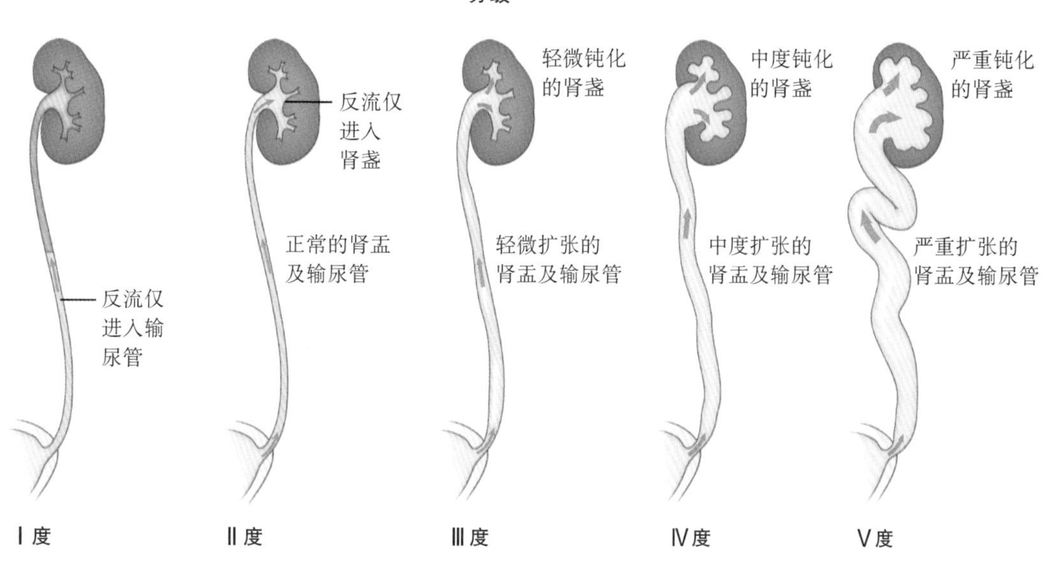

分级
反流仅
进入输
尿管
反流仅
进入
肾盏
正常的肾盂
及输尿管
轻微钝化
的肾盏
轻微扩张的
肾盂及输尿管
中度钝化
的肾盏
中度扩张的
肾盂及输尿管
严重钝化
的肾盏
严重扩张的
肾盂及输尿管
Ⅰ度
Ⅱ度
Ⅲ度
Ⅳ度
Ⅴ度

十四、膀胱输尿管反流（续）

治疗

对于那些存在双侧高级别膀胱输尿管反流的患者，尤其是存在肾瘢痕的患者，应定期接受评估，监测身高、体重、血压、血清肌酐浓度的变化。同时纠正膀胱和肠道可能存在的任何异常，这可以降低发生泌尿系感染的可能，并且增加反流自行缓解的可能性。应定期进行尿液检测，如果提示存在菌尿或脓尿，应随后行尿培养检查。最后，可行超声或肾 CT 扫描，以评估有无肾瘢痕的存在及其严重程度。

针对膀胱输尿管反流的分级制订治疗方案，并确定哪一侧受累。对于轻症患者可以先观察病情变化，或者预防性应用抗生素。其他的治疗手段包括内镜下行输尿管口扩张，以及进行输尿管移植（见专题 10–35）。这些治疗手段的相关风险及优势目前尚不明确，因此尚无统一的治疗方案。

大部分存在原发性低级别（Ⅰ～Ⅲ级）反流的患儿可自发缓解，其原因可能是因为膀胱的增大导致了输尿管壁间段的延长。因此，最重要的是密切监测这部分患儿，持续预防性应用抗生素，直到反流缓解。常用抗生素包括低剂量复方磺胺甲噁唑或呋喃妥因。如果患儿在 6 岁时仍然存在持续性的反流，并且存在双侧受累或肾瘢痕，应考虑手术干预。首选的治疗方法是在内镜下于存在反流的输尿管口附近注射膨胀剂，这是一种创伤很小的手术，具有很高的成功率。

对于高级别原发性反流（Ⅳ级或Ⅴ级）的患儿，一般不会自发缓解，应行手术治疗以降低肾瘢痕产生的可能。内镜下治疗不适用于高级别原发性反流的患儿，通常需通过开放手术或者腔镜手术重建输尿管膀胱连接部。三角交叉输尿管移植（见专题 10–35）是常用的一种术式。在纠正反流前，应持续预防性应用抗生素，以保持尿液的无菌状态。

排尿膀胱尿道造影所展示的膀胱输尿管反流

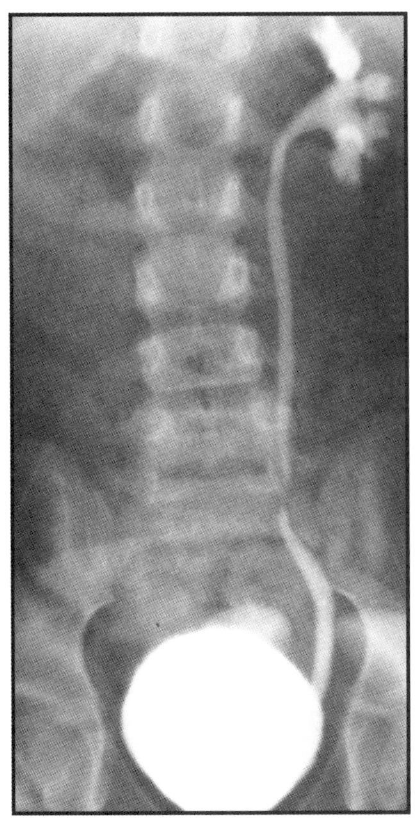
左侧的Ⅲ度反流，右侧无反流

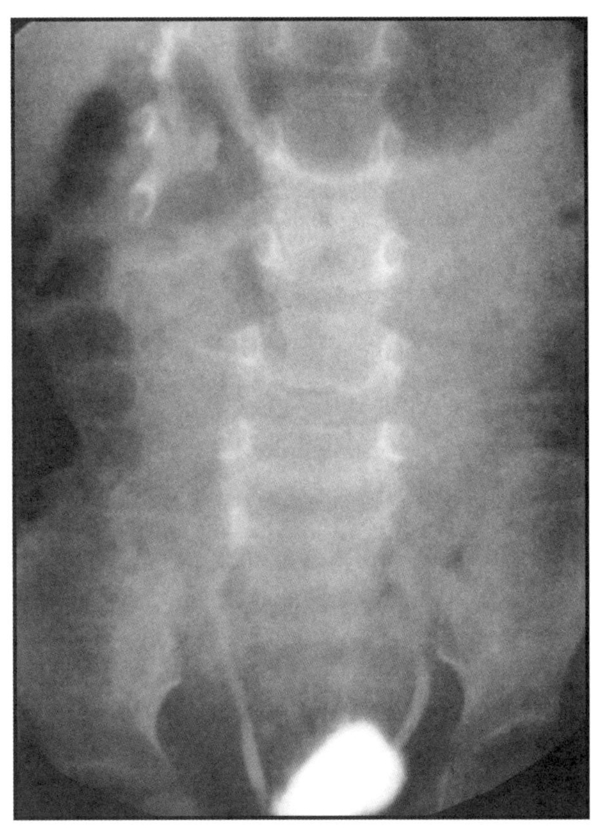
左侧的Ⅰ度反流，右侧Ⅱ度反流

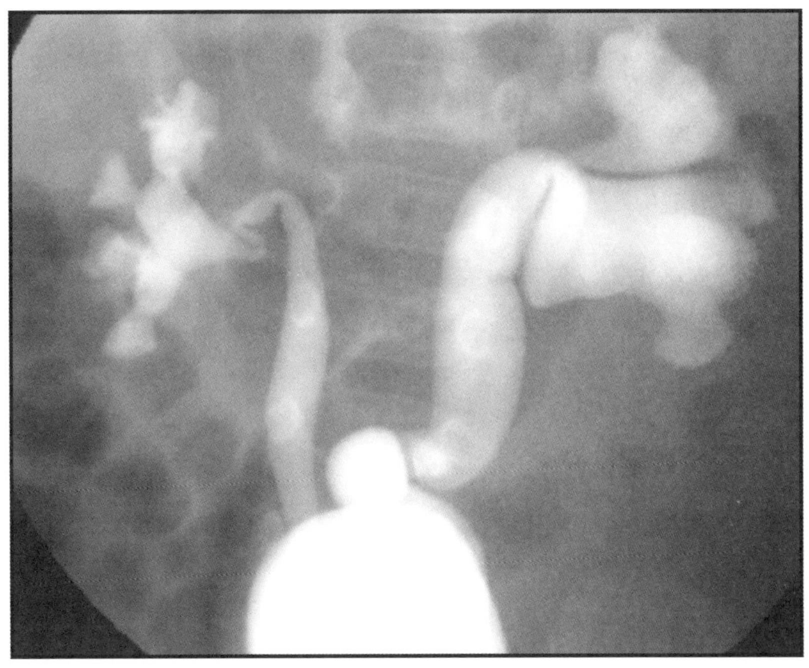
左侧的Ⅴ度反流，右侧Ⅳ度反流

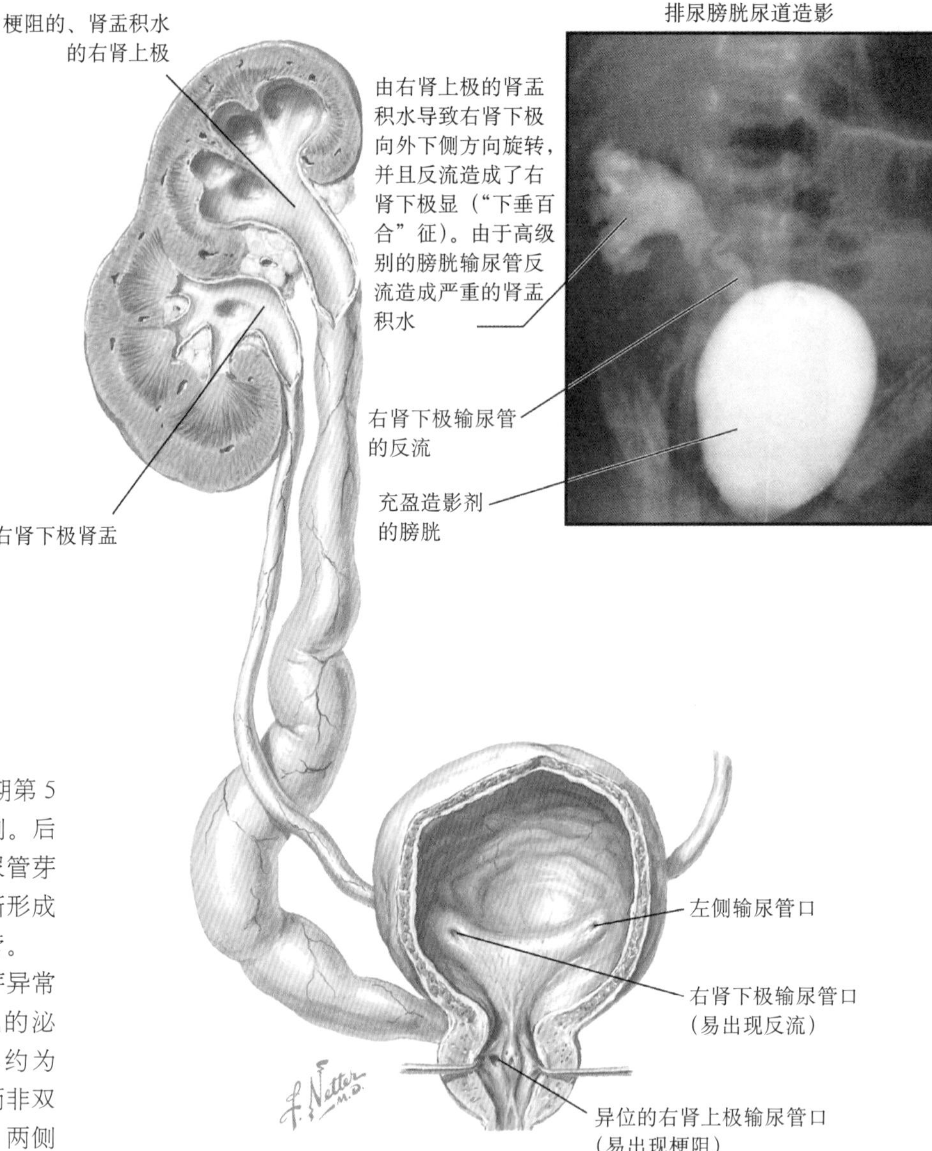

十五、输尿管重复畸形

如专题 2-1 中所示，妊娠期第 5 周，输尿管芽出现在中肾管尾侧。后肾间充质是肾的前身，随着输尿管芽向后间充质组织中生长，将逐渐形成输尿管、肾盂肾盏系统、集合管。

输尿管重复畸形是输尿管芽异常发育造成的。它是一种最常见的泌尿道先天性畸形，人群发病率约为 1∶125。重复畸形往往是单侧而非双侧，常为不完全性而非完全性。两侧发病率相似。

完全性输尿管重复畸形

完全性输尿管重复畸形时，一个肾出现两个完全分开的肾盂分别通过各自的输尿管到达膀胱。其发生是由于在胚胎时期，中肾管异常发育出两个输尿管芽，并且分别诱导了邻近的后肾间充质。位置靠近头侧的输尿管芽发育为肾上极的集合系统，位置靠近尾侧的输卵管芽发育为肾下极的集合系统。由于在发育过程中，中肾管外翻连至膀胱，发自肾上极的输尿管口位于肾下极输尿管口的下方，并且更靠近内侧。在很多情况下，发自肾上极的输尿管拥有异位的开口，这恰恰反映出其发育起自位置靠头侧的输尿管芽。在完全性输尿管重复畸形时，这种类型的输尿管交叉是固定出现的，称为 Weigert–Meyer 法则。

起自肾上极的收集系统负责收集上 1/3 肾实质产生的尿液。上极输尿管通常有很长一段在膀胱壁内走行，往往存在一个异位开口，并且有输尿管脱垂的倾向。由于以上这些因素，发自肾上极的输尿管容易造成梗阻，从而造成上半肾积水。

与此同时，起自肾下极的输尿管在膀胱内的走行往往过短，因此容易造成膀胱输尿管反流（VUR，见专题 2–21），在一些反流严重的情况下也可以导致下半肾积水。

完全性输尿管重复畸形可通过多种影像学检查明确诊断，包括静脉肾盂造影、超声、CT、肾扫描。典型的影像称为"下垂百合"征。这种影像包括向外下侧方向旋转的下半肾输尿管，以及梗阻、积水且无功能的（不显影）上半肾输尿管。如果下半肾输尿管出现严重的反流，在排尿期膀胱尿道造影（VCUG）中也可以出现"下垂百合"征。

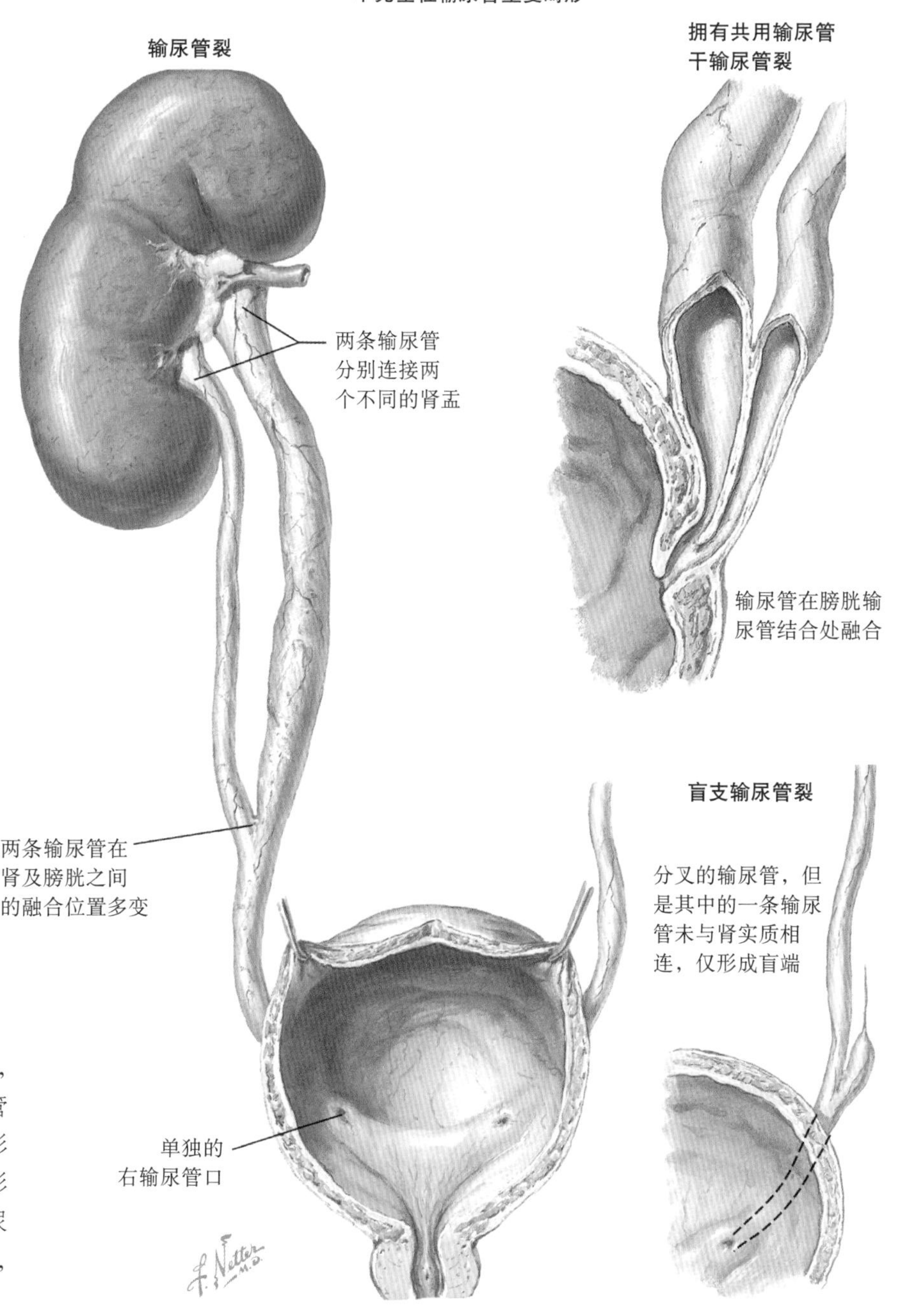

十五、输尿管重复畸形（续）

不完全性输尿管重复畸形

基于不同类型的胚胎异常发育，存在几种不同类型的不完全性输尿管重复畸形。与完全性输尿管重复畸形不同的是，不完全性输尿管重复畸形基本不会造成输尿管梗阻、膀胱输尿管反流，或者其他的不良后果。因此，该病往往没有症状，仅于偶然发现。

1. **输尿管裂**　又称为Y形输尿管，从中肾管发育出的输尿管芽在进入并且诱导后肾间充质分化之前产生分裂，由此造成了肾上极和下极由不同的肾盂收集尿液，而两个输尿管在到达膀胱前已融合。

起自肾上、下极的两个输尿管可以在距膀胱任意位置发生融合。有些情况下，两个输尿管在到达膀胱输尿管连接部时才融合，从而形成一个短的共用输尿管干。

2. **盲支输尿管裂**　是一种比较少见的不完全性重复输尿管畸形，也是由于输尿管芽异常分裂所致，但不同的是，其中分裂产生的一个输卵管芽未能诱导后肾间充质。由此造成其中的一支输尿管没有连接肾实质，而发育成盲端。盲支输尿管裂在女性的发病率是男性的3倍，并且常发生在右侧，发生原因不明。

由于输尿管盲端没有连接肾实质，因此静脉肾盂造影及增强CT均不能使其显影。必要时行逆行性尿路造影以明确诊断。

3. **倒Y形输尿管**　是一种最为少见的不完全性重复输尿管畸形。导致这种畸形发生的原因是一侧的中肾管发出了2个输尿管芽，并且在进入后肾间充质前融合。结果造成肾发出的输尿管在到达膀胱前分裂，并且分别形成输尿管口。其中1个输尿管分支往往成为异位的输尿管口，有时也会形成输尿管囊肿。

十六、输尿管口异位

如果输尿管开口于膀胱三角区正常输尿管口位置的尾侧，则称之为输尿管口异位。如果开口位于正常输尿管口位置的头侧也是不正常的，而且常导致输尿管反流（见专题 2-21），但是一般不称之为“开口异位”。

在男性，输尿管口异位最常见的位置是前列腺尿道部和精囊，而在女性，最常见的位置是尿道和阴道。输尿管口异位的发病率不详，估计为 1：1900。由于尚未探明的因素，输尿管口异位在女性中的发病率是男性的 2 倍。

发病机制

就像在图中所描述，在妊娠期第 5 周两侧中肾管尾端出现输尿管芽。之后，输尿管芽诱导邻近的后肾间充质组织发育为肾，输尿管芽自身发育成输尿管、肾盂肾盏、集合管。

妊娠期第 6 周，中肾管经历了外翻过程，其尾端外翻形成原始的膀胱，并且将输尿管牵引至膀胱。当输尿管进入膀胱后，便与中肾管分离而连接至膀胱后壁。当这一过程结束时，输尿管口通常位于膀胱三角区后外侧角。

如果输尿管芽在中肾管上的发育位置较正常靠近头侧，那么在中肾管外翻过程中输尿管就会被牵引至偏离正常的位置。因此，输尿管的开口就会出现在其正常位置的内下方，如膀胱颈部及尿道。当输尿管芽更明显靠近头侧时，输尿管可能不会被牵引至膀胱，而是仍然连接在中肾管上。这种情况下，男性的输尿管可开口于中肾管衍生出的多种组织结构中，如精囊、输精管及附睾。女性的输尿管可开口于卵巢冠和卵巢旁体，之后，发育整合至邻近的结构中，如阴道、子宫及输卵管。

输尿管口异位通常被视为重复收集系统的一部分（见专题 2-23），在存在重复收集系统的情况下，输尿管拥有一个位置正常的开口，同时有一个异位的开口。这种观点是合乎逻辑的，例如，在完全性输尿管重复畸形发生时，一侧的中肾管发育出 2 个输尿管芽，其中的 1 个输尿管芽发育成拥有正常开口位置的输尿管。输尿管口异位常与肾发育不全及发育不良相关，这是因为位置异常的输尿管芽无法正常诱导后肾间充质的分化。

临床表现与诊断

输尿管口异位的患者可以有症状，也可为隐匿性的。在男性中，常见的输尿管口异位往往位于尿道外括约肌以上，并没有引起功能的异常。但是如果输尿管口异位位于前列腺部尿道，可导致尿频尿急症状。输尿管口异位所导致的尿液反流是很常见的，并且可引起上尿路感染。如果输尿管开口于附睾，则可造成附睾炎。在女性中，很多输尿管口异位往往位于尿道外括约肌以下，虽然这些患者也具有正常的排尿，但患者往往存在持续滴尿。另外，无论是男性还是女性，输尿管口异位都可以造成梗阻，引起肾绞痛，甚至形成肿物。

伴有或不伴有肾发育障碍的输尿管口异位可以通过超声检查获得初步诊断。如果存在梗阻，超声可提示输尿管肾积水。如果高度怀疑存在输尿管口异位，高清晰度的轴面影像及排尿期膀胱尿道造影（VCUG）将提供更多的信息。对于女性患者，仔细的膀胱镜检查、阴道镜检查及对尿道阴道隔的检查可能进一步提供直观的证据。对于男性患者，仔细的膀胱镜检查，甚至在麻醉下行膀胱镜检查有助于诊断。一旦输尿管口异位的诊断确立，需进一步检查肾 CT 以评估肾实质的功能。

治疗

由于输尿管口异位常常伴有肾的发育异常，相应的治疗包括肾输尿管切除术，以及对重复的集合系统采取肾部分切除。如果发生输尿管口异位的肾实质仍然是有功能的，或者当存在双侧输尿管口异位时，可采用输尿管肾盂造瘘术或输尿管移植术。

可能的异位输尿管开口

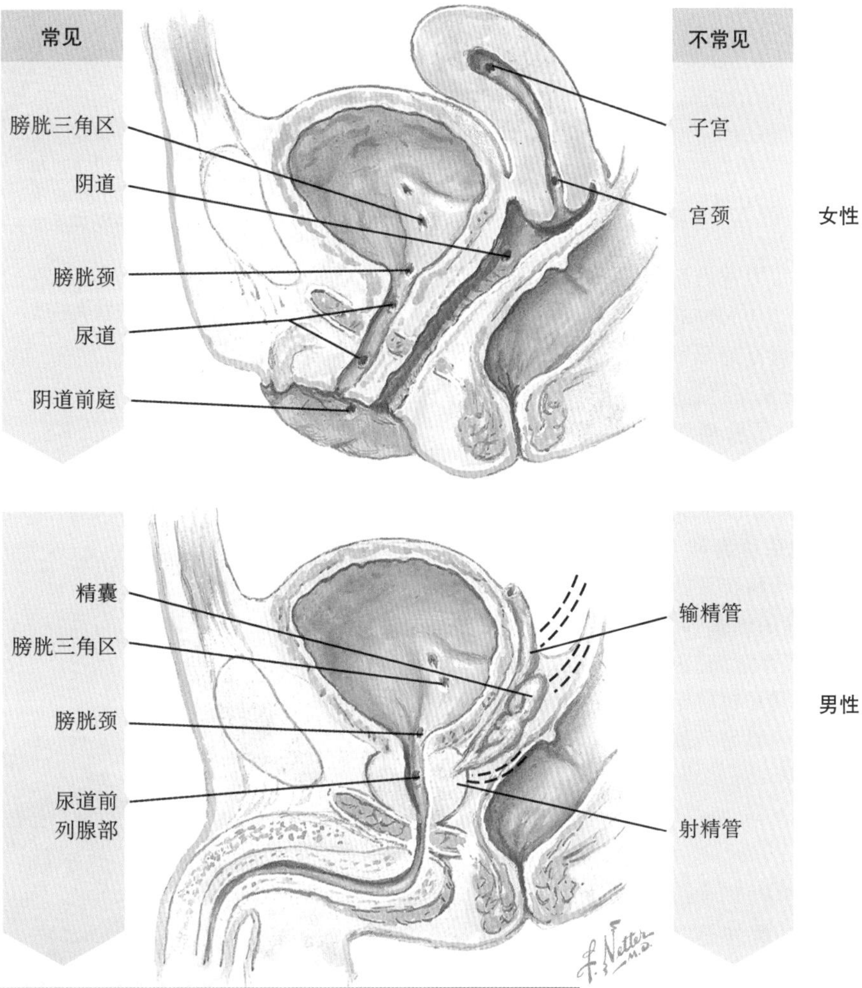

常见

膀胱三角区
阴道
膀胱颈
尿道
阴道前庭

不常见

子宫
宫颈

女性

精囊
膀胱三角区
膀胱颈
尿道前列腺部

输精管
射精管

男性

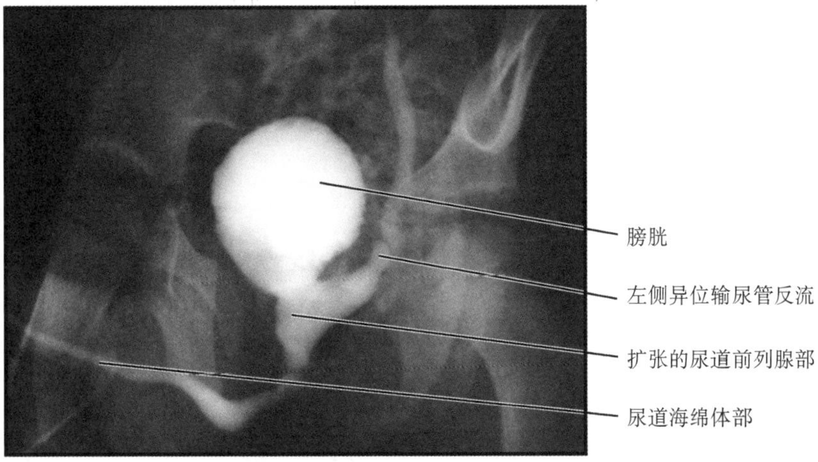

膀胱
左侧异位输尿管反流
扩张的尿道前列腺部
尿道海绵体部

排尿膀胱尿道造影

十七、输尿管囊肿

输尿管囊肿是输尿管下段进入膀胱处所产生的囊状扩张。约 80% 的输尿管囊肿是由于输尿管重复畸形所致，常发生于肾上极发出的输尿管（见专题 2-23）。约 10% 的输尿管囊肿为双侧。

如果输尿管囊肿的开口位于膀胱，称之为“膀胱内”输尿管囊肿；如果输尿管囊肿的开口位于膀胱颈或尿道，则称之为“异位”输尿管囊肿；如果输尿管囊肿开口狭小，称之为“狭窄型”输尿管囊肿；如果其开口位于膀胱颈以下，称之为“括约肌型”输尿管囊肿；如果输尿管囊肿开口同时拥有上述两种特征，则称之为“括约肌狭窄型”输尿管囊肿。

输尿管囊肿的总体发病率难以统计，因为大部分输尿管囊肿是隐匿性的。临床上估计的发病率为 1∶12000 ～ 1∶5000。但是，根据尸检所得出的发病率为 1∶500。由于尚未探明的原因，女性发病与男性发病的比例为 4∶1，而且大部分患者为白色人种。

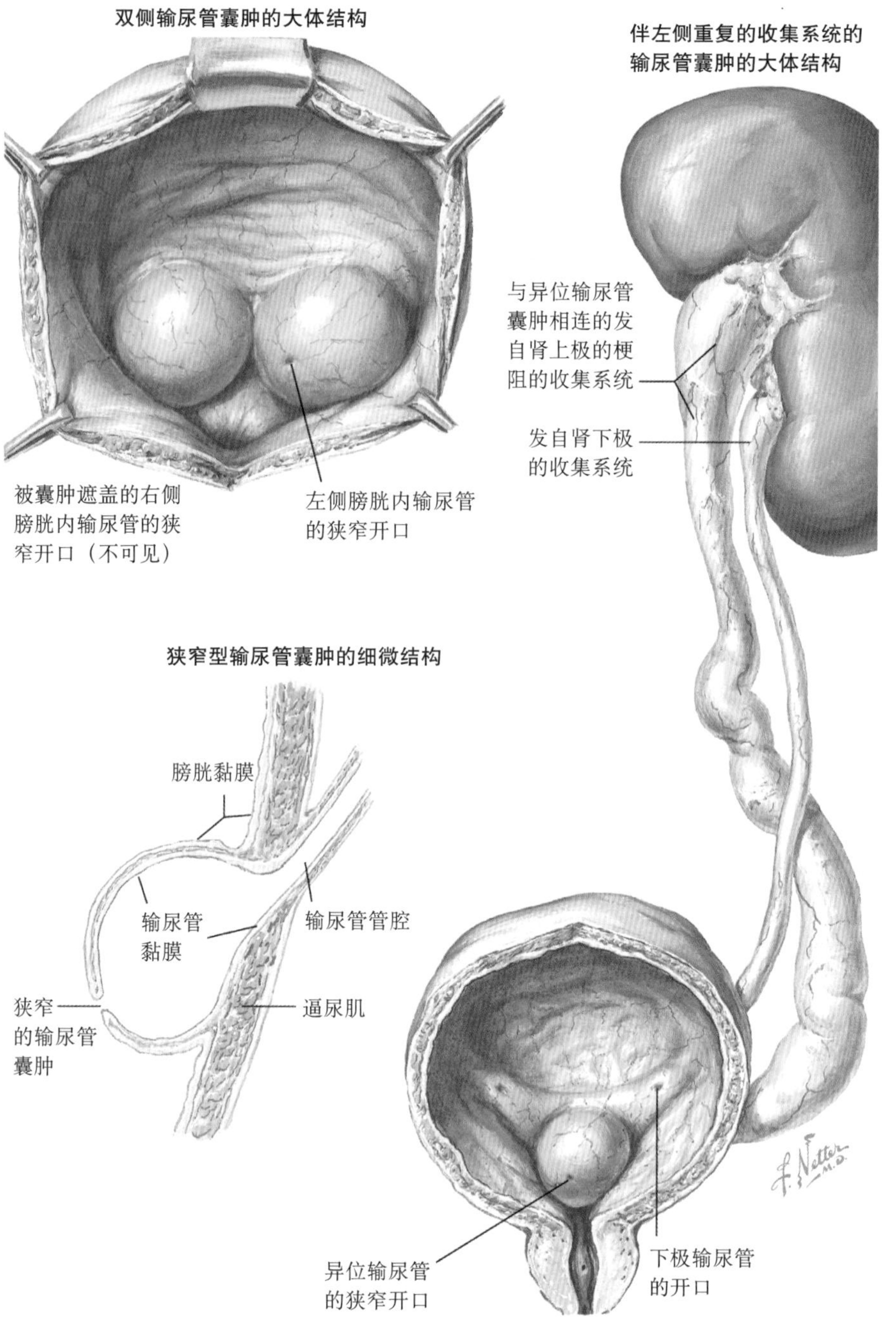

发病机制

输尿管囊肿的发生机制尚不清楚，已经提出多种理论试图解释其机制。其中一种理论认为，输尿管囊肿的发生是由于分隔膀胱与输尿管的过渡性结构 Chwalla 膜分裂不完全造成的。尽管这种理论可以解释输尿管囊肿伴开口狭窄，但却无法解释不伴开口狭窄的类型。另一种理论认为，输尿管囊肿是输尿管终末端平滑肌细胞过少而造成囊性扩张。

临床表现与诊断

输尿管囊肿往往没有临床症状，但是其常造成输尿管梗阻，尤其是存在重复输尿管畸形时。如果输尿管囊肿足够大，则可以阻塞膀胱颈部及对侧的输尿管口。

如果输尿管囊肿在产前超声时没有诊断，也可能在婴儿时期出现明显症状。最常见的临床表现是泌尿系统感染，这与梗阻引起的尿潴留有关。较少见的临床表现是生长发育停滞、肾绞痛及血尿。如果输尿管囊肿位于膀胱颈部，则可以引起尿排空障碍。如果梗阻造成严重的肾积水，腹部可触及肿块。

通过超声可以确诊输尿管囊肿，多数情况下，通过超声检查也可以观察到输尿管重复畸形。值得注意的是，在膀胱过分充盈时可掩盖囊肿，可能导致无法明确诊断。另外，应注意区分输尿管囊肿及输尿管异常开口，前者与膀胱之间是囊肿自身的薄壁，而

输尿管囊肿的影像学表现

超声

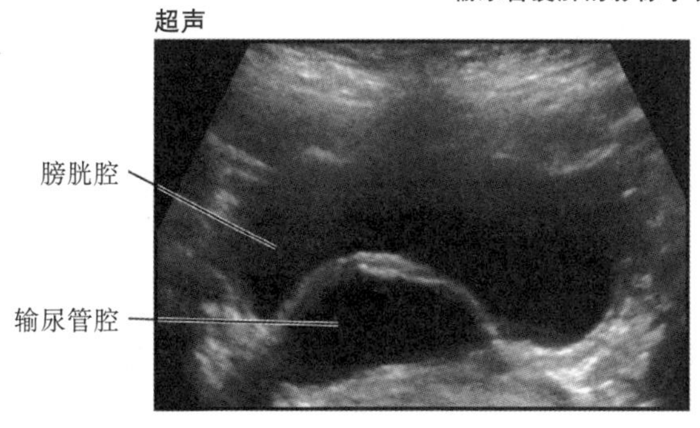

静脉肾盂造影

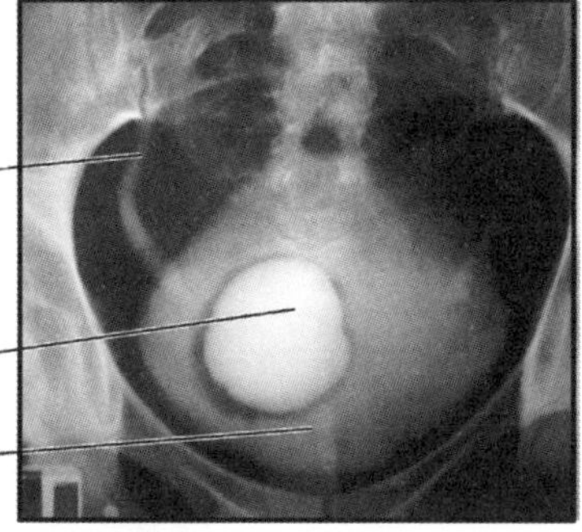

静脉肾盂造影

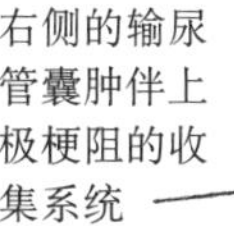

十七、输尿管囊肿（续）

后者与膀胱之间是较厚的膀胱壁。

排尿期膀胱尿道造影（VCUG）有助于确定输尿管囊肿的位置及大小，表现为一个膀胱三角区附近的、独立的、光滑的充盈缺损。在输尿管重复畸形中，发自肾下极的输尿管常出现尿液反流。发生这种反流的原因是下极输尿管的膀胱壁内段较短，另一个原因是三角区输尿管囊肿产生的“变形效应”。比较少见的是，输尿管囊肿本身也可以造成反流。与超声检查类似，造影时膀胱充盈也可掩盖囊肿，因此要注意观察排尿期膀胱尿道造影的早期影像。

静脉肾盂造影及强化 CT 均有助于确诊输尿管囊肿。当伴有输尿管重复畸形时，输尿管囊肿常伴有输尿管梗阻而导致同侧的肾功能异常，造影显示该侧肾不显影，同时出现膀胱内的充盈缺损。与之相反，如果不存在输尿管重复畸形，输尿管囊肿可不伴有梗阻，相对应的肾功能正常，可见造影剂充盈。这样，输尿管囊肿会在膀胱中形成一个环状影。

如果输尿管囊肿非常大，将很难区分其起源自哪一侧。在这种情况下，最好的办法是行膀胱镜直接观察，并可以置入输尿管导管行逆行肾盂输尿管造影，根据检查结果拟订治疗方案。

治疗

一旦输尿管囊肿的诊断建立，应预防性地应用抗生素以降低泌尿系统感染的可能。另外，应行放射性核素检查以评估肾实质的功能，尤其是对于伴有输尿管重复畸形的患者，因为这些检查结果有助于优化手术方案。

外科干预的目标是解除梗阻、感染及反流。方案包括经内镜囊肿切除、开放手术及腹腔镜下手术，如肾部分切除术、输尿管肾盂吻合术、输尿管输尿管吻合术及输尿管再植术。

对于输尿管囊肿，制订一个标准的治疗方案是不可能的。因为对于每一例患者都需要分别考虑很多因素，例如，患者的年龄、囊肿的位置和大小、泌尿系统感染的病史、是否存在反流、是否存在输尿管重复畸形，以及肾实质功能的情况。

十八、梅干腹综合征

梅干腹综合征（prune belly syndrome，PBS；又称为 Eagle-Barrett 综合征，或三联综合征），是一种少见的特发于男性的先天性疾病。它的主要特征包括腹壁肌肉组织缺失，双侧隐睾症，泌尿系统异常，如肾发育不良、肾积水、输尿管扩张及膀胱扩大。

约 10 万个新出生的男孩中有 3.5 例患儿出现梅干综合征。与总人群相比，黑色人种的发病率较高，而在西班牙裔中发病率较低。有报道，极个别的女性患儿可出现腹壁肌肉组织缺失合并泌尿系统异常，但是这些患儿的卵巢是正常的。

发病机制

梅干腹综合征的发病机制并不明确。其中的一个理论认为，膀胱流出道早期出现梗阻可造成膀胱、输尿管及肾盂扩张。这种扩张造成腹压增加，导致腹壁肌肉组织萎缩并抑制睾丸的正常下降。但这个假说颇受争议，一方面很多梅干腹综合征患儿不存在膀胱流出道梗阻，另一方面存在膀胱流出道梗阻的患儿（如后尿道瓣膜患儿）不存在梅干腹综合征。

泌尿道、生殖道及腹壁肌肉组织均发育自间介中胚层和侧板中胚层（见专题 2-1），另一个关于梅干腹综合征的假说认为，该病源于中胚层的原发性异常。但是导致中胚层异常的原因及性质尚不清楚。因为每 23 例梅干腹综合征患儿中就有 1 例是双胞胎，至少在某些情况下表明，妊娠早期中胚层在双胞胎之间的不均匀分布是该病的原因之一。

目前对梅干腹综合征的遗传学背景所知甚少。尽管大部分病例是散发的，但也有家族性发病的报道，并且提示其为性别相关的常染色体隐性遗传。大部分患儿的染色体组型是正常的，少数与 13、18、21 号染色体三体有关。

临床表现与诊断

梅干腹综合征多可通过产前超声做出诊断，最早在妊娠期第 11 周时即可明确。与诊断相关的检查结果包括肾积水、膀胱肿大及腹壁肌肉组织缺失。如果存在严重的肾发育不良及膀胱流出道梗阻，可能会出现羊水减少和肺发育不良。

如果梅干腹综合征患儿在产前没有被诊断出来，一般来说出生时症状就很明显了。最明显的特征是患儿下腹壁满布皱纹的干梅样皮肤，这反映出正常腹壁肌肉组织的缺失。患儿腹壁非常薄弱，甚至可以看到肠管的蠕动。随着患儿年龄的增长及直立时间的延长，腹壁的皱纹变得不那么明显，但是腹部仍然显得“大腹便便”。由于腹壁肌肉的缺失，由仰卧位坐起时非常困难。有报道显示，因为松弛的腹壁减少了腹压，腹部肌肉的缺失会削弱正常的咳嗽反射，甚至可引起肺炎，也可能导致便秘。

尽管所有的患儿都存在肾积水，但是肾发育不全的程度却各不相同，可因此作为判断预后的重要因素。那些合并严重肾发育不全的患儿可出现“波特后遗症”（见专题 2-8），即在患儿出生后短时间内出现严重的肺部疾病。那些合并中等程度肾发育不全的患儿常在儿童时期发展成终末期肾病（end-stage renal disease，ESRD）。仅有轻微肾发育不全的患儿通常能维持正常或者接近正常的肾功能。为评估肾功能不全的严重程度，患儿应在新生儿时期行超声检查，并进行一系列其他检查，包括血肌酐（要注意早期的肌酐结果来自于母亲，而不是新生儿）。如果有迹象表明肾功能存在异常，需行肾 CT 得到更多的信息。

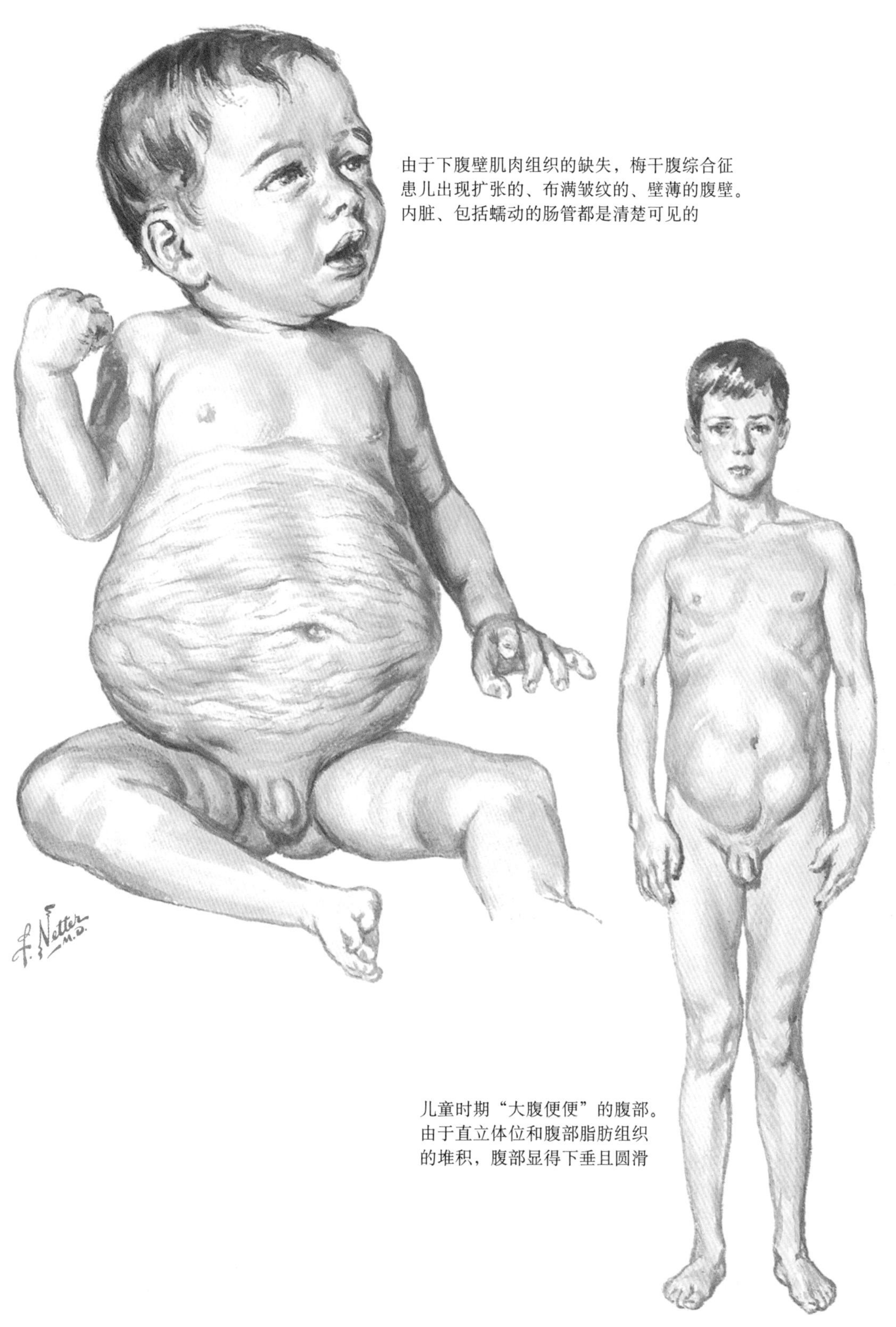
梅干腹综合征患儿异常的腹壁
由于下腹壁肌肉组织的缺失，梅干腹综合征患儿出现扩张的、布满皱纹的、壁薄的腹壁。内脏、包括蠕动的肠管都是清楚可见的
F. Netter M.D.
儿童时期“大腹便便”的腹部。由于直立体位和腹部脂肪组织的堆积，腹部显得下垂且圆滑

十八、梅干腹综合征（续）

输尿管增宽且扭曲，尤其是输尿管连接膀胱的部分，蠕动微弱而无效。所有这些异常均因输尿管壁缺乏平滑肌细胞造成，取而代之的是管壁内纤维结缔组织。另外，输尿管开口位置位于正常开口位置的外侧，易造成反流。

膀胱扩张常出现膀胱脐尿管憩室。由于胶原沉积，膀胱壁厚且光滑。逼尿肌发育不良，常常造成膀胱收缩微弱及大量残余尿。膀胱中的尿液淤滞增加了感染和膀胱输尿管反流发生的可能，促使细菌从膀胱进入肾盂，导致反复发生的肾盂肾炎及进行性加重的肾功能损害。如果有足够的证据表明膀胱的功能异常，则需要在预防性应用抗生素的情况下行排尿期膀胱尿道造影（VCUG）。

膀胱颈是扩张的，并且由于前列腺的发育不良，前列腺部尿道也是扩张的。当尿道由前列腺部慢慢变细移行至膜部时，排尿期膀胱尿道造影显示一个倒三角形影像。而前尿道多是正常的。一小部分患儿存在尿道的扩张（巨尿道），主要是由于尿道海绵体的缺如所致，更罕见的情况可出现尿道海绵体和阴茎海绵体同时缺如。甚至有一小部分患儿的尿道是闭锁的，这可导致羊水减少并造成“波特后遗症”。

睾丸通常位于腹腔内，常常在髂静脉附近或以上。患者的睾丸在组织学上是异常的，可出现精原细胞的缺乏及恶性度的增加。患者睾丸的功能异常及前列腺的发育不良常导致患者不育。另外，由于膀胱颈的扩张，患者常出现逆行性射精。

其他的器官都表现出不同程度的异常。10% ~ 20% 的患者可出现心脏的异常，包括瓣膜的异常及动脉导管未闭。可出现肺的发育不良，这是由“波特后遗症”及气胸造成的。对早期心胸功能的评估，包括胸部透视，是患儿产后检查很重要的一部分。消化道也会出现异常，几乎所有的患者都会出现便秘，甚至出现更严重的异常，例如，肠道旋转不良，以及肛门和直肠的发育异常。

治疗

肾盂肾炎很常见，由于反复发作，常导致肾瘢痕形成，患者应从出生后即开始终身预防性应用抗生素。另外，应定期检查尿培养和血肌酐。

如果持续出现尿路感染，并且肾功能出现恶化，应考虑对异常的集合系统进行重建。术中将扩张的输尿管缩窄，并进行再植以减少反流。另外，可考虑行膀胱成形术，以切除膀胱脐尿管憩室及多余的膀胱黏膜，以减少膀胱的体积。尽管大部分患者可以顺利排空膀胱，但是少数患者需间断置尿管以排空尿液。

腹壁重建可以缓和梅干腹综合征所造成的不良心理作用，并且可以改善便秘症状，降低肺炎的发生风险。最常用的手术称为 Monfort 手术，首先通过椭圆形的切口去除腹部多余的皮肤，其次是环绕脐部的切口以确保脐部的正常位置，然后做两个垂直的切口，通过腹部筋膜将多余的腹壁重叠，最终提高腹壁的张力度。

当然，对于所有的患者都推荐尽早行睾丸固定术，这样可以使患者青春期性激素分泌趋于正常。另外，手术后应定期检查睾丸有无恶变。

新生儿时期存活的梅干腹综合征患者其预后主要与肾功能损伤的程度及进展情况有关。不幸的是，新生儿时期存活的患者即便仅有轻微的肾功能损伤，也会由于反复发作的肾盂肾炎逐渐进展至肾衰竭，尤其见于那些膀胱不能完全排空的患者。对于这些患者，肾移植也是一个可行的选择。

梅干腹患者的肾、输尿管及膀胱

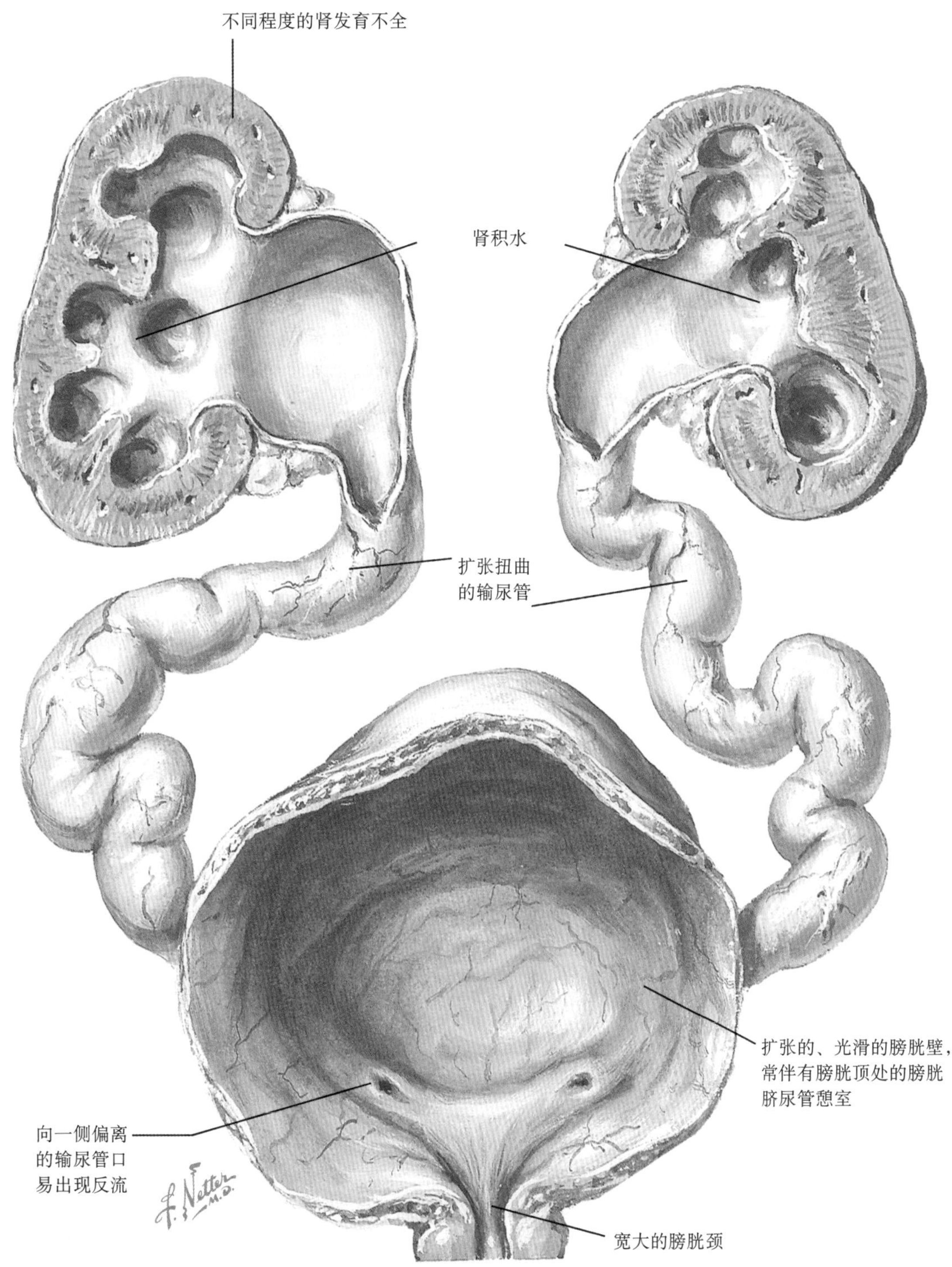

十九、膀胱外翻尿道上裂复杂畸形

膀胱外翻尿道上裂复杂畸形是一组异常的脐下中线发育异常所导致的疾病，往往包括尿道及生殖器的异常，也可有腹壁、肛门、盆腔及脊髓的异常。胚胎发育过程中时间及空间上的各种错误，导致了这组疾病中各种各样的发育异常。依据疾病的严重程度及合并的异常器官数量，这组疾病分别包括尿道上裂、膀胱外翻及泄殖腔外翻。

分类

尿道上裂是此复杂畸形中最轻的病变，特征是背侧的尿道壁开口异常。尿道变异成一条索状外露的黏膜。在男性，外露的黏膜条索起始于尿道外口，然后向近端延续至龟头基底（阴茎头型尿道上裂），或者至阴茎的基底（阴茎型尿道上裂），或者至膀胱颈（阴茎耻骨性尿道上裂）。阴茎耻骨性尿道上裂常导致括约肌丧失正常功能，从而导致尿失禁。在女性，背侧尿道的缺失造成的异常一般较局限，可导致尿道口扩张，但也可出现更大范围的异常导致开口延伸至膀胱颈部。

膀胱外翻是这组疾病中较为严重的病变，是由于胚胎发育的异常造成下腹壁中线处未正常关闭所致。另外，膀胱外翻常合并骨质骨盆的多处异常，包括宽大的耻骨联合分离。脐部位置较低是下腹壁发育异常在头端的表现，而肛门向前方移位是下腹壁发育异常在尾端的表现。膀胱的前壁缺失，后壁由于腹壁的发育异常而外翻显露，可以看到向外侧移位的输尿管口，其壁内段较短。膀胱外翻总是合并尿道上裂。男性出现阴茎短小，一方面是由于尿道海绵体缩短，另一方面是由于耻骨联合分离导致阴茎海绵体回缩。女性可出现阴蒂分裂，阴道缩短。也常出现脐疝及腹股沟斜疝。

泄殖腔外翻是这组疾病中最为严重的病变，存在膀胱外翻及膀胱分裂，末端回肠在分裂的膀胱中间外翻，后肠呈盲端，肛门闭锁，脐部突出，男性完全性阴茎分裂，女性完全性阴道及子宫重复畸形，同时合并脊柱异常。

膀胱外翻在这组疾病中最为常见。据报道，其发病率为每 10 万个出生的婴儿中有 2.1 ～ 4 个患儿，可能是由于产前诊断及患病胎儿终止妊娠，使发病率趋于下降。男性与女性的患病比例是 2∶1，有些报道的男性发病率更高。单独的尿道上裂在男性约是 1∶11.7 万，在女性是 1∶48.4 万。泄殖腔外翻的发生率是 1∶20 万～ 1∶40 万。

发病机制

导致膀胱外翻尿道上裂复杂畸形的胚胎发育异常机制尚不明确。最流行的理论认为，该病是泄殖腔膜发生异常所致。泄殖腔膜是位于泄殖腔前方由部分内胚层和外胚层组成的双层膜结构（见专题 2-3）。在正常胚胎发生过程中，泄殖腔膜位于体蒂前方，占据着胚胎腹部大部分的表面区域。随着发育的进行，中胚层发育至泄殖腔膜的头侧，并插入内胚层与外胚层之间。这时，中胚层位于脐下的位置，在中线融合，并且形成脐下腹壁、耻骨支及逼尿肌的前层。另外，中胚层特定区域形成一对生殖褶，在中线融合时形成生殖结节（见专题 2-4 左上图）。同时，泄殖腔分裂为前方的尿生殖窦及后方的直肠，并通过泄殖腔膜组织的细胞凋亡形成各自的开口。

如果中胚层未插入至泄殖腔膜，中胚层发育的组织结构在中线位置上的融合就不能实现，从而导致腹壁及盆腔结构发育异常。基于此推论，泄殖腔外翻可能是异常的泄殖腔分裂所致。其结果是，由于腹壁结构发育异常及泄殖腔膜组织的细胞凋亡，导致膀胱及后肠显露。另外，泄殖腔膜发生异常阻碍了生殖褶的融合，导致生殖器的重复畸形。膀胱外翻及尿道上裂的形成与中胚层对泄殖腔膜的插入异常合并泄殖腔膜出现分隔有关，结果不同程度的腹部结构缺损导致尿道上裂，或者膀胱外翻合并尿道上裂。在上述情况中，生殖褶很大程度上在尿直肠隔的水平融合，尾侧可达尿生殖窦的位置。这可以解释在男性尿道上裂并不伴随阴茎的重复畸形。

尿道上裂

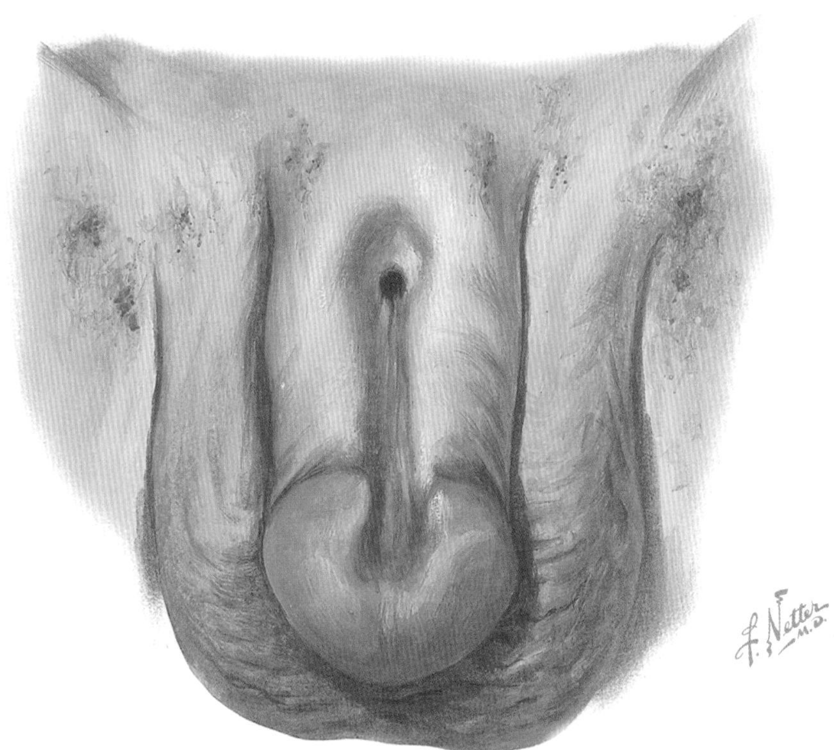

阴茎型尿道上裂

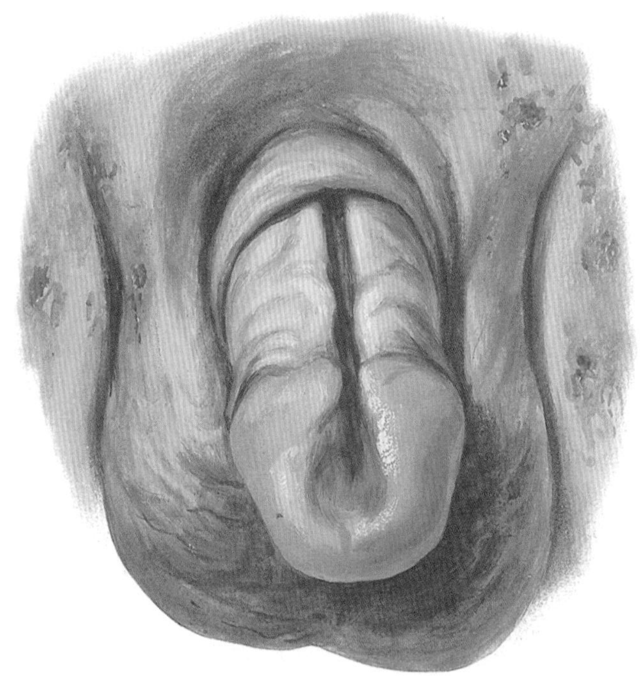

阴茎耻骨型尿道上裂（完全性）

十九、膀胱外翻尿道上裂复杂畸形（续）

临床表现与诊断

在妊娠第 15 周的时候，膀胱外翻可以经超声检查诊断。主要表现为模糊的膀胱、凸出的下腹部、偏小的生殖器（男性）、低位的脐部及耻骨联合分离。如果患儿在产前没有诊断，产后也可以明确诊断。

治疗

患儿出生后，应立即用丝线结扎脐带，而不应用塑料或金属器械夹住脐带。这样可以减少对显露的膀胱黏膜造成创伤。同样，患儿的下腹部应立即用塑料制品覆盖，以防毛巾、衣服、尿布对膀胱黏膜的擦伤。应进行一系列物理检查及影像学检查，评估患儿可能存在的其他异常。

目前，尚无针对尿道上裂、膀胱外翻及输尿管膀胱连接部异常、膀胱颈部异常的相对优化的单次或者分阶段的手术治疗方案。然而比较确定的是，外翻的膀胱越早关闭，膀胱颈部及括约肌越早缝合，越有利于膀胱功能的恢复及实现长期可控的排尿。

对外翻组织进行初次缝合关闭的时机取决于很多因素，包括膀胱的大小、耻骨联合分离的宽度、男性患者阴茎的大小、尿道上裂的深度及长度。然而，对于大部分膀胱外翻，应在婴儿出生后的 72h 之内关闭，这样可以保护膀胱黏膜，并且有利于膀胱肌肉的恢复。在膀胱初次缝合时，很多患者需要行截骨术，髂骨及坐骨将被切断以促进耻骨联合的相互靠近。这一步骤可以减少腹腔关闭时的张力，并且可以缝合盆腔底部中线处的肌肉组织，有利于实现长期可控的排尿。无论是否实施了截骨术，婴儿的骨盆都应该在 1 个月内制动，以促进正常骨组织的排列。

基于目前的重建手术策略，大部分患者都可以实现控制排尿（尽管仍有相当一部分患者需要间断下尿管），并且可带来令人满意的生活质量及工作质量。然而，长期的治疗应侧重心理方面的辅导，例如，可能出现的性功能障碍（尤其在女性），以及远期并发症，如女性患者阴道和直肠脱垂。

膀胱外翻

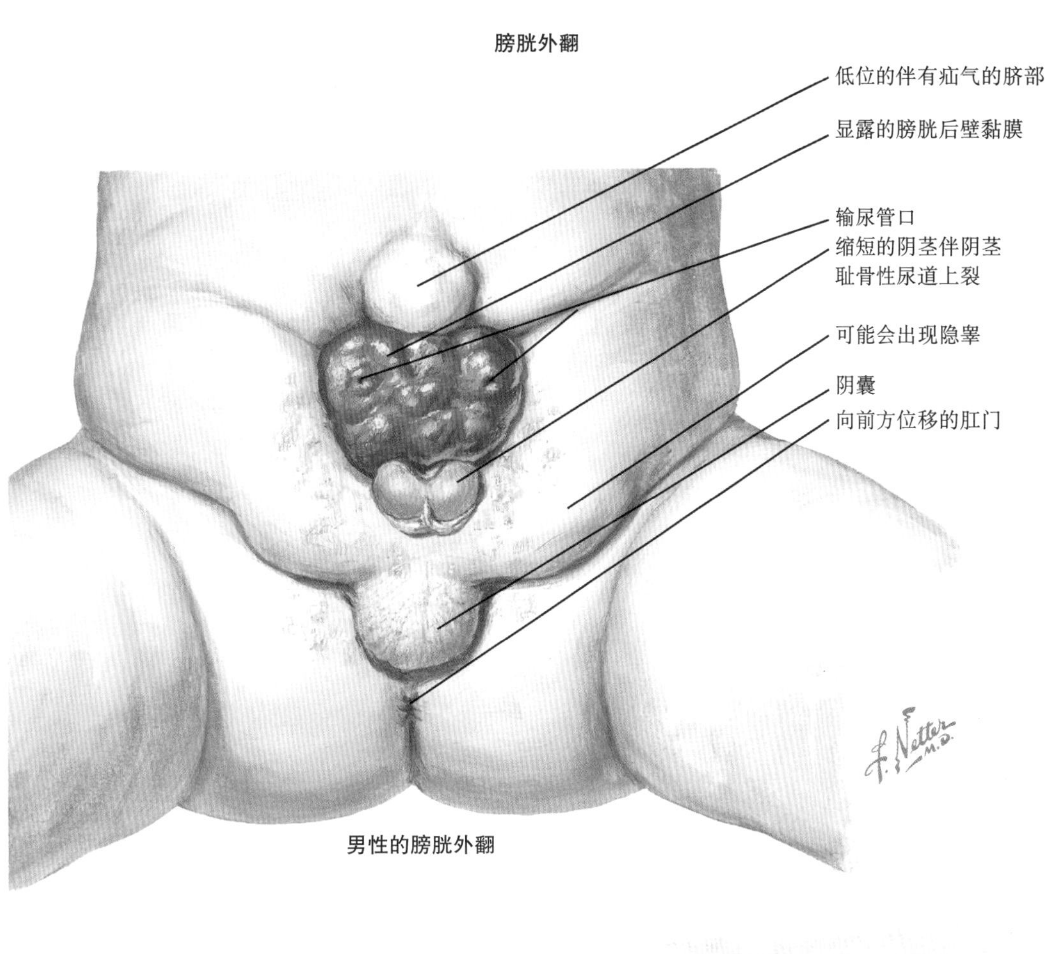

男性的膀胱外翻

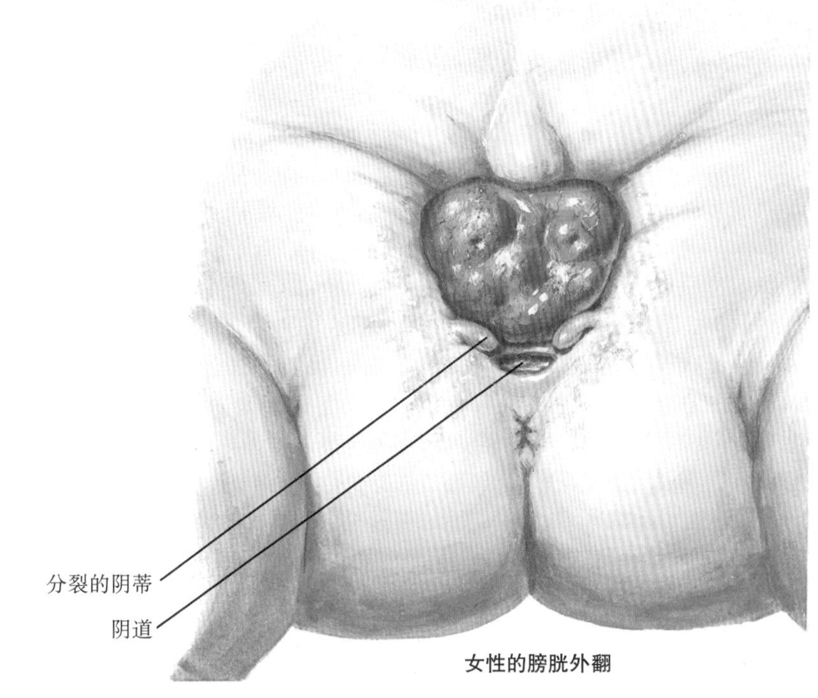

女性的膀胱外翻

二十、膀胱重复畸形及异常分隔

膀胱重复畸形及异常分隔是非常罕见的先天性畸形，只有很少的文献报道。无论是重复畸形还是异常分隔，膀胱的分离可以是完全性的和不完全性的，均可能在冠状面及矢状面发生。

在膀胱重复畸形中，每一半分离的膀胱都连接有自己的输尿管，且各自的膀胱壁厚度正常。在不完全性膀胱重复畸形中，两个膀胱在膀胱颈的水平上合并，尿液通过同一个尿道引流。在完全性膀胱重复畸形中，两个膀胱在膀胱颈的水平上并未合并，并且通过各自的尿道及尿道外口引流尿液。而在有些情况下，其中一半膀胱没有自己的尿道，这样就会造成流出道梗阻，以及单侧的肾功能异常。

在膀胱异常分隔中，膀胱被纤维肌性的隔膜分隔开。与膀胱重复畸形不同的是，分隔开的两部分之间是公用的隔膜。与膀胱重复畸形相同的是，膀胱异常分隔可以是不完全性的或者是完全性的，两者的不同之处在于隔膜是否到达膀胱颈部。膀胱异常分隔通常不伴有尿道的重复畸形，这意味着分隔的两部分应与尿道相通。然而，在某些情况下，隔膜在膀胱颈处的融合可以造成一部分膀胱失去至尿道的通路，以致造成梗阻。

膀胱重复畸形及异常分隔常常合并其他的异常，尤其是泌尿生殖系统的异常。例如，可能存在单侧或双侧的膀胱输尿管反流，严重时可以造成肾积水。同样，单侧或双侧的膀胱分隔可能缺乏正常的憋尿机制。发生完全性膀胱重复畸形可合并外生殖器的重复畸形。较少见的情况下，重复畸形也可以发生在下消化道及脊柱。

发病机制

关于这一疾病的胚胎学基础尚不清楚。完全性膀胱及邻近组织的重复畸形有可能是妊娠早期成对的胚胎尾部造成的。而异常分隔可能是泄殖腔膜分裂过程中的异常所致（见专题 2-4）。

临床表现与诊断

诊断的时机是由病变的性质及范围决定的。如果患者合并有邻近器官的重复畸形，如外生殖器和脊柱的重复畸形，患者往往很早就会进行全面系统的检查，膀胱的异常往往可以被发现。与之相反，如果没有其他部位的重复畸形，常常只有当反复发作泌尿系统感染（继发于尿潴留及膀胱输尿管反流）或者持续出现尿失禁的情况下，膀胱重复畸形及异常分隔才会被发现。当出现这些症状时，需要在行超声检查、CT 扫描及排尿期膀胱尿道造影术的时候注意膀胱有无异常。一旦诊断成立，应行肾 CT 以评估肾功能，以及尿流动力学检查明确尿液排空情况及有无膀胱输尿管反流。

治疗

是否需要外科干预取决于上述病变的性质及范围。如果存在梗阻，应尽快行手术以降低感染的风险及对肾功能的损伤。如果存在尿潴留、膀胱输尿管反流、其他器官的重复畸形及其他的异常情况，需要更为复杂的外科干预，并根据患者的情况拟定个体化的手术方案。

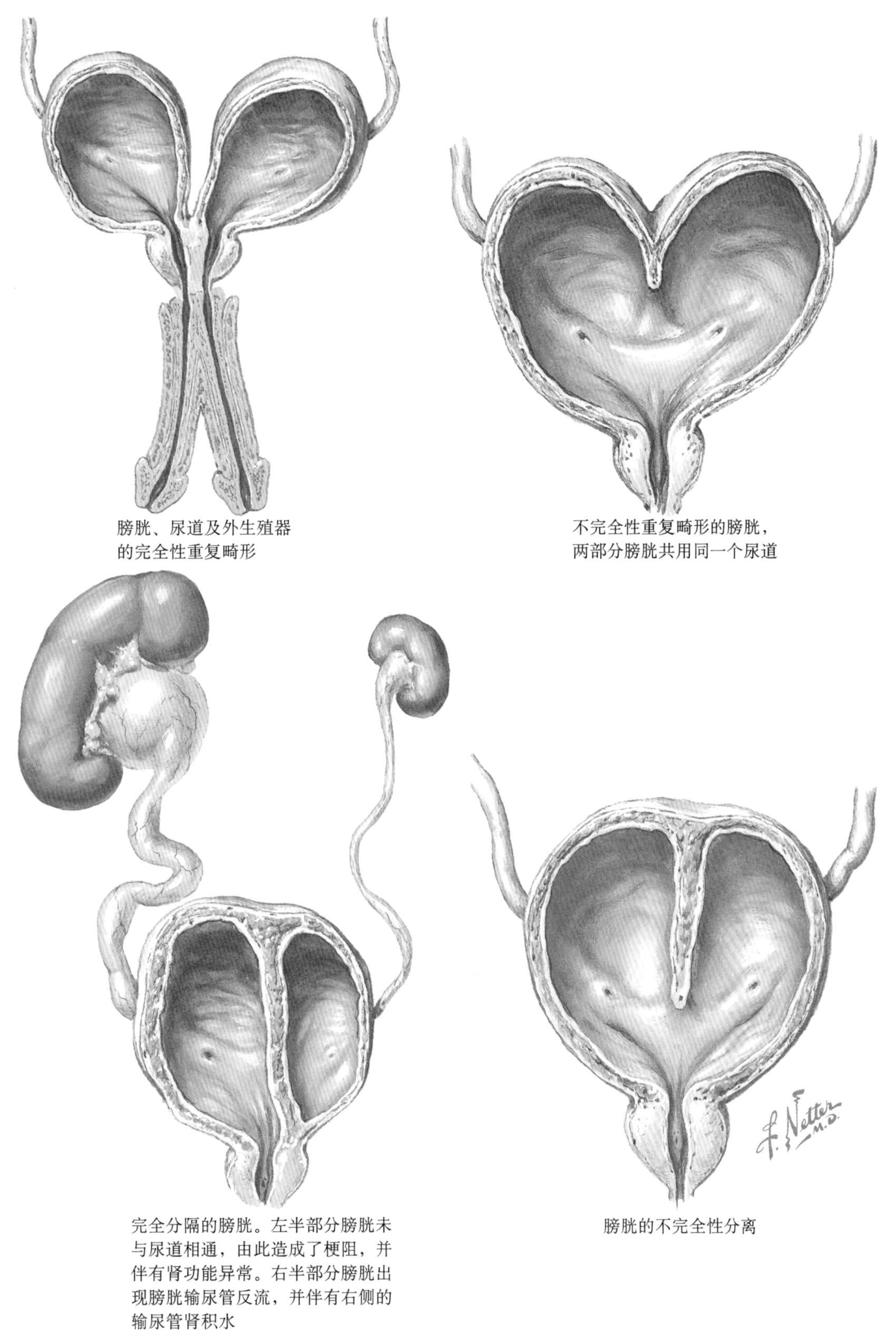

膀胱、尿道及外生殖器的完全性重复畸形

不完全性重复畸形的膀胱，两部分膀胱共用同一个尿道

完全分隔的膀胱。左半部分膀胱未与尿道相通，由此造成了梗阻，并伴有肾功能异常。右半部分膀胱出现膀胱输尿管反流，并伴有右侧的输尿管肾积水

膀胱的不完全性分离

二十一、脐尿管发育异常

尿直肠隔将泄殖腔分割为原始的尿生殖窦及直肠。之后，发育为膀胱的尿生殖窦与延伸至体蒂的尿囊相连。然而，随着膀胱的发育成熟并下沉至盆腔，尿囊缩窄为一条壁厚并且有上皮细胞覆盖的管状结构，称为脐尿管。在正常的情况下，脐尿管会退化为一条纤维组织条索，称为脐正中韧带。但是，在某些情况下，这种退化过程没有顺利进行，脐尿管部分或完全未闭。由于很多脐尿管畸形是隐匿性的，脐尿管未闭确切的发病率难以统计。

临床表现与诊断

脐尿管未闭导致了膀胱及脐部的贯通，这种异常占脐尿管畸形的50%。从新生儿时期开始，尿液即通过未闭的脐尿管外溢至脐部。新生儿在有意识排尿时，或者哭泣及腹部变形导致腹压增加时，尿液的外溢尤其严重。同时，会出现脐部的水肿及脐带残端的延迟愈合。脐尿管未闭可以通过超声检查确诊，或者通过侵入性检查，如逆行瘘道造影和排尿期膀胱尿道造影（VCUG）。

远端未闭的脐尿管被称为上脐尿窦，或者称为脐尿管窦，这种畸形与脐部相通，占脐尿管畸形的15%。与脐尿管未闭一样，脐尿管窦也可以造成新生儿时期尿液从脐部的排泄，但排出的尿液量较少。对脐尿管窦的诊断依靠窦腔逆行造影。

中段未闭的脐尿管被称为脐尿管囊肿，这种畸形与膀胱和脐部均不相通，占脐尿管畸形的30%。脐尿管囊肿往往直到儿童，甚至到成年人时期才被发现。脐尿管囊肿常在腹腔手术中偶然被发现，有时在腹中线处可触及肿物，有时出现金黄色葡萄球菌感染，造成局部红肿和疼痛。对于脐尿管囊肿的诊断主要依靠超声和CT检查。

近端未闭的脐尿管被称为下脐尿管窦，或者称为膀胱脐尿管憩室，这种畸形与膀胱顶相通，占脐尿管畸形的5%。通常膀胱脐尿管憩室并不出现临床症状，因为膀胱输尿管憩室与膀胱之间尽管有很大的开口，但并不与其他结构相通。个别情况下，膀胱脐尿管憩室可以形成膀胱结石，也可以造成下尿路感染。因其他原因行VCUG时偶然发现膀胱输尿管憩室而确诊。

治疗

脐尿管未闭和上脐尿窦均应行开放或者腹腔镜手术切除。由于以后存在恶变的可能，应切除所有异常的脐尿管组织。因此，除脐尿管外，包括其周围的膀胱组织也应一并切除。

对于无症状的脐尿管囊肿和膀胱脐尿管窦，可以先观察，暂不处理，其存在自愈的可能。但是如果出现症状，或者没有自愈，所有的脐尿管组织均应该仔细切除。

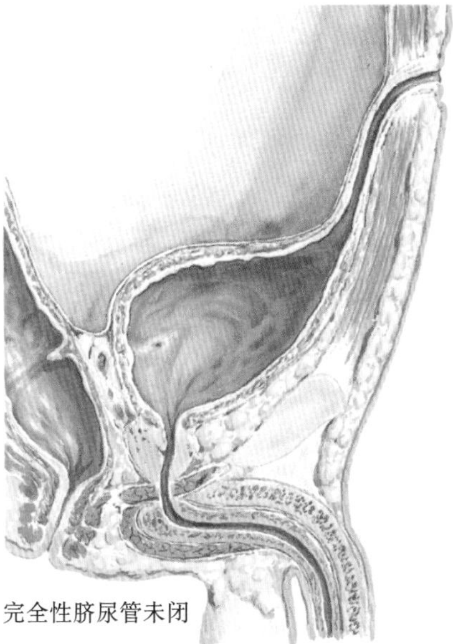

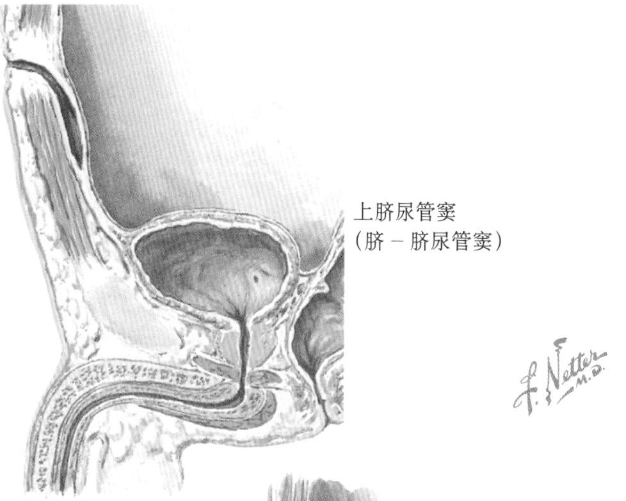

上脐尿管窦
（脐－脐尿管窦）

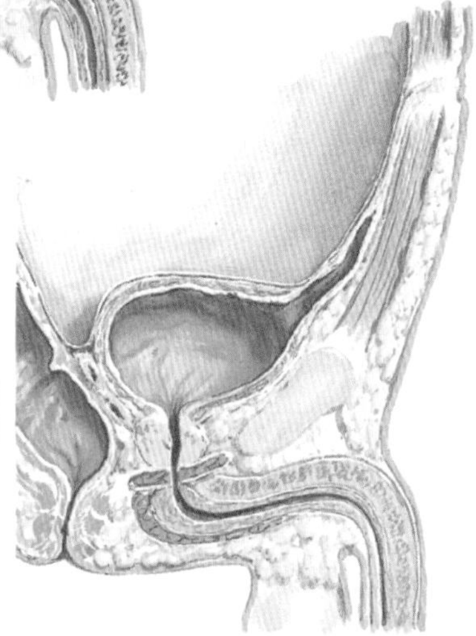

完全性脐尿管未闭

下脐尿管窦
（膀胱脐尿管憩室）

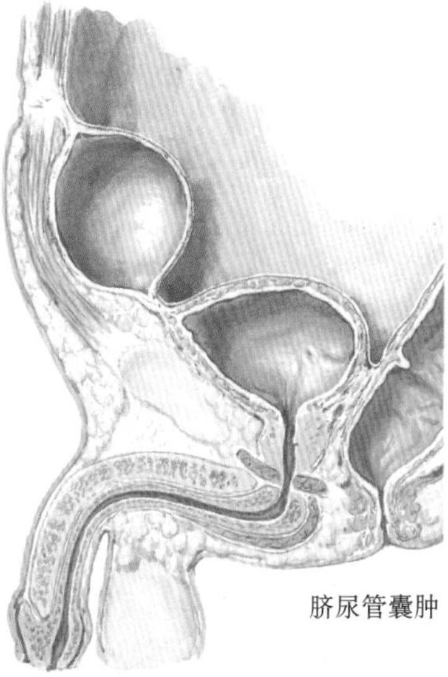

脐尿管囊肿

增强 CT 所示脐尿管腺癌

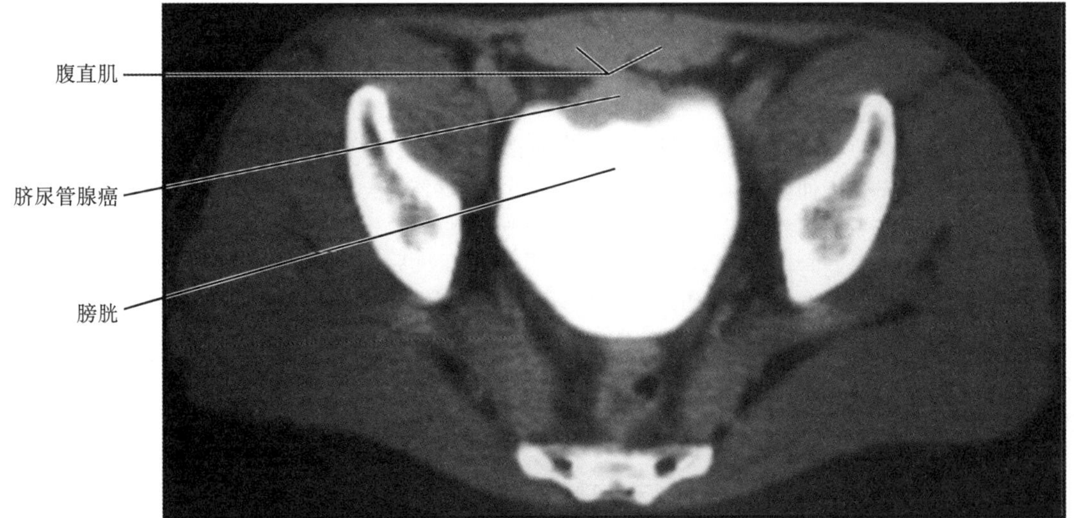

二十二、后尿道瓣膜

后尿道瓣膜是在胚胎发育过程中形成的远端尿道异常的黏膜折叠，可影响正常排尿。后尿道瓣膜是最常见的造成先天性尿道梗阻的原因，新出生婴儿的发病率为 1：25000 ~ 1：8000，并且只存在于男婴。即便对后尿道瓣膜进行早期处理，与其相关的梗阻也可以造成严重的常常是永久性的尿道异常。

传统的分类方法根据后尿道瓣膜的形状和发病率将其分为两类：Ⅰ型瓣膜占所有后尿道瓣膜的 95%，这种类型的瓣膜起始于精阜处的黏膜皱襞，之后向远端延伸，分裂为两部分附着于尿道膜部。通常瓣膜与尿道前壁的融合不完全，并且在邻近精阜的位置与尿道后壁之间存在一个小的开口。与之对应的，Ⅲ型瓣膜占所有后尿道瓣膜的 5%，是位于尿道膜部的圆盘状膜性结构，在圆盘中央存在开口（Ⅱ型瓣膜是一种由精阜处延伸至膀胱颈部的结构，目前已经不被视为瓣膜，而是膀胱颈部的增生，同时伴有远端尿道的梗阻）。然而，近期的研究发现，实际上所有的后尿道瓣膜都是与Ⅲ型瓣膜类似的膜性结构，所谓的Ⅰ型瓣膜是一种假象，其实是一个膜性结构分裂而成的两个瓣膜。

发病机制

男性的尿道分为四部分，这四部分的雏形在胚胎发育的早期即已形成。由膀胱颈延伸至尿生殖膈的部分为尿道前列腺部，横穿尿生殖膈的部分为尿道膜部，由尿生殖膈至阴茎阴囊交界处的部分为尿道球部，之后走行于阴茎干中直至尿道外口的部分为尿道海绵体部。

在胚胎发育的第 4 ~ 6 周，泄殖腔分裂为原始的尿生殖窦和直肠，泄殖腔膜演化为尿生殖窦膜及直肠膜。原始的尿生殖窦发育为下泌尿系的各个部分，膨大的头侧部分发育为膀胱，中间部分发育为尿道前列腺部及膜部，尾侧部分发育为尿道球部及海绵体部。

随着尿道的发育，泄殖腔皱褶出现于泄殖腔膜的两侧。泄殖腔皱褶于泄殖腔上方融合形成生殖结节。随着泄殖腔的分裂，泄殖腔皱褶演化为尿生殖皱褶，又称尿道皱褶。当尿生殖膜消退时，尿道皱褶于中线处融合，逐渐演化为尿道球部及海绵体部。

造成后尿道瓣膜的机制尚不清楚，其中一个原因是由于对后尿道瓣膜的确切外形很长一段时期存在争议。目前有假说认为，后尿道瓣膜是尿生殖膜的残余，或者是过度发育的尿道皱褶。

临床表现与诊断

绝大部分后尿道瓣膜均可在产前的超声检查中发现。尽管瓣膜本身很难被观察到，但是其造成的尿道梗阻却常常很明显，包括尿道前列腺部及膀胱的扩张、膀胱壁的增厚，以及双侧的输尿管肾积水。可以出现钥匙孔征：扩张的膀胱尾侧连接着扩张的尿道前列腺部。肾实质常出现异常增高的回声，如果尿道梗阻严重，甚至会出现羊水过少。以上征象常在妊娠第 24 周以后才容易观察到。

如果后尿道瓣膜造成的梗阻在产前不明显，则症状常出现在出生后 1 年，造成的梗阻越严重出现症状的时间就越早。

后尿道瓣膜造成的严重梗阻可引起新生儿的明显异常：肺发育不良，羊水过少所致的波特面容，增大的丧失功能的肾形成腹部肿物。

出生后数周或者数月后才发病的患儿常表现为发育迟缓、泌尿系统感染。进一步的检查常发现肾功能不全，这是由于后尿道瓣膜造成的尿路梗阻引起肾小管的损害和肾发育不良。

排尿期膀胱尿道造影（VCUG）可以用来诊断后尿道瓣膜。在检查中可见扩张的膀胱及尿道前列腺部，后尿道瓣膜处可表现为尿道的充盈缺损，膀胱壁出现尿路梗阻造成的小梁和憩室。由于存在后尿道瓣膜造成的尿路梗阻，膀胱输尿管连接处不能耐受膀胱过高的压力，因此还会出现输尿管反流。除了 VCUG，还可以进行肾的 CT 扫描，用以评估肾功能及尿路梗阻的严重程度。

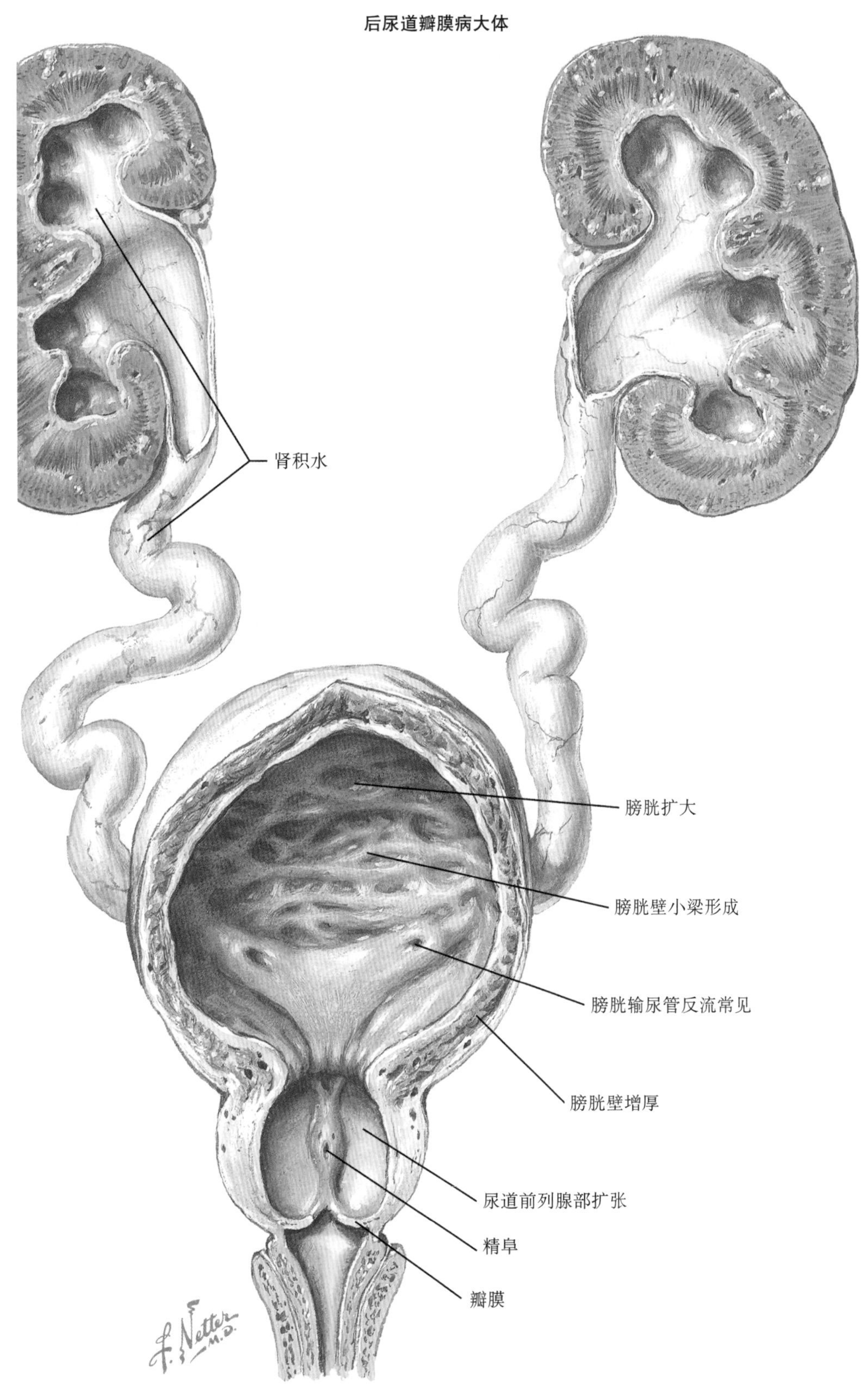
后尿道瓣膜病大体
肾积水
膀胱扩大
膀胱壁小梁形成
膀胱输尿管反流常见
膀胱壁增厚
尿道前列腺部扩张
精阜
瓣膜
F. Netter M.D.

后尿道瓣膜病影像学表现

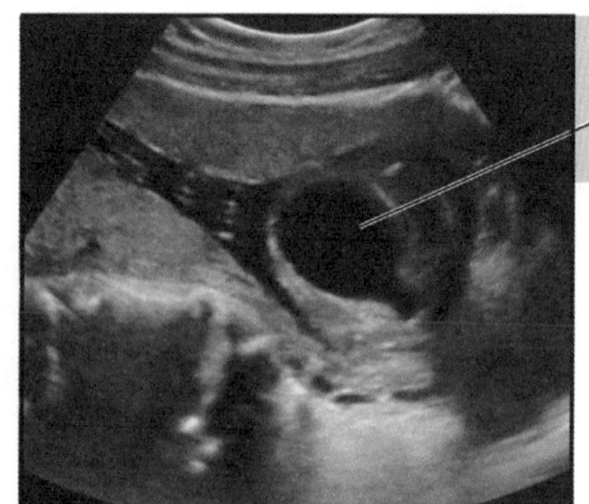

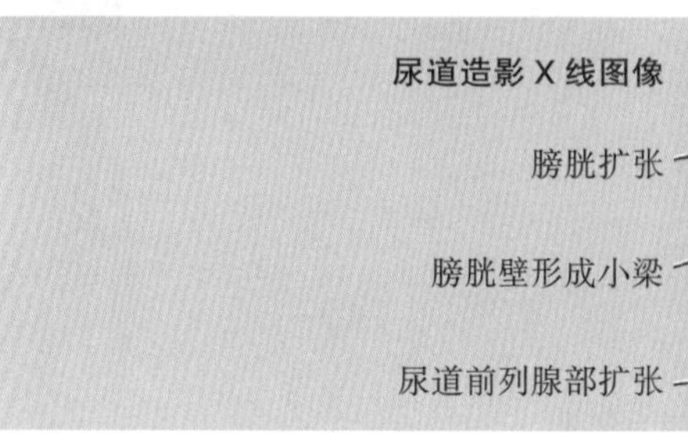

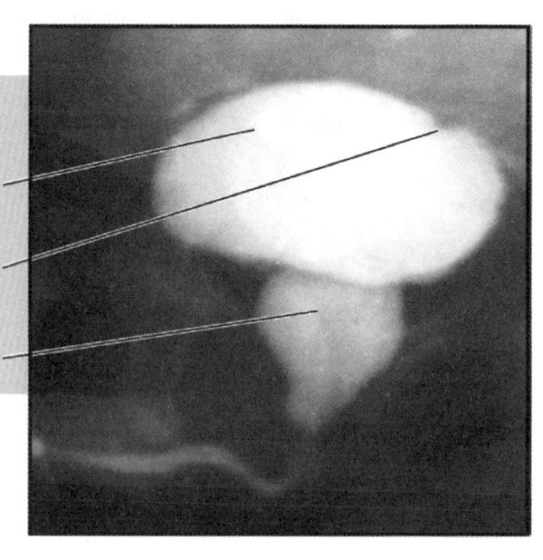

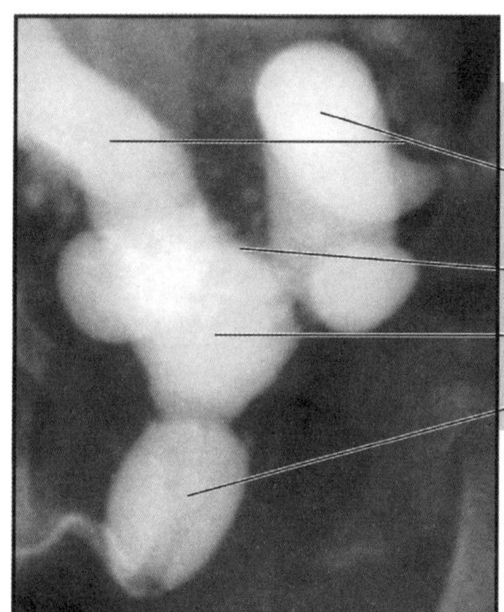

二十二、后尿道瓣膜（续）

治疗

对于后尿道瓣膜的治疗首要的是要实现尿液的引流。尽管有学者尝试对患病胎儿进行处理，以减轻后尿道瓣膜对肾功能的影响，但常用的方法是在患儿刚出生时立即给予处理。在多数情况下，简单的尿管留置即可以解决后尿道瓣膜造成的梗阻。肺发育不全及肾功能不全造成的电解质紊乱也应在急性期及时给予处理。

在实现尿液引流之后，应持续监测患儿数周。之后，对于足月正常大小的患儿，应采用激光、冷刀、电钩及其他设备在膀胱镜下切除瓣膜。值得注意的是在刚进行手术后避免排尿，否则易造成尿道狭窄。对于不足月的低出生体重新生儿来说，由于尿道的狭小，无法采用膀胱镜下的切除。在这种情况下，暂时的办法是行经皮膀胱造口术。随着患儿的成长，当其尿道可以耐受膀胱镜手术时，再行膀胱镜下的瓣膜切除，同时关闭膀胱造口。

后尿道瓣膜造成的远期症状称为"瓣膜膀胱综合征"。由于长期梗阻造成了膀胱体积增大、膀胱顺应性下降和感觉异常，患者会出现膀胱压力异常增高及尿失禁。膀胱异常的压力会加重肾损伤，反过来，肾损伤后出现尿液浓缩功能障碍可造成膀胱的过度充盈。如果膀胱的压力恢复正常，上述这些异常有一部分可以逆转。

第 3 章

泌尿系统生理学

一、基本生理功能和内环境稳态

血液进入肾血管的各级分支后至入球小动脉，每条入球小动脉形成一个毛细血管簇，即血管球。血浆和小分子非蛋白溶质流经肾小球毛细血管进入 Bowman 囊（鲍曼囊），即肾单位的肾小囊。滤液从肾小囊开始被转运经过近端小管、细段、远端小管和集合管部位，后随终尿排出。

在肾小管的各个部位，都和周围毛细血管进行重要的物质交换。物质从管腔转运到毛细血管和（或）组织间隙的过程叫做重吸收，和重吸收转运方向相反叫做分泌。

肾除了排泌机体不需要的化学产物和废物外，还通过连续调节血容量来维持水、电解质平衡。另外，肾在调节血压、酸碱平衡、红细胞生成和维生素 D 的合成方面起重要作用。

稳态的机制

为了维持稳态，肾必须调节液体和滤过的电解质的重吸收和排泄，和其他有排泄功能的器官（肺、皮肤、肠）一起维持所有的摄入和排出平衡。

例如，机体水的比例接近体重的 60%，其中近 2/3 为细胞内液，1/3 为细胞外液。每天人均消耗 2000 ~ 3000ml 水，糖类氧化产生 200 ~ 300ml 水。基础水平就是水的摄入与排出保持平衡。平均每天肾排出接近 1500ml 水，汗液和粪便排出近 100ml 水，通过皮肤和肺也有持续的不显性失水。

在强体力劳动中，水分更多地以汗液和无感性丢失排出。因此，以尿液形式排出体外的水量减少。同样，一个极度脱水的人比饮大量水的人产生的尿量少。尿量的减少受从肾小球毛细血管进入肾小囊的血浆滤过速率减少的影响，然而，这种反应对机体不利，因为肾不能持续排泄其他不需要的代谢产物。虽然肾持续滤过大量血浆，但是它们也增加液体在肾小管的重吸收，以至最终尿量维持低水平。

相同的基本机制也适用于电解质，如钾、钙和其他的盐类，其在细胞内和细胞外间隙维持在一个很小的浓度范围内。肾主要以恒定的速率滤过盐类，如果改变排泄速率要基于内环境稳态感应机制的信息传入。通过改变盐的重吸收或分泌速率调节盐的排泄。许多物质被重吸收和分泌，其跨细胞转运机制能够被精细地调节。

调节这些过程的信号随出现紊乱的物质不同而有差异。例如，当细胞外钾离子浓度升高时，醛固酮分泌，促使钾的排泄增多。相反，钙水平降低时，甲状旁腺激素分泌，促使钙重吸收增多。内环境稳态机制发生紊乱将会在本章后面详细讨论。

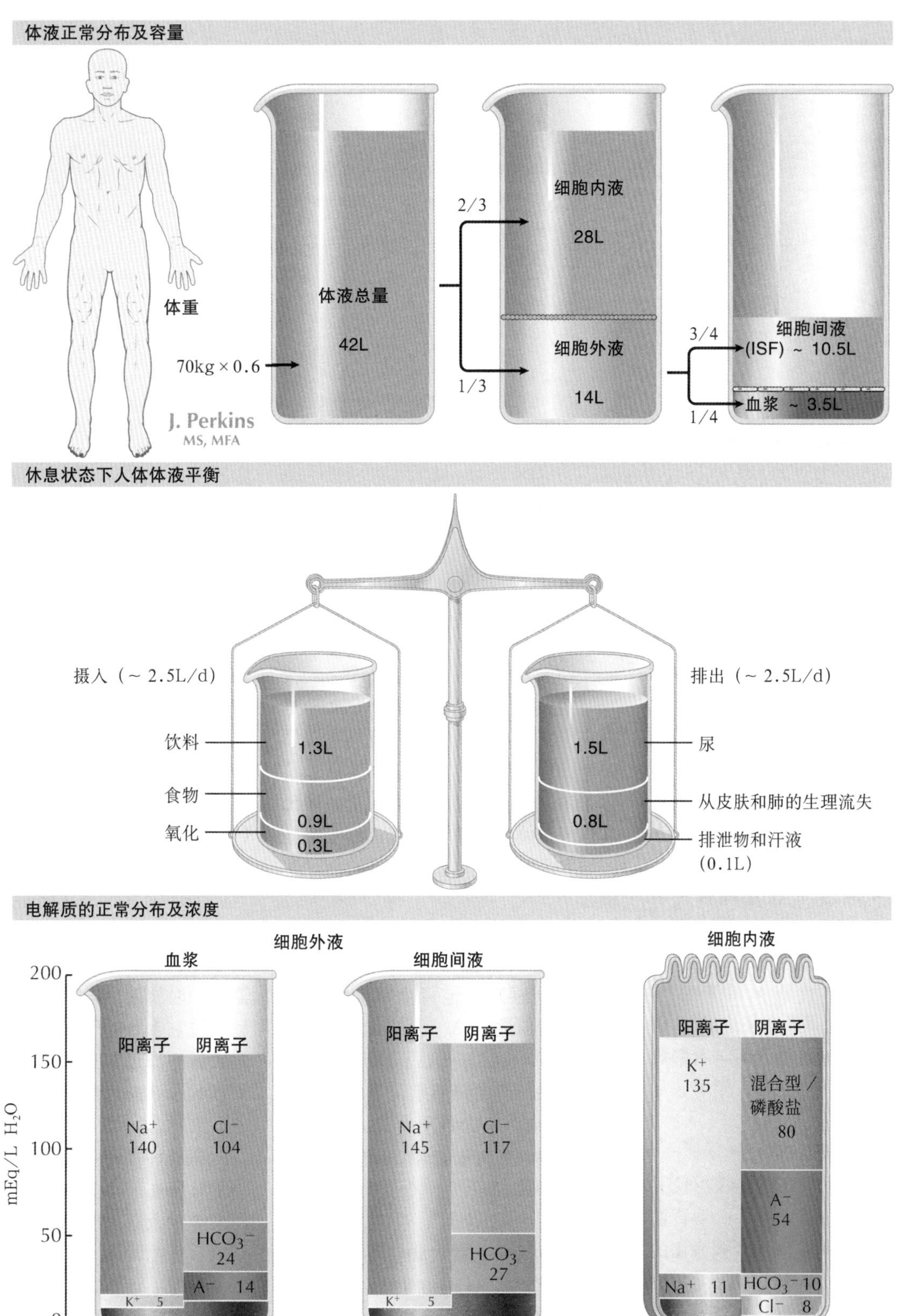
体液及电解质概述
体液正常分布及容量
体重
70kg × 0.6
体液总量
42L
2/3
细胞内液
28L
1/3
细胞外液
14L
3/4
细胞间液
(ISF) ~ 10.5L
1/4
血浆 ~ 3.5L
J. Perkins
MS, MFA
休息状态下人体体液平衡
摄入（~ 2.5L/d）
饮料
1.3L
食物
0.9L
氧化
0.3L
排出（~ 2.5L/d）
尿
1.5L
从皮肤和肺的生理流失
0.8L
排泄物和汗液
(0.1L)
电解质的正常分布及浓度
细胞外液
血浆
细胞间液
细胞内液
mEq/L H_2O
200
150
100
50
0
阳离子
阴离子
Na^+
140
Cl^-
104
HCO_3^-
24
A^- 14
K^+ 5
Na^+
145
Cl^-
117
HCO_3^-
27
K^+ 5
K^+
135
混合型/
磷酸盐
80
A^-
54
Na^+ 11
HCO_3^- 10
Cl^- 8

二、清除率和肾血浆流量

清除率

有些溶质不能被代谢，如钠和钾，从动脉血进入肾再从静脉血和尿液离开，这些溶质基本上不在肾停留。没有被代谢的溶质 x 进入肾的速率与离开肾的速率一致，用下列的公式表达。

$RPF \times [RA]_x = (RPF \times [RV]_x) + (\dot{V} \times [U]_x)$

RPF= 单位时间内肾的血浆流量

$[RA]_x$= 溶质 x 在肾动脉血中的浓度

$[RV]_x$= 溶质 x 在肾静脉血中的浓度

V= 尿液形成的速率

$[U]_x$= 尿液中溶质 x 的浓度

（因为单位时间肾血浆流量 >>> 尿液产生速率，肾动脉流量与肾静脉流量可以被看做是与 RPF 相等，尽管前者比后者略大。）

重新整理后得出

$RPF \times ([RA]_x - [RV]_x) = \dot{V} \times [U]_x$

根据这个公式，物质 x 从肾血液中提取的速率与在尿液中被分泌的速率相等。

物质 x 的清除率，即 C（x），一分钟内物质 x 通过双肾被完全清除的肾血浆流量的体积。据此，$[RV]_x$ 相当于零。因此，在上述公式中用 C（x）代替 RPF。

$C(x) \times [RA]_x = V \times [U]_x$

由于 $[RA]_x$ 总是和全身血浆中 x 浓度相等（$[P]_x$），进一步替代和重新整理 C（x）：

$C(x) = (V \times [U]_x)/[P]_x$

经常比较不同物质的清除率是很有意义的，因为这些数据能够提供关于如何管理肾单位的基本信息。具体来讲，物质经过分泌进入肾小管比其仅经过滤过的清除率高，然而那些经过重吸收的物质会有更低的清除率值。

肾血浆流量

清除原则决定肾血浆流量的速率。如前所述：

$RPF \times ([RA]_x - [RV]_x) = \dot{V} \times [U]_x$

如果所有的肾血浆流量中的物质 x 被清除，意味着所有进入肾的物质 x 被排泄到尿液中，$[RV]_x$ 相当于零，公式如下。

$RPF \times [RA]_x = \dot{V} \times [U]_x$

通过简单的替代和整理：

$RPF = (\dot{V} \times [U]_x)/[P]_x$

$RPF = C(x)$

几乎所有的对氨基马尿酸（PAH）是通过滤过和分泌相结合的方法由血液转移到尿液的，因此 $[RV]_{PAH}$ 在正常循环中相当于零。结果 C（PAH）接近 RPF。然而，如果很少一部分血液被分流到滤过和分泌器官，那么到达肾血管的 PAH 的量也会非常少。因此，C（PAH）比 PTH 略低，被分流的血液越多则 C（PAH）与 PTH 的差值越大。

肾血流量　一旦 RPF 已知，通过简单的公式就可转换成肾血流量（RBF）。

$RPF = RBF \times (1 - \text{红细胞比容})$

RBF 相当于心每搏排血量的 20% ~ 25% 或 1 ~ 1.5L/min。虽然肾的重量不足体重的 0.5%，但是它比其他器官的血液灌注丰富。如此灌注量远远超过它本身的代谢需要，因此允许有大量的滤过和血浆容量的调整。绝大多数血液流入含有肾小球毛细血管的肾皮质。

肾有许多自我调节机制，允许全身动脉压在一个宽的范围内变动而肾血液流量近乎维持不变。这些机制通过调节肾血管阻力，主要是入球小动脉、出球小动脉管周毛细血管网。这些血管受大量激素和交感神经输入的调控，正如在专题 3-18 中所述。

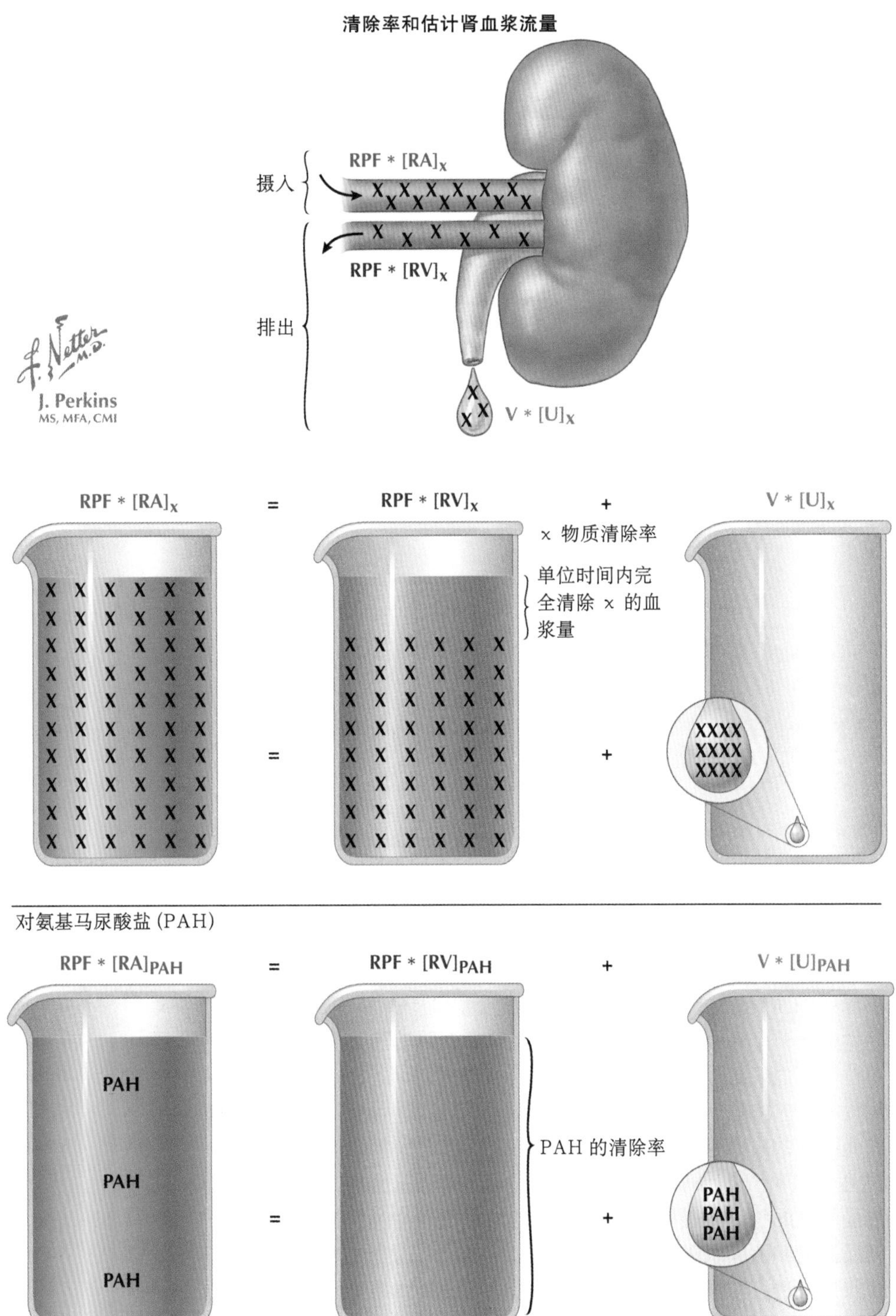

清除率和估计肾血浆流量
摄入
RPF * [RA]x
RPF * [RV]x
排出
V * [U]x
J. Perkins
MS, MFA, CMI
RPF * [RA]x
=
RPF * [RV]x
+
V * [U]x
x 物质清除率
单位时间内完全清除 x 的血浆量
对氨基马尿酸盐 (PAH)
RPF * [RA]PAH
=
RPF * [RV]PAH
+
V * [U]PAH
PAH
PAH 的清除率

三、肾小球滤过率

肾小球的压力决定肾小球的滤过率

血液自肾小球毛细血管滤过至波曼间隙，即肾单位的第一个部位。肾小球滤过率是单位时间血浆滤过肾小球毛细血管壁的体积，它依赖于肾小球毛细血管和波曼间隙的压力差（静水压和胶体渗透压）。肾小球毛细血管的静水压和波曼间隙的胶体渗透压均支持滤过。相反波曼间隙静水压和肾小球毛细血管胶体渗透压均阻止滤过。可以用如下公式表达它们的关系。

$GFR=Kf[(P_{gc}-P_{bs})+(\pi_{bs}-\pi_{gc})]$

Kf= 滤过系数

P= 静水压

π = 胶体渗透压

gc= 肾小球毛细血管

bs= 波曼间隙

肾小球毛细血管壁的性质决定 Kf，如血管壁的总面积和血管壁的通透性。有些病变可以造成肾小球的丧失（如肾小球硬化）或造成毛细血管壁增厚（如糖尿病），使 GFR 下降。

P_{gc} 决定于体循环动脉压和入球小动脉与出球小动脉的阻力。它不随着肾小球毛细血管的长度变化而变化。

π_{gc} 决定于血浆胶体渗透压，液体越接近出球小动脉压力越大，因为血浆液体的滤过使非滤过性的蛋白质浓度增加。随着 π_{gc} 的增加，支持和阻止滤过的阻力最终平衡，这就是所谓的滤过平衡。

P_{gc} 和 π_{gc} 随着入球小动脉和出球小动脉的舒张或收缩而变化。例如，出球小动脉的收缩增加 P_{gc}，但是减少了肾血浆流量，减慢了血液流经肾小球毛细血管的速度。由于血浆需要更多的时间接触过滤表面，所以 π_{gc} 沿着血管增加更快。因为改变静水压和胶体渗透压的变化保持着平衡，所以 GFR 维持稳定。相反，入球小动脉的收缩降低 P_{gc} 并引起 π_{gc} 更快升高，GFR 下降，最终，入球小动脉舒张，增加 P_{gc} 并且引起 π_{gc} 缓慢升高，增加了 GFR。

有一些因素可以使入球和出球血管发生改变，其中重要的因素包括：血管紧张素Ⅱ可以优先收缩出球小动脉，维持 GFR 稳定；去甲肾上腺素既可收缩入球小动脉又可收缩出球小动脉，降低 GFR；心房钠尿肽（ANP）舒张入球小动脉和收缩出球小动脉，增加 GFR；前列腺素舒张入球小动脉，增加 GFR。

在正常的循环中，和肾小球毛细血管相比，波曼间隙的压力变化不大。P_{bs} 取决于流经尿液收集系统产生的压力并随尿液流出阻力的增加而增加。正常情况下，π_{bs} 是可以忽略不计的。

肾小球滤过率

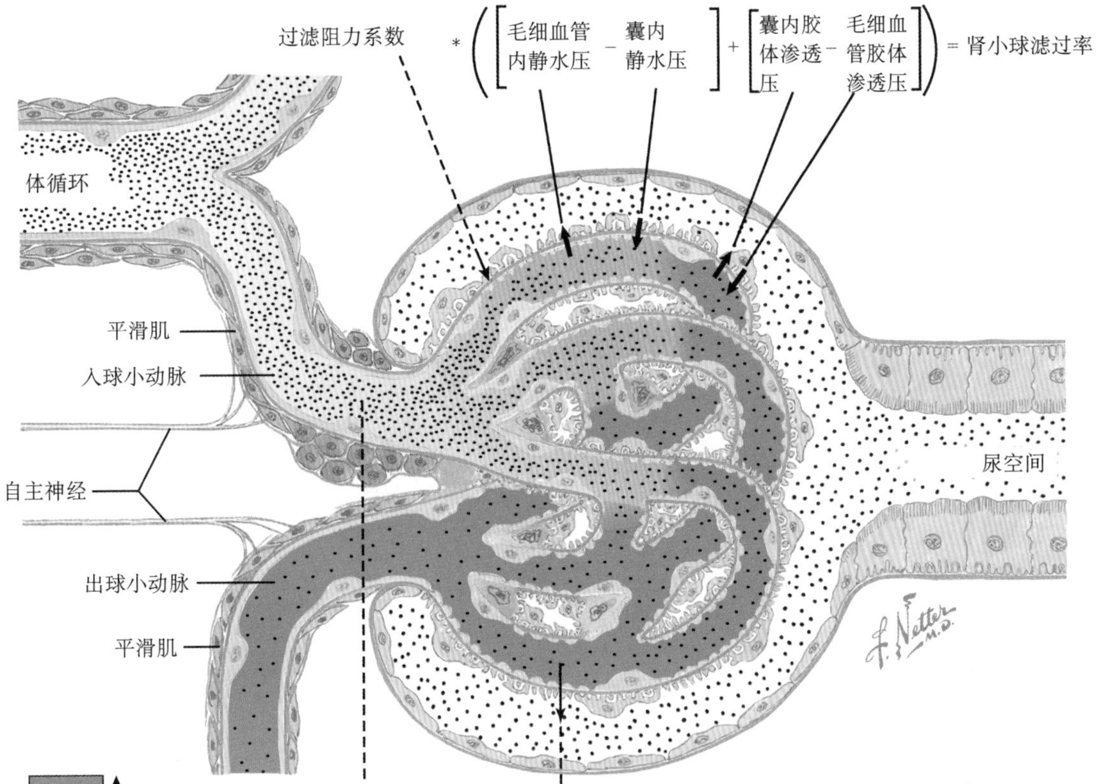

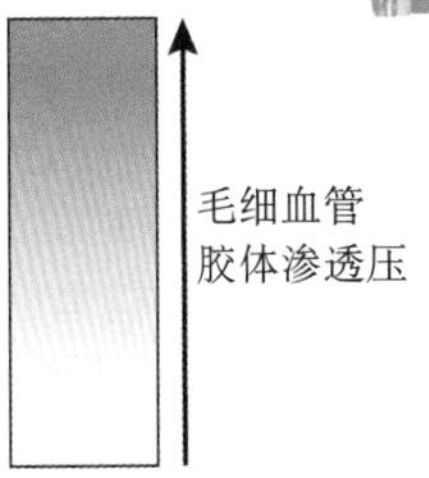

过滤阻力系数
* ([毛细血管内静水压 − 囊内静水压] + [囊内胶体渗透压 − 毛细血管胶体渗透压]) = 肾小球滤过率
体循环
平滑肌
入球小动脉
自主神经
出球小动脉
平滑肌
尿空间
F. Netter M.D.

毛细血管
胶体渗透压

$$[P]_{in} \times (GFR) = [U]_{in} \times (\dot{V})$$

血浆菊粉浓度 × 肾小球滤过率 = 尿菊粉浓度 × 尿生成率

$$GFR = \frac{[U]_{in} \times \dot{V}}{[P]_{in}}$$

RBF
GFR
流量（ml/min）
0
50
100
150
200
动脉压（mmHg）

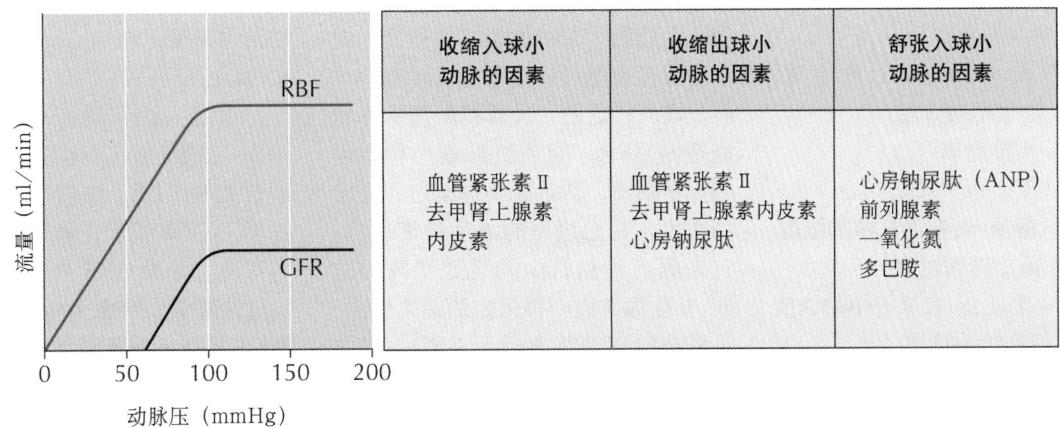

收缩入球小动脉的因素	收缩出球小动脉的因素	舒张入球小动脉的因素
血管紧张素Ⅱ 去甲肾上腺素 内皮素	血管紧张素Ⅱ 去甲肾上腺素内皮素 心房钠尿肽	心房钠尿肽（ANP） 前列腺素 一氧化氮 多巴胺

三、肾小球滤过率（续）

肾小球滤过率的计算

在临床实践中，肾小球毛细血管或波曼间隙里的静水压和胶体渗透压是不可能直接测量的，却可以用特殊分子标志物进入尿液的速率测量 GFR。对于所有的溶质来说公式如下。

滤过率 + 分泌率 − 重吸收率 = 排泄率

假设溶质 x 自由滤过肾小球，既不被重吸收也不被分泌。

滤过率 = 排泄率

$[P]_x \times GFR = V \times [U]_x$

P(x)= 溶质 x 在血浆中的浓度

GFR= 肾小球滤过率

U(x)= 溶质 x 在尿液中的浓度

V= 尿液产生的速率

重新整理，并结合之前的清除率公式，得出如下化式。

C(x) = GFR

因此，溶质 x 可以自由地过滤，既不被重吸收也不被分泌，单位时间清除 x 后血浆的体积等于单位时间血浆过滤的体积。

菊糖是一种果多糖，既不被重吸收又不被分泌。因此，计算它的清除率可以得出 GFR 的近似值。

在临床上，测量菊糖清除率通常没有实际意义。因为它是一种外生物质，因此给予菊糖的量必须达到一定浓度后才会滤过，这可能有过敏的风险。取而代之的，计算肌酐清除率也能推测 GFR，因为肌酐是一种内生的化学物质，通过肾小球滤过，分泌的很少，在血浆里的浓度通常稳定，它来源于骨骼肌中的肌酸和磷酸肌酸，并且通常以一种恒定的速率代谢。肌酐清除率非常接近于 GFR，但它的实际值比 GFR 高 10% ~ 20%，因为有少量的肌酐被分泌。如果分泌部分占整个肌酐清除率的比例增多，当 GFR 降低的时候这种错误就会增加。

为了获得一个精确的肌酐清除率的数值，以便更好地估计 GFR 值，可收集 24h 尿液的样本用 $V \times [U]_{Cr}/[P]_{Cr}$ 计算求得 C_{Cr}。由于 24h 尿液收集不方便，临床医生通常采用公式根据 $[P]_{Cr}$ 估算 C_{Cr}。这些估计值用年龄、性别、体重和种族作为校正因素，因为一个人的正常肌酐浓度取决于他们的肌肉质量。包括 Cockcroft-Gault 和 MDRD 公式。

正常人的平均肾小球滤过率为 120 ~ 130ml/min。由于 GFR 和 $[P]_{Cr}$ 呈负相关，$[P]_{Cr}$ 加倍，GFR 则减少一半。GFR 低于正常值诊断为肾功能不全；如果 GFR 在短时间内发生一过性降低，考虑为急性肾损伤；如果 GRF 持续低于正常值，则诊断为慢性肾衰竭。

通过计算 GFR/RPF，能够得出滤过分数，即滤入到波曼间隙的部分与进入毛细血管的血浆部分的比值，通常滤过分数的正常值为 20% 左右。

肾小球滤过率的估计

肌酐清除率

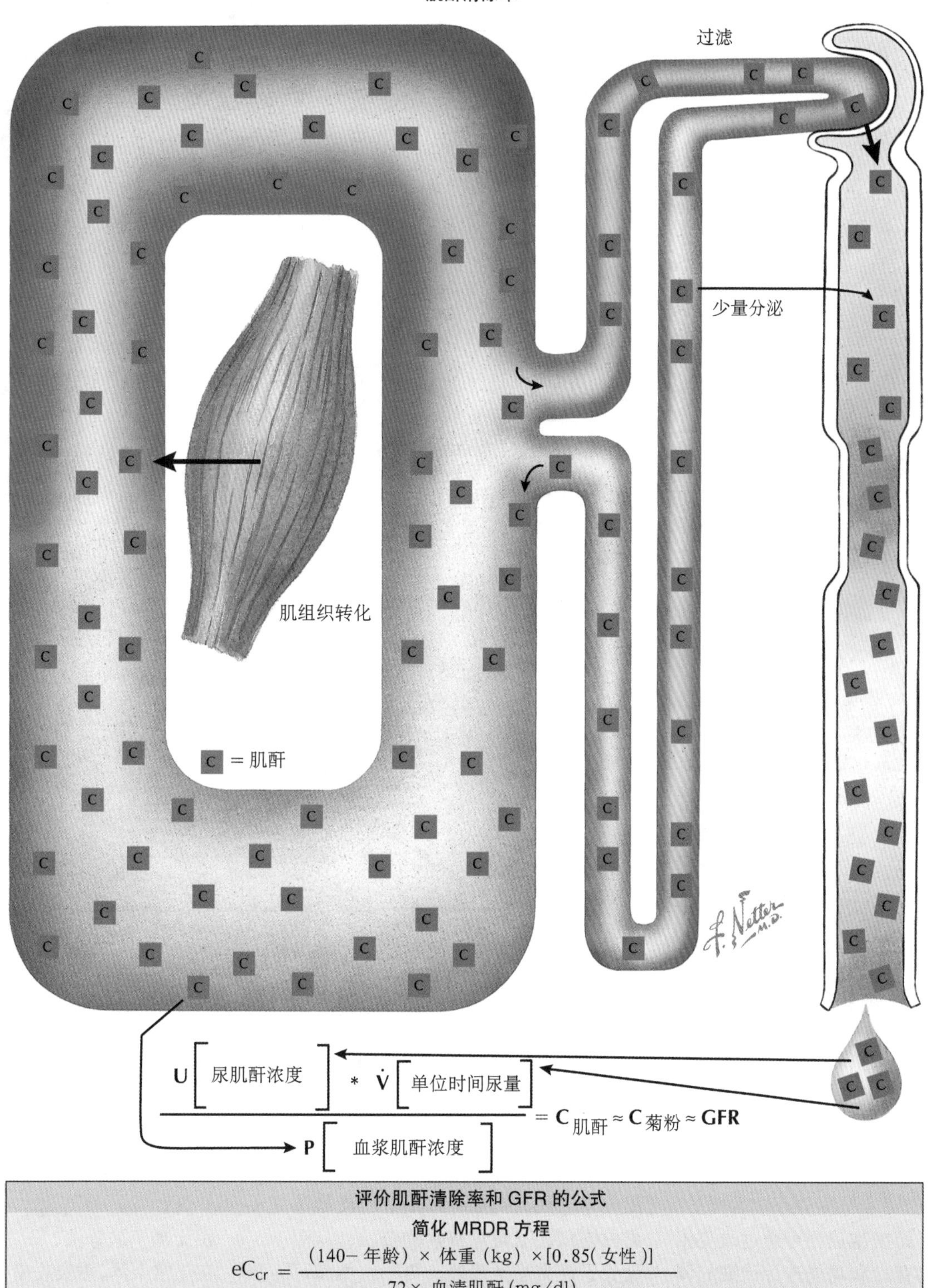

评价肌酐清除率和 GFR 的公式
简化 MRDR 方程
$eC_{cr}=\dfrac{(140-\text{年龄})\times\text{体重(kg)}\times[0.85(\text{女性})]}{72\times\text{血清肌酐(mg/dl)}}$
修正公式
$eGFR=186\times\text{血清肌酐}^{-1.154}\times\text{年龄}^{-0.203}\times[1.212(\text{黑色人种})]\times[0.742(\text{女性})]$

四、分泌和重吸收

液体流经肾小管，溶质可从肾小管液体中重吸收到肾间质和毛细血管中，也可以相反的方向分泌。因此公式如下。

滤过率 + 分泌率 − 重吸收率 = 排泄率

溶质 x 以下述公式表达：$([P]_x \times GFR)+SR_x-RR_x=[U]_x \times V$

$[U]_x$= 溶质 x 在尿液中的浓度

V= 尿液产生的速率

$[P]_x$= 溶质 x 在血浆中的浓度

GFR= 肾小球滤过率

SR= 分泌率

RR= 重吸收率

一些个别溶质的特殊处理将会在下面讲述。一般情况下，一些溶质是沿跨细胞途径或细胞旁途径进行重吸收和分泌的。滤过是非选择性的，而重吸收和分泌都是选择性的过程，能够精细地调节个别物质的最终排泄率。

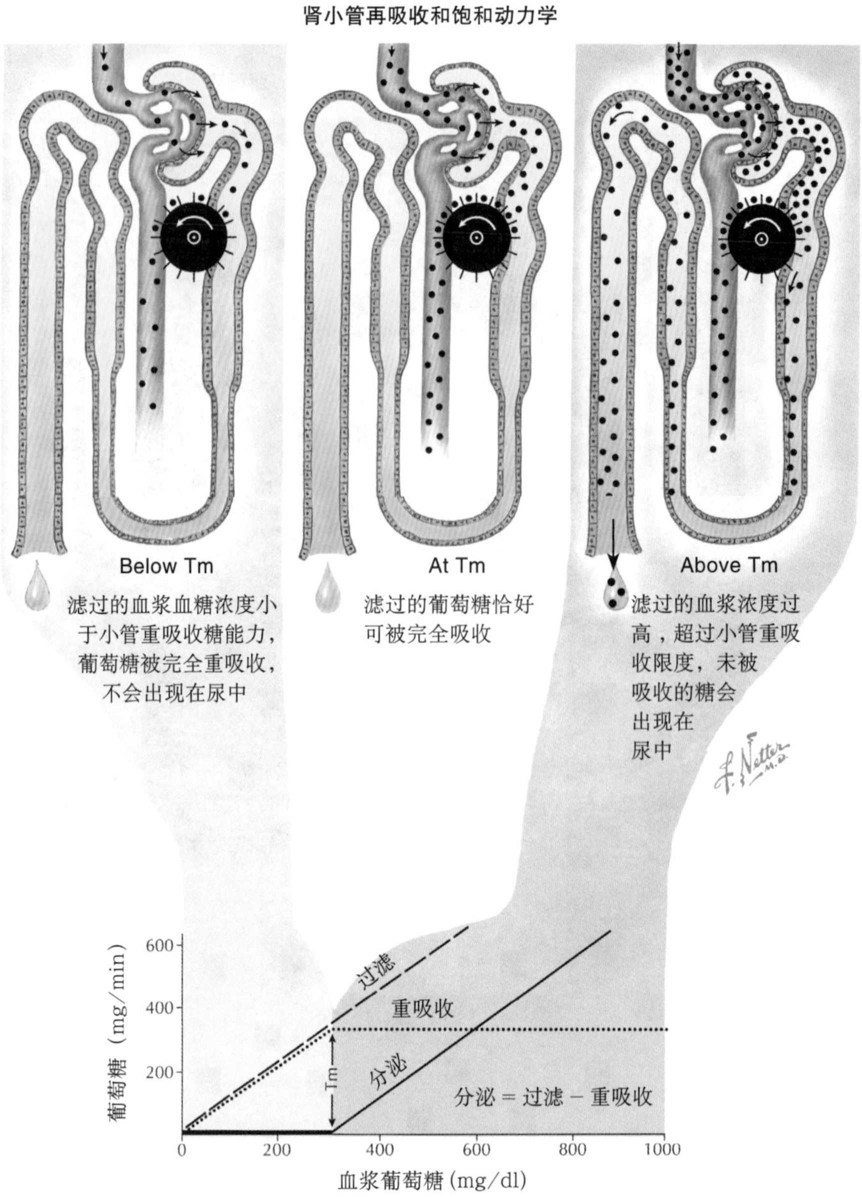
肾小管再吸收和饱和动力学
Below Tm
滤过的血浆血糖浓度小于小管重吸收糖能力，葡萄糖被完全重吸收，不会出现在尿中
At Tm
滤过的葡萄糖恰好可被完全吸收
Above Tm
滤过的血浆浓度过高，超过小管重吸收限度，未被吸收的糖会出现在尿中
600
400
200
0
200
400
600
800
1000
葡萄糖（mg/min）
血浆葡萄糖（mg/dl）
过滤
重吸收
分泌
Tm
分泌 = 过滤 − 重吸收

跨细胞途径和细胞旁途径

跨细胞途径依赖于膜蛋白的存在，如转运载体和离子通道，它允许溶质进出细胞。与此不同，细胞旁途径依赖于扩散或对流，溶质在细胞之间运送。这些转运方式的差异有重要的意义。

首先，跨细胞途径可通过改变相关膜蛋白的存在和功能进行精细的调节。而细胞旁途径一般只能通过调整扩散和对流的力量粗略地调节。因此，调节内环境稳态的激素进入肾后，首先影响的是跨细胞通路。

其次，跨细胞通路可以饱和，反映膜蛋白的数量和结合能力是有限的，而旁细胞通路通常不能。在某些情况下，为了达到治疗目的可以对其饱和度进行调节。例如，苯磺舒和青霉素在近端小管经相同的转运蛋白分泌。考虑到大剂量的苯磺舒可使载体蛋白饱和，阻碍青霉素的分泌，从而延长了青霉素半衰期。再如，饱和可能是一种疾病发生的信号。在正常情况下，葡萄糖很容易进入到肾小管滤液中却被完全重吸收，在尿液中不会出现。在糖尿病患者中，血浆葡萄糖水平过高可使滤液中的葡萄糖超过器官的重吸收能力，导致尿液中出现葡萄糖。

基于以上所给公式，葡萄糖在尿液中分泌的速率表达如下。

$[U]_{Glucose} \times V=([P]_{Glucose} \times GFR)+SR_{Glucose}-RR_{Glucose}$

由于糖不被分泌，$SR_{Glucose}$ 相当于零。在正常个体，重吸收率（$RR_{Glucose}$）和滤过率（$[P]_{Glucose} \times GFR$）相等，如此，$[U_{Glucose}]$ 相当于零。一旦重吸收途径饱和，$RR_{Glucose}$ 达到肾小管最大值（Tm）。分泌的量与滤过的量的比值将会变化。一旦血清葡萄糖浓度超过 300g/dl 将会发生饱和。

部分分泌（清除比例）

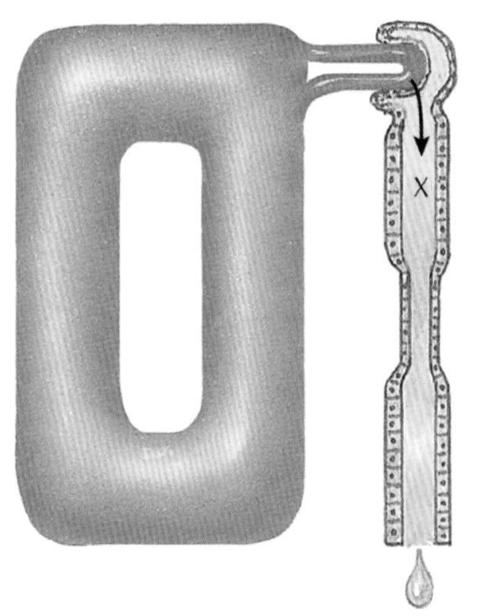

经肾小球滤过的 X 物质既不被重吸收也不被分泌
如：菊粉肌酐
$C(x)=GFR$
$FE(x)=1$

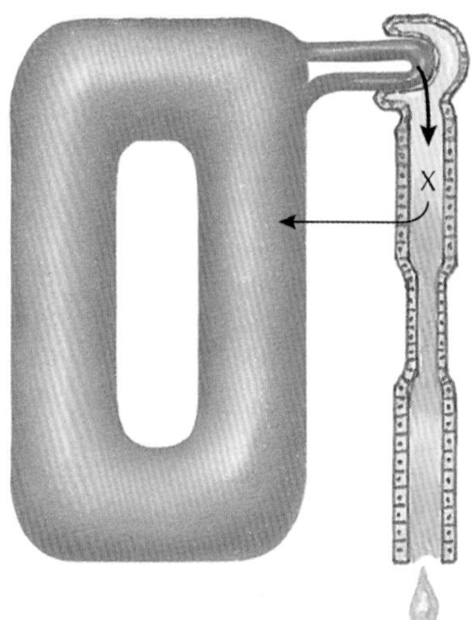

经滤过的 X 物质被重吸收
如：钠
$C(x)<GFR$
$FE(x)<1$

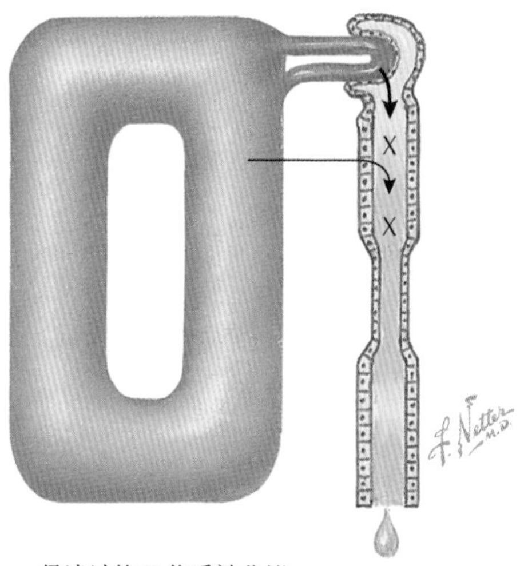
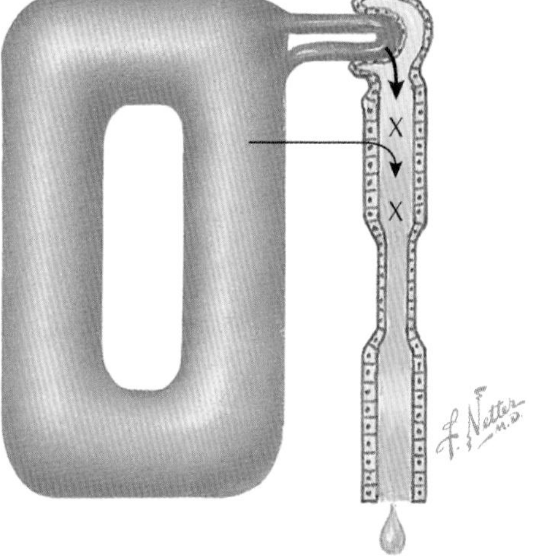

经滤过的 X 物质被分泌，
如：对氨基马尿酸盐
$C(x)>GFR$
$FE(x)>1$

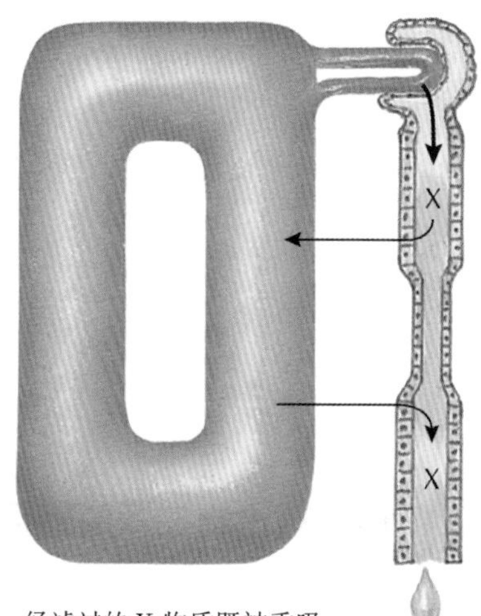

经滤过的 X 物质既被重吸收又被分泌
$C(x)>$ 或 $<GFR$
$FE(x)>$ 或 <1

四、分泌和重吸收（续）

重吸收和分泌定量

一种评估特殊溶质重吸收与分泌情况的方法是沿着肾小管全长检测溶质浓度的变化。当滤液进入波曼间隙，每个溶质 x 都会有一个最初的肾小管浓度 $[T]_x$。对于自由通过肾小球毛细血管的物质，最初的 $[T]_x$ 与血浆浓度 $[P]_x$ 相等。当溶质肾小管前行时，$[T]_x/[P]_x$ 值改变。如果比值超过 1，x 在肾小管中的浓度增加，表示可能存在 x 的分泌或者水的重吸收。如果比值等于 1，表示既没有重吸收也没有分泌，或者表示 x 和水的重吸收相等，因此在所有的结果控制水的重吸收是必需的。正如前面所提到的，菊粉是一种外部合成物质，既不被重吸收也不被分泌，因此可以根据它的浓度来推断水的重吸收。如果 $[T]_{inulin}$ 加倍，那么一半的水会被重吸收。

在波曼间隙（$[T]_x/[P]_x$）=（$[T]_{inulin}/[P]_{inulin}$）=1，如果在肾小管远端的某一点，$[T]_x/[P]_x/$（$[T]_{inulin}/[P]_{inulin}$）=1/2，代表一半水或一半溶质 x 被重吸收。如果溶质 x 没有被重吸收，这个值应该是 1。由于滤液中一半的水被重吸收，将会使小管中溶质 x 的浓度比血浆中的浓度高 1 倍，恰如菊糖。

$$FE(x)=\frac{\left(\frac{[U]_x}{[P]_x}\right)}{\left(\frac{[U]_{inulin}}{[P]_{inulin}}\right)}=\frac{\left([U]_x\times\frac{\dot{V}}{[P]_x}\right)}{\left([U]_{inulin}\times\frac{\dot{V}}{[P]_{inulin}}\right)}=\frac{\text{溶质 x 的清除量}}{\text{菊糖的清除量}}=\frac{C(x)}{GFR}$$

通过计算（$[U]_x/[P]_x$）/（$[U]_{inulin}/[P]_{inulin}$）可以评估任何溶质总的重吸收和分泌模式，得出的结果就是溶质 x 的滤过分数（FE），对于不能从肾小球自由滤过的物质，如部分结合血浆蛋白的离子，其在血浆中的浓度将会增加。

如果滤过分数（FE）等于 0.01，则溶质 x 99% 被重吸收；如果 FE 大于 1，提示溶质 x 有净分泌；如果 FE 小于 1，提示溶质 x 有净重吸收。FE 也称“清除比率”，这样概念可能更容易理解。

在临床实践中，通常用肌酐代替菊糖来推算清除比率，因为肌酐是一种在血浆中浓度稳定的内生化合物。

五、钠和氯化物在肾的转运

钠和氯化物是主要的细胞外离子。在血浆中，钠离子浓度维持在 135 ~ 145mmol/L，氯离子浓度维持在 98 ~ 108mmol/L。钠和氯离子在肾小球自由滤过并几乎完全（近 99%）被重吸收。60% 在近端小管重吸收，30% 在髓襻升支粗段，7% 在远曲小管，2% ~ 3% 在其余肾小管和集合管中重吸收。

转运机制

在肾单位的所有部位，细胞基底膜的 Na^+/K^+ATP 酶将肾小管上皮细胞内的钠泵入到肾间质中。因此，细胞内的钠离子维持低浓度，形成一个跨细胞重吸收的浓度梯度。

1. **近端小管**　在全部近端小管，钠离子通过 Na^+/H^+ 交换载体（NHE-3）进入肾小管上皮细胞的管腔膜，通过继发主动转运分泌质子。在较少的情况下，钠通过同向转运的载体穿过管腔膜，一个或多个钠离子可与各种物质相结合进行同向转运，这些物质包括葡萄糖、氨基酸、磷酸盐、乳酸盐、柠檬酸盐。钠的重吸收可快速形成一个跨膜的渗透压梯度，促进水的等渗被动重吸收。

随着钠和水的重吸收，氯化物在近端小管中逐渐被浓缩。另外，近曲小管管腔起始段即带有负电荷。因此，近曲小管的化学梯度和电位梯度有助于氯化物的重吸收，其通过细胞旁途径吸收。

在近曲小管远端，由于大量的氯化物经细胞旁途径重吸收，因此管腔内的负电荷消失。取而代之的是正电荷，为钠的细胞旁途径重吸收形成电位梯度。尽管出现了电荷的变化，由于强大的化学梯度仍支持氯化物经细胞旁途径重吸收。一些氯化物也经过管腔膜跨细胞重吸收，由氯离子逆向转运蛋白联合基底膜氯离子通道和 K^+/Cl^- 协同转运蛋白完成。

2. **细段**　降支细段不能透过溶质却能重吸收水，因此小管内的液体在这部分被浓缩，形成的化学梯度有利于钠和氯化物在升支细段的重吸收（见专题 3-15）。钠经过细胞旁途径重吸收，而氯化物则通过管腔侧和基底侧细胞膜上的 CLC-NKA 通道进行跨细胞重吸收。

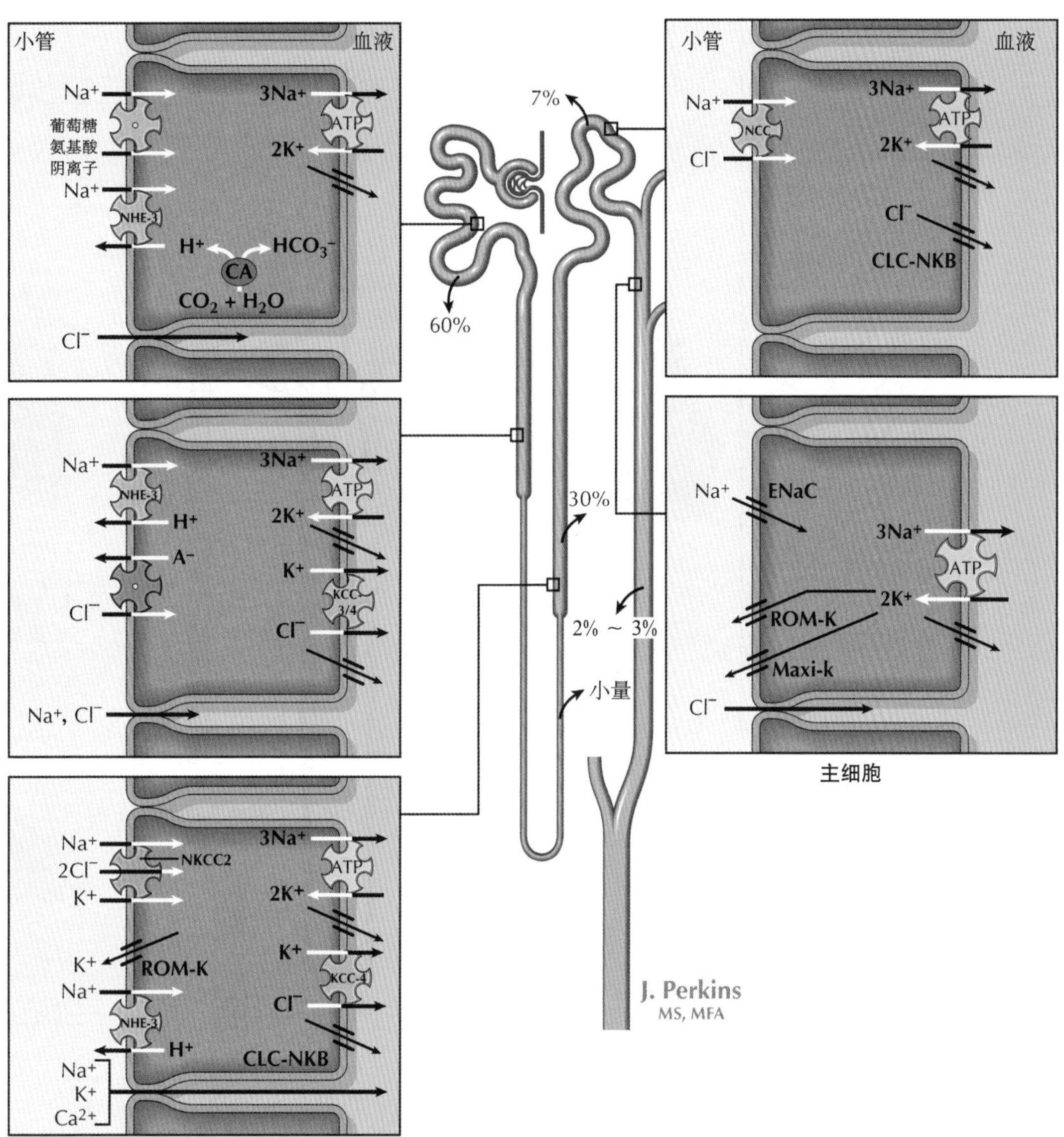

影响钠离子重吸收的因素		
影响因素	结果	机　制
去甲肾上腺素 血管紧张素 II	↑ 重吸收升高	↑ NHE-3 载体，钠钾泵在近端小管功能升高
醛固酮	↑ 重吸收升高	↑ ENaC 通道在集合管功能升高 ↑ NCC 载体在远曲小管功能升高
ADH (抗利尿激素)	↑ 重吸收升高	↑ NKCC2 载体在升支粗段功能升高 ↑ ENaC 通道在集合管功能升高
心房钠尿肽	↓ 重吸收下降	↓ NHE-3 载体，钠钾泵在近端小管功能下降 ↓ ENaC 通道在集合管功能下降

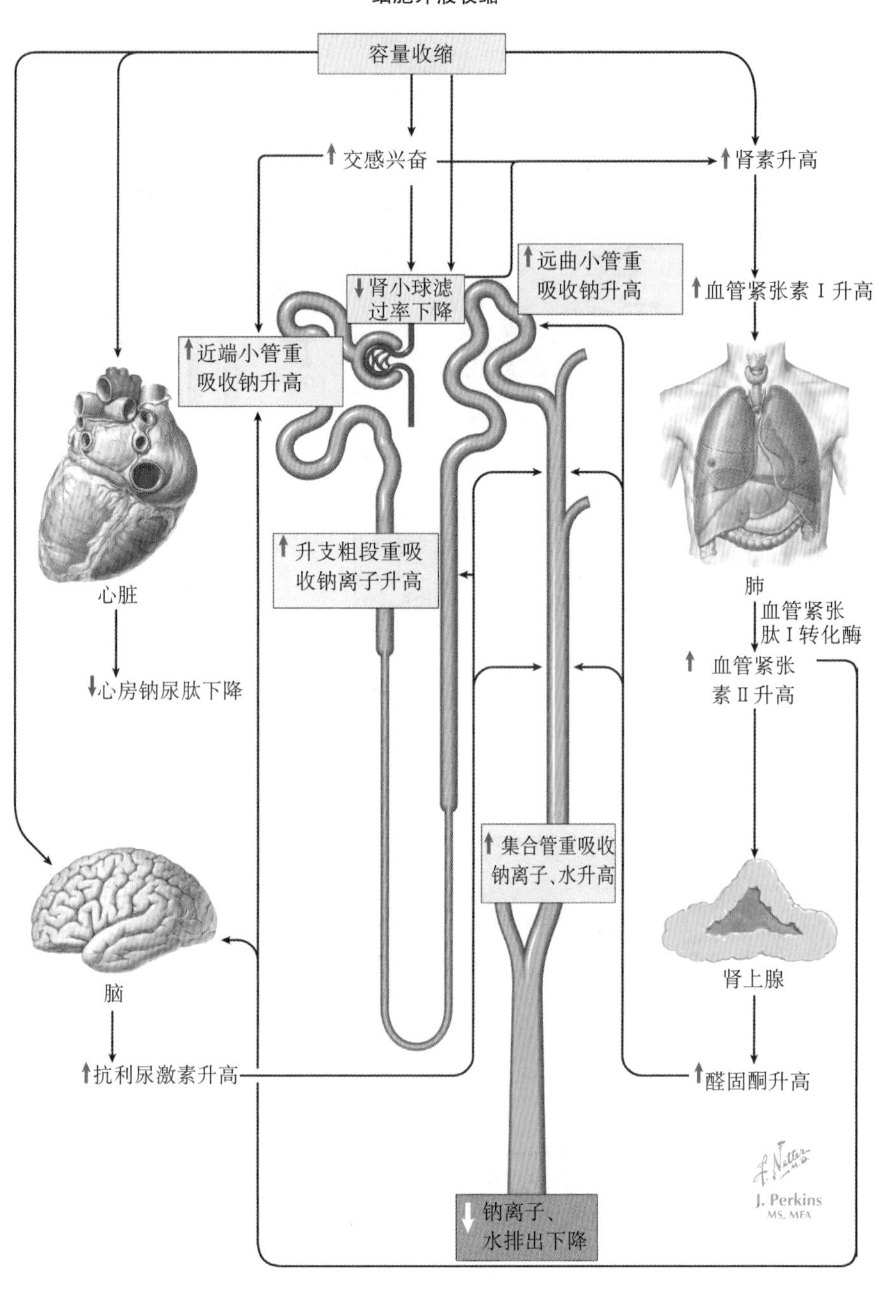

五、钠和氯化物在肾的转运（续）

3. **髓襻升支粗段** 在这一部分，钠、氯和钾一起经管腔膜协同转运蛋白（NKCC2）跨细胞途径重吸收。每两个氯离子协同转运一个钠离子和一个钾离子。管周膜 Na^+/K^+ 泵建立了钠离子的化学梯度促进上述转运过程。

在细胞内，氯化物经 CLC-NKB 通道和 K^+/Cl^+ 转运蛋白穿出管周膜。与此相反，钾通过 ROM-K 通道再循环回到管腔。结果肾小管管腔带正电荷，促进钠和其他阳离子的细胞旁途径重吸收。

虽然肾小管这一部分存在 Na^+/H^+ 交换载体 NHE-3，但对于整体钠的重吸收的作用不大，而对碳酸氢盐的重吸收有着重要作用。

4. **远曲小管** 通过管腔膜的 Na^+/Cl^+ 协同转运载体，钠和氯化物一起经过跨细胞重吸收。而在管周膜钠钾共转运泵造成一个钠的化学梯度促使上述过程进行。在细胞内，氯化物通过 CLC-NKB 通道穿过管周膜。

5. **连接小管和集合管** 在这些部位，钠经主细胞管腔膜上的 ENaC 通道进行跨细胞途径重吸收。钠离子的重吸收在小管管腔内形成负电荷，为氯化物旁细胞途径重吸收形成了化学梯度。尽管在插图中没有说明，氯化物也会通过 B 型闰细胞管腔膜的 HCO^-_3/Cl^- 交换和管周膜的 CLC-NKB 通道进行跨细胞途径重吸收。

五、钠和氯化物在肾的转运（续）

钠转运的调节

细胞外液的渗透压主要来源于钠，其血浆浓度也通过控制自由水的潴留和排出系统进行调节。因此，钠在血浆中的浓度增加导致自由水潴留，而血浆钠浓度降低可使自由水排出。这个机制通过中枢的渗透压感受器控制。感受到渗透压增加时，以产生渴感，饮水和释放激素 ADH 或加压素的方式做出反应。通过水的消耗和 ADH 的作用，促进了水从集合管中重吸收，增加细胞外液（ECF）直到恢复正常的渗透压（见专题 3-17）。此时渗透压感受器活动停止。

由于这个系统的存在，体内所有钠的增加或减少将导致细胞外液容量的增加或减少。相比较而言，水的摄入不会影响细胞外液容量：①水在细胞内液和细胞外液均有分布。②摄取水之后细胞外液被稀释，抑制 ADH 的释放，从而产生稀释的尿液，直到恢复正常血浆渗透压。

由于体内钠含量是决定细胞外液容量最主要的因素，因此控制细胞外液容量的机制可直接调节钠在尿液中排泌的速率。

在细胞外液减少的情况下，某些机制会增加钠在肾内的潴留。主动脉弓压力感受器和颈动脉窦压力感受器激活，增加交感神经兴奋性。去甲肾上腺素收缩入球小动脉和出球小动脉，减少肾小球滤过率，激活近端小管的 NHE-3 转运蛋白和 Na^+/K^+ATP 酶，促进钠的重吸收。与此同时，肾素的释放继发于多种因素，包括交感神经的兴奋、入球小动脉的收缩和小管内液体的流动速度下降。肾素能够促进血管紧张素Ⅱ（AⅡ）的合成，还能促进钠潴留：①血管紧张素激活近端小管管腔膜 NHE-3 转运蛋白和管周膜的 Na^+/K^+ATP 酶。② AⅡ促进醛固酮的释放，通过正调节调高 ENaC 和 NCC 转运蛋白，增加钠从远端肾小球的重吸收。③ AⅡ促进 ADH 的释放，正调节钠和水在集合管（通过正调节 ENaC 和水通道蛋白）和髓襻升支粗段（通过正调节 NKCC2 转运蛋白）的重吸收。最终 AⅡ收缩出球小动脉，降低管周毛细血管静水压，进一步增加滤过分数，增加管周毛细血管渗透压。这些因素的改变都有助于钠在远端小管的重吸收。

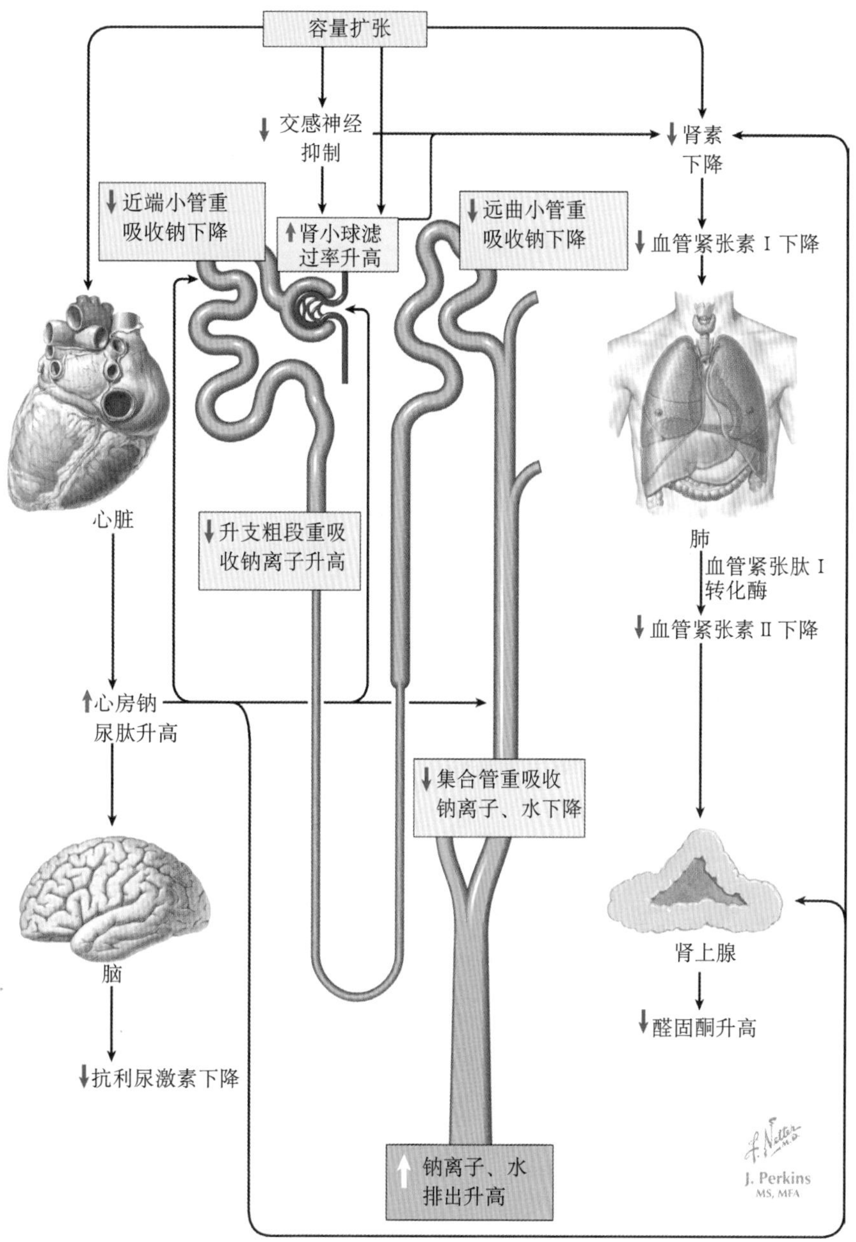

如果细胞外液超负荷，可激活多种机制促进肾钠的排泌。心房扩张可刺激利钠肽（ANP）的释放，从而增加肾钠的排泌。ANP 扩张入球小动脉和收缩出球小动脉，可以增加肾小球滤过率。并且，ANP 阻止钠在近端小管和远端小管的重吸收并阻止水在集合管的重吸收，最终抑制肾素、醛固酮和 ADH 的释放。

六、钾在肾的转运

钾离子主要存在于细胞内，骨骼肌中钾的含量占全身总量的 75%。小于 2% 存在于细胞外液中。正常的血浆浓度为 3.5 ~ 5.0mmol/L。

细胞外液的钾可自由滤出肾小球。大部分的钾沿着近端小管被重吸收（66%），25% 在髓襻重吸收。通过内环境稳态反馈机制的调节，在远端小管有不同程度的重吸收或分泌。通过这一方式肾在调节血浆内钾离子浓度方面起着至关重要的作用。

转运机制

1. **近端小管**　在近端小管钾离子通过细胞旁途径重吸收。当钠和水重吸收浓缩了肾小管液时，其中的钾离子建立了一个化学梯度；当氯化物被重吸收时建立了一个电位梯度，在近端小管远端形成正电荷。有证据证明，钾离子也通过跨细胞途径在近端小管重吸收，但是具体细节和这一通路的重要性尚不清楚。

2. **髓襻升支粗段**　在这一部分，钾离子通过管腔膜上的 Na^+/K^+/$2Cl^-$（NKCC2）联合转运蛋白经跨细胞途径重吸收。然后经 KCC4 K^+/Cl^- 协同转运或钾离子通道穿过细胞膜。一部分钾离子进入到管壁细胞，又经 ROM-K^+ 通道返回管腔。这个循环使管腔产生正电荷，促使钾离子、钠离子和其他阳离子经细胞旁途径重吸收。

3. **远端肾小管**　在远曲小管钾离子的重吸收和分泌不是固定的，总的分泌速率依靠重吸收和分泌的净差值。分泌主要发生在连接小管和皮质的集合管。当钠离子通过管腔膜 ENaC 通道进入主细胞内时，管腔内形成负电荷，电位梯度因此建立，钾离子依靠管周膜上的 Na^+/K^+ATP 酶进入到主细胞内，并通过管腔膜上的 ROM-K 和 maxi-K 通道（也叫做 BK 通道）进入管腔。钾通道也存在于肾单位其他部位的基底侧细胞膜，允许 Na^+/K^+ATP 酶连续工作。

重吸收主要发生在外髓质的集合管。A 型闰细胞的管腔膜存在 H^+/K^+ 逆向转运 ATP，可使钾离子进入细胞，而基底侧 K^+ 通道可使钾离子进入肾间质。

钾转运的调节

高血钾可促进肾上腺皮质分泌醛固酮，上调主细胞管腔膜 ENaC 和管周膜的 Na^+/K^+ATP 酶表达，钠的重吸收为钾离子的分泌增加了电位梯度。高血钾还能直接刺激主细胞上醛固酮非依赖性的 ENaC 和 ROM-K 通道，从而引起更多的钾离子分泌。

相反，低血钾能够抑制醛固酮的释放，下调主细胞管腔膜 ROM-K 通道的表达，从而减少钾离子的分泌。此外，低血钾增强 A 型闰细胞管腔膜 H^+/K^+ATP 酶的表达，促进钾离子的重吸收。

酸碱失衡主要通过细胞基底膜上的 H^+/K^+ 交换改变钾离子的重吸收和分泌。在酸中毒时，氢离子进入细胞内，钾离子离开，细胞维持电荷平衡。细胞内钾离子的水平减少，降低了化学梯度，使分泌到小管内的钾离子减少。相反，碱中毒时氢离子离开细胞，细胞内钾离子浓度增高，促进其排泄到小管内。

最后，血容量状态和钾离子的调节也有重要关系。当血容量降低时，A Ⅱ 促进醛固酮释放，增强钾离子分泌。当血容量增加时，经过肾小球的血流速度增加，从而通过 maxi-K 通道促进更多的钾离子分泌。因此，血容量的增加或降低调节着钾的分泌。

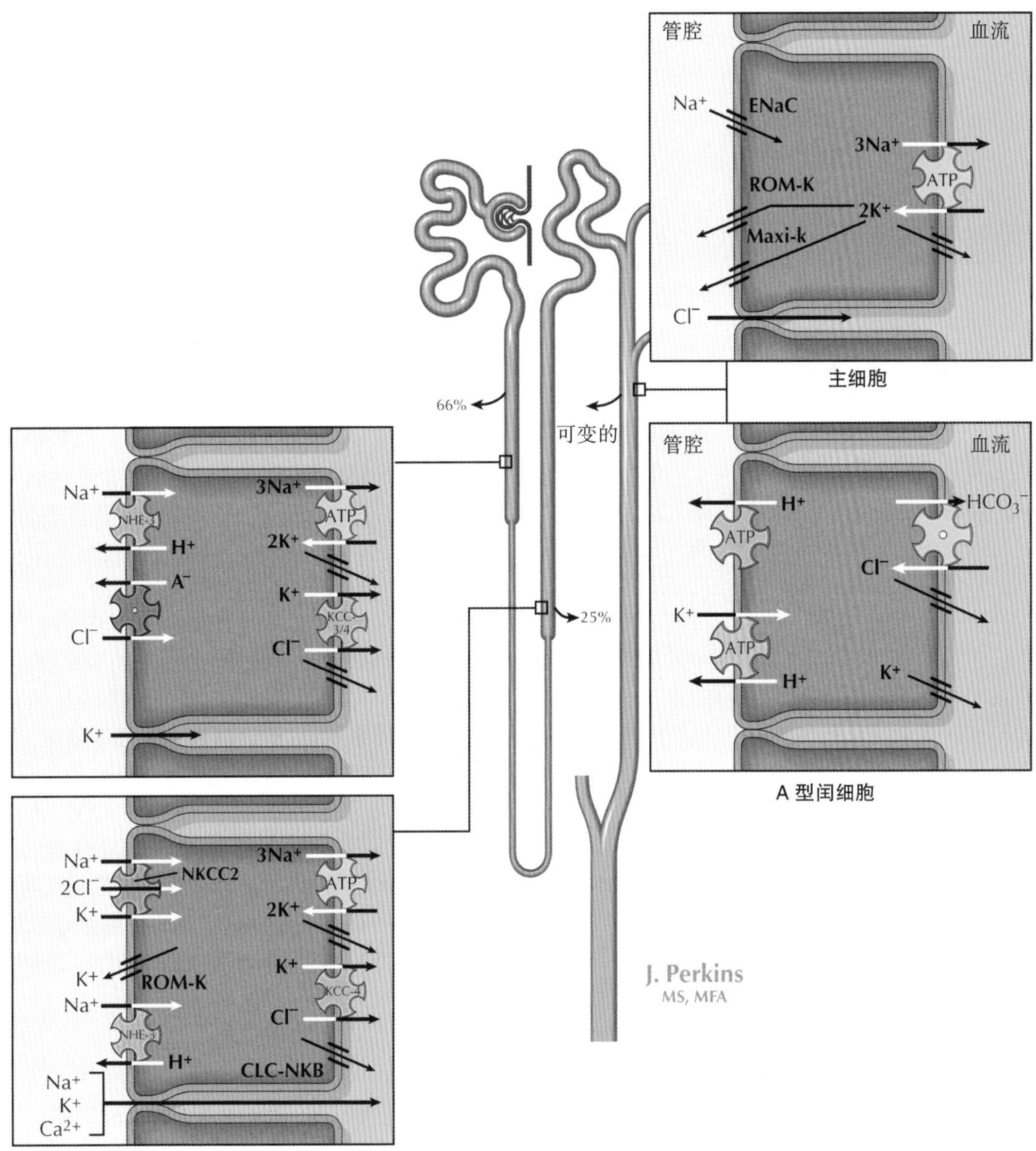

钾离子吸收的影响因素		
因素	结果	机 制
高血钾	↑ 分泌增加	↑醛固酮 ⟶ ↑ENaC ↑ Na^+/K^+ 泵 ↑ROM-K（钾离子通道） （主细胞）
高血钾	↓ 分泌下降	↓醛固酮 ⟶ ↓ENaC ↓ Na^+/K^+ 泵 ↓ROM-K （主细胞）
酸中毒	↑ 重吸收增加 ↓ 分泌下降	↑ H^+/K^+ 泵（闰细胞） 基底外侧 H^+/K^+ 交换 ⟶ ↓细胞内 K^+
碱中毒	↑ 分泌增加	基底外侧 H^+/K^+ 交换 ⟶ ↑细胞内 K^+

七、钙、磷和镁在肾的转运

钙

机体内超过 98% 的钙离子存在于骨中，其余存在于细胞内液和细胞外液中。正常血浆浓度范围为 8.8 ~ 10.3mg/dl，受胃肠道、肾和骨骼中的 PTH、1，25- 二羟维生素 D 和降钙素调节。

细胞外液中约一半的钙以有活性的离子形式存在，其余部分与白蛋白和其他阴离子结合形成复合物。钙离子在肾小球内自由滤过，几乎所有的钙离子被重吸收。

在近端小管，超滤液中 50% ~ 60% 的钙通过细胞旁途径重吸收。随着盐和水的重吸收，钙离子在小管内浓集，形成了化学（浓度）梯度。与此同时，随着氯离子的重吸收，在管腔内存在大量阳离子，从而建立了电位梯度。而特殊的紧密连接蛋白，如 Claudin-2，还可以形成一种阳离子专用的细胞旁路。

在髓襻升支粗段，在继发于钾离子重吸收而形成的电位梯度作用下，超滤液中 15% 的钙通过细胞旁途径重吸收。Claudin-16 是另一种紧密连接蛋白，是细胞旁途径的重要组成部分，它的突变与家族性低镁血症及尿钙减少有关。

在远曲小管和连接管，超滤液中 10% ~ 15% 的钙通过跨细胞途径重吸收。钙离子经 TRPV5 通道进入管腔侧细胞膜，并与钙离子结合蛋白结合，然后通过 Na^+/Ca^{2+} 交换载体和钙离子 ATP 酶穿过管周膜。

集合管对于钙离子的重吸收功能还不清楚。

低钙血症可引起 PTH 的释放，而 PTH 可能对肾功能产生多方面影响。在近端小管，它能抑制 Na^+/H^+ 交换载体 NHE-3 蛋白活性，减少细胞旁途径钙重吸收的梯度（这看似矛盾的效果导致 PTH 增加磷酸盐的排泄，我们将在后面讨论）。在远端肾小管，它可以上调管腔膜上的 TRPV5 钙通道，导致钙离子重吸收的净增加。与此相反，血钙过高可同时抑制 PTH 的释放及钙离子的重吸收。在髓襻升支粗段，重吸收的钙导致负荷增加，引起基底膜钙离子感受器的活化，从而抑制 NKCC2 转运体和 ROM-K 通道，减少钙离子重吸收所需要的电位梯度。

最终，酸中毒可抑制 TPRV5 钙离子通道，而碱中毒则有相反的作用。

磷酸盐

人体内的磷酸盐 85% 储存在骨骼中，14% 储存在软组织，1% 储存在细胞外液。其正常血浆浓度为 3 ~ 4.5mg/L，受 PTH、1，25- 二羟维生素 D，以及位于甲状旁腺、骨骼、胃肠道、肾的磷酸沉着作用调节。

血浆中的磷酸盐约有 90% 以非结合的形式存在，并在肾小球自由滤过。而超滤液中 85% 的磷酸盐又被重吸收。

在近端小管，超滤液中 80% 的磷酸盐通过跨细胞途径重吸收。磷酸盐通过 Na^+/P 协同转运载体进入管腔膜，而穿过管周膜的途径不太清楚，可能与磷酸盐 / 阴离子交换载体有关。

在远曲小管和连接管，超滤液中 5% 的磷酸盐通过跨细胞路径重吸收，具体机制尚不清楚。

高磷酸血症可促进 PTH 的释放，导致近端小管的 Na^+/Pi 协调转运体和管周膜的 NA^+/K^+ATP 酶下调。造成磷酸盐重吸收受阻。此外，高磷酸血症可导致骨骼中的骨细胞和成骨细胞释放 FGF-23，而 FGF-23 能抑制 Na^+/Pi 协调转运体的表达。增加膳食中磷酸盐的摄入量可以通过不依赖 PTH 的机制直接下调 Na^+/Pi 的转运，而低磷酸血症则是相反的结果。

镁

人体中约一半的镁在骨骼中，剩下的几乎都在细胞内液，只有 1% 在细胞外液。镁正常的血浆浓度为 1.8 ~ 2.3mg/dl。细胞外液中的镁约 80% 不与蛋白结合并且能自由滤过肾小球。超滤液中 95% ~ 98% 的镁被重吸收。其中 20% 的重吸收在近端小管，其机制未明，可能是被动重吸收。60% ~ 70% 在髓襻升支粗段，通过细胞旁途径重吸收，这一过程受到钾离子重吸收形成的电位梯度驱动。Claudin-16 被认为可以形成孔道使镁离子通过细胞旁途径重吸收。最后，超滤液中 5% ~ 10% 的镁在远端肾小管通过，称为 TPRM6 的 Mg^{2+} 通道重吸收。而离开管周膜的途径则不清楚。

钙离子和磷酸盐的肾调节

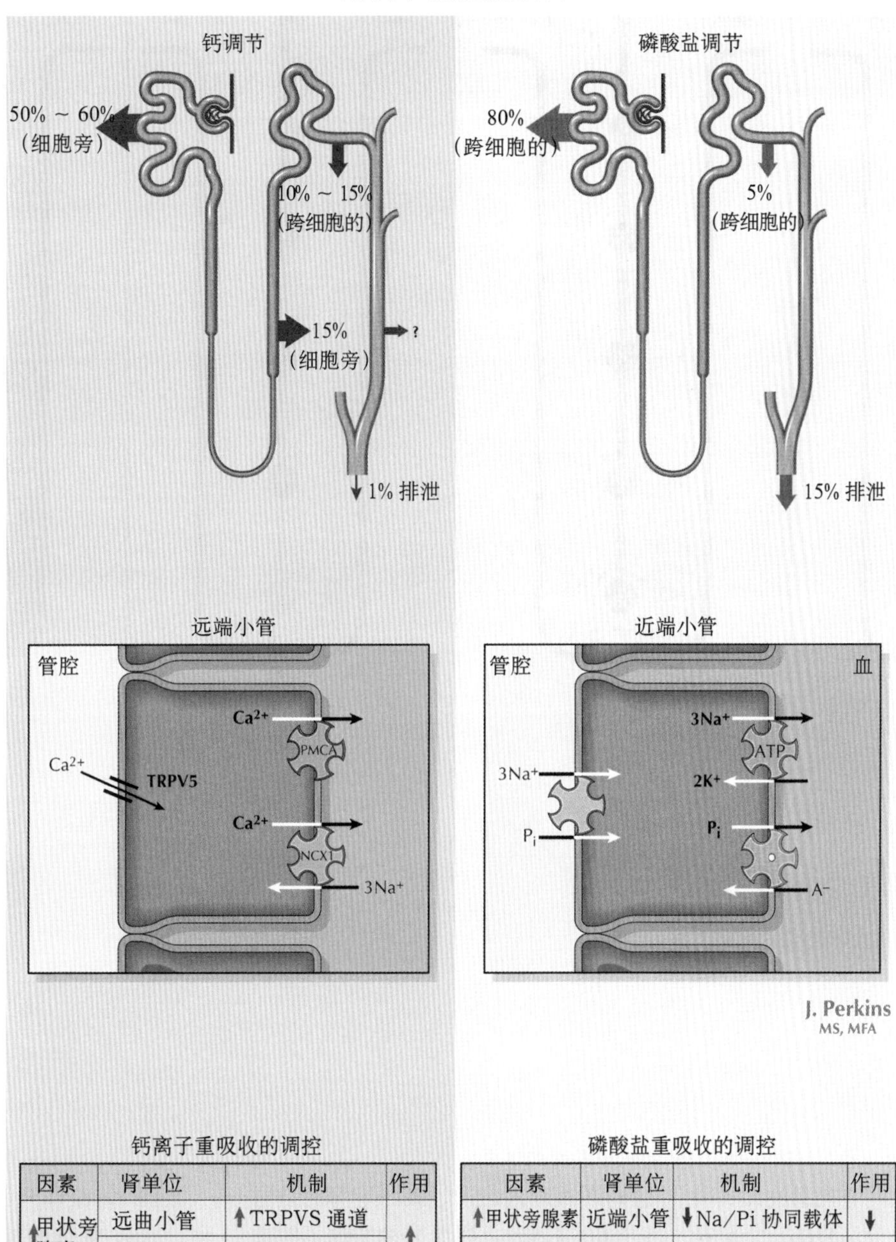

钙离子重吸收的调控

因素	肾单位	机制	作用
↑甲状旁腺素	远曲小管	↑TRPVS 通道	↑
	近端小管	↓ME3 转运者	
↑血浆钙离子	升支粗段	↑CaSR 转运者	↓

磷酸盐重吸收的调控

因素	肾单位	机制	作用
↑甲状旁腺素	近端小管	↓Na/Pi 协同载体	↓
↑FGF23	近端小管	↓Na/Pi 协同载体	↓
↑Pi 摄入	近端小区	↓Na/Pi 协同载体	↓

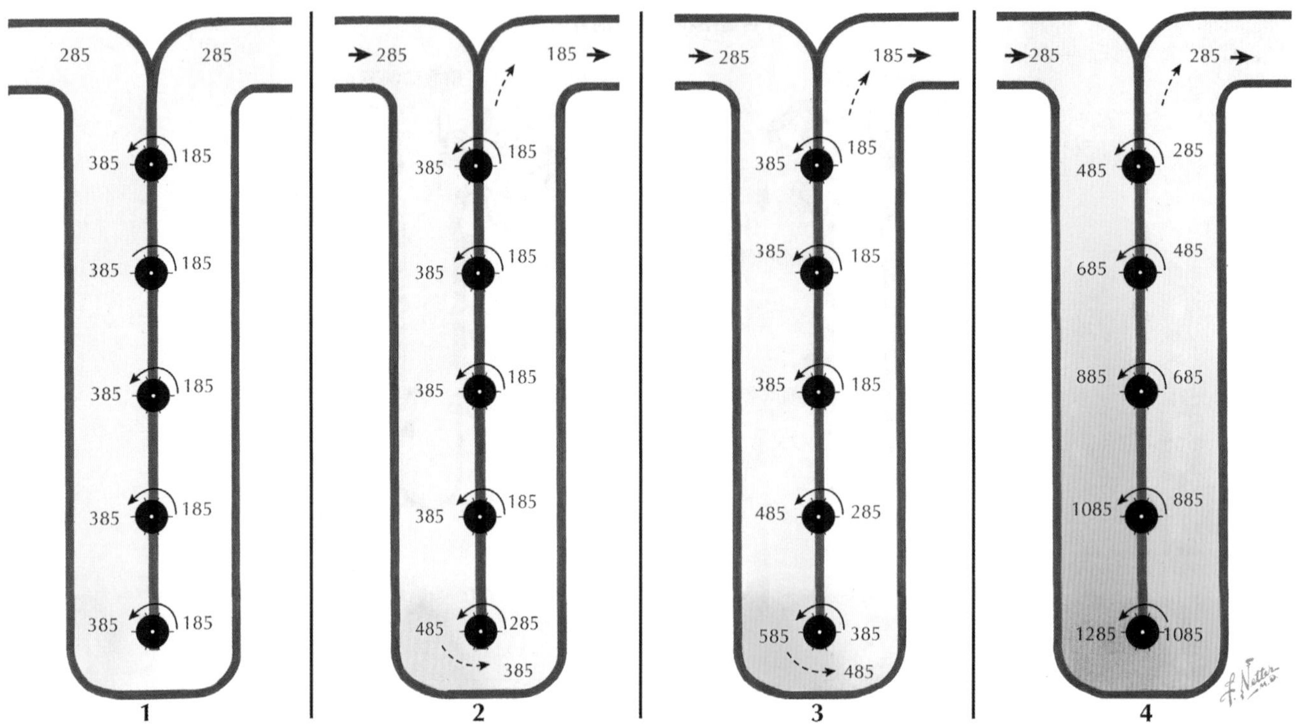

八、逆流倍增

逆流倍增系统是哺乳动物和鸟类进化过程中用于保存水分的一个复杂系统。它可在髓质部形成一个纵向的浓度梯度,并沿肾乳头方向浓度递增。这一梯度有利于肾小管内水的被动重吸收，而其重吸收的效果取决于渗透压差。我们建立一个简单的 Henle 模型有助于对逆流倍增系统的理解。在这个模型中，一个管中的液体被膜分成几部分。左侧部分代表了下降支而右侧部分代表了上升支。液体从左边的顶端进入，通过膜的下方后从右边的顶端离开。用于分割的膜不能透水但膜上存在转运蛋白，能把上升支的盐泵到下降支。而且这些转运蛋白功能强大，能够形成一个 200mOsm 的跨膜梯度。

图 1，开始整个管中充满 285mOsm 的液体，当它进入下降支时相当于等摩尔渗透压的液体。而后当转运蛋白把盐泵至膜的另一侧时，就形成了一个跨膜梯度。

图 2，液体开始在整个环路内移动。在发夹结构的转弯处，来自下降支的浓缩液体与上升支的低浓缩液体相混合，形成了液体的平均浓度。由于主动转运形成的 200mOsm 梯度，使得下降支的最后部分液体更加浓缩。

图 3，随着液体的继续流动，浓缩的液体进入上升支，200mOsm 的跨膜梯度的形成导致下降支内液体的浓度持续升高。在这一阶段，盐还存

逆流倍增模型

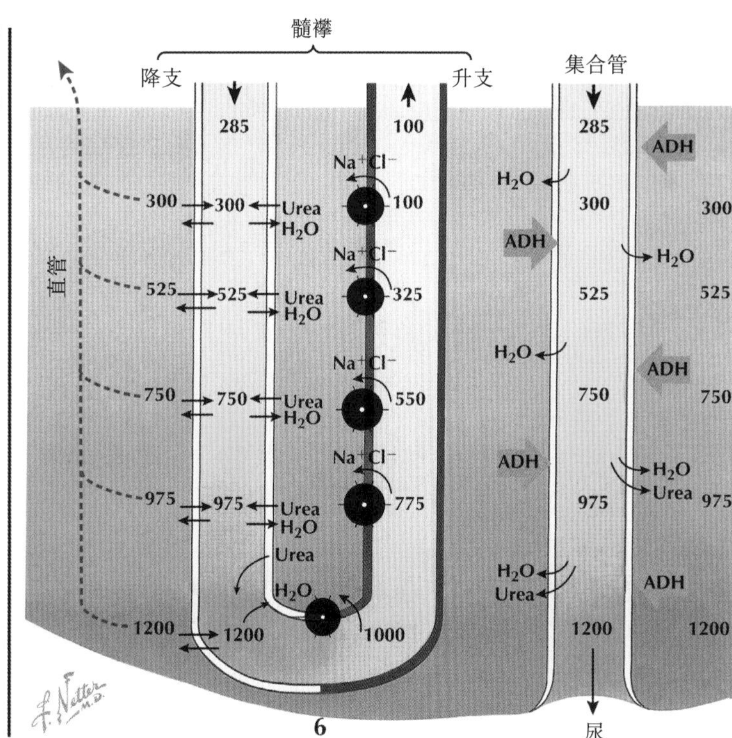

5

八、逆流倍增（续）

留在系统内，而流出的液体比进入的液体浓度要低。

图 4，稳定平衡的状态形成以后，意味着没有额外的盐进入这一系统。因此，流入的液体和流出的液体是等渗的。这一过程总体的结果是形成纵向的梯度，而跨膜的梯度变小。

图 5，代表了真正的 Henle 襻，与模型有相同之处但也有不同点：①在真正的 Henle 襻中这些升降支之间存在着间隙，而不是一张简单的膜。上升支对水不通透但可重吸收盐进入间隙。相对的，下降支对水通透但是不会重吸收盐。结果，下降支浓缩的液体迅速与间隙内浓缩的液体相平衡。②离开 Henle 襻的液体比进入时的浓度大，反映出一小部分的盐在间隙里持续丢失，以避免稳定状态的形成。

图 6，模型中增加集合管与 Henle 襻平行运行。在 ADH 存在的情况下，集合管将水从集合管重吸收入间隙。这一过程完全是被动的，主要取决于间隙的渗透压。因此，髓质部的最大浓度决定了终尿的最大浓度。

集合管的加入也阐明了尿素在浓度梯度形成中的作用，尤其是在内髓部。由于 ADH 的存在，内髓质的集合管对尿素具有通透性。当水从皮质部和外髓部集合管重吸收时，尿素在管腔内高度浓集。一旦到达内髓质部，尿素会离开集合管在间隙内聚集，以便形成浓度梯度。因此，ADH 不仅

八、逆流倍增（续）

促进水在集合管中的重吸收，也增强浓度梯度，从而保证水重吸收的最大化。

尿素沉积于组织间隙后，一部分从内髓质部游离出来并分泌到近端小管和髓襻内。尿素通过这种方式返回至髓质内层集合管再次被重吸收。这一过程叫做尿素再循环，可使髓质中的尿素损耗降至最低。

这个模型中最后需要补充的成分是对水可透过的直小血管。当这些血管垂直通过组织间隙时，渗透压将向血浆移动以降低浓度梯度（图 7）。相反，如果毛细血管自身产生折返，那么下行血管中渗出的水分被重吸收至上行血管中（图 8）。这个过程称为逆流交换。

血液离开髓质，并不能完全重吸收超滤液中所有的离子，那么流出的血液渗透压稍高于流入的血液。结果直小血管的组织结构最小化，但不完全避免溶质从髓质流失。由于流向髓质的血液较少，流失的溶质也较少。ADH 的释放进一步引起直小血管收缩，使组织间隙维持高浓度以保证尿中溶质浓度最高。

最小髓质渗透梯度逸散的直管逆流交换系统原理模型

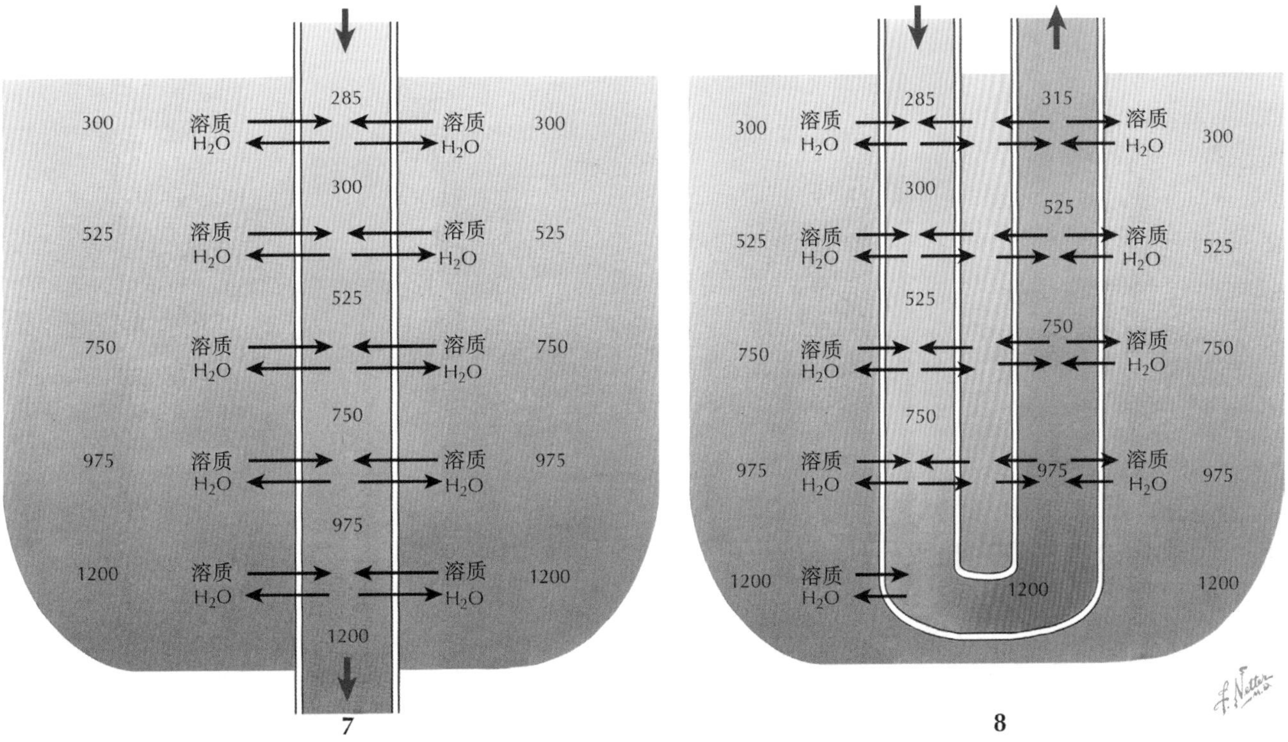

285
300 溶质 → ← 溶质 300
H_2O ← → H_2O
300
525 溶质 → ← 溶质 525
H_2O ← → H_2O
525
750 溶质 → ← 溶质 750
H_2O ← → H_2O
750
975 溶质 → ← 溶质 975
H_2O ← → H_2O
975
1200 溶质 → ← 溶质 1200
H_2O ← → H_2O
1200

7

285 315
300 溶质 溶质 300
H_2O H_2O 300
300 525
525 溶质 溶质 525
H_2O H_2O 525
525 750
750 溶质 溶质 750
H_2O H_2O 750
750
975 溶质 975 溶质 975
H_2O H_2O 975
1200 溶质 1200 1200
H_2O

8

九、尿液的浓缩与稀释和水的转运

一个正常的肾每天能滤过 180L 原尿到肾小管，但是几乎全部都被重吸收入小管周围循环。整个肾小管都被紧密连接的肾小管上皮细胞覆盖，因此水的重吸收主要依赖于细胞顶部和基底外侧的水通道蛋白（AQPs）跨细胞转运。

AQPs 是一种通道，不是泵，水的重吸收是一个被动过程，主要依赖于溶质在周围间隙产生的渗透压。

在肾小管不同的区段，水的吸收可以大于、小于或等于溶质的吸收，最终尿液将会相应地被浓缩或稀释。而集合管不仅是肾单位的最后一站，也是尿液浓缩程度的最终决定点，它随着激素的改变而转变吸收速率。

1. *近端小管*　近端小管重吸收 2/3 的原尿。在这个阶段，由于溶质的高速率吸收，水的重吸收也存在很大的梯度。当溶质开始累积于间隙时，水则由细胞顶部和基底侧面的 AQP-1 通道从肾小管内转运至间质。

由于水的重吸收由溶质的吸收决定，而 AQP-1 通道一直开放，因此在这个阶段滤液和血浆的渗透压保持一致。

2. *髓襻降支细段*　降支细段继续吸收一部分原尿中的水分，虽然该段只吸收一小部分溶质，但是水分的吸收梯度很大，这种梯度依赖于髓襻升支粗段溶质的高吸收速率，升支粗段与升支细段相连，将溶质重吸收至组织间隙。与近端小管一样，水的转运靠小管上皮的 AQP-1 通道。

如专题 1-24 所述，髓襻降支细段在短襻（皮质）肾单位和长襻（髓旁）肾单位不仅仅是长度上有差别，在细胞的构成上也有很大不同，前者包含的是Ⅰ型细胞，而后者则是Ⅱ型细胞位于外髓质部，Ⅲ型细胞位于内髓质部，而Ⅰ型细胞和Ⅱ型细胞比Ⅲ型细胞对水的通透性更大，因此髓旁肾单位对水的重吸收在髓襻降支细段外髓质部优于内髓质部。由于在髓襻降支细段水的重吸收大于溶质，小管液变得更加浓缩。而这个过程并不受严格调控，降支细段不是决定终尿浓缩程度的主要因素。

3. *髓襻升支细段和粗段*　髓襻升支细段（仅存在于髓旁肾单位）和粗段没有 AQPs 通道，对水不通透。对溶质的大量吸收稀释了管内液体，也为邻近组织，如髓襻降支细段和集合管的浓缩功能创造了渗透压梯度。升支的稀释功能也不是受严格控制的，这个阶段在决定终尿浓缩程度方面不能发挥决定作用。

经肾单位后的尿浓缩（ADH 存在）

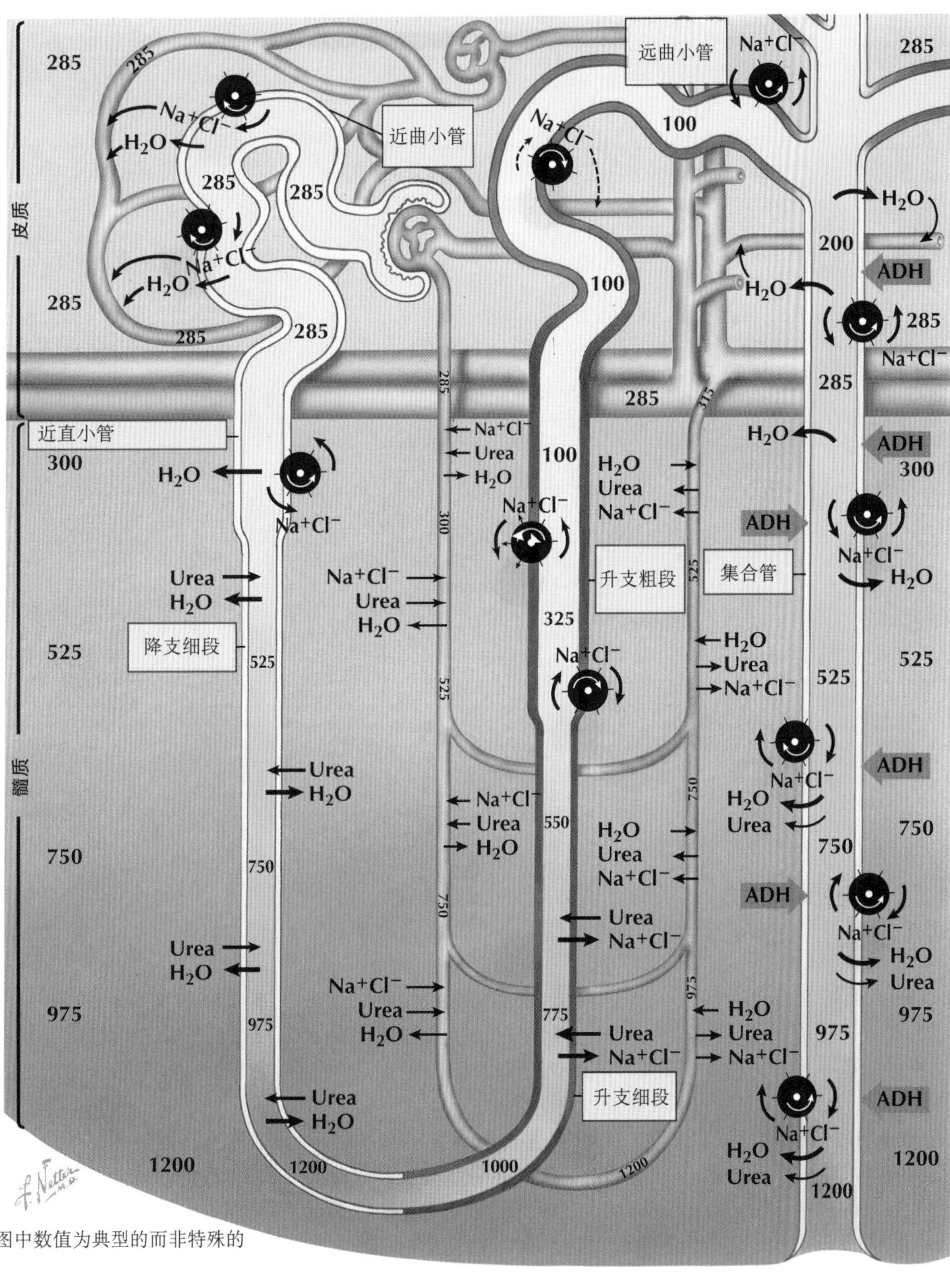

图中数值为典型的而非特殊的

对水不渗透（无水通道蛋白）

对水渗透（存在水通道蛋白）

九、尿液的浓缩与稀释和水的转运（续）

4. **远曲小管** 类似髓襻升支粗段，吸收溶质，对水不通透。因此同样的，它虽然稀释尿液，但不能决定终尿的浓缩程度。

5. **连接小管和集合管** 连接小管和集合管重吸收滤液中的水量不是固定的，决定了尿液的最终浓度。

通过控制尿液中重吸收水分的多少调节血浆渗透压，从而稳定每天因为摄入盐和水的不一致而造成的血浆渗透压的改变，这种控制水分重吸收的激素叫作抗利尿激素或血管加压素（ADH）。

当血浆渗透压升高时，脑垂体后叶释放 ADH，ADH 可使连接小管和集合管主细胞中含有 AQP−2 通道的囊泡与细胞膜顶部融合，而 AQP−4 一直存在于主细胞膜的基底侧，AQP−2 通道的插入足以造成对水重吸收的明显改变。

由于逆流倍增系统的缘故，从集合管至肾乳头水分重吸收的梯度是增强的。由于水的重吸收是一个被动过程，因此尿中可能达到的最大浓度就是肾髓质间隙的最大渗透压，约 1200mOsm/（kg · H_2O）。这样的浓缩程度只可能由长襻肾单位完成，因为短襻肾单位不能到达内髓质部。

ADH 除了对水通道蛋白的直接作用外，还能通过增强逆流倍增系统的功能来增加水重吸收的梯度，尤其是 ADH 还能增加髓襻升支粗段的溶质吸收，收缩直小血管，减少溶质损失，以及增加内髓质部集合管尿素的重吸收，部分移至皮质部的尿素被分泌至肾小管的近端部分，从而于内髓质部再次重吸收储存。

当血浆渗透压降低时，ADH 的释放减少，AQP−2 逐渐被细胞吞噬，集合管中水重吸收减少，而钠的不断吸收，尿液可被稀释，最小的渗透压达 50mOsm/（kg · H_2O）。

总之，数小时内 ADH 的水平发生改变，就可使膀胱中尿的渗透压在 50 ~ 1200mOsm/（kg·H_2O）变化，对于血钠浓度异常的患者，尿液渗透压的测量有助于判断疾病的原因是否是由于尿浓缩功能的异常或是其他。

经肾单位后的尿液稀释（ADH 缺乏）

皮质

髓质

近曲小管

远曲小管

近直小管

降支细段

升支粗段

升支细段

集合管

图中数值为典型的而非特殊的

水不可渗透（无水通道蛋白）

水可渗透（存在水通道蛋白）

十、抗利尿激素

ADH 也叫做血管加压素，对维持细胞外液的浓度有重要作用，而细胞外液的浓度主要由钠离子的浓度决定。ADH 通过改变尿液渗透压发挥作用，其可调的渗透压范围为 50 ～ 1200mOsm/（Kg · H_2O）。

当血浆渗透压上升时，ADH 释放增加，使远端肾单位重吸收大量水分。其结果使尿液浓缩，血液稀释。相反当血液浓度降低时，ADH 分泌减少，使远端肾单位对水的重吸收减少，使尿液稀释，血液浓缩。

释放机制

ADH 由下丘脑的视上核和室旁核分泌。它沿轴突运输至脑垂体，由垂体储存和释放。ADH 的释放主要是由下丘脑前部的渗透压感受器受刺激引起的。受体位于血 - 脑屏障外，对血浆渗透压变化非常敏感。有假说认为，当细胞内液减少，使细胞外渗透压进一步增加时，将促进 ADH 的释放。其中一条证据表明，渗透压感受器并不是对所有的溶质都敏感。例如，高浓度的钠能有效地激活渗透压感受器，因为作为细胞外的主要离子，钠建立有跨膜的渗透压梯度。相反，尿素和葡萄糖一般不激活渗透压感受器，因为它们能自由地出入细胞，不能建立渗透压梯度。当患者胰岛素绝对缺乏时，渗透压感受器可能对高浓度葡萄糖变的敏感，大概是因为其增加限制了细胞外液的空间。

血管内血容量不足也能刺激 ADH 的释放。在这个机制中，首要目的是保持血管内容积，其次才是调整血液渗透压。这种容量感受器主要存在于心房、主动脉弓和颈动脉窦，冲动信号沿迷走神经和舌咽神经传入大脑。这种容量感受器远不如渗透压感受器敏感。只有当丢失的血液达到 5% ～ 10% 时这种机制才会启动。

最后，当肾灌注不足时也可释放一种激素——血管紧张素 Ⅱ，其浓度增加也可促进 ADH 的释放（见专题 3-18）。

影响

ADH 对肾和心血管系统发挥多种作用，包括以下几方面：

• 在集合管中，ADH 与位于基底外侧膜的主细胞上 V2 受体结合，启动在细胞膜顶端插入水通道蛋白的级联反应。由于溶质集中在肾髓质而产生高渗透压，集合管对水的通透性增加，使水分重吸收，在长期过程中，ADH 也增加水通道蛋白的转录。肾源性尿崩症可造成 ADH 介导的水通道蛋白插入的功能紊乱（见专题 3-27）。

• ADH 可促进钠和尿素的重吸收，增加肾髓质中的溶质浓度，从而增加重吸收水的浓度梯度。在升支粗段，ADH 可上调 NKCC2 Na^+/K^+/$2Cl^-$ 协同转运蛋白和 ROM-K 通道，在长期过程中，ADH 也会增加 NKCC2 的转录。在集合管，ADH 可上调 ENaC 通道和内髓质部尿素转运蛋白。随着水在皮质和外髓质部的集合管中被重吸收，尿素在管腔中逐渐浓缩，一旦尿素浓度达到髓质内层集合管，尿素将沿浓度梯度被重吸收至组织间隙中。

• ADH 在直小血管中表现为升压作用，可明显降低肾髓质中尿素的流失。

• ADH 通过 V1a 受体结合可增加外周血管阻力，在容量不足时产生重要作用。因此，在血管扩张时 ADH 是一种有效的加压激素，如脓毒症休克的治疗。另外，ADH 在心脏复苏时也可使用。

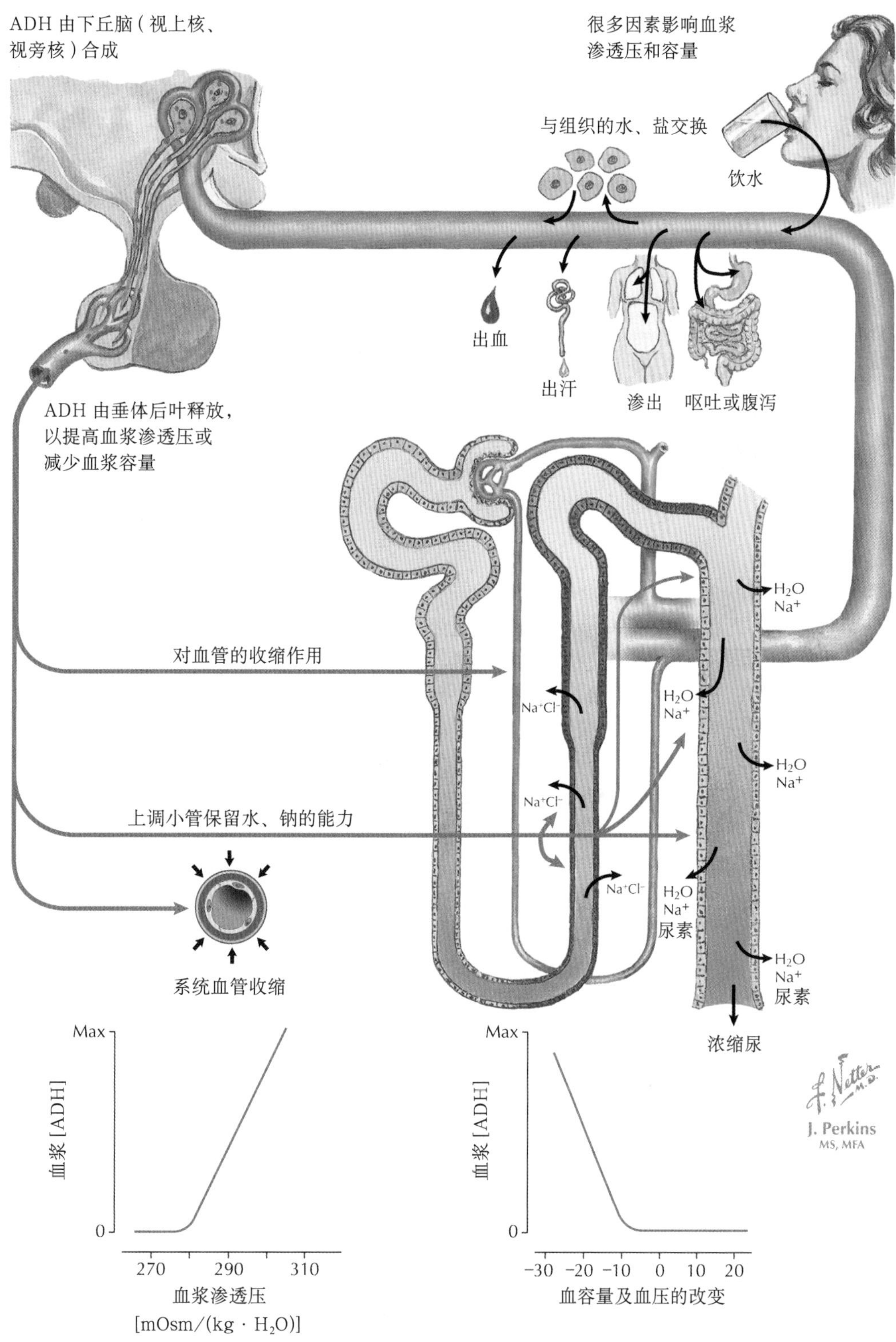
抗利尿激素调节尿量及尿浓度的机制
ADH 由下丘脑（视上核、视旁核）合成
很多因素影响血浆渗透压和容量
与组织的水、盐交换
饮水
出血
出汗
渗出
呕吐或腹泻
ADH 由垂体后叶释放，以提高血浆渗透压或减少血浆容量
H_2O
Na^+
对血管的收缩作用
Na^+Cl^-
H_2O
Na^+
H_2O
Na^+
Na^+Cl^-
上调小管保留水、钠的能力
Na^+Cl^-
H_2O
Na^+
尿素
H_2O
Na^+
尿素
系统血管收缩
浓缩尿
Max
0
血浆[ADH]
270
290
310
血浆渗透压
[mOsm/(kg · H_2O)]
Max
0
血浆[ADH]
−30 −20 −10 0 10 20
血容量及血压的改变
J. Perkins
MS, MFA

十一、管球反馈 / 肾素 - 血管紧张素 - 醛固酮系统

管球相互作用

每个与血管小球相连接的小管作为球管反馈的一部分，可以消除肾灌注压变化所致的肾小球滤过率变化。因此，肾小球滤过率可以在一定的血流动力学条件下保持在一个较宽的范围。

反馈环路的效应器和传感器都存在于肾单位中远端肾小管与肾小球相连部位的球旁器中。按照专题 1-20 所述，球旁器包括致密斑（位于升支粗段）、入球小动脉末端、出球小动脉初始端及球外系膜。在这个结构中，致密斑是流速感受器。当肾小球滤过率降低时，肾小管流速降低，致密斑产生使入球小动脉舒张的信号，使肾小球滤过率恢复到正常。相反，当肾小球滤过率增加时，肾小管流速增加，致密斑产生使入球小动脉收缩的信号，使肾小球滤过率再次恢复到正常。

致密斑与肾小球的相互作用也影响肾素 - 血管紧张素 - 醛固酮系统（RAAS）。管球反馈可用于调控单个肾单位肾小球滤过率的波动，而 RAAS 的激活证实了这种波动通常体现了全身体液的变化。例如，当肾小管流速降低时，致密斑促使位于入球小动脉末端和出球小动脉初始部位的颗粒细胞释放肾素。肾素的释放有多种作用，如引起体液潴留及血管收缩。当流速增加时，肾素分泌被抑制。

除了来自致密斑的信号外，还有其他一些因素也参与调节入球小动脉及肾素的释放。例如，肾灌注压的增加牵拉入球小动脉，使钙离子进入平滑肌及颗粒细胞。结果使入球小动脉收缩，局部肾小球滤过率下降，同时抑制肾素释放。同时，有效血容量下降使交感神经兴奋，导致入球小动脉收缩，结果血液重新分布至需氧量高的器官（大脑、心脏、骨骼肌），同时激活肾素的释放。

管球反馈的机制

有足够的证据表明，致密斑位于升支粗段的末端，细胞顶部有 Na^+/K^+/2Cl^-（NKCC2）协同转运体，能感受小管液中钠和氯的浓度并反映小管液流速。当小管液流速升高时，溶质的重吸收有所下降，因此致密斑处钠和氯的浓度升高，随之 NKCC2 激活增加，导致入球小动脉收缩，抑制肾素的释放。相反，当小管液流速变慢时，NKCC2 激活减少，入球小动脉舒张，肾素分泌增加。

连通致密斑处 NKCC2 转运蛋白和入球、出球小动脉的准确信号目前还不完全清楚。越来越多的证据表明腺苷发挥了关键作用。在一个假想的模型中，NKCC2 介导的重吸收增加促进了基底外侧的 Na^+/K^+ATP 酶活性，ATP 消耗增加产生 ADP 和 AMP，最后转化成腺苷。腺苷激活邻近球旁系膜细胞表面的受体，导致细胞内钙离子升高，钙离子浓度的波动通过缝隙连接传导给入球、出球小动脉的平滑肌和颗粒细胞，从而导致入球小动脉收缩和抑制肾素的释放。反之，小管流量下降，NKCC2 重吸收减弱，腺苷信号消除，入球小动脉扩张，促进肾素释放。

此外，还有证据表明致密斑细胞含有 COX-2 酶，当 NKCC2 介导的重吸收减弱时，可增加 COX-2 活性，然后可能通过促进前列腺素的合成使入球小动脉扩张，刺激肾素释放。

球管反馈和肾素释放的调控

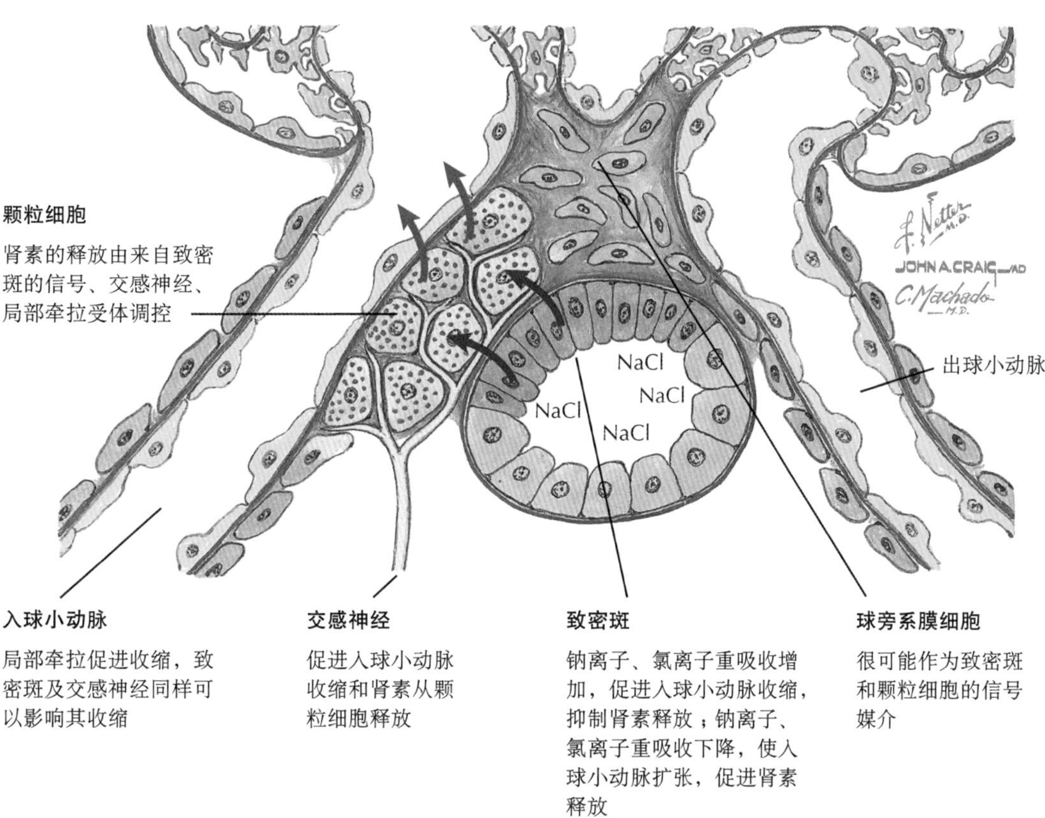

刺激	影响
增加小管流量	入球小动脉收缩，抑制肾素释放
减少小管流量	入球小动脉舒张，促进肾素释放
入球小动脉受牵拉	入球小动脉收缩，抑制肾素释放
交感神经兴奋	入球小动脉舒张，促进肾素释放

十一、管球反馈／肾素－血管紧张素－醛固酮系统（续）

这一机制解释了 TGF 在多种病理情况下的作用，例如，在急性肾小管坏死时，近端肾小管损伤时，致密斑处的电解质负荷加重，入球小动脉剧烈收缩，导致滤过率下降。相反，在糖尿病肾病的早期阶段（见专题 4-46），慢性糖尿导致近端小管糖的重吸收增加，相应地减少了致密斑处电解质负荷，入球小动脉的扩张导致了高滤过。

肾素－血管紧张素－醛固酮系统（RAAS）

一旦肾素释放，可促进血管紧张素原（在肝产生）转化为血管紧张素Ⅰ，ACE（主要存在于肺毛细血管，但在肾小球内皮细胞等其他组织中也被发现）又快速地将其转化为血管紧张素Ⅱ，而血管紧张素Ⅱ又可促进醛固酮的释放。

由于这一激素网络是因肾的低灌注引发，它能通过增加细胞外液和促进全身血管收缩来升高全身血压。

血管紧张素Ⅱ有多种作用：①对全身脉管系统有直接升压作用。②使出球动脉收缩（对入球动脉作用较小），可减少肾血流量而不影响 GFR，减少了心脏对肾的输出分数。由于增加了滤过率而导致渗透压升高和小管旁毛细血管静水压下降，从而促进了近端小管的重吸收。

除了血流动力学方面的影响，血管紧张素Ⅱ还能通过上调转运蛋白直接促进小管内钠和液体的重吸收，如上调近端小管顶端的 Na^+/H^+ 交换体和基底外侧的 Na^+/K^+ATP 酶，以及集合管主细胞顶端的钠通道。

血管紧张素Ⅱ还能促进其他激素和血管活性物质的产生。例如，前列腺素可促进肾素的释放，血管紧张素Ⅱ能促进入球小动脉前列腺素，如 PGE-2 的生成，这可能会加强 TGF 介导的入球小动脉的舒张，而且可以部分解释血管紧张素Ⅱ对出球小动脉选择性的收缩作用。前列腺素和血管紧张素Ⅱ的相互作用可以解释服用 ACE 抑制药和非甾体类抗炎药的患者 GFR 急剧下降的原因，前列腺素和血管紧张素Ⅱ的抑制可能干扰了入球小动脉的舒张功能。

血管紧张素Ⅱ也能作用于脑穹窿下器官，在血－脑屏障外促进 ADH 的释放和产生渴感（见专题 3-17）；作用于肾上腺髓质促进儿茶酚胺的释放。

最后，血管紧张素Ⅱ也能促进醛固酮的释放，醛固酮对肾的主要作用是上调连接小管和集合管顶端钠通道和基底外侧 Na^+/K^+ATP 酶。其结果是钠重吸收增加，从而增加小管腔内的负电荷而增加钾的分泌。此外，醛固酮增加了远曲小管 Na^+/Cl^- 协同转运体的合成和嵌入，继而促进钠和氯的重吸收。醛固酮还能上调集合管 A 型闰细胞顶端 H^+ 泵，促进酸的分泌。

近年来已经发现血管紧张素Ⅱ越来越多的作用。在心脏，能促进心肌细胞的肥大和成纤维细胞的增殖，从而导致心室重构、心脏收缩功能紊乱。同样还能促进炎症和细胞外基质的产生，促进慢性肾小球硬化症进行性加重。因此，ACE 抑制药渐渐成为心力衰竭和慢性肾病患者的治疗选择。

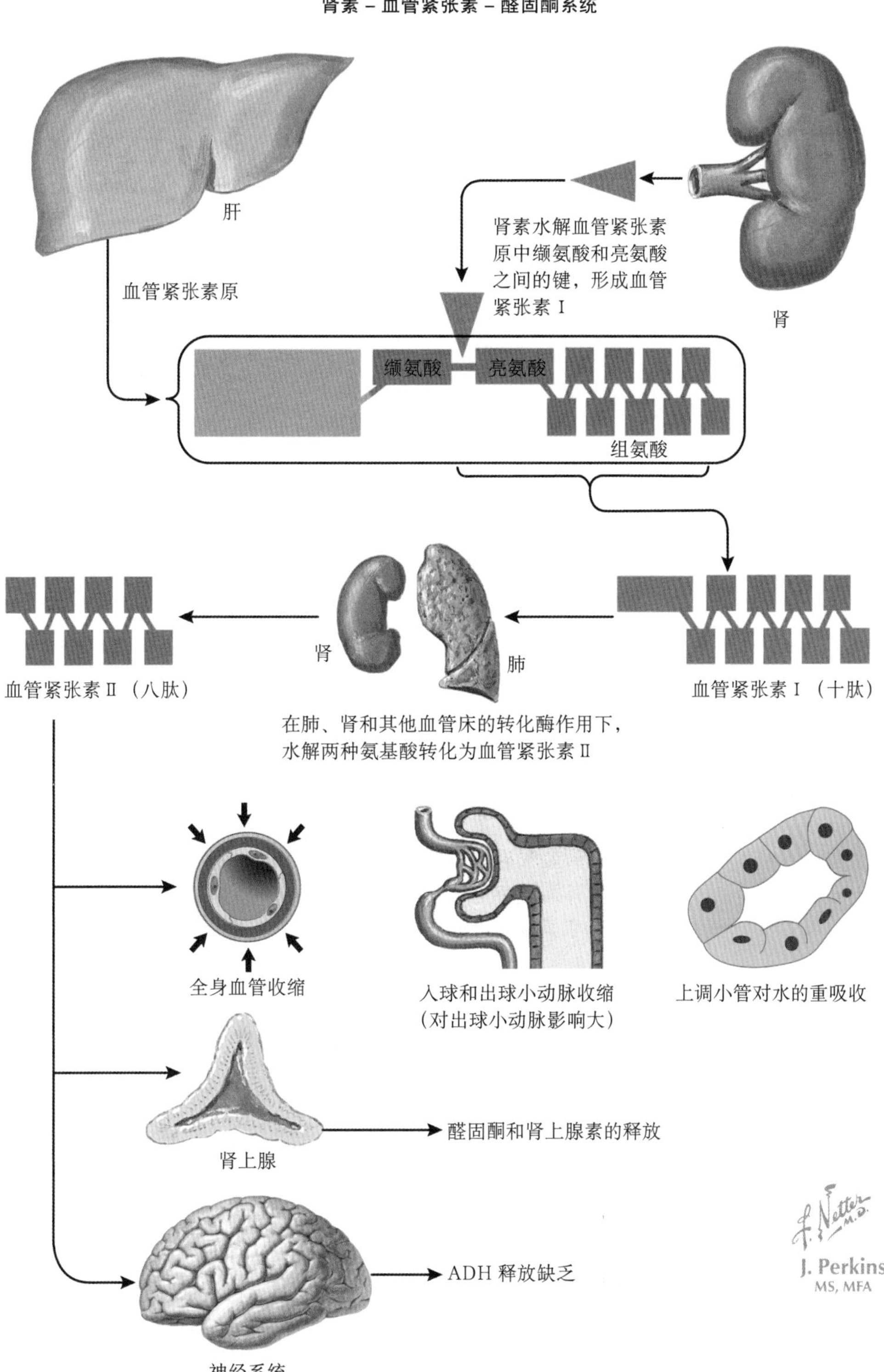
肾素－血管紧张素－醛固酮系统
肝
肾素水解血管紧张素原中缬氨酸和亮氨酸之间的键，形成血管紧张素 I
血管紧张素原
肾
缬氨酸
亮氨酸
组氨酸
肾
肺
血管紧张素 II（八肽）
血管紧张素 I（十肽）
在肺、肾和其他血管床的转化酶作用下，水解两种氨基酸转化为血管紧张素 II
全身血管收缩
入球和出球小动脉收缩（对出球小动脉影响大）
上调小管对水的重吸收
醛固酮和肾上腺素的释放
肾上腺
ADH 释放缺乏
神经系统
J. Perkins
MS, MFA

十二、酸碱平衡

人类的日常饮食中富含酸性物质，但是在正常情况下，血液的 pH 仍然维持在一个狭窄的范围内（7.36～7.44）。这种稳态对于正常的细胞功能至关重要，反映了细胞内外化学缓冲系统、肺和肾的协同作用。缓冲系统的功能障碍可以导致酸中毒或碱中毒，呈呼吸性或代谢性酸碱失衡。

化学缓冲系统和肺

糖类和脂肪的有氧代谢产生大量二氧化碳（CO_2）。虽然 CO_2 本身不是酸，但迅速地与水结合形成碳酸，后者解离为氢离子和碳酸氢根。碳酸酐酶是一种在细胞内外均存在的锌金属酶，按下列方式催化该反应。

$$CO_2(溶解)+H_2O \xrightleftharpoons{碳酸酐酶} H_2CO_3 \rightleftharpoons HCO_3^-+H^+$$

二氧化碳以这种方式不断产生，可以导致非常高的酸负荷。但是，因为二氧化碳是一种易挥发的气体，它可以从肺部排出体外，最大限度地减少了对机体的影响。二氧化碳可以从外周组织经多种不同的方式到达肺部：①可以溶解在血浆中。②可以进入红细胞与血红蛋白结合。③也是最重要的一点，在红细胞中由碳酸酐酶转化为氢离子和碳酸氢根；在细胞内氢离子经血红蛋白缓冲，而碳酸氢根分泌到血浆与氯离子相交换。

与之不同，蛋白质代谢生成非挥发性的硫酸和磷酸，不能直接从肺部排出体外。根据机体需要，细胞外液中的缓冲系统结合或释放氢离子中和非挥发酸，以减少总体氢离子浓度的波动。最重要的细胞外缓冲系统是碳酸氢根（HCO_3^-），它可以接受一个自由氢离子而重新转换成水和二氧化碳，然后将其从肺部排出。通气量主要受动脉血 pH 波动的调控，因此随着血中氢离子增加，更多的二氧化碳从肺部排出。

该系统的作用可以显示如下。由于碳酸不稳定，上述方程可以简化如下。

$$CO_2(溶解)+H_2O \rightleftharpoons HCO_3^-+H^+$$

平衡常数 K_a：

$$K_a=\frac{[HCO_3^-]\times[H^+]}{[CO_2(溶解)]\times[H_2O]}$$

如果 K_a' 定义为 $K_a\times[H_2O]$，则进一步重新整理为：

$$[H^+]=\frac{K'_a\times[CO_2(溶解)]}{[HCO_3^-]}$$

取上述公式的负对数，可以看到 $-\log[H^+]$ 为 pH，$-\log[K_a']$ 为 pK_a。

$$pH=pK_a-\log\frac{[CO_2(溶解)]}{[HCO_3^-]}$$

正常体温下，二氧化碳的溶解度等于其分压的 3%。公式经替换稍做整理为：

$$pH=pK_a+\log\frac{[HCO_3^-]}{0.03\times pCO_2}$$

这是亨德森－哈塞尔巴尔赫方程通用的表达式，表明随着碳酸氢根耗竭和二氧化碳产生，如果二氧化碳分压保持恒定甚至降低时，pH 的变化最小。因此在正常情况下，调节呼吸频率使 PCO_2 保持在 40mmHg 左右。

然而，为了使该系统保持稳定，必须建立游离碳酸氢根的其他供给方式以补充消耗的细胞外缓冲系统。这一过程在肾小管中进行，生成自由碳酸氢根，同时将与其配对的氢离子排出体外。

缓冲物质、肺、肾在酸碱平衡中的作用

酸碱的代谢产物

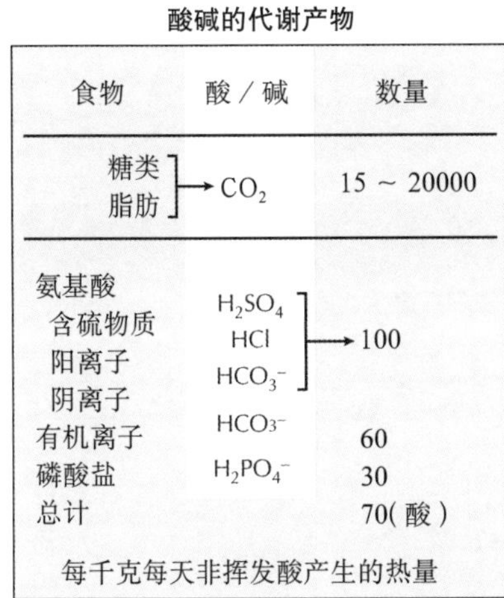

食物	酸／碱	数量
糖类、脂肪	→ CO_2	15 ~ 20000
氨基酸		
含硫物质	H_2SO_4	→ 100
阳离子	HCl	
阴离子	HCO_3^-	
有机离子	HCO_3^-	60
磷酸盐	$H_2PO_4^-$	30
总计		70(酸)

每千克每天非挥发酸产生的热量

CO_2 平衡曲线

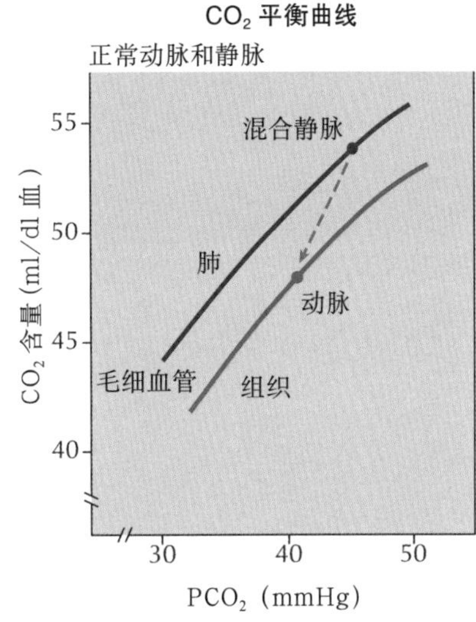

CO_2 转运

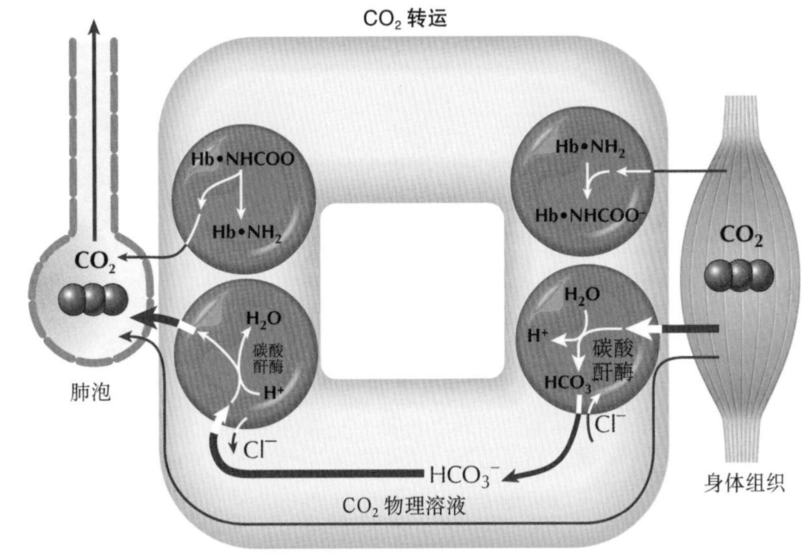

肺、肾在酸碱平衡的作用

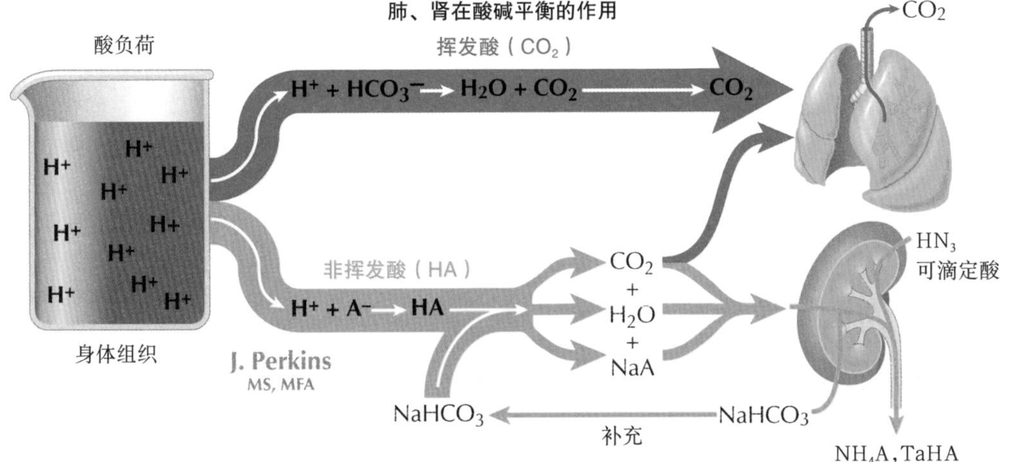

十二、酸碱平衡（续）

肾

肾既能够重吸收现有的碳酸氢根，又可以产生新的碳酸氢根。而后一种方式必然伴随氢离子的排泄，否则新生成的碳酸氢根很容易重新转化成二氧化碳。

1. *碳酸氢根的重吸收*　碳酸氢根可以在肾小球中自由地滤过。滤过的碳酸氢根 80% 左右在近端小管重吸收。该过程发生在肾小管上皮细胞的细胞质中，碳酸酐酶Ⅱ催化二氧化碳和水转化成碳酸氢根和氢离子。碳酸氢根经基底侧膜上 NBC-1 Na^+/HCO_3^- 转运体重吸收到肾间质中；同时，氢离子多数经管腔膜 NHE-3 Na^+/H^+ 交换体，少量经 H^+ATP 酶分泌到肾小管液中。一旦氢离子到达肾小管液中，膜结合的碳酸酐酶Ⅳ催化氢离子和滤过的碳酸氢根而产生二氧化碳和水。新形成的二氧化碳扩散至近端小管细胞，整个过程重新开始。请注意，氢离子经跨膜再循环用于结合滤过的碳酸氢根，整个过程中没有氢离子的净分泌。

滤过的碳酸氢钠约 15% 经升支粗段重吸收。该过程与近端肾小管作用相似，然而顶端 H^+ 泵似乎没有明显作用，基底侧膜 NBC 转运体有一个不同的亚型，基底侧膜上还有 Cl^-/HCO_3^- 交换体（AE2）和 K^+/HCO_3^- 共转运体。

所有剩余的碳酸氢根几乎均在集合管中重吸收。该过程在 A 型闰细胞中进行。与集合管之前的肾小管细胞一样，这些细胞的细胞质中都含有碳酸酐酶Ⅱ，可以转化二氧化碳和水为碳酸氢根和氢离子。但是，氢离子以 H^+ATP 酶和 H^+/K^+ATP 酶等非钠依赖性的方式分泌，碳酸氢根经 Cl^-/HCO_3^- 交换体（AE1，亦称为带 3 蛋白）重吸收。

酸碱状态的波动直接影响碳酸氢根的重吸收率。例如，在酸负荷增加的情况下，近端肾小管上皮细胞内的氢离子浓度增加，通过直接药动学和变构效应刺激 NHE-3 共转运体。同样，二氧化碳浓度增加刺激含有 NHE-3 转运体和 H^+ATP 酶的囊泡插入到近端肾小管细胞的管腔膜。

一些激素也调节碳酸氢根的重吸收率。例如，在酸中毒的刺激下，皮质醇和内皮素 -1 释放，使近端小管细胞内碳酸氢根重吸收增加。在血容量减少的刺激下，血管紧张素Ⅱ释放，通过上调管腔膜 NHE-3 交换体而增加近端小管中碳酸氢根的重吸收。

虽然在正常情况下，碳酸氢根可以完全重吸收，但在一定的条件下，碳酸氢根主动分泌到皮质集合管。该过程在 B 型闰细胞中进行，此种细胞的管腔膜上具有 HCO_3^-/Cl^- 交换体 pendrin，基底侧膜上有 H^+ATP 酶。

碳酸盐的重吸收

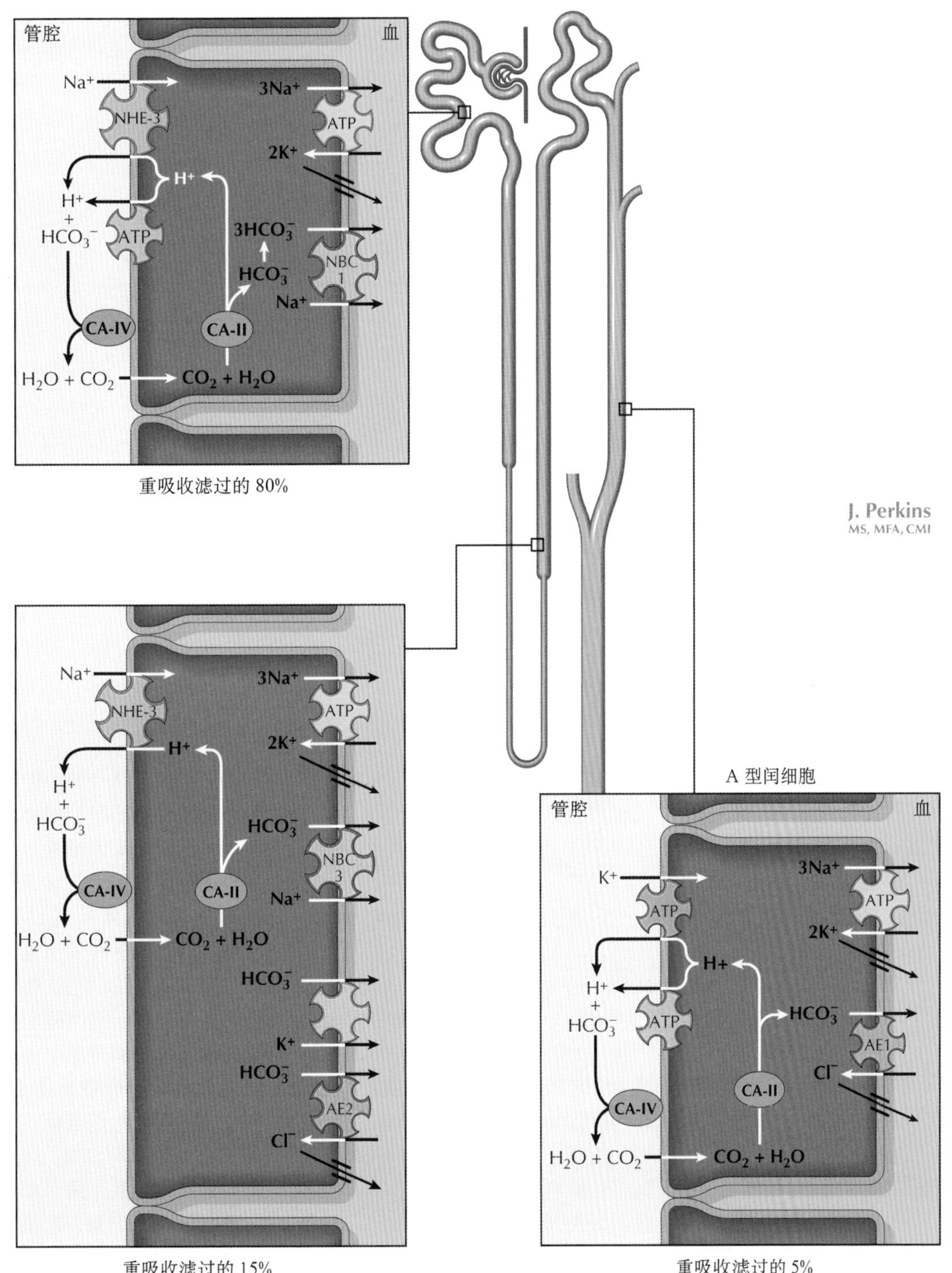
管腔
血
Na^+
NHE-3
H^+
H^+
+
HCO_3^-
ATP
CA-IV
CA-II
$H_2O + CO_2$
$CO_2 + H_2O$
$3Na^+$
ATP
$2K^+$
$3HCO_3^-$
HCO_3^-
NBC 1
Na^+
重吸收滤过的 80%
Na^+
NHE-3
H^+
H^+
+
HCO_3^-
CA-IV
CA-II
$H_2O + CO_2$
$CO_2 + H_2O$
$3Na^+$
ATP
$2K^+$
HCO_3^-
NBC 3
Na^+
HCO_3^-
K^+
HCO_3^-
AE2
Cl^-
重吸收滤过的 15%
A 型闰细胞
管腔
血
K^+
ATP
H^+
H^+
+
HCO_3^-
ATP
CA-IV
CA-II
$H_2O + CO_2$
$CO_2 + H_2O$
$3Na^+$
ATP
$2K^+$
HCO_3^-
AE1
Cl^-
重吸收滤过的 5%
J. Perkins
MS, MFA, CMI

十二、酸碱平衡（续）

2. *碳酸氢根的合成／氢离子排泄* 如上文所述，合成新的碳酸氢根必然伴随氢离子的净排出。但是，管腔膜的氢离子泵只能耐受 1000∶1 的跨膜氢离子梯度，在正常血浆 pH7.4 的情况下，这相当于尿液最低的 pH：4.4。为突破这一限制，在尿液中氢离子经可滴定酸缓冲或以铵离子形式排泄。

3. **可滴定酸** 尿液中含有一些作为尿路缓冲系统的弱酸。根据滴定尿液至 pH 7.4 时所需的 NaOH 量可以测定它们的浓度，因此也被称为“可滴定酸”。

磷酸盐在血浆中主要以 HPO_4^{2-} 形式存在，是尿液中主要的可滴定酸，因为它的 pka 为 6.8 时接近生理 pH。应用亨德森－哈塞尔巴尔赫方程，氢离子化与非氢离子化的比例可表示如下。

$$pH=6.8+\log\frac{[HPO_4^{2-}]}{[H_2PO_4^{-}]}$$

在 pH7.4 时，根据上述方程，HPO_4^{2-}、$H_2PO_4^-$ 的比例为 4∶1。因此，4/5 的滤过磷酸用于缓冲氢离子。

大部分 $H_2PO_4^-$ 在集合管中氢离子化。如前所述，A 型闰细胞的细胞质中含有碳酸酐酶Ⅱ，可将二氧化碳和水转化为重吸收的碳酸氢根和排泌出的氢离子。如前所述，一些排泌的氢离子参与碳酸氢根的重吸收，但多数与缓冲液结合，如 HPO_4^{2-}。整个过程导致碳酸氢根的净合成和氢离子的排泄。

一些因素可以刺激集合管中氢离子的排泌。在酸中毒的环境中，含有更多 H^+ATP 酶的胞膜下囊泡与含 A 型闰细胞的胞膜相融合。如果是慢性酸中毒，A 型闰细胞变得肥大，进一步增强泌酸能力。转运到集合管的钠离子增多，使其通过 ENaC 重吸收增加，导致管腔内负电荷增多而促进氢离子的排泌，这正如它促进钾离子的排泌一样。醛固酮也通过某些机制刺激氢离子的排泌：①刺激钠离子通过 ENaC 重吸收，导致集合管的管腔中有很强的负电荷，从而增加氢离子排泌的电荷梯度。②对 H^+ATP 酶有直接的刺激作用。③低血钾通过上调 H^+/K^+ATP 酶、刺激基底侧钾－氢交换而增加细胞内氢离子浓度及其排泌梯度，从而刺激氢离子的排泌。

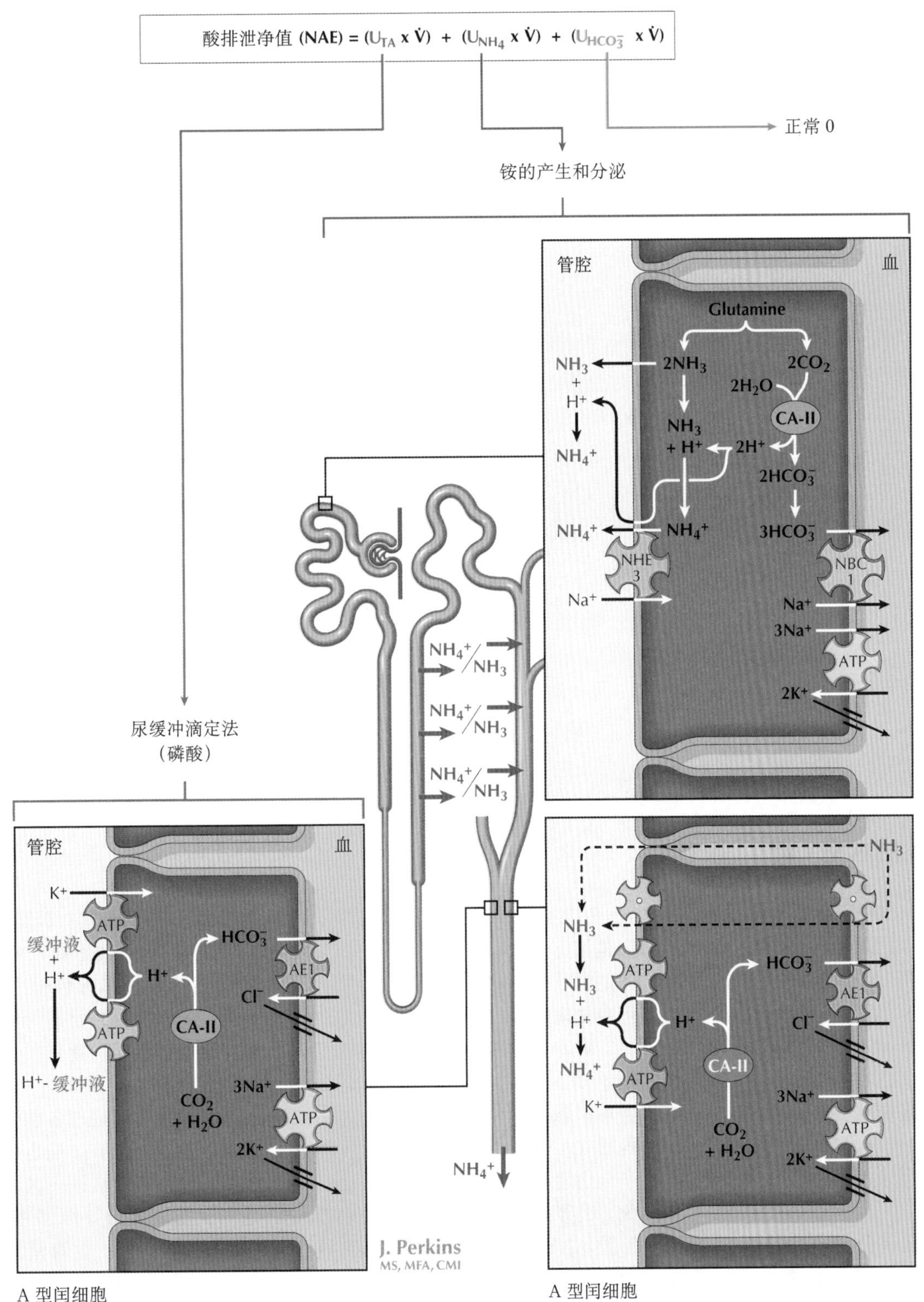
肾酸碱处理：碳酸氢盐的合成与质子排泄
酸排泄净值 (NAE) = (U_TA x V̇) + (U_NH4 x V̇) + (U_HCO3- x V̇)
正常 0
铵的产生和分泌
管腔
血
Glutamine
2NH3
2CO2
2H2O
CA-II
NH3 + H+
2H+
2HCO3-
NH4+
3HCO3-
NHE 3
NBC 1
Na+
3Na+
ATP
2K+
NH4+/NH3
尿缓冲滴定法
（磷酸）
K+
缓冲液 + H+
H+- 缓冲液
HCO3-
AE1
Cl-
CO2 + H2O
J. Perkins
MS, MFA, CMI
A 型闰细胞

A 型闰细胞

十二、酸碱平衡（续）

4. **铵** 在近端肾小管细胞中，谷氨酰胺代谢提供了另一种合成新的碳酸氢根和氢离子排泌的机制。每个谷氨酰胺分子代谢产生两个氨(NH_3)离子：一个产生于谷氨酰胺酶催化生成谷氨酸的过程中，另一个产生于谷氨酸脱氢酶催化生成 α－酮戊二酸的过程中。α－酮戊二酸在经过柠檬酸循环过程中产生两个二氧化碳分子。

二氧化碳分子与水结合形成可重吸收的碳酸氢根和氢离子。氢离子迅速与新合成的氨结合而形成铵(NH_4^+)，该反应发生在细胞质或管腔中。前者是 NH_4^+ 分泌至包含 NHE-3 交换体的肾小管管腔中；后者是氢离子排泌至包含 NHE-3 交换体的肾小管管腔中。疏水性的 NH_3 可自由地经管腔膜扩散。

肾小管管腔中的 NH_4^+ 与 NH_3 处于动态平衡。其结果是 NH_3 可以自由扩散进入间质。如果 NH_3 不被再回收，留在肾小管管腔的游离氢离子会迅速消耗可滴定酸缓冲系统。因此，为了确保丢失的 NH_3 重新进入管腔，NH_4^+ 经升支粗段细胞重吸收（例如，在 NKCC2 共转运体上 K^+ 的位置）、去质子化并以 NH_3 的形式释放进入间质。虽然这种机制看上去不易实现，但是在髓质中产生的高浓度 NH_3 有利于其扩散回到集合管。由于存在 NH_3 转运体，例如，A 型闰细胞基底膜和管腔膜上的 Rhcg，增强了 NH_3 的扩散。一旦 NH_3 进入到集合管管腔，可重新质子化，最后排出体外。

酸中毒时可通过各种机制直接上调氨的生成。低钾血症也可上调氨的生成，而高钾血症则下调之，这可能是由于基底侧 H^+/K^+ 交换对细胞内 pH 的影响所致。血管紧张素Ⅱ通过刺激 NHE-3 交换体而增加 NH_4^+ 分泌，也上调氨的生成。同时，某些因素可增加集合管中氢离子的分泌，如可滴定酸部分所述。

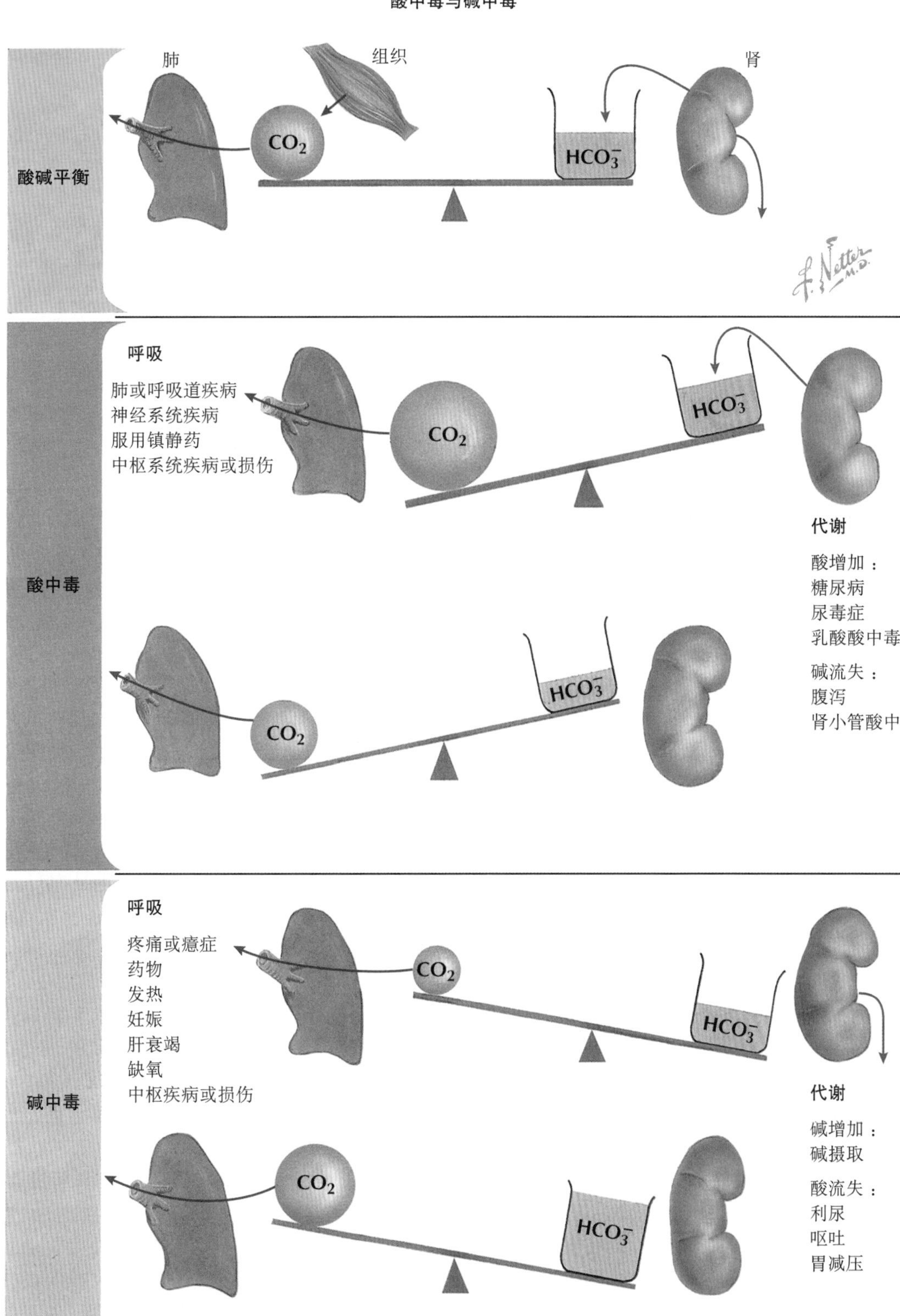
酸中毒与碱中毒
肺
组织
肾
CO_2
HCO_3^-
酸碱平衡
酸中毒
呼吸
肺或呼吸道疾病
神经系统疾病
服用镇静药
中枢系统疾病或损伤
代谢
酸增加：
糖尿病
尿毒症
乳酸酸中毒
碱流失：
腹泻
肾小管酸中毒
碱中毒
呼吸
疼痛或癔症
药物
发热
妊娠
肝衰竭
缺氧
中枢疾病或损伤
代谢
碱增加：
碱摄取
酸流失：
利尿
呕吐
胃减压

十三、其他功能：红细胞生成及维生素 D

红细胞生成

人体必须有足够丰富的红细胞以确保外周组织有足够的氧供，但不能过多，以至于影响血液的自由流动。因此，红细胞的生成必须受到严格的调控。在这个过程中，肾发挥了至关重要的作用，因为肾对缺氧这一红细胞数量不足的主要标志十分敏感，并对此做出反应，分泌红细胞生成的主要启动因子——促红细胞生成素(EPO)。

氧敏感的促红细胞生成素产生于肾小管周围的成纤维细胞。这些细胞是缺氧诱导因子 1（HIF-1）基础表达的来源，HIF-1 是由 α 和 β 亚基组成的异二聚体蛋白。

在高氧张力的环境中，α 亚基经脯氨酸羟化酶（PHDs）快速羟化。羟化的 α 亚基与 von Hippel-Lindau 肿瘤抑制因子结合，经泛素化而在蛋白酶体中降解。

与此相反，在缺氧的环境中，HIF-1 保持异源二聚体状态，与 p300 和 CBP 等多种蛋白质结合，形成转录因子，并与 EPO 基因附近的缺氧反应元件结合，上调 EPO 等多种蛋白质的合成。在骨髓中，EPO 增强红细胞集落形成单位（CFU-E）的存活和成熟，然后生成红细胞。

EPO 缺乏发生在肾衰竭晚期，呈现显著的正细胞性贫血。越来越多地应用重组 EPO 制剂使透析患者几乎避免了输血的需求。然而，一些数量虽然较少但仍明显增加的心血管事件和死亡风险与此类药物有关。

维生素 D

维生素 D 是一种脂溶性维生素，可以从饮食中获取，也可以经光照表皮脂肪转化而成。在多种情况下，维生素 D 在肾等各种器官中经多次修饰后生成具有生物活性的激素（有关说明请参阅专题 4-67）。

当日光中的紫外线催化 7- 脱氢胆固醇的光异构化而生成脱氢维生素 D_3（胆钙化醇），或当维生素 D_2（麦角钙化醇）或 D_3 摄入和吸收时，维生素 D 的合成即已开始。维生素 D 的主要饮食来源包括富含脂肪的鱼类和强化牛奶。因为维生素 D 是脂溶性的，在胰腺功能不全或囊性纤维化等脂肪吸收不良的情况下，维生素 D 吸收不充分。

血浆中的维生素 D 结合蛋白运输维生素 D_2 和维生素 D_3 到肝，在肝内 25- 羟化酶将它们转化为 25- 羟基维生素 D[骨化二醇，25-(OH)-D]。25-(OH)-D 由维生素 D 结合蛋白再次运输，最终到达肾。25-(OH)-D 通过受体介导的内吞作用进入肾小管上皮细胞，由 1-α-羟化酶转换为 1，25- 二羟维生素 D[骨化三醇，成为具有生物活性的维生素，1，25-$(OH)_2$-D]。PTH、低钙血症和低磷血症均可上调 1-α-羟化酶的表达。近端肾小管中的另一种酶（即 24-α-羟化酶）可以合成维生素 D 的一种非活性形式，即 24，25- 二羟维生素 D。该酶在 1，25-$(OH)_2$-D 存在时上调，从而调节其自身合成。

维生素 D 的主要功能是增加肠道钙磷的重吸收，促进骨代谢及抑制 PTH 释放。因此，在维生素 D 缺乏的状态下可出现严重的骨矿化不足。这种状况是终末期肾病肾性骨营养不良的一个主要组成部分（见专题 4-70）。

肾在红细胞生成中的作用

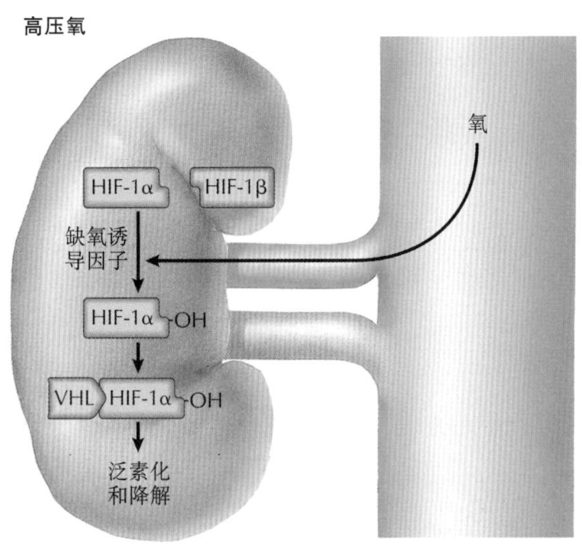

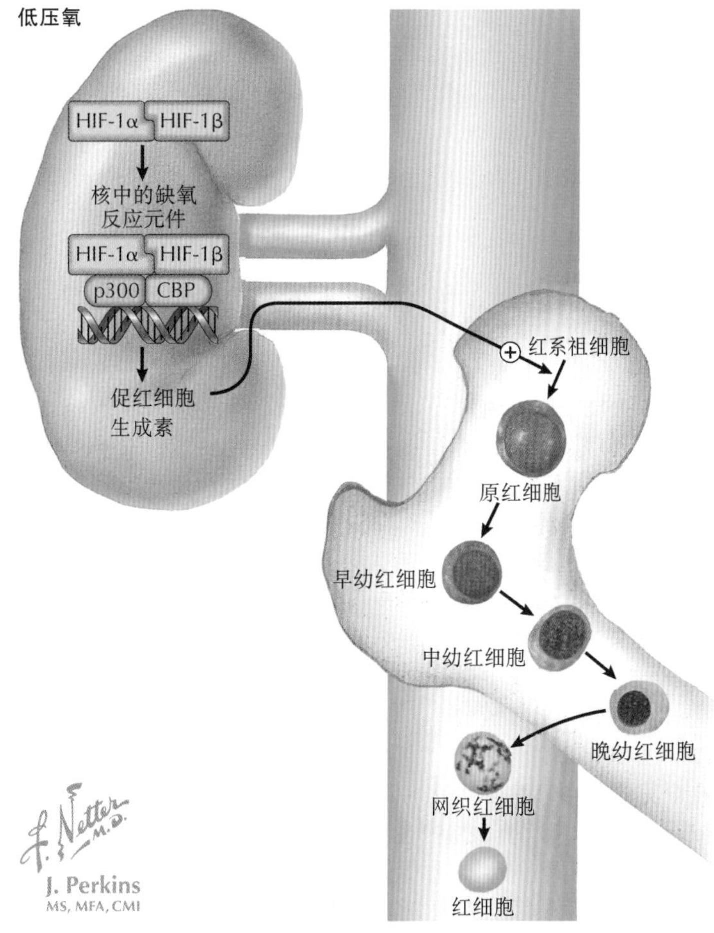

十四、肾小管性酸中毒

肾在维持全身 pH7.4 左右中发挥关键作用。肾小管酸中毒（RTAs）是因肾无法泌酸或保存碳酸氢根而致全身性酸中毒的一组疾病。这两种情况的结果是出现不同程度的正常阴离子间隙性代谢性酸中毒，并伴随血钾浓度的异常。根据肾单位功能异常的部位，RTA 亚型分为近端型或远端型（pRTA、dRTA）。

近端 RTA

近端小管可以重吸收肾小球滤过液中 80% 的碳酸氢根（见专题 3-21）。近端肾小管上皮细胞也通过谷氨酰胺代谢产生可重吸收的碳酸氢根，以及分泌至原尿中的 $NH4^+$。

上述生理过程的功能障碍导致近端 RTA（pRTA），常常是复合性近端肾小管功能障碍（肾 Fanconi 综合征）的一个组成部分。多数病例是获得性的，是因为接触对近端肾小管功能有损伤的物质而发病，如骨髓瘤蛋白或某些药物（如细胞毒类药物或丙戊酸钠）。在罕见病例中，复合性近端小管功能障碍可能是由于遗传性疾病，如胱氨酸病（见专题 4-64）。在更罕见的病例中，pRTA 可能是一种孤立的现象（近端肾小管的其他功能正常），见于基底侧 NBC Na^+/HCO_3^- 转运体隐性遗传缺陷的患者。

因为远端肾小管可以重吸收在近端小管未能重吸收的部分碳酸氢根，pRTA 的酸中毒一般轻于 dRTA。事实上，一旦血清碳酸氢根水平下降至 15mEq/L，远端肾单位的重吸收完全可以弥补近端小管的功能障碍。此时，碳酸氢根停止消耗，尿 pH 下降（往往成为酸性），血清碳酸氢根浓度保持稳定。然而，如果患者给予静脉滴注碳酸氢钠，碳酸氢根的消耗得以恢复（排泄分数≥ 15%），尿 pH 增加。这一系列事件有助于近端 RTA 的诊断。

除酸中毒之外，pRTA 还表现为低钾血症，因为不能重吸收的碳酸氢根在集合管管腔中产生负电荷，促进 K^+ 经 ROM- 钾离子通道分泌。如果存在复合性近端小管功能障碍，到达肾皮质集合管的远端 Na^+ 负荷增加，在 Na^+ 重吸收时也可以在肾小管腔内产生负电荷。此外，近端肾小管盐消耗导致的远端肾小管尿流量增加，刺激 K^+ 通过流量敏感型 maxi-K 通道分泌。

虽然 pRTA 的标志是酸中毒和低钾血症，但常可见到其他的一些异常。例如，复合性近端肾小管功能障碍的患者可表现为盐消耗、多尿、磷酸盐尿（和低磷血症）、糖尿、尿酸尿（低尿酸血症）、氨基酸尿、微量白蛋白尿、低分子蛋白尿（如视黄醇结合蛋白、β_2- 微球蛋白）。此外，由于肾活化维生素 D 的能力不足，患者常进展至佝偻病或骨软化症（视年龄而定）。同时，与 NBC 转运体突变的患者相似，孤立性 pRTA 的患者往往出现眼部异常钙化（带状角膜病变）、白内障和智力迟钝。

由于显著的碳酸氢根尿要求定期补充大量的碱，因此近端 RTA 的治疗常常很困难。但是，补充大量的碳酸氢钠常常会加重低钾血症，因此也经常需要补钾。如果存在复合性近端肾小管功能障碍，补充维生素 D 和磷酸盐也是有帮助的。

远端 RTA

集合管包括主细胞和闰细胞（ICs），后者负责调控酸碱平衡。在 IC 细胞中至少曾报道过两种细胞亚型：A 型和 B 型。A 型细胞分泌氢离子并重吸收碳酸氢根，而 B 型细胞则相反。目前尚不清楚 A 型细胞和 B 型细胞是分子镜像还是独立的细胞类型，但是人类日常饮食的酸负荷提示绝大多数 IC 是 A 型细胞。

经典型远端 RTA（即低钾型 dRTA）反映了 A 型细胞功能障碍。因为肾排泌氢离子不足，在全身代谢性酸中毒的情况下或酸负荷（如应用

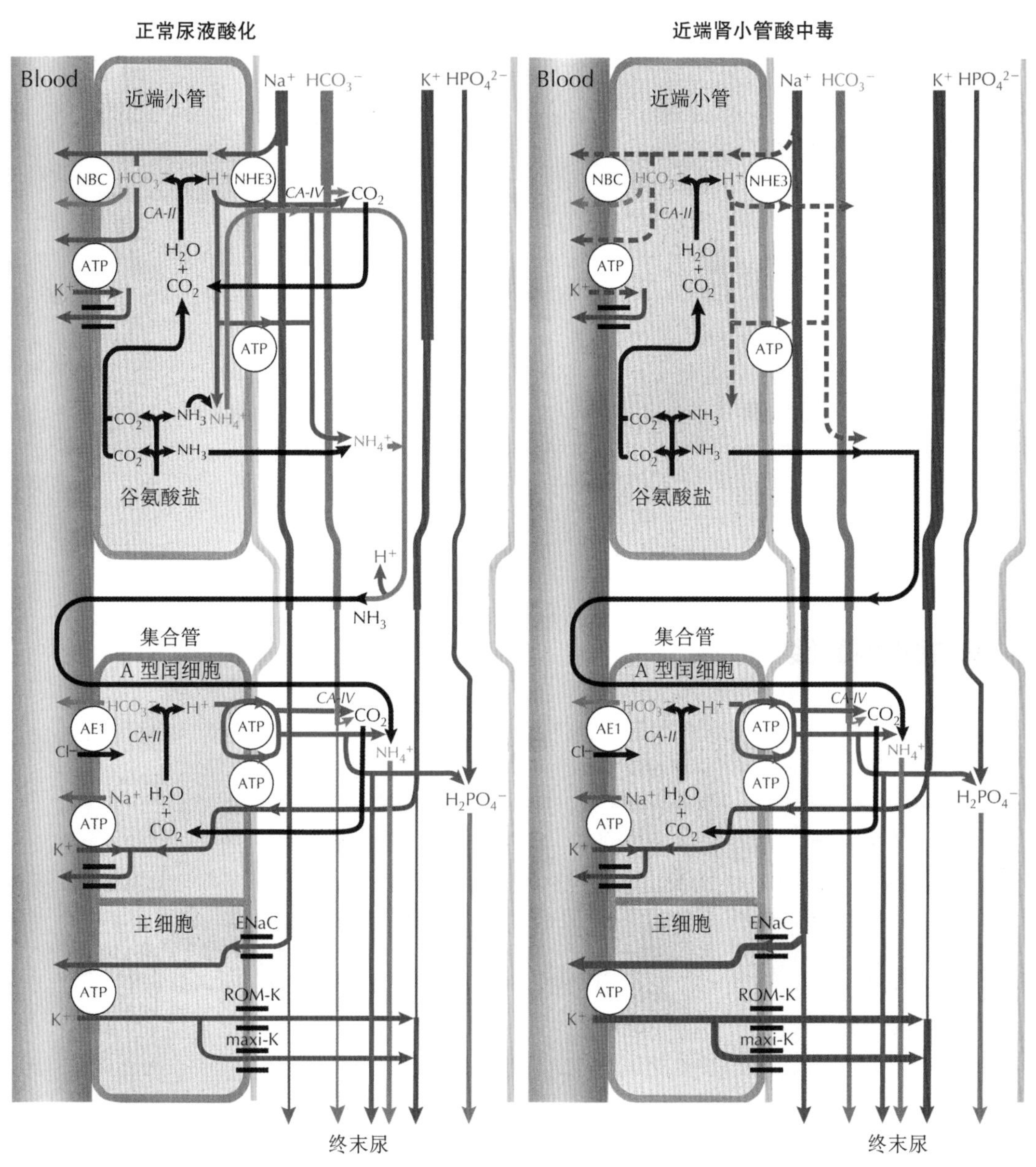

正常情况下，碳酸氢盐大部分在近端小管重吸收，随后的分泌也很低

近端小管酸中毒会引起碳酸氢盐和钾的分泌增加，一旦血清中碳酸氢盐浓度过低，集合管会吸收从近端小管未分泌流失的碳酸氢盐

碳酸氢盐负荷高，肾会排出碳酸氢盐

球管功能紊乱，会增加尿中的钠、糖、氨基酸、磷酸盐、尿酸、白蛋白

十四、肾小管性酸中毒（续）

氯化铵）之后肾无法适当酸化尿液。尿液阴离子间隙检测（尿 $Na^{+}+K^{+}-Cl^{-}$）是确诊这一缺陷的有效手段。$NH4^{+}$ 是尿液中主要的未测定阳离子，代谢性酸中毒的患者尿酸化功能受损导致尿液 $NH4^{+}$ 水平低下时，阴离子间隙为正值。

大多数患者表现为经典型 dRTA。主要病因包括免疫性疾病（如干燥综合征）和药物毒性（如锂、两性霉素）。少数经典型 dRTA 的患者可以在妊娠期间发病，而分娩后通常可以痊愈。遗传性病因也曾有报道，例如，染色体显性遗传（罕见的常染色体隐性遗传）的 AE1 基因突变，以及管腔侧氢离子泵亚基的常染色体隐性遗传突变等。

无论何种病因，经典型 dRTA 一般表现为低钾血症，其原因至少部分是由于集合管中氢离子排泌减少增加了钾离子的排泌梯度。肾结石和（或）肾钙质沉积也很常见，这是因为氢离子排泌不足形成碱性尿而促进钙沉积，以及酸中毒使柠檬酸盐重吸收增加而导致低枸橼酸盐尿症。尽管通常情况下钙磷水平正常，但由于酸中毒对骨骼的影响可能会出现骨代谢病（骨软化或佝偻病）。在常染色体隐性遗传的 dRTA 患者中，常常出现进行性且不可逆转的双侧感觉神经性听力丧失，反映了 H^{+} 泵对耳蜗功能的重要性。

经典型 dRTA 应用碱替代治疗。然而，如果不早期治疗，肾钙质沉积或未控制的肾结石引起的尿路梗阻可导致慢性肾病。值得注意的是，由于口服碱无法到达内耳腔，因此碱治疗并不能改善常染色体隐性遗传病患者的耳聋。

高钾型 dRTA 主要是醛固酮抵抗或缺陷导致远端肾小管功能障碍的并发症。酸中毒反映了醛固酮导致氢离子排泌不足，以及高钾血症对氨生成的抑制作用。

多数病例与药物或低肾素性醛固酮减少症有关。最常见的药物包括甲氧苄啶、环孢素和 ACE 抑制药。甲氧苄啶是 ENaC 的拮抗药，而环孢素则抑制基底侧的 Na^{+}/K^{+}ATP 酶。在肾功能不全的情况下，尤其是糖尿病肾病时，常可见低肾素性醛固酮减少症。

高钾型 dRTA 的治疗是停用所服药物，同时给予碳酸氢钠。因为血钾浓度的降低能够增加肾内氨的生成和排泌，应用氟氢可的松和（或）口服树脂等降钾药物对治疗也有帮助。

混合型 RTA

一般认为，刚出生的婴儿出现短暂的近端 / 远端混合性 RTA 是远端肾单位功能发育不全的标志，出生后可不断发育成熟。但是，合并近端和远端肾小管功能障碍的非短暂性 RTA 常伴随某种常染色体隐性遗传性骨硬化症（Guibaud-Vainsel 综合征或大理石脑病）。研究证实，这是由于在肾单位和破骨细胞中广泛表达的碳酸酐酶 2 缺失所导致的生化功能缺陷。本病在婴儿起病，主要临床表现包括骨质增厚但脆性增加、身材矮小、智力发育迟缓、牙齿咬合不正及视神经受压引起的视力障碍。基底神经节也可能会发生钙化。

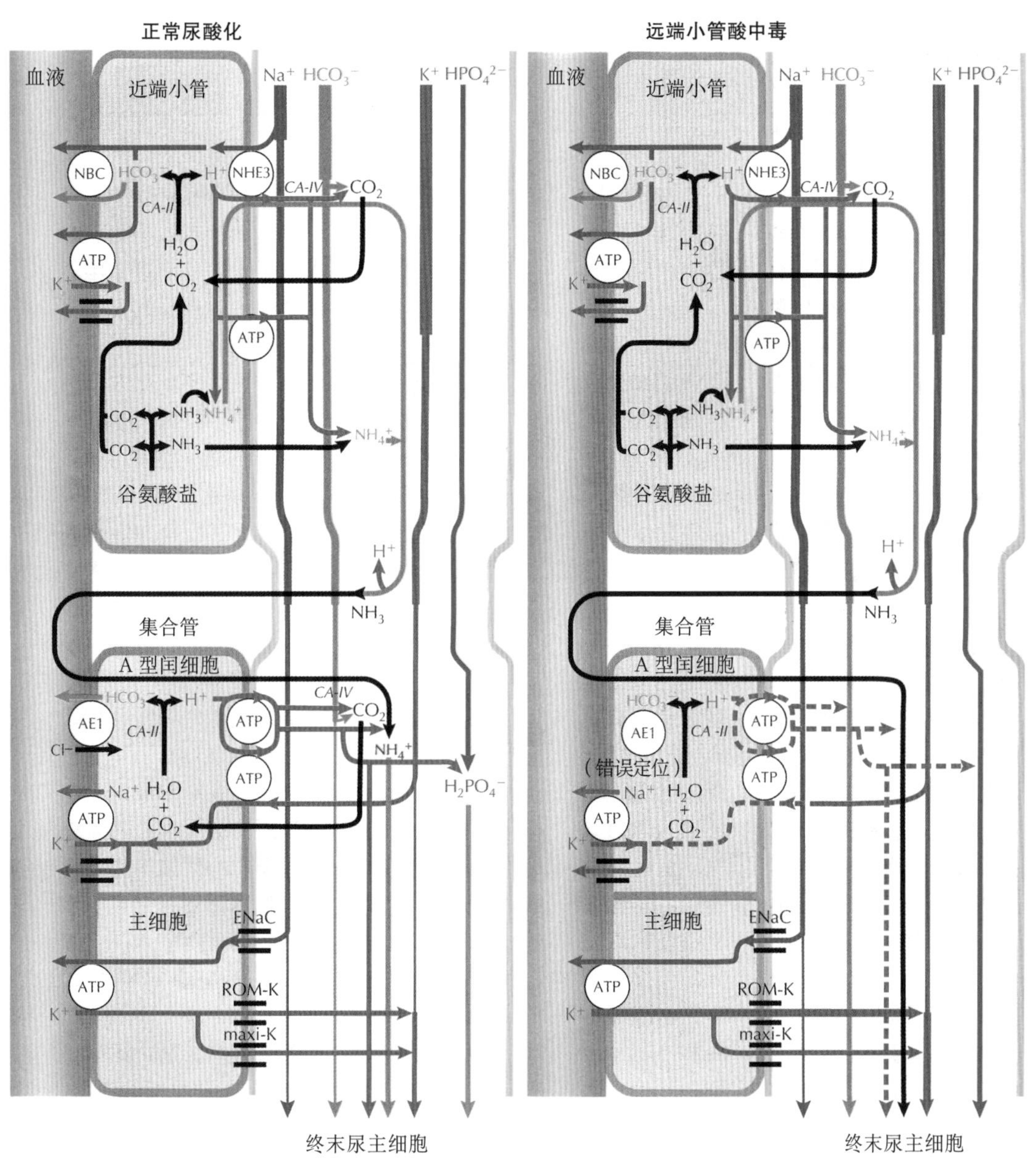

正常情况下，酸以游离 H^+、氨及可滴定酸形式排出

远端小管酸中毒，集合管中 H^+ 的缺乏，减少氨、可滴定酸、游离 H^+ 的分泌，结果尿液被碱化，不同于全身酸中毒，并促进 K 的分泌

十五、肾性尿崩症

在尿崩症（DI）中，ADH 的信号异常使患者不能适当地浓缩肾小管液，因而持续产生大量稀释性尿液。如果 ADH 产生减少，称为“中枢性”DI，通常是由于下丘脑或垂体后叶的异常所致；如果肾对 ADH 的反应降低，则称为“肾性”DI（NDI）。NDI 可因遗传突变而发病，而更常见的是由于肾小管损伤。

病理生理学

ADH 生理的详细描述见专题 3–17。简而言之，血渗透压增高刺激垂体后叶 ADH 的释放。ADH 与肾中集合管主细胞基底侧表面的 V2 受体结合，从而激发水通道蛋白 2（AQP–2）从内涵体移至细胞膜。其结果是水通过跨细胞途径从肾小管腔重吸收到肾间质。此外，ADH 上调集合管细胞管腔膜上的 ENaC 和尿素转运体，以及升支粗段的 $Na^+/K^+/2Cl^-$ 共转运体（NKCC2），提高肾间质中溶质的浓度以利于集合管重吸收更多的水。

遗传性 NDI 是儿童 NDI 的主要病因，通常是由于 V2 受体或 AQP–2 通道的突变。V2 突变占 90% 的病例，其遗传方式为 X 连锁隐性遗传。由于 X 染色体失活（里昂化作用）的特殊模式，女性 NDI 患者可能出现不同程度的病变。其余的病例多数存在 AQP–2 突变，其遗传方式为常染色体隐性或显性遗传。还有其他肾小管疾病，如 Bartter 综合征，由于在髓质部不能建立足够的溶质浓度，也可以表现为尿液增多。因此即使 ADH 存在并发挥作用，水转运的跨细胞梯度仍然较小。

获得性 NDI 多见于成年人，最常见的是长期使用治疗躁郁症的锂制剂引起。服用锂制剂的患者中，40% ~ 50% 的患者可不同程度地出现该并发症，其中约 50% 的患者早在起始治疗后的 8 周即出现明显多尿。锂可以自由地经肾小球过滤，并主要在近端小管重吸收。但是，小部分经集合管主细胞管腔侧 EnaC 重吸收。锂在细胞内聚积，阻断联结 V2 活化与 AQP–2 通道的管腔膜插入的第二信使传导通路。由于原因尚未明确，即使停用锂制剂，这些作用仍然持续存在，这可能与对主细胞的选择性毒性有关。

可能导致尿崩症的其他药物还包括去甲金霉素、两性霉素 B 和奥利司他。其机制不同且未完全明了。V2 受体拮抗药，如托伐普坦，可能会导致短暂的 NDI。最后，获得性 NDI 也可能发生在正常老化的情况下，此时集合管转运体的密度下降；高钙血症和低钾血症状态下，髓襻升支粗段的重吸收减少及髓质溶质梯度降低而出现 NDI；双侧输尿管解除梗阻后，因肾小管损伤而发生 NDI；淀粉样变性如果出现广泛的肾小管沉积，也可发生 NDI。

临床表现与诊断

中枢性和肾性 DI 的主要症状是多尿，在成年人中定义为尿液生成大于 3L/d，儿童为 2L/d。其他表现通常包括持续口渴（烦渴）和乏力。在遗传性 NDI 的儿童中，如果延误诊断和治疗，可能会因反复发作的严重脱水导致发育停滞和精神发育迟滞。

多尿的患者应询问其饮水量以评估原发性烦渴的可能性（如强迫性多饮必然引起多尿）。此外，应仔细审查这些患者的用药情况以确定是否正在服用利尿药或已知可导致 DI 的药物（如锂制剂）。既往经蝶窦神经系统手术史强烈提示中枢性 DI。最后，应评估患者的家族史以评估可能的遗传性疾病。

在血清生化方面，高钠血症提示继发于多尿的严重脱水，而低钠血症表明原发性烦渴。如前所述，低钾血症和高钙血症可能导致 NDI；如果患者存在低钾血症和高钙血症，应值得关注。空腹血糖水平正常可排除高血糖引起的渗透性利尿。在严重脱水的情况下，血肌酐浓度可能会略有升高，并伴 BUN/Cr 比值升高，而尿沉渣无明显异常，提示肾前性因素（见专题 4–1）。

在儿童和成年人中，禁水试验是诊断的金标准。该流程是检测肾对脱水反应的尿浓缩能力。在正常个体中，当机体试图保存自由水时尿渗透压将会适当增加。与此相反，DI 患者尿液的渗透压持续降低，根据各种检测指标的结果可明确 DI 是完全性或是部分性的。通过评估机体对去氨加压素等外源性抗利尿激素激动药的反应来鉴别中枢性和肾性 DI，中枢性 DI 可出现尿液浓缩，而对肾性 DI 没有影响。

值得注意的是，原发性烦渴与不完全性 NDI 的患者可能会有相似的表现，由于髓质受冲洗的缘故，他们的尿浓缩能力经常受到损伤。由于这些患者内源性 ADH 的分泌是完好的，应用去氨加压素对其没有影响。因此，可能需要详细询问病史以进行鉴别。

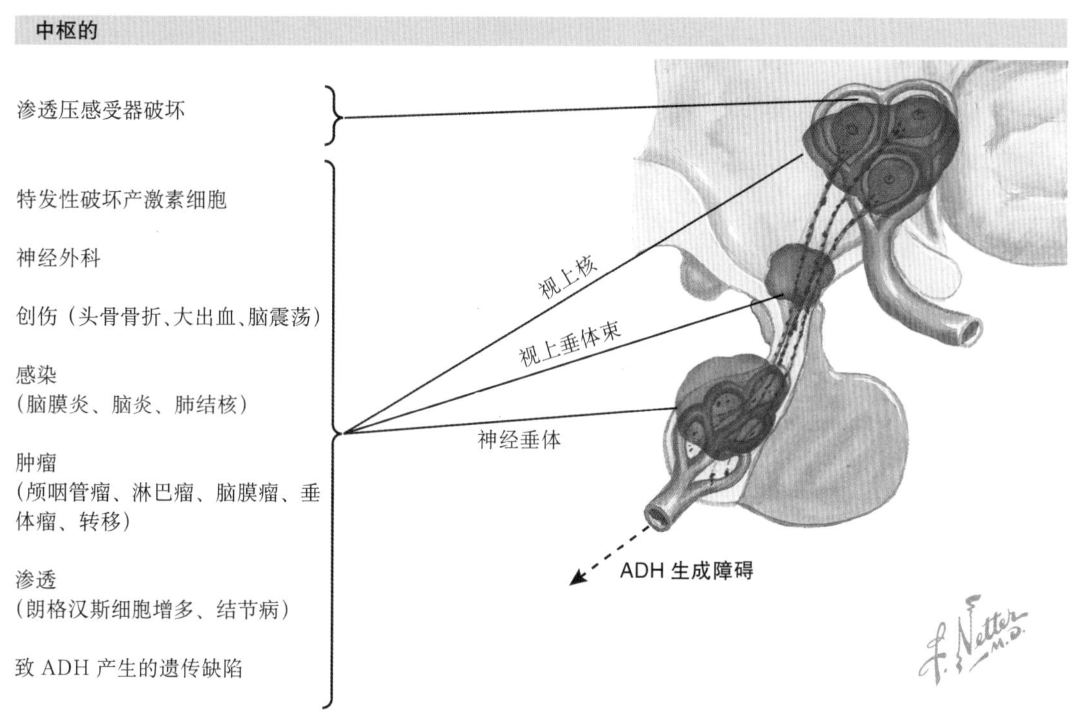
糖尿病、尿崩症
中枢的
渗透压感受器破坏
特发性破坏产激素细胞
神经外科
创伤（头骨骨折、大出血、脑震荡）
感染
（脑膜炎、脑炎、肺结核）
肿瘤
（颅咽管瘤、淋巴瘤、脑膜瘤、垂体瘤、转移）
渗透
（朗格汉斯细胞增多、结节病）
致 ADH 产生的遗传缺陷
视上核
视上垂体束
神经垂体
ADH 生成障碍

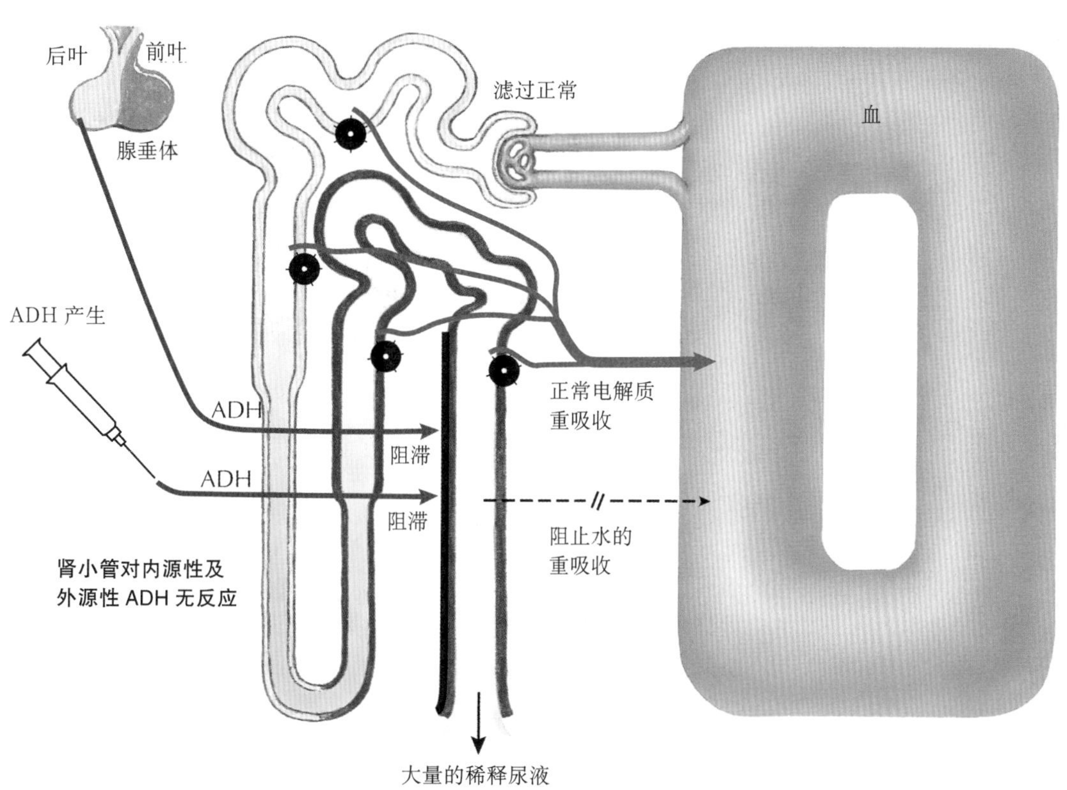
肾源性的
后叶
前叶
腺垂体
滤过正常
血
ADH 产生
ADH
ADH
阻滞
阻滞
正常电解质
重吸收
阻止水的
重吸收
肾小管对内源性及
外源性 ADH 无反应
大量的稀释尿液

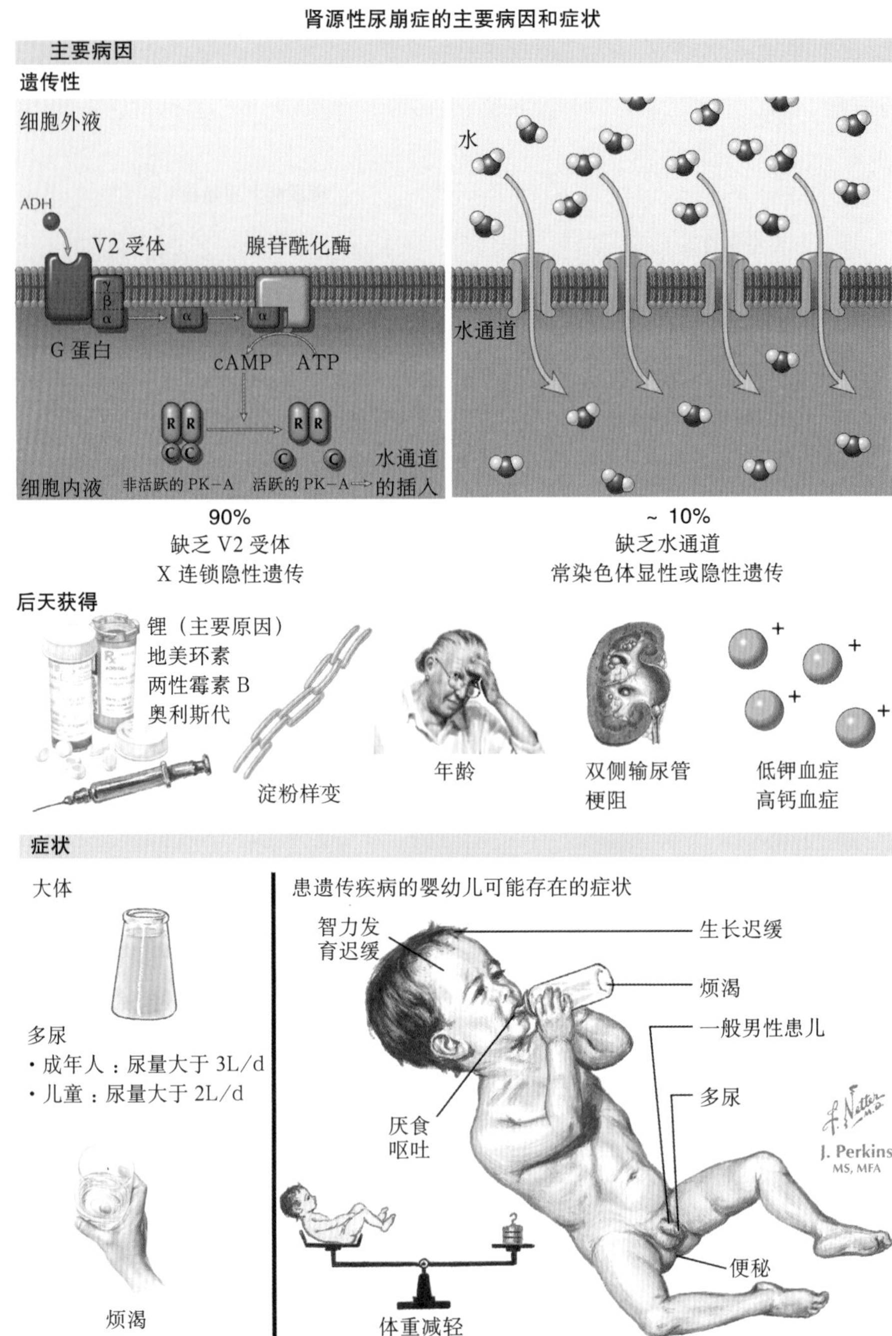

十五、肾性尿崩症（续）

治疗

应去除所有可纠正的 NDI 病因，如停用锂制剂，纠正低钾血症或高钙血症。这些措施可使肾功能得以完全恢复，但锂制剂引起的 NDI 可能在某些患者中是不可逆的。

重要的是，所有患者要保持充足的水分。如果幼儿自己无法获取水分，就必须定时为其提供水分。患者应保持低盐饮食以促进近端小管中溶质和水的重吸收。

此外，还可以应用利尿药，因为利尿药可以轻度减少体液容量而增加近端小管中盐和水的重吸收，从而看似矛盾地减少尿量。噻嗪类利尿药优于襻利尿药，因为利尿药削弱髓质溶质梯度的建立而抑制尿液浓缩。此外，对服用锂制剂的患者应用阿米洛利可能具有预防作用，因为该药物可能限制锂进入主细胞，但是其疗效仍不明确。

第 4 章

肾病

一、急性肾损伤概述

急性肾损伤（AKI）包括各种原因导致的肾滤过功能的急剧降低，可继发于肾血管、肾实质或尿液集合系统的疾病。肾功能的降低往往首先表现为血肌酐浓度增高，可以是正常尿量，也可伴少尿或无尿。

定义

过去，人们提出了各种标准以界定肾功能损害到何种程度可视为AKI，急性透析质量指南（ADQI）制订了达成共识的定义，即RIFLE标准，依据血肌酐浓度、估算肾小球滤过率（GFR）和尿量对患者进行分层。由于较RIFLE标准更小的血肌酐变化对预后即有不良影响，随后AKI网络（AKIN）建议修正这些标准。标准包括：

AKI1 期：血肌酐增高 ≥ 0.3mg/dl 或 150% ~ 200%，或 6h 尿量 <0.5ml/（kg · h）。

AKI2 期：血肌酐增高 200% ~ 300%，或 12h 尿量 <0.5 ml/(kg·h)。

AKI3 期：血肌酐增高 >300% 或超过 4.0 mg/dl 且急剧增高 >0.5 mg/dl，或 24h 尿量 <0.3ml/（kg · h），无尿 12h 或肾替代治疗。

这些诊断只适用于较短时间内（如 48h）出现肾功能下降的情况。一些问题可能使这些标准的使用更加复杂化：①需要了解患者的基础肾功能；②肾功能降低的患者血肌酐浓度可能不稳定。对肾损伤更为敏感的标志物的研究工作一直在进行中，如胱抑素 C 和中性粒细胞明胶酶相关脂质运载蛋白（NGAL），但对临床实践还没有产生广泛的影响。

病因学分类

各种 AKI 的病因通常分为“肾前性”“肾性”“肾后性”。

1. 肾前性　“肾前性”AKI 最常见，占 60%，表现为肾的灌注显著降低。轻度肾灌注下降不影响肾小球滤过率（GFR）（见专题 3-18），因为机体存在代偿性反馈机制如肾素－血管紧张素系统的激活和舒张血管的前列腺素的释放。但是在肾血流显著减少时，这些代偿机制失去作用，肾滤过功能降低。然而根据定义，肾实质保持完整，补充血管内的血容量后肾功能可以恢复正常。

肾前性 AKI 常见原因包括过度利尿、腹泻、呕吐、出血、烧伤、低心排血量（如充血性心力衰竭，见专题 4-38）、肝衰竭（如肝肾综合征，见专题 4-40）和高钙血症（由于肾血管收缩）。另外，对于基础肾灌注低的患者，如果正常的代偿机制被干扰管球反馈的非甾体类抗炎药（如布洛芬）或肾素血管紧张素系统抑制药［如血管紧张素转化酶抑制药（ACEI）、血管紧张素受体拮抗药（ARB）］所阻断时，可能会出现肾前性 AKI。

肾前性 AKI 患者可能还表现出血容量减少的其他症状，如心动过速、直立性低血压和黏膜干燥。另外，肾前性 AKI 可以区别于其他病因的是，肾对低灌注的正常反应是使溶质重吸收增加。特别是钠排泄分数（FENa）应该降低（<1%）；血尿素氮（BUN）/肌酐比值（BUN/Cr）可能升高（如 > 20 : 1，反映尿素重吸收增加）；尿液浓缩［>500mOsm/（kg · H_2O）］。但应注意，对于最近应用利尿药的患者 FENa 可能无效。在这种情况下，尿素排泄分数可作为评估肾小管重吸收的替代方法，因为在肾前性 AKI 状态下尿素排泄分数通常低于 35%。最后，因为肾实质没有受损，尿沉渣中不应出现红细胞、白细胞或其他肾脏炎症的标志物。但是可以见到透明管型，这是由于肾小管内尿液流速的降低促进了远端肾小管上皮细胞分泌的 Tamm-Horsfall 黏蛋白聚集。

一旦怀疑肾前性 AKI，通过血容量恢复后肾功能恢复正常可以确诊。

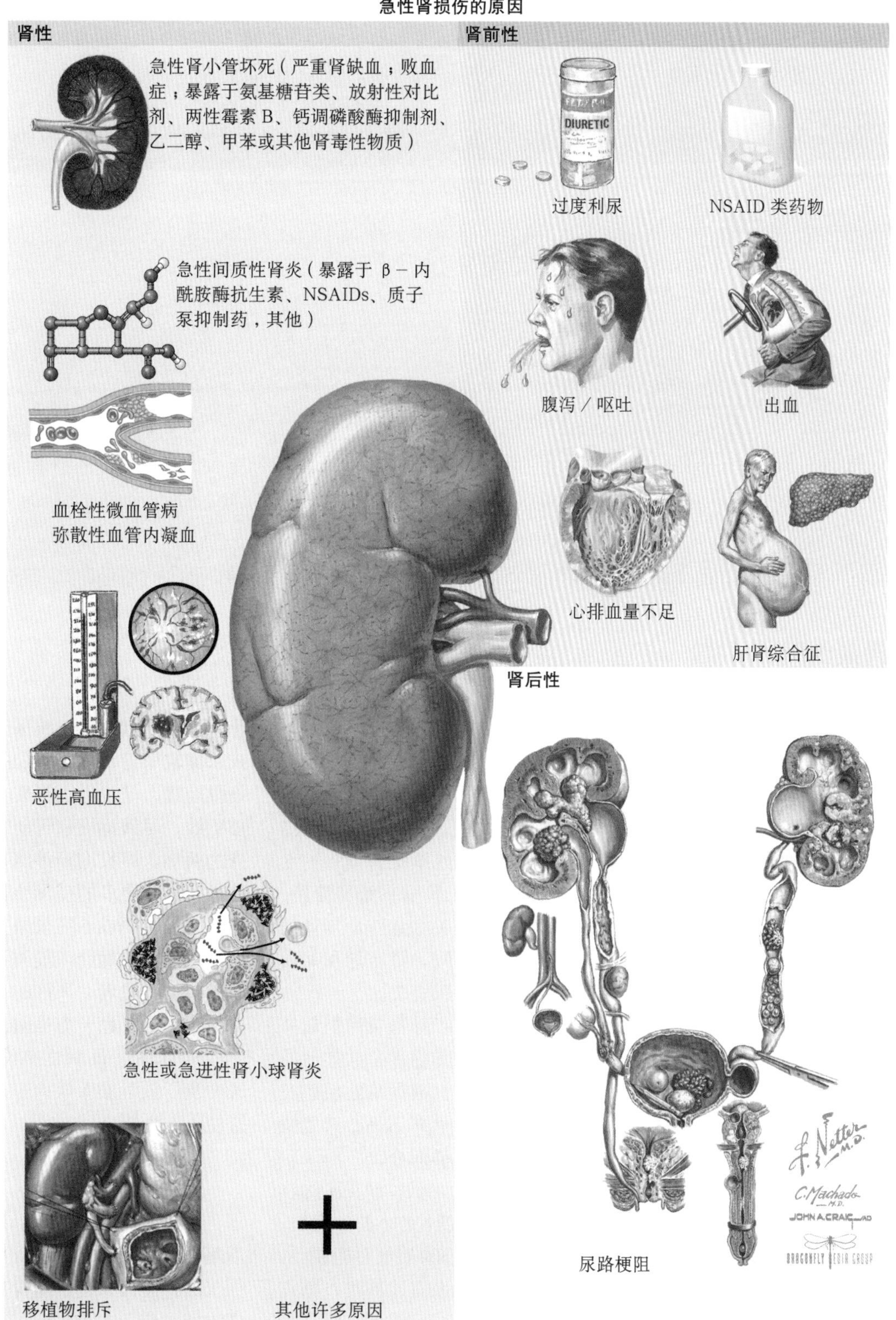
急性肾损伤的原因
肾性
急性肾小管坏死（严重肾缺血；败血症；暴露于氨基糖苷类、放射性对比剂、两性霉素 B、钙调磷酸酶抑制剂、乙二醇、甲苯或其他肾毒性物质）
急性间质性肾炎（暴露于 β－内酰胺酶抗生素、NSAIDs、质子泵抑制药，其他）
血栓性微血管病
弥散性血管内凝血
恶性高血压
急性或急进性肾小球肾炎
移植物排斥
其他许多原因
肾前性
DIURETIC
过度利尿
NSAID 类药物
腹泻 / 呕吐
出血
心排血量不足
肝肾综合征
肾后性
尿路梗阻
F. Netter M.D.
C. Machado M.D.
JOHN A. CRAIG AD

一、急性肾损伤概述（续）

2. 肾性　肾性 AKI 是第二种常见的类型（占 35%），反映了肾实质的直接损害。其中急性肾小管坏死（ATN，见专题 4-3）占近 90%，是目前最常见的原因。ATN 主要发生在严重肾缺血或外源性毒素（氨基糖苷类或放射性造影剂）或内源性毒素（肌红蛋白或血红蛋白）对肾小管直接毒性作用的情况下。肾性 AKI 的其他原因包括急进性肾小球肾炎（GN，见专题 4-14）、血栓性微血管病（见专题 4-32）、弥散性血管内凝血、恶性高血压（见专题 4-44）、急性间质性肾炎（AIN，见专题 4-28）和肾移植后排斥反应。

与肾前性 AKI 不同，肾性 AKI 经静脉补液后症状并不能得到改善。此外，肾性 AKI 一般不增加肾小管的重吸收。因此，FENa 通常 >2%，BUN/Cr 为（10 ~ 15）: 1，尿渗透压≤ 400mOsm/kg。

肾性 AKI 也可以通过尿显微镜检查发现肾小球或肾小管损害给予鉴别。例如，ATN 通常（但不总是）和浑浊棕色的颗粒管型或肾小管上皮细胞管型有关，GN 与肾小球出血（变形红细胞、红细胞管型，见专题 4-14）有关。AIN 和白细胞管型、白细胞和红细胞有关。此外，与肾前性或肾后性疾病不同，肾小球和间质性疾病通常和蛋白尿有关。

最后，一些肾小球肾炎可引起补体水平的异常，除非患者合并其他并发疾病，否则肾前性或肾后性疾病在一般情况下补体水平并不高。其他情况详见本章节的后续部分。

一旦怀疑肾性 AKI，ATN 的诊断常基于病史和实验室检查。但是，如果还有 ATN 之外的其他可能原因，并且患者的肾功能没有改善时，常需要行肾活检。

3. 肾后性　“肾后性”AKI 是最少见的类型（占病例的 5%），表明双侧（或一个孤立肾）的尿路梗阻。因此，尿路梗阻肯定影响尿道、膀胱颈或双侧输尿管，常有强烈的侧腹部和腹股沟痛，是由于近端集合系统被牵拉所致。尽管侧腹痛可能发生于肾本身的疾病，腹股沟牵涉痛可能为下尿路炎症，但更多的提示梗阻。患者可能有尿流减弱或不完全排空。体格检查发现增大的膀胱或前列腺（男性）。对于肾结石患者，尿液的显微镜分析可能不明显，也可能检测出红细胞。

一旦怀疑肾后性 AKI，患者应进一步行放射影像学检查以评估并确定梗阻的性质。

治疗

各种病因的特异性治疗将在本书后面进行讨论。但是，不论病因如何，临床医师应该知道严重肾功能损伤常见的并发症，如液体潴留（最终呈高血压及水肿）、高钾血症及代谢性酸中毒。如果不能有效治疗，可能需要肾替代治疗。

急性肾损伤时可能出现的尿沉渣结果

透明管型
- 可见于正常个体或肾前性状态
- 由远端肾小管 Tamm-Horsefall 黏蛋白聚集形成，尤其是少尿时

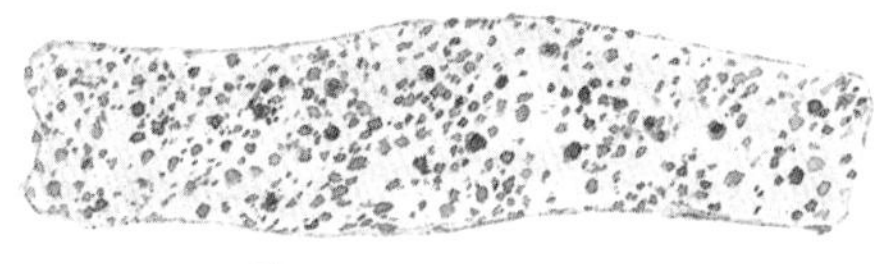

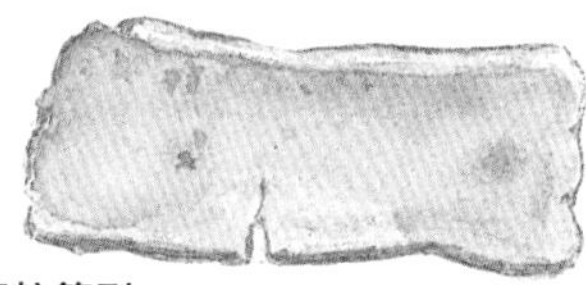

粗大颗粒管型
蜡样管型
- 由细胞管型降解后形成
- 不能反映特定的肾脏疾病
- 急性肾小管坏死时可见粗大棕色颗粒管型

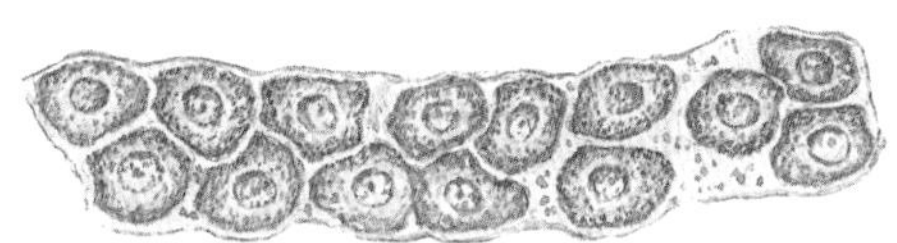

上皮细胞管型
- 由脱落的肾小管细胞和远端肾小管的 Tamm-Horsefall 黏蛋白形成
- 通常可见于急性肾小管坏死时(但并非必然)

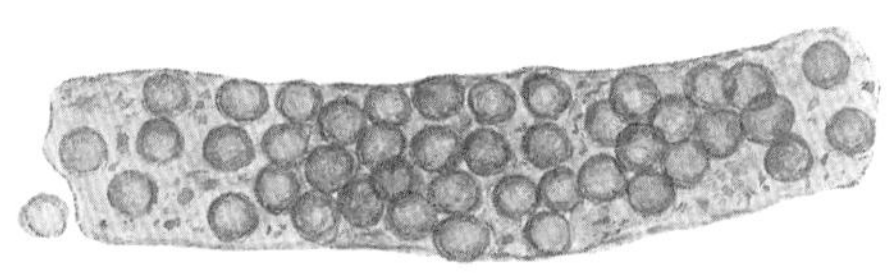

红细胞管型
- 由从肾小球进入肾小管的红细胞与 Tamm-Horsefall 黏蛋白聚集形成
- 提示肾小球疾病

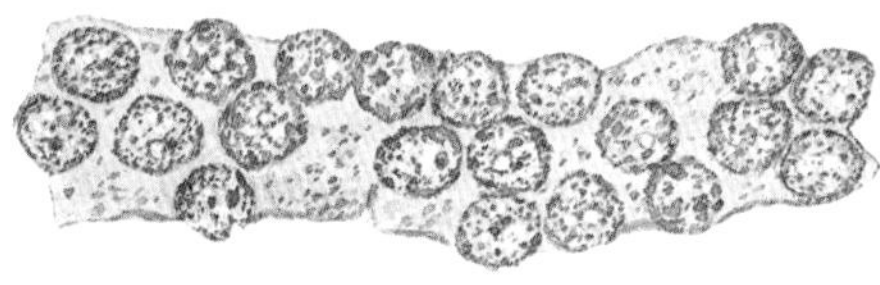

白细胞管型
- 由进入肾小管的白细胞与 Tamm-Horsefall 黏蛋白聚集形成
- 可见于急性间质性肾炎、渗出性肾小球肾炎及严重肾盂肾炎

变形红细胞
- 由红细胞通过损伤的肾小球毛细血管孔道形成
- 提示肾小球疾病

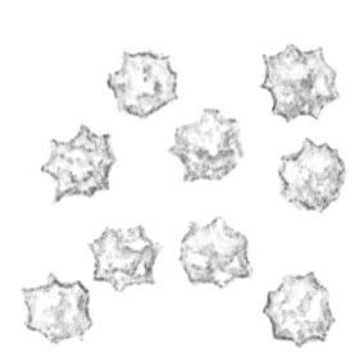

红细胞
- 可反映肾小球疾病、肾乳头坏死、肾盂肾炎、膀胱炎、尿路恶性肿瘤、泌尿系结石及其他许多原因

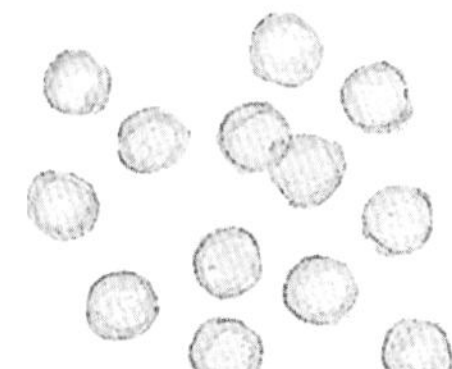

白细胞
- 主要原因有膀胱炎、肾盂肾炎及急性间质性肾炎

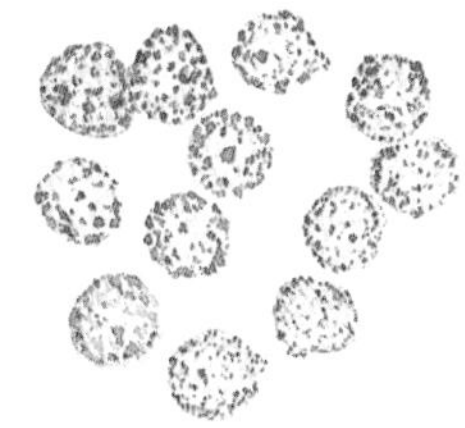

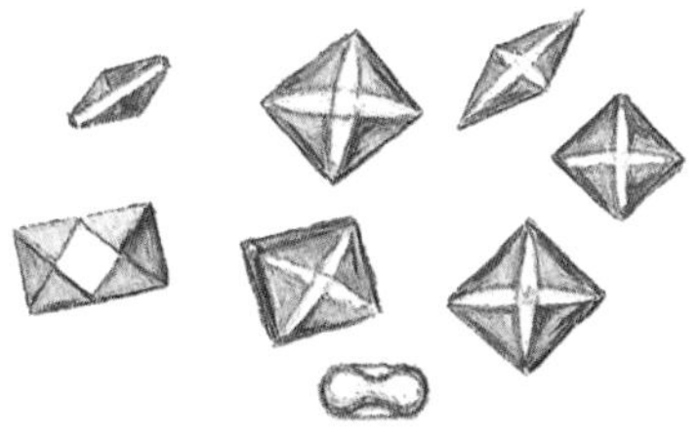

草酸盐结晶
- 可与草酸钙结石同时存在
- 也提示乙二醇摄入或其他高草酸尿症

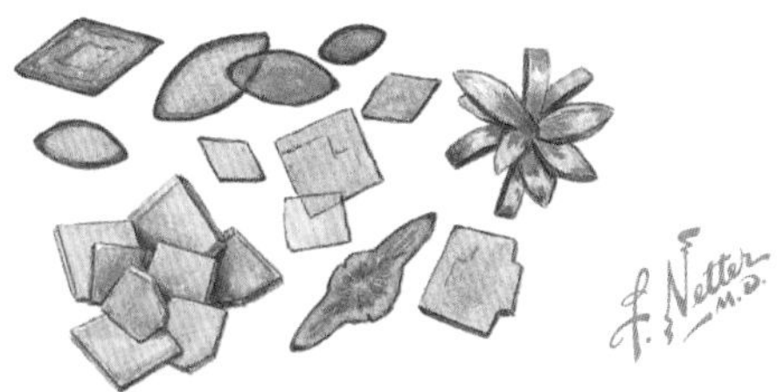

尿酸结晶
- 可与尿酸结石同时存在
- 也可见于溶瘤综合征

二、急性肾小管坏死

急性肾小管坏死（ATN）是急性肾损伤（AKI）最常见的病因之一，占肾性 AKI 的 90% 以上。表现为直接肾小管损伤导致肾小球滤过率（GFR）的急剧降低。

病理生理学

ATN 分为缺血性、脓毒性或中毒性。

1. **缺血性** ATN 发生于肾灌注严重持续降低引起的肾小管上皮细胞损伤，这种损伤通常在循环衰竭或大量出血的情况时发生。

2. **脓毒性** ATN 包括细胞因子诱导的对肾小管的直接损害。如果出现广泛的全身性血管舒张，也可能发生缺血性损伤。

3. **中毒性** ATN 与引起肾小管上皮细胞损害的多种毒素有关，这些毒素通过一系列机制，包括自由基的产生、肾微血管的收缩及肾小管梗阻[如结晶和（或）管型形成]。主要的外源性毒素包括碘造影剂、抗生素(如氨基糖苷类)、抗病毒药（如西多福韦)、抗真菌药（如两性霉素 B)、磷酸酶抑制药（如环孢素和他克莫司)、乙二醇和甲苯。主要的内源性毒素包括肌红蛋白、血红蛋白、草酸、尿酸（如肿瘤溶解综合征）和骨髓瘤轻链。实际上，第二次世界大战时报道的第一例 ATN 患者可能就是挤压伤时大量肌红蛋白释放入血所致。

尽管这些物质损伤了肾小管上皮细胞，但是结构的破坏不足以解释肾小球滤过率的显著下降。此外肌酐的滤过远远大于分泌，然而血肌酐浓度却显著增高。因此结合生理表现与组织学变化，人们提出三种发病机制：①管－球反馈；②肾小管阻塞；③返漏。

“管－球反馈”假说认为，肾小管损伤使近段小管重吸收包括钠和氯在内的电解质减少，从而使致密斑内溶质浓度增加。通过专题 3-18 描述的机制，致密斑促使入球小动脉强烈收缩而减少滤过率。

“肾小管阻塞”学说认为，肾小管上皮细胞脱落至管腔产生阻塞管型，使 Bowman 囊内的静水压增高，从而减少滤过。

“返漏”假说认为，损伤的肾小管上皮细胞和内皮细胞允许包括肌酐在内的已滤过分子通过细胞旁途径重吸收至肾间质。

尽管三种机制在某种程度上都有可能，但是肾病学者比较流行的观点认为，管－球反馈学说可以解释大多数所观察到的滤过功能降低。

临床表现和诊断

临床病程一般分为三个阶段：起始期、维持期和恢复期。①起始期患者受到毒素损伤，GFR 急剧降低和尿量降低。②维持期是指出现肾损伤但尚未恢复，GFR 保持在低水平。据报道，此阶段可持续数小时，甚至数个月，平均 1 ～ 3 周。③如果恢复期出现，表现为肾小管再生，肾功能恢复正常。由于未成熟的肾小管细胞浓缩能力有限，此阶段常出现多尿。最后，肾小管重吸收能力恢复正常，多尿停止。

疾病典型的首发表现是常规实验室检查血肌酐浓度迅速增高，新近接触肾性毒素强烈提示 ATN 的诊断，而血流动力学的损害可能造成肾前性 AKI 或 ATN。区分肾前性 AKI 与 ATN 常常是鉴别诊断的重要内容。如 AKI 概述中所述，经常根据对静脉内负荷液体的反应及 FENa 和 BUN/Cr 等实验室标志物水平鉴别肾前性和肾性 AKI。尿显微镜分析亦有助于诊断。肾前性 AKI 时，尿液正常或出现透明管型，这是因为远端小管分泌的 Tamm-Horsfall 蛋白浓缩聚集而形成管型。与之相反，ATN 常表现为粗大棕色颗粒管型或上皮管型。

然而这些实验室指标有时并不可靠。例如，造影剂导致的 ATN 开始时出现 BUN/Cr 增高和 FENa 降低，但不能以肾前性 AKI 的证据来解释，而这些指标反映的是造影剂引起的肾血管强烈收缩。只要肾小管上皮保持完整，血管收缩导致钠的重吸收增加。然而，如果缺血持续存在，肾小管细胞损伤，重吸收钠的能力丧失，实验室检查则与 ATN 更为一致。

ATN 的诊断通常根据临床和实验室指标来确定。一般情况下不进行肾活检，除非怀疑肾性 ATN 是因急进性肾小球肾炎等其他病因所致（见专题 4-25）。然而不论何种病因，ATN 都有一系列共同的病理学表现，包括近段肾小管刷状缘缩短或丢失，上皮细胞扁平和细胞连接消失，核仁明显、胞质嗜酸性和肾小管上皮细胞脱落。不管名称如何，实际上明显的坏死只是偶尔发现。损伤程度往往取决于显露的程度，而不是具体毒物的性质，这些病理改变可发生于近段和远侧肾单位。

急性肾小管坏死的原因、病理生理改变及临床特征

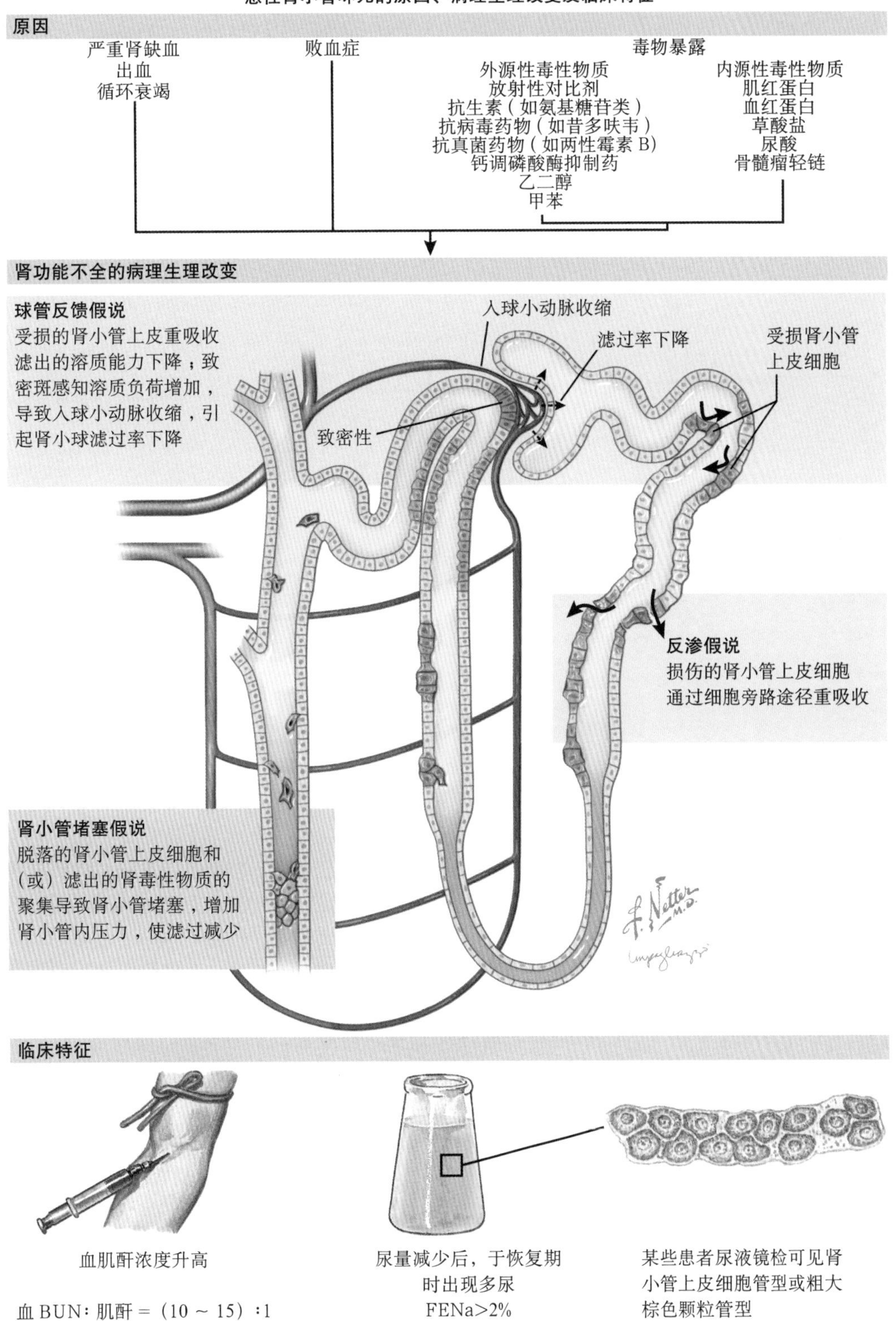

二、急性肾小管坏死（续）

治疗

ATN 的治疗包括确定和消除基础病因，以及支持治疗，必要时实施肾替代治疗。支持治疗包括严格控制液体和电解质摄入，限制影响肾清除率药物的使用。如果采取这些措施，对持续较久的 ATN 患者可能会避免透析。例如，可以应用呋塞米增加利尿以减轻容量负荷和高钾血症。同样，碳酸氢盐可用于纠正酸中毒，偶尔严重的 ATN 患者治疗效果不佳时，必须进行透析治疗。主要适应证包括酸中毒、液体负荷过重和药物治疗难以控制的高钾血症，以及心包炎或脑病等尿毒症表现。目前尚没有已证实的能够“逆转”ATN 的治疗方法。

预后

因为没有有效的治疗方法能逆转 ATN 相关的临床或病理改变，ATN 的病死率仍然很高，尽管经过数十年的精心研究，但在过去的 50 年中，病死率没有任何变化。据报道，ATN 住院患者的病死率达 40%，危重的 ATN 患者达 80% 以上。

许多存活的 ATN 患者肾功能最终恢复正常，然而，一些患者遗留下中重度肾小管间质瘢痕，导致慢性肾病（CKD）。5% ～ 10% 的患者最终需要长期透析。ATN 后肾功能不能改善的危险因素包括持续感染状态、反复肾性毒素损害和既往慢性肾病。

预防

最有效的预防措施是住院患者的容量保持正常，特别是对既往存在肾病的患者应避免使用过量的肾毒性药物。

某些情况下可以预想到 ATN 的发生，如静脉注射放射性造影剂。可以预想，保持容量正常，以及限制造影剂的剂量可能降低该并发症的发生风险。其他措施包括应用抗氧化剂、利钠肽和大剂量呋塞米／甘露醇，并不能持续降低 ATN 的发生风险。

目前，已设计了多重风险评分以预测发生 ATN 风险最高、预后最差的患者人群。危险因素包括预测既往的组织损害及易于发生肾缺血的因素，如男性、高龄、并发症、肿瘤、低容量／少尿、败血症和多脏器衰竭等。

急性肾小管坏死的组织病理学改变

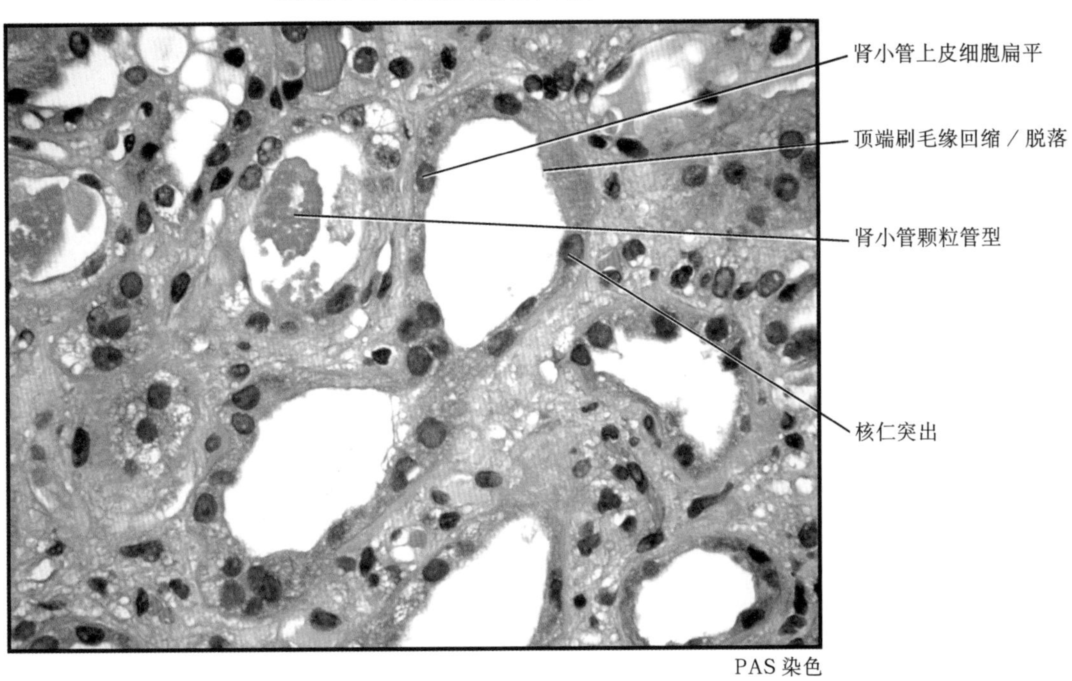

PAS 染色

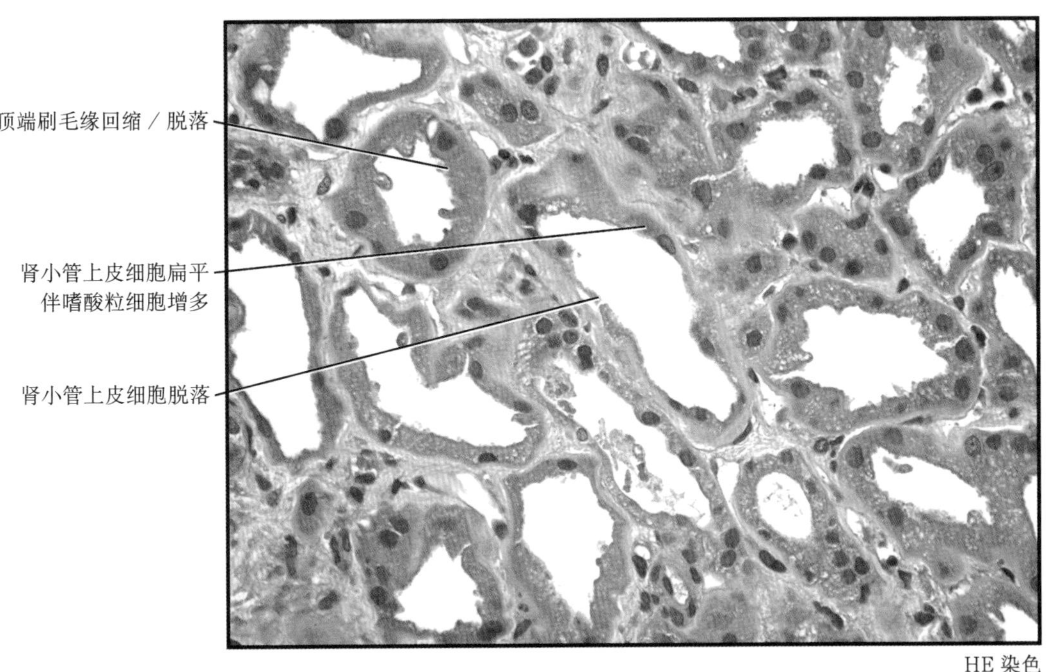

HE 染色

三、肾病综合征概述

肾病综合征包含与尿中大量蛋白丢失相关的临床和实验室证据，主要症状是水肿，实验室证据包括：①“肾病水平”蛋白尿，定义为成年人 24h 尿蛋白排泄率超过 3.5g；②低白蛋白血症；③高脂血症。由于体重的原因，儿童肾病蛋白尿的临界值较低。

病理生理

“肾病综合征”是一个非特异的诊断，提示出现肾小球疾病。正常、非炎症状态下肾小球存在对蛋白质（如清蛋白）的致密屏障，其主要是由连接肾小球基底膜外侧表面的足细胞（内脏上皮细胞）足突的裂孔膈膜组成。

肾病综合征时，炎症破坏裂孔膈膜的正常结构，可能使大量蛋白进入尿中。在多数病例中足突融合或毁损，即肾小球血管表面可以见到一层连续的足细胞细胞质，而不是在正常状态下所见到的非连续、独立的足突。这种破坏表明足突增宽、缩短和回缩。尽管肾小球炎症一般不会使整体滤过功能急骤降低，但随时间的延长，可能会发生瘢痕形成和肾功能减退。

尿中白蛋白持续丢失造成低白蛋白血症，但是血白蛋白浓度的降低往往和蛋白尿程度不成比例。可能的解释是滤过的蛋白负荷增加使近曲小管中白蛋白的代谢增强。

血清中白蛋白的浓度降低可使肝合成（包括脂蛋白在内）的许多蛋白增加，导致高脂血症。

至少有两种可能的原因导致水肿：①“充盈不足假说”，认为低白蛋白血症造成血管内胶体渗透压下降，结果使血浆从毛细血管腔进入间质内导致水肿。血管内容量降低激活肾素－血管紧张素－醛固酮系统，促进水、钠潴留，进而加重水肿。②“充盈过量假说”，认为在肾集合管水平，可能因滤过的蛋白本身激活，首先出现钠潴留，从而导致水肿。这两种假说似乎都可能是正确的，水肿的主要机制可能随患者和时间的不同而有差异。

肾病综合征患者下肢、肺和肾静脉血栓的风险增加（见专题 4–35），这是因为尿中抗凝血酶和纤溶酶原等抗凝蛋白丢失，以及肝中纤维蛋白原和其他凝血因子等促凝蛋白的产生增加。肾病综合征中，血栓形成常见于膜性肾病患者，但是，蛋白尿超过 10g/d 和白蛋白水平低于 2g/dl 的所有患者都应视为高危患者。

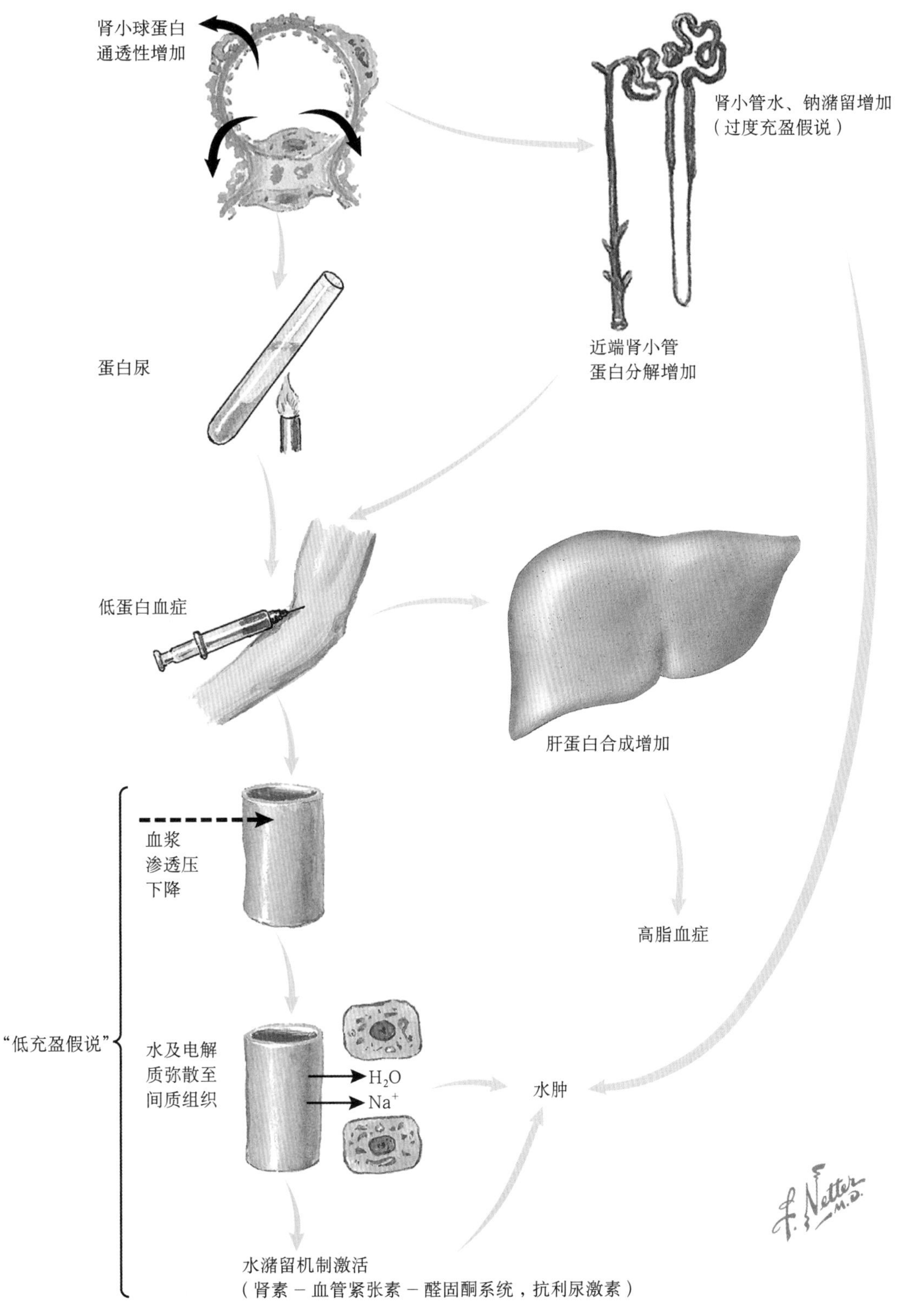
肾病综合征的病理生理改变
肾小球蛋白
通透性增加
肾小管水、钠潴留增加
（过度充盈假说）
近端肾小管
蛋白分解增加
蛋白尿
低蛋白血症
肝蛋白合成增加
血浆
渗透压
下降
高脂血症
“低充盈假说”
水及电解
质弥散至
间质组织
H_2O
Na^+
水肿
水潴留机制激活
（肾素－血管紧张素－醛固酮系统，抗利尿激素）
F. Netter M.D.

三、肾病综合征概述（续）

病因和流行病学

三种主要的肾小球疾病包括微小病变型肾病（MCD，见专题 4-8）、局灶节段性肾小球硬化症（FSGS，见专题 4-10）和膜性肾病（MN，见专题 4-12），均可出现显著的蛋白尿，足以导致肾病综合征。

其他主要的肾小球疾病，如各种肾小球肾炎（见专题 4-14），一般出现蛋白尿、血尿和不同程度的肾功能不全。在一些亚组的患者中蛋白尿也可导致肾病综合征。

最后，许多全身性疾病或环境因素可以引起肾病综合征，可能是由于明显的肾小球炎症（如淀粉样变性，见专题 4-47）、糖尿病（见专题 4-45）或前述的肾病所致。后者通常包括继发于淋巴瘤、感染（如结核）、过敏和应用锂制剂或非甾体类抗炎药引起的 MCD，HIV 感染、滥用海洛因和镰状细胞病引起的继发性 FSGS，系统性红斑狼疮、风湿性关节炎、病毒性肝炎感染、梅毒、使用青霉胺、金剂中毒和实体瘤引起的 MN。

在儿童和成年人中，肾病综合征每年的发病率约为 5/100 万。但是由于许多病例，尤其是继发于糖尿病的患者，没有经肾活检证实，该发生率可能低估了疾病的真实情况。

不同病因的肾病综合征具有很强的年龄和种族特点。到目前为止，儿童最常见的病因是 MCD，在成年人中，继发肾病综合征最常见的病因是糖尿病，而原发性肾病综合征的两个最常见原因是 MN 和 FSGS。直到最近才发现，成年人中白色人种最常见的病因是 MN，而 FSGS 是黑色人种最常见的病因。新近资料显示，FSGS 的发病率稳步增长，部分原因是大量病例继发于肥胖。因此在成年人患者中，不久的将来 FSGS 可能成为原发性肾病综合征最常见的原因。

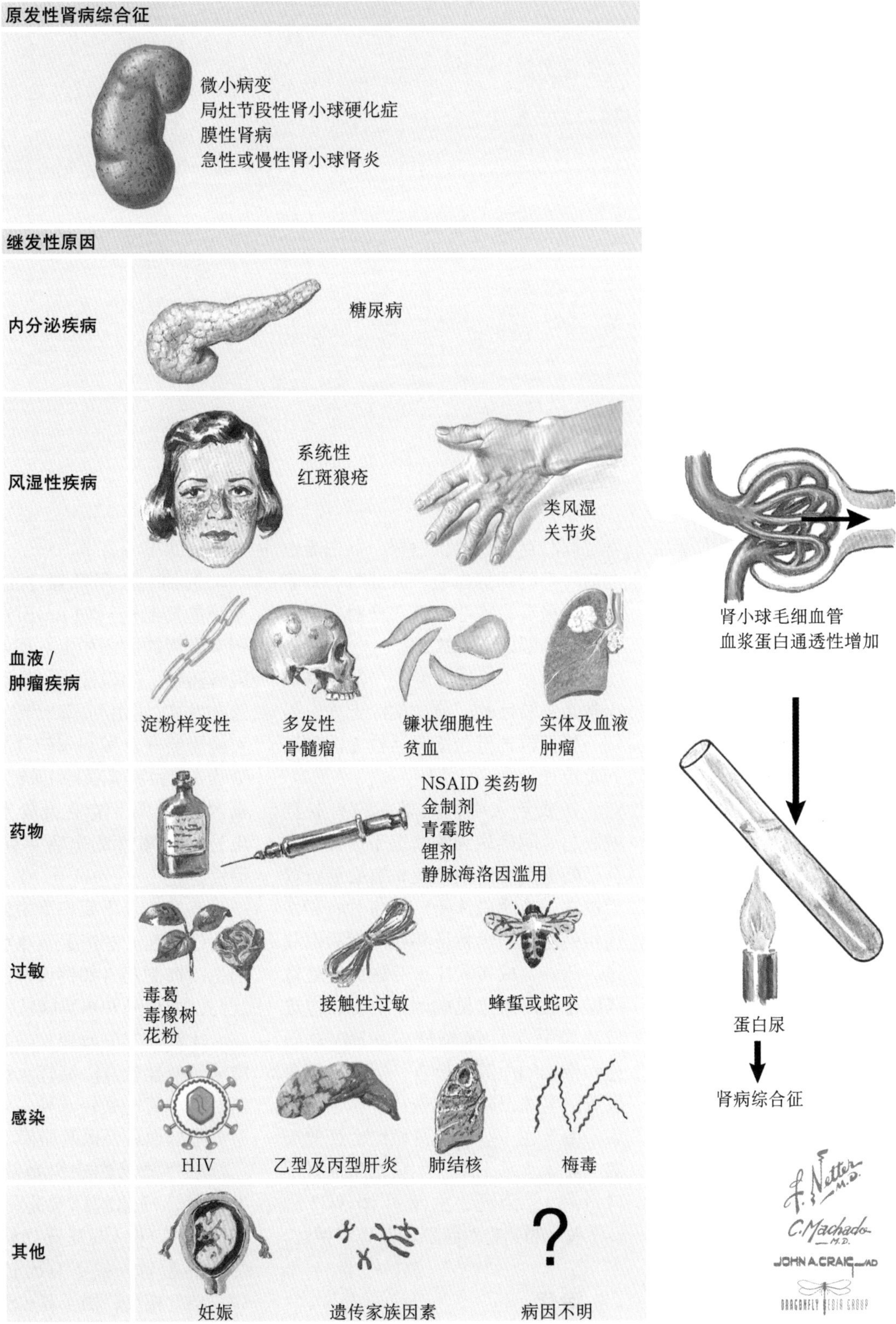

肾病综合征的原因
原发性肾病综合征
微小病变
局灶节段性肾小球硬化症
膜性肾病
急性或慢性肾小球肾炎
继发性原因
内分泌疾病
糖尿病
风湿性疾病
系统性
红斑狼疮
类风湿
关节炎
血液 /
肿瘤疾病
淀粉样变性
多发性
骨髓瘤
镰状细胞性
贫血
实体及血液
肿瘤
药物
NSAID 类药物
金制剂
青霉胺
锂剂
静脉海洛因滥用
过敏
毒葛
毒橡树
花粉
接触性过敏
蜂蜇或蛇咬
感染
HIV
乙型及丙型肝炎
肺结核
梅毒
其他
妊娠
遗传家族因素
?
病因不明
肾小球毛细血管
血浆蛋白通透性增加
蛋白尿
肾病综合征
JOHN A.CRAIG

三、肾病综合征概述（续）

临床表现与诊断

水肿是最常见的症状，重力增加了毛细血管内静水压力，因此血管外液体分布是主要的决定因素。下肢水肿一般最为严重，但是卧位睡眠后，患者可能出现颜面水肿，尤其是眶周部位。严重的液体潴留也会导致肺水肿（与气短有关）、积液或全身性水肿。少数患者可能会出现高血压。最后，患者可能出现乏力、不适及泡沫尿或尿中多泡。

水肿患者不一定存在肾病综合征，因为其他疾病，尤其是心力衰竭和肝硬化，也可以表现为水肿。但是，当尿试纸检查存在显著蛋白尿时，提示肾病综合征的诊断。尿显微镜检查可能发现卵形脂肪体、脂肪滴和脂肪管型（偏振光下类似马尔他十字），反映尿中有脂蛋白。出现变形红细胞和红细胞管型提示蛋白尿是肾小球肾炎的结果。

一旦确定蛋白尿，收集 24h 尿液送检以进行尿蛋白定量，或为方便起见测定点时间尿蛋白 / 肌酐比率。后者提供接近 24h 蛋白尿的合理近似值，特别是晨起空腹首次尿液的检验。

送检血液测量白蛋白、胆固醇、电解质和肌酐浓度。一旦实验室检查发现同时存在大量蛋白尿、低白蛋白血症和高胆固醇血症三联征时，患者即明确患有肾病综合征。此时应进一步鉴别诊断以明确病因。

儿童中 MCD 占绝大多数，其治疗常为经验性的。除非治疗无效，否则一般不再进行包括肾活检在内的进一步检查。

在成年人中，如果在没有长期糖尿病等明确病因的情况下，肾病综合征的鉴别诊断很广泛，有必要行肾活检进一步明确诊断。与每种特异疾病相关的组织学特征将在本章后面叙述。此外，成年人应该筛选继发性肾病综合征的最常见病因。例如，应进行乙型肝炎 / 丙型肝炎、HIV、狼疮和梅毒的血清学检查，需要进行血尿蛋白电泳以除外淀粉样变和浆细胞病。由于在一些引起肾病综合征的疾病中补体水平下降（如膜增殖性肾小球肾炎）。因此，血清补体（C3 和 C4）水平的测定对鉴别诊断也有帮助。

治疗

理想的治疗策略应针对肾病综合征的根本病因（这将在本书的后续部分讨论）。但是，有些治疗措施对几乎所有的患者有用。

例如，应用肾素 - 血管紧张素系统的抑制药（如 ACEI）可以降低所有患者的血压和蛋白尿水平。降胆固醇药物，如他汀类，也可减少心血管并发症。应用利尿药可以治疗水肿，可能需要联合襻利尿药（如呋塞米）、噻嗪类（如氯噻酮）和保钾利尿药（如螺内酯）。对于存在高栓塞风险或发生过凝血事件的患者可能需要抗凝治疗。

许多患者需要接受短期的口服激素治疗，在一些情况下也可使用其他的免疫抑制药（如钙调神经磷酸酶抑制药、烷化药和单克隆抗体）。

生活方式的改变也很重要。患者应采用低盐饮食以减轻水肿并改善血压。锻炼可能减轻水肿、促进自然利尿、降低血压及改善胆固醇水平。

治疗成功的定义是降低或消除蛋白尿，理想的结果是尿蛋白低于 300mg/d 同时恢复肾功能。达到此终点的患者一般都有比较良好的预后。与之相反，由于肾小球炎症最终可导致瘢痕形成和肾功能的永久性损害，因而肾病性蛋白尿患者对治疗无反应时，则总体预后差。

肾病综合征的表现和诊断

症状和体征

水肿

眶周／颜面

下肢

腰骶

萎靡不振
乏力
厌食
抑郁

高血压
（少数患者）

严重者出现肺水肿、胸腔积液、腹水、全身水肿

化验室检查

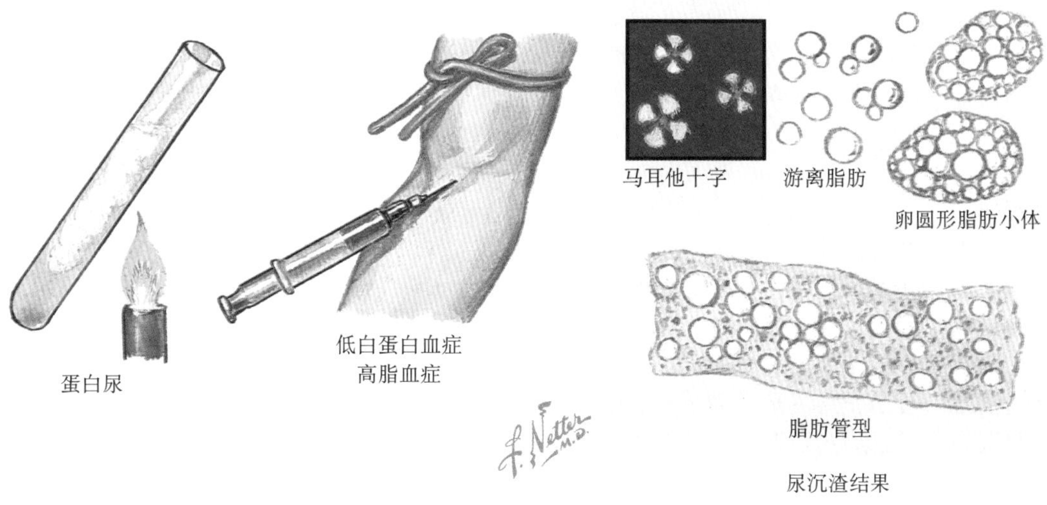

四、微小病变肾病

微小病变肾病（MCD，也称为 nil 病和类脂性肾病）是儿童肾病综合征中最常见（占 90%）的病理类型，也是成年人肾病综合征的主要病因之一。MCD 好发于儿童，亚洲人和高加索人比非洲裔美国人更常见。

该疾病的命名源于在光镜下肾小球结构几乎是正常的。而电镜下可见到广泛的足突融合，这也是引起蛋白尿的主要原因。

多数（85%）MCD 患者属原发性疾病。还有一些继发于其他系统损伤，如药物（如非甾体类抗炎药、锂制剂）、肿瘤（尤其是血液系统肿瘤）、感染（如结核、梅毒）及变态反应（如毒葛、豚草、毒橡树、蜂蜇伤、某些食物）。

病理生理学

MCD 确切的发病机制目前尚不清楚。有人推测，T 细胞功能紊乱会产生一种名为肾小球通透因子的细胞因子，可以损伤足细胞（脏层上皮细胞），导致足突融合，使阻止蛋白滤过的正常裂孔膈膜结构丧失，出现蛋白尿。B 细胞可能也通过产生肾小球通透因子或分泌针对肾小球抗原的抗体来发挥作用。

很多事实均支持免疫介导理论，如免疫调节治疗有效，以及 MCD 可以继发于变态反应、感染和肿瘤等免疫系统疾病。然而对于原发性 MCD，还不清楚是什么原因启动了异常的免疫反应。有学者推测，病毒或细菌感染可能是启动原因，但目前还没有足够证据证明这一点。

尽管存在足细胞受损，但肾小球其他的结构仍然是正常的。肾功能多正常或者仅轻微受损。

临床表现与诊断

MCD 最常见的临床表现是突发肾病综合征（见专题 4–7）。患者典型表现为明显水肿，化验室检查可见肾病水平蛋白尿、低白蛋白血症和高脂血症。MCD 患者的蛋白尿比其他病因导致的肾病综合征更明显（> 15g/d）。

肾功能的血清学检查，如血肌酐一般正常或仅轻微升高。有些成年患者可出现急性肾损伤，这可能是由于血容量明显下降导致肾缺血，进而出现肾小管坏死。成年患者比儿童患者更容易出现高血压和血尿，但原因尚不明确。

MCD 患者常出现大量蛋白尿，临床医师必须警惕与此相关的并发症。所有肾病综合征患者均存在血栓栓塞风险。另外，由于尿中丢失免疫球蛋白、补体因子 B 和溶血因子 D，使感染的风险增加。如果出现明显水肿，蜂窝织炎的风险也将增加。

MCD 诊断的金标准是肾活检。然而对于儿童肾病综合征患者，由于 MCD 占绝大多数，因此多可依据经验诊断和治疗，除非经验治疗无效，否则一般不进行肾活检。对于成年肾病综合征患者，由于病因复杂，或者不能明确其根本原因（如存在长期糖尿病），为了下一步更好的治疗，必须行肾活检。

光镜下，肾小球通常是正常的。免疫荧光检查多为阴性，偶尔也可见系膜区 IgM 或补体沉积。电镜检查可见弥漫的足突融合。这一电镜表现并不是 MCD 所特有的，因此要求光镜下正常的肾小球数目要足够多（至少 15 个肾小球）。

MCD 与 FSGS 的鉴别诊断很重要，但较困难。有些患者诊断为 MCD 但治疗效果不佳，重复肾活检后诊断为 FSGS。目前尚不清楚，是由于最初的肾活检没有取到 FSGS 的标本，还是由于持续大量蛋白尿导致 MCD 进展为 FSGS。事实上，对这两者之间的关系尚知之甚少，仍存在争议；一些专家认为这两者是同一疾病的不同阶段。

微小病变的原因及表现

主要原因

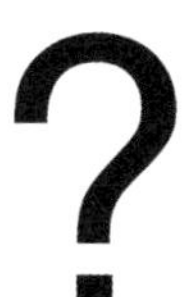

特发性
· 主要表现

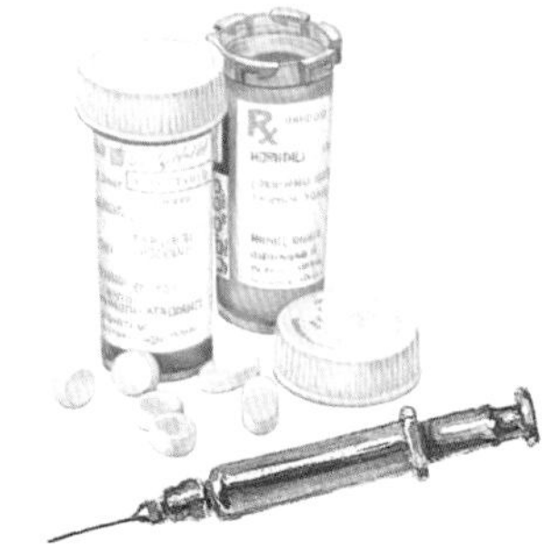

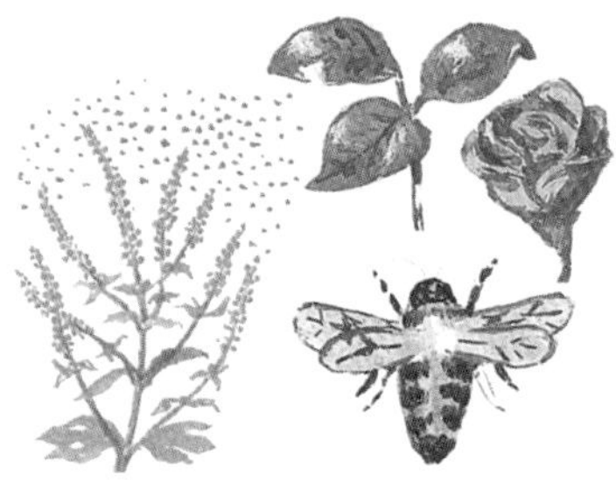

药物
· NSAID 类药物
· 锂剂
· 氨苄青霉素
· 利福平
· 金制剂
· α－干扰素
· 丙磺舒

过敏
· 毒葛
· 蜂毒
· 牛奶制品
· 毒橡树
· 花粉 / 干草热

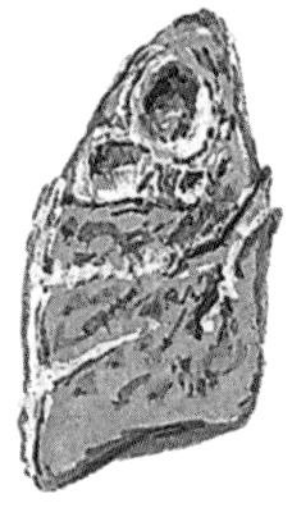

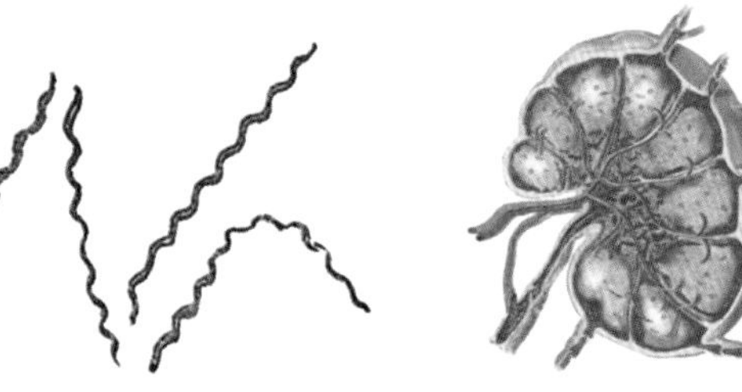

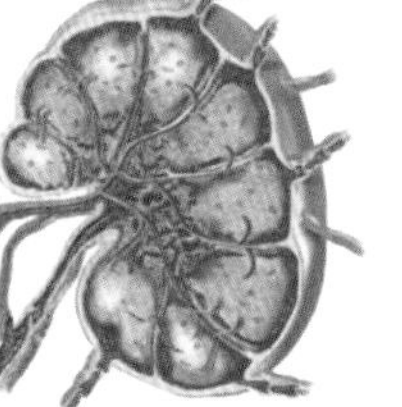

感染
· 结核
· 梅毒

恶性肿瘤
· 霍奇金淋巴瘤
· 非霍奇金淋巴瘤
· 白血病

临床表现

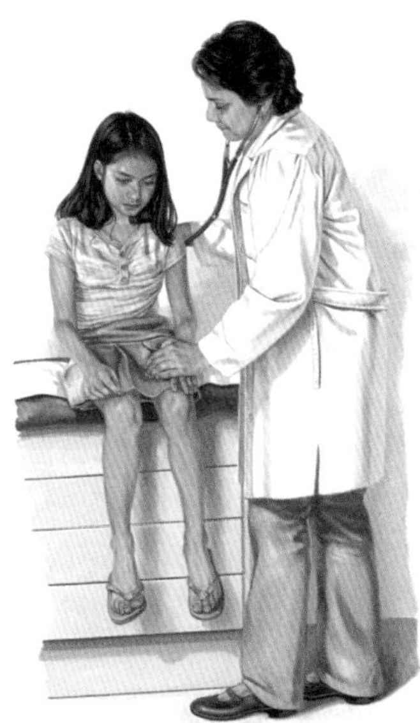

最多见于儿童、亚洲人及高加索人

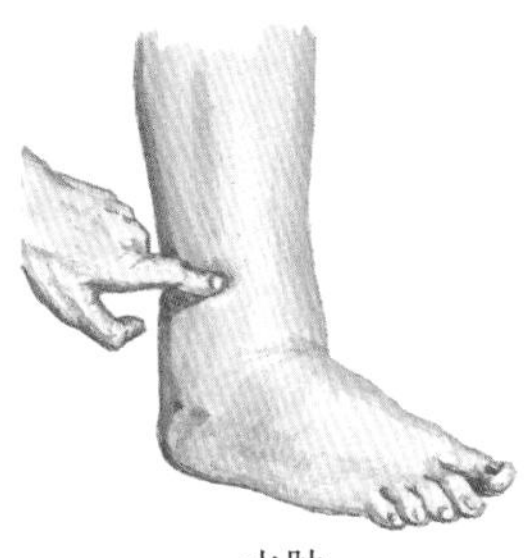

水肿

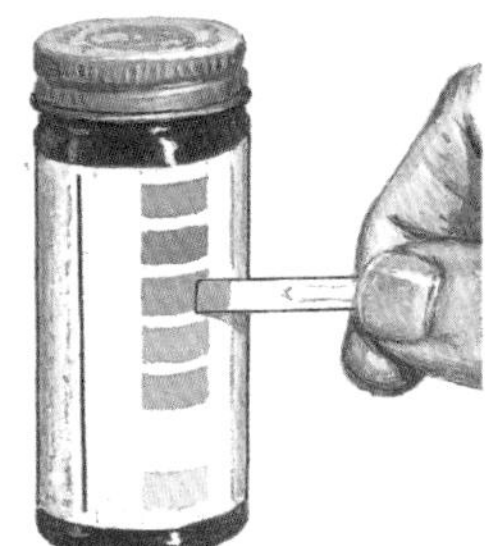

蛋白尿

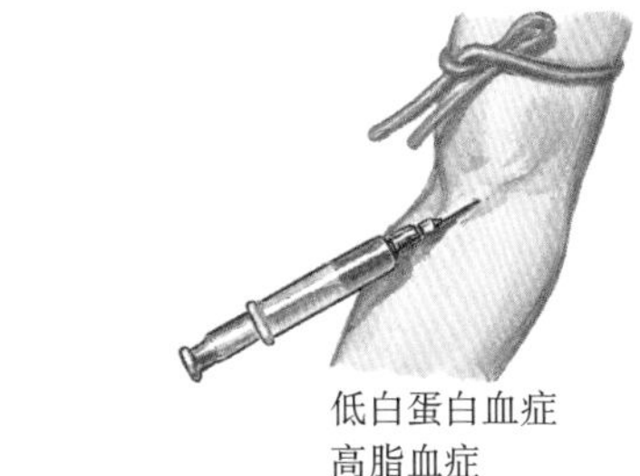

低白蛋白血症
高脂血症

肾病综合征

四、微小病变肾病（续）

要想明确原发 MCD 的诊断，应除外继发性 MCD。如所有检查均阴性或正常，则可以诊断原发性 MCD。

治疗

原发性 MCD 首次发作时对激素治疗很敏感。超过 95% 的患者可以达到完全缓解，即尿蛋白定量降至 300mg/d，肾功能稳定。儿童患者有 50% 在治疗 2 周内起效，其他的多在 8 周内起效。成年患者有 50% 在治疗 4 周内见效，剩下的可能需要几个月的激素治疗才可见效。在肾病综合征持续期间，所有患者均需低盐饮食，依据水肿情况适当使用利尿药。对于那些激素反应好的患者，症状持续时间较短，一般不需要使用血管紧张素转化酶抑制药和他汀类药物。

继发性 MCD 应该针对病因治疗，消除或减少刺激物，如停用特定的药物或积极治疗恶性肿瘤。

预后

能够达到完全缓解的患者长期预后较好。反之，对治疗反应不佳的患者可出现持续肾小球瘢痕形成，伴肾功能减退，最终进展为终末期肾病。

超过 50% 的 MCD 成年患者可能再次复发，25% 的患者可能频繁复发，每年发作超过 3 次。那些迅速达到完全缓解的儿童和成年患者，有时在治疗的第 1 周即见效，一般很少出现复发。由于长期使用激素会带来很多不良反应，对于易复发的患者常常需要加用免疫抑制药治疗，如钙调磷酸酶抑制药、霉酚酸酯和环磷酰胺。

微小病变组织病理表现

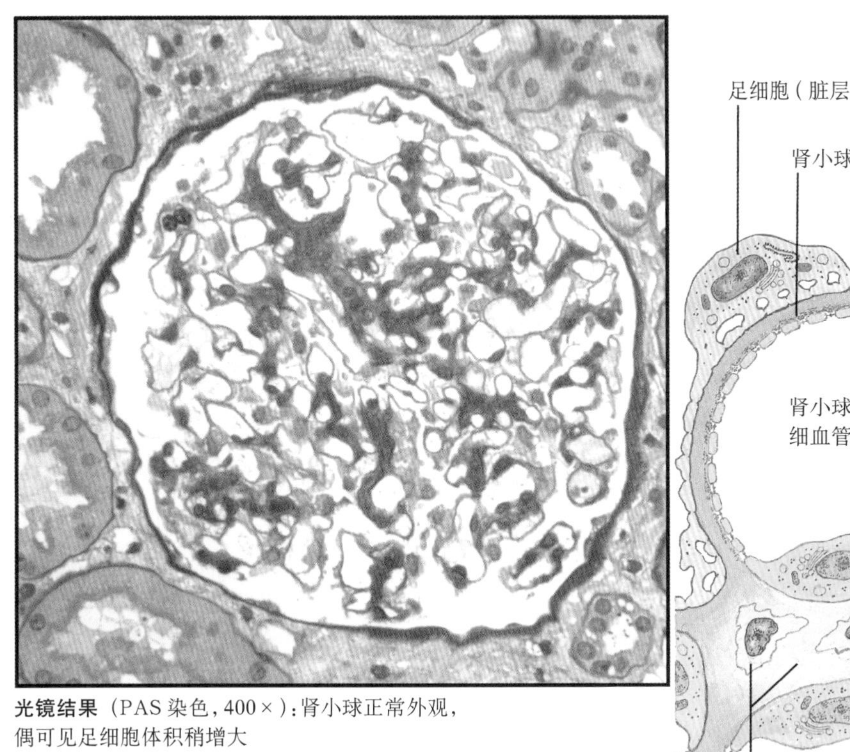

光镜结果（PAS 染色，400×）：肾小球正常外观，偶可见足细胞体积稍增大

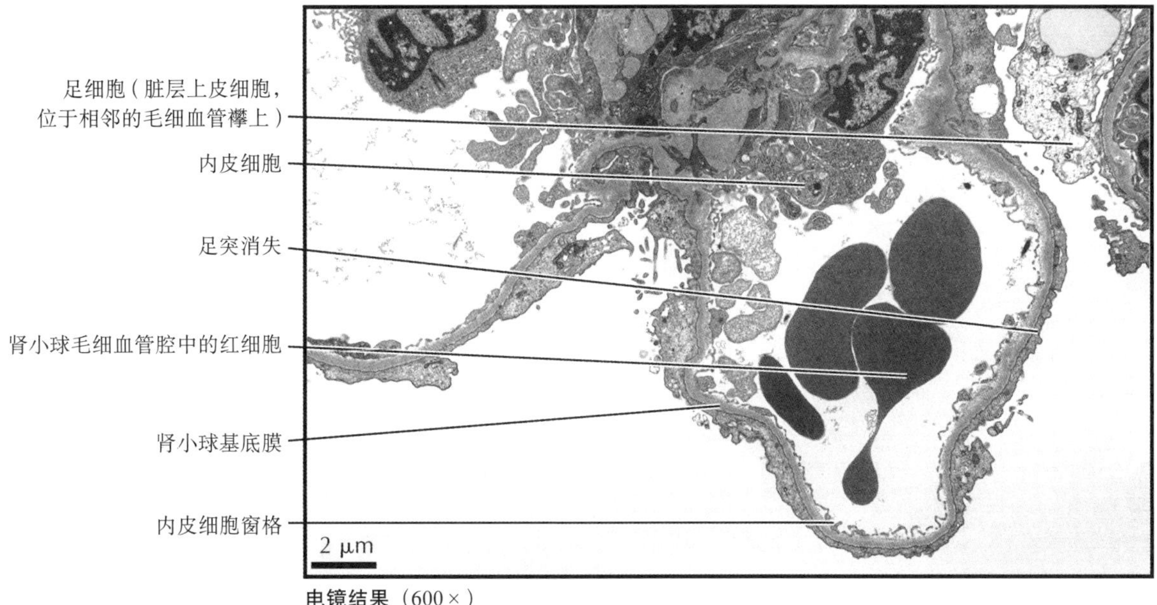

电镜结果（600×）

五、局灶性节段性肾小球硬化

局灶性节段性肾小球硬化(FSGS)是一种临床病理综合征，可出现蛋白尿伴肾小球瘢痕形成或硬化，病变在肾小球呈局灶（部分肾小球）或者阶段性（病变肾小球的一部分）分布。FSGS 是成年人肾病综合征的主要病因，可以是原发，也可以继发于其他系统性疾病，包括病毒感染（HIV、细小病毒 B19)、药物损伤（帕米膦酸钠、锂制剂、α-干扰素)、遗传性疾病（足细胞蛋白基因变异，如 α 辅肌动蛋白 -4 或 podocin 蛋白)、海洛因依赖和其他导致肾小球滤过增加的疾病（如病态肥胖，或者一些先天性或后天性原因导致肾实质减少的疾病，包括肾缺如、肾发育不良、肾切除、糖尿病肾病、镰状细胞贫血或其他慢性进展性肾病)。

在美国，相较其他原发性肾小球疾病，FSGS 是最常见的导致终末期肾病（ESRD）的病因。在过去几十年里发病率逐渐升高，但原因不明。非洲裔美国人较高加索人更常见，可能和遗传因素有关。

病理生理学

FSGS 的发病机制目前知之甚少。原发性 FSGS 可能与血循环中可通透性因子有关，FSGS 患者肾移植后很快复发支持这一假说。虽然这种肾小球损伤的确切机制尚不清楚，但可能和足细胞（脏层上皮细胞）受损有关，这种细胞受损或丧失会导致蛋白尿和肾小球硬化。

继发性 FSGS 的病因多种多样。例如，HIV 相关的 FSGS，一般认为病毒可直接感染足细胞，破坏正常的肾小球结构。也有人认为，在超滤状态下肾小球血管内压力增加，导致内皮细胞和足细胞受损，出现 FSGS。

临床表现与诊断

所有 FSGS 患者都有不同程度的蛋白尿，严重者可以出现肾病综合征（见专题 4-7)。测定 24h 尿蛋白定量或者某一点的尿蛋白 / 肌酐比值来估测尿蛋白多少，尿蛋白量变化较大，从 <1g/d 到 >10g/d 均可见到。有一部分患者可出现血尿。如果存在肾病水平蛋白尿，可能合并低白蛋白血症和高胆固醇血症。有些患者可出现肾功能不全，表现为血肌酐升高。

FSGS 的诊断需要肾组织学检查确定。缺乏明确病因（长期存在糖尿病）的成年人肾病综合征患者，或者按 MCD 治疗效果不佳，以及不明原因的儿童肾病综合征患者应行肾活检。

光镜下肾小球硬化呈局灶和节段性分布。常见病理表现有透明变性（血浆蛋白在内皮下沉积导致玻璃样变)、足细胞肿胀和细胞外基质增多，最终导致肾小球毛细血管节段性闭塞。节段硬化的肾小球毛细血管可见到泡沫细胞。另外，也可见到部分肾小球硬化的毛细血管襻与邻近的 Bowman 囊囊壁粘连。

依据组织学表现不同 FSGS 可分为经典型 FSGS（也称为非特殊型 FSGS)、门部型、肾小球尖端型、细胞型和塌陷型。目前尚不明确这些类型是有不同的病理生理学基础，还是仅仅代表不同程度的肾小球损伤。

门部型 FSGS 的典型表现为门周部透明变性，受累的肾小球超过 50%。原发性 FSGS 中可见到这一病理类型；然而如果出现肾小球体积增大，应考虑是否存在与肾小球超滤相关的继发性 FSGS。尖端型 FSGS 的特点为病变由近端肾小管开始，主要是位于 Bowman 囊的局灶性损害。这部分区域的毛细血管腔被泡沫细胞和肿胀的内皮细胞阻塞，足细胞肿胀，与邻近囊壁和小管上皮细胞融合。肾小球毛细血管簇与尿极可出现粘连。细胞型 FSGS 表现为至少一个肾小球节段性毛细血管内增生，导致毛细血管腔阻塞，至少累及 25% 的血管簇。白细胞、泡沫细胞和其他类型细胞浸润可引起核碎裂和炎症。塌陷型 FSGS 表现为肾小球毛细血管节段性或血管球的塌陷，伴表面的足细胞明显增生和肥大，其细胞质内常可见到巨大的蛋白重吸收滴。与其他类型不同，塌陷型 FSGS 很少见到透明变性和泡沫细胞。这种类型可见于原发性 FSGS，也可以是 HIV 相关肾病的典型损害（见专题 4-55)。

局灶性节段性肾小球硬化的原因、临床特点及组织病理学表现

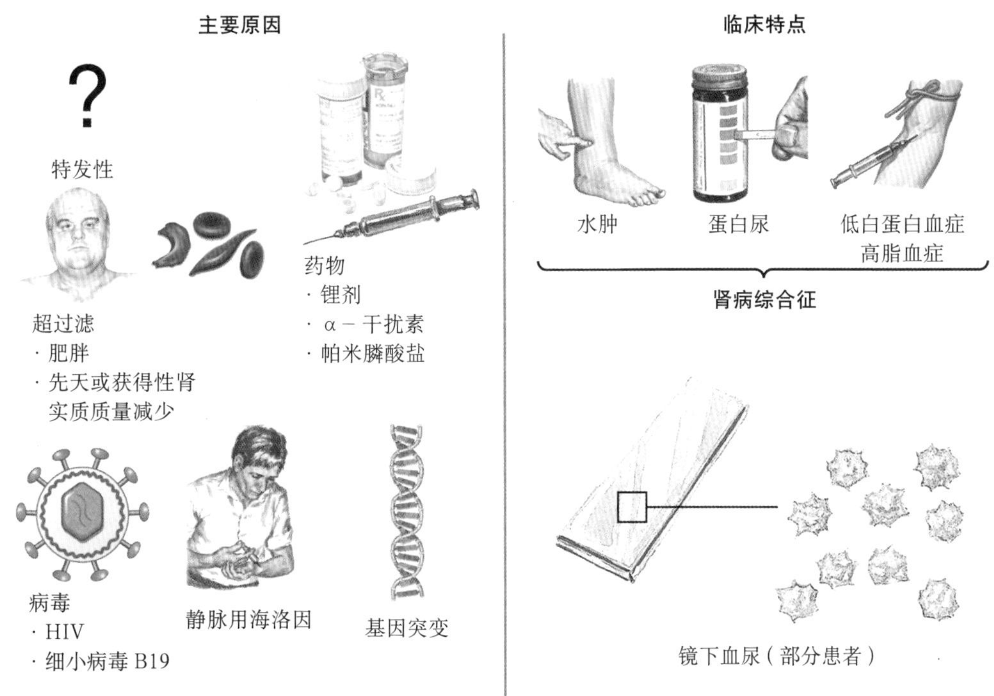

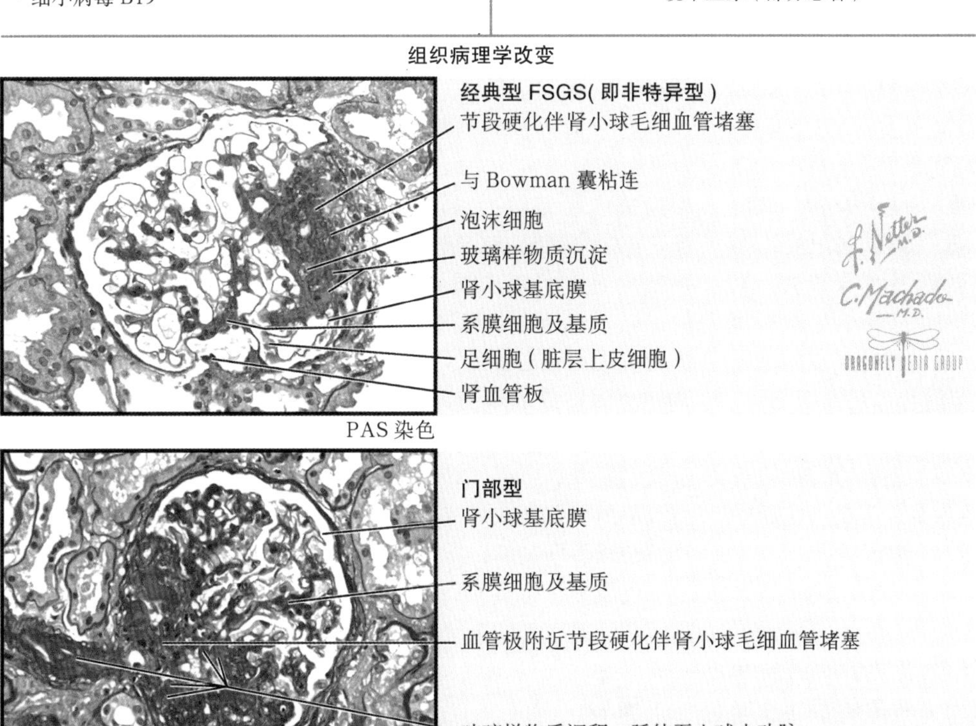

五、局灶性节段性肾小球硬化（续）

免疫荧光检查提示所有类型FSGS均可见IgM和补体C3呈局灶性、节段性不规则分布，和肾小球硬化分布区域相似。如非硬化肾小球出现抗体或补体蛋白染色强阳性，要考虑免疫复合物性肾小球肾炎。电镜下所有类型均可见肾小球基底膜（GBM）皱缩，玻璃样物质在内皮下沉积，广泛足突融合，足细胞肥大，局部区域足细胞与GBM分离。

要诊断FSGS，患者应进行检查除外其他继发性疾病，包括亚临床的疾病状态，如HIV感染。

治疗

所有FSGS患者（包括原发和继发）均应给予血管紧张素转化酶（ACE）抑制药或醛固酮受体阻滞药（ARBs）治疗，以减少蛋白尿，延缓进展至终末期肾病（ESRD）。如果存在高脂血症，应使用调脂药，如他汀类积极治疗。水肿患者可能需要使用利尿药，并鼓励患者低盐饮食。要严格控制血压。

对于未达肾病水平蛋白尿的原发性FSGS患者，采取以上非手术治疗措施已经足够。如出现肾病综合征，则需应用免疫抑制药治疗。初治要使用足剂量糖皮质激素至少6个月。应用糖皮质激素后，约50%的患者可达到完全缓解（蛋白尿定量<300mg/d）或者部分缓解（肾病水平蛋白尿减少>50%）。对于没有缓解或者复发的患者，如果肾功能正常，可以使用环孢素或者他克莫司（都是钙调磷酸酶抑制剂）作为二线治疗。

继发性FSGS应针对病因治疗，有可能延缓或者终止肾病的进展。

预后

所有的原发性FSGS较继发性FSGS更易进展至终末期肾病（ESRD）。以下临床表现提示预后不良：大量蛋白尿（尤其是出现肾病综合征）、肾功能受损、经治疗不能缓解（不能达到完全或部分缓解）。病理表现为塌陷型FSGS和大量纤维化也提示预后不良。反之，尖端型FSGS预后较好，应用激素治疗后缓解的可能性更大。

如不积极治疗，很大一部分原发性FSGS患者可进展至ESRD。仅有少数患者可自发缓解。对于那些已经进展至终末期肾衰竭并接受肾移植的患者，存在移植肾复发FSGS的风险。

C1q肾病

C1q肾病很少见，可出现明显的肾病综合征表现，病理学改变与FSGS非常相似。与FSGS一样，C1q肾病最常见于非洲裔美国人。发病机制尚不清楚，可能与免疫系统有关。C1q肾病有别于FSGS的主要特征是存在系膜区免疫复合物沉积，免疫荧光可见C1q沉积。同时，也常见IgG、IgM和C3沉积。C1q肾病没有明确有效的特异性治疗方法。有些临床医师建议使用激素，但是文献报道该治疗方案的有效性并不确定。

局灶性节段性肾小球硬化的组织病理学改变

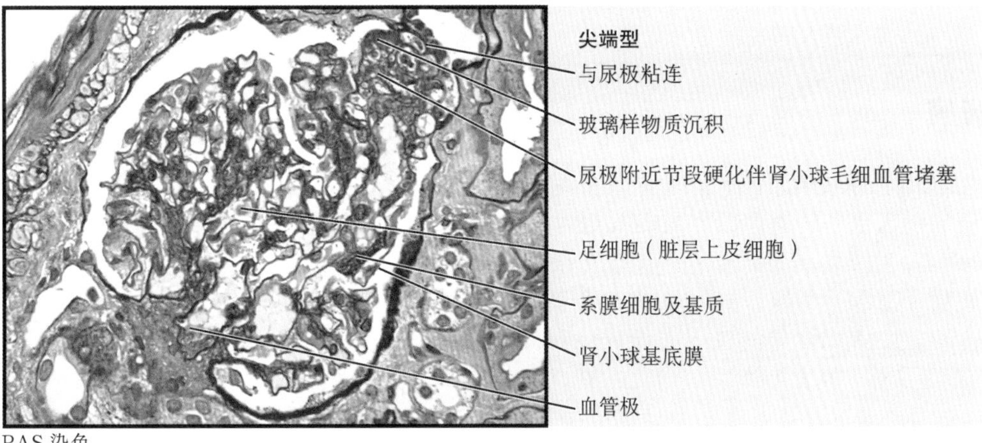

PAS 染色

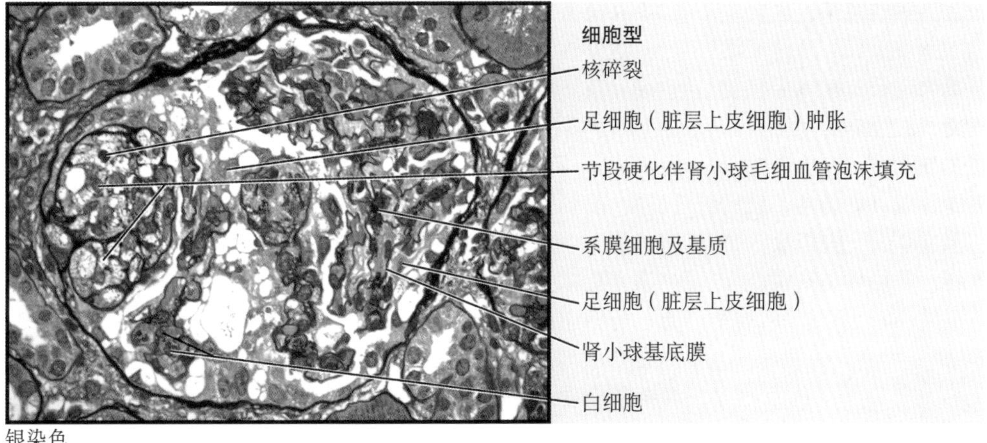

银染色

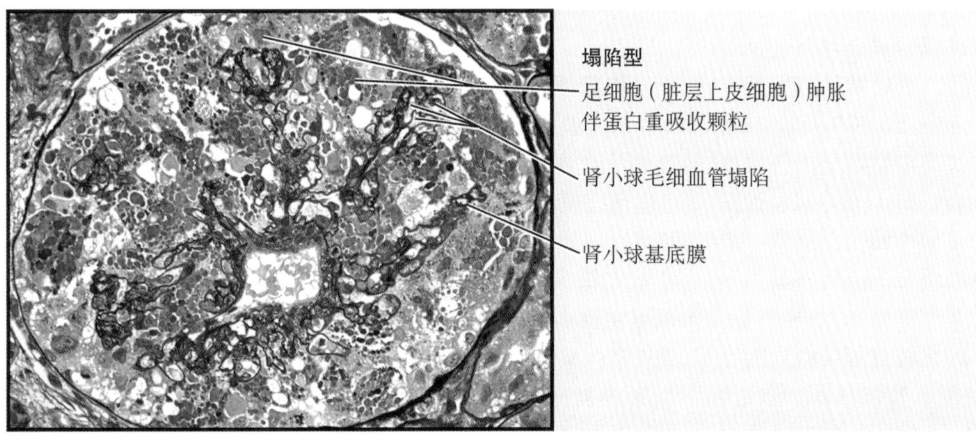

银染色

六、膜性肾病

膜性肾病（MN）是成年人肾病综合征最常见的病因之一。该病以病理学表现来命名，主要特点为弥漫性肾小球基底膜（GBM）增厚。流行病学研究显示在过去的几十年该病的发病率没有明显变化，高发年龄为 30 ~ 50 岁。

MN 大部分为原发。约 1/4 患者继发于系统性疾病或感染。主要病因有系统性红斑狼疮（SLE）、风湿性关节炎、干燥综合征、桥本甲状腺炎、病毒性肝炎（乙型病毒性肝炎和较少见的丙型病毒性肝炎）、造血干细胞移植和实体肿瘤（如肺癌、结肠癌、乳腺癌、肾癌）。一些药物，如金制剂、青霉胺、非甾体类抗炎药和抗肿瘤坏死因子类药物也可能和该病有关。

病理生理学

原发性 MN 是由血循环中的抗体与足细胞膜抗原形成免疫复合物沉积在 GBM 引起。虽然淋巴细胞没有到达该部位，但 C5b-C9 膜攻击复合物形成可造成足细胞明显损伤。结果出现足突融合，肾小球毛细血管壁不能阻止蛋白从尿中漏出。此外，受损的足细胞分泌更多的细胞外基质导致 GBM 增厚。

几十年来，上述进程中特异的足细胞抗原决定簇一直未找到。最近，人们在大鼠身上成功构建与膜性肾病相似的海曼（Heymann）肾病模型，发现蛋白 megalin 的特异性抗体，megalin 是一种足细胞膜上的蛋白。虽然这一发现让我们对 MN 的发病机制有了进一步了解，但在人类足细胞上没有发现 megalin，人类与之有相似作用的抗原目前尚不清楚。

现在很多研究认为，足细胞表面的 M 型磷脂酶 A2 受体（PLA2R）是原发性 MN 的主要抗原。一系列研究发现，在约 70% 的原发性 MN 患者中均发现针对这一跨膜蛋白的抗体。而在继发性 MN 患者或正常人群中并没有发现这一抗体。

继发性 MN 是由于循环免疫复合物在上皮下沉积所致。推测导致继发性 MN 的可能抗原为包括 SLE 的双链 DNA；乙型肝炎病毒抗原；癌胚抗原、前列腺特异抗原和其他恶性肿瘤抗原；甲状腺炎的甲状腺球蛋白；梅毒螺旋体抗原，以及梅毒的其他抗原，与相应抗体形成免疫复合物，沉积在肾小球。对于继发性 MN，这些免疫复合物沉积在上皮下，导致足细胞损伤。与原发性 MN 不同的是，免疫复合物可沉积在系膜区和肾小球以外。

临床表现与诊断

MN 典型的临床表现为肾病综合征（见专题 4-7），起病隐匿。患者多出现缓慢进展的双下肢水肿，严重的可出现明显全身水肿。实验室检查可见大量蛋白尿、低白蛋白血症和高脂血症。肾功能，即血肌酐值一般正常。MN 患者的尿蛋白量变化较大，从非肾病水平蛋白尿（<3.5g/d）到 >20g/d。一些患者可出现无症状蛋白尿。

MN 患者肾静脉血栓的风险较其他肾病综合征患者更高。有报道，超过 1/5 的 MN 患者可出现该并发症。一般来说，尿蛋白量越大，血白蛋白越低，则出现血栓栓塞并发症的风险就越高。

MN 的诊断只能依靠病理。成年人不明原因的肾病综合征必须行肾活检。MN 光镜下可见弥漫的 GBM 增厚，在嗜银染色下更明显。在光镜下看不到致病的免疫复合物，但是可以看到 GBM 逐渐增厚，在这些免疫复合物之间形成“钉突”。原发性 MN 一般没有细胞浸润，因为在上皮细胞下形成原位免疫复合物，避免了与血循环中物质接触。而继发性 MN 可出现细胞浸润，因为循环免疫复合物也会沉积在系膜区。

免疫荧光可见 IgG 和 C3 沿肾小球基底膜呈弥漫颗粒状沉积。电镜下可见足细胞足突融合。另外，可见免疫复合物，即电子致密物在上皮下沉积。原发性 MN 仅局限于上皮下沉积，但继发性 MN 在系膜区也可见电子致密物沉积。如在内皮下和肾小管也看到这种物质沉积，要考虑到 SLE 相关疾病。

如果肾活检确诊为 MN，要首先除外继发性疾病，特别是病理有提示的情况下。主要的实验室检查包括抗核抗体和 SLE 的双链 DNA 抗体、乙型和丙型病毒性肝炎的血清标志物、梅毒的快速血浆反应素试验。此外，确诊为 MN 的年龄 >40 岁的患者肿瘤发生率为 5% ~ 10%，>60 岁的患者肿瘤发生率高达 20%，因此需要常规检查除外肿瘤。即使患者早期的检查均不支持肿瘤，也要长期监测，因为出现肾病综合征几个月，甚至几年后可能才发现肿瘤。

膜性肾病的原因及临床特点

原发性肾病综合征

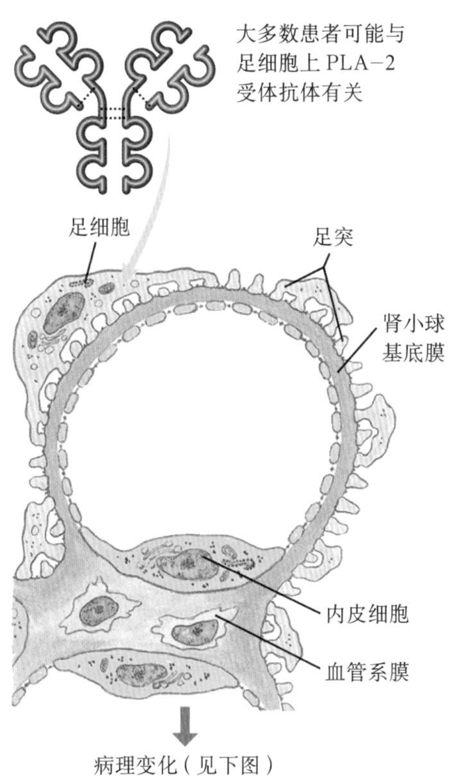

病理变化（见下图）

继发性原因

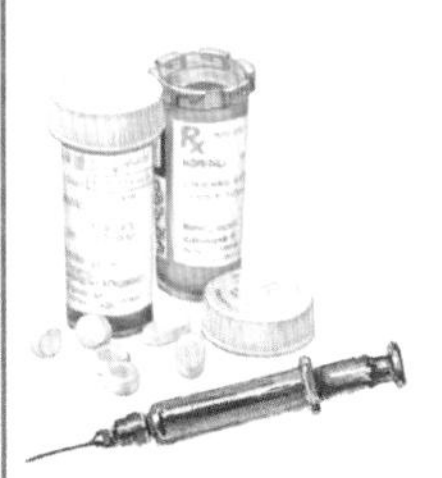

药物
- NSAID 类药
- 青霉胺
- 金制剂
- 抗 TNF 药

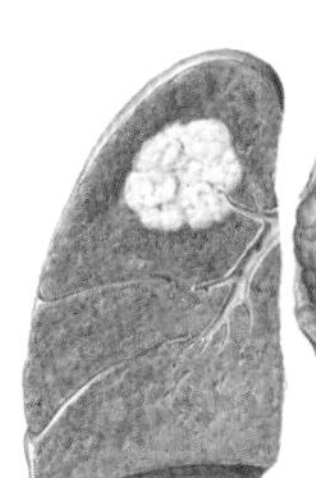
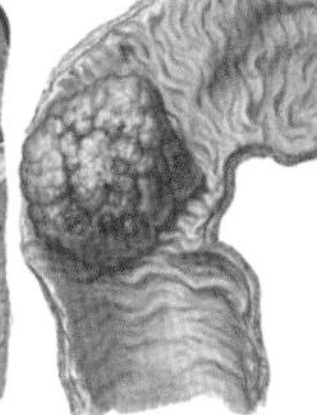

恶性肿瘤
- 实体肿瘤（如肺癌、结肠癌、乳腺癌、肾癌）

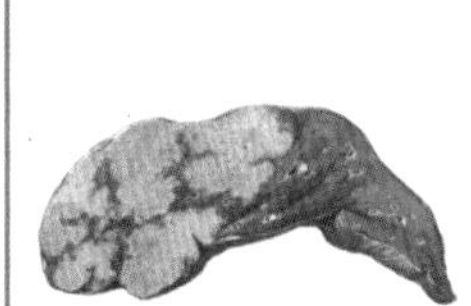

感染
- 乙型肝炎和丙型肝炎

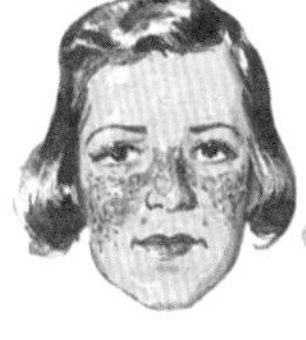
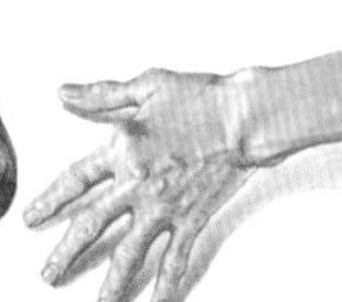

自身免疫性疾病
- 系统性红斑狼疮
- 类风湿关节炎
- 桥本甲状腺炎
- 干燥综合征

临床特征

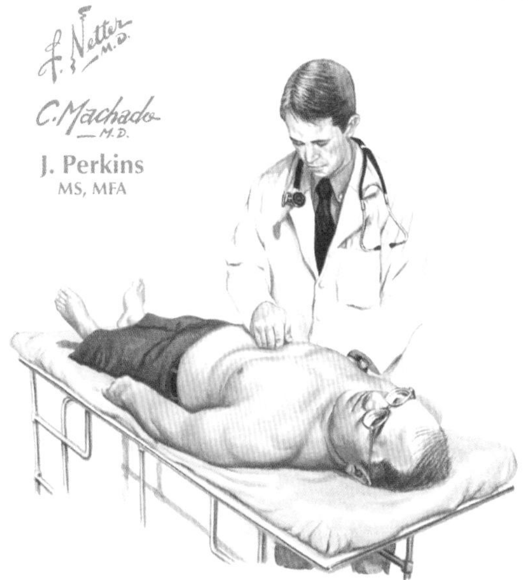

几乎所有患者均为成年人
发病年龄高峰为 30 ~ 50 岁

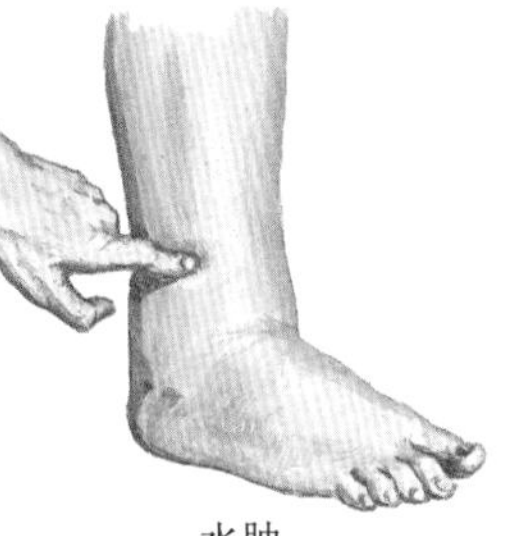
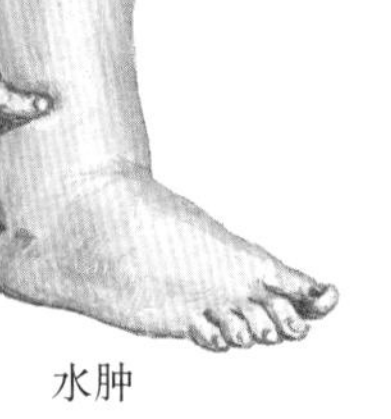

水肿

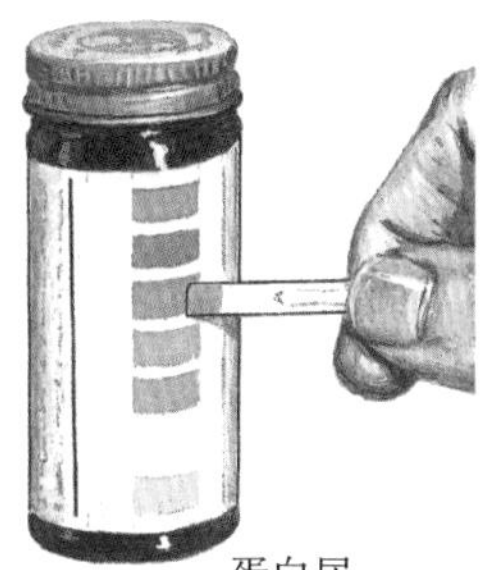

蛋白尿

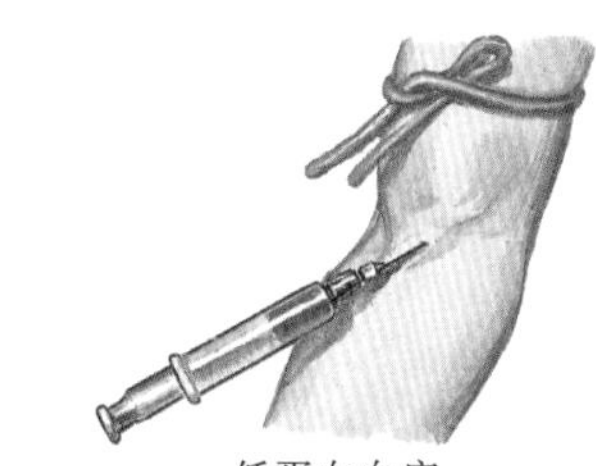

低蛋白血症
高脂血症

肾病综合征

六、膜性肾病（续）

治疗

只要存在蛋白尿，所有患者均应使用血管紧张素系统阻断药（如血管紧张素转化酶抑制药）和调脂药，如他汀类治疗。水肿患者可适当使用利尿药，所有患者均应鼓励其低盐饮食。

原发性 MN，要依据疾病进展的风险来决定是否需要免疫抑制药治疗。例如，非肾病水平蛋白尿的患者，可能自发缓解，或者仅采用上述非手术治疗即可缓解。

反之，大量蛋白尿（>9g/d）的患者如不接受免疫抑制药治疗，更易发展为慢性肾病。蛋白尿定量在两者之间（3.5 ~ 8g/d）的患者，如经过 6 个月的非手术治疗，蛋白尿不能降至 3.5g/d 以下，也应该接受免疫抑制药治疗。

原发性 MN 患者有几种免疫抑制药可以使用。两种最主要的治疗方案是烷化剂（环磷酰胺或苯丁酸氮芥）和钙调磷酸酶抑制药（环孢素或他克莫司），应用其中一种配合口服或静脉的激素治疗。近来有报道，其他药物，如利妥昔单抗、促肾上腺皮质激素和霉酚酸酯也有不错的效果，尤其是对于那些初始治疗不佳的患者。

对于继发性 MN 的治疗主要是消除病因，如治疗有效，通常在几个月内蛋白尿可完全缓解。

预后

原发性 MN 患者，如可自发缓解或药物治疗后能缓解，则预后良好，大多数接受免疫抑制药治疗的患者可达到完全或部分缓解。有超过 30% 的患者可能复发，需要再次重复 1 个周期的免疫抑制治疗。

不能达到长期缓解的患者可能出现疾病进展，有时很快出现肾功能下降并进展至 ESRD。肾移植后，移植肾再次出现 MN 的概率为 10% ~ 15%。

膜性肾病的组织病理学改变

示意图

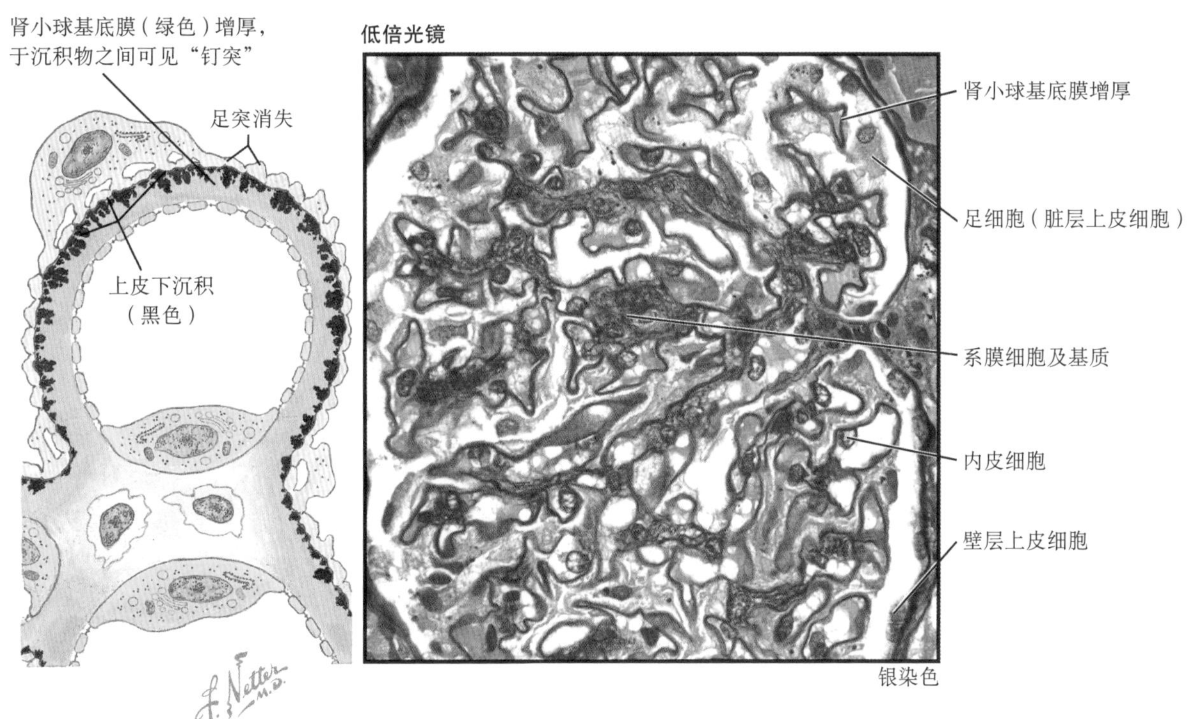

银染色

高倍光镜

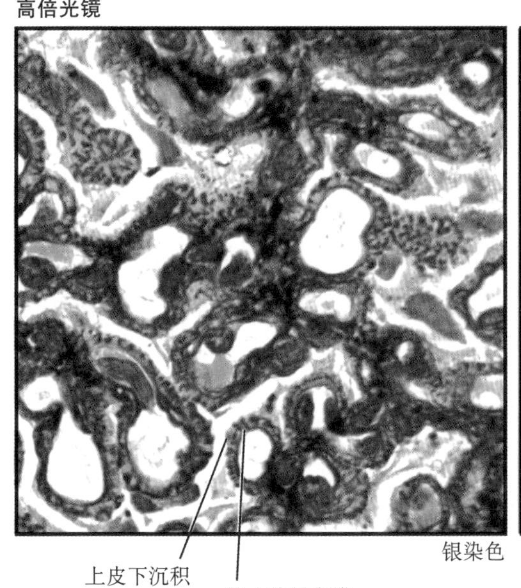

银染色

上皮下沉积（粉红色）

肾小球基底膜（黑色）

免疫荧光

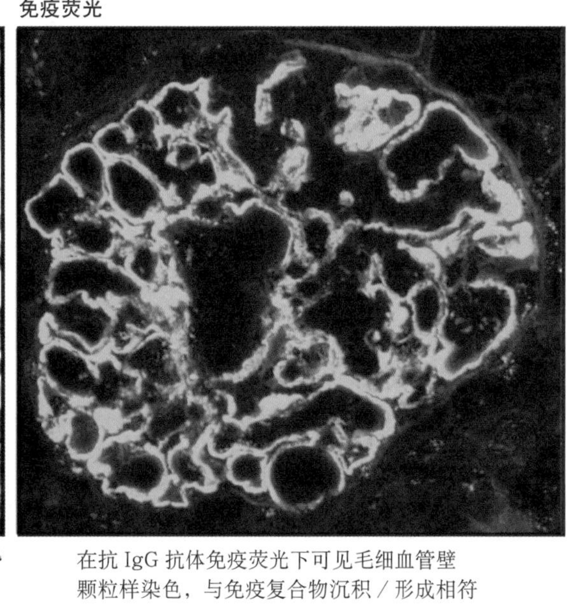

在抗 IgG 抗体免疫荧光下可见毛细血管壁颗粒样染色，与免疫复合物沉积 / 形成相符

七、肾小球肾炎概述

肾小球肾炎（GN）是肾小球炎症的总称，可继发于不同的疾病。这种特殊类型的炎症决定了患者主要体征和症状，包括镜下或肉眼血尿、蛋白尿、高血压、水肿和（或）肾功能不全。

临床表现

肾小球肾炎可以出现以下临床综合征之一。

1. *无症状血尿伴或不伴蛋白尿* 成年人 IgA 肾病（见专题 4-16）多见于此种类型。患者的尿检异常，通常是在常规体检和尿检时发现。

2. *反复发作的肉眼血尿* 儿童 IgA 肾病多见，上呼吸道感染数天后可出现肉眼血尿（也称为“感染同步性肾炎”）。

3. *急性肾小球肾炎* 患者可出现“肾炎综合征”，包括不同程度的肾功能减退、少尿、高血压、水肿、蛋白尿、镜下血尿或肉眼血尿。链球菌感染后肾小球肾炎（见专题 4-19）、膜增生性肾小球肾炎（见专题 4-22）和狼疮性肾炎（见专题 4-49）多表现为这种类型。

4. *急进性肾小球肾炎*（RPGN） 在几天、几周或几个月内患者肾功能迅速恶化，如不治疗很快进展至终末期肾病（ESRD）。所有的肾小球肾炎均可出现 RPGN，其中血管炎性肾小球肾炎和抗肾小球基底膜病最常见。

5. *慢性肾小球肾炎* 患者没有明显症状，经常在常规体检和化验时发现高血压、肾功能受损和蛋白尿。IgA 肾病患者存在无症状血尿／蛋白尿而未被注意，数年后，通常会表现为该类型。

诊断

患者出现以上临床表现的任何一种时均应考虑肾小球肾炎。应测定 24h 尿蛋白定量，或者随机尿蛋白／肌酐比值来判断蛋白尿的程度。显微镜下尿中可见变形红细胞或红细胞管型，提示为肾小球源性血尿，这有助于与其他原因所致的血尿鉴别。上述改变是因为正常的红细胞通过受损的肾小球基底膜时出现变形所致。棘红细胞有典型的泡状突起，是变形红细胞的一种。大量变形红细胞（常定义为镜下尿中红细胞变形率为 50% ～ 80%）提示为肾小球源性血尿。同时，一些红细胞在肾小管中与 Tamm-Horsfall 蛋白结合形成红细胞管型，这也是肾小球源性血尿的特征性表现之一。

肾小球肾炎的鉴别诊断要靠病史、临床表现、血清学检查和肾活检。不同疾病的特征性表现在本章后面细述。其中一些通用的术语用以描述肾小球炎症在光镜或免疫荧光下的表现。

1. *光镜* 光镜下，肾小球炎症的表现通常描述为系膜区、毛细血管内和（或）毛细血管外（新月形）、局灶或弥漫和节段或全肾小球。

(1) 系膜区／毛细血管内／毛细血管外（新月形）：炎症可出现在肾小球的不同部位，导致典型的结构变化。

系膜区可以出现系膜细胞增生（定义为每个系膜区 >3 个系膜细胞）和（或）系膜基质增多。这些结构变化可导致镜下血尿和（或）微量蛋白尿，肾小球滤过功能多正常。IgA 肾病和 Ⅱ 型狼疮性肾炎常见这种结构改变。

毛细血管内可见由于内皮细胞和系膜细胞增生导致肾小球毛细血管腔阻塞，伴白细胞浸润。这种结构变化常导致血尿、蛋白尿和滤过功能减退。感染后肾小球肾炎和Ⅲ型或Ⅳ型狼疮性肾炎常见这种结构改变。

毛细血管外可见 Bowman 囊侧壁的上皮细胞增生，超过两层细胞，形成新月形，最常见于新月体肾病。这种新月体是由于肾小球毛细血管襻断裂，使细胞和蛋白可通过该断裂处进入 Bowman 囊并在囊内积聚而形成的。出现细胞新月体是急进性肾小球肾炎（RPGN，见专题 4-25）的典型表现。

(2) 局灶／弥漫：局灶性 GN 是指一半以下的肾小球出现病变。IgA 肾病和Ⅲ型狼疮性肾炎常见这种结构变化。

弥漫性 GN 是指超过 50% 以上肾小球出现病变。感染后 GN、Ⅳ型狼疮性肾炎和膜增生性 GN 常见这种结构变化。

(3) 节段／全肾小球：节段性损伤是指受累肾小球中 50% 以下的毛细血管出现病变。全肾小球性损伤是指受累肾小球中 50% 以上的毛细血管出现病变。

肾小球肾炎的临床特点及组织病理学改变

普遍临床特点

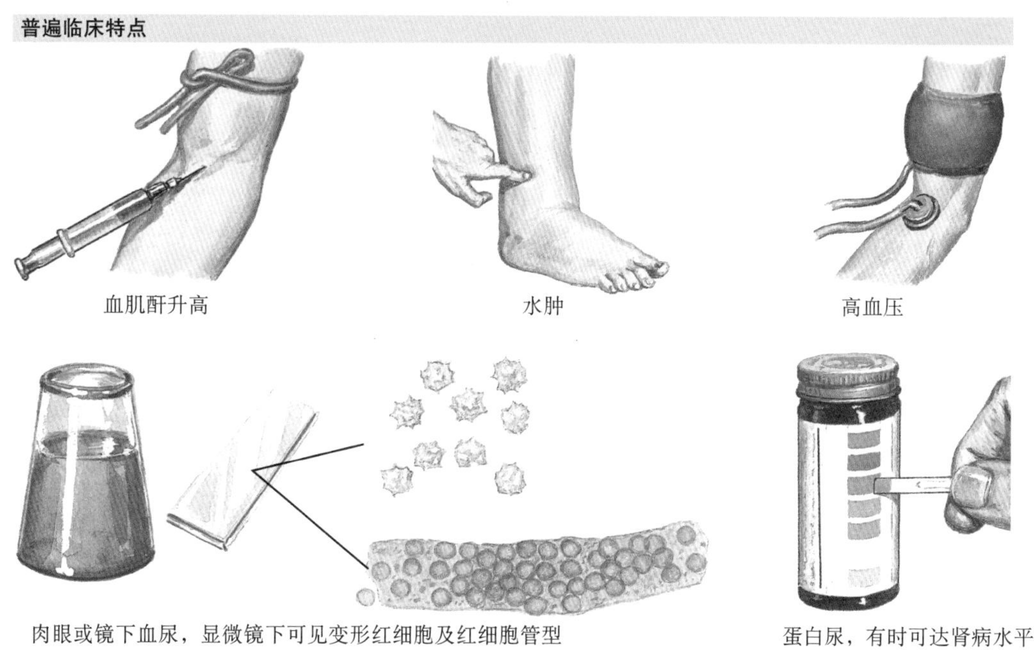

肉眼或镜下血尿，显微镜下可见变形红细胞及红细胞管型

蛋白尿，有时可达肾病水平

光镜下肾小球炎症的表现类型

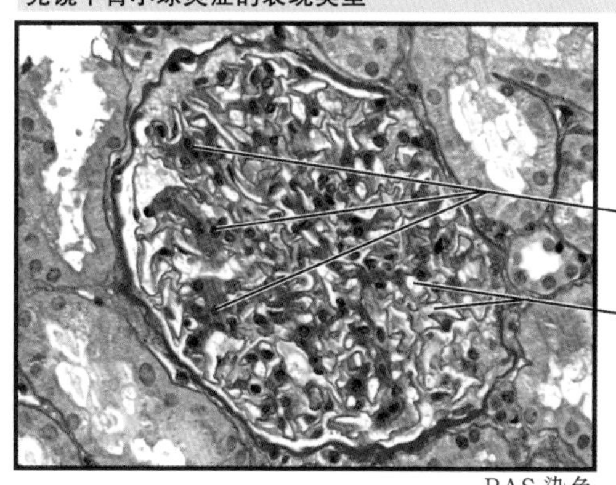

PAS 染色

系膜增生及基质增多，可见于 IgA 肾病，过敏性紫癜，Ⅱ型狼疮性肾炎及其他肾小球肾炎

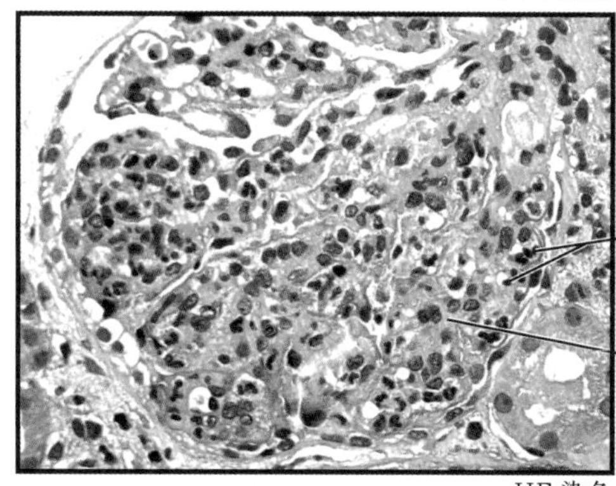

HE 染色

毛细血管内增生，可见于感染后肾小球肾炎，Ⅲ / Ⅳ型狼疮肾炎及其他肾小球肾炎

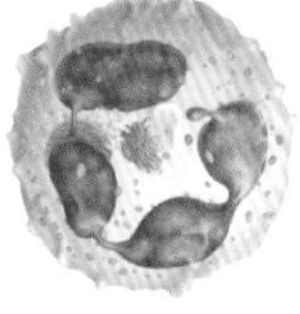

七、肾小球肾炎概述（续）

2. *免疫荧光* 肾小球抗体和（或）补体蛋白免疫荧光染色的图像可用颗粒状、线状或寡免疫来描述。这些图像有助于疾病的诊断。

(1) 颗粒状：抗体和补体蛋白呈大小不一颗粒状阳性染色提示免疫复合物沉积。这种沉积的复合物与补体结合，导致补体介导的直接损伤和毛细血管内增生。

IgA 肾病是最常见的免疫复合物 GN，也是最常见的 GN。其他免疫复合物 GN 有狼疮性肾炎、膜增生性 GN 和感染后 GN。这些疾病以低补体血症为特征表现，这也反映了这种炎症的发生机制；但 IgA 肾病的补体水平可正常，这是因为消耗的成分不同，且速度较缓。

(2) 线状：抗体和补体蛋白沿毛细血管壁呈连续线性沉积提示存在抗肾小球基底膜（GBM）抗体。见于抗肾小球基底膜疾病，抗原成分为Ⅳ型胶原的 α-3 链的羧基端非胶原片段 1（NC1）。这种炎症几乎都出现 RPGN 表现。

抗肾小球基底膜病患者中，有 1/3 的患者病变仅局限于肾，其他患者多存在肺－肾联合病变，称为 Goodpasture 综合征。抗肾小球基底膜抗体沉积于肺泡基底膜，导致肺出血，即 Goodpasture 综合征。这一综合征多见于吸烟和接触碳氢化合物的人群，提示环境变化提高了肺毛细血管对循环抗肾小球基底膜抗体的敏感性，是影响该病的重要因素。

(3) 寡免疫：抗体或补体蛋白染色缺如（或者如名所述，少量），提示血管炎性 GN。对于这些病例，炎症通常提示存在循环抗中性粒细胞胞质的自身抗体（ANCAs），这种抗体质直接激活中性粒细胞。随后出现肾小球炎症导致 RPGN，可以独立出现或作为系统性血管炎的一部分。其他常见的病理学表现有纤维素样坏死、球旁炎症和动脉炎。

ANCAs 可分为胞质染色阳性（c-ANCA）和核周染色阳性（p-ANCA）两种。c-ANCAs 的靶向抗原为蛋白酶-3 抗原（PR3-ANCA），主要见于韦格纳肉芽肿病。p-ANCAs 的靶向抗原为过氧化物酶抗原（MPO-ANCA），主要见于变应性肉芽肿和显微镜下多血管炎。ANCA 阳性的系统性血管炎常有多脏器受累。特别是韦格纳肉芽肿和显微镜下多血管炎可出现肺出血，变应性肉芽肿可出现哮喘和嗜酸性粒细胞增多。

肾小球肾炎的组织病理学改变（续）

光镜下肾小球炎症的表现类型（续）

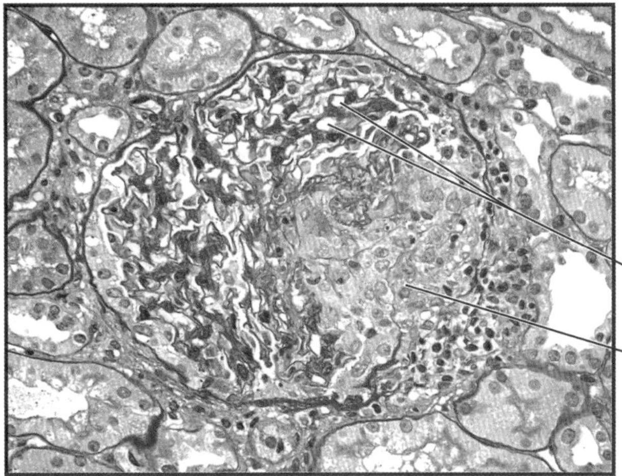

PAS 染色

毛细血管外（新月体）增殖

可见于多种血管炎性疾病、抗 GBM 病、重症 IgA 肾病、过敏性紫癜、膜增殖性肾小球肾炎、Ⅲ / Ⅳ型狼疮性肾炎和其他免疫复合物型肾小球

免疫荧光肾小球炎症的表现类型

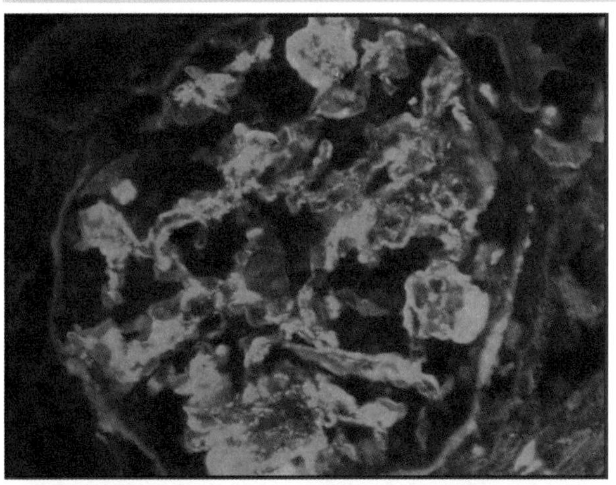

抗体在肾小球沉积

可见于免疫复合物型肾病，如 IgA 肾病、感染后肾小球肾炎、膜增殖性肾小球肾炎和狼疮性肾炎

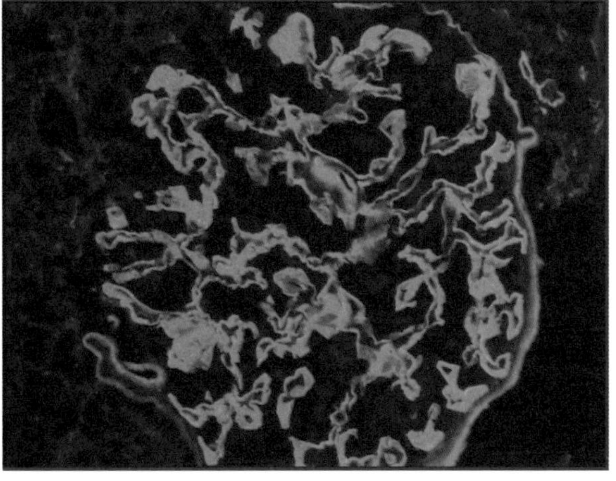

抗体的线样沉积

可见于抗 GBM 病（特发或作为 Goodpasture 综合征的部分表现）

八、IgA 肾病

IgA 肾病（IgAN，也称为 Berger 病）是最常见的原发性肾小球疾病。IgAN 可以是原发或继发于肾外疾病，如慢性肝病（尤其是酒精性肝硬化）、乳糜泻、HIV、炎症性肠病等。此外，过敏性紫癜作为系统性血管炎的一种，其病理改变与 IgAN 相似。

在美国 IgAN 占肾活检患者的 5% ~ 10%，在亚洲国家可占到 35%。IgAN 可发生在任何年龄段，但多见于青年人，男女发病之比至少是 2∶1。临床表现多种多样，包括无症状血尿和蛋白尿、肉眼血尿、肾病综合征，以及急性肾损伤。多达 1/3 的 IgAN 患者会进展至终末期肾病。

发病机制

IgAN 的肾小球损伤是由于多聚 IgA1 分子（2 个或更多 IgA1 抗体通过 J 链连接形成）沉积在系膜区，使肾小球出现不同程度的细胞增生和硬化所致。

某些原发性 IgAN 患者可表现为黏膜感染后 1 ~ 2d 出现发作性肉眼血尿。IgA 正常存在于黏膜，过去曾认为该病是由于黏膜免疫系统过度激活所致。后来的研究显示，IgAN 患者黏膜浆细胞分泌的 IgA 实际上是减少的。而在血循环和骨髓中发现大量分泌 IgA 的浆细胞。虽然黏膜感染可能使 IgA 异常增多，但沉积在肾小球的多聚 IgA1 则主要由于系统免疫反应异常引起。IgA 异常增多可能与 T 细胞调控缺陷有关。

仅仅用 IgA 异常增多来解释疾病的发病机制并不充分。例如，骨髓瘤或艾滋病患者常会出现 IgA 水平明显升高，但并不伴有 IgAN。而 IgA 在系膜细胞内积聚，可导致肾出现特征性损伤。特别是 IgAN 患者 B 细胞的 β_1、3- 半乳糖转移酶活性下降，使铰链区 O- 糖链低糖基化。最近研究表明，IgA1 糖基化异常是重要的遗传风险因素。

IgA 分子的结构改变可能促进其通过多种机制在系膜区沉积，但具体的细节尚不清楚。① IgA1 分子聚合在一起更易被识别。②糖基化异常的 IgA1 与系膜细胞外基质成分，如Ⅳ型胶原亲和力增加。③正常情况下系膜存在特异性受体，可以结合并清除循环中的 IgA 分子，而 IgA 分子结构改变后会妨碍这一正常进程，导致 IgA 积聚。最终，这种结构改变的 IgA 分子会降低系统对其清除，进一步促使其积聚。

IgA 沉积在系膜区，可促进系膜细胞增生和释放炎症介质，如白细胞介素 6 和 TNF-α，以及促纤维化因子，如 PDGF-β 和 TGF-β。此外，IgA 可通过旁路途径和甘露糖结合凝集素（MBL）途径激活补体。正常情况下，当其糖结合位点（CRD）与病原体表面的甘露糖结合后，MBL 可以激活补体。IgAN 患者的 CRD 可能识别并结合异常糖基化的 IgA 分子。最终，IgG 靶向识别 IgA 分子，促进炎症进一步发展。

不是所有的 IgA 都会沉积在系膜区并致病。事实上，有研究显示多达 5% ~ 15% 的健康人群也有肾小球 IgA 沉积。IgA 结构改变使其在系膜区沉积，并促进炎症进展，但造成这种结构改变的遗传学特征尚不清楚。

继发性 IgAN 可能是由于 IgA 产生过多或清除减少引起。糖基化异常的作用还没有充分研究证实。继发性 IgAN 最常见的病因是慢性肝病，可能和 IgA 清除减少有关。其他的病因有腹腔疾病和 HIV 感染，可能是通过增加循环中 IgA 抗体致病。有很多患者存在肾小球 IgA 沉积，但没有临床症状，说明 IgA 在系膜区沉积后机体的反应对于引起后续的病理改变具有始动作用。

IgA 肾病的病因和临床表现

病因

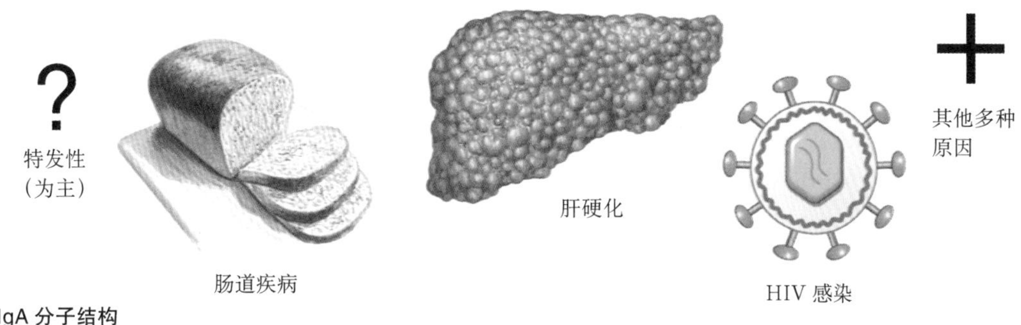

IgA 分子结构

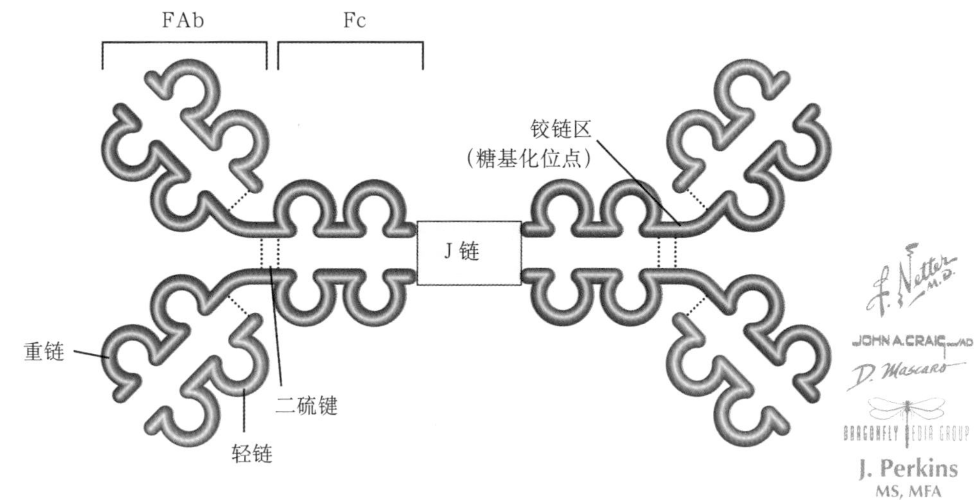

临床表现

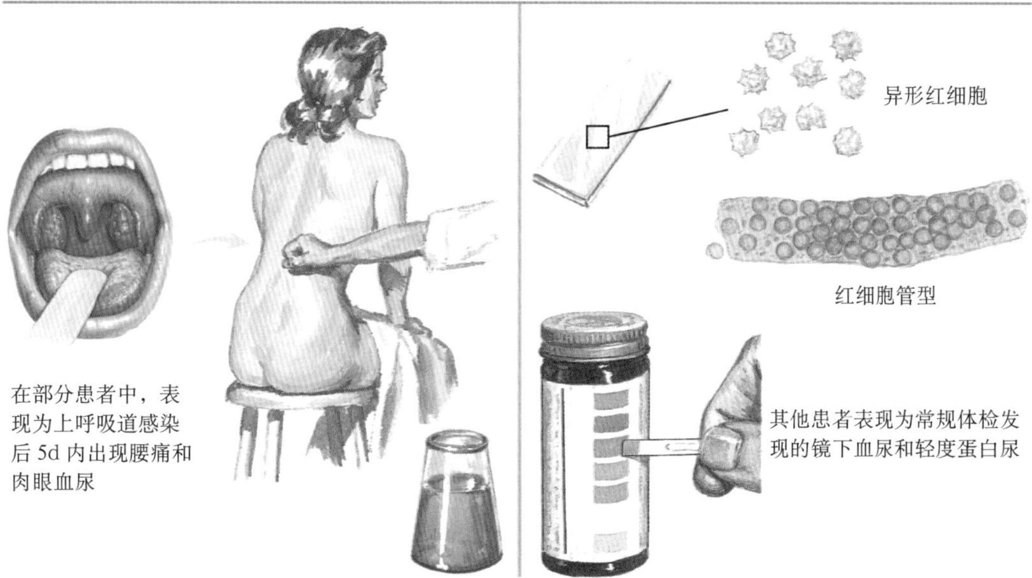

八、IgA 肾病（续）

临床表现与诊断

原发性 IgAN 的临床表现多种多样。约 50% 的患者，尤其是 40 岁以上的患者，表现为上呼吸道感染（细菌或病毒感染）后几天内即出现孤立的发作性肉眼血尿和侧腹部疼痛。因此，也称为“感染同步性肾炎”。潜伏期较感染后肾小球肾炎（见专题 4-19）要短，后者多在感染 10d 后发生。

约 40% 的 IgAN 患者多为成年人，表现为镜下血尿和轻微蛋白尿（少于 2g/d），仅在常规尿检时发现。10% 的患者出现严重蛋白尿，甚至肾病综合征。约 25% 的患者一开始诊断时即存在高血压，另有 25% 的患者随时间进展最终也可出现高血压。年龄差异导致不同的临床表现，这与 IgAN 的潜在发病机制有关。

大部分患者血肌酐和其他肾功能指标都是正常的。5% ~ 10% 的患者可出现急性肾损伤（AKI），在红细胞阻塞肾小管，或者快速进展性疾病如急进性肾小球肾炎（见专题 4-25）时可出现。AKI 更多见于老年患者，可能是因为这部分人群很多本身就存在慢性肾病。大部分 IgAN 患者肾病理改变较轻，因此肾功能不全不是其典型的临床特征。

尿沉渣镜检可见典型的变形红细胞和（或）红细胞管型，即肾小球源性血尿。约 50% 的患者血 IgA 水平可升高。不同于感染后肾小球肾炎或者膜增生性肾小球肾炎，IgA 患者补体 C3 和 C4 的水平多正常，这是因为不存在明显补体激活。

由于缺乏肾外表现，要与所有引起肾小球源性血尿伴蛋白尿的疾病鉴别。孤立性肾小球源性血尿（不伴蛋白尿）患者，重点要与薄基底膜肾病和遗传性肾病（见专题 4-26）鉴别。遗传疾病的诊断主要依据病史。如果尿中出现红细胞，但没有肾小球源性血尿的证据，即变形红细胞或管型，要与尿道疾病鉴别，如感染、肿瘤或结石，特别是成年患者。

明确诊断 IgAN 要靠肾活检，然而不同的国家肾活检的适应证不同。在美国，肾活检的指征是除血尿以外，尚有蛋白尿（> 1g/d）和（或）肾功能不全。

光镜下可见轻度到中度的系膜增生。一部分患者可见到特征性的毛细血管内增生，呈节段或全肾小球，局灶或弥漫分布，伴或不伴硬化性病变。同一肾标本上增生和硬化常同时存在，提示增生性病变可能导致瘢痕形成和硬化。如果存在弥漫性毛细血管内增生，可能出现肾小球毛细血管外细胞新月体（见专题 4-25）形成，但很少累及超过 50% 的肾小球。可见 IgA 在系膜区沉积，伴有毛细血管内增生的病例可见到 IgA 在内皮下沉积。

肾小管萎缩和肾间质纤维化的程度反映了肾小球病变的程度。肾小管腔内可见红细胞。严重血尿的患者，红细胞可能阻塞肾小管导致肾小管损伤。长期持续血尿的患者，肾小管腔内可见含铁血黄素颗粒。如存在高血压，动脉管壁可见到轻度到中度的硬化和内膜纤维化。血管炎很少见，如存在，需要和过敏性紫癜性肾炎鉴别。

免疫荧光（IF）可见 IgA 呈颗粒状沉积在系膜区，以显性或共显性 IgA 为主的免疫球蛋白沉积是诊断 IgAN 的关键。伴随毛细血管内增生，也可见到不同程度的内皮下沉积。50% 的 IgAN 患者可出现 IgG 和 IgM 沉积，但强度明显弱于 IgA。也可见到 C3 沉积，但不会有 C1q 沉积。

电镜下可见电子致密物主要沉积于系膜区，少数可见内皮下沉积，与免疫荧光沉积部位一致。如果存在内皮增生，要考虑狼疮性肾炎。足细胞足突融合多呈局灶分布，且仅局限于伴有硬化或毛细血管内增生（和内皮下沉积）的血管襻。IgAN 合并微小病变（MCD）的患者，可见到多数（> 50%）毛细血管襻弥漫性足突融合，不伴有内皮下沉积。

过敏性紫癜（HSP，见专题 4-61）的肾病理也可见到以显性或共显性 IgA 为主的免疫球蛋白在肾小球沉积。IgAN 与 HSP 的鉴别主要看是否存在肾外表现。HSP 是一种系统性血管炎，可累及皮肤、内脏和肾血管。所有 HSP 患者均出现皮肤紫癜，一部分患者伴有关节炎 / 关节痛、腹痛和（或）肾损害。

IgA 肾病的组织学特点

光镜表现

内皮细胞
足细胞
（脏层上皮细胞）
系膜细胞和
周围基质
肾小球
基底膜
正常肾小球
IgA 肾病
不同程度的内
皮细胞增殖
系膜细胞增殖和基
质增宽，可见免疫
复合物沉积
F. Netter M.D.

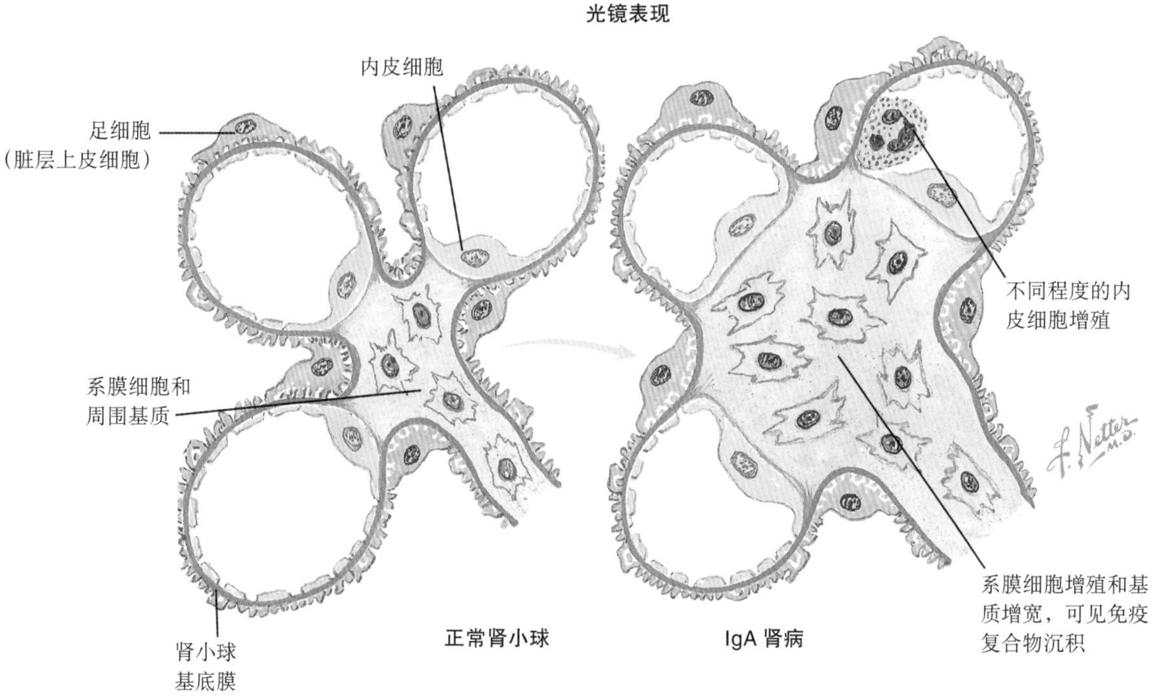

光镜表现

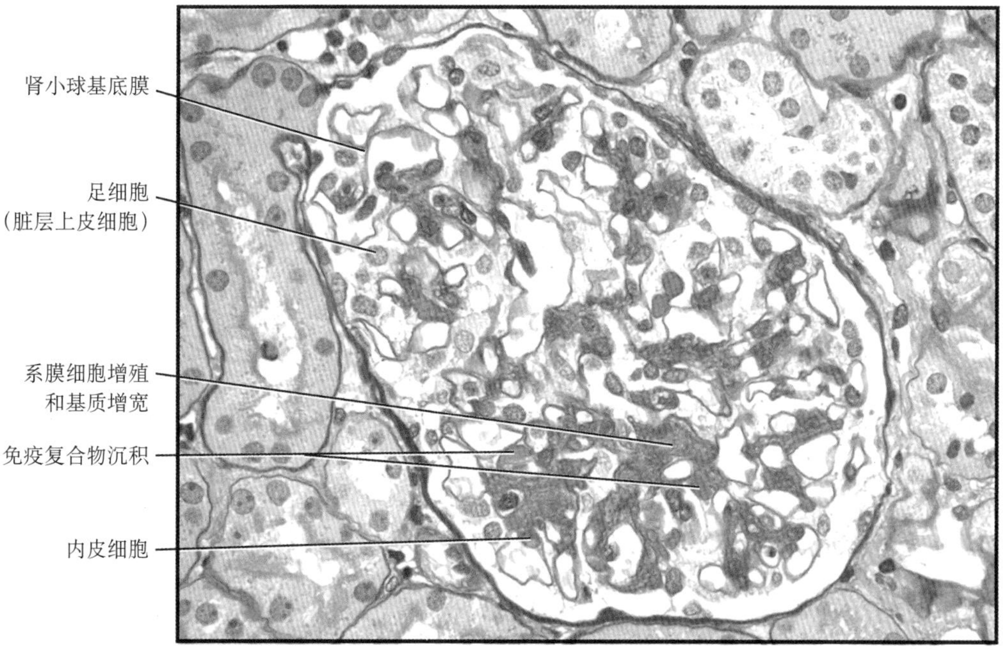

肾小球基底膜
足细胞
（脏层上皮细胞）
系膜细胞增殖
和基质增宽
免疫复合物沉积
内皮细胞

PAS 染色

八、IgA 肾病（续）

治疗

孤立性血尿患者不需要特殊治疗。但是要严密监测，这部分患者病变进展可出现高血压、蛋白尿或肾功能不全。

有蛋白尿的患者，在不影响血压的情况下，均应使用 ACEI 或 ARB 治疗以减少蛋白尿。配合使用高剂量鱼油可能有助于减少蛋白尿，对于尿蛋白定量＞ 1g/d 和肾功能不全的患者，可能有助于延缓疾病进展；但确切的疗效有待进一步临床研究证实。

患者出现持续蛋白尿（主要＞ 1g/d）是使用激素和免疫抑制药治疗的适应证。标准 6 个月疗程是在第 0、3、6 个月的前 3d 使用甲泼尼龙冲击治疗，以后每日口服泼尼松 6 个月。对于出现急进性肾小球肾炎和大量新月体形成者，给予激素和环磷酰胺治疗可提高患者预后。其他药物，如环孢素和霉酚酸酯的疗效不肯定。

预后

疾病进展速度较缓慢，约 50% 的患者在 20 年内可进展至 ESRD。

以下临床表现提示预后较差：持续蛋白尿（＞ 1g/d），诊断时即存在血肌酐升高，以及难以控制的高血压。

提示预后较差的病理性特征：中度到重度系膜增生，出现毛细血管内增生，节段性硬化，超过 25% 的肾皮质出现肾小管萎缩 / 肾间质纤维化。大量新月体形成也提示预后较差。

虽然接受肾移植后约 50% 的患者可再次出现 IgA 沉积，但仅仅是免疫组化表现，不伴有明显的肾小球增生或临床病理表现（如血尿和蛋白尿）。由于 IgAN 复发导致移植失败的情况很少见。

与原发性 IgAN 相比，继发性 IgAN 很少进展至终末期肾病。更多情况下是由基础疾病决定其临床进程（如酒精性肝硬化）。

IgA 肾病的组织学特点

免疫荧光

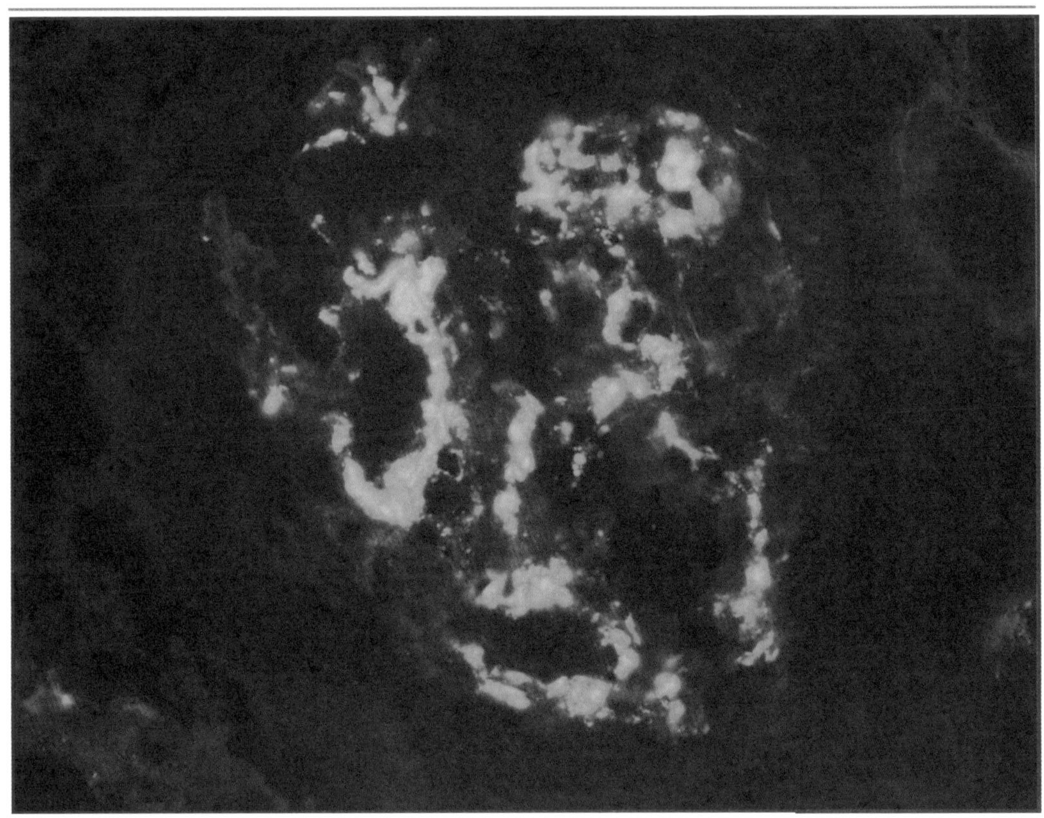

IgA 染色主要沉积在系膜区

电镜

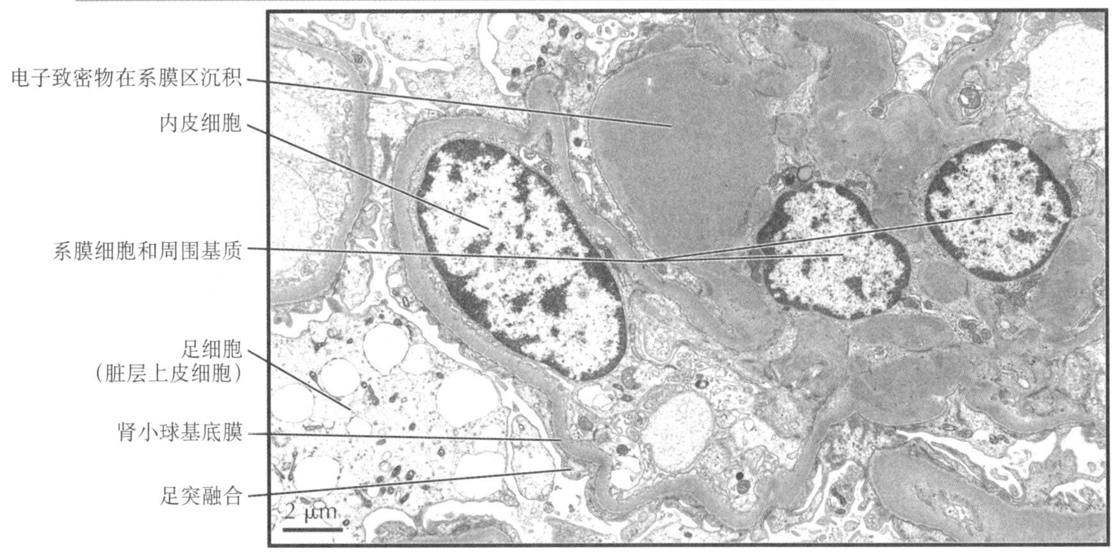

九、感染后肾小球肾炎

感染后肾小球肾炎（PIGN）是一组由感染引起的免疫反应导致肾小球损伤的综合征。典型的链球菌感染后肾小球肾炎（PSGN）是由于皮肤或咽部链球菌感染后出现的急性肾炎，也是最早报道的肾病。很多感染都可以出现 PIGN，典型特征为免疫复合物在肾小球沉积导致炎症损伤。

病理生理学

很多种细菌、真菌、病毒和寄生虫均可以引起特定类型的肾小球损伤，如膜增生性肾小球肾炎（见专题 4-22）和膜性肾病（见专题 4-12）。

临床大多数 PIGN 都是由细菌感染引起。经典的 PIGN 出现在 A 族链球菌致肾炎菌株（GAS）引起的儿童皮肤或咽部感染后。链球菌导致的 PIGN 多出现在发展中国家，最近在发达国家发现了一系列葡萄球菌致 PIGN 的病例。现在已经赶超链球菌，成为最常见的致病菌。此外，多达 1/3 ~ 1/2 的病例都是由革兰氏阴性菌感染引起。高风险人群不再是儿童，而是 40 岁以上的成年人，通常存在并发症，如糖尿病和乙醇中毒。这种流行病学改变可能与抗生素的广泛应用有关。

目前，仅知道有少数患者在特定的致肾炎微生物感染后可出现 PIGN，但其完整的发病机制尚不清楚。个体的易感性和感染物的致病特性可能在发病过程中有重要作用。

致肾炎的感染性疾病可出现特定的致病抗原刺激免疫系统，产生抗体并形成免疫复合物。这种免疫复合物可以在血循环中形成而后沉积在肾小球致病，或者在肾小球形成原位免疫复合物而致病。典型的可见免疫复合物在上皮下沉积。该免疫复合物活化补体（特别是旁路途径），导致炎症细胞（如巨噬细胞）在肾小球积聚，出现免疫性损伤。

其中一个可能的机制是分子模拟假说，即感染物作为抗原，其结构刚好与正常的肾小球滤过膜成分近似，如层粘连蛋白或胶原蛋白。结果，本来针对感染物的免疫反应同时攻击肾小球。

免疫复合物形成的其他可能机制是，感染物产生特定的致肾炎抗原，与肾小球毛细血管网结合并激活免疫反应。要特别注意引起 PSGN 的链球菌产生两种蛋白：肾炎相关链球菌纤溶酶受体蛋白（NAPlr）和链球菌阳离子蛋白酶外毒素 B（SpeB）。NAPlr 在肾小球上与纤溶酶结合并激活补体旁路途径。SpeB 及其前体 zSpeB 是化脓性链球菌的产物，也可结合纤溶酶并激活白细胞。有学者通过对一组 PSGN 患者研究发现，17 例中有 12 例可见到 SpeB 在肾小球沉积，所有患者均可见 SpeB 的循环抗体在肾小球沉积（53 例患者中有 53 例存在）。

感染后肾小球肾炎的病因和临床表现

病因

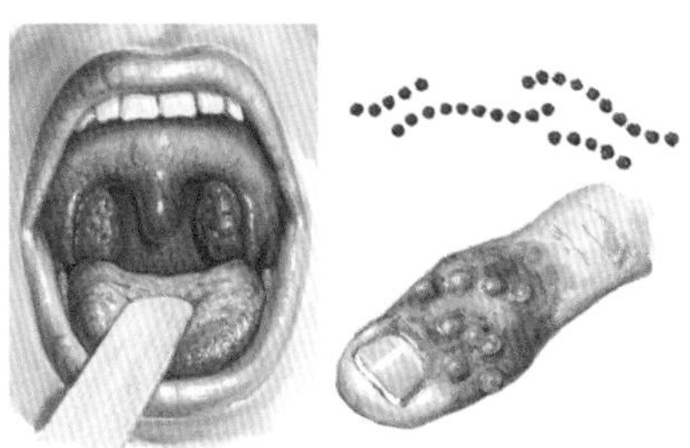

皮肤或口咽感染链球菌 A 族（经典的链球菌感染后肾小球肾炎）在发展中国家更为常见

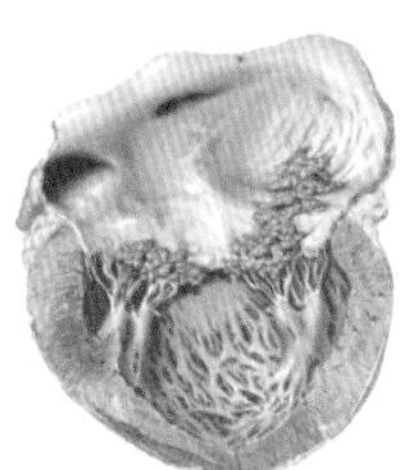
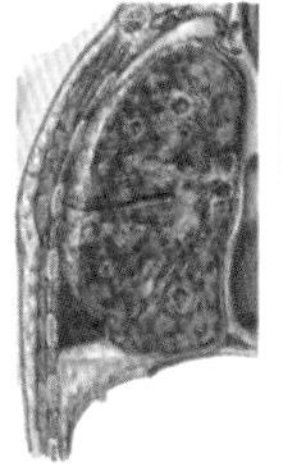
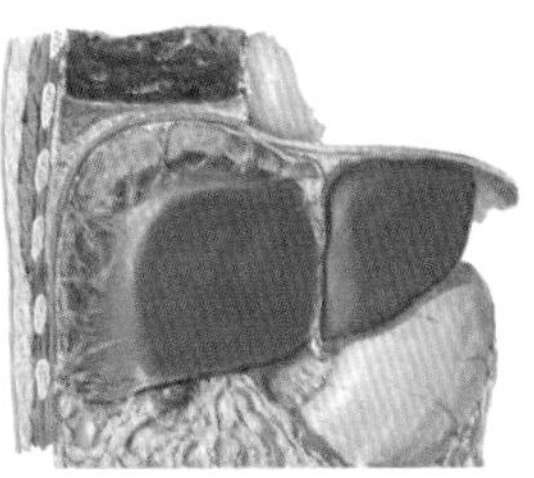

在合并糖尿病、酗酒、药物滥用的老年人中，各种细菌性病原体导致亚急性或慢性感染（发达国家更常见）

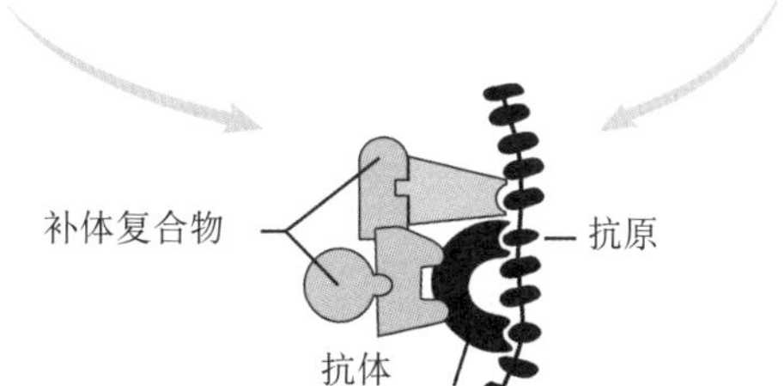

免疫复合物在肾小球原位形成，或在循环中形成并沉积在肾小球，诱导免疫应答导致肾小球炎症

临床表现

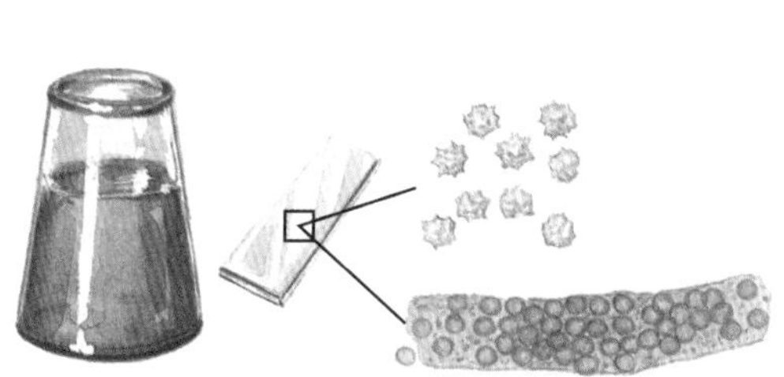

典型的为链球菌感染后肉眼血尿，或其他感染导致的镜下血尿。光镜显示异形红细胞和红细胞管型

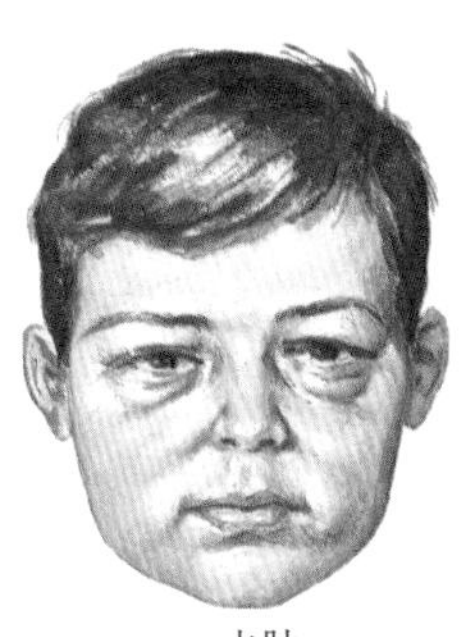
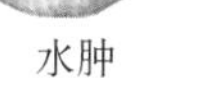

水肿

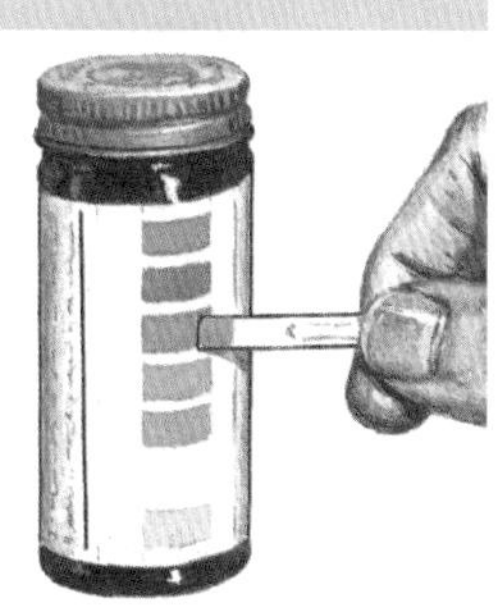

蛋白尿，部分病例为肾病范围蛋白尿

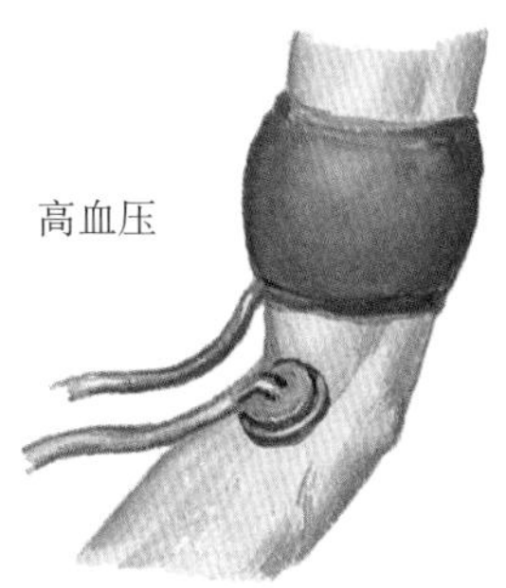

高血压

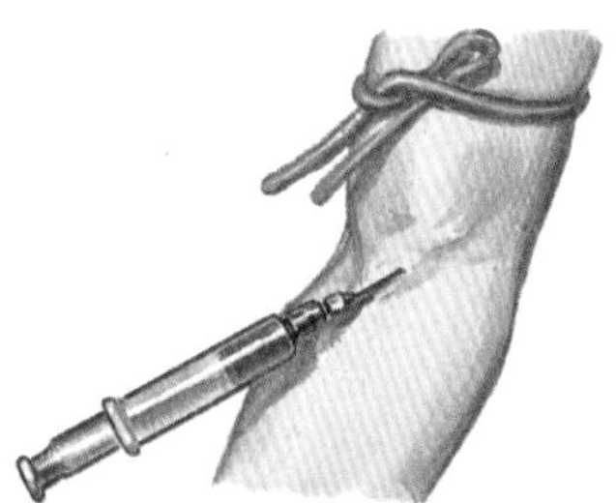

血肌酐升高，低补体血症。肾病范围蛋白尿导致低白蛋白血症。感染证据（白细胞增多、抗链球菌素 O、抗 DNA 酶 B 抗体等）

九、感染后肾小球肾炎（续）

临床表现与诊断

PIGN 的临床表现多变，主要由患病个体和病原体的特性决定。

链球菌感染后肾炎（PSGN）主要见于 5 ~ 12 岁的儿童，在咽炎或皮肤感染 10 ~ 20d 出现肉眼血尿。典型表现为急性肾炎综合征，出现镜下或肉眼血尿、蛋白尿和高血压。同时经常出现颜面部水肿和轻度肾功能下降。偶尔可见严重蛋白尿，甚至肾病综合征。少于 1% 的患者可出现急进性肾小球肾炎，导致严重肾衰竭需要透析治疗。对于上呼吸道感染（URI）后出现肉眼血尿的儿童，要重点鉴别PSGN和IgA肾病(IgAN)，这两者临床表现相似。鉴别的关键在于病史，以及咽炎和血尿之间的潜伏期：PSGN 多在感染后 10 ~ 14d 出现血尿（甚至可在皮肤感染后 3 周出现），而 IgAN 的血尿多在 URL 后 5d 内发生，且过去出现过相似的发作性血尿。

与“经典”的 PSGN 不同，在发达国家，PIGN 主要见于存在亚急性或慢性感染（急性和亚急性细菌性心内膜炎、肺部感染、内脏脓肿、房室分流感染）的老年患者，他们多存在严重的并发症，尤其是导致免疫低下的疾病（如糖尿病、恶性肿瘤和药物滥用）。这些感染常需要长疗程治疗，在感染完全控制以前肾功能不全就已经出现。90% 的患者可出现镜下血尿，约 4/5 的患者可出现 >1g/d 的蛋白尿，1/4 的患者可出现肾病综合征。与 PSGN 不同，肉眼血尿很少见。

进一步实验室检查有助于明确 PIGN 的诊断。PIGN 是肾小球肾炎的一种，可出现血清补体水平降低（其他见于狼疮性肾炎、MPGN 和冷球蛋白血症性 GN）。60% ~ 70% 的 PIGN 患者和接近 90% 的 PSGN 患者存在低补体血症。典型的可见 C3 明显降低，而 C4 仅轻度降低或正常，提示主要是通过激活补体旁路途径致病。对于存在 PSGN 和低补体血症的儿童患者，如补体水平在 8 ~ 12 周没有恢复正常，则需要考虑是否存在 MPGN。

近期存在链球菌感染的血清学证据有助于明确 PSGN 诊断。血清中可检测到几种不同的抗链球菌抗体。最常见的是抗链球菌素 O（ASO）滴度测定。如近期存在咽部链球菌感染，这个试验敏感度很高，但 50% 的皮肤链球菌感染常出现阴性结果。而抗 DNA 酶 B 抗体对咽部感染敏感性较差，但对 90% 近期皮肤链球菌感染敏感。通常仅通过临床诊断 PSGN，不需要肾活检，尤其是有典型病程的儿童患者。肾活检的适应证，包括反复血清抗链球菌试验阴性、持续肾功能不全、持续存在蛋白尿或低补体血症持续超过 8 周。

对于成年患者，由于可能存在并发症，伴发其他肾病，以及使用药物或抗生素，明确 PIGN 诊断较困难。许多其他类型的肾小球疾病可依靠病史诊断，如糖尿病肾病、肿瘤相关的膜性肾病或者淀粉样变。存在粥样硬化栓子的老年患者也可出现低补体血症和血尿。原本针对感染的抗体可能引起急性间质性肾炎或者小管中毒性损伤。基于上述原因，肾活检对于明确诊断有重要意义。

PIGN 有多种组织学表现，明确诊断要靠光镜和免疫荧光病理检查。光镜下，PIGN 的典型特征为所有肾小球弥漫性细胞增生、毛细血管腔被增生的内皮细胞阻塞、系膜增生，以及单核细胞和中性粒细胞浸润。银染色上皮下可见典型的感染后驼峰状物质。这些驼峰样物质是由于免疫复合物包括补体和免疫球蛋白沉积形成的。免疫荧光常见 C3 和 IgG 颗粒状沉积，偶尔也可见 IgM 沉积。这种沉积可沿毛细血管壁（呈“花环状”）或更弥散分布（“满天星”）。电镜下可见大块驼峰样物质在上皮下沉积，以及小的免疫复合物在系膜区和内皮下沉积。

极少数急性 PIGN 患者可出现急进性肾小球肾炎，病理可见肾小球基底膜断裂和细胞新月体形成。金黄色葡萄球菌感染多见这种类型。

必须注意，许多患者可表现为无症状或者临床表现不明显的尿检异常（轻度蛋白尿、脓尿和镜下血尿），多继发于轻度自限性细菌或病毒感染。确切的发病率不明，对一组 GAS 咽炎患者的研究表明，通过尿检可发现 24% 为亚临床肾小球肾炎，几乎所有患者均存在相应的异常表现（如轻度系膜增生或细胞增生）。一个更早的、大样本量的儿童研究发现，亚临床患者是显著肾小球肾炎的 20 倍。这个研究结果提示可能很大一部分轻度或一过性 PIGN 患者未被发现。

感染后肾小球肾炎的组织病理学表现

光镜（HE 染色）

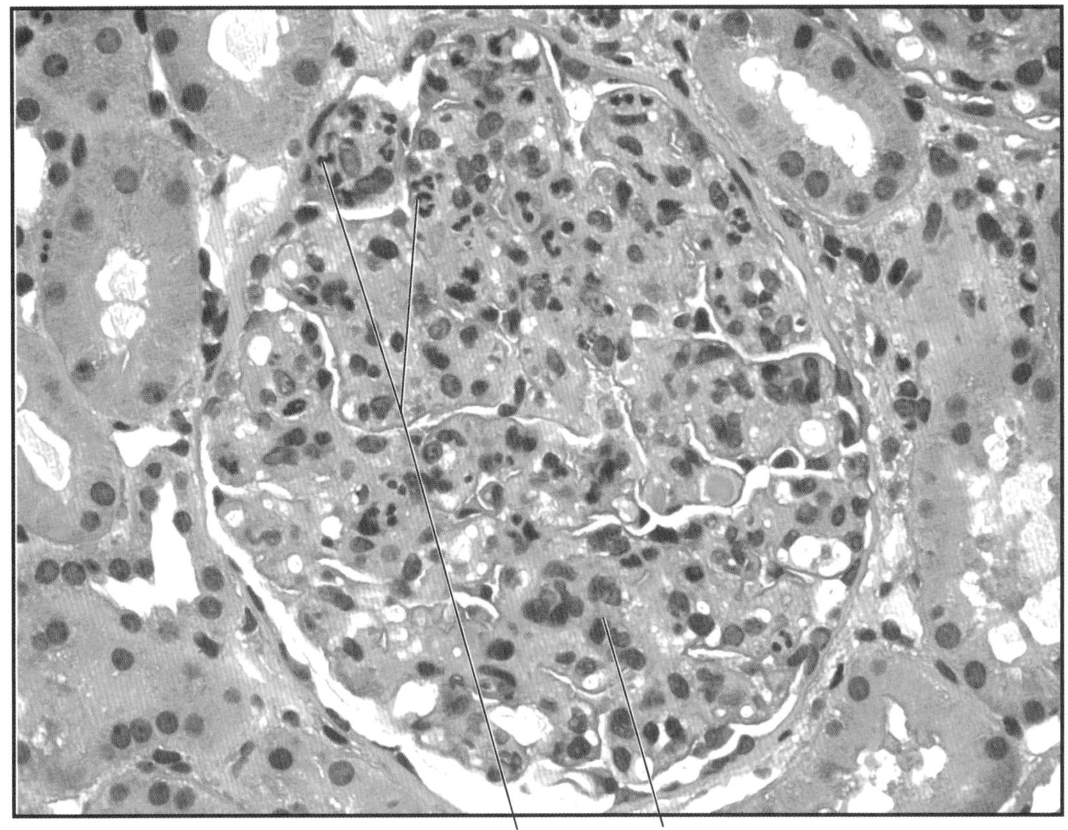

肾小球毛细血管襻中性粒细胞浸润

内皮细胞和系膜细胞增殖，导致毛细血管腔闭塞

免疫荧光

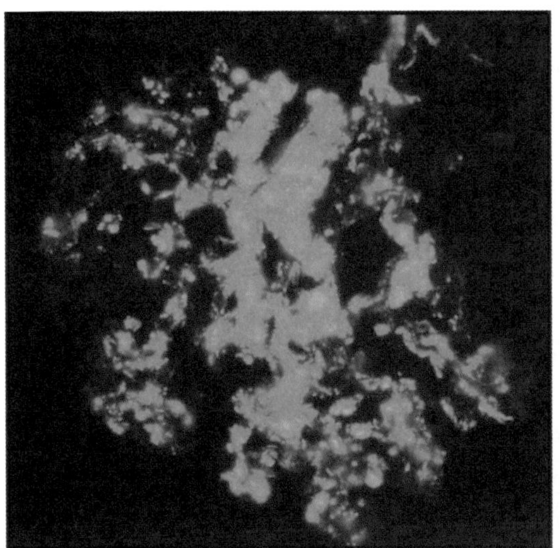

星空状模式（C3 在系膜区和血管襻呈弥漫性颗粒状染色）

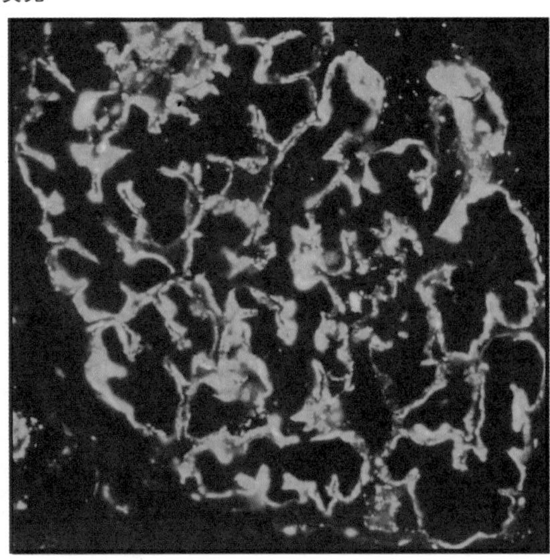

环状模式（C3 在血管襻颗粒状染色）

九、感染后肾小球肾炎（续）

治疗

除了消除引起自身免疫攻击的诱因,PIGN 不需要特殊治疗。“感染后”这个名称可使人产生误解，因为像之前阐述的，在慢性感染的过程中即可出现肾病。要控制肾炎的进展，必须找到并消除感染灶。对肾活检显示为 PIGN 的患者，应全面检查以尽早明确感染源，血培养除外亚急性细菌性心内膜炎，行全面的口腔检查除外体内异物感染，如房室分流装置、人工血管或起搏器。所有诊断 PSGN 的患者应使用足疗程抗生素治疗以彻底消除感染。

遗憾的是，即使根治感染，PIGN 仍可能继续进展，尤其是金黄色葡萄球菌或布鲁菌感染的患者。在这种情况下，有时可采用免疫抑制药治疗。同样，有新月体形成的 PIGN，使用激素和（或）细胞毒药物治疗也可能有效。但没有大样本的临床试验来证实。

有一个问题是常规抗生素治疗是否可阻止 PSGN 的进展。因为大多数咽炎并不是由 GAS 引起，且即使 GAS 引起的咽炎，通常为良性进程，经验性使用抗生素多是无用的。有学者提出一些有助于预测细菌性咽炎并指导抗生素治疗的临床标准，如 Centor 标准。评分低的不需要使用抗生素治疗，除非快速链球菌抗原试验阳性或咽拭子培养阳性。GAS 流行时，密切接触感染源的人群可预防性使用青霉素。

预后

PIGN 的诊断依据年龄和并发症的不同而有所不同。PSGN 的儿童患者容易诊断；肾症状在 1 周内开始好转，通常可完全恢复。约 20% 的儿童患者可能长时间（5 ~ 18 年）存在持续尿检异常，但很少出现肾小球滤过率降低。

成年人的诊断较困难，很多是由于潜在的并发症和慢性感染导致 PIGN。仅 50% 的患者肾病可达完全缓解。预后较差的指标有：年龄超过 60 岁、肾病水平蛋白尿、免疫荧光呈“花环”状，以及新月体形成。合并糖尿病肾小球硬化的患者预后差，有研究报道，这些患者可出现永久性肾功能损伤，平均 19 个月有超过 80% 的患者可出现 ESRD。

感染后肾小球肾炎的组织病理学表现（续）

电镜特点

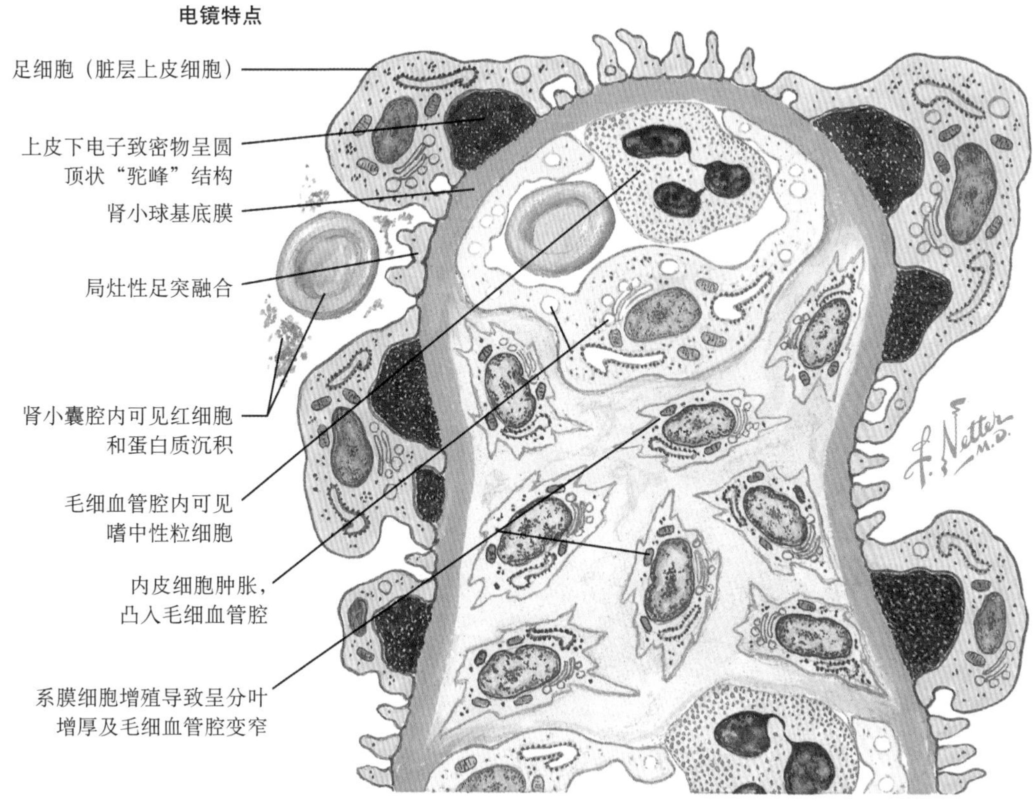

电镜

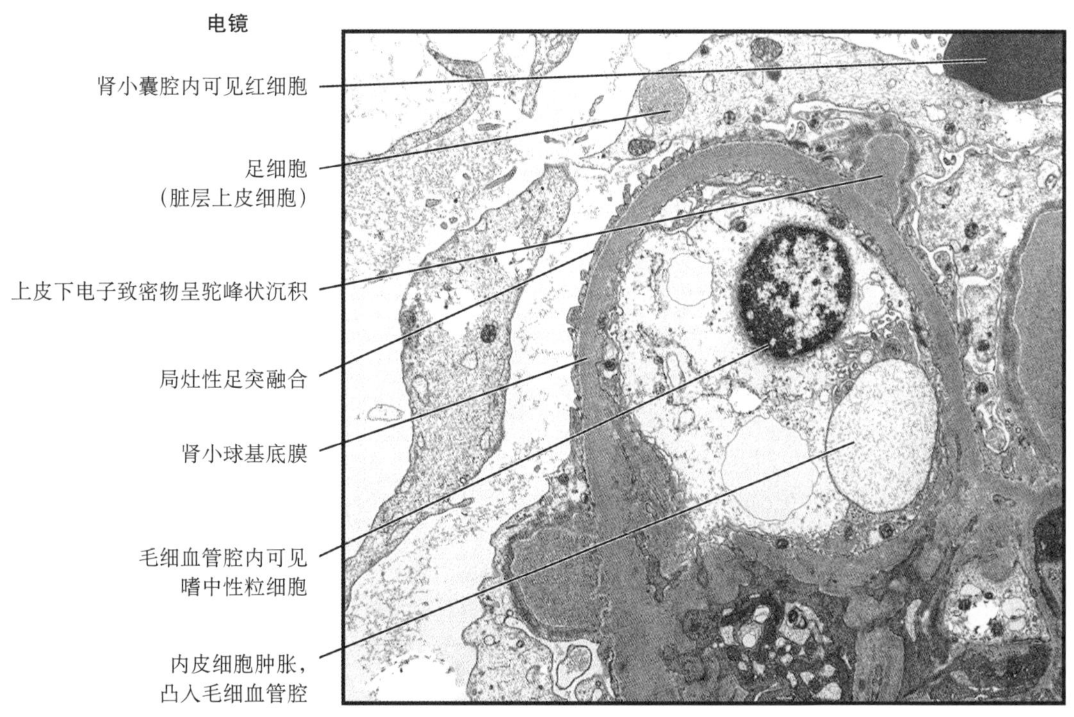

十、膜增生性肾小球肾炎

膜增生性肾小球肾炎（MPGN）是肾小球疾病的一种，可以是原发或者继发于多种系统性疾病。是一种较少见的疾病，且发病率有下降趋势，尤其是在发达国家。

MPGN 有时也被称为“系膜毛细血管性肾小球肾炎”，这是由于其组织学特点为系膜基质扩张、肾小球毛细血管壁增厚、系膜基质插入基底膜。由于系膜基质扩张，将肾小球分割成小叶状，MPGN 又称为“分叶性肾炎”。这些病理学改变决定了 MPGN 的主要症状，包括血尿和不同程度蛋白尿。

根据电镜特点，MPGN 分为如下三型。

Ⅰ型 MPGN：免疫复合物主要沉积在肾小球系膜区和内皮下。

Ⅱ型 MPGN（致密物沉积病，DDD）：电子致密物弥漫沉积在肾小球、小管和动脉基底膜。

Ⅲ型 MPGN：Ⅰ型 MPGN 的变体，突出表现为上皮下电子致密物沉积。

病理生理学

补体系统的激活是中心环节，所有 MPGN 均存在同样的病理生理学机制。过去常用“低补体血症性肾小球肾炎”来形容 MPGN。然而，不同类型的 MPGN 补体激活的途径不同。

Ⅰ型 MPGN 是最常见的一种类型，免疫复合物在系膜区和肾小球内皮下沉积，激活经典补体途径。这些免疫复合物可以是原发或者继发于其他疾病，包括慢性感染（慢性丙型肝炎伴或不伴冷球蛋白血症、慢性乙型肝炎、亚急性细菌性心内膜炎、房室分流感染、疟疾、血吸虫病）、自身免疫性疾病（系统性红斑狼疮、干燥综合征），以及血液系统疾病（冷球蛋白血症、华氏巨球蛋白血症、慢性淋巴细胞白血病）。

原发与继发性Ⅰ型 MPGN 的确切比例很难估计。但近几年，很多原本认为是原发性 MPGN 的病例，最后证实是由 HCV 和冷球蛋白血症所致，且这种情况有增多的趋势。冷球蛋白是一种当血液温度降至 37℃以下时发生沉淀的蛋白质。主要是由免疫球蛋白和补体组成，多见于慢性免疫刺激或淋巴组织增生性疾病，如丙型病毒性肝炎感染、HIV 感染和淋巴增生障碍性疾病。

DDD 的发病与免疫复合物无关，而是补体激活调节异常。而且，补体激活不是通过经典途径。补体的激活主要通过两种机制。至少 80% 的患者可产生自身抗体，即 C3 肾炎因子（C3NeF），其可以增加 C3 转化酶的稳定性。少数患者存在 H 因子（即主要的 C3 转化酶抑制因子）的功能缺失，可能是由于基因突变或抗 H 因子抗体存在。C3NeF 和 H 因子缺乏都可导致 C3 转化酶过度激活，随后出现补体激活和 C3 消耗。

Ⅲ型 MPGN 的发病机制与Ⅰ型 MPGN 相似。的确许多人认为，Ⅲ型 MPGN 是Ⅰ型 MPGN 的变体，但电镜下表现不同的原因尚不清楚。

所有的 MPGN 均是由补体激活导致肾小球毛细血管壁和系膜区损伤。炎症细胞，特别是单核细胞，可能导致不同程度的损伤出现。随着炎症进展，出现细胞增生和修复，导致系膜基质扩张、肾小球基底膜增厚。炎症破坏了正常的滤过膜，导致血尿和蛋白尿。

膜增殖性肾小球肾炎的病因、临床特点及评估

病因

Ⅰ型 MPGN

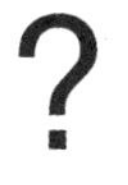

特发性

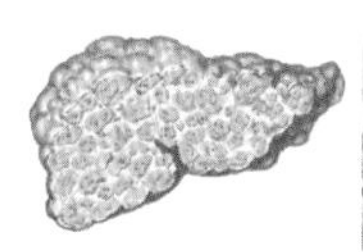
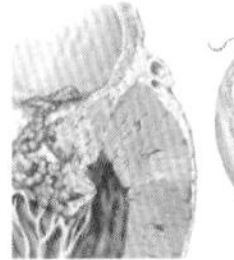
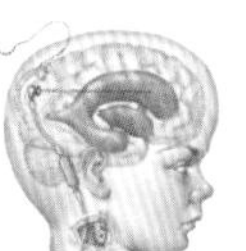

慢性感染

- 乙型病毒肝炎
- 丙型病毒肝炎
- 亚急性细菌性心内膜炎
- 房室分流感染
- 疟疾
- 血吸虫病

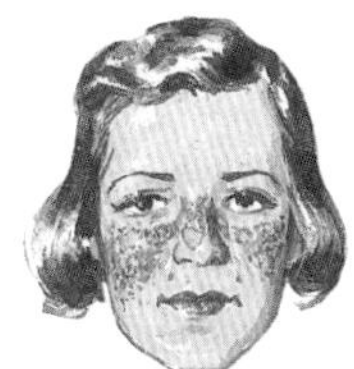

自身免疫性疾病

- 系统性红斑狼疮
- 干燥综合征

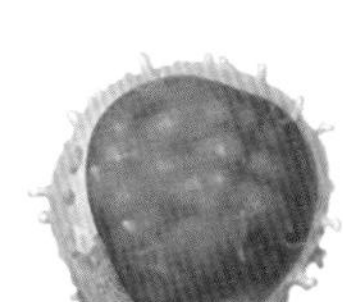

血液异常

- 慢性淋巴细胞白血病
- 冷球蛋白血症

免疫复合物沉积，激活补体级联反应

致密物沉积病（Ⅱ型 MPGN）

特发性

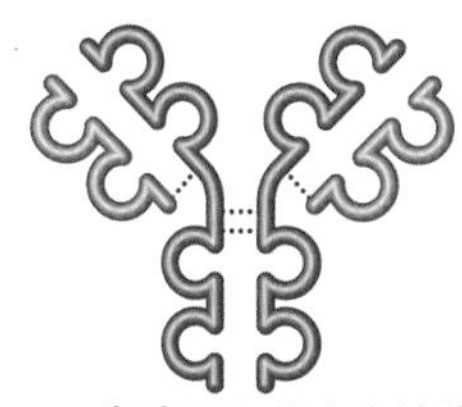

C3 肾炎因子的自身抗体

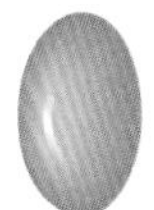

H 因子缺乏 / 抑制

补体旁路途径的异常激活

临床特点

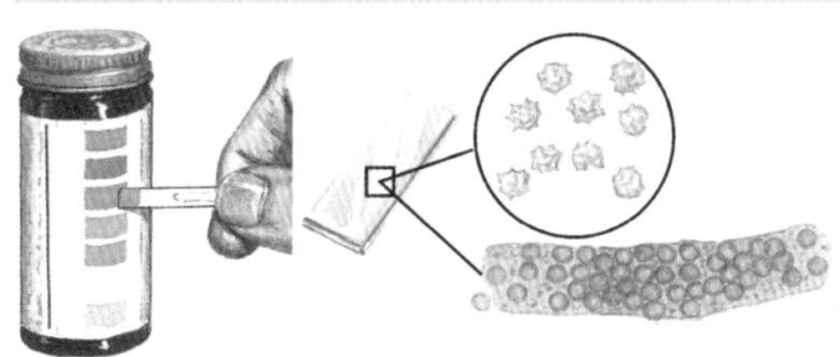

蛋白尿多为肾病范围

血尿，伴有异形红细胞和红细胞管型

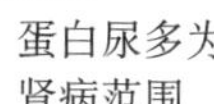
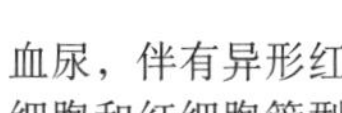
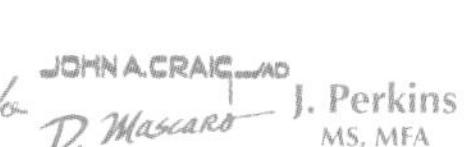

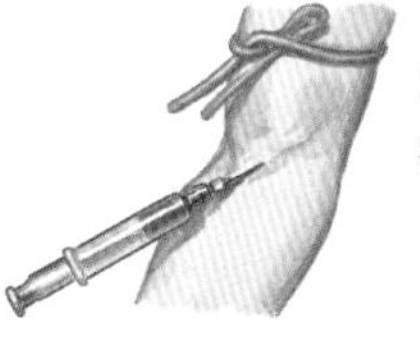

低清蛋白血症作为肾病综合征的一个表现；可出现血肌酐增加

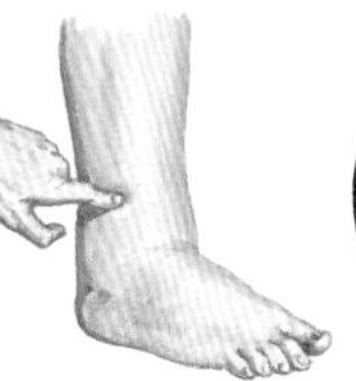

水肿可作为肾病综合征的一个表现

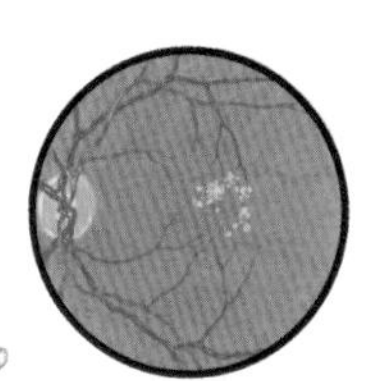

致密物沉积病可见脉络膜疣

补体水平的检测

CH50 检测（总溶血补体）

羊红细胞（SRBCs）被兔抗 -SRBC 抗体处理。然后加入患者血清。最终结果形成不同的溶血程度<50% 的血清。因此，低数值说明补体或补体功能缺乏。补体激活经典途径的所有组分都被需要，因此也都被测量

C3 或 C4 的水平采用不同的检测方法

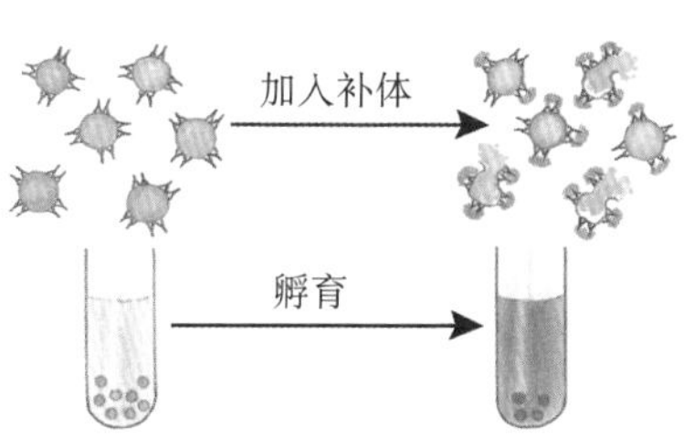

校正系统，以便标准量的补体溶解 50% 的红细胞

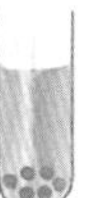
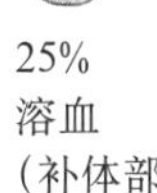

溶血的程度以红色在分光光度计下的数值表示

50% 溶血（正常）

25% 溶血（补体部分缺乏）

未出现溶血（补体全部缺乏）

十、膜增生性肾小球肾炎（续）

临床表现与诊断

MPGN 多见于儿童和青年人，三种类型的临床表现很难区分。接近 50% 的患者表现为肾病综合征，是 MPGN 最常见的临床表现。即使肾病综合征不明显，也总是出现不同程度的蛋白尿。90% 的患者可出现镜下血尿，常出现变形红细胞，偶尔可见红细胞管型。20% 的患者可出现急性肾小球肾炎。

DDD 患者一个特征性的肾外表现是眼部沉积，即脉络膜疣。眼底检查可见淡黄色沉积物分布在视网膜色素上皮细胞下。这也是年龄相关性黄斑变性的特征性表现。DDD 患者出现脉络膜疣的原因不完全清楚。有研究发现，脉络膜疣和沉积在肾小球的电子致密物有相似的寡糖成分，提示两者发病机制可能相同。此外，DDD 有时可出现获得性局部脂肪代谢障碍（APL），是一种以皮下脂肪（全身一半以上）萎缩和低补体 C3 血症为特点的综合征。这个现象常和 C3NeF 有关，可能提示补体依赖的脂肪细胞溶解产生了大量的补体成分，如 D 因子（也称为脂肪酶）。

MPGN 患者的临床表现各不相同，要测定补体水平，特别是 C3、C4 和 CH50（总溶血补体，是对一系列补体的功能测定）。出现低补体血症常有助于肾小球肾炎的鉴别，因为只有某些类型可出现：MPGN、冷球蛋白血症性血管炎、狼疮性肾炎和感染后肾小球肾炎。Ⅰ型和Ⅲ型 MPGN 通过经典途径激活补体，典型表现为 C3 降低或正常、C4 降低和 CH50 降低。DDD 患者以 C3 明显降低为特征，CH50 也降低，C4 正常，提示激活了补体旁路途径。这些表现都有助于疾病鉴别，但要注意，对于 MPGN 的诊断和分型，上述检查的敏感性和特异性较差。

明确诊断 MPGN 主要依靠组织病理学表现。一般光镜检查可很快确定 MPGN，但不能确定类型。两个主要病理学特征：①系膜增生伴系膜细胞增多和（或）系膜基质扩张，常导致肾小球呈分叶状；②毛细血管基底膜增厚。毛细血管襻增厚，基质或炎性细胞插入，导致基底膜分裂或重叠，出现典型的“双轨”状改变。MPGN 也可见到细胞浸润，尤其是冷球蛋白血症性肾炎，其特征为大量炎性细胞特别是单核细胞浸润。

Ⅰ型和Ⅲ型 MPGN 免疫荧光检查可见 C3 沿毛细血管壁呈颗粒状沉积，也可见不同程度 IgG 和 IgM 沉积，有时还可见 C1q 和 C4 沉积。反之，DDD 典型特征为仅 C3 沿毛细血管壁沉积。

明确区分 MPGN 的不同类型只能依靠电镜检查。Ⅰ型 MPGN 的电子致密物沉积在内皮下，Ⅲ型 MPGN 可见上皮下沉积。DDD 典型可见电子致密物在肾小球基底膜内沉积。很多患者也可出现肾小管和动脉基底膜内沉积。这种沉积物的成分尚不明确，可能有与正常肾小球基底膜近似的糖蛋白，但不存在抗原物质、免疫球蛋白或补体。所有类型均可见足细胞足突广泛融合。

要诊断Ⅰ型 MPGN，临床医师必须要先排除可能的继发性系统疾病。这一点很重要，因为某些疾病，如寄生虫感染，可能临床表现不明显但易于治疗。所有患者均应做乙型和丙型病毒性肝炎及冷球蛋白检查。要特别注意，冷球蛋白阳性但丙型病毒肝炎检查阴性的患者，因为病毒抗体可能与冷球蛋白结合，导致一般检查很难检出。如果能排除 HCV，应继续检查除外其他慢性感染、自身免疫性疾病或异常蛋白血症。除非明确存在其他继发原因，使用房室分流装置的患者要考虑是否存在装置感染。除外所有继发因素后可诊断原发性Ⅰ型 MPGN。

如诊断 DDD，可检测 C3NeF 含量，以及 H 因子是否存在基因突变和活力异常。这些检查都不是诊断必需的，但对指导下一步治疗至关重要。

补体激活的经典途径

A. 补体系统包含 11 种不同的蛋白，如右所示。钙依赖性 C1 复合物由 1 分子的 C1q、2 分子的 C1r 和 2 分子的 C1s 组成。C4 没有按数字排序是由于它曾经被认为在 C3 后激活

活化的蛋白碎片以横杠显示

C1r C1s C1q Ca^{2+} C4 C2 C3 C5 C6 C7 C8 C9

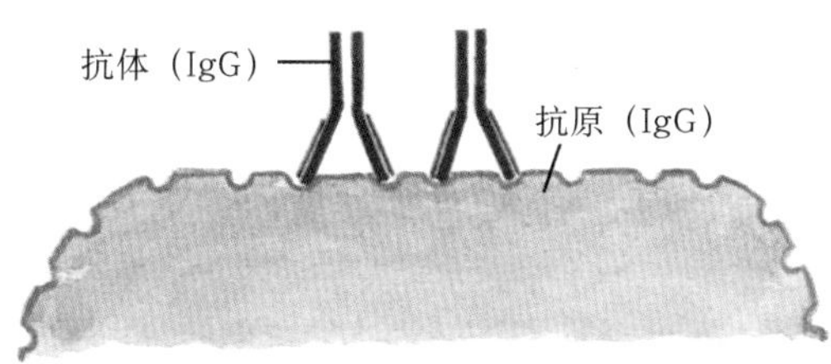

B. 在血清中抗体结合抗原（外源的或内源的）。当 2 分子抗体结合 1 分子抗原的相邻位点形成免疫复合物时，激活补体系统

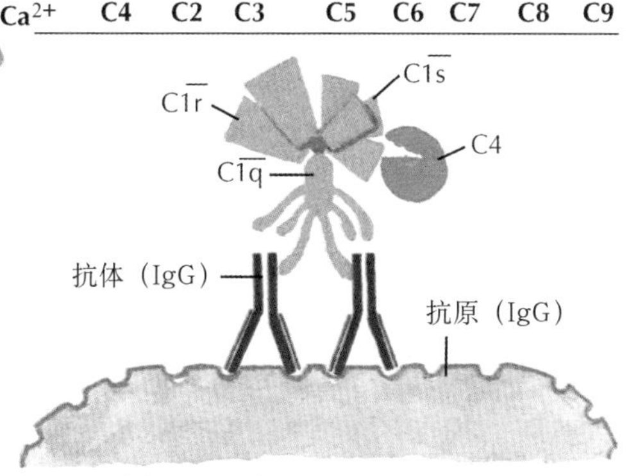

C. C1q 结合免疫复合物中抗体的 Fc 段，从而激活 C1 复合物。活化的 $C\overline{1s}$ 将 C4 裂解成 C4a 和 $C\overline{4b}$

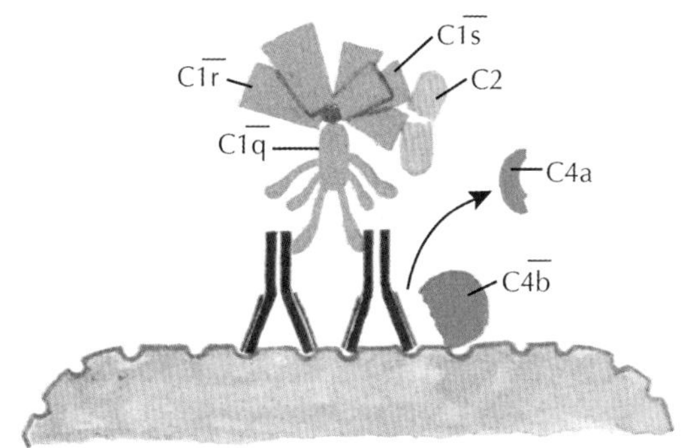

D. 活化的 $C\overline{4b}$ 结合细胞膜上的附近位点。C4a 进入溶液相成为过敏毒素。同时 $C\overline{1s}$ 将 C2 裂解成 $C\overline{2a}$ 和 $C\overline{2b}$

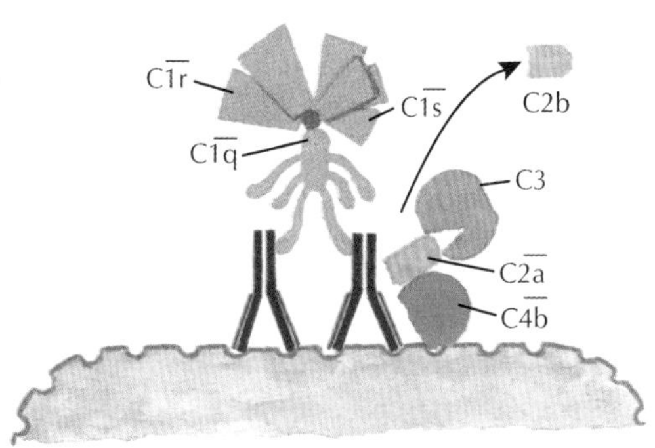

E. $C\overline{2a}$ 和 $C\overline{4b}$ 结合形成另一种酶 $C\overline{4b2a}$，它裂解并激活 C3，因此也被称为 C3 转化酶

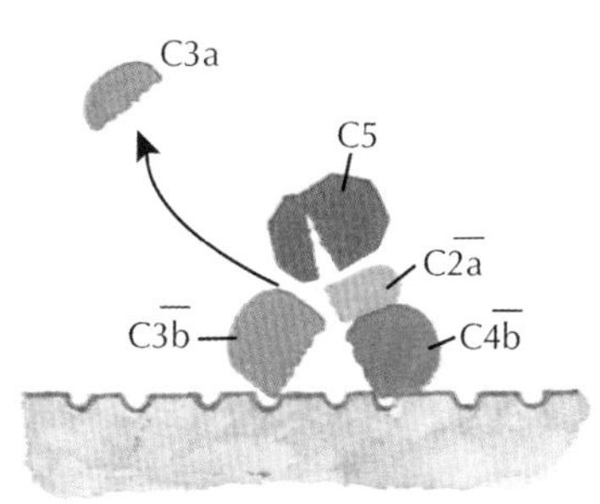

F. $C\overline{3b}$ 结合 $C\overline{4b2a}$ 附近的细胞膜位点。$C\overline{4b2a3b}$ 裂解和激活 C5，因此也被称为 C5 转化酶

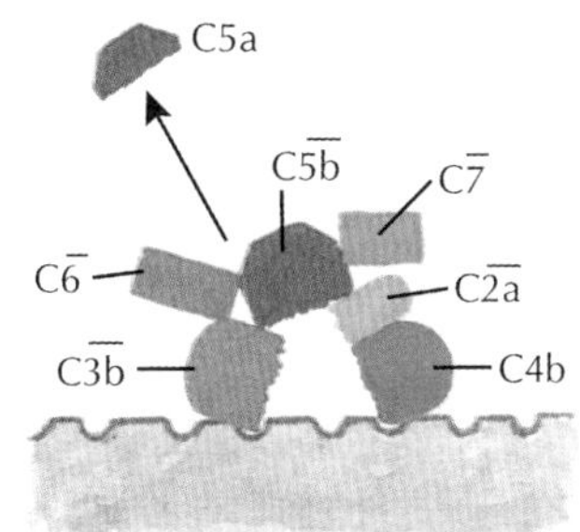

G. $C\overline{5b}$ 结合 $C\overline{4b2a3b}$，然后继续结合 C6 和 C7

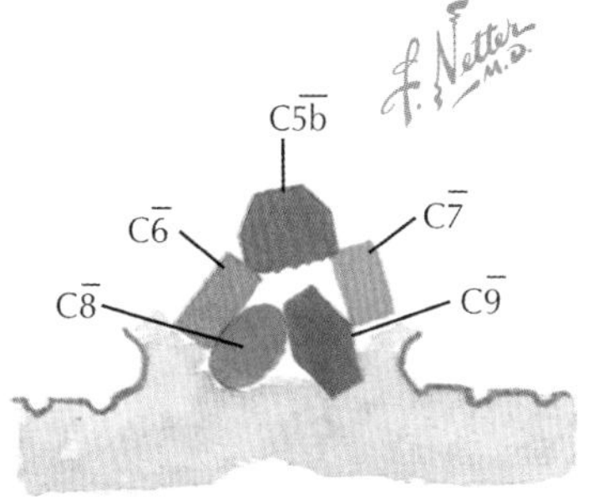

H. $C\overline{5b67}$ 转移至细胞膜的另一个位点，C8 和 C9 进入。$C\overline{5b6789}$ 导致细胞膜裂解，因此也被称为膜攻击复合物

补体激活的旁路途径：C3 自发性的水解产生 C3b，$C\overline{3b}$ 结合在病原体细胞膜表面，然后结合因子 B 和因子 D。因子 D 将因子 B 变为 Ba 和 Bb。$C\overline{3bBb}$ 复合物结合血清灭菌蛋白，然后继续裂解 C3 分子，生成 $C\overline{3bBbC3b}$，其作为 C5 转化酶。下面的级联反应过程同上

* 注意有些书籍将 C2 裂解片段的名字互相转换，这种情况下 $C\overline{2b}$ 参与形成 C3 转化酶

十、膜增生性肾小球肾炎（续）

治疗

如果能明确Ⅰ／Ⅲ型 MPGN 的病因，应首先针对原发病治疗。尤其是感染所致者，如果根治感染，肾病可能完全恢复。HCV 相关的 MPGN，抗病毒治疗可有效抑制病毒复制，从而使肾病稳定或恢复，并减少尿蛋白。对于某些严重的病毒感染，在抗病毒治疗的同时应采取措施减少循环免疫复合物，如血浆置换、激素、细胞毒药物和利妥昔单抗。

对于存在非肾病水平蛋白尿，不伴肾功能进一步损伤的原发性疾病患者，可仅采用非手术治疗。主要措施包括控制血压和使用肾素血管紧张素抑制药减少尿蛋白，积极治疗高脂血症。对于病情进展的患者，可试验性使用免疫抑制药治疗。对于儿童患者，有一个大型的随机对照试验研究显示，使用泼尼松治疗组较安慰剂组能更有效保护肾功能，但是治疗带来的益处可能被激素的不良反应抵消。对于成年人患者使用激素治疗的研究结果并不令人满意，这些患者在使用激素前须除外 HCV 感染。联合使用细胞毒药物和免疫抑制药治疗取得了一些成功，但是还没有经过严格的评估。一些短期小型试验报道，抗血小板和抗血栓形成药物也可使用，特别是华法林、阿司匹林和双嘧达莫。这个治疗方案的依据是 MPGN 的炎性反应进程中可能出现血小板激活。

DDD 的治疗主要针对病因。如果确定是由 C3NeF 引起，可采用血浆置换、静脉注射免疫球蛋白和抑制 B 细胞功能等治疗方案，但疗效有限。对少数存在 H 因子突变的患者，血浆置换可替换有缺陷的补体因子，达到稳定肾功能并避免进展至 ESRD 的目的。补体抑制药（如 eculizumab）的作用还在研究中。

预后

原发性疾病的预后较差。超过 60% 的Ⅰ型 MPGN 患者可在 10 年内进展至 ESRD。DDD 患者的预后更差，常在 4 年内进展至 ESRD。对于所有类型的 MPGN 患者，提示预后差的指征：肾病综合征、GFR 下降，以及发生进展的小管间质疾病。补体水平与预后关系不大。

已出现 ESRD 的患者，可能会选择肾移植。但如果不治疗原发病，移植肾常出现疾病复发。有报道，Ⅰ型 MPGN 移植肾的复发率为 30% ～ 77%，导致 17% ～ 50% 的患者移植失败。对 DDD 患者来说情况更差，所有接受移植的患者均出现 MPGN 复发，导致至少 50% 的患者移植失败。

膜增殖性肾小球肾炎的病理表现

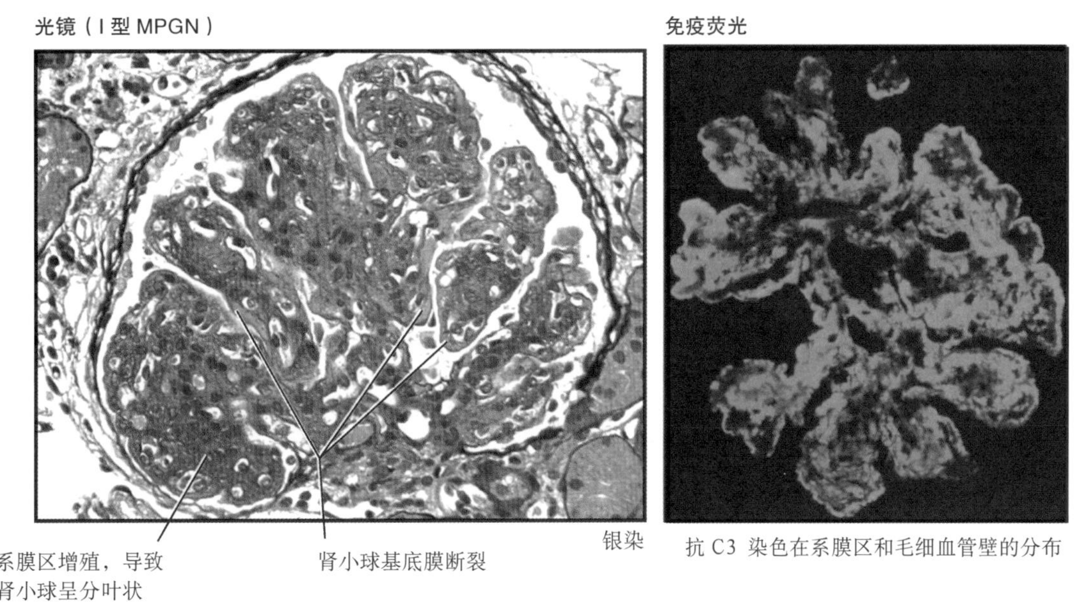

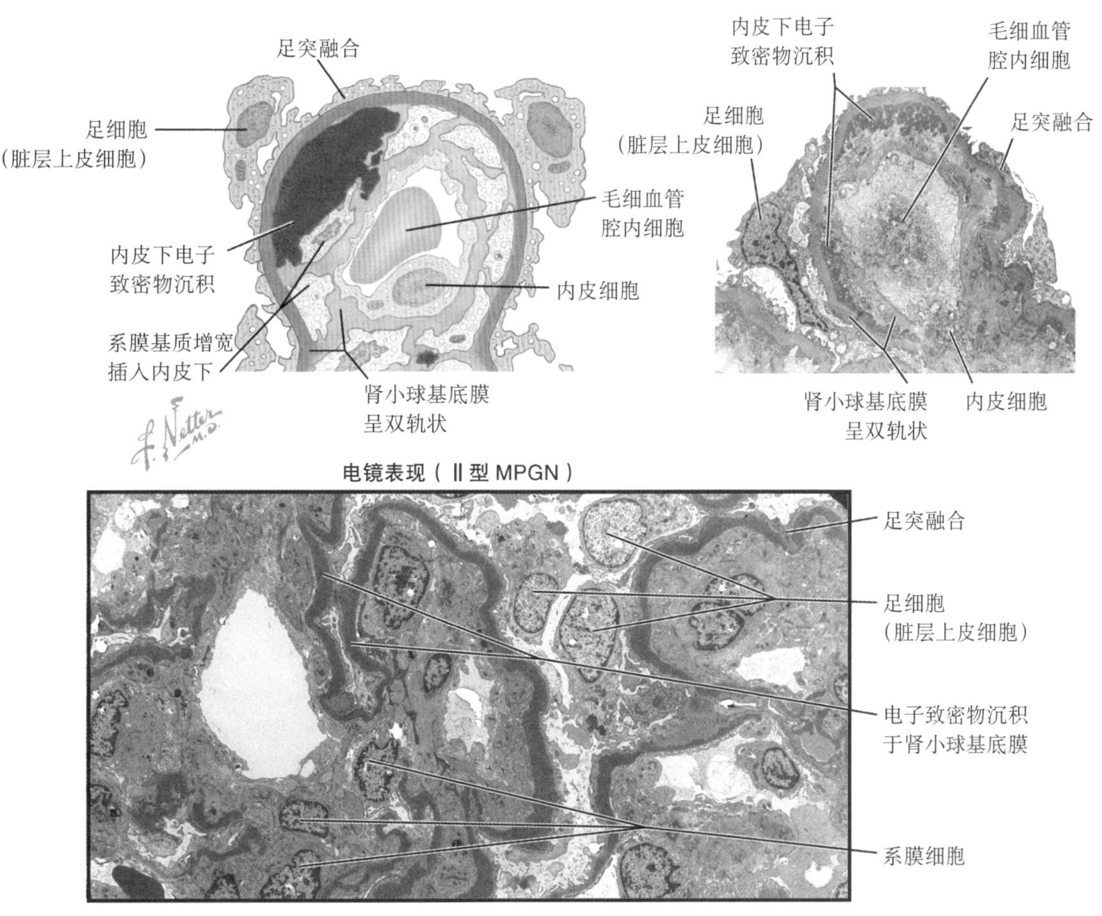

十一、急进性肾小球肾炎

急进性肾小球肾炎（RPGN）是肾小球肾炎（GN）的一种严重类型，可以在几周至几个月的时间肾功能快速丧失。还可出现典型的肾病综合征（见专题 4-14），伴血尿（变形红细胞和红细胞管型）、蛋白尿、少尿和高血压。

RPGN 有独特的病理改变，并不是单一的进程；RPGN 是一种严重的肾小球炎症类型，任何肾小球肾炎均可出现这种表现。以细胞新月体形成为病理特征。严重的肾小球炎症导致基底膜损伤、肾小球毛细血管壁断裂、血中的炎性细胞漏入 Bowman 囊，进而形成细胞新月体。这种新月体由渗出的白细胞、上皮细胞及最终的成纤维细胞构成，沿 Bowman 囊侧壁呈线样分布。新月体形成是 RPGN 的主要病理学改变，因此也称为新月体 GN。

免疫复合物 GN、寡免疫复合物 GN 和抗肾小球基底膜（anti-GBM）疾病（见专题 4-14）也可出现 RPGN 表现。鉴别诊断主要依靠免疫荧光检查。

免疫复合物肾病

免疫复合物肾病（ICGN）包括多种疾病，少数严重病例可出现 RPGN。因为 ICGN 远较寡免疫复合物 GN 和抗肾小球基底膜病常见，它占所有 RPGN 患者的 25%。任何形式的 ICGN 均可出现 RPGN，最常见的 ICGN 有狼疮性肾炎（见专题 4-49）、过敏性紫癜（见专题 4-61）、IgA 肾病（见专题 4-16）和感染后 GN（见专题 4-19）。

免疫复合物性 RPGN 的典型病理表现为抗体和补体沿系膜及毛细血管壁颗粒状沉积。ICGN 的新月体形成，常仅限于少数肾小球（≤ 25%），而寡免疫复合物 GN 和抗肾小球基底膜病受影响的肾小球范围较广（≥ 50%）。不同的病理类型治疗也各不相同。有新月体形成，应使用激素积极治疗，很多情况下需使用细胞毒药物。

寡免疫复合物（血管炎）疾病

寡免疫复合物（血管炎）GN 与抗细胞胞质抗体（ANCAs）的存在有关。可以局限于肾，也可以是系统性血管炎的一部分，如韦格纳肉芽肿、显微镜示多血管炎，或者 Churg-Strauss 综合征（见专题 4-25）。相较于 ICGN，寡免疫复合物 GN 常出现 RPGN 表现，约占全部病例的 60%，多数患者为老年人。

免疫荧光检查抗体和补体阴性是寡免疫复合物 RPGN 的病理特征。ANCAs 是典型的寡免疫复合物 GN，另外，1/4 的免疫复合物 RPGN 和 1/3 的抗肾小球基底膜 RPGN 也可表现为寡免疫复合物 GN。

寡免疫复合物 RPGN 进展很迅速。治疗可使用激素和环磷酰胺，严重的病例可给予血浆置换。不及时治疗常导致患者死亡。

抗肾小球基底膜病

抗肾小球基底膜病是由于自身抗体直接攻击肾小球基底膜引起炎症，通常表现为 RPGN。抗肾小球基底膜病（可局限于肾或者出现 Goodpasture 综合征）很少见，仅占全部 RPGN 病例的 15%。抗肾小球基底膜病的典型免疫荧光表现为抗体和补体沿毛细血管壁呈线性沉积。治疗方案包括血浆置换清除致病的自身抗体，并同时给予激素和环磷酰胺(或硫唑嘌呤）治疗。如积极治疗，患者的病死率约为 10%。如未及时治疗，患者多进展至终末期肾病（ESRD）。病情恶化需要透析治疗的患者可能仍需要持续的免疫抑制治疗以预防肺出血的发生，但并不能使肾功能恢复。

治疗和预后

当患者肾功能出现快速下降时，应做补体水平和血清学的测定（ANA、抗 DNA 抗体、ANCA、抗肾小球基底膜抗体、冷球蛋白，以及乙型和丙型病毒性肝炎标志物），并立即行肾活检。血栓性微血管病和胆固醇栓塞性疾病的临床表现与 RPGN 很相似，但肾活检病理没有新月体形成。如果高度怀疑 RPGN，应在出现典型表现时尽早使用激素治疗，并依据肾活检结果调整治疗方案。

病因

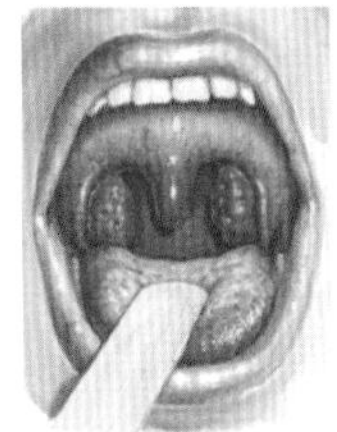

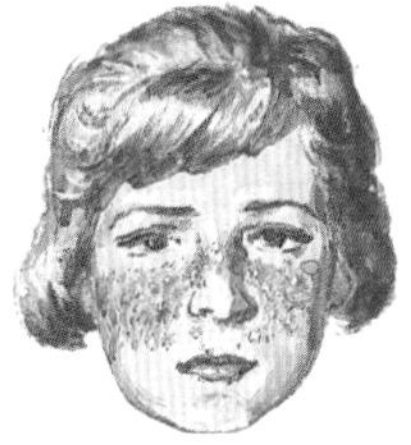

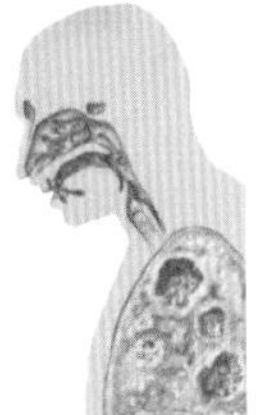

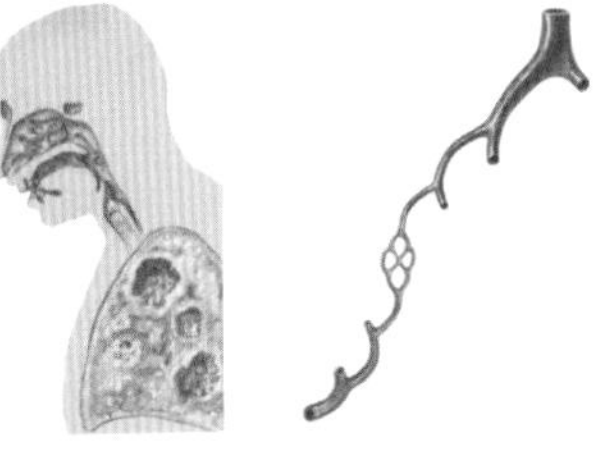

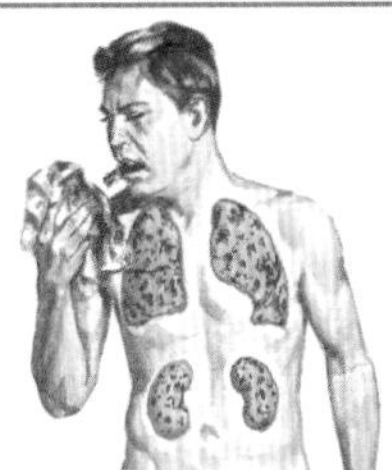

免疫复合物型肾炎

- 占 25%
- 感染后 / 链球菌性肾小球肾炎
- 狼疮性肾炎
- IgA 肾病
- 过敏性紫癜
- 膜增殖性肾小球肾炎

寡免疫型（血管炎型）肾炎

- 占 60%
- 单纯肾受累
- 韦格纳肉芽肿
- 显微镜下多血管炎
- Churg–Strauss 综合征

抗 GBM 病

- 占 15%
- 单纯肾受累
- Goodpasture 综合征

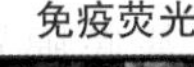

病理表现

示意图

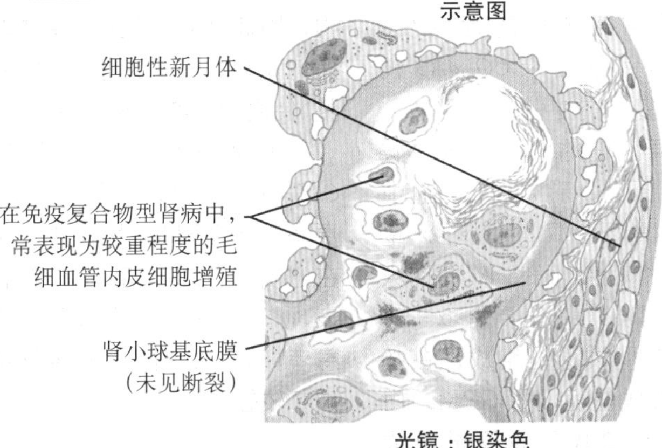

光镜：银染色

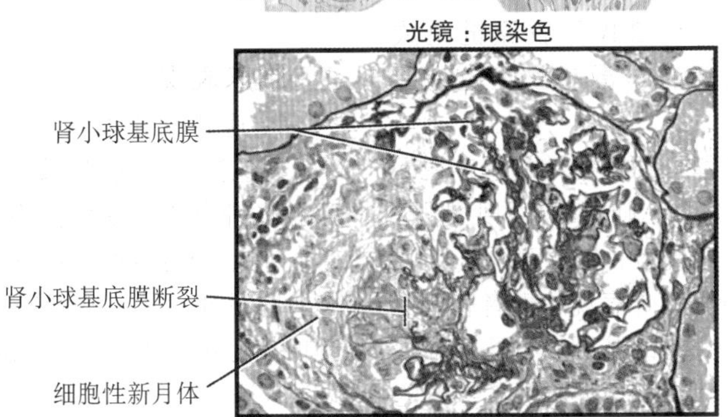

免疫荧光

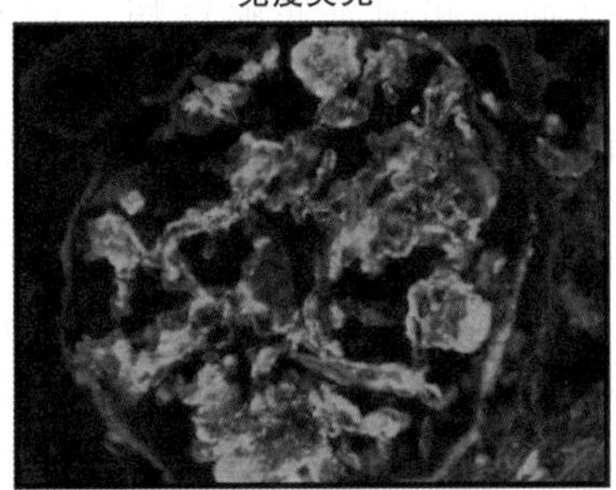

免疫复合物型肾病表现为 IgG 颗粒状沉积

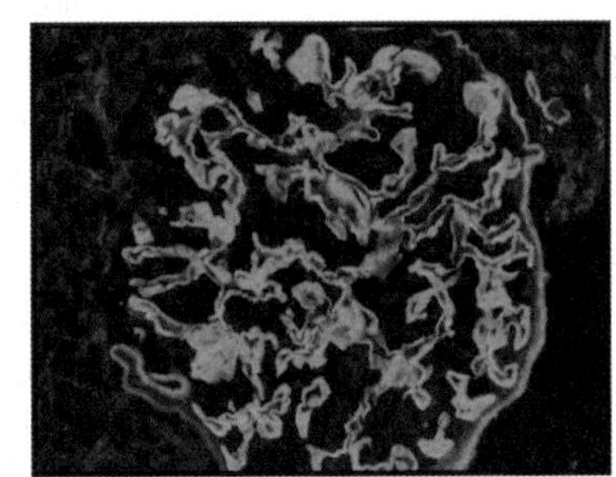

抗 GBM 病表现为 IgG 沿基底膜线样沉积

十二、遗传性肾炎（Alport 综合征）／薄基底膜肾病

遗传性肾炎（HN，也称为 Alport 综合征）和薄基底膜肾病（TBMN）都是以肾小球基底膜上的Ⅳ型胶原结构缺陷为特点的遗传性疾病。两者均表现为儿童期即开始出现持续的镜下血尿。HN 很少见，患病率约为 1/5 万，常进展至终末期肾病（ESRD）。TBMN 的患病率为 1/(20 ~ 100)，一般肾功能不会进行性恶化。

病理生理学

1. 遗传性肾炎 在肾小球基底膜（GBM），Ⅳ型胶原的 α-3、α-4 和 α-5 链相互缠绕形成三股螺旋结构，维持 GBM 的正常结构和功能。这几条链的基因突变可使其不能有效地组成螺旋结构，从而导致 HN 的发生。

编码 α-3 和 α-4 链的基因（COL4A3 和 COL4A4）定位于 2 号染色体的 q35-37，编码 α-5 链的基因（*COL4A5*）定位于 X 染色体；这些基因突变可以是常染色体显性遗传、常染色体隐性遗传或 X 连锁遗传。

约 80% 的病例均是由 X 连锁 *COL4A5* 基因突变导致。由于突变和 X 染色体失活的程度不同，女性携带者可出现不同的临床表现。

约 15% 的病例是 *COL4A3* 或 *COL4A4* 基因常染色体隐性突变。剩余 5% 的病例是由于 *COL4A3* 或 *COL4A4* 单一复制突变引起。

Ⅳ型胶原正常的网状结构被破坏导致 GBM 断裂，形成漏孔，血中的红细胞和少量蛋白漏入尿中。严重的患者 α-3/α-4/α-5 Ⅳ型胶原链结构缺失，其 GBM 主要由 α-1/α-1/α-2 Ⅳ型胶原链组成，在胚胎发育时期形成较脆弱的 GBM。由 α-1/α-1/α-2 Ⅳ型胶原链组成的 GBM 对氧化应激和物理应力更敏感。

由于Ⅳ型胶原网络结构也存在于耳蜗、眼、皮肤、肺、睾丸和平滑肌，HN 患者可出现各种肾外表现。通常同时出现肾和肾外表现的患者病情更严重，这些患者的基因突变移码或缺失的范围很大，严重影响了胶原链的形成。

2. 薄基底膜肾病 大部分 TBMN 患者 *COL4A3* 和 *COL4A4* 基因突变。TBMN 为常染色体显性遗传，而常染色体隐性遗传基因携带者多被认为 HN。这些患者的基因突变均呈杂合，而不是纯合，这也是其表型较温和的原因。HN 患者正常的 α 链缺失，而 TBMN 患者可有正常的 α-3/α-4/α-5 Ⅳ型胶原链结构，因此其 GBM 虽然变薄但仍可以保持完整。而 HN 患者的 GBM 不完整，使血中的红细胞和蛋白漏入尿中。

不是所有的 TBMN 患者均与 *COL4A3* 和 *COL4A4* 的基因突变有关。更多关于 TBMN 基因突变的研究正在进行。TBMN 患者不常出现肾外表现，这是因为其基因突变较 HN 患者更温和，对Ⅳ型胶原网络结构的破坏较轻。

临床表现

1. 遗传性肾炎 HN 患者早期肾表现包括儿童期就开始出现持续镜下血尿，常伴有间断发作的肉眼血尿。镜检可见变形红细胞或管型，说明是肾小球源性血尿。在 20 ~ 40 岁时，逐渐出现蛋白尿、高血压和进行性肾功能减退。肾外表现有感音神经性耳聋和视力障碍。X 连锁遗传的男性患者出现感音神经性耳聋达 80%，而出现视力障碍达 25% 左右。

2. 薄基底膜肾病 患者多有持续的镜下血尿。儿童时期出现蛋白尿者较少见，到成年时很大一部分患者可出现蛋白尿。肾外表现很少见。患病年龄跨度很大，从幼儿到老年均可见到。

遗传性肾炎和薄基底膜肾病的病理生理和临床特点

病理生理特点

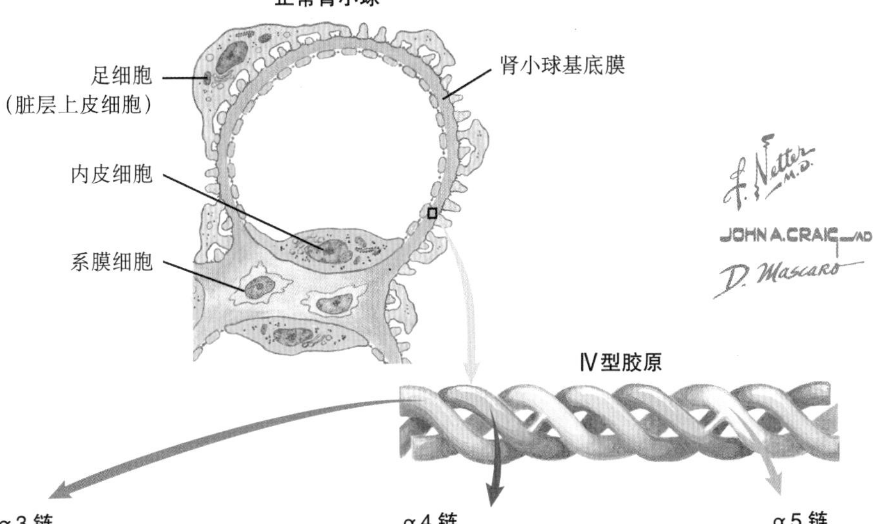

α3 链
- 由位于染色体 2q35–37 的 *COL4A3* 编码
- 突变可导致
  - 常染色体隐性遗传 HN（占 10%）
  - 常染色体显性遗传 HN（占 5%）
  - TBMN
- 表皮基底膜无此成分，因此皮肤活检不作为手段

α4 链
- 由位于染色体 2q35–37 的 *OL4A4* 编码
- 突变可导致
  - 常染色体隐性遗传 HN（占 10%）
  - 常染色体显性遗传 HN（占 5%）
  - TBMN
- 表皮基底膜无此成分，因此皮肤活检不作为手段

α5 链
- 由位于 X 染色体的 *COL4A5* 编码
- 突变可导致
  - X 连锁 HN（占 85%）
- 在表皮基底膜表达，可通过皮肤活检评估

临床特点

HN 和 TBMN 共有

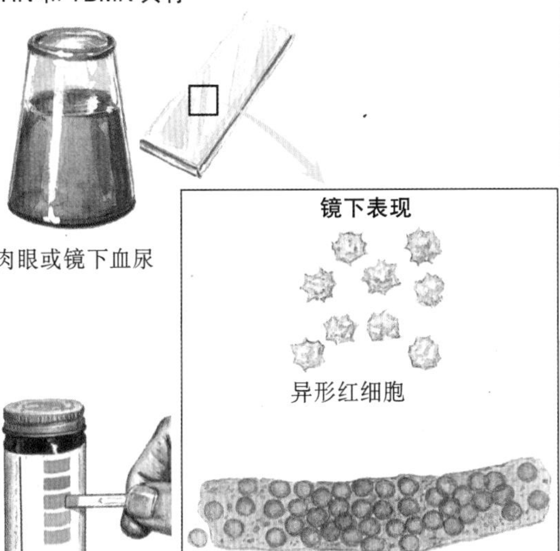

肉眼或镜下血尿

蛋白尿

HN 特有

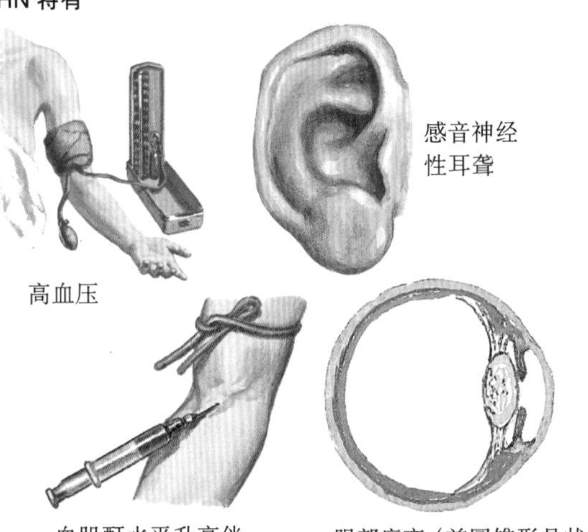

高血压

血肌酐水平升高伴进行性肾功能下降

眼部病变（前圆锥形晶状体、视网膜斑点、白内障、其他）

十二、遗传性肾炎（Alport 综合征）/ 薄基底膜肾病（续）

诊断

除了 HN 和 TBMN，常在儿童期出现镜下血尿的是 IgA 肾病（见专题 4-16），要注意鉴别诊断。有血尿家族史的患者要优先考虑 HN 或 TBMN，而不是 IgA 肾病；另外，出现终末期肾病、耳聋或视力障碍的患者诊断 HN 的可能性较 TBMN 大。

如果怀疑 HN，可通过皮肤活检明确诊断。正常情况下Ⅳ型胶原的 α−5 链可在皮肤基底膜表达，免疫荧光检查 α−5 链的抗体着色阴性提示可能存在基因突变。X 连锁遗传性疾病可出现 α−5 链的突变，很多患者可通过基因检测诊断。然而，正常情况下 α−3 和 α−4 链不在皮肤基底膜表达，故皮肤活检不能检测到这几条链的基因突变。因此，皮肤活检阴性的患者，应做肾活检以证实。

反之，如存在持续血尿、家族史，而病情进展较缓慢，则应考虑诊断 TBMN。由于该病患者不存在 α−5 链的基因突变，故皮肤活检免疫荧光正常。肾活检可明确诊断，但并不是常规检查手段。

光镜检查，HN 和 TBMN 没有明显区别。而电镜检查可鉴别并明确两者诊断。HN 患者的 GBM 可见不规则的增厚和变薄，多薄层交织成网状结构。可见弥漫性足细胞足突融合。反之，TBMN 可见 GBM 变薄但无多薄层状结构。HN 的早期改变是 GBM 不规则变薄，故两者鉴别诊断较困难。免疫荧光检查 α−3、α−4 和 α−5 链可能有助于鉴别诊断。HN 的这 3 条 α 链的表达明显减少或缺失，说明正常的 α−3/α−4/α−5 Ⅳ型胶原链结构缺失，被 α−1/α−1/α−2 链结构所替代，而 TBMN 的 α−3、α−4 和 α−5 链免疫荧光阳性。直接基因检测可用于产前诊断，或肾活检不能明确时。

治疗和预后

HN 没有任何有效的药物治疗方法。使用肾素－血管紧张素受体阻断药来控制高血压和蛋白尿，可能有助于延缓肾小球硬化和肾功能减退。由于基因突变的严重程度不同，进展至 ESRD 的速度也不同。

TBMN 通常不会进展至 ESRD，也很少导致肾实质的瘢痕形成。目前没有有效的治疗手段。考虑为 TBMN 的患者，如出现肾功能进行性下降，应行肾活检或其他检查除外 HN 和 IgA 肾病。

遗传性肾炎和薄基底膜肾病的电镜下特点

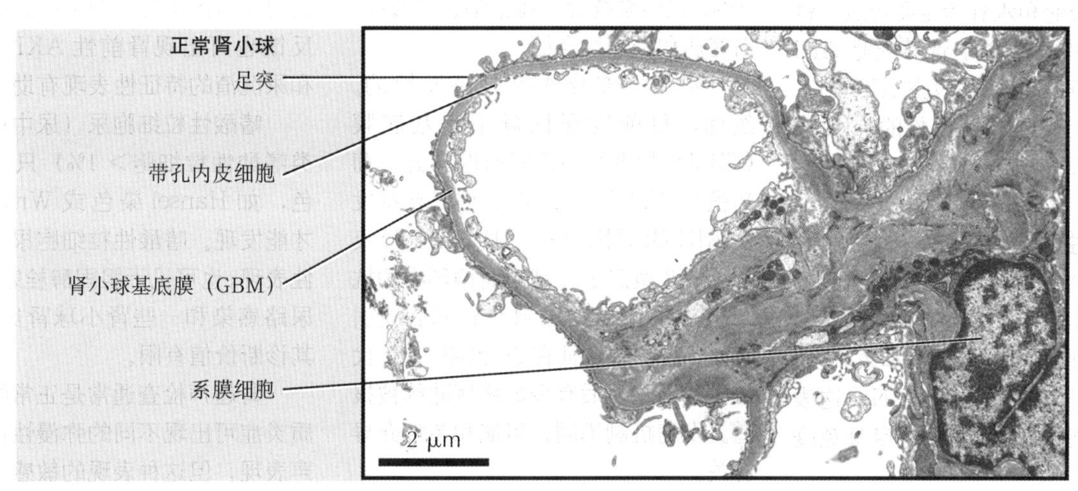

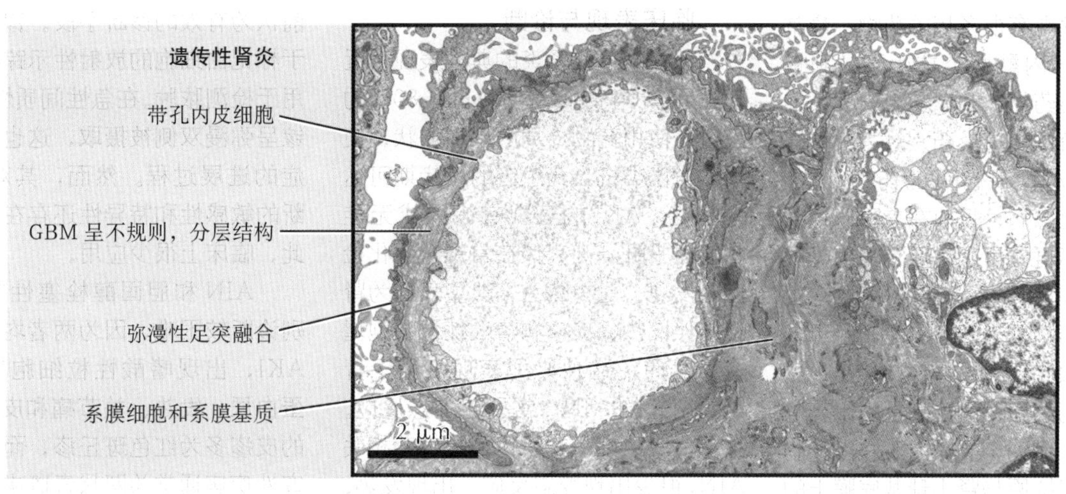

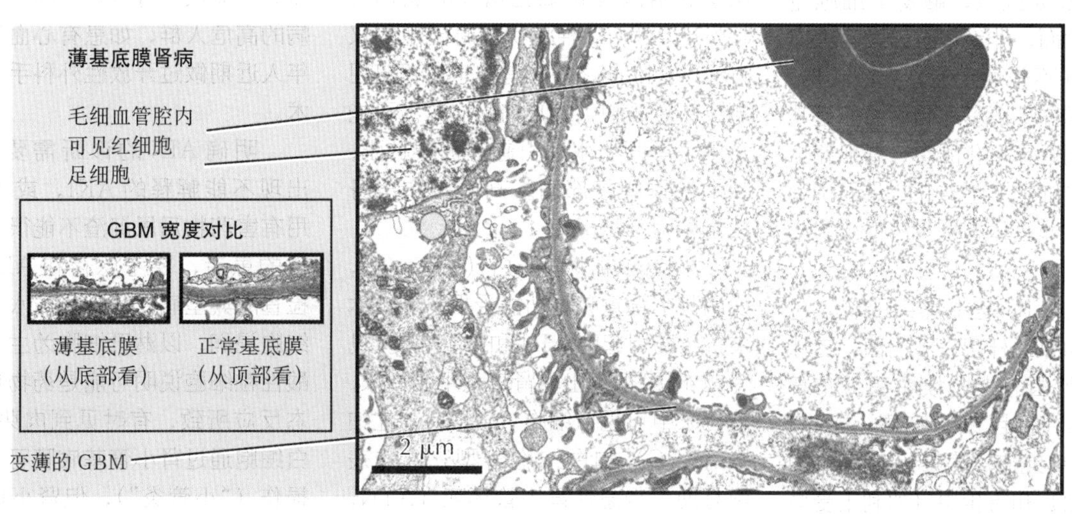

十三、急性间质性肾炎

急性间质性肾炎（AIN）是急性肾损伤（AKI）的常见病因，以弥漫性肾间质炎症和水肿为主要特点。肾前性损伤和急性肾小管坏死是AKI更常见的病因，AIN只占AKI的一小部分，但在已行肾活检的AKI患者中占25%。

病理生理学

引起AIN的主要原因可归纳为3大类：药物、感染性疾病和自身免疫性疾病。接触同样的药物和致病菌，却只有一小部分人出现AIN，这表明AIN发病的关键是患者自身免疫反应异常。

2/3的AIN病例是由药物反应引起。已发现有很多相关药物，最常见的有β－内酰胺类抗生素、利福平、磺胺类药物、利尿药、质子泵抑制药和非甾体类抗炎药。过去，青霉素是引起AIN最常见的药物，1/5的患者因此患病，目前在美国这种抗生素已经不再使用。然而，药物导致AIN的发病率仍逐渐升高，这是由于使用的药物越来越多，尤其对于老年人更是如此。

许多药物引发的疾病是由于药物变态反应。例如，β－内酰胺类药物可以作为半抗原与肾小球基底膜上的蛋白结合形成抗原，触发T细胞免疫反应。然而，非甾体抗感染药大部分情况下并不是通过这种方法致病。确切的机制尚不清楚，猜测可能是其选择性抑制肾环氧化酶类，增强花生四烯酸向白细胞三烯转化，从而诱发免疫反应。非甾体类抗炎药很少引起变态反应。

15%的AIN是由感染引起，包括细菌（如弧形杆菌、沙门菌、链球菌、葡萄球菌、大肠埃希菌、布鲁菌）、病毒（如巨细胞病毒、EB病毒、HIV、单纯疱疹病毒）、真菌（如组织胞浆菌）和寄生虫（如利士曼原虫）。这些病原体可通过直接侵入肾实质或间接激活免疫系统诱发炎性反应。在发展中国家，感染仍然是引起AIN的一个重要原因。

自身免疫性疾病引起的AIN占10%，包括系统性红斑狼疮、结节病、白塞病和干燥综合征。

剩下一部分AIN是特发性的。然而，目前发现抗肾小管基底膜（TBM）肾炎和小管间质性肾炎／葡萄膜炎（TINU）综合征是引起特发性AIN的原因之一。抗TBM肾炎常见于儿童患者，是由血循环中的抗TBM抗体靶向结合肾小管基底膜引起。TINU综合征在20世纪70年代首先被描述，后有少数病例陆续被报道。发病机制不明，可能和免疫介导有关。

临床表现与诊断

急性间质性肾炎的典型表现为近期使用新药物后出现AKI。80%的患者在使用药物3周内出现症状，使用非甾体类抗炎药患者的潜伏期可达几个月。AKI的表现有少尿或无症状的血肌酐升高，仅在常规血生化检查时发现。过去认为，典型表现为肾损伤伴发热、皮疹和嗜酸性粒细胞增多；然而，这种典型表现仅见于青霉素引起的AIN，常引起变态反应。现在，多数都是非甾体类抗炎药相关AIN，很少出现变态反应。出现发热、皮疹和嗜酸性粒细胞增多的病例占15%～25%，3种症状同时出现的仅占10%。除此之外，有些患者可出现侧腹部疼痛和（或）肉眼血尿。可能是由于肾间质水肿引起肾被膜扩张，从而导致侧腹部痛。高血压和全身性水肿不常见。

尿检可见少量蛋白（$< 2g/d$），说明肾小管重吸收功能受损。非甾体类抗炎药引起的AIN和微小病变（见专题4－8）很少出现肾病水平蛋白尿。镜检尿中可见白细胞（WBC）、红细胞（RBC）和白细胞管型。这些表现有助于与急性肾小管坏死（ATN，见专题4－3）相鉴别，ATN是引起肾性AKI最常见的病因，典型表现为尿沉渣阴性或出现上皮细胞管型。此外，尿检无红细胞管型或变形红细胞，也有助于与急性肾小球肾炎鉴别。使用非甾体类抗炎药干扰正常的球管反馈也可出现肾前性AKI，蛋白尿和尿沉渣的特征性表现有助于鉴别。

嗜酸性粒细胞尿（尿中白细胞分类嗜酸性粒细胞＞1%）只有特殊染色，如Hansel染色或Wright染色才能发现。嗜酸性粒细胞尿是非特异性表现，也可见于胆固醇栓塞性肾病、尿路感染和一些肾小球肾炎。因此，其诊断价值有限。

肾超声检查通常是正常的。肾间质炎症可出现不同的弥漫性肾皮质回声表现，但这种表现的敏感性和特异性有待进一步研究验证。镓扫描是目前认为有效的诊断手段。镓是一种用于标记白细胞的放射性示踪物，过去用于检测脓肿。在急性间质性肾炎中，镓呈弥漫双侧被摄取，这也反映了炎症的进展过程。然而，其对AIN诊断的敏感性和特异性还存在争议。因此，临床上很少应用。

AIN和胆固醇栓塞性肾病的鉴别诊断较困难，因为两者均可以导致AKI，出现嗜酸性粒细胞尿与少量蛋白尿、发热、关节痛和皮疹。AIN的皮疹多为红色斑丘疹，而胆固醇栓塞性疾病通常为网状青斑或足趾出现蓝紫色斑块。有些是胆固醇栓塞性疾病的高危人群，如患有心血管病的老年人近期做过开放性外科手术或穿刺术。

明确AIN的诊断需要肾活检。出现不能解释的AKI，或者停止使用有害药物后尿沉渣不能很快恢复正常的患者，要考虑存在AIN。光镜检查的典型病变为肾间质水肿，伴白细胞浸润，以淋巴细胞为主。出现嗜酸性粒细胞说明可能是药物相关的变态反应所致。有时见到肉芽肿出现。白细胞通过肾小管基底膜可造成小管损伤（“小管炎”），但肾小球和血管通常可以幸免。间质炎症在肾皮质较肾髓质更明显。

急性间质性肾炎的病因和临床表现

病因

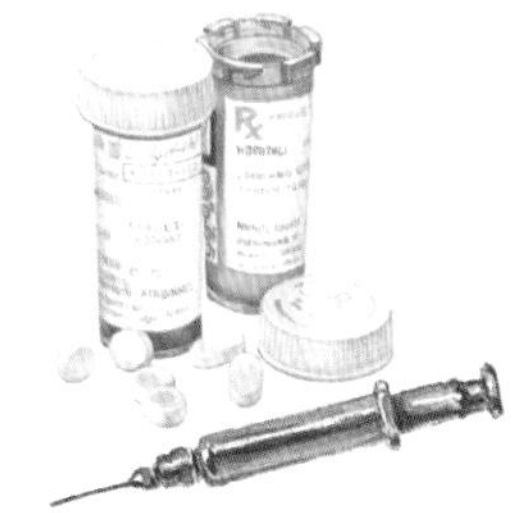

药物（主要原因）

- 抗生素（尤其是 β－内酰胺类）
- NSAIDs
- 磺胺类
- 质子泵抑制药
- 利尿药
- 其他

感染

- 细菌性（*链球菌*、*葡萄球菌*、*弯曲杆菌*、其他）
- 病毒（巨细胞病毒、EB 病毒、HIV、其他）
- 真菌（*组织胞浆菌*）
- 寄生虫（*杜氏利什曼原虫*）

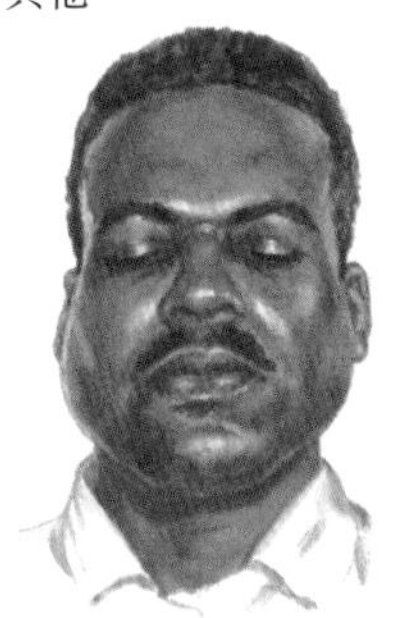

自身免疫病（少见）

- 系统性红斑狼疮
- 肉状瘤病
- 白塞病
- 干燥综合征

特发性/新发病因

- TINU 综合征
- 抗小管基底膜肾炎

临床表现

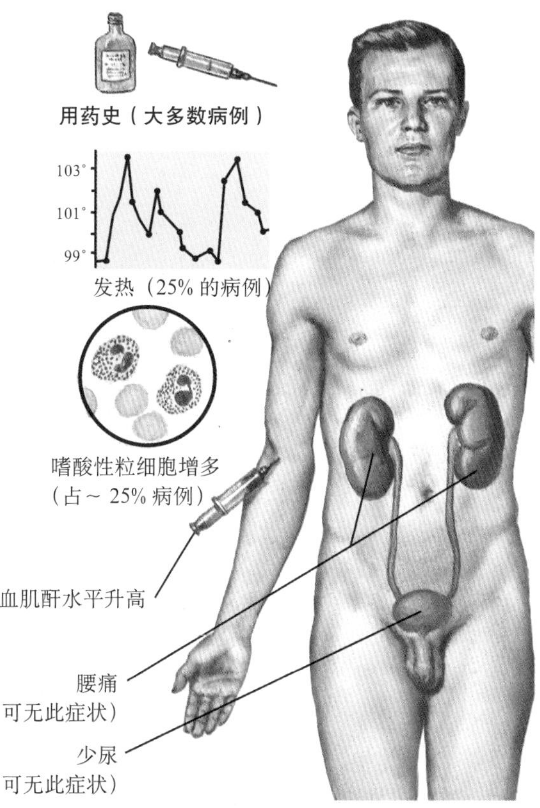

尿检表现

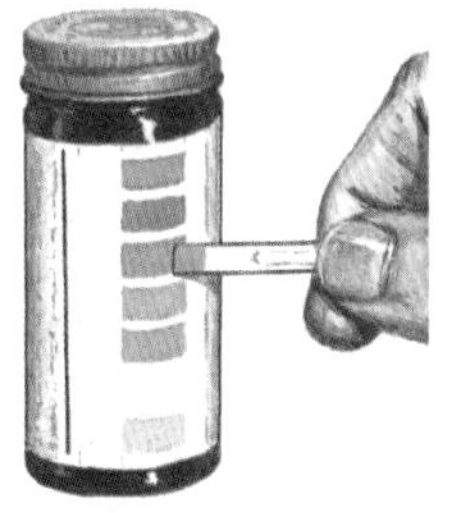

蛋白尿，多为非肾病范围

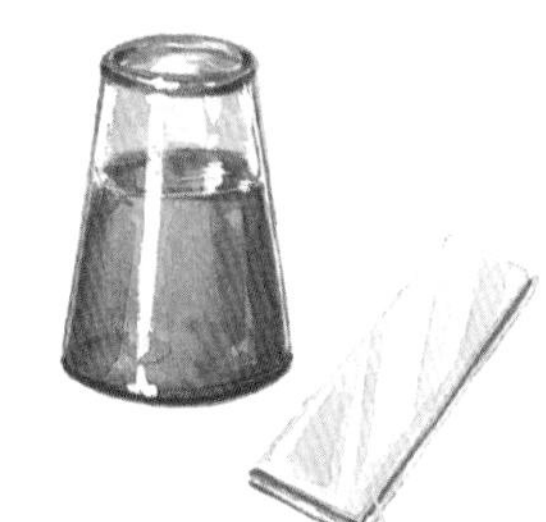

肉眼或镜下血尿

尿沉渣

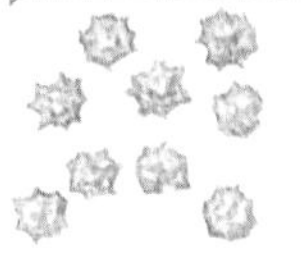

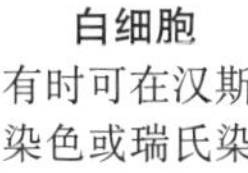

白细胞

有时可在汉斯染色或瑞氏染色见到嗜酸性粒细胞

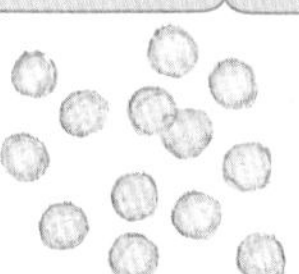

红细胞

通常不出现异形红细胞或红细胞管型，这和肾小球病相鉴别

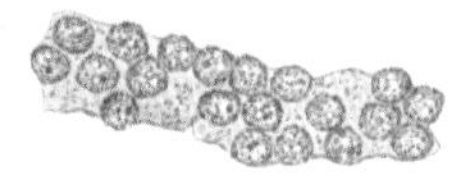

白细胞管型

十三、急性间质性肾炎（续）

治疗

急性间质性肾炎的初始治疗包括停用所有可疑药物和根治感染。一旦确定某种药物可引起间质性肾炎，今后要避免应用，以免再次引发该病。

此外，最近有研究证实，药物相关的疾病早期使用激素治疗有助于肾功能更快更好地恢复。没有使用禁忌证的情况下，可考虑短疗程激素治疗。

预后

大部分患者肾功能可完全恢复。少数可进展至终末期肾病，需要肾替代治疗。肾功能能否恢复取决于肾衰竭持续的时间，而不是血肌酐的峰值。许多资料显示老年患者预后较差。

急性间质性肾炎组织学特征

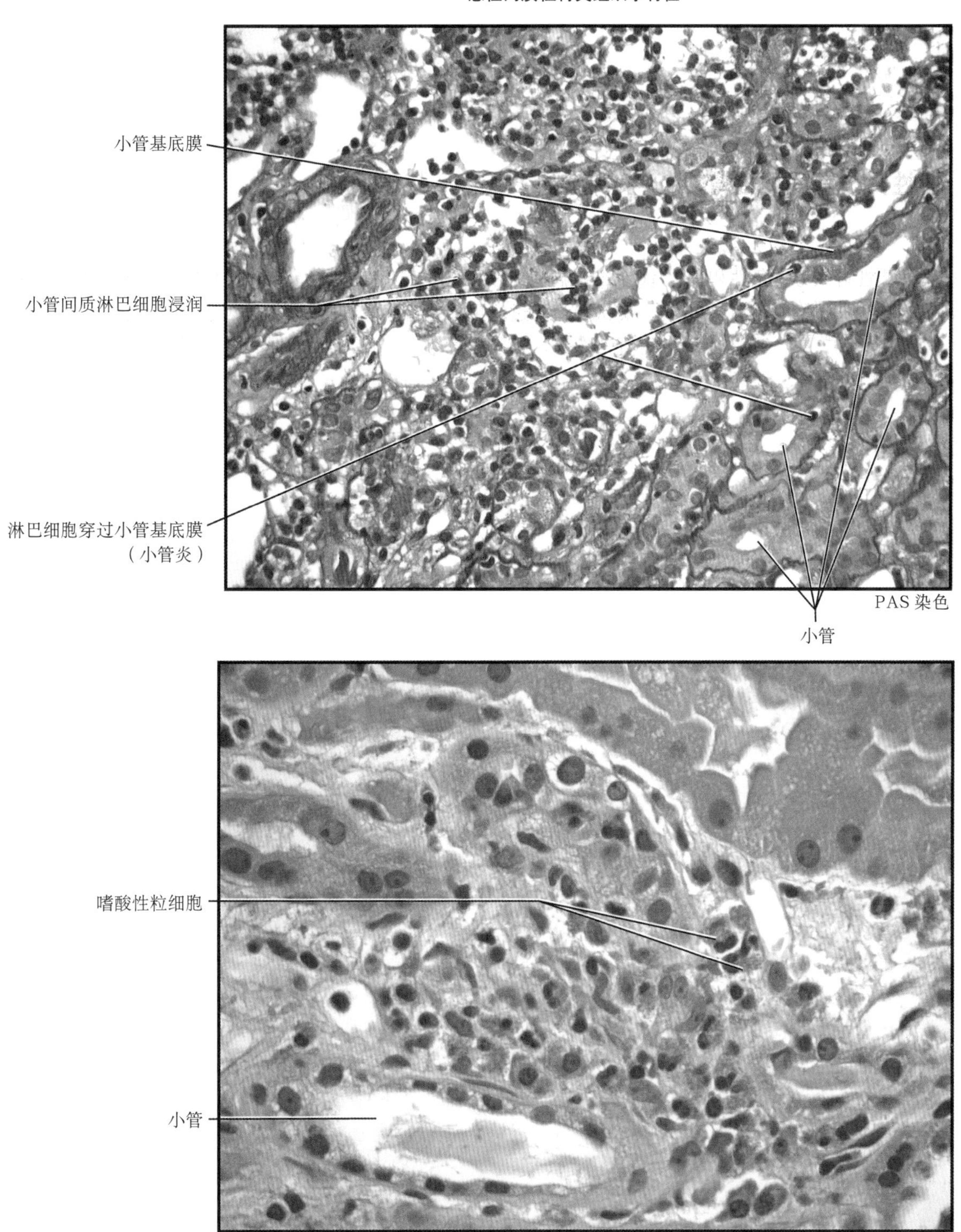

十四、慢性肾小管间质性肾炎

肾小管间质性肾炎分为急性和慢性两种。急性间质性肾炎（AIN，见专题 4-28）病变更严重，可出现肾功能的快速下降和明显的小管间质炎症。

反之，原发性慢性肾小管间质性肾炎（CTIN）进展较缓慢，多由未经治疗的 AIN，以及一些轻微肾损伤引起。该病表现为肾小管间质纤维化和瘢痕形成，而非炎症，并伴有肾功能缓慢下降。虽然急性和慢性 CTIN 常有相同的病因，但均为独立的肾病，因为两者的病理生理学机制不同。

全世界 10% ~ 20% 的终末期肾病（ESRD）都源于原发性 CTIN，随着更多的病因被明确，这一数字仍在不断升高。

病理生理学

CTIN 可以是原发或继发。原发性 CTIN 最早损伤肾小管间质，不累及肾小球或血管。随着肾小管间质损伤的进展，可出现肾小球硬化和动脉壁增厚。球管反馈机制可解释这一现象，即肾小管损伤导致近端小管对电解质的重吸收减少，使致密斑的溶质负荷增加，入球小动脉收缩。血管收缩导致肾小球缺血，这种现象持续存在可导致肾小球硬化。原发性 CTIN 继发肾小球损伤也可以用“肾脏切除性肾病”理论来解释，即肾间质瘢痕形成使肾功能部分丧失，从而导致肾小球硬化。

继发性 CTIN 是原发性肾小球或血管疾病导致的肾小管间质损伤。一般认为，滤过的蛋白对肾小管细胞有毒性作用，导致小管损伤。也有学者认为，硬化的肾小球缺血可导致小管损伤。损伤的肾小管细胞表达黏附因子、各种细胞因子和生长因子，导致肾间质炎症和纤维化。因此可以认为，继发性 CTIN 是许多肾病的终点，而不是一种原发性肾病。

原发性 CTIN 的病因很多，主要分为 7 大类：中毒、代谢障碍、自身免疫、感染、肿瘤、遗传和其他。中毒是 CTIN 最主要的病因，常见的毒性物质有镇痛药、5-ASA、铅、锂、镉和马兜铃酸。代谢障碍性疾病包括尿酸代谢异常、低钾血症、高钙血症和高草酸尿症。自身免疫性疾病有干燥综合征和结节病。感染、肿瘤、遗传及其他类最常见的疾病分别为慢性肾盂肾炎、多发性骨髓瘤（见专题 4-53）、肾小管间质淀粉样变（见专题 4-47）、多囊肾和镰状细胞病。

镇痛药肾病（AN）是 CTIN 最主要的病因之一。20 世纪 50 年代首次被描述，当时发现有 44 例 CTIN 患者和 22 例肾乳头坏死患者的发病与长期使用镇痛药有关。最多的时候，以镇痛药肾病为病因的 ESRD 患者在美国占 1%，欧洲和澳大利亚多达 20%。

已经明确有很多镇痛药可以致病，且多是由于混合服用所致，这些药物有非那西丁、对乙酰氨基酚（非那西丁的主要代谢产物）及其他药物如非甾体类抗炎药、可待因、阿司匹林和咖啡因。虽然没有直接证据证明非那西丁是引起该病的最主要原因，但大量病例均高度怀疑由此导致，欧洲在 20 世纪 70 年代已禁止使用该药，美国也于 1983 年禁用该药。有报道，禁令颁布后镇痛药肾病的发病率下降；但是也有与此不同的报道，且镇痛药肾病的诊断较困难，所以真实情况尚不明确。此外，一系列实验模型和临床病例已经阐明其他药物也有致病性，包括对乙酰氨基酚、非甾体类抗炎药和阿司匹林。

以镇痛药肾病为模型来解释 CTIN 的发病机制。明确的机制尚不清楚，可能与毒性代谢产物在肾小管重吸收和聚集有关。当还原剂不足时，这些代谢产物可导致氧化损伤。肾乳头血流较缓，氧含量低，最容易出现损伤。联合使用抑制前列腺素合成的镇痛药，如阿司匹林，可导致肾血管收缩，使肾乳头缺血坏死。肾乳头坏死是镇痛药肾病的特征性表现，但并不是该病所特有，也可见于糖尿病（见专题 4-45）、镰状细胞贫血、尿路梗阻（见专题 6-1）及肾结核（见专题 5-10）。

肾小管有毒物质蓄积是 CTIN 的主要发病机制，也可能有其他机制起作用。例如，慢性梗阻性肾盂肾炎是由于反复感染导致肾小管间质炎症和瘢痕形成，引起弥漫或局部梗阻。尿酸性肾病是尿酸盐结晶在远端肾小管和集合管沉积，形成痛风石，巨细胞和其他单核细胞吞噬该异物引起局部纤维化。

慢性间质性肾炎和镇痛药肾病

主要原因

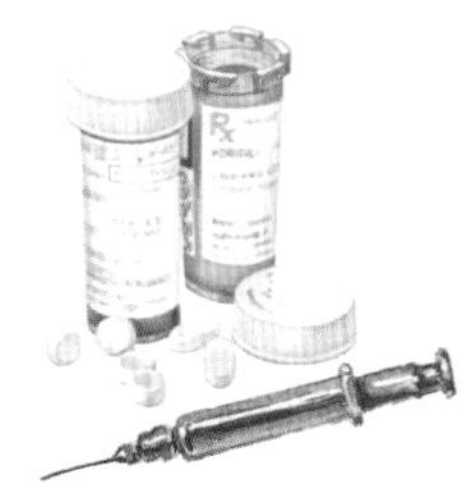

毒性药物
- 镇痛药
- 氨基水杨酸
- 铅
- 锂
- 镉
- 马兜铃酸

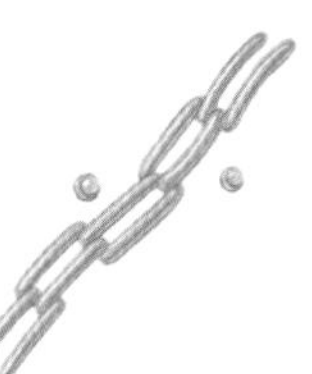

肿瘤
- 小管间质淀粉样变性
- 多发性骨髓瘤

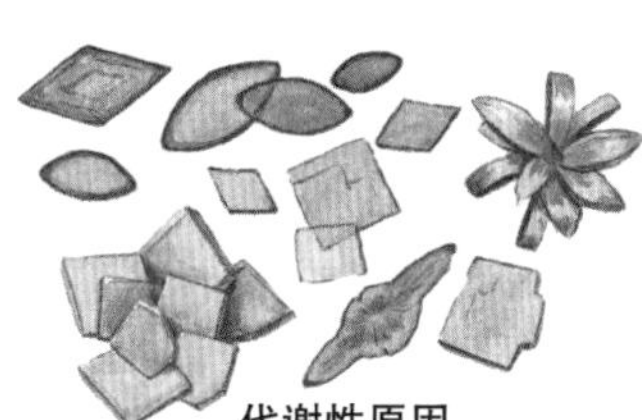

代谢性原因
- 尿酸代谢异常
- 低血钾症
- 高钙血症
- 高草酸尿症

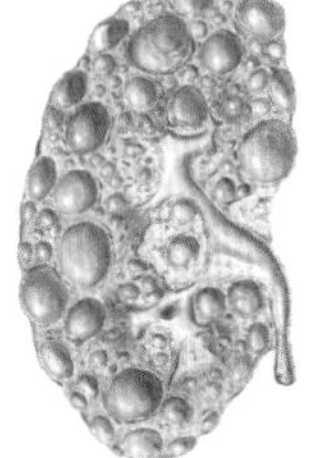

遗传
- 多囊肾

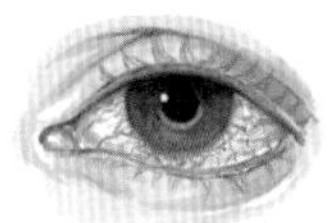

自身免疫
- 干燥综合征
- 结节病

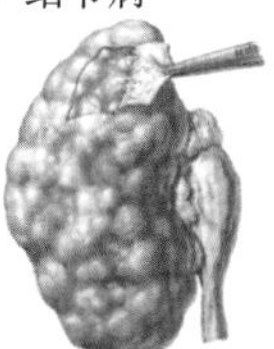

感染
- 慢性肾盂肾炎

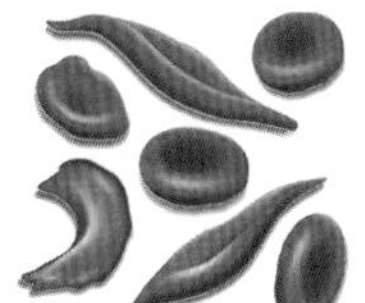

混杂性原因
- 镰状细胞贫血

镇痛药肾病

可能的致病机制

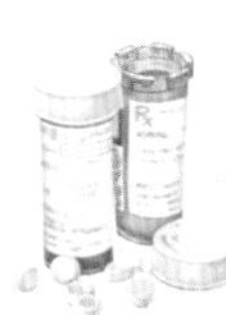

肾内毒性代谢产物蓄积

非那西丁

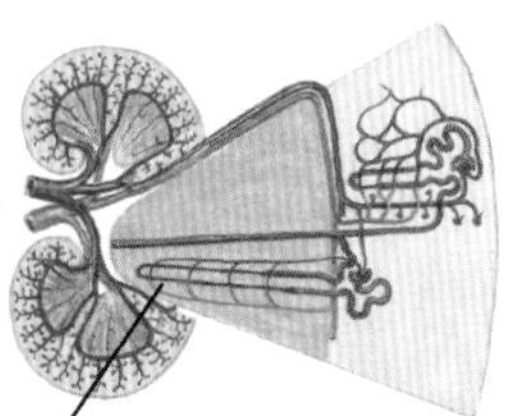

血流与氧含量低，在缺乏还原剂的情况下，前列腺素使血管收缩

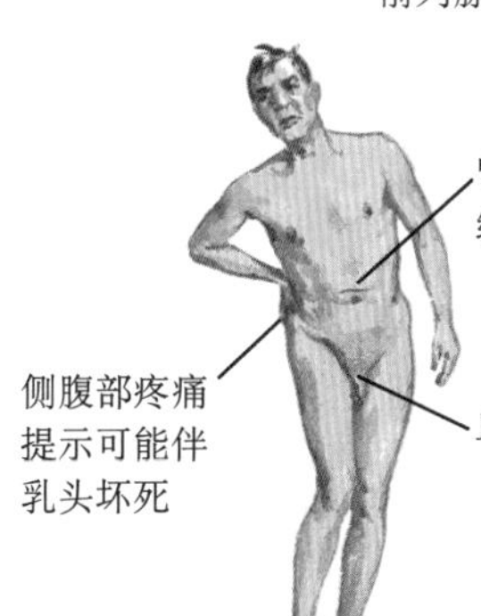

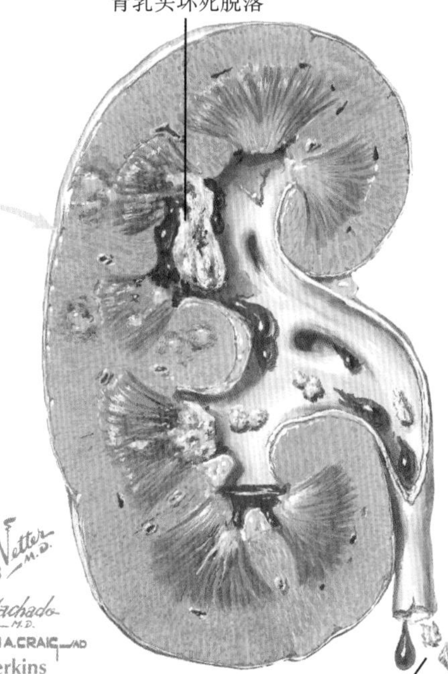

十四、慢性肾小管间质性肾炎（续）

临床表现与诊断

正如前面描述，CTIN 可影响到肾小球，因此常伴随缓慢但持续性 GFR 下降。在疾病早期，体检可发现轻微（如果存在）血压异常，罕见水肿。尿检无炎症表现，可有微量蛋白尿（一般 < 1g/d）。镇痛药肾病患者可出现侧腹部痛或血尿，伴肾乳头坏死。随着疾病进展，可能出现一些肾外表现。

随着肾小管损伤的加重，患者开始出现肾小管功能紊乱的表现，如多尿、肾小管酸中毒（见专题 3-25），甚至 Fanconi 综合征（见专题 4-64），表现为盐分流失、糖尿、氨基酸尿、高磷酸盐尿、高钙尿、低分子量蛋白尿和多尿。

肾超声检查可发现肾皮质瘢痕形成的征象，如双侧肾缩小、肾轮廓不规则、节段性低回声；这些征象多出现在疾病晚期。其他影像学检查不作为诊断 CTIN 的常规手段；然而，腹部 CT 发现肾乳头钙化是镇痛药肾病高度特异性的表现。

由于临床表现和实验室检查无特异性，确诊 CTIN 常需要肾活检。如果超声检查发现肾皮质瘢痕形成，通常不再行肾活检，因为这些患者多存在不可逆的肾功能减退，且出血风险较高。CTIN 肾活检的主要病理表现包括肾小管萎缩、管腔扩大伴小管上皮细胞扁平及基底膜增厚。肾间质出现分隔说明有纤维化和瘢痕形成，伴有不同程度的白细胞浸润，这些表现与疾病的严重程度和持续时间有关。浸润的细胞以淋巴细胞、巨噬细胞或 B 细胞为主。肾损伤的持续时间不同，则出现肾小球硬化和（或）小动脉壁增厚的程度不同。

此外，依据不同病因也可出现不同的病理表现，例如，镇痛药肾病的肾乳头坏死，尿酸性肾病的远端小管尿酸盐结晶沉积和痛风石，多发性骨髓瘤的肾小管（骨髓瘤）管型，锂中毒的肾小管囊样结构，以及低钾性肾病的近端小管空泡变。

治疗

CTIN 的治疗主要是发现并消除危险因素，如特定药物、代谢障碍和感染。除了肿瘤和遗传引起的 CTIN 以外，如果早期去除致病物，肾功能障碍多是可逆的。肾活检存在明显炎症的患者可使用免疫抑制药治疗，但目前还没有随机对照研究支持这一治疗方案。进展至终末期肾病的两个最主要危险因素是明确诊断时的血肌酐值和肾小管间质瘢痕形成的程度。

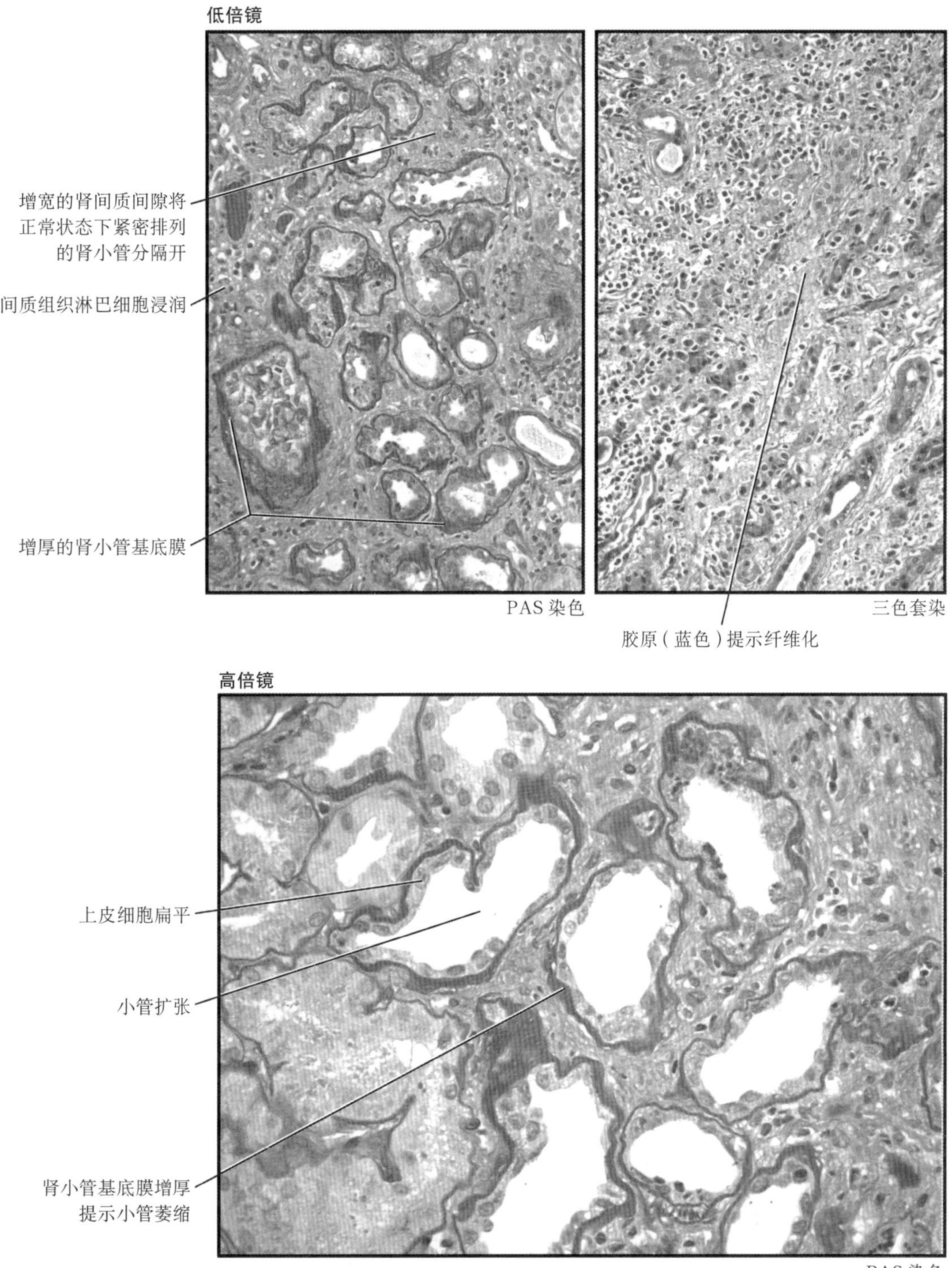
慢性间质性肾炎组织病理学特征
低倍镜
增宽的肾间质间隙将正常状态下紧密排列的肾小管分隔开
间质组织淋巴细胞浸润
增厚的肾小管基底膜
PAS 染色
三色套染
胶原（蓝色）提示纤维化
高倍镜
上皮细胞扁平
小管扩张
肾小管基底膜增厚提示小管萎缩
PAS 染色

十五、血栓性微血管病

血栓性微血管病是一组具有相同临床及病理性表现的疾病总称。最常见的两种类型是血栓性血小板减少性紫癜（TTP）和溶血性尿毒综合征（HUS）。TTP 以特征性全身性微血栓形成导致组织缺血坏死为特征，而 HUS 的微血管血栓则主要局限于肾，以急性肾损害为主要临床特征。

TTP 和 HUS 主要实验室检查结果包括由于血小板消耗增加造成的血小板减少和微血管病性溶血性贫血（MAHA），而 MAHA 是由于红细胞通过已形成血栓的狭窄血管时机械力对其破坏所致。

TTP 和 HUS 的差异在于最常累及的器官系统不同，如前所述，HUS 以肾损害为主要特征，而 TTP 主要为全身性病变包括神经系统的异常。在某些病例中，两种疾病进程中均可出现肾和神经系统受累的症状。因此，简单地根据症状将疾病分类是不可靠的。最近有研究有助于阐明两种疾病的确切机制，从而不用考虑目前的症状而可以将两种疾病快速鉴别并且集中给予治疗。

病理生理学

1. *溶血尿毒综合征*（HUS） 可以有多种病因，但超过 90% 的病例（称为“典型 HUS”）与细菌感染产生的志贺菌样毒素（STX）有关。少数患者在感染了这种细菌后，STX 进入体循环并且与肾小球内皮细胞上的受体结合。毒素引起广泛的内皮损伤，并且促进细胞因子、趋化因子和细胞黏附分子的表达上调，由此产生的炎性反应使血小板活化并导致肾微循环的弥漫性血栓栓塞。但在疾病发生发展过程中没有观察到菌血症发生及其对疾病进程的影响。

该病在 5 岁以下的儿童中发病率很高，每年发病率为 6.1/10 万，最主要的病原菌是产 STX 的大肠埃希菌 O157：H7，其他血清型的大肠埃希菌也可能导致本病。接触该类细菌多是由于摄入受污染的食物（包括生牛肉或奶制品）或水，大多数病例中可导致腹泻，因此典型的 HUS 又称为腹泻相关（D+）的 HUS。之所以 HUS 与年龄明显相关，是因为志贺菌素对于幼儿的肾小球内皮细胞亲和力强。

非典型的 HUS（又称为 D–HUS，缺乏腹泻的前驱症状）与前者相比有多种原因可以导致。在某些非典型 HUS 患者中，可能存在补体系统的异常激活，导致内皮损伤和血小板聚集，有报道证实，本病患者存在补体替代途径 C3b 转化酶抑制药的编码基因突变，这种转化酶抑制药包括 H 因子、C 因子、I 因子、B 因子和膜辅助蛋白 MCP。如果是关键性突变，可以引起自儿童期开始补体系统自发性和反复的激活。目前还不清楚为什么本病对肾循环具有特殊的敏感性，一种推断认为，肾小球内皮细胞窗孔增加了内皮下蛋白与循环中蛋白的接触，从而导致补体系统激活而损伤肾。存在这种基因突变的患者通常有同类疾病的家族史，因此本病以家族性非典型 HUS 形式存在。

其余的非典型 HUS 患者为散发病例，可以是特发性的，也可以存在一些诱因，如妊娠、感染（如肺炎双球菌的感染）或某种药物（奎宁、环孢素、他克莫司），其发生机制各有不同。例如，奎宁类药物可能通过修饰或改变血小板的抗原而引发抗体的产生和结合；肺炎球菌被认为可以产生酶类暴露出红细胞、血小板和肾小球内皮细胞上的某种抗原，引发自身免疫反应；最后还有一种情况是在某些患者中存在补体系统编码基因的突变，在正常生理情况下不引起血栓，而是在某种因素刺激内皮细胞损伤后可引发血栓的形成。

血栓性微血管病的主要特征

发病机制

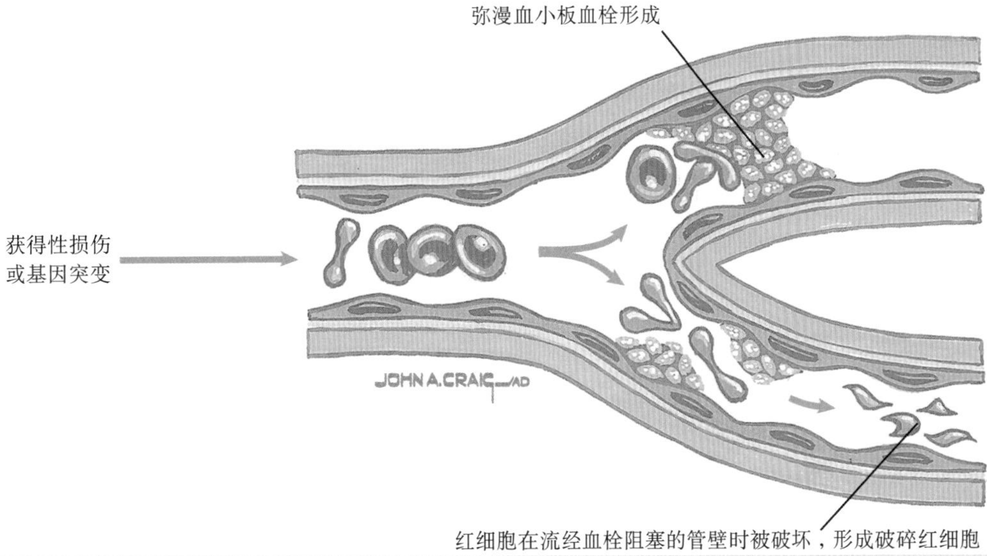

临床表现

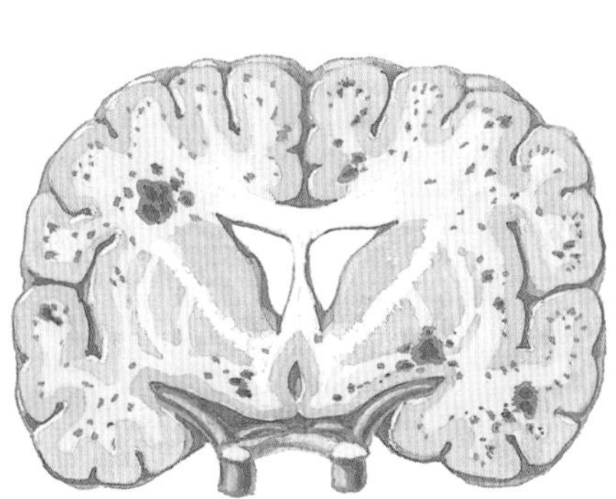

神经系统症状
昏迷、癫痫。局灶性神经系统功能缺失（与脑血管血栓形成有关）

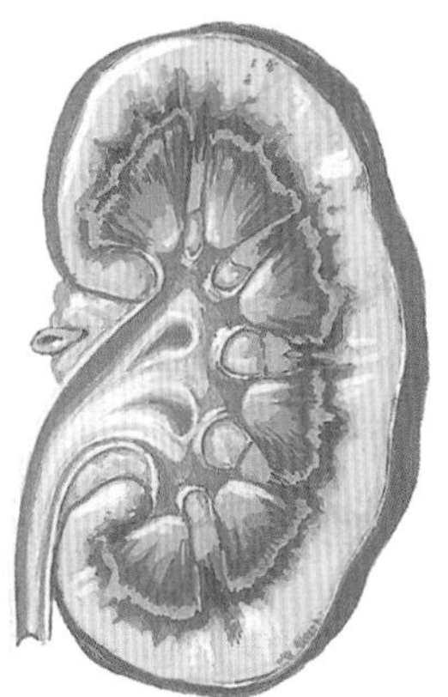

急性肾损伤
（与肾血管血栓形成有关）

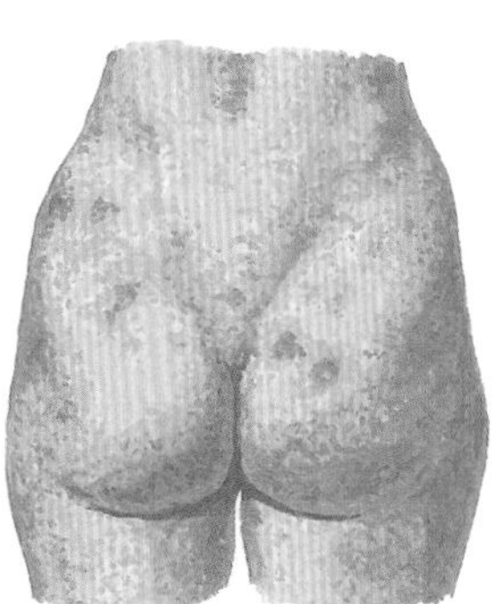

紫癜
（与皮肤相关血栓有关）

实验室检查

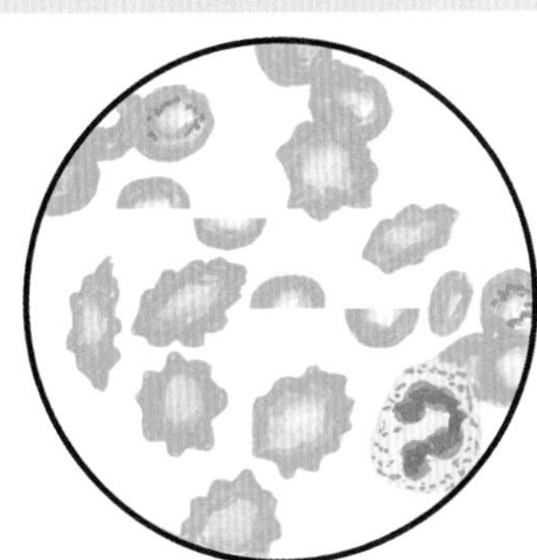

· 微血管病性溶血性贫血（涂片）可见破碎红细胞
· LDH 升高
· 血小板减少

十五、血栓性微血管病（续）

2. *血栓性血小板减少性紫癜*(TTP) 通常情况下引起微血栓的范围较 HUS 更广，存在家族聚集发病和散发病例的形式。本病致病性因素主要是血浆中酶类的缺乏，ADAMTS13（A Disintegrin and Metalloprotease with ThromboSpondin type 1 domains，member 13，血管性血友病因子裂解酶）负责处理血管假性血友病因子（vWF）多聚体。在正常情况下，内皮细胞分泌 vWF 多聚体，包括超大多聚体（ULvWF）。与小多聚体相比，ULvWF 与血小板的亲和力更强，然而在正常情况下，这类多聚体一经释放便被 ADAMTS13 分解。在 TTP 患者体内，可能存在 ADAMTS13 缺乏或失调，使得 ULvWF 存在于循环中并与血小板结合形成血小板血栓。

家族聚集性的 TTP，又称为厄－舒尔曼综合征（Upshaw-Schulman syndrome），在疾病中占有很少的比例，在本病中 ADAMTS13 蛋白几乎完全缺失。本病在婴儿出生后不久起病，在感染、妊娠或其他机体应激的情况下间歇性复发，原因可能是 ULvWF 产生过多。某些患者起病较晚，有的直到成年人时期经历机体应激因素时才发病，本病的遗传方式是常染色体隐性遗传。

散发病例占本病的大多数，并且多为成年人，多数患者可能存在抗 ADAMTS13 IgG 自身抗体，此抗体或可清除 ADAMTS13 或中和 ADAMTS13 的结合表位，这类抗体的产生机制未明，而在症状缓解期此类抗体消失。

继发性的 TTP 可能发生在高危易感人群，如妊娠期女性，关于为什么特定的刺激因素可以引发血小板血栓仍然不清楚，目前认为，可能与内皮应激导致大量的超大多聚体产生有关。

临床表现与诊断

TTP 和 HUS 患者临床上都可以出现肾功能损伤，表现为少尿、疲劳、恶心、呕吐；还可能有一些不稳定的神经系统症状，如癫痫、局灶性神经缺陷，甚至昏迷，或两者兼而有之。此外，患者还可能表现为发热、紫癜，而出现明显的症状并不常见。这些症状通常是突然出现的，而约 1/4 的患者在就诊前数周内出现这些症状。进一步检查发现，患者存在血小板减少，血小板计数通常在2万/μl以下，微血管病性溶血性贫血以外周血破碎红细胞为证据，乳酸脱氢酶（LDH）升高，肾受累时表现为血肌酐升高，TTP 和 HUS 的尿液常规检查可以表现为正常或出现红细胞和少量蛋白尿，凝血酶原、部分凝血酶原时间及机体的凝血因子水平在正常范围，这有利于与弥散性血管内凝血（DIC）相鉴别。

实验室检查可以发现血小板减少、LDH 升高，除外其他疾病（如 DIC、恶性高血压、近期干细胞移植）基础上的外周血破碎红细胞增多，这些检查结果可以充分诊断 TTP 或 HUS。

溶血尿毒综合征的病理和临床特征

典型

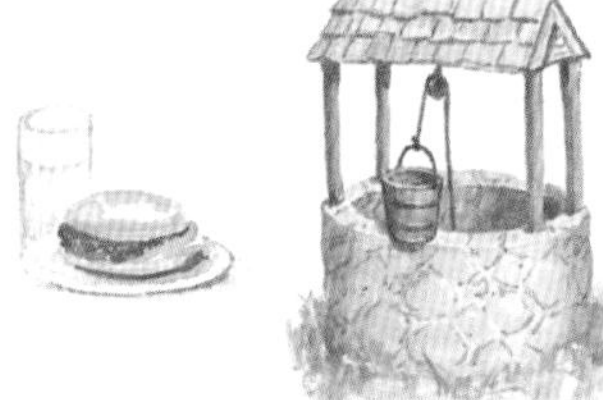

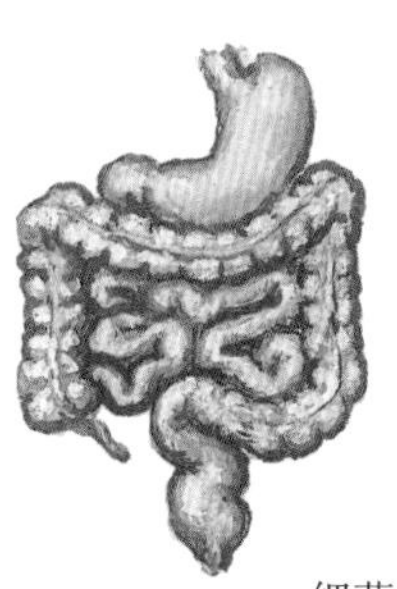

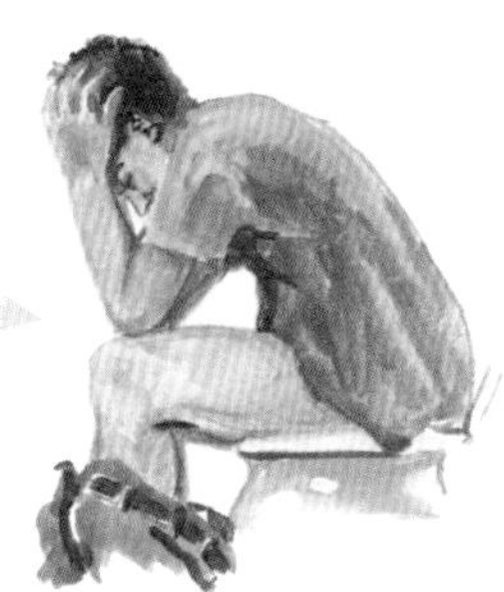

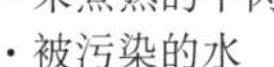

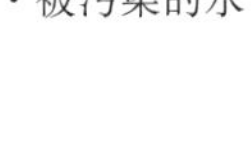

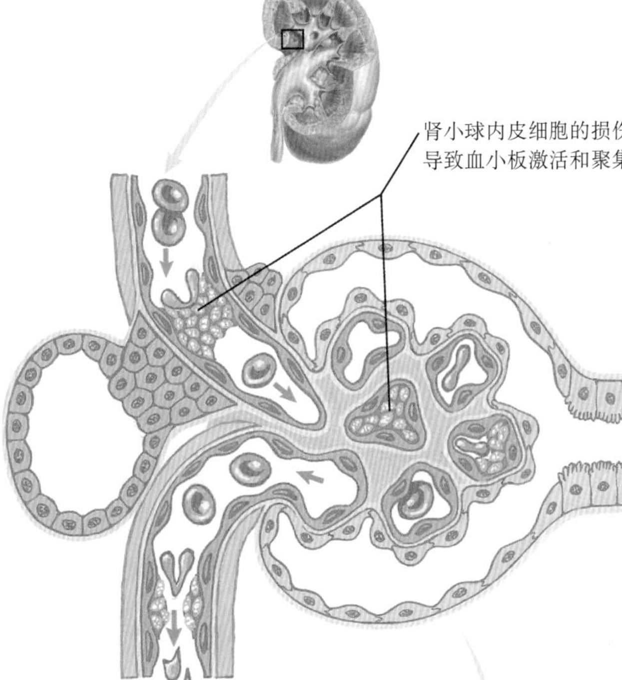

非典型

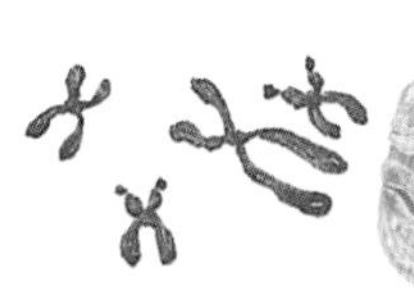

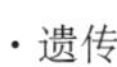

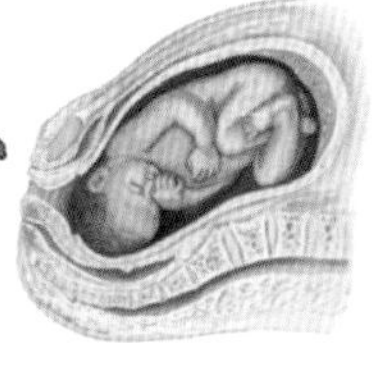

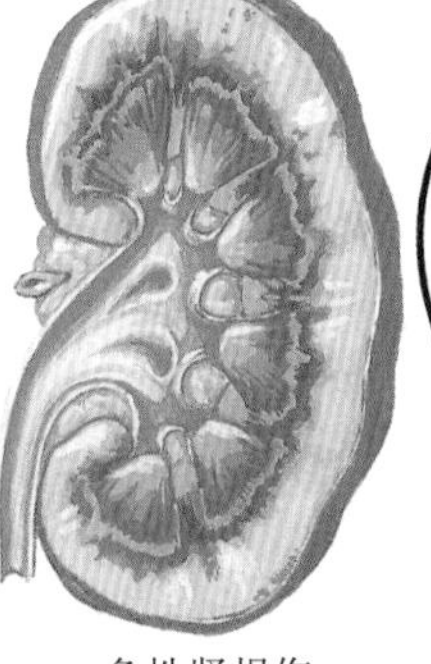

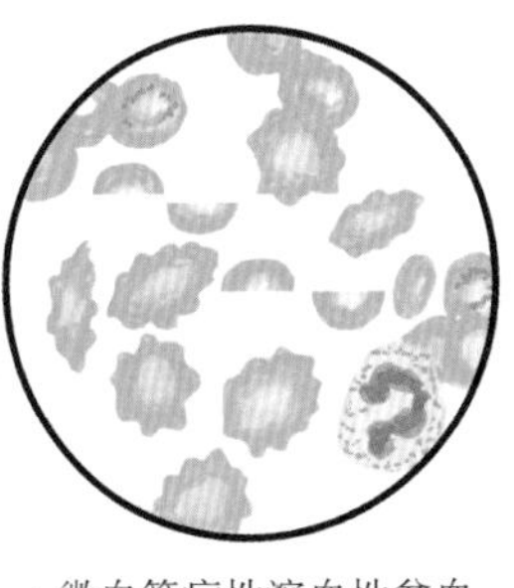

十五、血栓性微血管病（续）

治疗

在急性发作时，不可能也没有必要对 TTP 与 HUS 进行鉴别。对于本病的所有患者，应当检查用药方案并对潜在可能造成患者损伤的药物给予停药。对症支持治疗主要包括保持血流动力学稳定、纠正电解质紊乱、控制血压、透析治疗、输注浓缩红细胞等，必要时给予抗癫痫治疗。对于 TTP 和 HUS 两者的透析指征是没有差异的。除非有明显出血和侵入性操作，否则一般情况下不输注血小板，因为输注血小板可能促进额外的血栓形成。

进一步的治疗应根据患者的特点和临床表现而定。例如，婴幼儿患者近期有血性腹泻可能是典型的 HUS，一般仅靠支持治疗就能完全恢复，血浆置换或输注志贺菌素的结合剂并不能明显改善疾病结果，抗胃肠动力药和抗生素可能加重毒素相关的损害，多数患者的血液学指标可能 1 ～ 2 周恢复正常。

对于近期没有血性腹泻病史的婴幼儿患者，也可能为典型的 HUS、非典型的 HUS 或厄－舒尔曼综合征。这种情况下通常需要进行血浆置换，用健康的血浆来替换体内由于遗传导致的某些因子成分的缺乏，基因测序诊断对于这类患者是必要的，以利于进一步治疗和监测。

无论是儿童还是成年患者，在起病早期，TTP 或 HUS 的鉴别存在一定的难度，例如，存在有血性腹泻的患者可能是大肠埃希菌 0157：H7 导致的典型的 HUS，也可能是 TTP 患者合并了肠系膜缺血；同样，存在潜在激活因素的患者可能是继发性的 TTP 或者是原发典型的 HUS，但也不能排除原发性 TTP 的可能。

由于血浆置换对所有儿童或成年患者均有效，因此可用于去除 ADAMTS13 自身抗体。血浆置换开始后，症状和实验室指标应该在 1 ～ 3d 缓解，如果治疗效果不佳，患者可适当应用免疫抑制药以减少抗体的产生。

预后

对于典型的 HUS 患儿，如果给予及时而适当的对症支持治疗，其预后良好，多数患儿可以恢复正常肾功能，所有患者均应每年进行一次随访以检测有无并发症的发生，如高血压、蛋白尿，复发病例少见。对于家族聚集起病且缺乏前驱腹泻症状的患者（D−），预后取决于患者基因突变的程度，例如，补体系统 H 因子基因突变的患者可能依赖血浆置换，目前，补体系统抑制药，如艾库组单抗（eculizumab）、抗 C5 单抗正在研究。

对于成年患者，未经治疗的 TTP 和 HUS 预后很差，生存率仅为 10%。如果经过血浆置换治疗，生存率可以得到改善（约 80%），尽管如此，ADAMTS13 抗体阳性的 TTP 患者中 1/3 疾病会发生反复。ADAMTS13 抗体阳性的患者通常不会进展成慢性肾病，但有部分患者存在轻微的认知功能障碍，如注意力不集中和健忘症。

血小板减少性紫癜的病理生理机制和临床特点

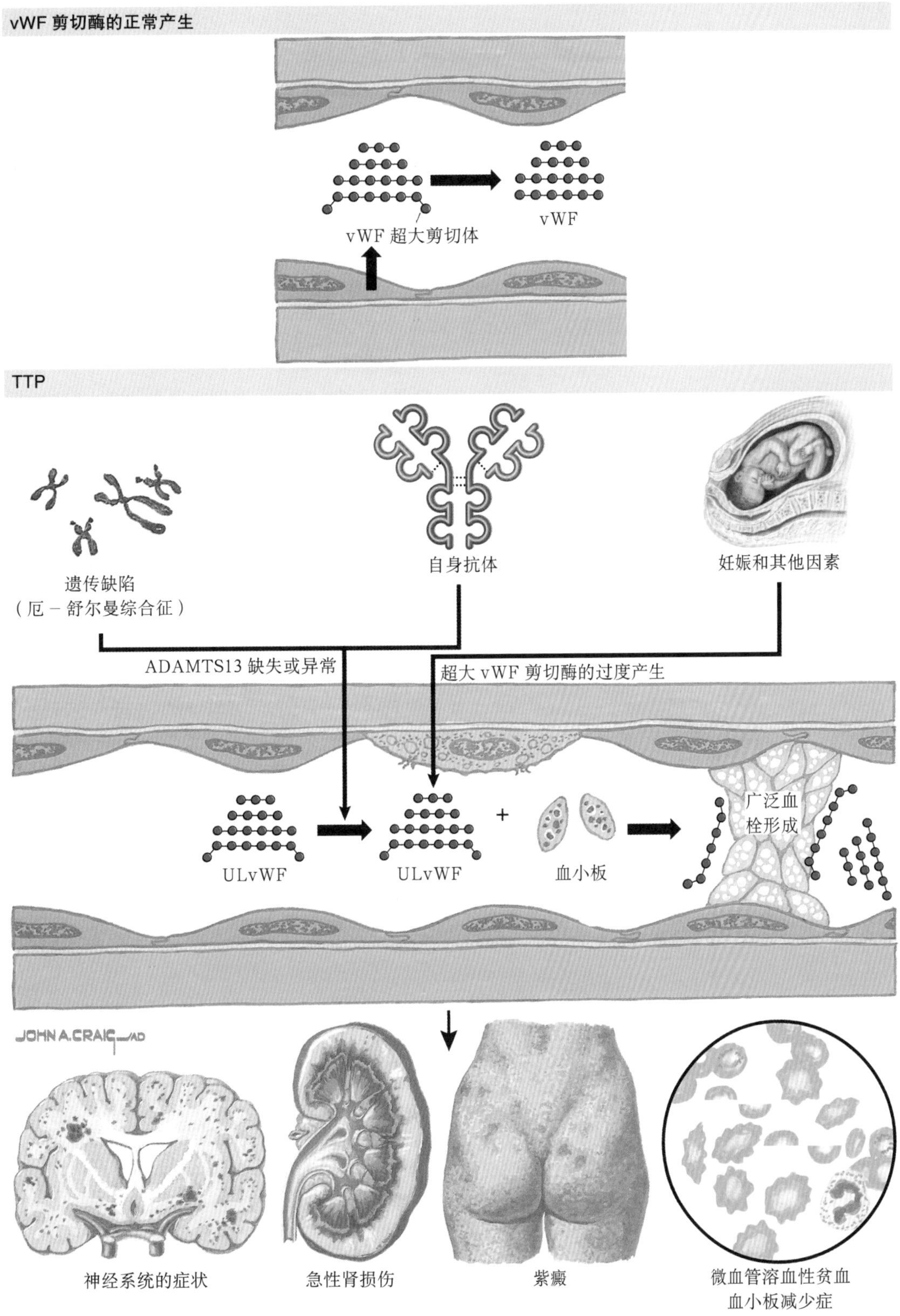

vWF 剪切酶的正常产生

vWF 超大剪切体

vWF

TTP

遗传缺陷
（厄－舒尔曼综合征）

自身抗体

妊娠和其他因素

ADAMTS13 缺失或异常

超大 vWF 剪切酶的过度产生

ULvWF

ULvWF

血小板

广泛血
栓形成

JOHN A.CRAIG_AD

神经系统的症状

急性肾损伤

紫癜

微血管溶血性贫血
血小板减少症

十六、肾静脉血栓

肾静脉血栓（RVT）是肾病综合征患者常见的并发症，在不同种类的疾病中，RVT 的发生率为 5% ~ 60%，已知发生 RVT 的危险因素为膜性肾病、大量蛋白尿（>10g/d）和低血浆白蛋白（2g/dl），尽管曾经一度认为RVT可以导致肾病综合征，但现在普遍认为两者的因果关系是倒置的，即肾病综合征导致了 RVT 的形成。

肾静脉血栓也可以发生在肾肿瘤、肾移植、使用激素、口服避孕药、肾外伤(包括肾活检和肾侵入性治疗)和血容量减少的患者。

病理生理学

肾病综合征患者血液高凝状态的病理生理机制比较复杂且有争议。可能的原因是尿液中丢失了小分子抗凝物质（抗凝血酶Ⅲ、蛋白 S）、纤溶蛋白（纤溶酶原），另外，由于低白蛋白血症，肝合成蛋白增多，同时产生了高分子量的促凝物，如Ⅳ因子、Ⅷ因子和纤维蛋白原。

血小板功能的异常在其发病机制中同样起着非常重要的作用：①系统性炎症增加了血小板的活化；②低白蛋白血症导致游离花生四烯酸水平升高，促进促凝物质，如血栓烷 A2 的合成。

这些变化增加了血管内血栓的形成，对于肾静脉尤其如此，其中最主要的原因在于血液流经肾小球时流动性减低，相当于浓缩了肾后的血浆。因此,增加了肾静脉血栓形成的风险。

临床表现与诊断

根据栓塞的血凝块大小和阻塞的程度可将 RVT 分为急性和慢性，慢性 RVT 源于小血凝块的不完全梗阻，通常情况下没有症状，但在某些病例中，侧支循环逐渐建立，可以造成明显的精索静脉或上腹部静脉曲张。对于多数患者，直到发生了急性血栓栓塞事件（如肺栓塞）才发现慢性 RVT 疾病的存在。

相较而言，急性 RVT 是由大的血栓凝块完全或接近完全的阻塞肾静脉引起血液流出受阻所致。表现为急性肾梗死症状，包括恶心 / 呕吐、侧腹部疼痛、肉眼或镜下血尿，极少数病例可触及被膜紧张而增大的肾。如果发生双侧静脉的梗阻，可发生急性肾损伤伴血肌酐快速上升。急性 RVT 在肾病综合征中少见，主要发生在血容量不足和肾外伤患者。

根据患者的身体状况，当需要精确评价肾静脉情况时，超声可以用做初步的评估，肾静脉血管壁可见血凝块，彩色多普勒超声可发现局部的血液湍流和流速增加，对于完全梗阻的病例，可见血流完全中止。尤其在急性病例中，肾由于弥漫性肿胀增大会导致回声减低。然而，肾超声的诊断准确率很大程度上取决于观察角度和 B 超医师的经验。

增强螺旋 CT 和静脉显影的磁共振技术具有较高的敏感性，可用于进一步检查。此类检查手段在很大程度上代替了既往称为金标准的有创肾静脉造影检查，可显示出血栓是一种相对透明的环绕管腔内的缺损，或使用造影剂增强显示血流中止及血管闭塞。静脉可能发生扩张，如果血栓是慢性发生，可见腔静脉曲张；如果发生急性缺血，可见肾肿胀，伴随不均匀的增大。如果发生肿瘤，可见内部出现血管。

治疗

如果患者已确诊为急性或慢性的肾静脉血栓，抗凝治疗是必要的，初期治疗应使用肝素或低分子量肝素。尽管大多数经肝素治疗的患者抗凝血酶Ⅲ水平充足，但极少数患者可发生抗凝血酶Ⅲ水平降低，需要补充新鲜的冷冻血浆。同时，患者需要进一步采用华法林治疗，调整国际标准化比率（INR）至 2.0 ~ 3.0，对于肾病综合征患者需维持此项治疗。如果患者存在抗凝禁忌，可以放置下腔静脉过滤器，在极少数急性 RVT 病例中，可考虑经皮血栓取出术和溶栓。对于存在肾衰竭和双侧急性肾静脉血栓而不能行经皮手术的患者，可行开放性手术。

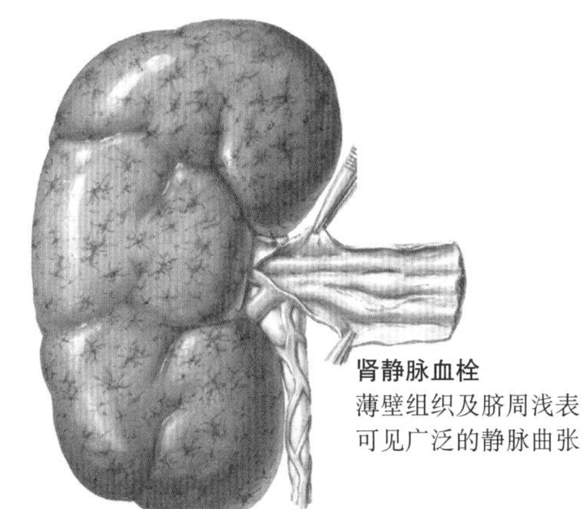

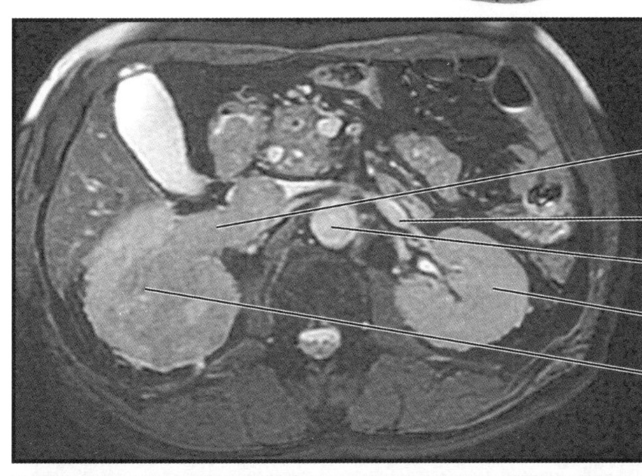

MRI 示肾静脉血栓闭塞

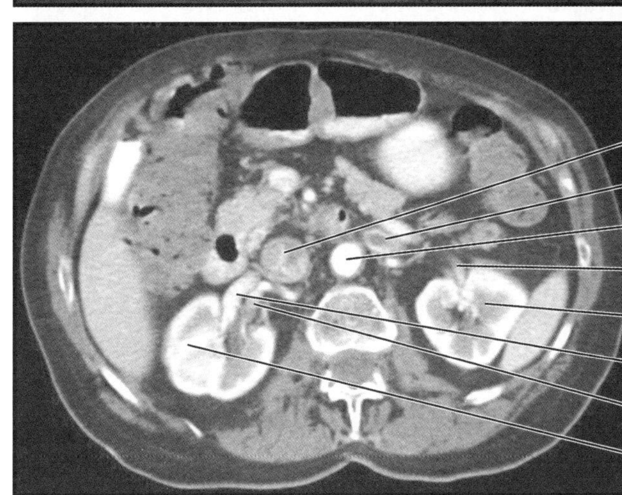

CT 示肾静脉血栓闭塞

十七、肾动脉狭窄

肾动脉狭窄（RAS）并不常见，但却是引起继发性高血压的常见原因。目前还不清楚肾动脉狭窄引起的高血压确切比例，临床上 1% ~ 2% 的轻到中度高血压患者可能与肾动脉狭窄有关，而肾动脉狭窄是否是引起患者高血压的直接原因仍未知。

RAS 不仅影响血压，而且损害肾功能，引起缺血性肾病。

病理生理学

部分老龄患者存在不同程度的肾动脉狭窄，其可能是在行彩超和血管成像检查时偶然发现。实际上，20% ~ 45% 行血管造影成像的患者发现有肾动脉狭窄。当肾动脉闭塞超过 50% ~ 70% 时，远端肾动脉血压的下降导致一系列病理生理事件的发生，造成肾动脉血流减少和全身动脉压上升。

肾灌注压的下降影响了肾小球的静水压。因此，降低了肾小管流速，激活并促进了肾素、血管紧张素Ⅱ和醛固酮的释放，这类激素可以使全身血压升高并造成水、钠潴留，引起继发性高血压。

如果对侧肾正常，最初由于循环中肾素和血管紧张素等物质影响使血容量增加，健侧肾灌注压较正常水平增高，其开始排泌水和钠，这种现象叫做“压力性尿钠排泄增加”，其完整机制还未阐明。根据推断，由于肾小球入球小动脉切应力和肾间质静水压的增加可能激活局部的尿钠排泄机制，但是由于肾自身的调节机制阻止升高的灌注压到达肾小球毛细血管，造成的结果：健侧肾有效血容量不再增加，而患侧肾由于缺乏灌注而不断分泌肾素。因此，至少在 RAS 早期，血压升高的机制受血管紧张素的影响，而在疾病的晚期，肾素水平有所下降，可能有其他因素参与血压的升高，如内皮素、氧化应激等。

如果对侧肾缺如或肾功能受损，或双侧肾均发生 RAS，肾素的分泌会导致血流量无限制的增加，一旦有足够的血流量达到患侧肾（单侧或两侧）正常的灌注水平，肾素将停止分泌。

在这一过程中，受累肾可发生功能障碍，这一种现象叫做“缺血性肾病”，由于肾的血供远远超过了其本身代谢的需要量，因此肾作为整体其本身不会发生“缺血”，然而，由于肾灌注压的下降，造成了肾自身调节功能障碍，导致肾局部组织可发生缺血损伤。此外，由于血流动力学的改变导致了内皮细胞衍生物的表达发生改变（如一氧化氮、内皮素）和促纤维化物质的合成（如转化生长因子β）。因此，肾可表现为间质小管纤维化，如果双侧肾受累，将影响肾的滤过功能。

肾动脉狭窄本身可能反映患者存在动脉粥样硬化性疾病（约占本病的 90%）或肌纤维发育不良（约占本病的 10%）。

动脉粥样硬化是 RAS 的常见病因，尤其对于 50 岁以上的人。吸烟、糖尿病、高胆固醇血症是动脉粥样硬化的危险因素。众所周知，高血压是动脉粥样硬化的主要危险因素，因此存在肾动脉狭窄的动脉粥样硬化患者本身可能也存在原发性高血压。动脉粥样硬化主要影响肾动脉近端和肾周主动脉。

肌纤维发育不良是一种发生在育龄期女性的血管疾病，病因未明。此类病变可导致动脉管壁各层的纤维化病变，大多数病变累及动脉中层，少数病变可造成内膜增生而产生管壁分离并最终导致血栓形成。与动脉粥样硬化不同，肌纤维发育不良影响的主要是肾动脉远端 2/3。

肾血管型高血压的病理生理机制

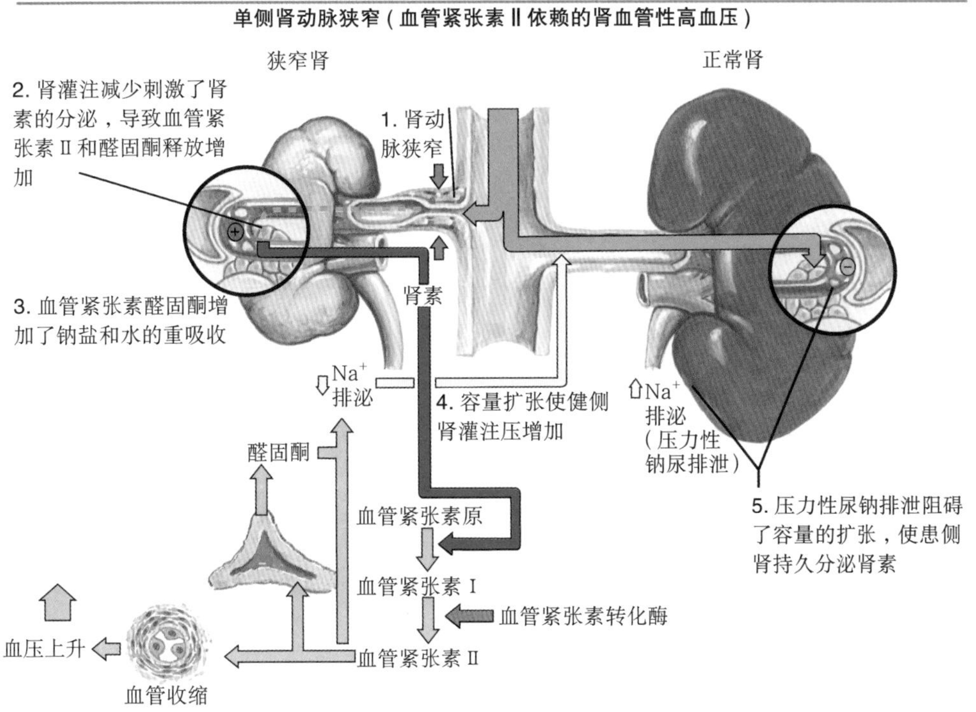

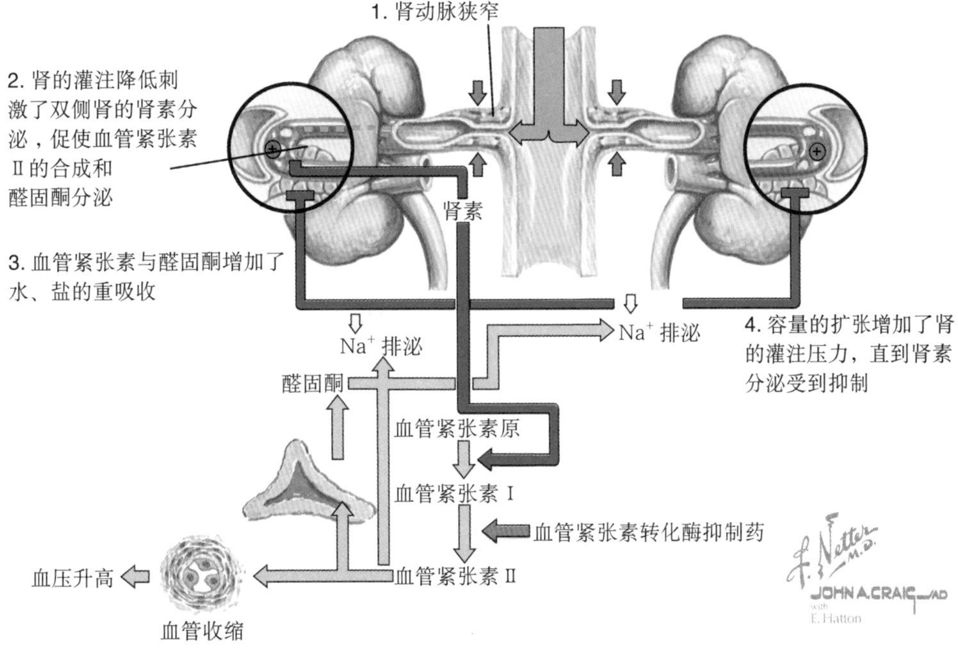

十七、肾动脉狭窄（续）

临床表现与诊断

很少能够通过临床症状鉴别肾血管性高血压和原发性高血压，尽管某些特征可能具有提示意义，但没有特定症状具有明显的敏感性和特异性。

在临床病史中，具有提示意义的特征包括：高血压的发病时间＜30岁或＞50岁（分别对应肌纤维发育不良和动脉粥样硬化）；在原发性高血压控制良好的基础上突发血压急剧升高；多种降血压药控制不良的难治性高血压；进展性或恶性高血压，以及有其他血管疾病表现者多提示RAS。

体格检查腹部可闻及血管杂音，具有提示性的实验室检查包括低血钾（反映血钾分泌继发于醛固酮的分泌）、尿素氮升高、清除率（反映继发于血管紧张素Ⅱ释放的近端小管的重吸收增加），应用ACEI和ARB药物后血肌酐水平显著升高，并且缺乏肾本身疾病证据（如尿检阴性），如果单侧肾受累，腹部成像中可见一侧肾显著小于另一侧肾。

若临床上高度怀疑本病，可能需要进一步的特异性检查，而这类检查主要在那些已明确RAS诊断并进一步做介入治疗的患者中实施。

无创检查包括血浆肾素水平的检测（包括拮抗血管紧张素Ⅱ负性效应的卡托普利的应用）及应用卡托普利后对肾进行核素扫描，然而这些检查对于一部分患者的敏感性和特异性不高，原因如前所述，即血浆肾素水平变化可以很大。

影像学可以直接评估肾血管，包括多普勒超声、断层血管成像（CTA）和磁共振血管成像（MRA）。超声检查可以检测到血液流经狭窄管腔的流速增快并计算阻力指数（提示小血管疾病和薄壁组织纤维化），这项指标可显示治疗后的益处，然而由于超声检查受到检测者水平的限制，在不同中心检测的差异较大。

相比较而言，CTA和MRA检测敏感性较高且具有可行性，但这些检查方法有时不能发现肌纤维发育不良（主要影响远端肾动脉）病变。此外，这类检查需要用到碘或钆类物质作为造影剂，限制了其在肾功能受损患者中的使用。同时由于风险较大和花费高昂，除非患者需要同样的措施干预治疗，否则不应采用有创的血管造影进行诊断。

对于不同程度的血管阻塞性疾病，检测一侧肾静脉肾素的水平可以预测受累肾对血压升高的作用，以及血管重建对降低动脉血压的意义。

治疗

对于肾动脉狭窄的患者，应用ACEI和ARB类单药，或者与其他降血压药物联合应用以达到降低血压的目的。在单侧肾受累的病例中，健侧肾可能代偿药物对受累肾滤过功能的影响。而当双侧肾受累时，药物可使肾小球滤过率显著下降。因此，用药后需要及时监测血肌酐和血浆钾的浓度。

对于有动脉粥样硬化的患者，主要措施是避免斑块形成，包括戒烟和他汀类药物的应用。

肾血管重建的适应证一直以来颇有争议，尤其是对于那些血压控制良好并且肾功能稳定的患者，其收益及风险未知。一般来讲，对于药物治疗无效和恶性高血压患者可以考虑进行肾血管重建；此外，对于双侧肾或孤立肾受累伴随肾功能轻微受损而肾本身没有病变的患者也可以进行肾血管重建术。尽管我们无法预测对于肾功能异常的患者，哪一种疾病可以从血管重建术中获益更多，然而已经有证据表明，对于超声检查存在高阻力指数的患者，肾功能恢复的可能性较小，原因是这类患者可能已经存在慢性、不可逆肾病。

血管内皮修复通常是首选的治疗措施。方法包括球囊血管成形术，对于动脉粥样硬化患者行支架置入，肾动脉旁路移植术适用于有复合血管病变的病例。

肾动脉狭窄原因

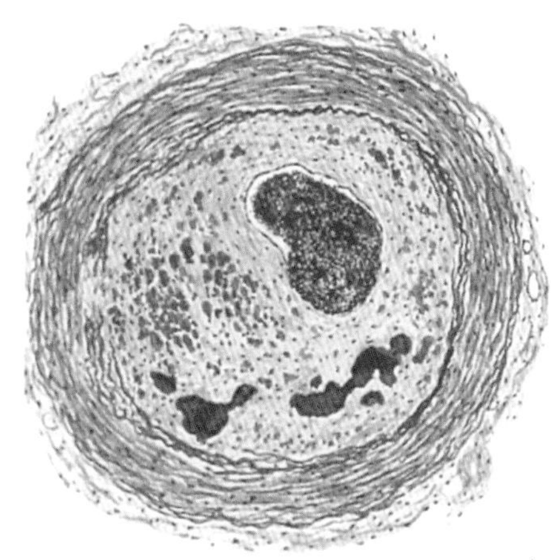

严重的动脉粥样硬化伴有脂质沉积和钙化，通过血栓形成变得复杂

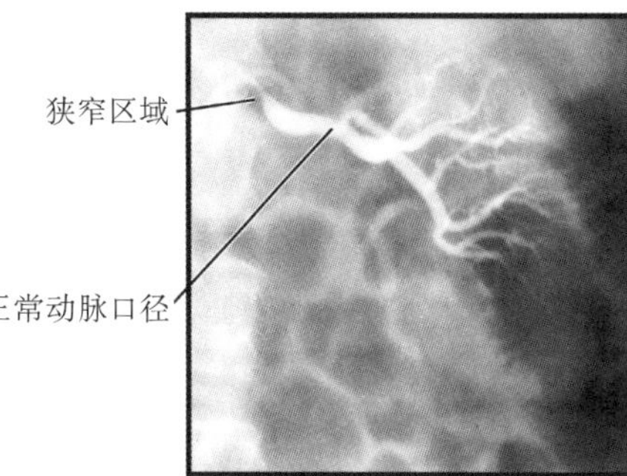

选择性动脉造影显示由于动脉粥样硬化近端肾动脉不对称狭窄

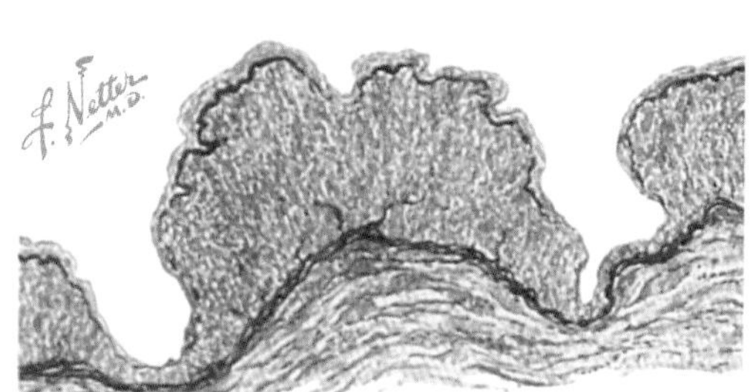

纤维素增生（纵切面）伴有壁层增厚，主要发生在中膜以及动脉瘤外翻部分

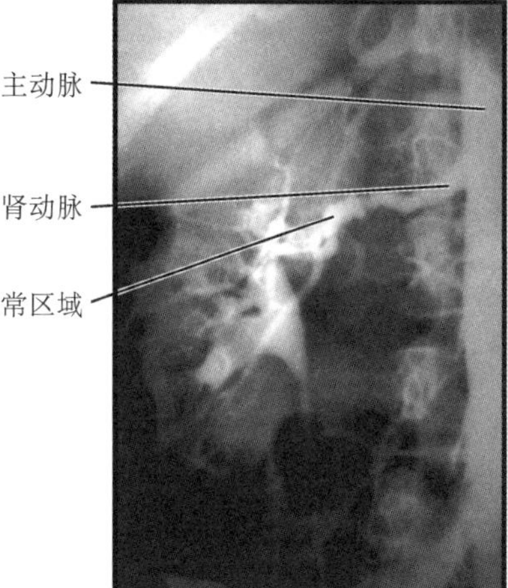

肌纤维发育不良影响了远侧肾动脉，狭窄与扩张交替出现呈现串珠样外观

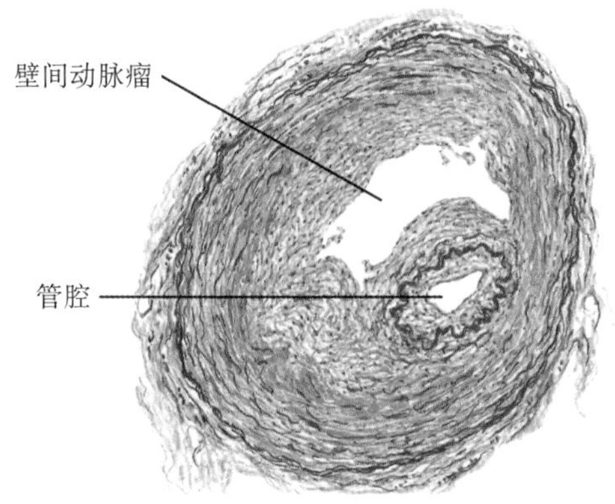

肾动脉分支的内层动脉纤维素增生

十八、充血性心力衰竭

充血性心力衰竭与肾病有密切的联系，两者存在相互作用。心肾综合征是一种涵盖性术语，用以描述同一机体的两种互相依赖的疾病状态。

本专题将集中论述充血性心力衰竭引起的肾前性改变，对于慢性肾病引起的心血管后遗症，将在后文介绍（见专题 4-66）。

病理生理学

心力衰竭定义为心脏射血量减少，不足以维持正常情况下全身的血液灌注压和需氧量。心功能衰竭时，心脏产生的前向血流动力不足可以被中心静脉压力感受器探知，引起去甲肾上腺素、血管紧张Ⅱ、内皮素和其他细胞因子的释放，从而收缩血管。与低耗氧组织（皮肤、肾、内脏器官）相比，这些激素类物质更有利于增加氧需要量高的组织（心、脑、肾）摄取氧。

此类激素可以促进肾对水、钠的重吸收，此外，还可以使短襻的皮质肾单位和长襻的髓质肾单位血流灌注整体反转，以增加钠的重吸收能力。如果感受器感知到动脉灌注不足，总容量增加是一种适应性代偿过程，然而，这种代偿机制可以导致心功能进一步恶化并加重肺及周围组织水肿。

在这种情况下，心力衰竭可能造成肾前性灌注不足，出现两种不同但有关联的现象：①心脏射血量减少（前向衰竭）和肾血管收缩可导致肾灌注不足，如果进一步加重，灌注不足可能抵消代偿机制使肾小球滤过率下降；②由于心力衰竭后静脉阻力缓慢增加（后向衰竭）可传导至肾静脉，也进一步造成肾功能损害。目前尚不明确，增加的肾静脉阻力是如何引起肾小球滤过率下降的，可能的机制包括交感神经兴奋、血管紧张素Ⅱ和内皮素的分泌增加，以上因素均可能导致肾内血管的收缩。

流行病学

目前尚不清楚心力衰竭患者中慢性肾病的发病率，其范围是 20% ~ 67%，在老龄患者，以及合并糖尿病、高血压的患者中发病率更高。

在慢性失代偿充血性心力衰竭的患者中，基础肾功能异常水平及住院期间的肾功能下降程度是患者平均住院时间、住院期间病死率，以及出院后病死率的重要预测因素。

大型数据库“国家失代偿心力衰竭登记系统”显示，约有 30% 的急性充血性心力衰竭患者同时存在肾功能不全（基于首个 10 万例患者的数据结果），平均住院时间延长 2.3d，以及出院后 6 个月内死亡风险增加 67% 与血肌酐水平上升超过 0.3mg/dl 有关。合并肾功能不全的患者病死率明显增加的原因还未完全清楚，部分原因可能与肾病相关的炎症危险因素有关，且有可能增加了心血管病的发生风险。

左心衰竭及对肾功能的影响

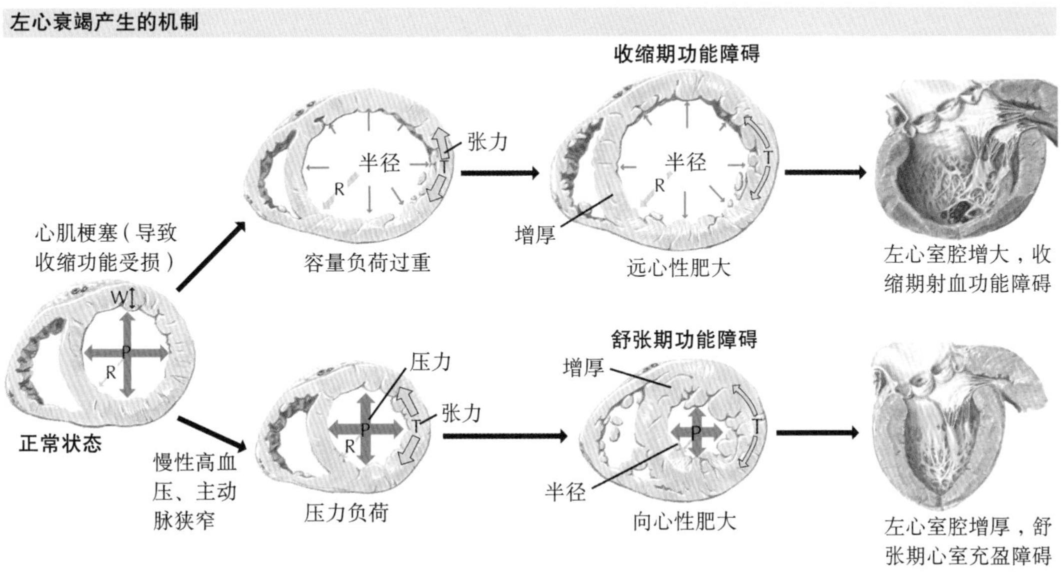

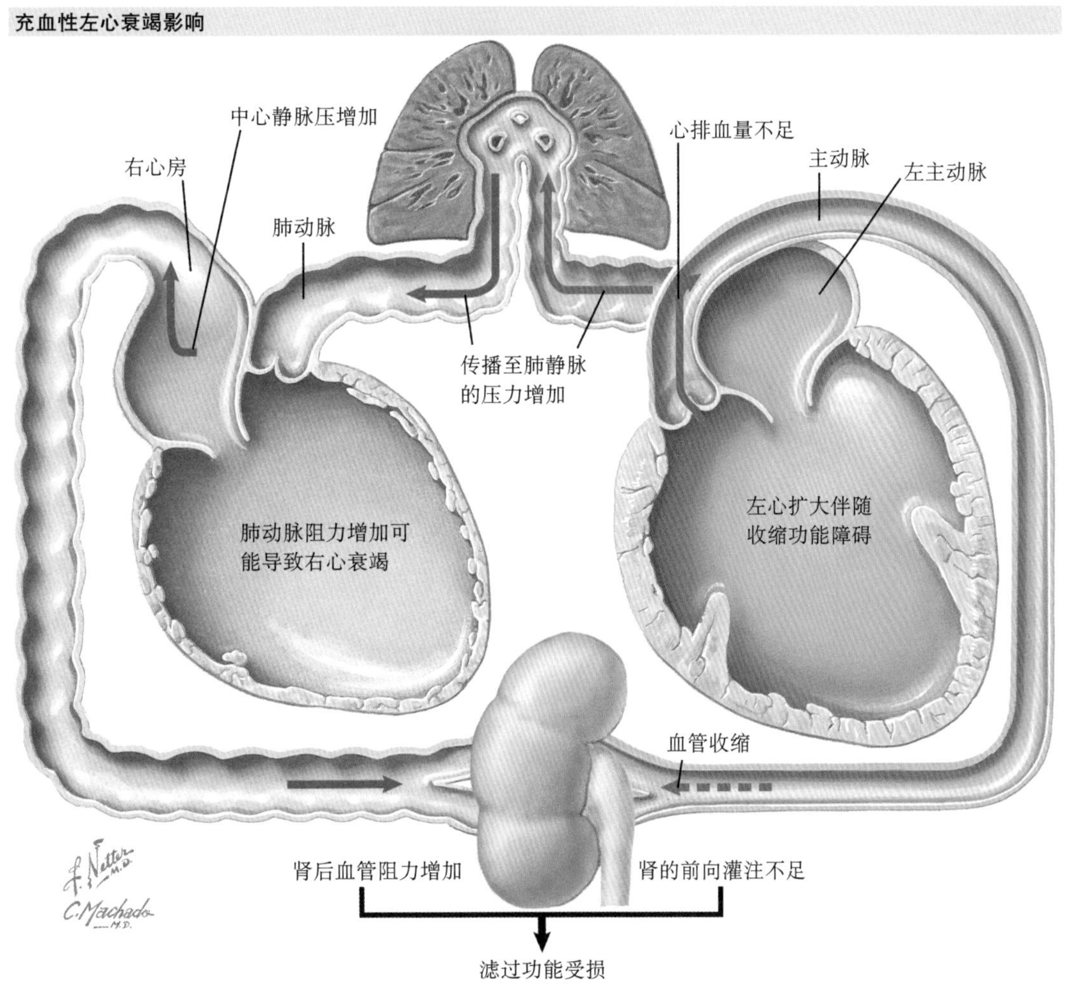

十八、充血性心力衰竭（续）

临床表现与诊断

充血性心力衰竭患者主诉有典型的呼吸费力、端坐呼吸、夜间阵发性呼吸困难。体格检查可提示有严重CHF的征象，包括低血压、肺部啰音、颈静脉压升高、腹水和水肿。

如果发现血肌酐上升明显，需要对肾前性原因和肾脏本身发生的AKI进行鉴别，如急性肾小管坏死。除了明确病史外，某些实验室检查也有助于明确病因。

治疗

充血性心力衰竭的主要治疗措施是控制容量负荷过重和纠正肾前性肾衰竭原因，包括利尿药的使用、限盐限水。但在疾病的晚期阶段，纠正容量负荷往往无效。襻利尿药（如呋塞米）与蛋白高度结合，随之由近端小管分泌进入小管腔内，而非由肾小球滤过。在肾血流低灌注的情况下，患者由于利尿药分泌减少可能形成利尿药抵抗，这时需要联用噻嗪类利尿药（口服美托拉宗或静脉注射氢氯噻嗪）。

此外，RCT试验证实血管紧张素转化酶抑制药（ACEI）类药物可以改善充血性心力衰竭患者的临床症状，减少住院率，ACEI由于其心血管保护和肾保护作用也被广泛应用于慢性肾病患者；但是对于严重的心力衰竭患者和肾功能不全患者，必须谨慎使用ACEI类药物，因为有可能产生高钾血症和肾小球滤过率（GFR）进一步下降的风险。

当容量负荷过高，利尿药不能控制时，肾的替代治疗包括血液滤过和血液透析，可用于清除过多的容量，可以伴有或不伴有溶质的清除。

心脏移植可谓“治愈”严重心力衰竭的唯一方式，同时，肾衰竭可能随之好转。区分肾前性肾衰竭还是肾本身的损伤，对于制订治疗措施，即单纯心脏移植或心肾联合移植，意义十分重大。然而并不乐观的是，根据最近几项心脏移植的病例，在移植前单纯地依靠实验室检查，例如，进行尿蛋白排泄率和肾小球滤过率检查并不能很好地反映活检发现的纤维化。因此，在预期因严重充血性心力衰竭患者拟实施手术之前，肾活检是非常关键的一个步骤。

左心衰竭对肾血流和小管功能的影响

CHF 情况下肾血流分布

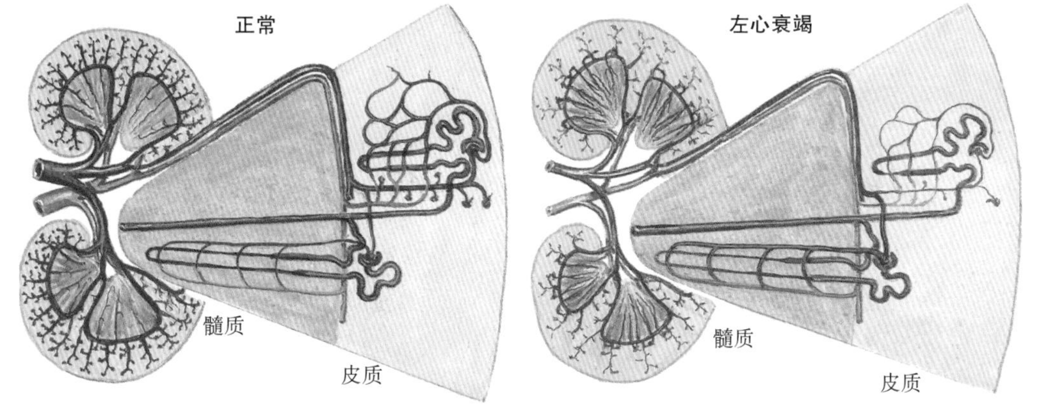

心排血量的 20% ~ 25% 流经肾脏；血流大部分分流经肾皮质部分流进髓质

心排血量不足 10% 流经肾脏；肾皮质血流和髓质血流重新分布

CHF 情况下肾小管功能

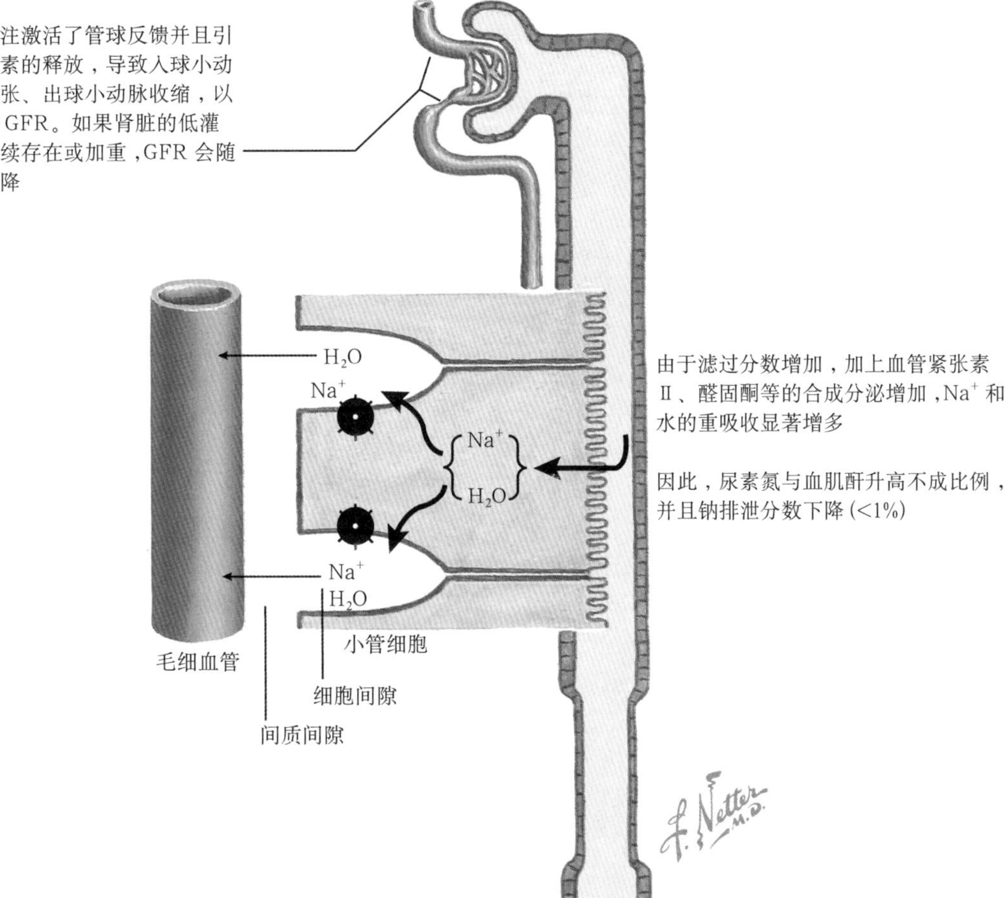

十九、肝肾综合征

肝肾综合征（HRS）是发生在严重肝病情况下肾脏血流灌注不足导致的肾功能不全。肝硬化、酒精性肝病、转移癌等其他病因可能导致严重的肝病。HRS 是肝衰竭的严重并发症，腹水患者中 10% 存在 HRS，是患者死亡的重要危险因素。因此，血肌酐水平被纳入 MELD（model for end-stage liver disease）评分中用于评价肝病患者移植可能。

病理生理学

HRS 的病理生理机制与血液循环中内脏血管舒张有关，可导致全身动脉充盈不足。目前的证据表明，一氧化氮是介导内脏血管舒张的主要物质，某些病理因素可以刺激一氧化氮释放：①门静脉压力升高可以促进内皮型一氧化氮合酶（eNOS）表达上调；②随着门静脉高压的加重，由于肠道细菌移位，细菌从肠腔进入肠系膜淋巴管，促进了炎症介质（如 TNF-α）的释放，进一步促进 eNOS 的活化；③其他的血管扩张药（包括内源性大麻素和前列腺素）及对抗血管收缩的内皮阻力，同样被认为是造成内脏血管扩张的因素。

交感神经和肾素 - 血管紧张素 - 醛固酮系统的激活增加了心脏射血和血管紧张度，从而维持正常的全身灌注压，随着肝病的进展，进一步的代偿机制消失，肝肾综合征随即发生，在此过程中，明显的肾血管收缩和肾功能灌注不足使肾小球滤过率下降，水、钠潴留进一步加重了腹水和水肿。

在疾病的发生发展过程中，许多因素可能加速肾功能的急性代偿不足，在有严重肝病的患者中，医师必须警惕以下可能引起疾病恶化的因素：①利尿药可能减少血管内血容量，加重有效血容量不足；②由于继发于严重肝病的凝血机制障碍，胃肠道的隐性出血可能发生，进一步加重有效血容量不足；③大量放腹水（尤其是没有及时补充清蛋白）加重容量丢失；④自发性腹膜炎在很大程度上增加了炎症调节因子的水平，进一步促进内脏血管扩张，并加重有效血容量不足；⑤非甾体类抗炎药阻碍了管球反馈机制，因此妨碍入球小血管的扩张，降低了肾灌注压。

临床表现与诊断

HRS 患者存在明显的肝病临床表现，包括黄疸、腹水、凝血障碍和间歇性脑病。动脉有效血容量的减少可引起心律失常、低血压和低颈静脉压，灌注不足的肾前性因素可以导致少尿、水肿、腹水逐渐加重。

具有提示意义的实验室检查包括血肌酐升高、尿沉渣镜检阴性、钠排泄分数< 1%、BUN/ 肌酐比例上升。上述指标均提示肾前性因素导致肾功能受损，而 BUN 更需要仔细的衡量，因为胃肠出血和营养不良也可以影响这项指标的水平。此外，高胆红素血症可能引起上皮细胞管型的形成，不可被误认为急性肾小管坏死。

一些肾病可能与某种肝病相关，例如，IgA 肾病与酒精性肝硬化有关，部分膜性肾病与乙肝病毒感染有关，膜增生性肾炎和冷球蛋白血症可能与丙肝病毒感染有关。遇到这些情况应给予考虑并排除病因。

经过全面评估，如果满足国际腹水协会（International Club of Ascites）的诊断标准，肝肾综合征即可确诊。一旦明确诊断，根据病情进展的速度可以将该病分为两种类型：①Ⅰ型 HRS，以肾功能快速进行性衰竭为主要特点，定义为血肌酐 2 周内与基础水平比较翻倍，达到或超过 2.5mg/dl，Ⅰ型 HRS 主要继发于急性事件，尤其见于自发性细菌性腹膜炎或胃肠道出血，通常提示预后不良。②Ⅱ型 HRS，以肾功能缓慢进展为主要特征，表现为缓慢进行性血肌酐上升，达到或超过 1.5mg/dl，通常发病前没有急性事件发生。

需要特别注意的是，在肝病患者中，由于肌肉量的减少，血肌酐可能在肾功能早期损伤阶段处于正常水平，容易漏诊。血肌酐上升速率慢至 0.1mg/（dl · d），甚至会有改善或有间歇稳定期，尽管如此，肌酐仍会呈稳定上升走势。

肝肾综合征的病理生理学

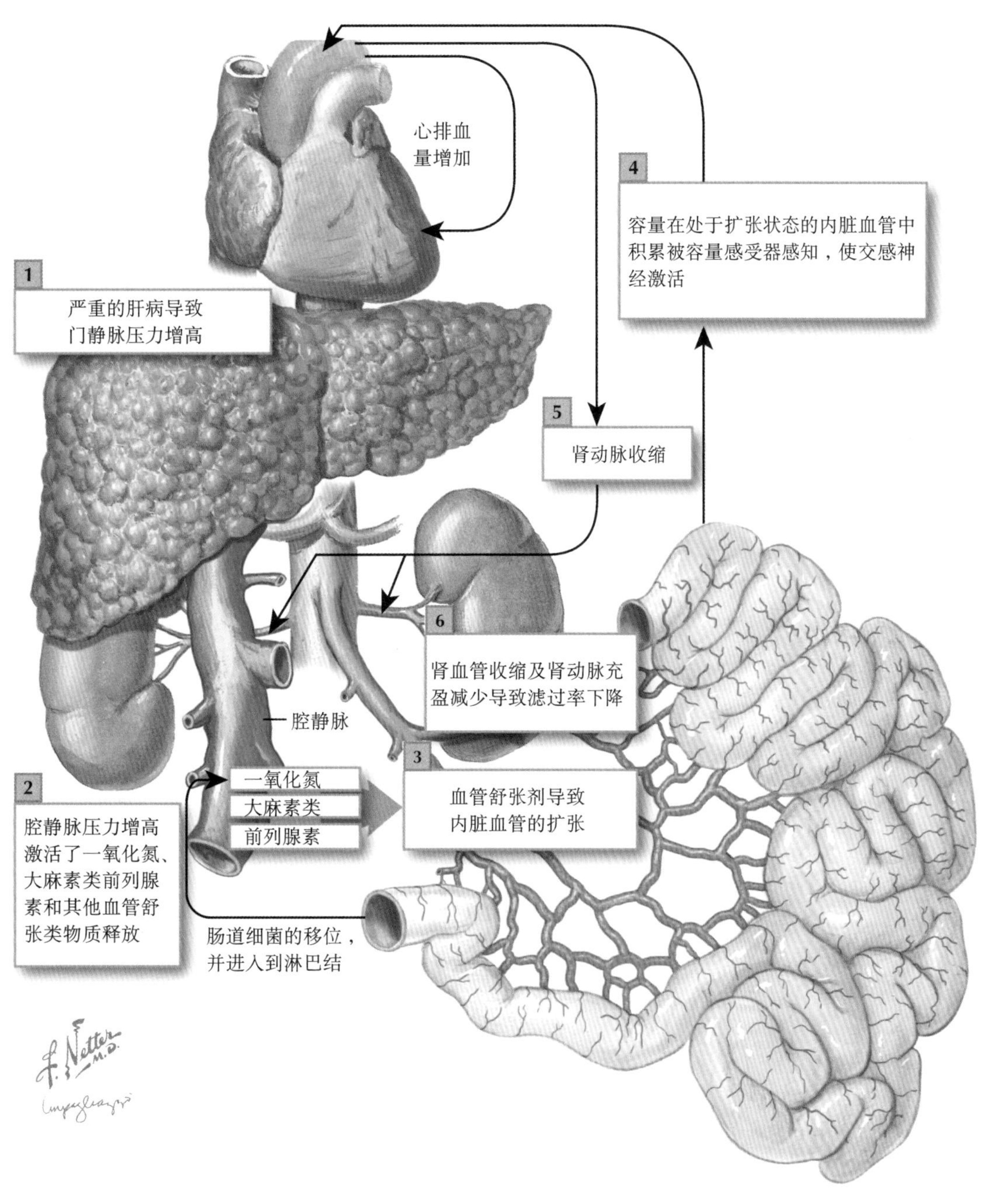

十九、肝肾综合征（续）

治疗

肝肾综合征治疗的主要目的是逆转循环血流问题，直到肝病本身改善或进行肝移植。拮抗内脏血管扩张的药物可能有助于恢复肾的血流灌注，提高肾小球滤过率。已经研究多种治疗药物，包括血管加压素类似物、甲氧胺福林和奥曲肽。经颈静脉肝内门体静脉分流术（TIPS）是一种将腔静脉血液分流以减少腔静脉压力，从而改善肾血流灌注的一种术式。然而，这种术式可能诱发肝性脑病和其他并发症的发生。肾替代治疗可以使电解质代谢稳定，架起了肝移植的桥梁，但如果没有肝移植计划，透析并不能明显改善生存率。

肝移植是治疗 HRS 永久且唯一有效的措施。除非肾缺血严重并且已经造成了急性肾小管坏死和（或）纤维化形成，否则多数病例可以维持肾组织完整并恢复正常的肾功能。事实上，大多数 HRS 患者的肾仍然可以捐赠给其他患者。然而，有一些患者因为肾病的恶化，导致最后需要行肝肾联合移植。

预后

没有及时治疗的 HRS 患者预后非常差，80% 未经治疗的 I 型 HRS 患者，2 周内死亡。II 型患者预后稍好，中位生存时间为数月而非以周计算。然而，他们的生存期仍小于无肾功能不全的肝硬化腹水患者。

肝肾综合征的症状与诊断

肾功能不全的常见诱因

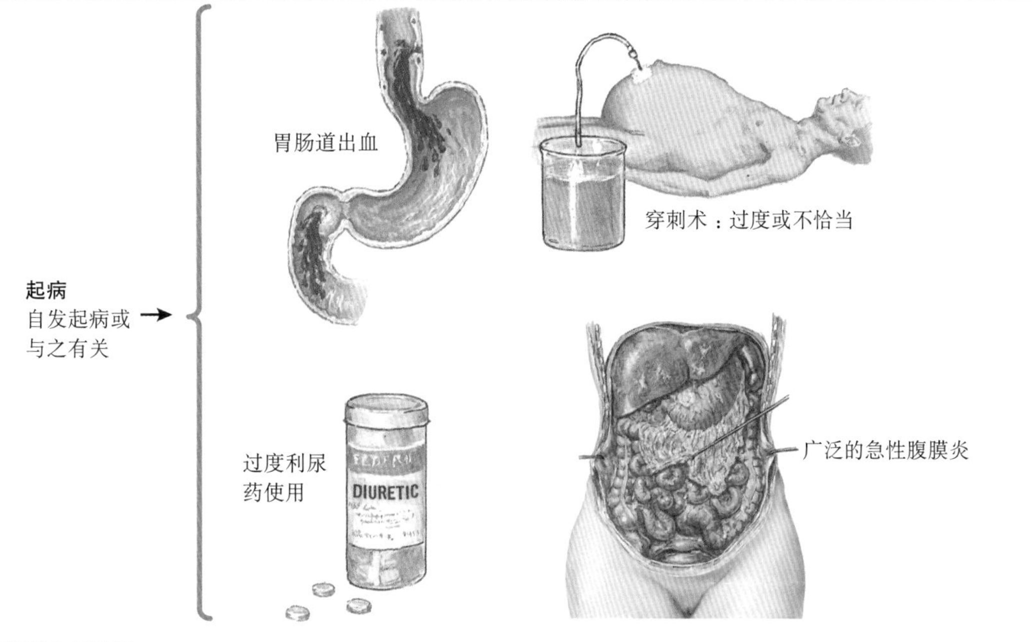

肝肾综合征症状

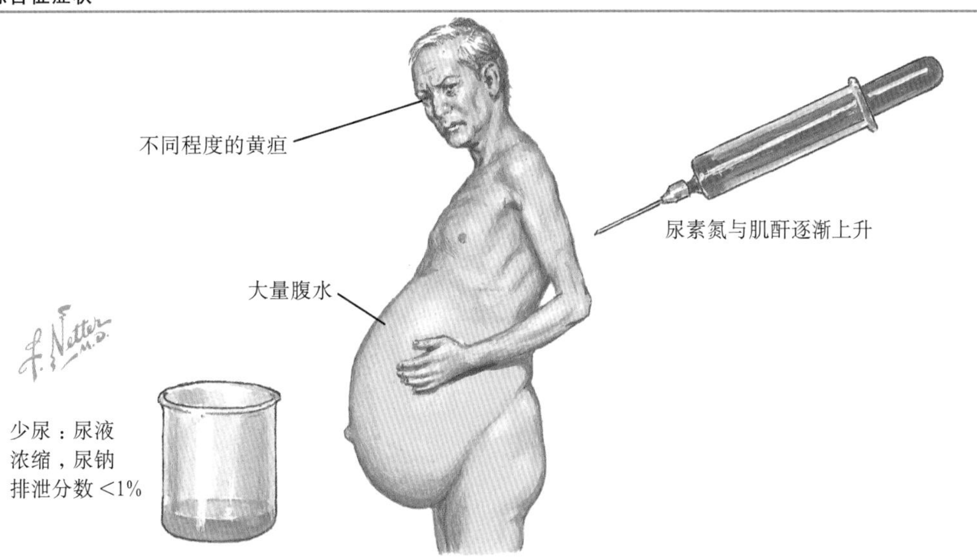

肝肾综合征：诊断标准（国际腹水协会）

- 肝硬化合并腹水
- 血肌酐 Scr>1.5mg/dl
- 肌酐水平没有显著改善（下降 <1.5mg/dl），停利尿药至少 2d 以上，并经白蛋白扩容后血清肌酐值没有改善[未降至≤ 1.5mg/dl，白蛋白推荐剂量为 1g/（kg · d)]
- 排除休克
- 目前和近期没有使用肾毒性药物
- 无肾实质肾病表现（例如：尿蛋白 >500mg/d，尿检发现红细胞 >50/ 高倍镜视野，超声显示肾异常）

二十、慢性和恶性高血压

慢性高血压定义为基础血压超过140/90mmHg(1mmHg=0.133kPa)，高血压是引起终末期肾病的主要原因，在非洲裔美国人中尤为显著。通常情况下，根据临床上长期存在的高血压和肾功能受损的证据可诊断高血压肾损害或高血压肾硬化。高血压以原发性为主，这意味着该诊断需要排除已知病因（如肾动脉狭窄）。

尽管已经有足够证据证实高血压控制不佳可能加重已存在的肾病，但对于慢性高血压本身是否可能引起肾病目前还存在争议。实际上，越来越多的证据表明，诊断为慢性高血压的患者，本身可能存在肾病，如局灶节段性肾小球硬化症，而高血压可能只作为其临床表现之一。

与争议颇多的慢性高血压相比，有明确的证据显示明显和（或）急剧发生的高血压，即恶性高血压或快速进展高血压，可以导致肾衰竭（具体讨论见本章末）。

高血压的主要原因

收缩性和舒张性高血压

原发性高血压（占所有病例的 90%） 未知的病因学

肾病

肾实质疾病

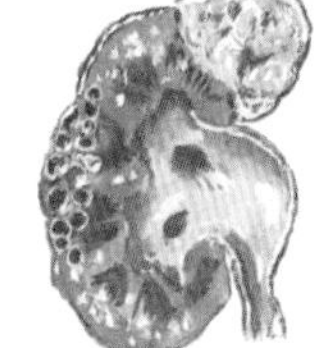

- 急性或急进性肾小球肾炎
- 任何原因的慢性肾病
- 钠代谢缺陷（如 Liddle 综合征）

肾动脉疾病

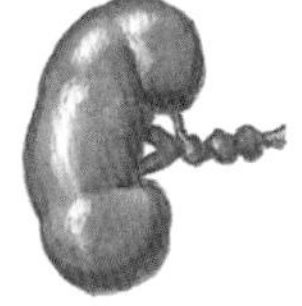

- 动脉粥样硬化、血栓或栓子堵塞
- 纤维肌性发育不良
- 动脉瘤

肾上腺疾病

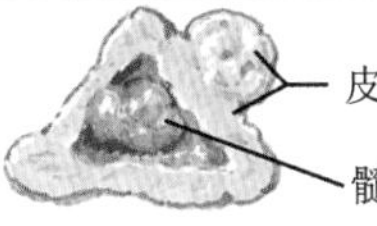

- 皮质
  - Cushing 综合征
  - 原发性醛固酮增多症
- 髓质 – 嗜铬细胞瘤

神经疾病

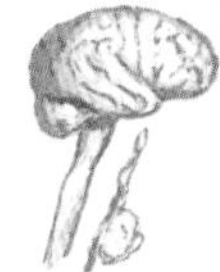

- 颅内压增高
- 脊髓损伤
- 家族性自主神经异常

血液学异常

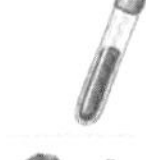

- 红细胞增多症

甲状旁腺或甲状腺疾病

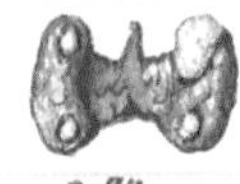

- 甲状旁腺功能亢进（或者其他原因的高钙血症）
- 甲状腺功能降低（原发性舒张性高血压）

主动脉缩窄

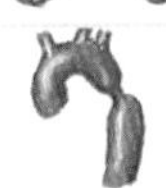

- 胸部主动脉缩窄
- 腹部主动脉缩窄（伴或不伴肾动脉受累）

妊娠毒血症

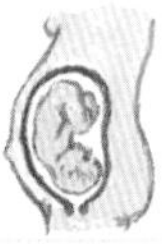

- 妊娠期高血压
- 先兆子痫
- 子痫

药物或饮食引起

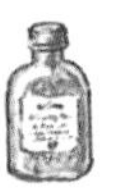

- 口服避孕药
- NSAID 类
- 糖皮质激素
- 环孢素
- 可卡因
- 苯丙胺
- 拟交感神经药
- 单胺氧化酶抑制药

阻塞性睡眠呼吸困难

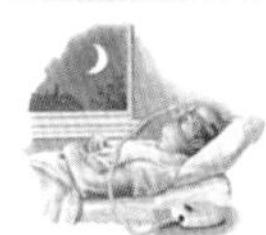

单纯收缩性高血压

左心室容量负荷增加

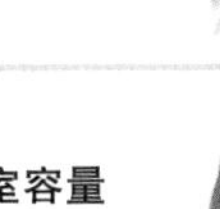

- 主动脉瓣反流
- 动脉导管未闭
- 甲状腺功能亢进
- 动静脉瘘

主动脉扩张减少

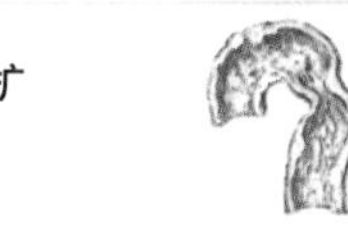

- 主动脉硬化

F. Netter M.D.

二十、慢性和恶性高血压(续)

1. **慢性高血压** 血压的慢性升高与多器官系统微血管的病理改变相关，对于肾来讲，这些病变在肾前和肾小球毛细血管中明显可见。

肾活检病理可见继发于内膜纤维化的弓状动脉和小叶间动脉狭窄，病变源于胶原和弹性蛋白的沉积和中层肌成纤维细胞的迁移，入球小动脉表现为透明病变损伤，该病变源于血浆蛋白成分渗入至血管壁，沉积并出现玻璃样变性而无细胞形态。

肾小球毛细血管可能有不同程度的受累，某些肾小球表现为正常，而另一些肾小球表现为节段或球性硬化。球性硬化又可以分为肾小球的“退化”和“硬化”：①“退化”，肾小球基底膜发生褶皱卷曲，肾小球毛细血管襻向血管极崩陷，随即发生硬化，而整个 Bowman 囊由胶原成分填充。②“硬化”，肾小球毛细血管襻增生肥大导致球性硬化，但不伴有血管团的崩解。

尽管高血压被认为与组织病理表现相关，但目前的问题是，轻中度的高血压是否会引起肾小球硬化并导致临床上肾功能不全的发生。

证据表明，肾功能异常与高血压的程度及肾小球疾病的严重程度没有直接关系。此外，我们已经注意到，临床诊断为高血压肾病的患者，肾活检结果显示，与高加索人相比，非洲裔美国人“硬化”的肾小球更常见，其主要表现为肾小球的节段性硬化，两组患者相比较，均可见到相当数量失去功能的肾小球。

这些研究都发现，尤其在非洲裔美国人中，高血压可与原发性肾小球疾病同时发生，或者可能继发于原发性肾小球疾病。事实上，越来越多的证据表明，对于许多被诊断为“高血压性肾病”的非洲裔美国人来说，高血压可能是继发于原发性肾小球疾病的结果，而非原因。

最近关于编码载脂蛋白 L1 的 *APOL1* 基因的分析结果更证实了以上假说，在大多数非洲裔美国人中，出现 *APOL1* 杂合等位基因的患者中，肾活检提示局灶节段性肾小球硬化及诊断高血压肾损害的比例显著升高。尽管载脂蛋白 L1 在肾病中的作用还不清楚，这项数据至少提示许多高血压肾损害的患者实际上可能合并存在局灶节段性肾小球硬化。非常有趣的是，同样的 *APOL1* 基因多态性对感染寄生虫的患者可能起到保护作用，这就可以解释多态性等位基因在非洲裔美国人中分布较广泛的意义。

APOL1 基因多态性生存分析结果显示，杂合子患者的生存率高，而对于纯合子患者，其肾病比例上升。这种情况类似于某些血红蛋白基因突变，即杂合子对疟疾感染起保护作用，而纯合子对镰状细胞贫血易感。

尽管这些发现并不能否认高血压引起肾病这一论断，但高血压造成终末期肾病（ESRD）的可能要小于预期。

许多试验证实，治疗高血压可以延缓肾病的进展，应用血管紧张素转化酶抑制药和血管紧张素受体拮抗药还可以产生一定的益处，即降低尿蛋白，从而延缓肾小球硬化和小管损伤。

然而更重要的是，非洲裔美国人肾病与高血压临床试验（AASK）研究表明，在高血压合并肾功能不全的患者中，强化降血压（目标血压为平均动脉压 92mmHg）并不优于标准降压方式（平均动脉压 102 ~ 107mmHg）。

慢性高血压的肾组织病理表现

大体外观

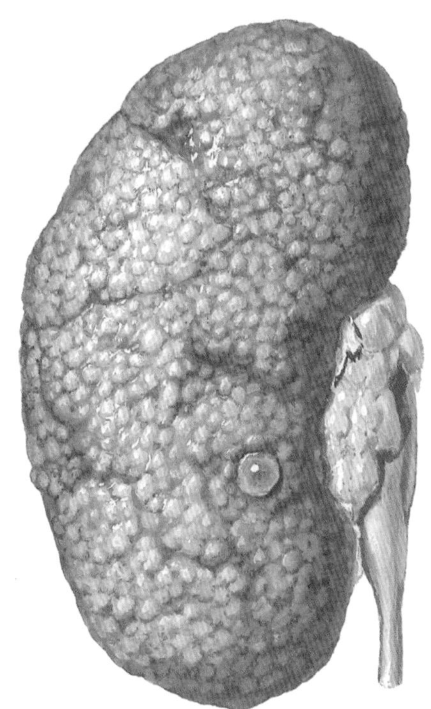

塌陷、正常和肥大的小球交错排列，形成了肾表面小而细的颗粒样外观

血管病变的光镜表现

弓状动脉

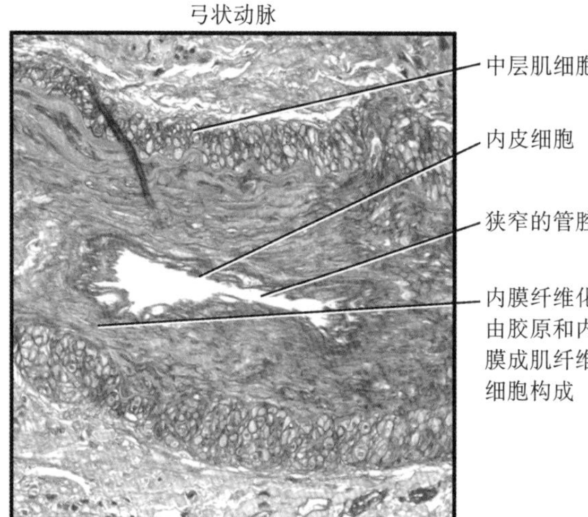

PAS 染色

入球小动脉

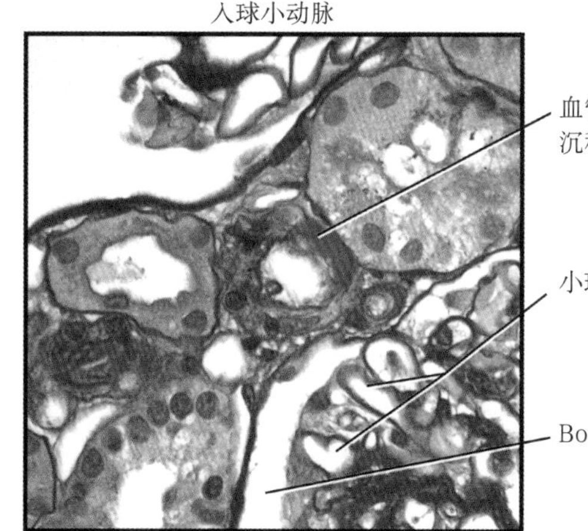

PAS 染色

光镜下的肾小球病变

缺血的肾小球

Bowman 囊的基底膜

胶原充满 Bowman 囊

萎缩、球性硬化的小球

PAS 染色

节段性硬化的肾小球

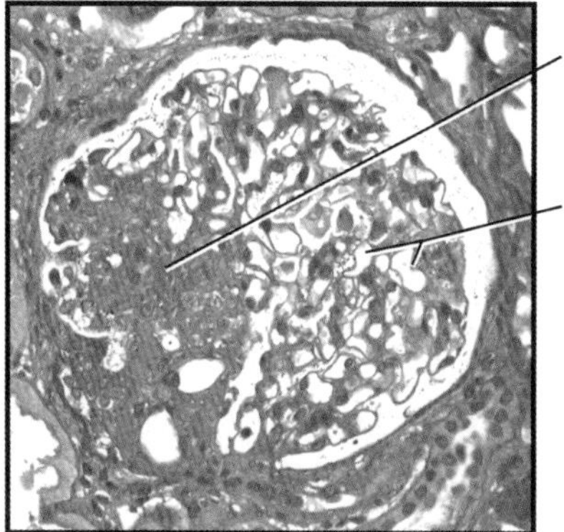

PAS 染色

二十、慢性和恶性高血压（续）

2. 恶性高血压　虽然高血压与肾病的关系有一定争议，但对于严重高血压引起的微血管病变是明确的，临床症状可以表现为神经系统的变化（头痛、抽搐、昏迷）、眼底病变（视网膜出血或渗出、视盘神经水肿）和肾的病变（肾功能损害、血尿、蛋白尿）。

对于恶性高血压虽然目前没有明确定义，但普遍认为，当舒张压超过110mmHg并且有终末器官损害时（如视盘神经水肿），如果除外视盘神经水肿而发现其他终末器官损害，则应诊断为“持续进展高血压”，如果没有终末器官损害，则诊断为“高血压危象”。

未治疗的恶性高血压，肾可出现严重的被膜下和皮质出血，有时伴有小梗死灶。显微镜下入球小动脉的主要病变称为“纤维素样坏死”，即无细胞结构、嗜酸性的混合物质染色后类似于纤维素（“纤维素样”），沉积于内膜和中膜。这些沉积物呈颗粒样，与玻璃样外观的透明沉积物不同。常见到出血、血栓、系膜溶解。这些病变可扩展至肾小球，通常为节段性。在小叶间动脉，含有黏液样基质和肌内膜细胞的内膜表现为同心圆样增厚，类似于“洋葱皮样”外观，如进展可见管腔阻塞。

恶性或急进性高血压是危及生命的急症，应在数小时内降低血压（降低范围不超过起病时的25%），以防止由于自主调节功能受损所致的器官缺血。尽管血压改善后纤维素样坏死可以痊愈，但小叶间动脉可能持续狭窄，导致小球缺血和塌陷。

小结

综上所述，高血压合并肾病的患者可分为3种情况：①真性“原发性高血压”导致的肾病；②原发肾病导致继发性高血压但被误诊为“高血压性肾病”；③恶性高血压可引起急性肾衰竭。

不管引起肾病的原因如何，很显然，未控制的高血压会导致肾衰竭，因此应积极治疗。但目前需要控制的最佳目标血压还不清楚。

恶性高血压的肾组织病理表现

大体外观

可见点状出血及小梗死

小叶间动脉的光镜表现

纤维素样沉积物阻塞了管腔
中层肌细胞
F. Netter M.D.

HE 染色

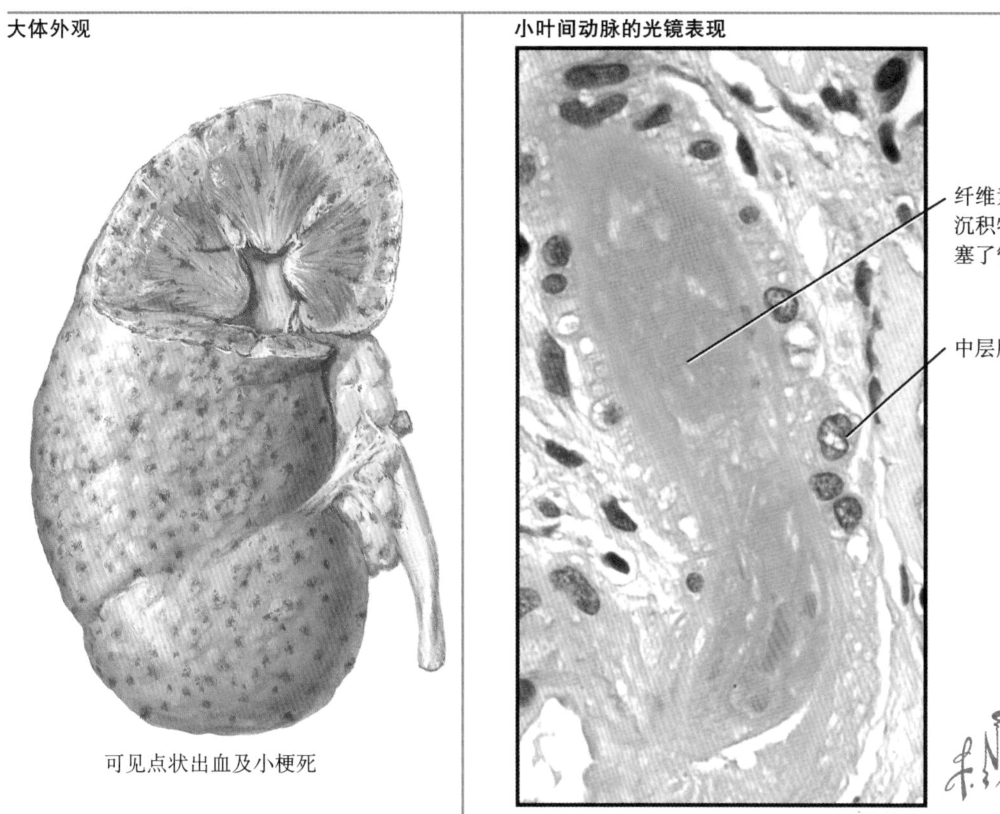

光镜下的入球小动脉

弹力层
内皮细胞
内膜黏液性水肿
管腔完全堵塞
内膜成肌纤维细胞

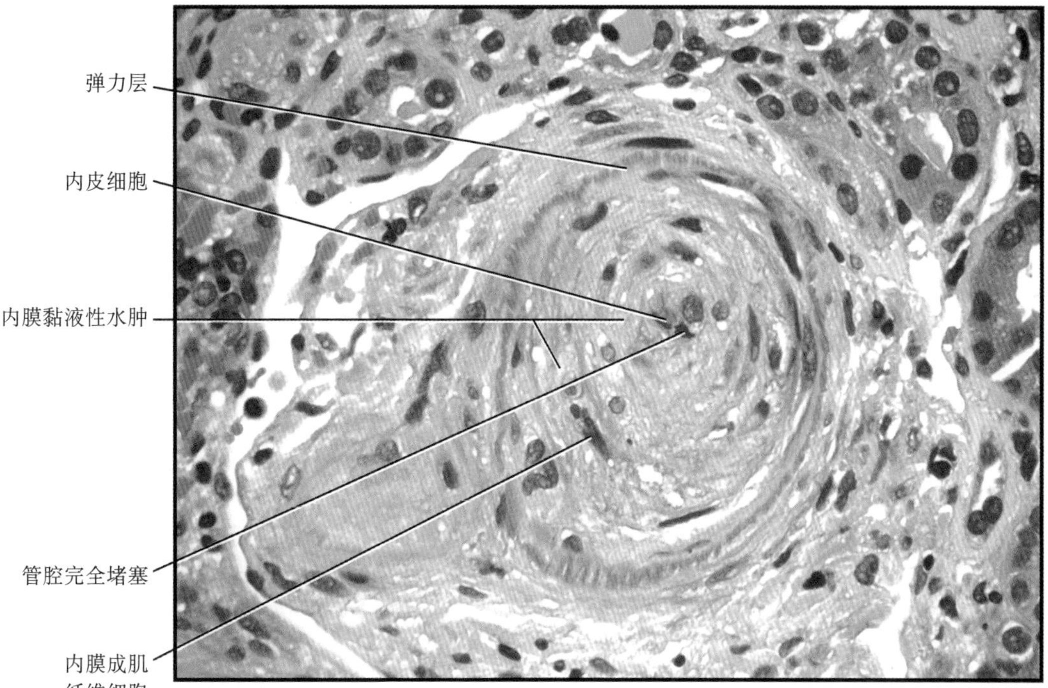

HE 染色

二十一、糖尿病肾病

糖尿病肾病（DN）反映了慢性持久的高血糖对肾的损伤，可发生于1型或2型糖尿病患者，表现为逐渐进展的清蛋白尿及随之发生的肾小球滤过率（GFR）下降。

最近来自于疾病预防控制中心的数据显示，在美国约有2360万人患有糖尿病，约占总人口的7.8%。由于糖尿病的增多趋势，在美国和其他一些国家（包括发达国家和发展中国家），糖尿病肾病成为导致慢性肾病和终末期肾病（ESRD）的首要原因。

在1型糖尿病患者中，近年来显性肾病（定义为试纸法蛋白尿阳性）的发生率有所下降，发生糖尿病第25年时，糖尿病肾病的发生率约从30%降至10%。在2型糖尿病患者中，相同时间窗内显性肾病的发生率约为12%。

发生糖尿病肾病的风险随患者年龄、糖尿病病史、高血压病史及血糖控制不佳时间的增加而增加。遗传因素也发挥着重要作用，如果一个糖尿病患者的兄弟姐妹或父母患有糖尿病肾病，那么该患者更易于发生糖尿病肾病。而且，黑色人种和某些少数人种（如Pima印第安人）比白色人种更易罹患糖尿病肾病。

病理生理学

导致糖尿病肾病的一系列机制大部分尚不清楚。已提出的机制包括高血糖引起的高滤过、晚期糖基化终末产物的累积和促炎症／促纤维化途径的激活。

肾小球滤过率增加是最早发生的异常变化，反映了入球小动脉的扩张和出球小动脉的收缩。然而，高血糖和高滤过的确切联系尚不完全明确，可能与多重机制有关，包括由管球反馈导致近端小管重吸收葡萄糖和钠异常增加、晚期糖基化终末产物的影响、激素水平的改变（如来自于肾素－血管紧张素轴）。从长远来看，肾小球内压增加可导致肾小球硬化。全身性高血压可通过进一步增加肾小球内压加速这一进程。

同时，高血糖导致系膜基质蛋白产生增加及系膜区扩张。血管紧张素Ⅱ和转化生长因子－β（TGF－β）是这一过程中的重要因子，人们发现，编码血管紧张素Ⅱ及其受体基因的变异可以部分解释发生糖尿病肾病的遗传风险。高血糖刺激血管紧张素Ⅱ合成，后者又刺激TGF－β分泌。TGF－β增加了基质蛋白的合成并减少其降解，从而导致基质蛋白沉积。血管内皮生长因子（VEGF）是另一个已知参与该过程的激素。在糖尿病肾病动物模型中，阻断TGF－β和VEGF可显示出有益的效果。

晚期糖基化终末产物（AGEs）在促进系膜基质累积中也起到重要作用。当蛋白暴露于葡萄糖时，晚期糖基化终末产物由非酶促反应形成。它们与正常基质蛋白（如胶原）交联，使其免于蛋白水解。AGEs与特异性受体（RAGE）结合促使氧自由基产生并发生炎性反应。

在1型糖尿病中，肾小球的一系列病理改变一定程度上是可以预见的，在疾病早期肾小球肥大且基底膜增厚。而后系膜区扩张导致临床出现蛋白尿。在疾病进展期，肾小球出现进行性损害，尿白蛋白量增加，而后GFR下降，最终导致ESRD。

在2型糖尿病中，这一系列病理改变过程缩短，肾功能受损可在早期出现。然而由于患者年龄较大且可能已经并发高血压等情况，在临床上直到疾病的后期才被诊断。

临床表现与诊断

糖尿病肾病最早期的临床表现是微量清蛋白尿，定义为单次尿样中清蛋白／肌酐比为30～300mg/g，此时试纸法测定尿蛋白量并不可靠。随着疾病进展，出现大量蛋白尿（尿样中白蛋白／肌酐比>300mg/g），可被试纸法检出，这是显性糖尿病肾病的一个标志。在一些病例中，可出现非常严重的蛋白尿而致肾病综合征。糖尿病肾病的终末阶段以肾功能进行性下降为特征，从而导致ESRD。

为了评价是否出现蛋白尿及其程度，所有糖尿病患者需要每年定量检测单次尿白蛋白／肌酐比。1型糖尿病患者诊断后5年，2型糖尿病患者诊断当年即需开始该项检查。筛查还需要包括血清肌酐浓度以评价是否存在肾功能不全；而对于有显性肾病的患者，清蛋白和血脂水平也需筛查。监测血压也很重要。

对于显性肾病患者，诊断糖尿病肾病之前需除外其他肾病。应进行肾脏超声检查，因为大多数肾病导致肾萎缩，而糖尿病肾病则表现为肾体积正常，甚至增大（但这一点并不特异，因为其他少数疾病，如淀粉样变性也可导致肾增大）。

肾活检并不是常规检查，但是如果临床或血清学检查怀疑其他疾病，或者疾病进程不典型时可能需要肾活检。例如，患者呈活动性的、有细胞成分的尿沉渣表现，或者数周或数月内滤过功能快速下降，这是肾活检的指征。相反，对于一个存在视网膜病变、长期蛋白尿、尿沉渣改变轻微及肾功能缓慢下降的糖尿病患者，不经过活检也可诊断糖尿病肾病。

根据活检结果，糖尿病肾病的病理学改变可分为4型：Ⅰ型的特点为单纯肾小球基底膜增厚；Ⅱ型表现为系膜增生；Ⅲ型（即结节性肾小球硬化或“Kimmelstiel－Wilson”病变）的特点为由严重的系膜增生导致的毛细血管间结节，压迫邻近的肾小球毛细血管腔；Ⅳ型表现为晚期肾小球硬化（>50%的肾小球球性硬化）。临床和病理表现往往并不一致，临床表现轻微的患者肾活检也可能显示明显糖尿病肾病改变，反之亦然。

糖尿病肾病

1 型（胰岛素依赖）

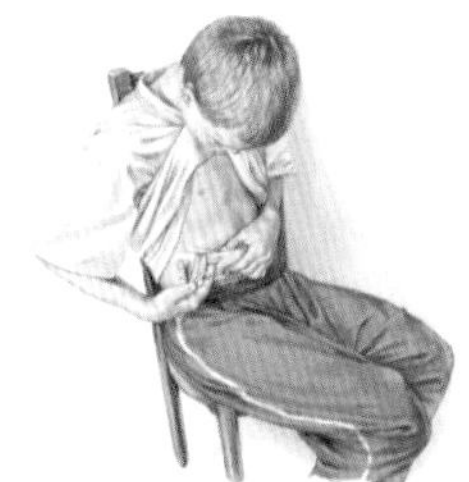

患者主要在儿童和青少年时期诊断，
成年人较少见

2 型（非胰岛素依赖）

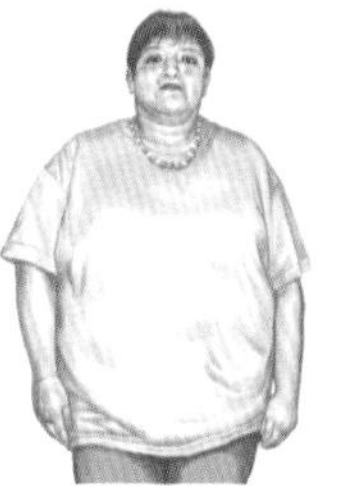

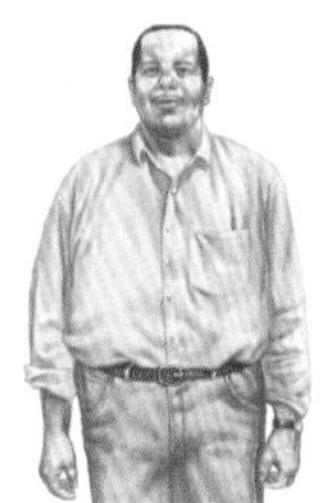

患者主要在成年期诊断，
儿童或青少年时期较少见

- 年龄增长
- 病程增长
- 血糖控制不佳
- 高血压
- 吸烟
- 其他因素

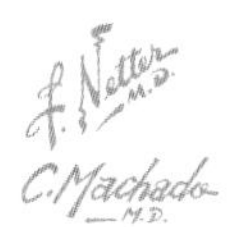

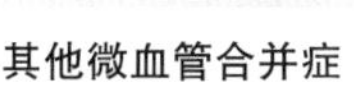

肾并发症

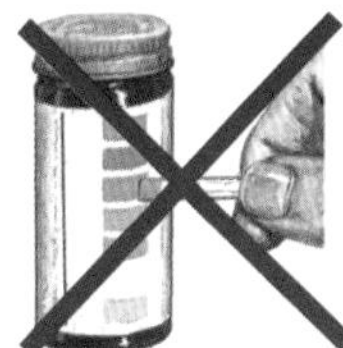

微量白蛋白尿
（试纸法阴性）
每日 30 ~ 300mg
白蛋白

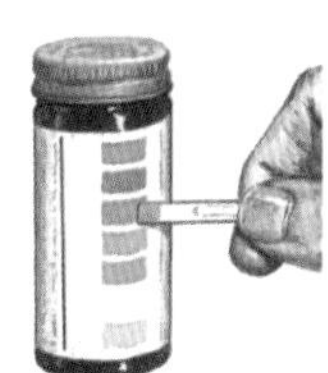

大量白蛋白尿
（试纸法阳性）
>300mg/d 白蛋白
可导致肾病综合征

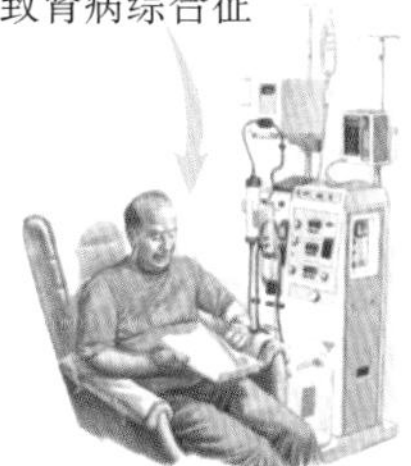

肾功能不全
最终导致终末期肾病

其他微血管合并症

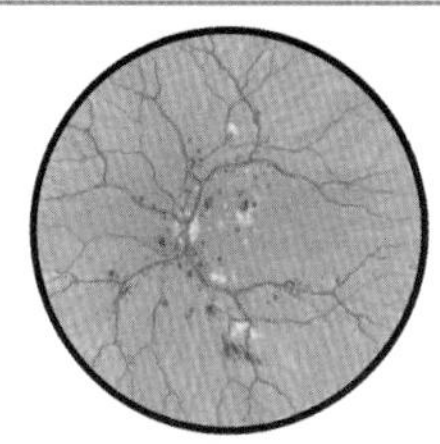

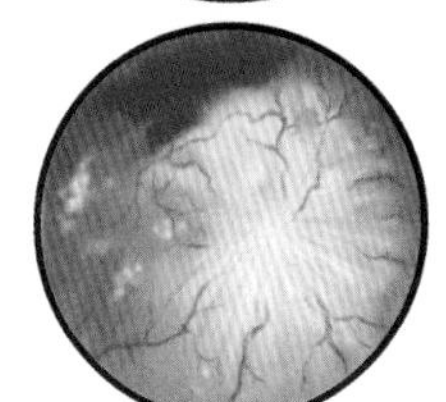

视网膜病

风险增加

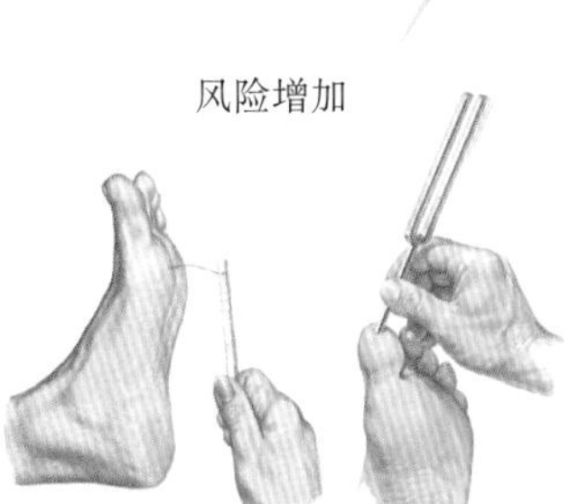

周围神经病
感觉异常，感觉丧失，自主神经功能障碍

大血管合并症

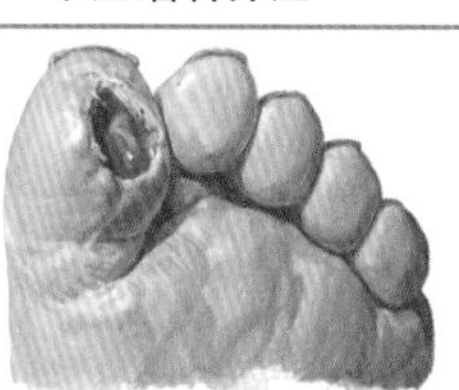

**周围血管疾病和
不愈合的足部溃疡**
（常需要截肢）

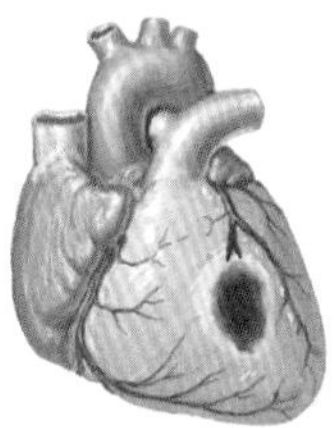

冠状动脉疾病和心肌梗死

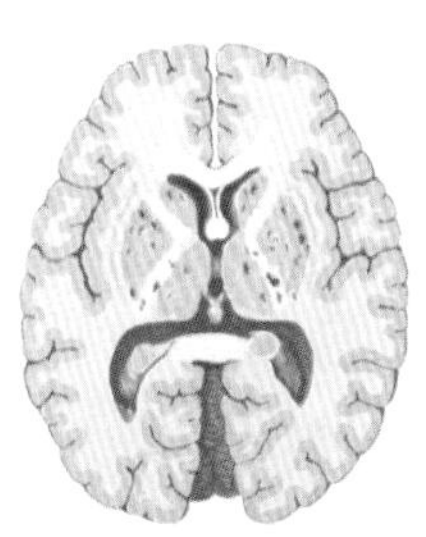

卒中

二十一、糖尿病肾病（续）

治疗

糖尿病肾病的防治主要在于严格控制血糖（目标糖化血红蛋白<7.0%）和降低血压。例如，在英国前瞻性糖尿病研究（UKPDS）中，收缩压每下降 10mmHg，发生糖尿病并发症的风险降低 12%，收缩压低于 120mmHg 的患者风险最低。

ACE 抑制药和血管紧张素受体拮抗药（ARBs）是优先选择的降血压药物，因其可减少尿蛋白并延缓导致肾功能恶化的炎症过程。糖尿病合并高血压的患者，以及微量或大量白蛋白尿而血压正常的糖尿病患者，均可应用此类药物。现有的证据显示，对于无白蛋白尿的患者，这些药物对于延缓微量白蛋白尿的出现也同样有效。

限制蛋白饮食在延缓肾功能不全进展方面的作用尚不明确。一旦患者达到 ESRD，应行肾替代治疗，如透析或肾移植。

预后

一项关于 2 型糖尿病的大型研究发现，每年从无白蛋白尿进展到微量白蛋白尿的风险是 2%，从微量白蛋白尿进展到大量白蛋白尿的风险是 2.8%，从大量白蛋白尿进展到滤过功能受损的风险是 2.3%。总体上，糖尿病诊断 10 年后，25% 的患者出现微量白蛋白尿或更严重，5% 的患者出现大量白蛋白尿或更严重，1% 的患者血肌酐升高或已行肾替代治疗。

糖尿病肾病

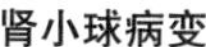

肾小球病变

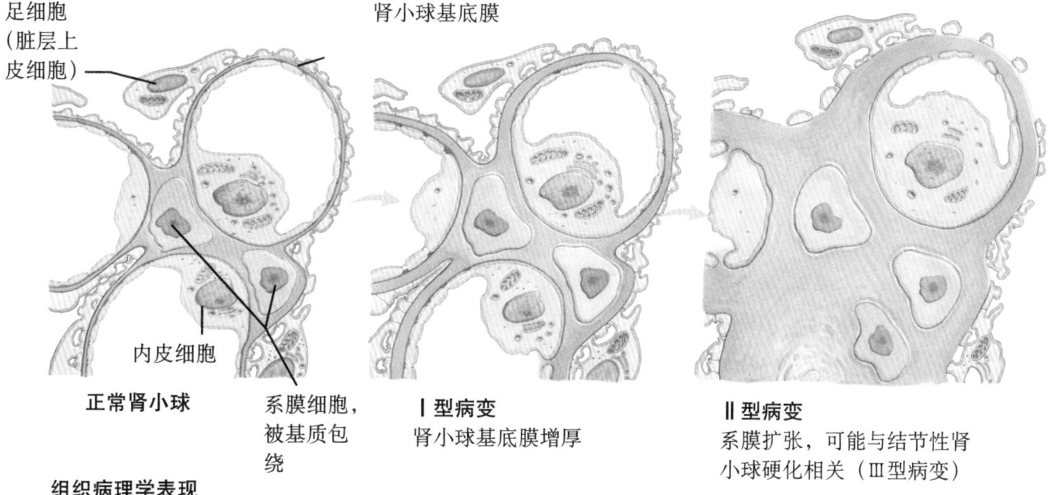

组织病理学表现

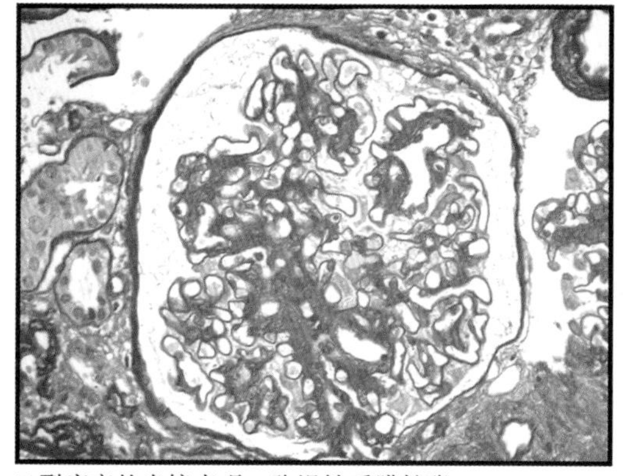

Ⅱ型病变的光镜表现，弥漫性系膜扩张（PAS 染色，400×）

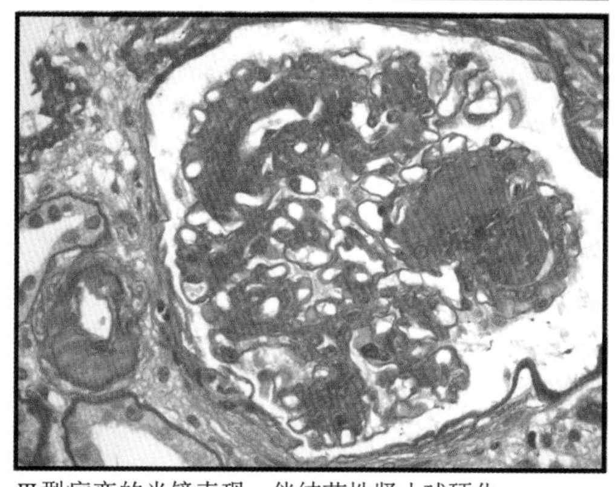

Ⅲ型病变的光镜表现，伴结节性肾小球硬化（PAS 染色，400×）

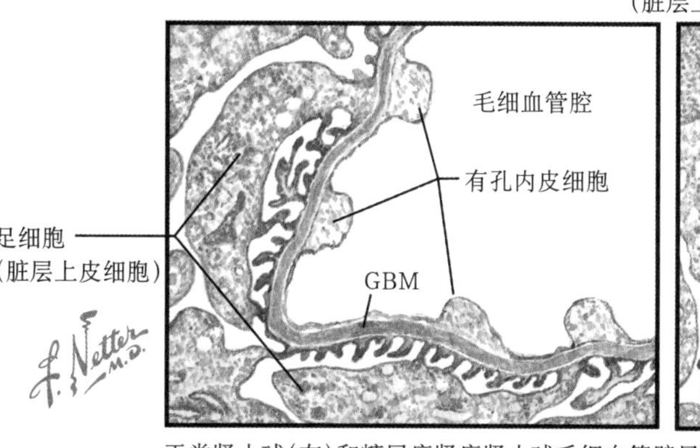

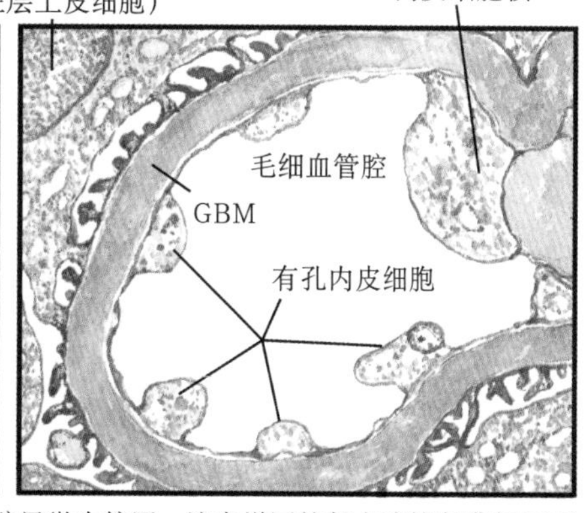

正常肾小球（左）和糖尿病肾病肾小球毛细血管壁显微电镜图。注意增厚的肾小球基底膜（GBM）

二十二、淀粉样变性

淀粉样变性是一种多系统疾病，表现为淀粉样蛋白沉积在各器官，导致进行性的功能障碍。很多症状取决于受累的器官系统。

病理生理学

淀粉样纤维是僵硬无分支的线样纤维，粗 8 ~ 10nm。正常情况下可溶性蛋白质错误折叠，结构异常，从而促进聚合，形成淀粉样纤维。一些因素可导致蛋白错误折叠并形成纤维丝，如年龄（如导致老年淀粉样变性的甲状腺素转运蛋白）、血清蛋白浓度升高（如导致透析相关淀粉样变性的 β_2 微球蛋白）、遗传突变（即遗传性淀粉样变性）。已证实 20 多种不同的蛋白可导致淀粉样变性。尽管导致淀粉样变性的蛋白前体不同，但淀粉样纤维的结构是相同的。

除含错误折叠的蛋白外，所有淀粉样纤维还含有称为血清淀粉样 P 成分（SAP）的糖蛋白，它使淀粉样纤维免于蛋白水解。此外，淀粉样纤维还含有糖胺聚糖，如硫酸肝素，其在纤维装配和纤维与靶组织结合中起重要作用。

沉积的淀粉样纤维如何导致器官功能障碍尚不完全清楚。可能的机制是纤维丝的堆积破坏了正常组织的结构，原纤维（形成纤维结构的中间物）导致氧化应激，继而触发了细胞凋亡。

淀粉样纤维沉积的器官分布取决于淀粉样蛋白前体的特点。最常引起肾病的淀粉样纤维或由免疫球蛋白轻链构成（AL 型淀粉样变性），或由血清淀粉样 A 蛋白构成（AA 型淀粉样变性）。

AL 型（原发）淀粉样变性主要发生于浆细胞异常克隆增生性疾病。在增生中，轻链发生前淀粉样突变。轻链产生过多时并不一定发生这样的突变，例如，仅有少数多发性骨髓瘤患者发生 AL 型淀粉样变性。AL 型淀粉样变性的年发病率为 4.5/10 万，是北美最常见的系统性淀粉样变。本病主要累及 40 岁以上的患者。

AA 型（继发）淀粉样变性多发生于慢性炎性疾病。其前体蛋白是血清淀粉样 A 蛋白（SAA），一种急性时相反应物质，在慢性炎症状态下过度产生。通过尚不完全清楚的复杂机制，SAA 被剪切并经过构象改变而形成纤维丝。约 50% 的 AA 型淀粉样变性与类风湿关节炎相关。其他导致继发性淀粉样变性的原因包括强直性脊柱炎、银屑病关节炎、慢性化脓性关节炎、炎性肠病、囊肿性纤维化、肿瘤、家族性地中海热。

AA 型和 AL 型淀粉样变性的肾症状取决于纤维沉积的位置。对于大多数肾淀粉样变性，淀粉样蛋白沉积于肾小球，导致肾病水平的蛋白尿。其他体征和症状通常与肾病一致（见专题 4-7），包括水肿、高胆固醇血症和低蛋白血症。肾功能通常正常或仅轻度受损。尿沉渣可见脂质或脂肪管型但不含细胞或细胞管型。少数病例中，淀粉样物质可沉积于肾微血管，导致缓慢进展性肾功能下降而无蛋白尿。更少见的病例中，纤维沉积于肾小管，引起功能缺陷，如远端肾小管酸中毒、肾性尿崩症或 Fanconi 综合征。

AL 型和 AA 型淀粉样变性也可导致其他器官系统疾病。心肌沉积很常见，导致限制性心肌病的体征和症状。肝沉积导致肝大和肝功能异常。周围神经沉积可导致感觉、运动和自主神经异常。软组织沉积可表现为巨舌和腕管综合征。

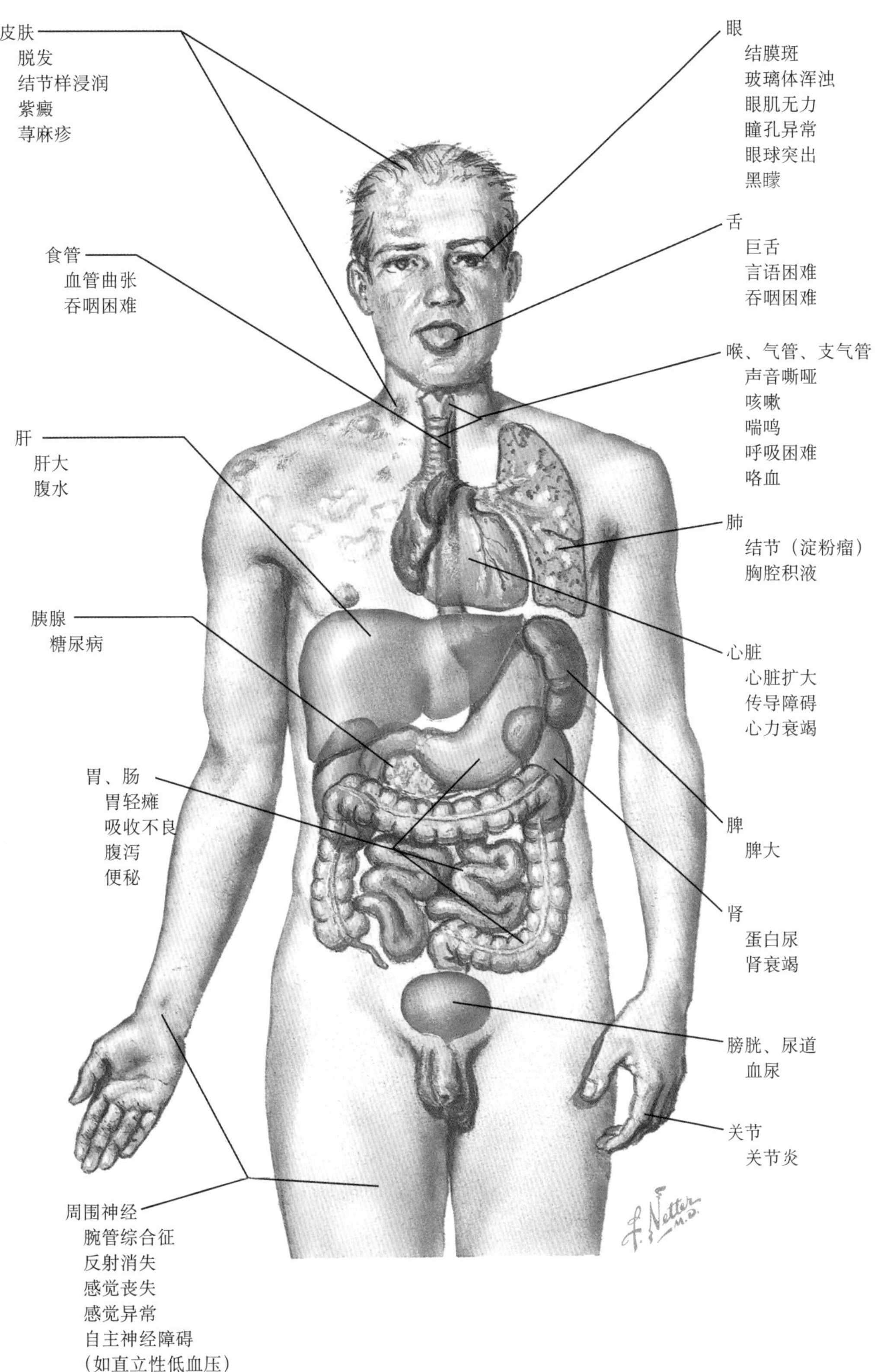
淀粉样变性的沉积部位和症状
皮肤
脱发
结节样浸润
紫癜
荨麻疹
食管
血管曲张
吞咽困难
肝
肝大
腹水
胰腺
糖尿病
胃、肠
胃轻瘫
吸收不良
腹泻
便秘
周围神经
腕管综合征
反射消失
感觉丧失
感觉异常
自主神经障碍
(如直立性低血压)
眼
结膜斑
玻璃体浑浊
眼肌无力
瞳孔异常
眼球突出
黑矇
舌
巨舌
言语困难
吞咽困难
喉、气管、支气管
声音嘶哑
咳嗽
喘鸣
呼吸困难
咯血
肺
结节(淀粉瘤)
胸腔积液
心脏
心脏扩大
传导障碍
心力衰竭
脾
脾大
肾
蛋白尿
肾衰竭
膀胱、尿道
血尿
关节
关节炎
F. Netter M.D.

二十二、淀粉样变性（续）

症状和诊断

对于表现为成年人特发性肾病综合征，特别是出现难以解释的心力衰竭，以及周围和（或）自主神经病的患者，应考虑淀粉样变性的可能。当患者呈现慢性炎症过程，如类风湿关节炎，提示可能为继发性淀粉样变。血清或尿免疫固定电泳出现单克隆病变蛋白峰提示 AL 型淀粉样变性。

组织学诊断是诊断金标准，对有肾症状的成年患者可进行肾活检。

光镜提示结节性肾小球硬化，可见不定型物质在系膜区沉积并延伸至毛细血管襻。系膜区沉积可类似于糖尿病肾病的 Kimmelstiel-Wilson 结节，但过碘酸 - 雪夫染色（PAS）更淡。可被刚果红染色是淀粉样纤维的特征，使其在偏振光下呈现特有的苹果绿双折光。AL 型和 AA 型淀粉样变性可通过免疫荧光染色（IF）鉴别，AL 型淀粉样变性时 λ 或 κ 轻链阳性，AA 型淀粉样变性时 SAA 阳性。

电镜显示紊乱无规则的淀粉样纤维分布于系膜和肾小球基底膜。纤维直径为 8 ～ 10nm，可通过纤维分布及其大小与免疫触须样肾小球病和纤维样肾小球病相鉴别。免疫触须样肾小球病的纤维由 30 ～ 50nm 的中空小管平行排列组成，而纤维样肾小球病的纤维直径为 16 ～ 24nm。

相对于肾活检而言，创伤性较小的诊断性检查包括腹壁脂肪和直肠活检。这些检查高度特异但仅中度敏感（70% ～ 80%）。因此，如果基于临床病史高度怀疑淀粉样变性，肾活检之前可先进行这些表浅部位活检，如果这些检查阴性，再做肾活检。

如果基于组织活检诊断为 AL 型淀粉样变性，应进行骨髓活检确定浆细胞负荷并排除多发性骨髓瘤和其他恶性疾病。

治疗

总体来说，治疗淀粉样变性主要有两种方法：①减少蛋白前体产生是最常用的方法。针对 AL 蛋白产生可应用化学治疗（通常应用美法仑、沙利度胺、蛋白酶体抑制药及激素的一些组合）或干细胞移植。也可通过治疗潜在的炎症性疾病减少 AA 蛋白产生。例如，对于类风湿关节炎，抗细胞因子治疗可能有效。对于慢性感染，应着眼于通过适当措施根除感染灶，如应用抗微生物药物。②针对 SAP 或糖胺聚糖成分而使纤维失去稳定性。例如，化合物伊罗地赛（eprodisate），其结合于糖胺聚糖与淀粉样纤维的结合位点，使纤维失去稳定性。

无论原发疾病如何治疗，患者均应接受肾病综合征的对症非手术治疗，包括利尿药和限盐治疗。

预后

AL 型淀粉样变性的预后取决于系统受累（特别是心脏受累）的程度，以及治疗后游离轻链产生减少的程度。尽管 AL 型淀粉样变性之前被认为是一种快速致死性疾病，但在目前的治疗手段下，患者生存率似有提高。

AA 型淀粉样变性的预后取决于潜在疾病的活动程度，感染是主要死因。很多记载详尽的病例显示，AA 型淀粉样变性在感染源被控制后得到缓解。

淀粉样变性的组织病理学表现

光镜表现

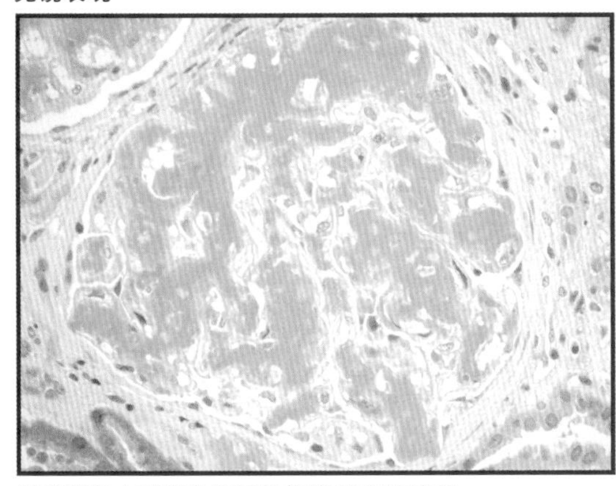

结节样肾小球硬化伴无结构物质弥漫沉积
（刚果红染色，非偏振光，400×）

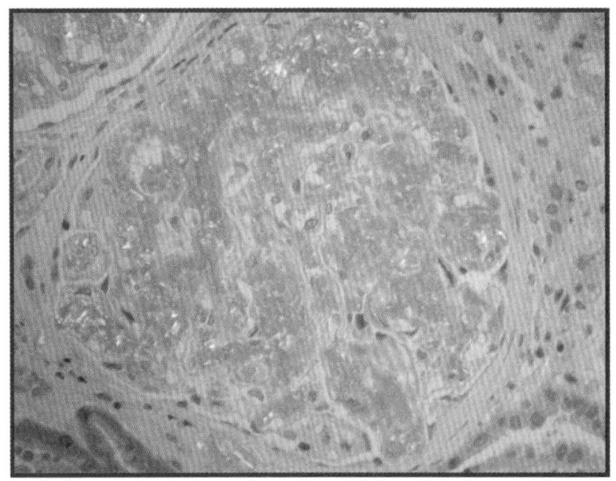

偏振光下呈苹果绿色双折光
（刚果红染色，偏振光，400×）

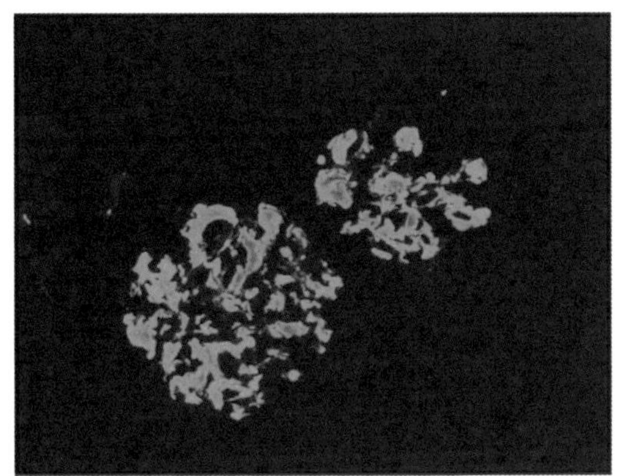

λ 轻链免疫荧光染色阳性（40×）

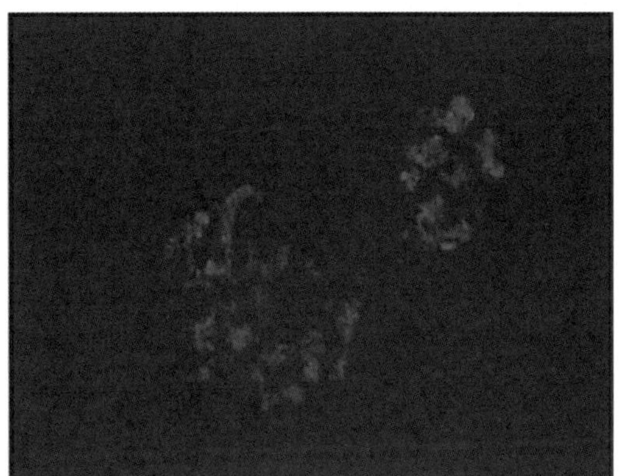

κ 轻链免疫荧光染色阴性（40×）

电镜表现

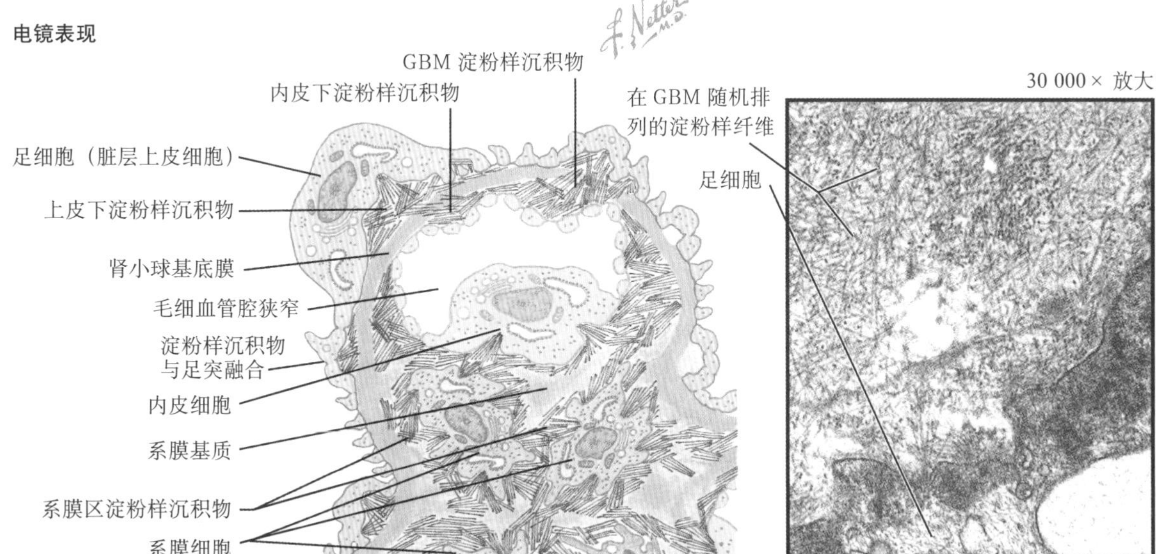

二十三、狼疮性肾炎

系统性红斑狼疮（SLE）是一种几乎可累及所有器官系统的自身免疫性疾病。青年女性多发，男女比例约为 1∶10。全球发病率为（10 ~ 160 人）/10 万人。育龄期女性发病率最高。不同种族发病率不同，非洲裔美国人、非洲裔加勒比人及亚洲人发病率高于白色人种。种族差异似乎可归因于遗传和环境因素。SLE 的家族聚集性倾向证实其存在遗传因素，同卵双胞胎同患该病的比率为 25%。

SLE 常累及肾，引起多种病理改变，统称为狼疮性肾炎（LN）。LN 是一种临床多样的疾病，可表现为轻微尿异常，也可表现为严重的肾病综合征，可表现为隐匿的慢性肾病，也可表现为急进性肾小球肾炎。

约 1/6 SLE 患者在确诊时即表现为显性肾病，而 40% ~ 60% 的患者随着时间推移会出现肾病。与患肾病的风险有关的因素包括青年、女性及非白色人种。

值得注意的是，药物引起的 SLE 与原发 SLE 几乎无法区别，但前者肾受累罕见。

系统性红斑狼疮的发病机制

SLE 的发病机制十分复杂，尚未完全明确。遗传、激素及环境因素的综合作用促使自身抗体产生。这些抗体形成病理性免疫复合物触发补体结合作用和炎性反应，导致组织损伤。

自身抗原长期不适当地暴露于免疫系统是本病的一个主要发病机制。致敏过程是在凋亡失调或吞噬清除凋亡或坏死细胞能力受损的情况下发生的。随后，自体反应性淋巴细胞的失耐受使抗体持续产生，并且与自身抗原结合。

这些自体反应性抗体的靶抗原是细胞核成分（抗核抗体、ANA）。高滴度的双链 DNA（dsDNA）自身抗体是 SLE 的特异性抗体；核小体及核糖体的其他成分也可成为靶抗原，包括 Sm、Ro（SS-A）、La（SS-B）、补体成分 C1q、核糖核蛋白（U1-RNP）及组蛋白。

系统性红斑狼疮的诊断

美国风湿病学会提出了 11 条临床、病理及实验室标准用于诊断 SLE，包括颊部红斑、盘状红斑、光过敏、口腔溃疡、关节炎、浆膜炎、肾病变、神经病变（抽搐或精神错乱）、血液学异常（血细胞减少）、免疫学异常（特别是抗 dsDNA 或抗 Sm 抗体）及 ANA 阳性。肾病变定义为蛋白尿（> 500mg/24h 或试纸法尿蛋白 3+）或出现细胞管型。出于研究考虑，11 条标准中满足 4 条即可做出诊断；然而，在临床实践中，许多患者由于达不到上述标准而诊断为狼疮样疾病。

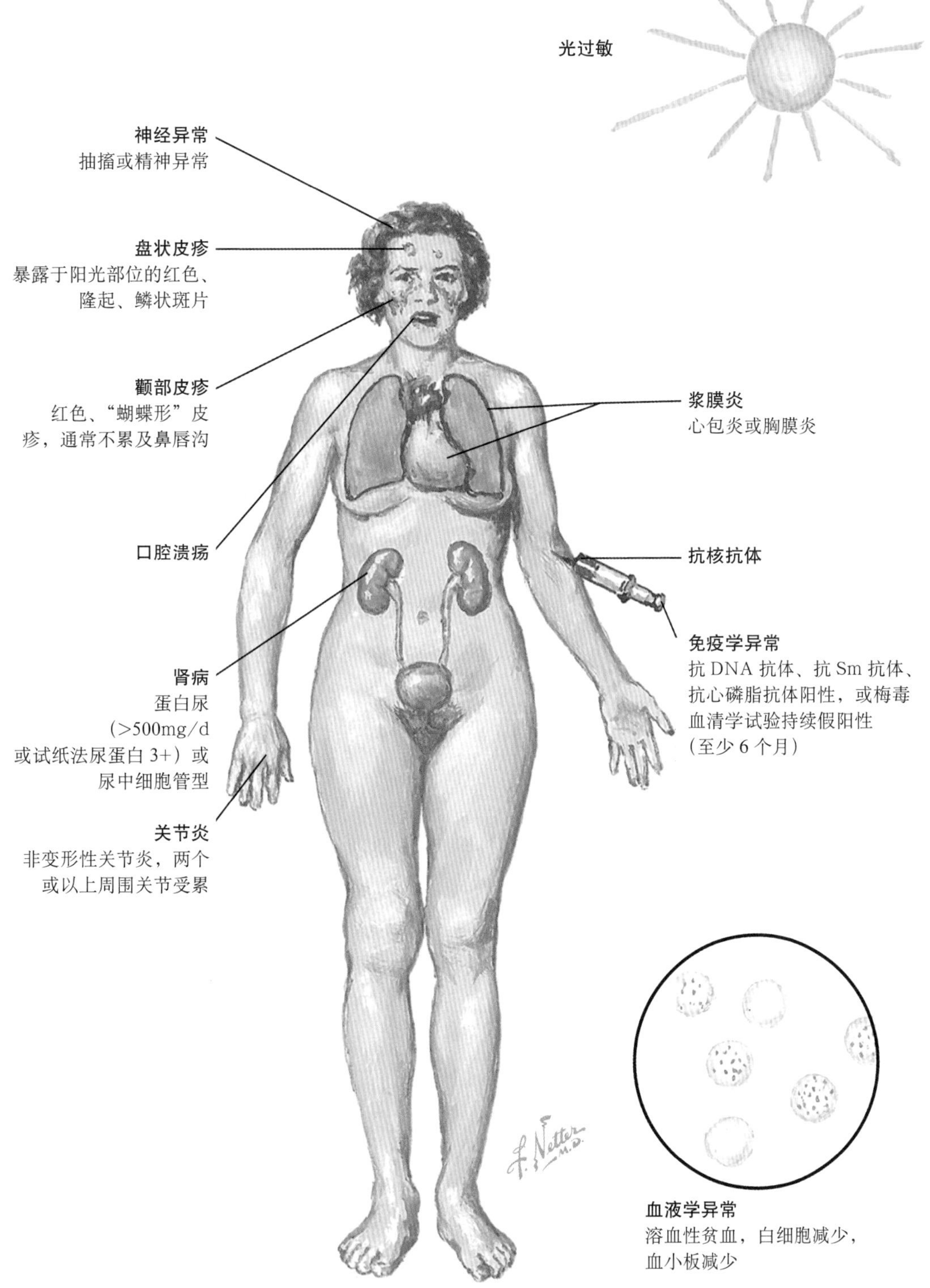
系统性红斑狼疮的诊断标准
确诊需要至少出现以下 4 条
光过敏
神经异常
抽搐或精神异常
盘状皮疹
暴露于阳光部位的红色、隆起、鳞状斑片
颧部皮疹
红色、“蝴蝶形”皮疹，通常不累及鼻唇沟
口腔溃疡
肾病
蛋白尿（>500mg/d 或试纸法尿蛋白 3+）或尿中细胞管型
关节炎
非变形性关节炎，两个或以上周围关节受累
浆膜炎
心包炎或胸膜炎
抗核抗体
免疫学异常
抗 DNA 抗体、抗 Sm 抗体、抗心磷脂抗体阳性，或梅毒血清学试验持续假阳性（至少 6 个月）
血液学异常
溶血性贫血，白细胞减少，血小板减少

二十三、狼疮性肾炎（续）

狼疮性肾炎的发病机制

与SLE相关的肾病通常由肾小球炎症导致。SLE也可导致小管间质病，以及类似于血栓性血小板减少性紫癜的微血管病（见专题4-34），该微血管病尤其与抗磷脂抗体有关。

SLE的抗体导致肾小球疾病的确切机制目前知之甚少。例如，自身抗体是否与肾小球抗原发生交叉反应，它们是否首先形成循环抗原－抗体复合物而后沉积于肾小球。无论是哪种情况，免疫复合物的存在均导致持续的肾小球炎症。

狼疮性肾炎的症状和诊断

狼疮性肾炎的表现多种多样。几乎100%患者出现蛋白尿，80%出现镜下血尿，45%～65%表现为肾病综合征，40%～80%肾功能下降。ANA及抗dsDNA抗体阳性，以及循环补体水平（C3和C4）异常降低支持该诊断。

一旦出现狼疮性肾炎表现，往往需要依据肾小球病变的特点进行适当治疗。尽管有时临床表现与肾小球病变的特点及程度相关，但这种相关性并不可靠。例如，某水平的氮质血症既可能反映了活动的、可逆的增生性肾炎，也可能反映了破坏殆尽的、无活动病变的肾硬化。对于前者，积极的免疫抑制治疗会显著地改善肾功能；而对于后者，上述治疗不仅无益反而给患者带来不必要的风险。因此，通常需要肾活检以明确疾病过程并指导治疗。主要的肾活检指征包括异常或增加的蛋白尿（>500mg/24h）、尿沉渣提示疾病活动及肾功能不全。

基于组织病理学特点，国际肾病学会和肾病理学会（ISN/RPS）将狼疮性肾炎的肾小球病变分为6型：Ⅰ型，系膜轻微病变性狼疮性肾炎；Ⅱ型，系膜增生性狼疮性肾炎；Ⅲ型，局灶性狼疮性肾炎；Ⅳ型，弥漫性狼疮肾炎；Ⅴ型，膜性狼疮性肾炎；Ⅵ型，晚期硬化性狼疮性肾炎。

总体上，Ⅰ型和Ⅱ型反映系膜区免疫复合物沉积；Ⅲ型和Ⅳ型反映同时伴有内皮下沉积；Ⅴ型反映了免疫复合物主要沉积于上皮下；Ⅵ型为晚期硬化状态而无炎症活动。

没有单独的组织学特点在各型狼疮性肾炎中均出现或者是狼疮性肾炎所特有的；然而，免疫荧光肾小球“满堂亮”染色有高度特异性，即3种免疫球蛋白（IgG、IgM、和IgA）及补体C3和C1q均为阳性。同样，电镜下内皮细胞中管－网状包涵体的出现对狼疮性肾炎也有提示意义，但并非特异性。这些包涵体也在干扰素水平升高时出现，在HIV相关肾病中也很常见。其他的组织学特点取决于病理类型。

系统性红斑狼疮的肾组织病理学(Ⅰ型和Ⅱ型)

Ⅰ型

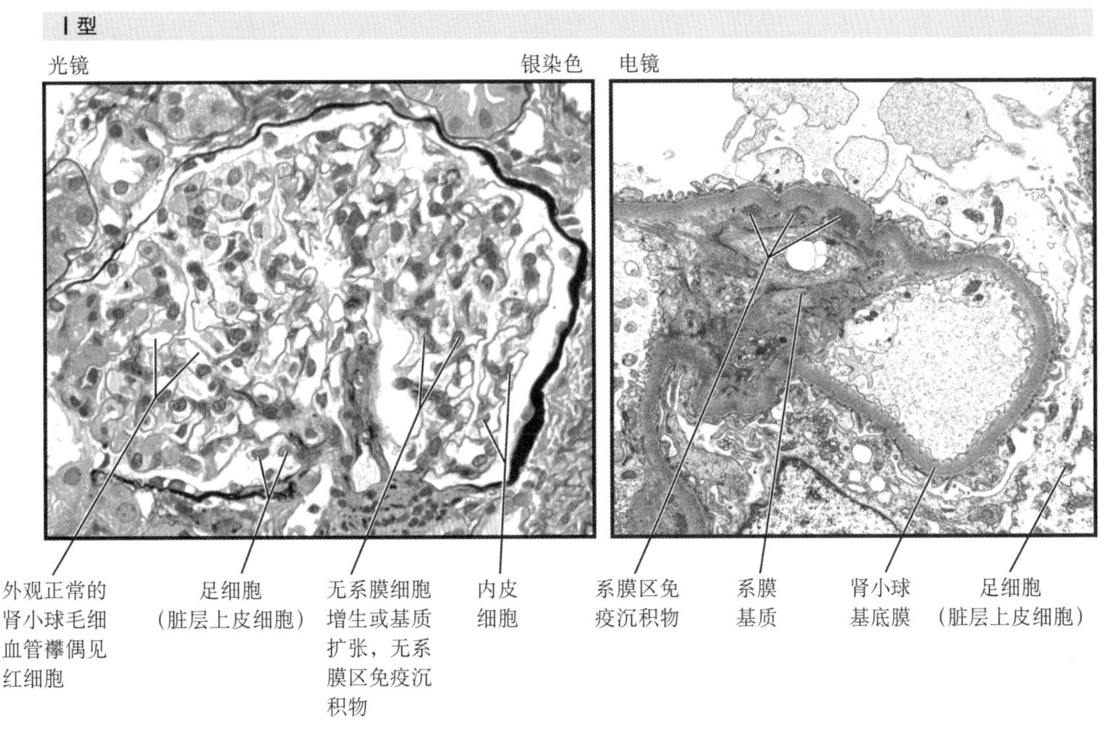

Ⅱ型

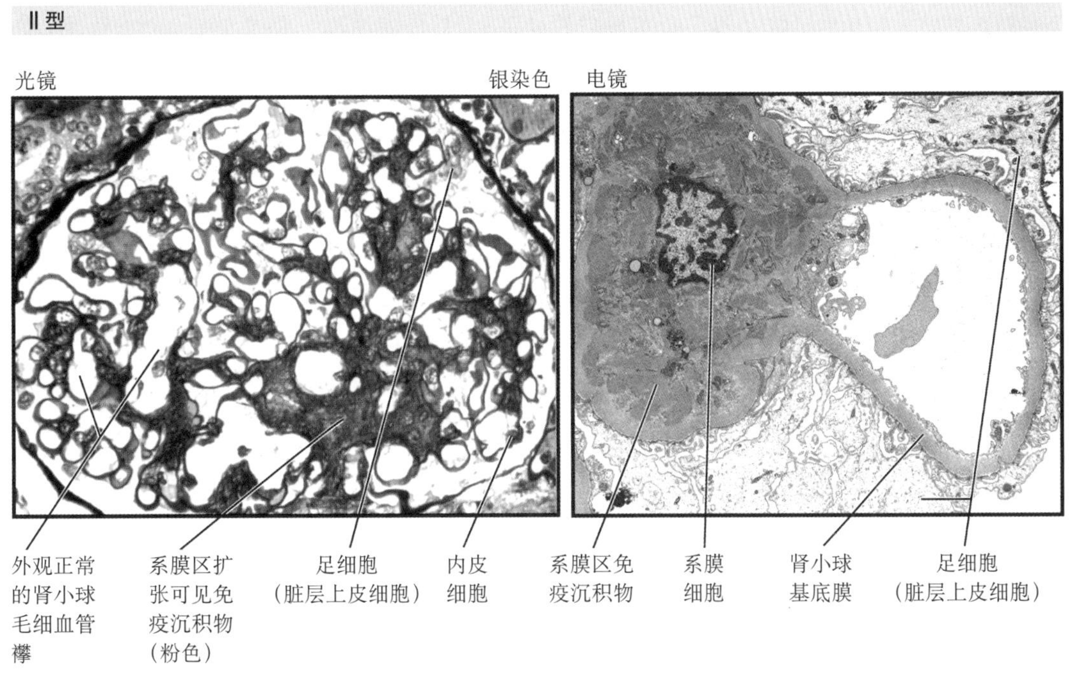

(在Ⅰ型和Ⅱ型病变中系膜免疫沉积物免疫荧光染色显示“满堂亮”，但未显示。)

二十三、狼疮性肾炎（续）

Ⅰ型狼疮性肾炎（系膜轻微病变性狼疮性肾炎）：系膜区免疫沉积物在免疫荧光或电镜下可见，但光镜下不可见。相对缺乏炎性反应，光镜下肾小球正常。患者大体上肾功能正常，尿沉渣无明显异常。因此，很少进行肾活检。

Ⅱ型狼疮性肾炎（系膜增生性狼疮性肾炎）：正相反，光学显微镜下可见系膜区免疫沉积物，其与系膜细胞增生和（或）基质扩张有关。尽管免疫荧光和电镜可见少数孤立的上皮下和内皮下免疫沉积物，但光学显微镜下不可见。这些病变导致了镜下血尿和肾病水平以下的蛋白尿。总体上肾功能保持正常，高血压少见。

Ⅲ型（局灶性狼疮性肾炎）：电子显微镜或光学显微镜可见内皮下免疫沉积物，通常为局灶性、节段性或球性毛细血管内或毛细血管外肾小球肾炎，累及 <50% 的肾小球（“局灶”指仅有肾小球的一部分受累，而“球性”指整个肾小球均受累）。可伴或不伴系膜区改变，如细胞增生或系膜区免疫沉积物。

Ⅲ型狼疮性肾炎进一步分为“A”或“C”，表示活动性（增生性）或慢性（硬化性）病变。活动性病变指有持续炎症证据的病变，如细胞增生、核碎裂、纤维素样坏死和细胞性新月体形成。相反，慢性病变由不可逆的瘢痕化组织构成，具有肾小球硬化、纤维性粘连和纤维性新月体的特点。

Ⅳ型狼疮性肾炎（弥漫性狼疮性肾炎）：病变性质与Ⅲ型狼疮性肾炎相似，但累及 50% 或更多肾小球。而且通常有弥漫分布的内皮下免疫沉积物。当内皮下沉积物非常明显以至光镜可见时，就会使肾小球毛细血管呈现经典的“白金耳”表现。与Ⅲ型狼疮性肾炎相似，可伴或不伴系膜区改变。

Ⅳ型狼疮性肾炎进一步分为弥漫节段性（Ⅳ-S）狼疮性肾炎（50% 或更多受累肾小球表现为节段性病变）或弥漫球性（Ⅳ-G）狼疮性肾炎（50% 或更多受累肾小球表现为球性病变）。“A”或“C”同样用来表示活动性或慢性病变。

Ⅲ型或Ⅳ型狼疮性肾炎一般有显著的临床表现，包括肾小球性血尿、大量蛋白尿、高血压及肾功能不全。尿沉渣通常可见变形红细胞和红细胞管型。

Ⅴ型狼疮性肾炎（膜性狼疮性肾炎）：光镜及免疫荧光或电镜下可见球性或节段性上皮下免疫沉积物（或者是这些免疫沉积物形态学演变后的表现）。与免疫复合物沉积相关的上皮下改变与原发性膜性肾病相似（见专题 4-13）；然而，与原发性膜性肾病不同的是，膜性狼疮性肾炎通常还伴有系膜区免疫复合物沉积。

由于上皮下是蛋白质弥散屏障的主要部分，Ⅴ型狼疮性肾炎患者通常较其他类型蛋白尿更为严重。肾病综合征很常见，也增加了血栓栓塞性疾病的风险。不过，仍有达 40% 的患者表现为肾病水平以下的蛋白尿。由于循环免疫细胞没有接触上皮下的抗体，单纯Ⅴ型狼疮性肾炎的尿沉渣活动性较Ⅲ型狼疮性肾炎或Ⅳ型狼疮性肾炎低。然而，Ⅴ型狼疮性肾炎可同时伴有Ⅲ型狼疮性肾炎或Ⅳ型狼疮性肾炎病变。

Ⅵ型狼疮性肾炎（晚期硬化性狼疮性肾炎）：90% 或更多肾小球球性硬化。尽管不再有活动性免疫损伤，但几乎每个功能性肾单位已被之前的炎症造成不可逆的破坏。本型为终末期肾病，是未治疗或难治性狼疮性肾炎的最终后果。患者存在严重肾功能损害，且免疫抑制治疗无效。

由于地理位置、患者构成、不同地区活检指征不同，不同研究中各个类型的狼疮性肾炎相对发生率不同。例如，一项对 92 例日本患者的研究显示：Ⅰ型狼疮性肾炎（系膜轻微病变性狼疮性肾炎）占 0，Ⅱ型狼疮性肾炎（系膜增生性狼疮性肾炎）占 13%，Ⅲ型狼疮性肾炎（局灶性狼疮性肾炎）占 17%，Ⅳ型狼疮性肾炎（弥漫性狼疮性肾炎）占 60%，Ⅴ型狼疮性肾炎（膜性狼疮性肾炎）占 10%。必须指出，SLE 患者可在病程的不同时期表现为不同类型的狼疮性肾炎，如果临床表现发生变化，重复肾活检是必要的。

系统性红斑狼疮的肾组织病理学（Ⅲ型和Ⅳ型）

光镜

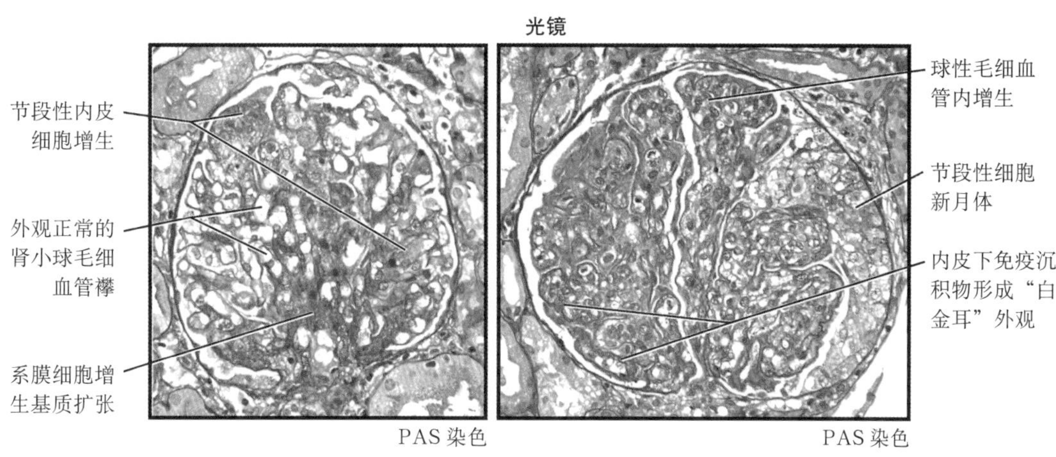

免疫荧光　　电镜

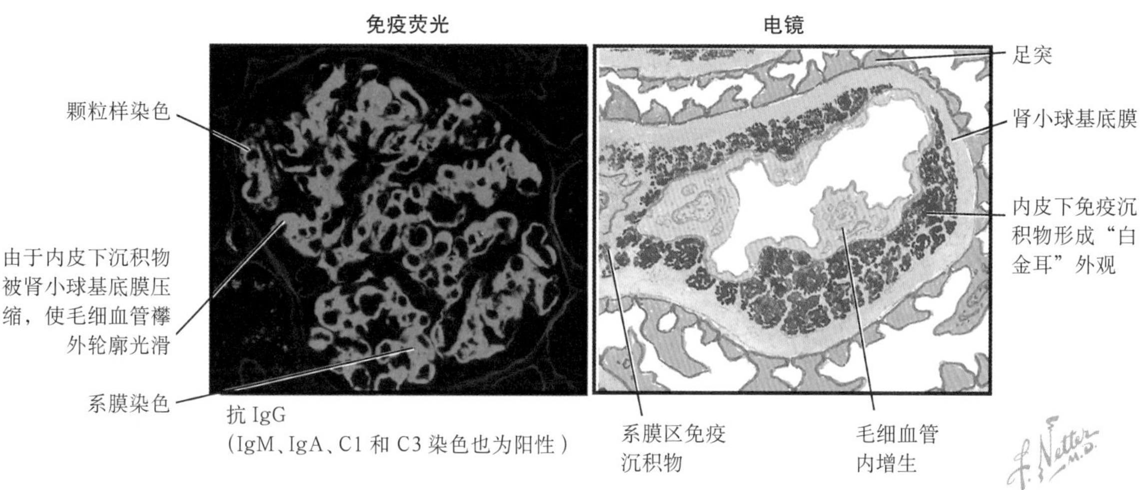

电镜

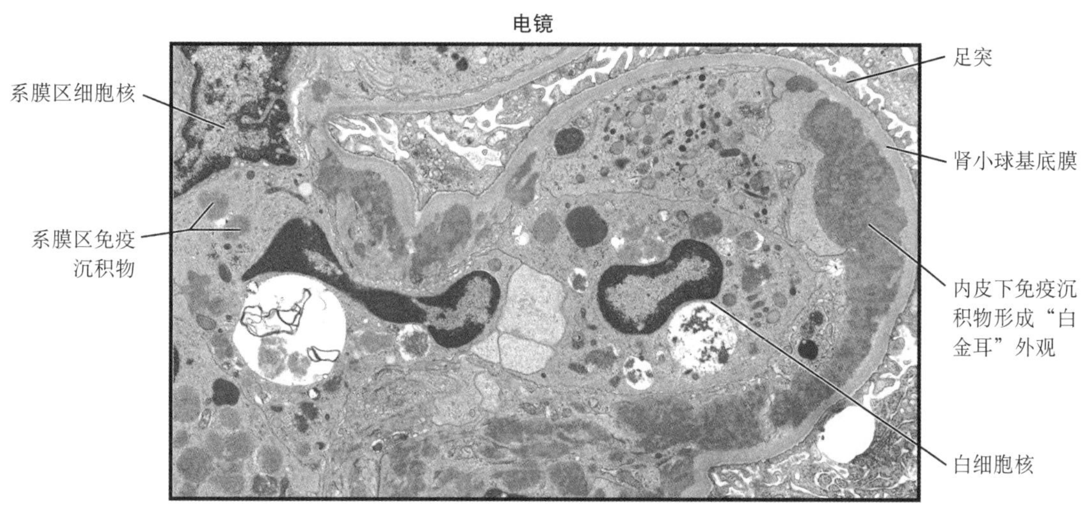

二十三、狼疮性肾炎（续）

治疗

所有存在蛋白尿的患者，不论组织学分型如何，均应采用 ACE 抑制药或 ARB 类治疗。应严格控制高血压。如有高脂血症应给予同时治疗，可能需要应用他汀类药物。同时，需要评价是否采用非甾体类抗炎药，如确需应用，也应限制使用。因为其可以引起狼疮复发，应严格避免长时间或者无保护措施而暴露于阳光下。

Ⅰ型或Ⅱ型狼疮性肾炎通常不需要免疫抑制药物。相反，Ⅲ型或Ⅳ型狼疮性肾炎，因肾功能进行性下降风险高，需要更积极的治疗。研究最多的两种诱导缓解药物是环磷酰胺冲击和霉酚酸酯。无论应用哪种药物进行初始治疗，均需联合大剂量糖皮质激素。临床试验数据显示，这两种方案对于缓解的效果相同，缓解率通常为 60% ~ 80%。维持缓解治疗可应用霉酚酸酯或硫唑嘌呤。

Ⅴ型狼疮性肾炎的治疗尚有争议。所有患者均需治疗蛋白尿。糖皮质激素联合环磷酰胺、环孢素或霉酚酸酯的免疫抑制方案均有试验研究，但结论不一。联合治疗似乎优于糖皮质激素单药治疗。

预后

近半个世纪，狼疮性肾炎患者的生存率逐渐提高，5 年生存率从 20 世纪 40 ~ 50 年代的 50% 上升到 20 世纪 90 年代以来的 90%。然而，远期预后仍不令人满意。近 50% 经过治疗的狼疮性肾炎患者症状复发。而且相当数量的患者不能耐受治疗，遭受了免疫抑制带来的严重的不良事件，或者疾病对治疗无效。10% ~ 15% 的患者最终发生终末期肾病（ESRD）。

一旦患者进展至终末期肾病，SLE 的全身症状常常在数个月后减轻，这可能是由于肾单位的丢失消除了一个重要的抗原来源。肾移植是一个有益的选择，通常预后良好。移植肾的狼疮性肾炎复发低于 10% 且极少引起移植肾丧失功能。

系统性红斑狼疮的肾组织病理学（Ⅴ型）

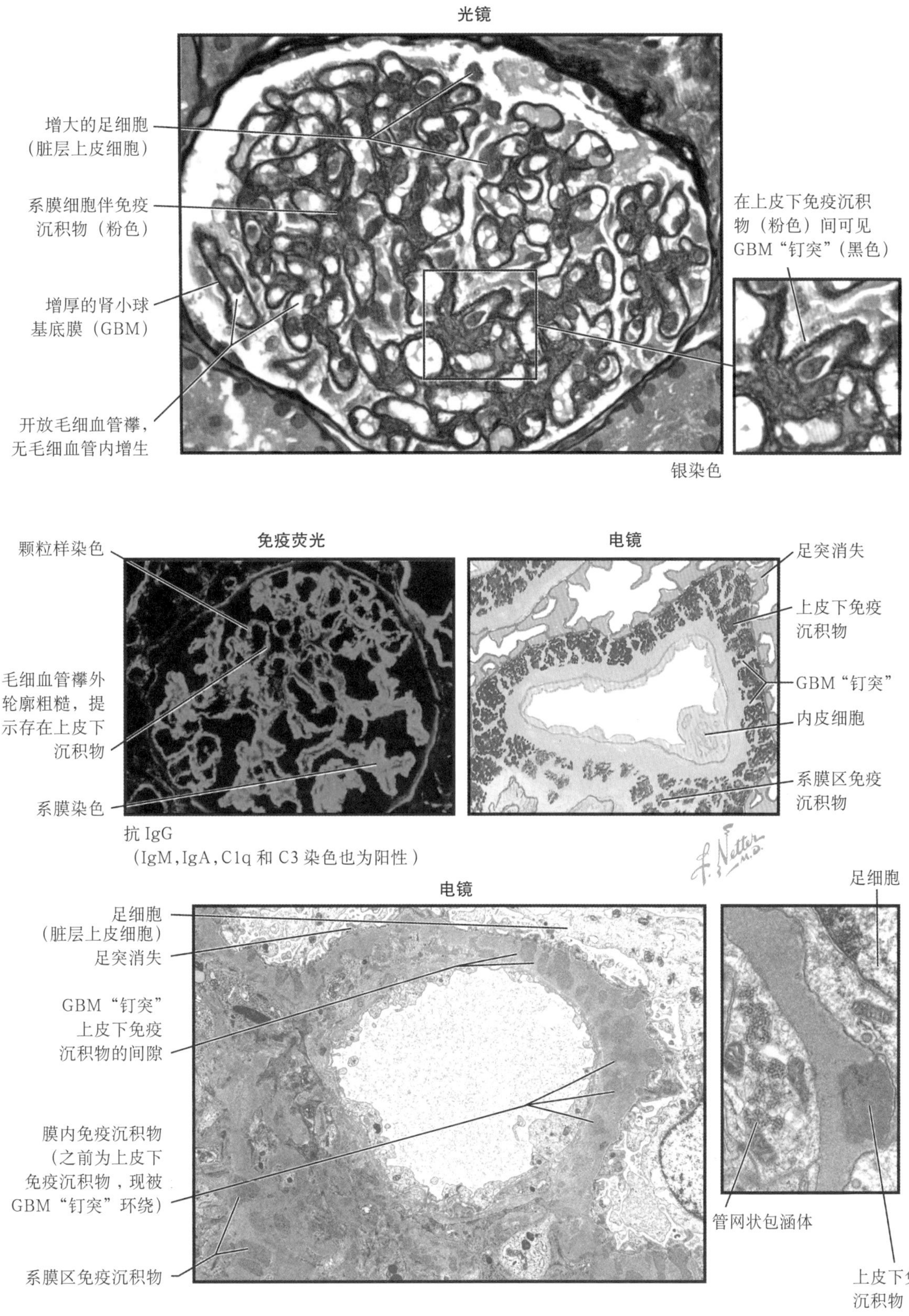

光镜
增大的足细胞
（脏层上皮细胞）
系膜细胞伴免疫
沉积物（粉色）
增厚的肾小球
基底膜（GBM）
开放毛细血管襻，
无毛细血管内增生
在上皮下免疫沉积
物（粉色）间可见
GBM“钉突”（黑色）
银染色
免疫荧光
颗粒样染色
毛细血管襻外
轮廓粗糙，提
示存在上皮下
沉积物
系膜染色
抗 IgG
（IgM，IgA，C1q 和 C3 染色也为阳性）
电镜
足突消失
上皮下免疫
沉积物
GBM“钉突”
内皮细胞
系膜区免疫
沉积物
电镜
足细胞
（脏层上皮细胞）
足突消失
GBM“钉突”
上皮下免疫
沉积物的间隙
膜内免疫沉积物
（之前为上皮下
免疫沉积物，现被
GBM“钉突”环绕）
系膜区免疫沉积物
足细胞
管网状包涵体
上皮下免疫
沉积物

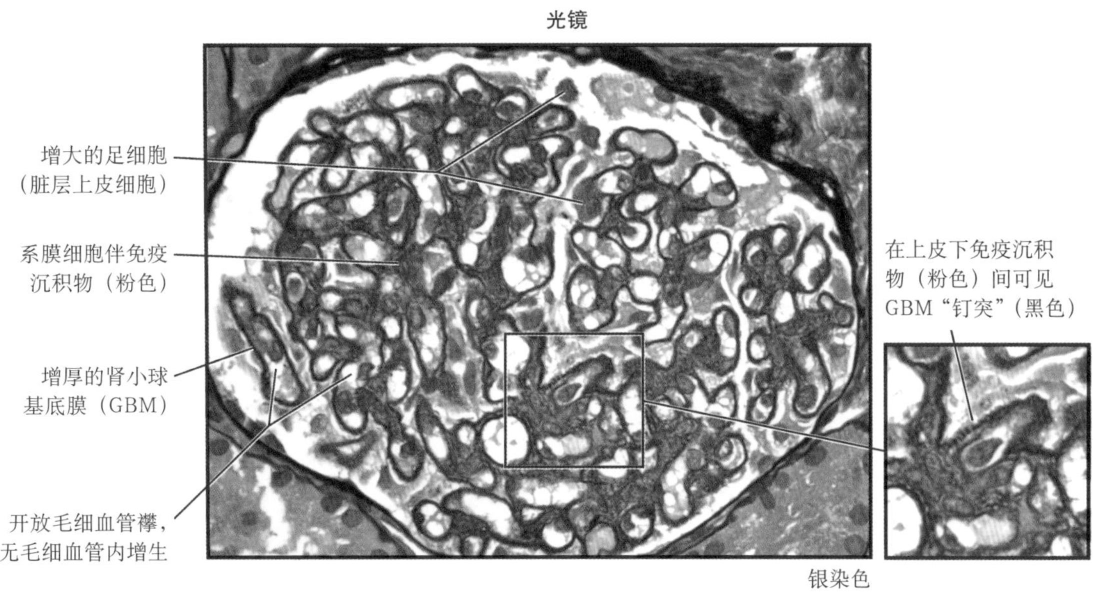

二十四、骨髓瘤肾病

多发性骨髓瘤是一种恶性浆细胞疾病，以产生免疫球蛋白的细胞发生单克隆性增生为特征。这些浆细胞克隆大量分泌单克隆（M）蛋白，或者完整的免疫球蛋白，通常是 IgG 或 IgA 型，或者为游离 κ 或 λ 轻链(即本 – 周蛋白)。本病多在 60 多岁时发生，多达半数患者合并肾并发症。肾病的发生常由过多分泌的游离轻链所致，其对肾有直接毒性作用；尿酸性肾病和浆细胞直接浸润肾实质也可发生。

病理生理学

正常情况下浆细胞释放轻度过量的游离轻链，每日尿中排泌 10 ~ 30mg。这些蛋白由肾小球滤过，大部分由近端小管细胞重吸收而后被分解代谢。

多发性骨髓瘤时，轻链可显著过度分泌以致超过肾单位的重吸收能力，从而出现在尿中。小管腔内高浓度的轻链导致“管型肾病”现象。通过两种机制造成损伤：①轻链形成阻塞管型可导致急性或慢性肾衰竭；②由于不被分解，轻链在近端小管积聚，导致小管上皮细胞损伤（因此也损伤了近端小管对轻链的重吸收并使到达远端小管的轻链增多）。

轻链管型的形成取决于以下两个因素：①首先，轻链必须达到阈浓度。②轻链必须与髓襻升支粗段产生的 Tamm-Horsfall 蛋白结合。由于增多的轻链在远端小管浓缩（继发于近端部位的液体重吸收），且 Tamm-Horsfall 蛋白也出现在此部位，所以轻链管型通常见于远端小管。

一些因素可使骨髓瘤患者罹患管型肾病。这些因素或者降低了肾小球滤过率（GFR），或者降低了远端小管液体流速，因此提高了小管内轻链的浓度，促进管型形成。例如，NSAID 类、ACE 抑制药、静脉造影药和感染可能通过降低 GFR 促成管型肾病。同样，腹泻性疾病、高钙血症和利尿药可能引起容量不足而促使发病。

不太常见的有，M 蛋白沉积于肾小球，破坏了蛋白滤过屏障（如轻链沉积病、淀粉样变性、免疫触须样肾小球病）。此外，轻链有时会引起近端小管广泛损害，导致更广泛的重吸收功能缺陷（肾 Fanconi 综合征）。

症状和诊断

近 50% 骨髓瘤管型肾病患者出现急性肾衰竭，其余患者表现为亚急性或慢性。尚不知罹患骨髓瘤的患者典型表现是少尿数周、虚弱、乏力、嗜睡、下肢水肿，同时伴严重的肾功能不全。相反，已诊断为骨髓瘤的患者则需经常进行常规实验室检查以警惕无症状肌酐升高。需要注意，近期病史中如上所述的一些已知危险因素。

进一步检查发现，患者尿沉渣轻度异常，试纸法显示轻度蛋白尿，定量检查为肾病水平以下的蛋白尿。由于试纸法只检测白蛋白，而本病患者排泌大量轻链，因此试纸法检测尿蛋白通常不明显。在尿样本中加入沉淀剂（磺基水杨酸或三氯乙酸）后用光度法测定，可检测尿中所有蛋白。光度法定量测定尿蛋白 >1g 而试纸法检测白蛋白阴性提示异常蛋白血症，应进行血清和尿免疫固定电泳检查确定异常蛋白。

相反，试纸法测定强阳性及骨髓瘤患者肾病水平蛋白尿提示 AL 型淀粉样变性或轻链沉积病，这是由于上述病变使肾小球损伤，导致清蛋白进入肾小囊腔。

骨髓瘤肾病的病理生理学和临床表现

管型肾病的机制

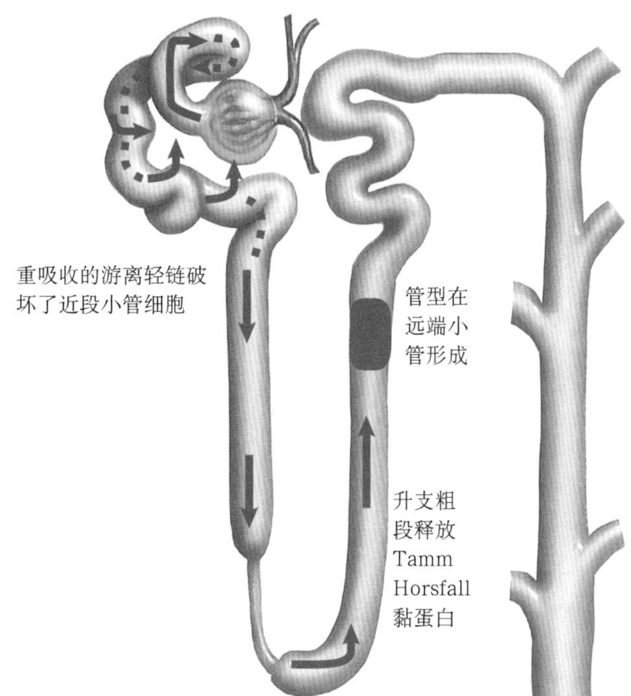

促进管型形成的因素

NSAID 类
ACE 抑制药
静脉对比药
感染
腹泻
高钙血症
利尿药

临床表现及诊断

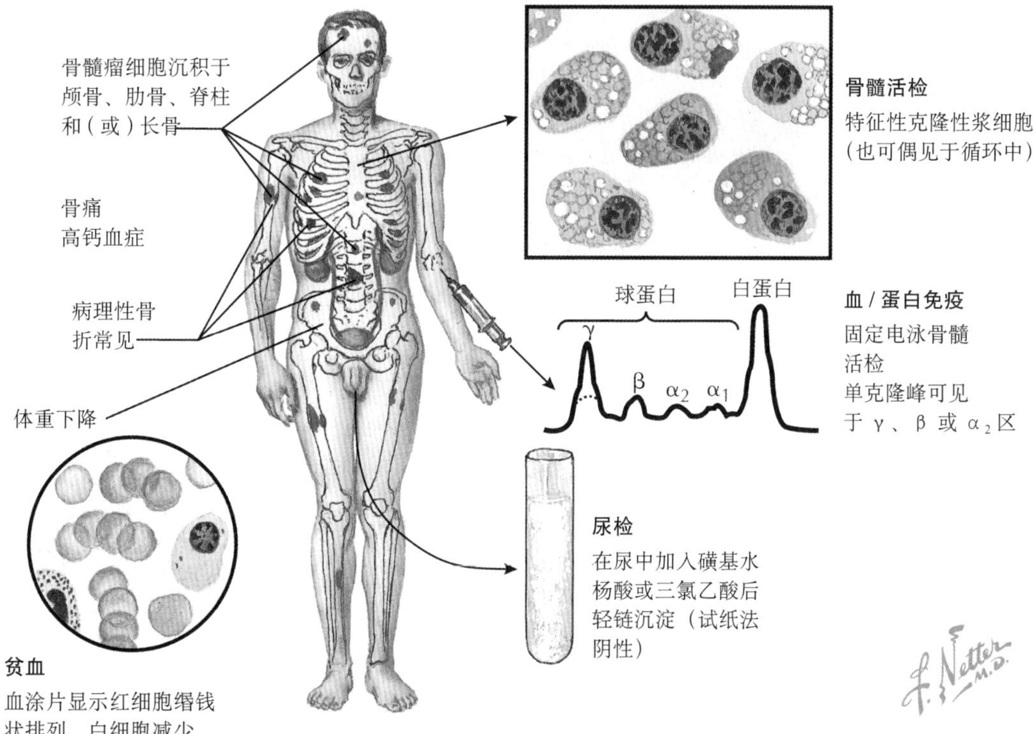

骨髓活检

特征性克隆性浆细胞（也可偶见于循环中）

血 / 蛋白免疫

固定电泳骨髓活检
单克隆峰可见于 γ、β 或 α_2 区

尿检

在尿中加入磺基水杨酸或三氯乙酸后轻链沉淀（试纸法阴性）

贫血

血涂片显示红细胞缗钱状排列，白细胞减少

二十四、骨髓瘤肾病（续）

确诊骨髓瘤依赖于血清或尿蛋白免疫固定电泳发现单克隆蛋白，骨髓活检显示 10% 或更多的克隆性浆细胞，以及器官损伤的证据。最近，游离轻链定量检测提供了更敏感的诊断方法。多发性骨髓瘤和其他单克隆丙种球蛋白病时，κ 或 λ 限制性轻链过度表达可导致 κ ∶ λ 游离轻链比值异常。

尽管确诊了骨髓瘤且合并肾衰竭、尿沉渣改变轻微、轻度蛋白尿的患者很可能出现了管型肾病，但确诊仍需肾活检。

肾活检的确切指征仍有争议。如果进行肾活检，病变的特征性表现为小管内管型呈“裂隙”样表现，附近伴有含多核巨细胞的反应细胞。免疫荧光可见管型仅 κ 或 λ 轻链着色并与异常轻链一致。慢性病患者可有不同程度的小管间质纤维化。

治疗

骨髓瘤管型肾病的治疗重在扩容，这可以降低小管内管型浓度，化疗（有时行血浆置换）也可降低血清游离轻链浓度。血浆置换的作用尚有争议。一项对活检证实为骨髓瘤管型肾病患者的研究发现，经过血浆置换后血清游离轻链浓度降低了 50% 以上的患者中，血浆置换和独立透析一样可使血清肌酐浓度降低 50%。然而，其他研究并未显示血浆置换有益。透析可为进行性肾衰竭患者提供支持治疗，但并不影响病程。

预后

多发性骨髓瘤患者的生存率与起病时血肌酐浓度呈负相关，一项 20 世纪 80 年代的研究结果显示，对于肌酐 <1.4mg/dl、1.4 ~ 2.0mg/dl、>2.0mg/dl 的患者，中位生存期分别为 44 个月、18 个月、4.3 个月。治疗后肾功能改善的可能性与活检时小管间质纤维化和小管萎缩程度是最相关的。需要透析的患者在透析 3 个月后肾功能有可能恢复。

骨髓瘤肾病的病理生理学和临床表现

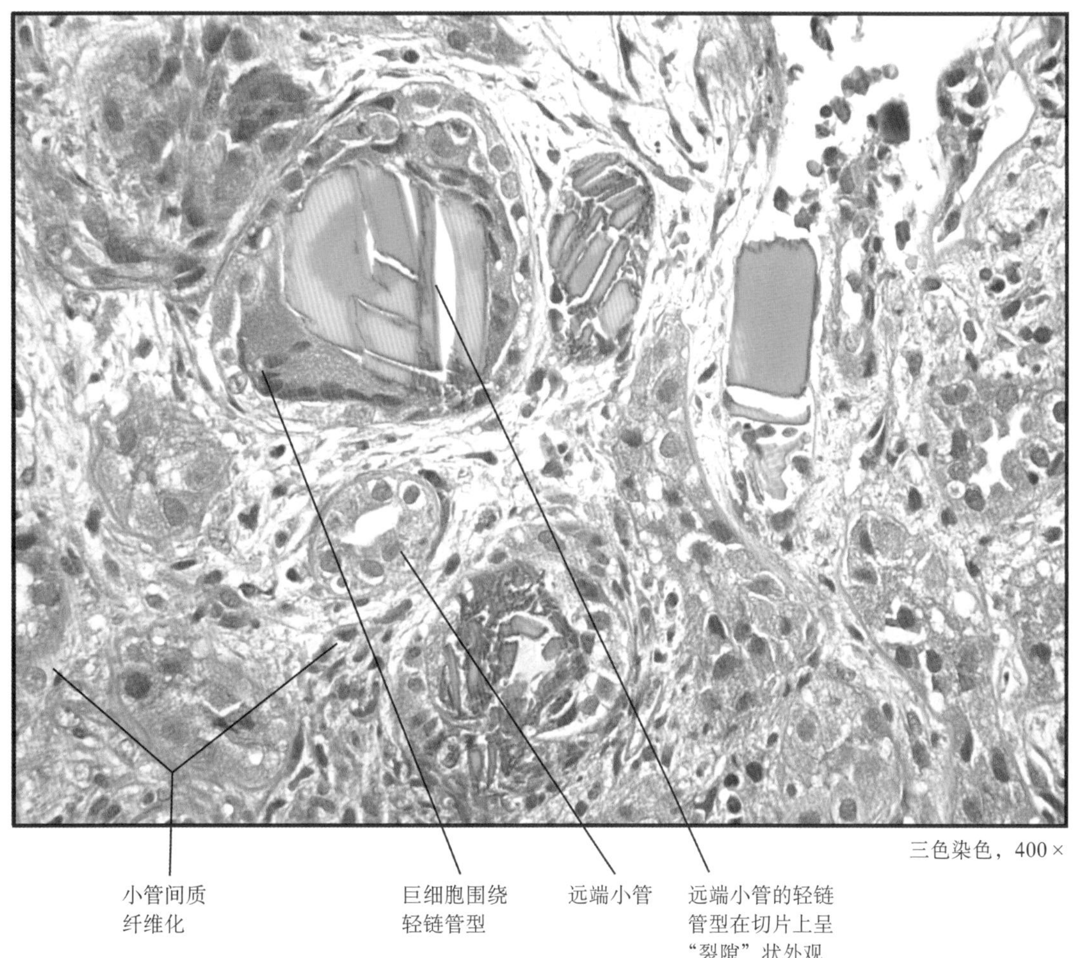

三色染色，400×

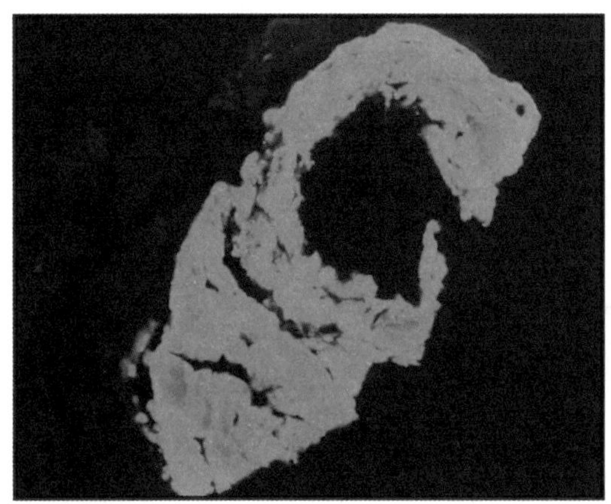

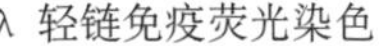

λ 轻链免疫荧光染色

κ 轻链免疫荧光染色

二十五、HIV 相关肾病

获得性免疫缺陷综合征（AIDS）在 20 世纪 80 年代初期发现，几年后证实其与肾病有关。1984 年有报道证实，居住在纽约和迈阿密市中心患艾滋病的非洲裔美国人和海地移民存在一种特殊类型的局灶节段性肾小球硬化（FSGS）。这种新的疾病最初称为 AIDS 肾病，现在称作人类免疫缺陷病毒（HIV）相关肾病（HIVAN），因为该病的本质特点是与 HIV-1 病毒感染相关，而不是与艾滋病症状群相关。

目前，在美国肾数据库系统（USRDS）中每年有 800 ~ 900 例新增 HIVAN 病例。黑色人种中的 HIVAN 大约是白色人种的 10 倍，表明本病有显著的基于遗传因素的种族易感性。其临床特点是进展性肾功能不全，常伴蛋白尿、肾病综合征，超声检查可见肾增大、回声增强。其临床表现反映了病毒介导的足细胞损伤及增生，导致塌陷型局灶节段性肾小球硬化伴小管微囊样扩张、间质纤维化和炎症。

本病发现之初无有效的治疗措施，几乎所有患者均进展至终末期肾病（ESRD），1999 年在 20 ~ 64 岁成年非洲裔美国人中，“AIDS 肾病”已成为导致 ESRD 的第三大原因。随着治疗 HIV-1 感染的“联合抗反转录病毒疗法”的广泛运用，HIVAN 的自然史和流行病学发生了改变。该治疗方法使新增 HIVAN 的发病率下降并减慢了进展到肾衰竭的速度，成为目前主要的治疗方案。

随着“联合抗反转录病毒疗法”的应用，在美国 HIVAN 导致的 ESRD 发病率保持稳定；然而，由于 HIV 感染合并肾病患者寿命的延长，HIV 相关 ESRD 的患病率仍持续增长。考虑到其年病死率保持稳定并假定在非洲裔美国人中 HIV 感染呈线性增加，估计到 2020 年，美国将有近 1 万例由 HIVAN 引发的终末期肾病病例带病生存。越来越多来自非洲人群的数据显示，撒哈拉以南的非洲 HIV 感染者有着很高的肾病患病率，在尼日利亚达 38%。由于抗反转录病毒治疗在世界各地的不断普及，也将有越来越多感染 HIV 的非洲人发生 HIVAN 导致的 ESRD。

病理生理学

HIVAN 是由肾上皮细胞被 HIV-1 病毒直接感染，使病毒基因表达所致。RNA 原位杂交和 DNA 原位聚合酶链反应扩增来自人类肾活检标本的特异性 HIV-1 基因，在足细胞（肾小球脏层上皮细胞）、Bowman 囊的壁层上皮细胞、肾小管上皮细胞中可检测到 HIV-1 病毒。有人发现，在患者肾上皮细胞内与外周血白细胞内有不同的 HIV-1 变种，这提示肾上皮细胞内的病毒有复制及变异的能力。病毒在复制过程中产生变异体，使其衣膜改变并逃避宿主的免疫系统。由于没有证据证实肾上皮细胞表达 CD4（T 辅助细胞的主要 HIV 受体）或 HIV-1 辅助受体、CXCR4 和 CCR5，病毒如何进入肾上皮细胞尚不明确。HIV-1 可能是通过转胞吞作用从浸润的淋巴细胞感染肾上皮细胞。

一旦 HIV-1 进入肾上皮细胞，其表达的病毒基因能诱导宿主基因下调，导致细胞损伤。HIV-1 基因组共包含 9 个基因：编码结构蛋白（*gag*，*pol*，*env*）、调节蛋白（*tat*，*rev*）和附件蛋白（*vif*，*vpr*，*vpu*，*nef*）。应用基因工程小鼠识别了在 HIVAN 发病机制中的几个重要基因，分别命

HIV 相关肾病的光镜表现

球性塌陷的肾小球
含有大蛋白管型的小管微囊
间质纤维化和炎症

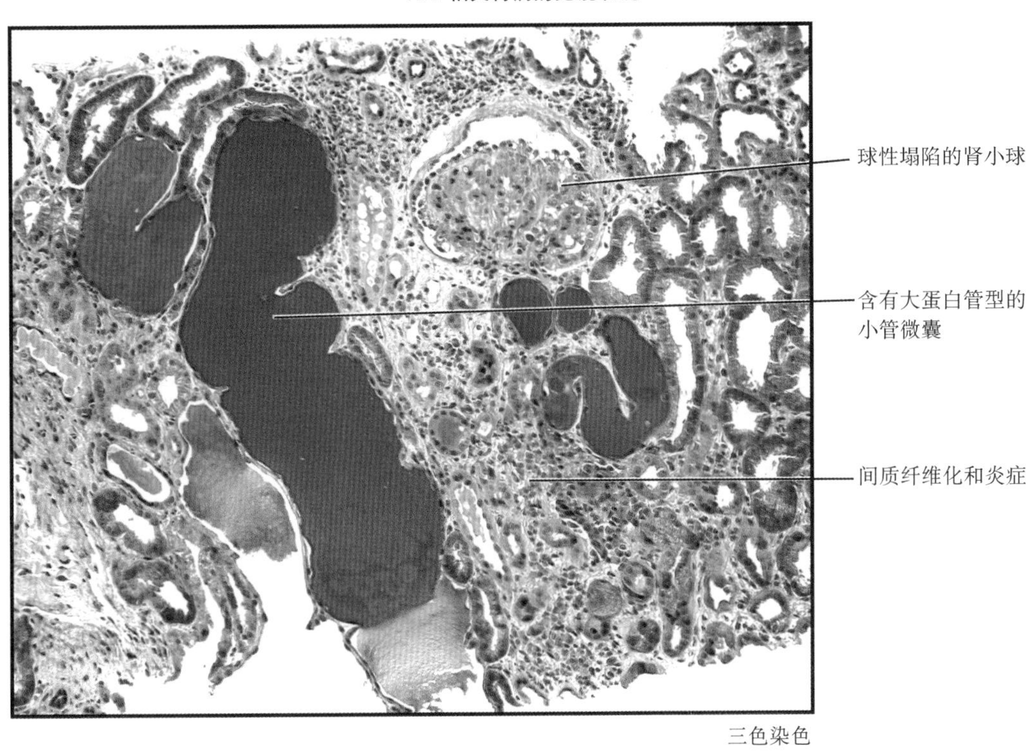

三色染色

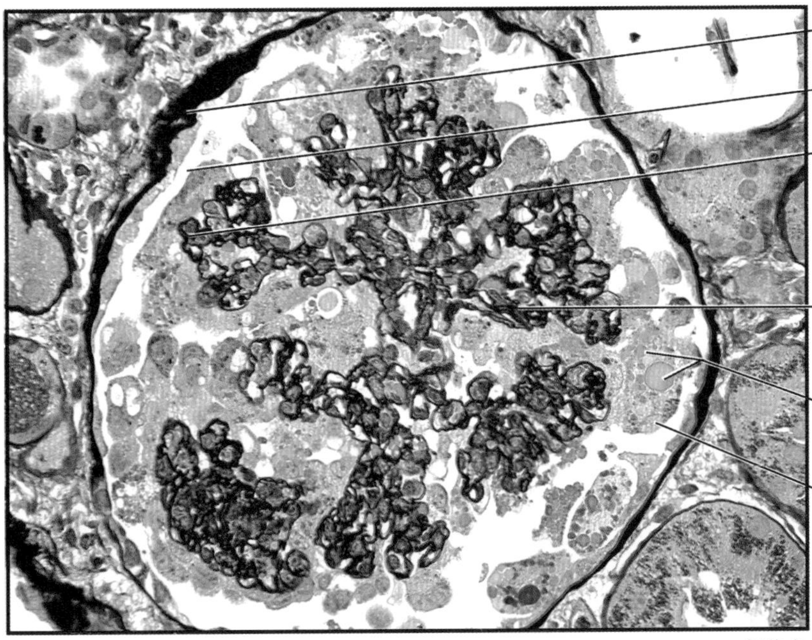

Bowman 囊
肾小囊腔
肾小球血管丛球性塌陷（肾小球基底膜呈黑色）
毛细血管腔闭塞
胞质内蛋白微滴
肥大增生的足细胞（脏层上皮细胞）

银染色

二十五、HIV 相关肾病（续）

名为 nef（增加病毒复制和感染性）和 vpr（转运 HIV-1 前整合复合物，进入细胞核并诱导细胞周期停滞）。在足细胞，nef 的表达活化了瀑布样信号，破坏肌动蛋白细胞骨架，导致足突消失，不能维持正常的滤过屏障。大量肾小球性蛋白尿和肾病综合征随之而来。受感染的足细胞回到较不成熟的形态，类似于肾小球发育时增生性足细胞。足细胞不能保持其正常成熟形态，导致细胞去分化、增生、肾小球塌陷。因病毒感染所致的小管上皮细胞失调和严重蛋白尿所致的小管损伤一起，使小管形成微囊样结构、间质纤维化，进而发生肾衰竭。小管表达 vpr，导致 G_2 细胞周期停滞及小管上皮细胞胞质分裂受损，使得染色体复制增加。因此，被感染的小管上皮细胞肥大，伴细胞核不规则增大。

宿主因素对于疾病发生也很关键。绝大多数 HIVAN 患者是非洲人后裔。最近，一个备选基因被认为与 HIVAN 发病相关：*APOL1*，编码载脂蛋白 L-1，位于人 22 号染色体。罗得西亚布锥虫是一种可导致昏睡病的寄生虫。在长期进化过程中，非洲人体内出现了 *APOL1* 的变体，它可以帮助机体抵抗罗得西亚布锥虫的感染。*APOL1* 编码含有高密度脂蛋白颗粒的血清因子，可溶解锥虫机体。这种基因变异型的进化选择类似于因抵抗疟疾感染而出现的血红蛋白突变，而这个突变是以血红蛋白病和镰状细胞贫血的易感性增加为代价的。*APOL1* 的变异，保护机体免受锥虫感染，但却是以对 HIVAN 及其他类型 FSGS 的易感性增加为代价，目前尚不知道其引起肾发病的细胞机制。如同引起潜在镰状细胞病的突变及其特点，*APOL1* 保护机体免受感染的效应是显性的（在杂合子中表现出来），而与宿主患病的相关性是隐性的（在纯合子中表现出来）。

症状与诊断

在 AIDS 发病之初，抗反转录病毒治疗之前，HIVAN 的经典临床表现是快速进展的肾衰竭，伴有中至重度肾病水平的蛋白尿，尿沉渣改变轻微，超声可见增大的高回声肾。患者数个月内进展至 ESRD。

尽管一些已报道的病例发生于无症状 HIV 感染或急性 HIV 血清转化时，但 HIVAN 主要是进展期 HIV 疾病的一个并发症。因此，HIV 感染者出现肾病水平蛋白尿且 CD4 细胞计数 <200 个 /mm^3 时应高度怀疑 HIVAN。需要通过肾活检来确诊或排除引起肾功能不全和蛋白尿的其他原因，如多数的 HIV 相关肾小球疾病、非 HIV 相关肾小球疾病、药物的肾毒性。其他 HIV 感染患者发生的肾小球病变包括血栓性微血管病、免疫复合物介导的肾小球疾病（如由合并感染的丙肝或乙肝病毒引起的膜增生性肾小球肾炎或膜性肾小球肾炎、急性感染后肾小球肾炎、狼疮样肾炎和 IgA 肾病）。和非洲裔美国人相比，这些免疫复合物导致的肾小球肾炎更多地发生于 HIV 感染的白色人种中。抗反转录病毒治疗期行肾活检还可发现包括高血压性肾小动脉硬化和糖尿病肾病。

在急性期，未治疗的 HIVAN 引起典型的塌陷型 FSGS。肾小球毛细血管腔因肾小球基底膜破裂皱缩和塌陷而闭塞，常为球性而非节段性。毛细血管襻塌陷伴随被覆的足细胞（脏层上皮细胞）显著增生肥大，足细胞有增大开放的泡状核，常见核仁，偶见有丝分裂象。足细胞胞质空泡形成，含胞质内蛋白重吸收微滴（透明样）。高度增生的脏层和壁层上皮细胞增生可形成假性新月体使肾小囊腔闭塞。最终，小球毛细血管襻收缩成紧密、固缩的小球，被增大、空泡化的脏层上皮细胞环绕。

HIVAN 均有小管间质病变，常和肾小球损伤程度不平行。除小管萎缩、间质纤维化、水肿、炎症之外，尚有广泛的小管变性和再生改变，包括急性小管上皮损伤和肥大，伴增大浓染的细胞核、核仁明显、有丝分裂象和局灶性凋亡。内含疏松蛋白管型的扩张肾小管形成微囊样结构，数目众多，形成了放射影像或大体检查可见的肾增大表现。

免疫荧光显示无免疫复合物沉积。在塌陷部分常见 IgM、C3 节段至球性分布，C1 有时也可见。在硬化部分可见非特异性免疫反应物。

HIV 相关肾病的电镜表现

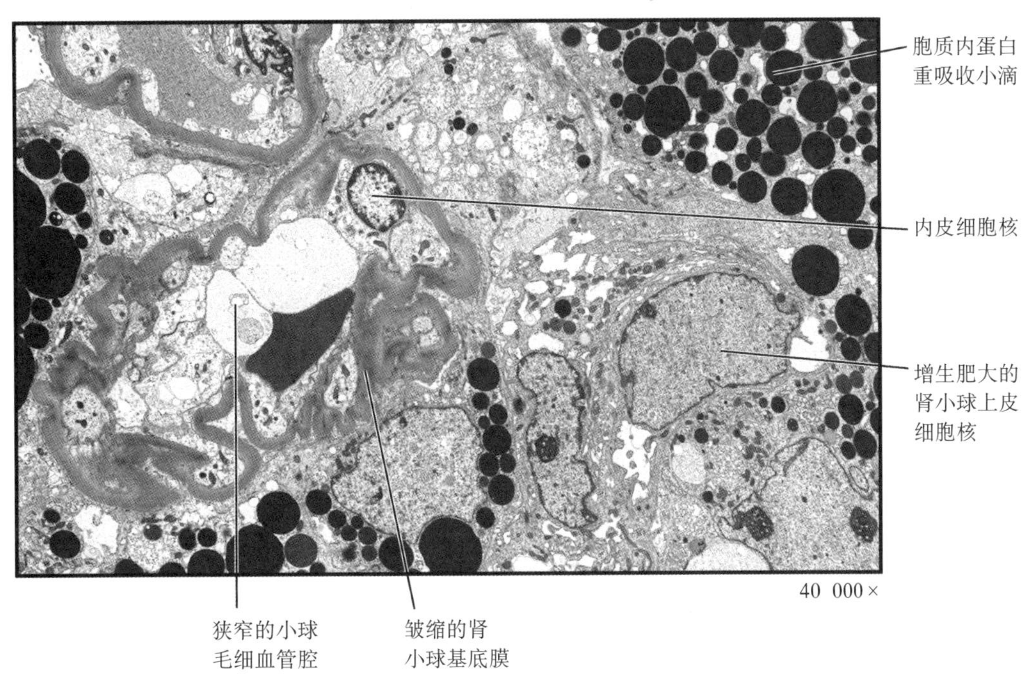

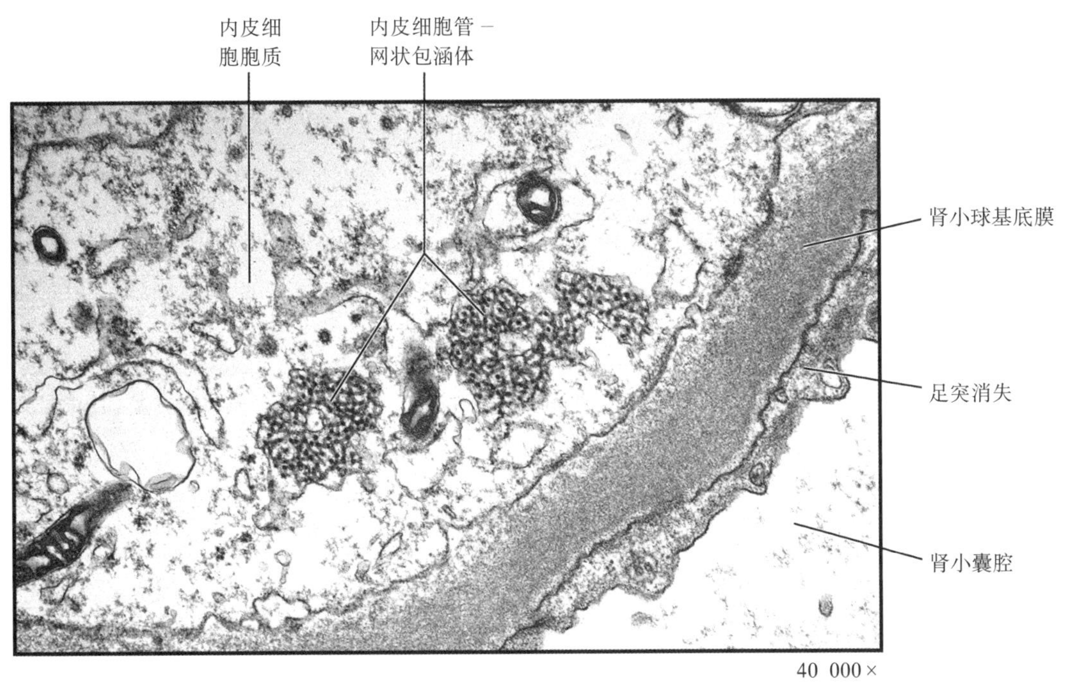

二十五、HIV 相关肾病（续）

电子显微镜下，由于肾小球基底膜皱缩导致肾小球毛细血管狭窄。被覆的足细胞显著肥大，足突明显消失，肌动蛋白细胞骨架破坏，局灶性细胞脱落，胞质内可见重吸收蛋白滴。无典型免疫型电子致密物。小球内皮细胞含特征性管－网状包涵体，也称为“干扰素印迹”。这些 24nm 的结构位于扩张的光面内质网腔内，成为在全身内皮细胞和淋巴细胞可见的 HIV 感染标志。重要的是，管－网状包涵体并非 HIVAN 的特有现象，也可在 HIV 感染但无肾病患者中见到，也见于系统性红斑狼疮、丙型肝炎或其他病毒感染患者。接受抗反转录病毒治疗的 HIVAN 患者，其肾活检标本中管－网状包涵体不常见，这与治疗使病毒负荷下降及减轻了相关细胞因子失调相一致。

塌陷性肾小球病的病理表现并不是 HIVAN 所特异的。塌陷型 FSGS 需与以下情况相鉴别：原发（特发性）FSGS、病毒（如细小病毒 B19、SV40 或 CMV）感染、噬红细胞综合征、干扰素治疗、pamidronate 毒性、急性血管阻塞性损伤及少见的家族性疾病。

治疗

1996 年抗反转录病毒治疗组合引入后，美国的 HIVAN 发病率及其导致的 ERSD 下降。一些病例报道显示，抗反转录病毒治疗后，重复肾活检发现组织学上小球塌陷和小管损伤得以改善，这与肾功能和蛋白尿的改善一致。而且抗反转录病毒治疗延缓了肾衰竭进程并延长了肾寿命。

最近的指南认为，不论 CD4 细胞计数是多少，HIVAN 都是开始抗反转录病毒治疗的指征。高效的抗反转录病毒包括以下几类药物的组合：核苷及核苷酸反转录抑制药、非核苷反转录抑制药及蛋白酶抑制药。可联合应用 ACE 抑制药或血管紧张素受体拮抗药以减少尿蛋白并延缓疾病进程。糖皮质激素可作为针对进展性疾病或严重间质损伤患者的辅助治疗。达到 ESRD 的 HIVAN 患者可持续性血液透析或腹膜透析。发病时间很长的 HIVAN 和 HIV 感染控制良好的患者可考虑肾移植。

预后

未经治疗的 HIVAN 自然病程快速进展至 ESRD。现今，通过抗反转录病毒治疗，蛋白尿和肾功能均可保持稳定，疾病进展相对缓慢。抗反转录病毒治疗时发生 HIVAN 的患者通常为较轻的 FSGS，缺乏塌陷性特征。

HIV 感染和抗反转录病毒治疗的机制

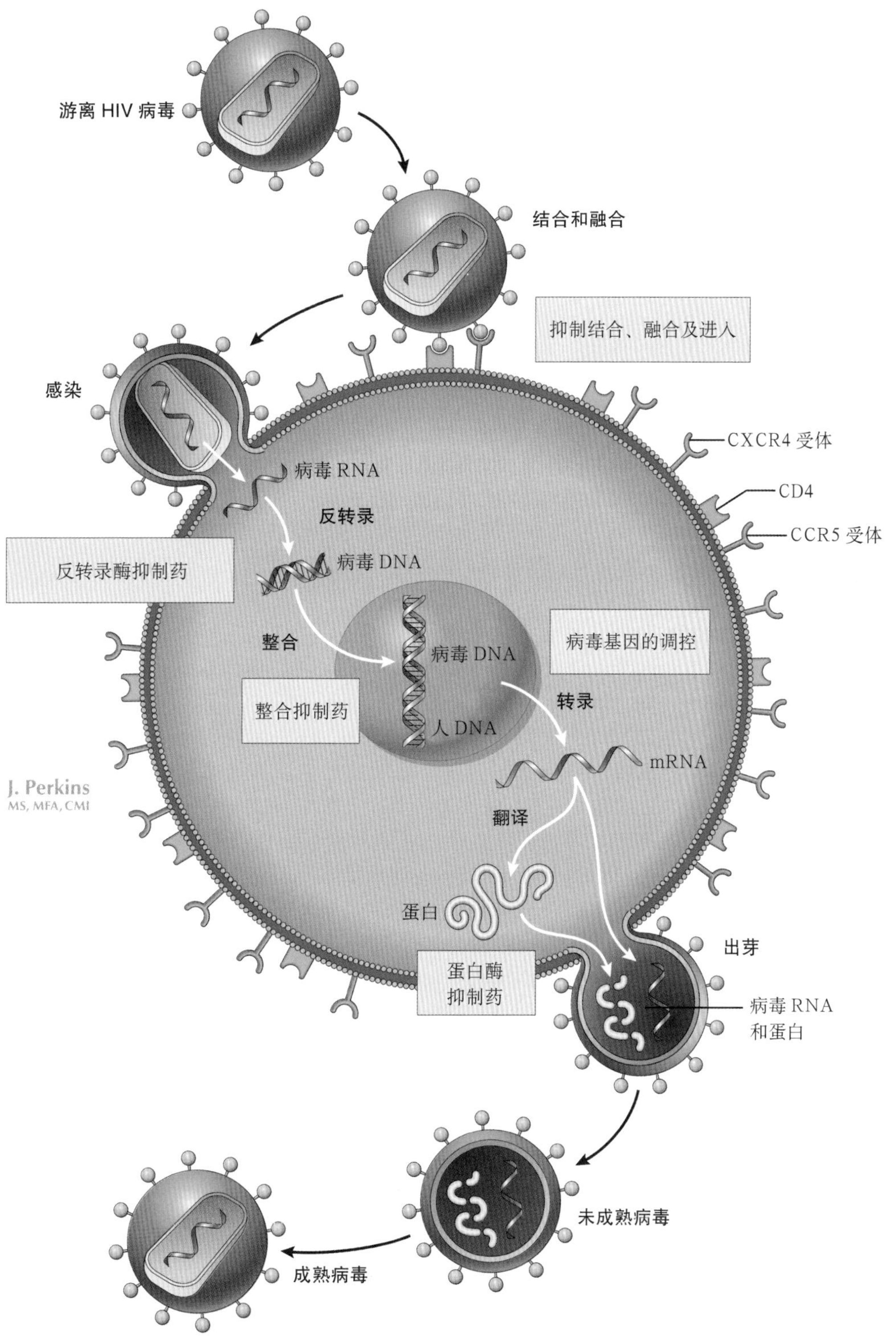

二十六、先兆子痫

正常妊娠时，妊娠早期由于外周血管阻力下降，血压出现下降，此时血容量和心排血量显著增加。妊娠期高血压定义为收缩压≥ 140mmHg或舒张压≥ 90mmHg，妊娠期高血压属于重要并发症，全世界病死率接近 20%；病因包括妊娠前慢性高血压；妊娠高血压：之前血压正常女性在妊娠期第 20 周后出现血压升高；先兆子痫或子痫；慢性高血压基础上合并先兆子痫。

先兆子痫属于严重并发症，占妊娠的 5%，定义为之前血压正常女性在妊娠期第 20 周后出现蛋白尿（>300mg/24h）和高血压。

慢性高血压基础上合并先兆子痫定义为妊娠期第 20 周后新出现蛋白尿；如果在妊娠期第 20 周前就已存在高血压和蛋白尿，先兆子痫定义为妊娠期第 20 周后高血压恶化（收缩压≥ 160mmHg 或舒张压≥ 110mmHg）。多数情况下，先兆子痫发生于妊娠晚期，但如果是存在基础肾病患者可能会发生稍早。先兆子痫分为轻度和重度，重度先兆子痫的诊断标准见下页所列。

病理生理学

虽然经过大量研究，先兆子痫发病机制仍不是非常清楚。但是目前证据显示子宫螺旋动脉存在异常重塑，导致胎盘缺血，继而抗血管生成物质释放，引起血压升高和弥漫内皮细胞功能紊乱。肾小球内皮细胞功能紊乱导致蛋白尿。

可溶性 fms 样酪氨酸激酶 -1（sFlt-1）是介导胎盘缺血和先兆子痫之间产生关联的分子之一。Flt-1 是 VEGF 和胎盘生长因子（PIGF）的膜结合受体。但是，胎盘缺血导致大量可溶性、未结合、剪切多样的 sFlt-1 释放；sFlt-1，清除循环中的 VEGF 和 PIGF 同时使正常的信号传导通路不能启动。VEGF 可诱导内皮细胞产生一氧化氮，其水平下降可引起内皮细胞功能紊乱和高血压；内皮细胞功能紊乱时，其合成舒张血管的前列腺素减少，进一步加重高血压。

脑、肝和肾内皮细胞功能紊乱最明显。在肾，特征性改变为肾小球内皮细胞病变，包括肾小球内皮细胞肿胀和毛细血管腔堵塞、缺血性改变；与其他疾病引起蛋白尿的机制不同，先兆子痫的足细胞和足突是完整的，提示内皮细胞功能紊乱导致蛋白漏出引起蛋白尿；常见蛋白在内皮下聚集，引起致密样沉积物。

给小鼠注射 sFlt-1 可引起高血压、蛋白尿和肾小球内皮细胞病变，显示 sFlt-1 在先兆子痫发病中具有重要作用。但是，并非所有 sFlt-1 升高的女性均出现先兆子痫，也并非所有先兆子痫女性 sFlt-1 都升高。因此，是否有其他因素参与先兆子痫的发病有待研究。

例如，肾素 - 血管紧张素 - 醛固酮系统（RAAS）也有可能参与先兆子痫发病。正常妊娠时，RAAS 激活以维持血压；但是在先兆子痫时，对血管紧张素Ⅱ的反应增加。对上述差异的可能解释：胎盘缺血导致缓激肽 B2 受体表达增加，并与血管紧张素Ⅱ受体（AT1）结合形成异二聚体，与正常 AT1 受体相比，此异二聚体对血管紧张素Ⅱ更敏感；此外还发现，先兆子痫的竞争性抗 AT1 抗体水平升高，其升高原因不清。

引起胎盘血管重塑的机制目前还不清楚。近期研究集中在产生 2-甲氧基雌二醇（2-ME）的儿茶酚 -O- 甲基转移酶（COMT）方面，2-ME 是雌二醇的代谢产物，雌二醇在妊娠晚期升高。研究发现重度先兆子痫患者 COMT 和 2-ME 缺陷。COMT 缺失小鼠存在 2-ME 缺失，并出现胎盘缺氧、高水平 sFlt-1 和先兆子痫症状，补充 2-ME 后先兆子痫症状改善。

先兆子痫的临床定义及可能发病机制

临床定义

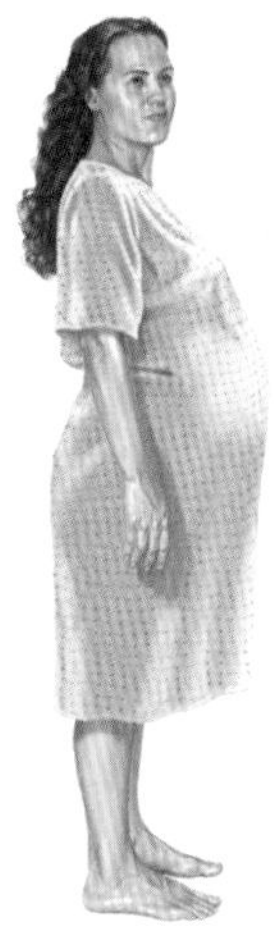

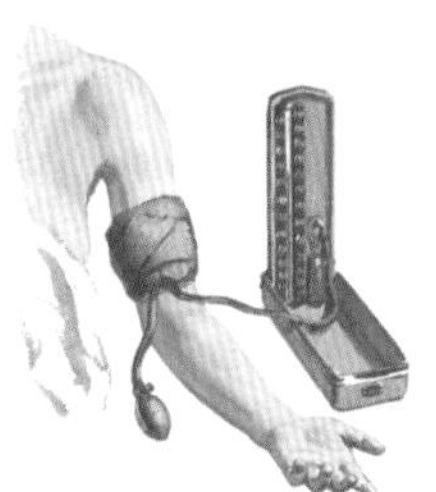

高血压

孕妇于妊娠 20 周后出现 SBP ≥ 140mmHg 或 DBP ≥ 90mmHg，而此前血压正常

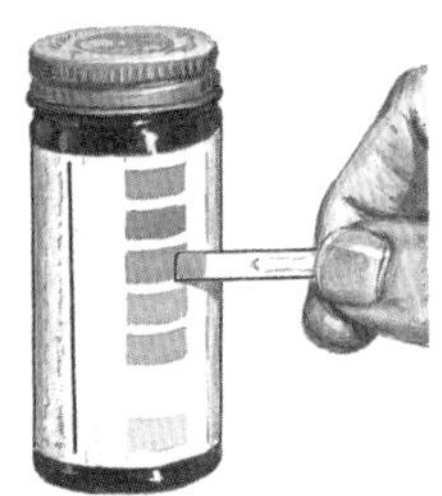

蛋白尿

孕妇妊娠 20 周后 24h 尿蛋白 ≥ 300mg

出现下述情况之一的先兆子痫诊断为“重度先兆子痫”

- 患者卧床休息时两次 SBP ≥ 160mmHg 或 DBP ≥ 110mmHg，且两次测量至少相隔 6h
- 24h 尿蛋白 ≥ 5g 或 >4h 间隔尿蛋白定性 3+
- 少尿 (24h 尿量 <500ml)
- 脑病或视力障碍
- 肺水肿，发绀
- 上腹部或右上腹部
- 转氨酶升高 (>2 倍正常值)
- 血小板减少
- 胎儿生长受限

(改编自 Diagnosis and management of preeclampsia and eclampsia. ACOG Practice Bulletin No. 33. American College of Obstetricians and Gynecologists. Obstet Cynecol 2002;99:159–167.)

可能的发病机制

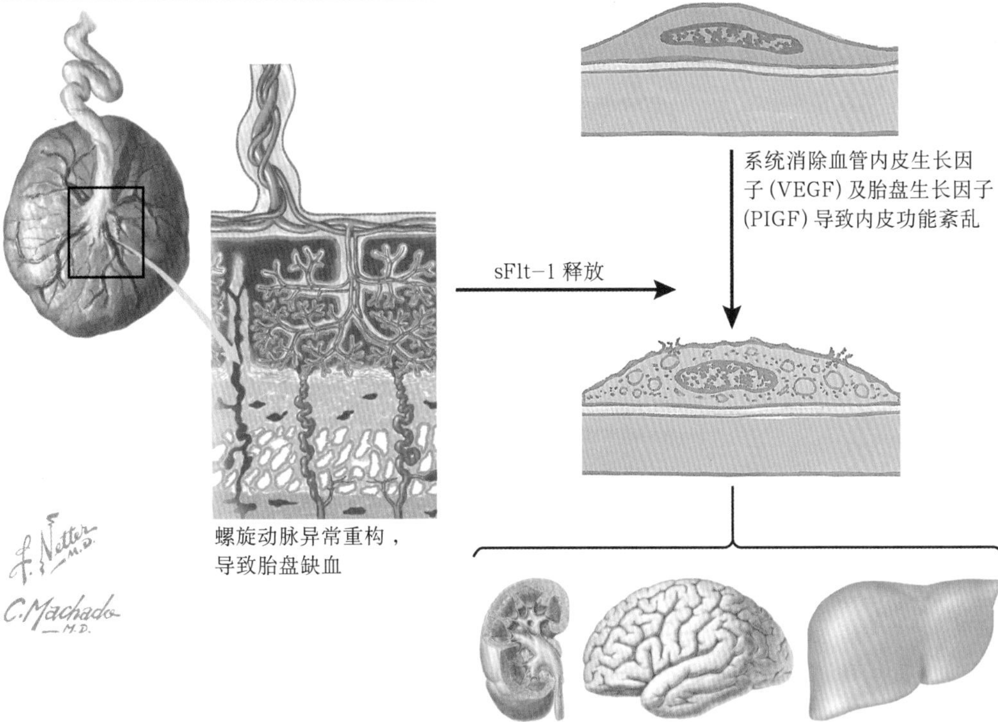

二十六、先兆子痫（续）

危险因素

先兆子痫的危险因素包括遗传和环境因素。阳性家族史使发病风险增加；实际上，COMT 和 2-ME 缺失小鼠模型也进一步强调了遗传的作用。其他危险因素包括先兆子痫病史、高龄孕妇、未产妇和双胎。

此外，妊娠前存在高血压、慢性肾病、糖尿病和肥胖的孕妇患病风险增加；上述疾病状态可能导致内皮细胞对抗血管生成因素（如 sFlt-1）的敏感性增加。

临床表现与诊断

常规测量血压和尿检可以发现多数先兆子痫患者。因存在原发肾水、钠储溜，患者可能出现水肿和体重快速增加。应收集 24h 尿或随机尿蛋白 / 肌酐比值以监测蛋白尿情况。正常妊娠时，由于肾小球高滤过导致血肌酐下降，先兆子痫时可能会出现血肌酐升高。由于肌酐清除率下降，血尿酸水平也可能会升高。最后，可能会出现肝功能异常和全血细胞检查发现溶血的证据，即提示 HELLP 综合征。如果出现头痛和（或）视觉改变，应警惕子痫。

并发症：HELLP 综合征和子痫

先兆子痫可出现严重并发症。HELLP 综合征见于 20% 重度先兆子痫患者，特征表现为溶血、肝功能异常和血小板减少。HELLP 综合征可能反映肝严重的内皮细胞功能紊乱，导致血小板聚集和肝窦内血栓堵塞，引起转氨酶升高。红细胞通过狭窄血管时被剪切，引起微血管病性溶血性贫血。Glisson 囊伸展导致右上腹痛、恶心和呕吐是主要的临床症状。少数情况下可出现黄疸。重要并发症包括肝被膜下血肿形成、胎盘剥脱、视网膜剥脱、急性肾损伤、肺水肿和弥漫性血管内凝血。

子痫见于 2% 重度先兆子痫患者，定义为先兆子痫合并抽搐。子痫似乎反映脑部严重的内皮细胞功能紊乱，引起脑水肿和微血栓形成。早期征兆包括头痛和视觉改变；事实上，子痫在希腊语的意思是“突然闪光”，即指那些视觉症状。脑出血属于致死性并发症。

发生 HELLP 综合征和子痫后，母亲和胎儿的致死率和病死率均显著增加。

治疗

先兆子痫的明确治疗方法是终止妊娠，妊娠超过 37 周的孕妇应迅速终止妊娠。如果胎儿未满孕周，轻度先兆子痫者应密切监测以保证能尽早发现胎儿窘迫和（或）母体并发症。依从性好者可门诊密切随访；但是，患者有时需要住院密切观察，特别是有疾病进展的患者。

静脉应用硫酸镁用于治疗子痫抽搐、所有先兆子痫及对 HELLP 综合征患者的预防。尽管缺乏广泛接受的治疗细则，但硫酸镁通常用于产中及产后 1 ~ 2d。

对于所有孕妇，不管是否存在先兆子痫证据，收缩压 ≥ 150mmHg、舒张压 ≥ 100mmHg 或存在靶器官损害时均应使用降血压药。降血压的阈值比非妊娠女性稍高，这是因为此时的目标是预防母亲在妊娠过程中发生严重并发症并保证胎儿安全，而不像非妊娠患者是为了预防长期心血管并发症；而且如果血压持续下降，胎儿可能发生窘迫或生长迟缓。

除 RAAS 阻断药外，多数降血压药在妊娠时使用是安全的。血管紧张素 Ⅱ 在肾发生中有重要作用，使用 ACEI 或 ARBs 可能会导致胎儿肾发育严重异常。

妊娠期慢性高血压可使用 α-甲基多巴，其长期安全性最好。拉贝洛尔和其他的 β 受体阻断药已成功用于妊娠，妊娠期严重高血压可考虑静脉使用拉贝洛尔。尽管肼苯哒嗪已使用数年，但是近期数据显示其安全性差于拉贝洛尔。

钙离子拮抗药也是有效的，但是如果钙离子拮抗药与硫酸镁合用可能会导致血压骤然下降。一般不使用利尿药，因其限制了妊娠时的正常血容量扩张并可能减少子宫、胎盘血流量。

如果发展至重度先兆子痫，通常需要立即终止妊娠，部分未满孕周患者可能需要密切观察，如果发展至 HELLP 综合征或子痫，则必须终止妊娠；小于 34 孕周的患者，可以提前给予糖皮质激素以促进胎肺成熟。

先兆子痫的肾脏病理学

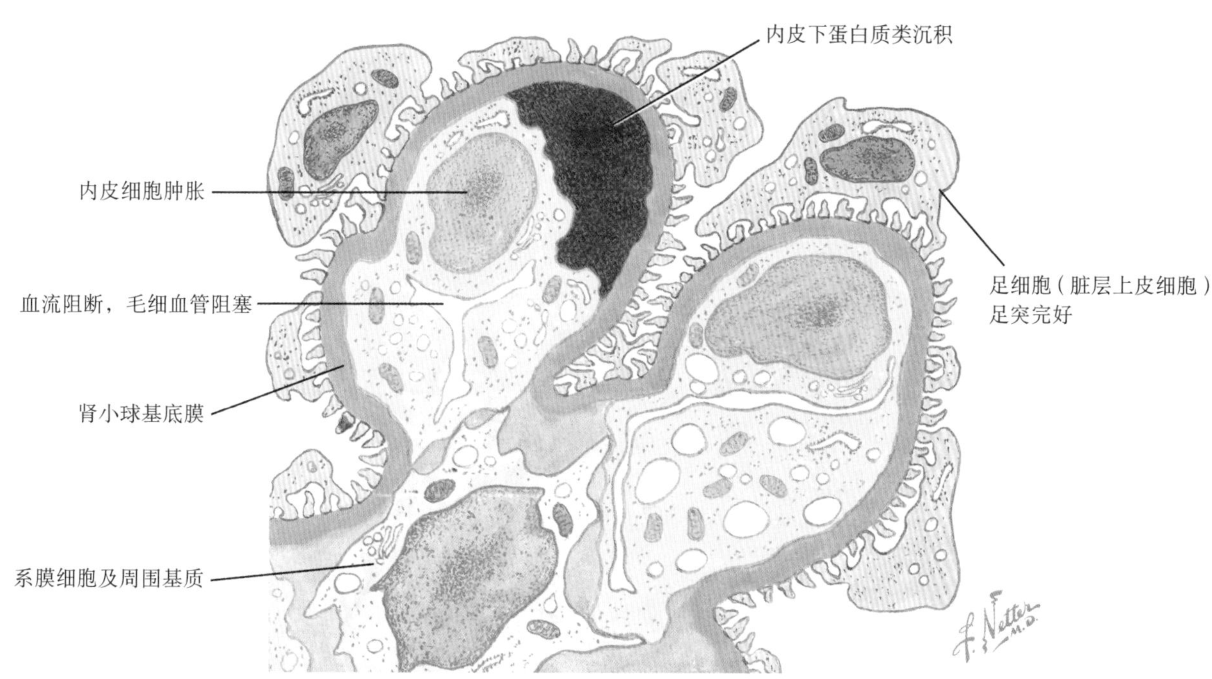

光镜结果

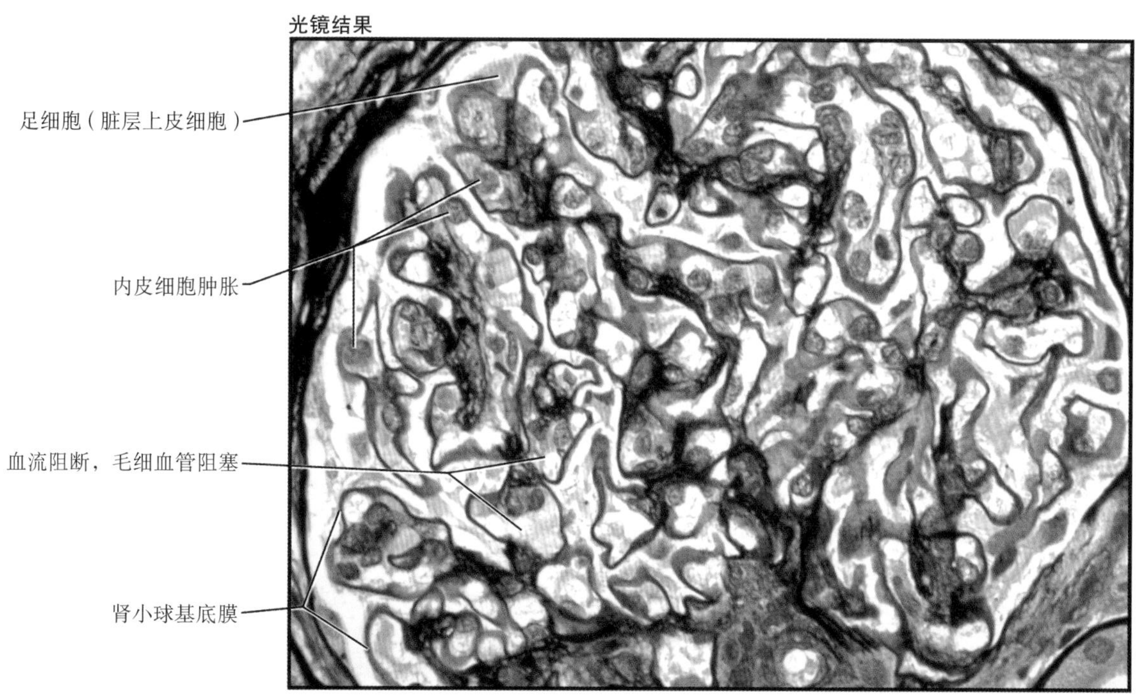

银染色 400×

二十六、先兆子痫（续）

预后

先兆子痫通常在产后数天内恢复，但有时症状可持续数周甚至更长。患者产后住院期间应密切观察，出院后数周仍有可能需要继续使用降血压药。出现先兆子痫的女性在今后的妊娠中复发风险增加。总体上，病情越重的女性复发的风险越高。而且这些女性以后发生代谢综合征和心血管疾病的风险也是增加的，可能提示基础就存在内皮细胞功能紊乱或先兆子痫相关的永久性心血管损害。与其他人群相比，终末期肾病的风险也略增加，但总体绝对风险仍是低的。

预防

为预防或延缓先兆子痫进展，已尝试使用多种治疗方法，但至今效果不佳。治疗数据最多的药物是阿司匹林，其使用理论基础为前列腺素／血栓烷比值异常可引起内皮细胞功能紊乱，阿司匹林可通过改变前列腺素／血栓烷比值而发挥作用。尽管许多临床试验未发现阿司匹林获益，但是最近的一个荟萃分析提示，如果在妊娠 16 周前开始使用，阿司匹林对于高危患者可能会降低先兆子痫的发病率和（或）严重程度。也有人研究维生素 D、抗氧化药物和西地那非等，但至今尚未发现其保护作用。

为尽早辨别先兆子痫高危患者，已对多种检查进行了研究，包括子宫动脉多普勒超声，测量血和尿中的 VEGF、sFlt-1 及其他血管生成因子。尽管上述检查显示一定前景，但是目前其实用性仍有限，因为没有办法阻止先兆子痫急症或其进展。因此，频繁筛查血压和尿蛋白是最重要的，特别是高危患者以求早期发现。对患者进行潜在症状的教育也是非常有用的。

HELLP 综合征与子痫

HELLP 综合征（溶血，肝功能检测异常，血小板减少）

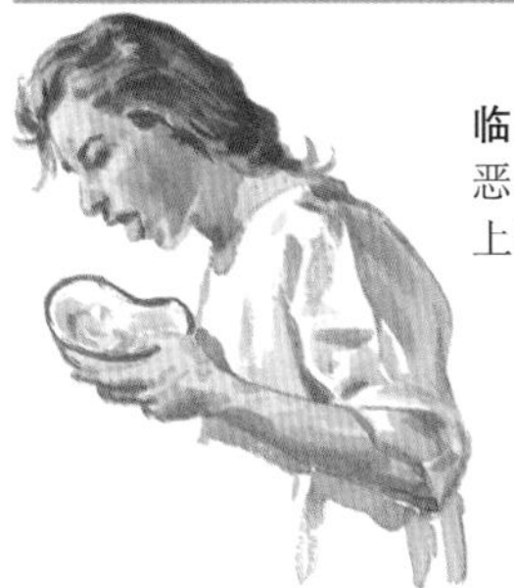

临床症状

恶心、呕吐、右上腹疼痛、黄疸

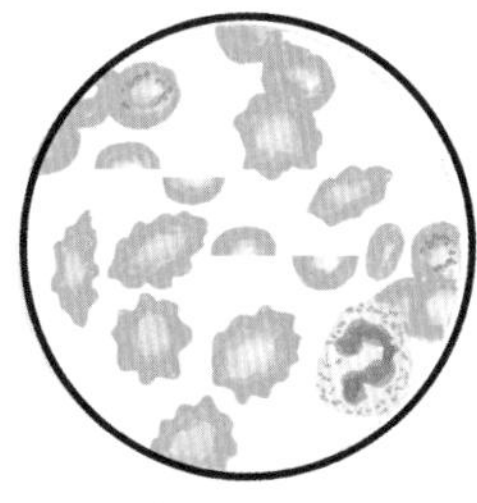

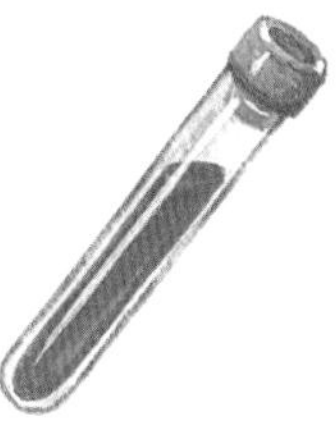

实验室检测结果

- 溶血（外周血涂片可见破碎红细胞）
- 肝功能（转氨酶）升高
- 血小板计数减少

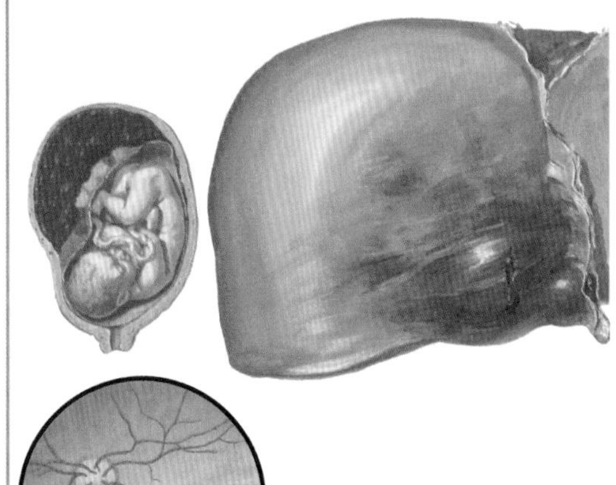

并发症

- 胎盘早剥
- 肝脏被膜下水肿
- 视网膜脱离
- 急性肾损伤
- 肺水肿
- 弥散性血管内凝血 (DIC)

子痫

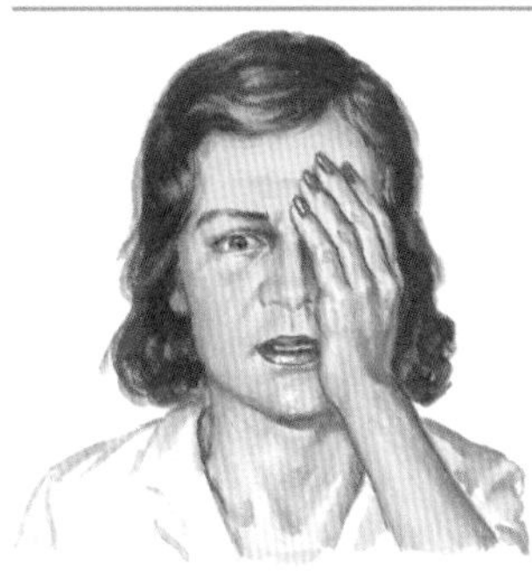

临床症状

- 全身发作，强直阵挛癫痫
- 早期症状可包括：
  视物模糊
  严重前额痛或枕部疼痛
  精神状态改变

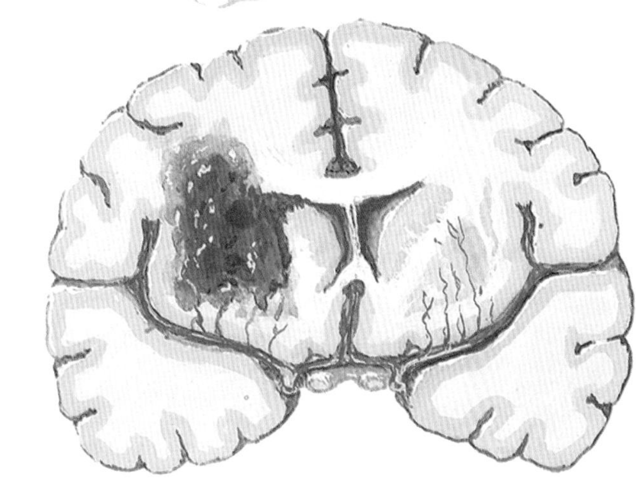

并发症

- 脑出血

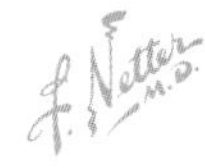

二十七、过敏性紫癜

过敏性紫癜（HSP）是一种可以累及皮肤、关节、结缔组织、胃肠道和肾的小血管炎。多见于 3 ~ 15 岁儿童，上述年龄段发病率为（10 ~ 20 万 / 年）。少数情况下 HSP 也可见于成年人，一般症状更重。

HSP 发病为继发于 IgA_1 为主的免疫复合物在微动脉、毛细血管和静脉沉积。肾病理表现与 IgA 肾病没有区别；实际上，多数人认为两种疾病为同一疾病谱，只不过是 HSP 伴有肾外表现。

病理生理学

HSP 发病机制不是非常清楚。IgA 在各个系统沉积似乎可以活化补体旁路；与 IgA 肾病类似（见专题 4-16），IgA_1 铰链区糖基化不足可促进 IgA 异常沉积，但确切机制不清；肾脏发病与 IgA 结合在系膜细胞上，接着诱发炎性反应相关。

IgA_1 由外周 B 淋巴细胞产生，但异常 IgA_1 合成原因不清。有病例报道发现 HSP 起病前有麻疹、肝炎、水痘、A 型链球菌和结核分枝杆菌前驱感染史，或起病前有注射疫苗和虫叮咬史。上述发现提示对相同病原体的异常免疫反应可能参与发病，但也仅为推测。

临床表现和诊断

主要表现包括：明显的略高出皮面（可触知）且压之不褪色的紫癜样皮疹（多见于下肢）、非侵蚀性寡关节炎、肾损伤和胃肠道病变。但是多数患者并非出现所有 4 种表现。

肾表现包括镜下或肉眼血尿、蛋白尿、肾功能不全或上述表现的不同组合。特别是在成年人，蛋白尿可达到肾病综合征水平，而且可能出现急性肾损伤。胃肠道病变继发于黏膜下的水肿和出血，临床表现可能仅限于腹痛和呕吐；但是，部分患者可能出现更严重的并发症，如明显消化道出血或肠套叠。少见的系统表现包括阴囊疼痛或肿胀、中枢神经系统病变（如头痛、癫痫）。

最主要的症状为紫癜样皮疹和关节炎，部分患者在随后数天至数周可出现胃肠道和肾受累。病情并不一定按上述顺序发展。如在 20% ~ 40% 的患者，胃肠道症状先于皮疹；同样，20% ~ 50% 的患者在起病时就可能存在肾受累。尿检可见变形红细胞、红细胞管型和蛋白尿；血清实验室检查通常无明显异常，但部分患者可能有肾功能不全表现；此外，大量蛋白尿患者可能伴低白蛋白血症和高脂血症；补体一般正常；粪便隐血试验有助于判断有无消化道出血，明显的消化道出血可能会导致贫血。血小板和凝血功能应该是正常的，这可能有助于除外其他原因引起的紫癜。约 50% 的患者 IgA 水平升高，但对 HSP 诊断的灵敏度和特异性都不高。

根据目前诊断标准，以下患者考虑存在 HSP：下肢为主的紫癜样皮疹或出血点并除外血小板减少和凝血功能异常，伴以下 4 条中任何 1 条：①腹痛；②关节炎或关节痛；③肾受累（血尿、蛋白尿）；④组织学显示以 IgA 为主沉积。一般根据临床表现可做出诊断；当诊断不确定但高度可疑时，可进行皮肤活检，典型表现为白细胞碎裂性血管炎伴免疫荧光下 IgA 为主的沉积。

严重肾功能不全患者可进行肾活检以明确疾病的程度，以及是否存在少见但严重的表现，如新月体性肾小球肾炎（见专题 4-25）。肾病理表现与 IgA 肾病相同（见专题 4-17）。光学显微镜下主要表现为系膜细胞增生，严重患者可出现不同程度的毛细血管内白细胞浸润和细胞新月体形成，后者提示预后更差。严重的患者肾小球基底膜可呈“撕裂样改变”，类似于膜增生性肾小球肾炎（见专题 4-22）。

免疫荧光示在系膜区，有时为毛细血管壁，以 IgA 为主的颗粒样沉积；IgG 和 IgM 也可以阳性，但较弱。免疫复合物沉积经常与 C3 存在于同一位置，但 C1q 几乎很少。最后，电子显微镜可见电子致密物沉积，与免疫荧光下免疫复合物沉积位置相对应。

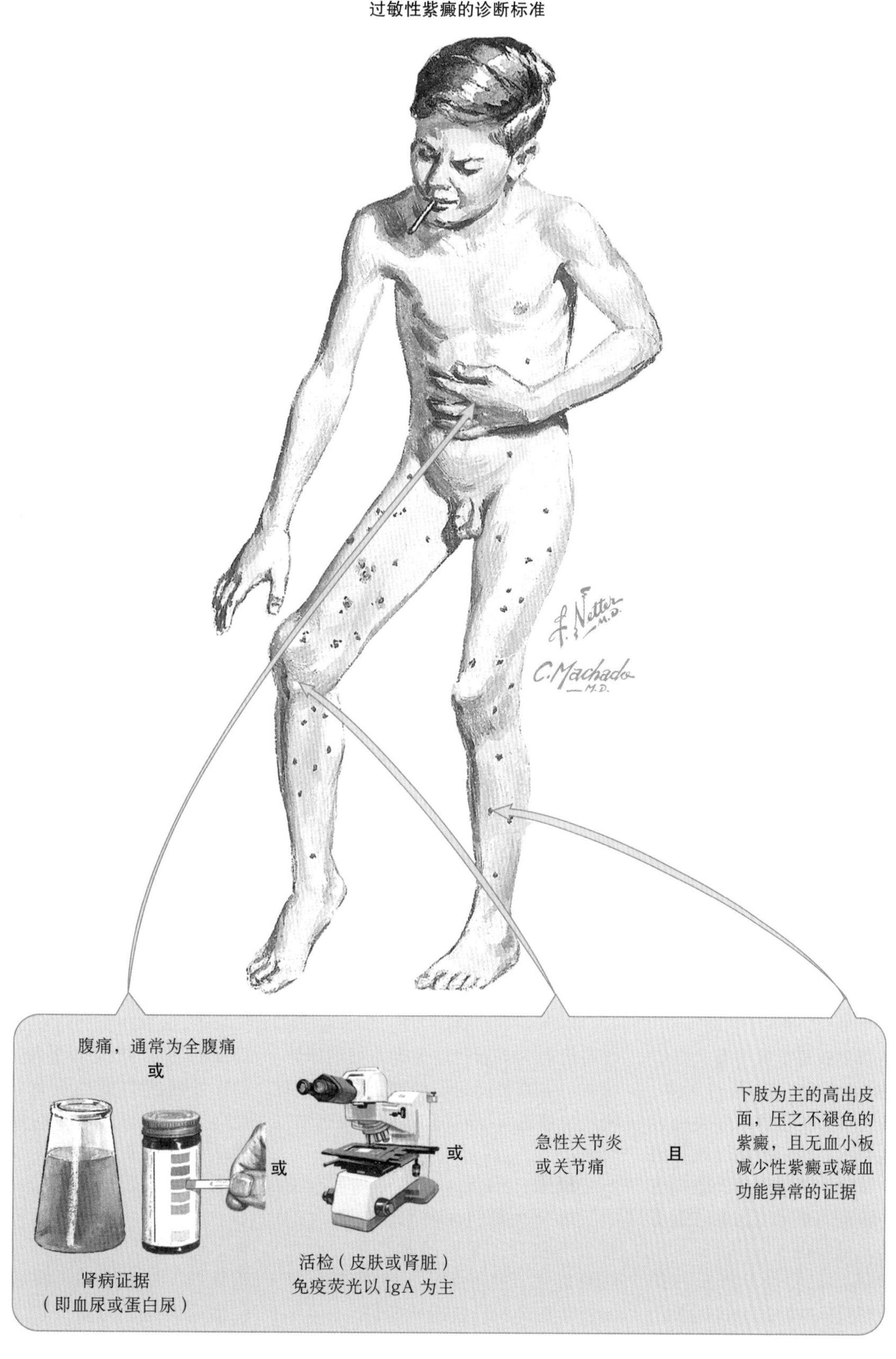
过敏性紫癜的诊断标准
f. Netter M.D.
C. Machado M.D.
腹痛，通常为全腹痛
或
或
或
肾病证据
（即血尿或蛋白尿）
活检（皮肤或肾脏）
免疫荧光以 IgA 为主
急性关节炎
或关节痛
且
下肢为主的高出皮面，压之不褪色的紫癜，且无血小板减少性紫癜或凝血功能异常的证据

二十七、过敏性紫癜（续）

治疗

多数患者在数周至数个月内自行缓解；在此期间以对症支持治疗为主。为缓解关节炎，可使用非甾体类抗炎药。非甾体类抗炎药似乎不会增加消化道出血的风险，但避免用于已存在出血或肾功能差的患者（因对球管反馈存在影响，见专题 3-18）。

遗憾的是，目前对于严重 HSP 的治疗缺少对照研究。部分证据显示糖皮质激素可以改善胃肠道症状和关节炎。但是，没有证据显示糖皮质激素、环磷酰胺或其他药物对于 HSP 相关肾病有效；上述药物经常用于治疗肾活检病变更严重患者，如细胞新月体，但其效应仍不确定。也有尝试使用血浆置换，但其有效性数据有限。

预后

第一次发病缓解后，约 33% 的患者可复发；复发通常在第一次发病后数个月内出现，一般较轻，因此患者在此阶段应密切随访。

多数儿童长期肾功能正常，小部分患儿持续尿沉渣异常，发生肾功能不全者很少。然而，成年患者预后似乎更差，大规模研究发现：15% 的患者持续中度肾功能不全，13% 发生晚期慢性肾病，10% 进展至终末期肾病。肾症状更明显者或肾活检发现更严重炎性反应（如细胞新月体）者预后更差。

发展至终末期肾病者可行肾移植；但是，5 年内有 25% 的患者疾病复发。尽管总体上移植肾和患者存活率类似，但是疾病复发可能会导致移植肾功能丧失，特别是在原发肾存在坏死性或新月体改变的患者。

过敏性紫癜的其他临床特点

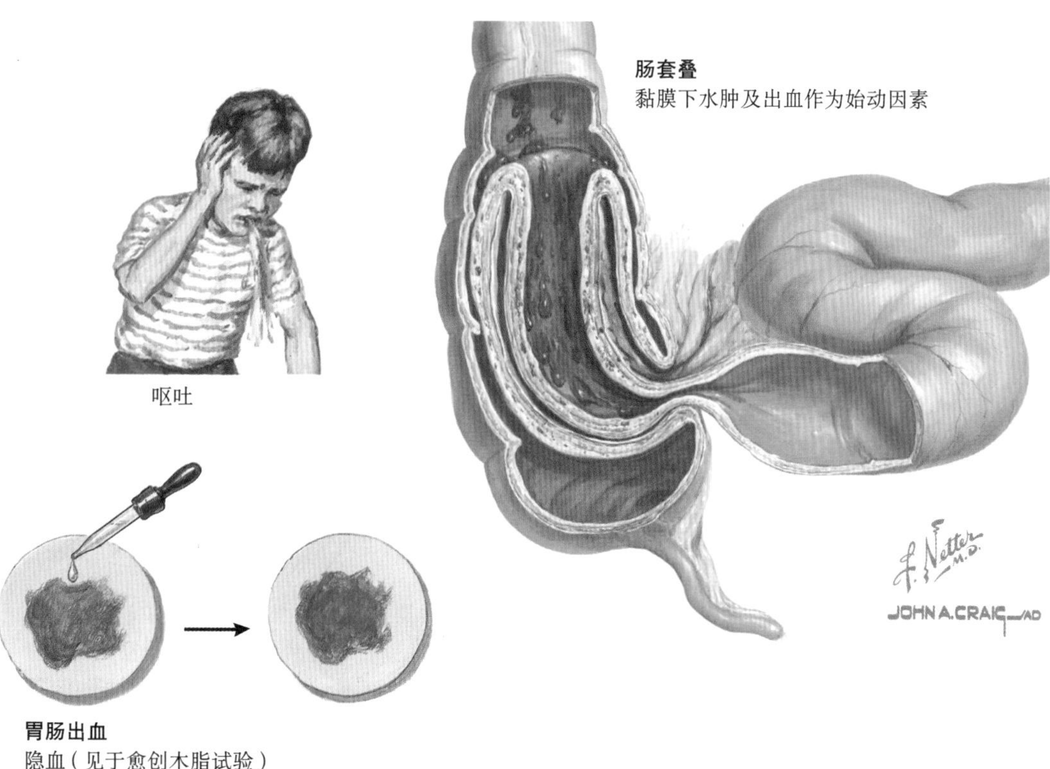

呕吐

肠套叠
黏膜下水肿及出血作为始动因素

胃肠出血
隐血（见于愈创木脂试验）
或肉眼可见出血

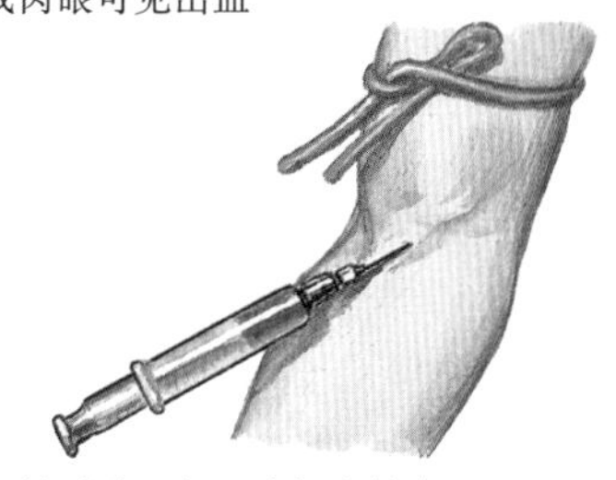

如果严重蛋白尿致肾病综合征，
可见**低蛋白血症**

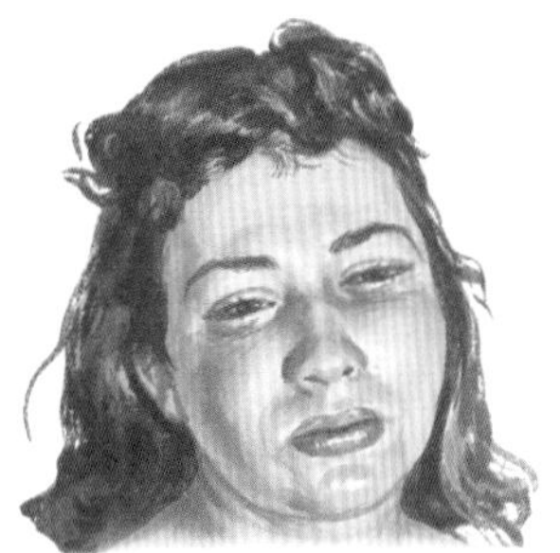

水肿，尤其当严重蛋白尿
致肾病综合征时

急性肾损伤，血肌酐升高

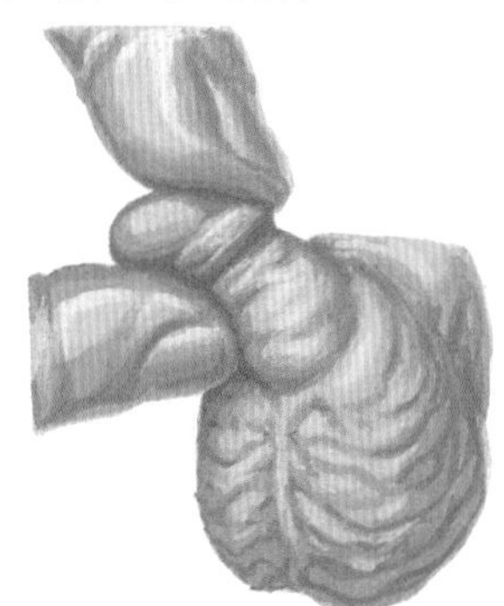

阴囊疼痛或水肿

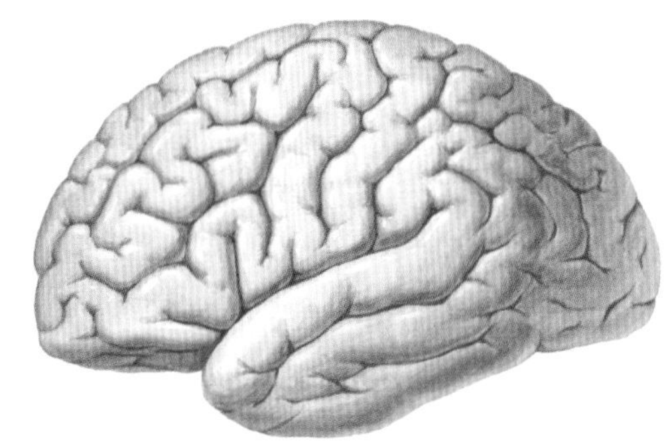

中枢神经系统症状，包括头痛及癫痫

二十八、法布里病

法布里病（Fabry 病）是一种溶酶体内异常物质蓄积导致的疾病，其发病是由于溶酶体羟化酶 α－糖苷酶 A（α－Gal A）基因突变后功能缺陷，导致其底物神经酰胺三己糖苷（Gb3）在细胞内堆积引起的多器官系统疾病。

α－Gal A 编码基因位于 X 染色体，因此呈 X 连锁遗传。估计男性发病率为 1/4 万。该病也可见于女性携带者，特别是 X 染色体失活（也被称为莱昂化作用）发生偏离时，突变等位基因表达增多。

肾受累通常在成年人早期就开始出现，到 40 岁时约 50% 的患者受累。基本上所有存活到 60 岁的患者发展至终末期肾病。

病理生理学

在肾，Gb3 主要聚集在足细胞（脏层上皮细胞）、远端肾小管细胞和血管内皮细胞，导致蛋白尿、等渗尿和逐渐进展的肾功能不全。

在躯干、外阴、大腿和臀部皮肤，Gb3 聚集在真皮内皮细胞导致黑红色斑丘疹（即血管角质瘤）。Gb3 在眼睛聚集导致临床隐性角膜浑浊。Gb3 在中枢神经系统聚集导致痛觉异常，在运动或极端温度时加重。

在脑血管，Gb3 聚集在血管平滑肌细胞和内皮细胞，推测可以导致中性粒细胞活化，从而导致血栓。实际上，患者脑卒中的风险显著增高，通常在 30 岁时开始出现。

在心脏，Gb3 聚集导致左心室肥厚、心律失常和瓣膜反流。左心室肥厚的具体机制不清，Gb3 在心肌细胞内的聚集只占心脏全部体积增大的很小部分（约 1%）。同时，心律失常和瓣膜反流的发生提示 Gb3 分别在心脏传导系统和瓣膜聚集。

临床表现与诊断

多数患者在儿童时期开始出现上述症状。阳性家族史和进展性多系统受累需考虑到 Fabry 病。因临床症状多数不特异，经常最开始怀疑为其他疾病（如风湿性疾病），导致延误诊断。多数男性在儿童或青春期诊断。女性携带者诊断更晚，取决于临床表现的严重程度。

男性患者可通过检测白细胞内 α－Gal A 酶活性确诊。女性携带者因仍有一个正常 α－Gal A 基因，上述检测方法的灵敏度下降。基因测序可用于女性携带者的确诊和受累患者家属的筛查。

有时在 Fabry 病确诊之前，因肾受累而行肾活检。肾活检的典型表现为光学显微镜下足细胞肥大、脂质在溶酶体内聚集导致细胞质呈泡沫样改变；Gb3 在溶酶体内聚集导致电镜下溶酶体增大，呈特殊的“斑马体”或“髓磷脂样”改变。在足细胞、内皮细胞、平滑肌细胞和肾小管上皮细胞均可见到异常的溶酶体。但是，斑马体不是 Fabry 病的特征性改变，其在溶酶体储存障碍疾病和磷脂沉积症中相对比较常见；此外，在某些类型药物相关肾损伤中也可以见到。因此，必须结合临床和病理表现考虑。

治疗

可使用重组人 α－Gal A 酶替代治疗，似乎可以延缓肾病进展和减少神经性疼痛；但能否预防或逆转心脏病和脑血管病变还不是非常明确。

男性 Fabry 病患者的预期寿命较短；因为存在多种肾、心脏和神经系统并发症，很少存活超过 60 岁。酶替代治疗对于病死率的影响目前不清楚。

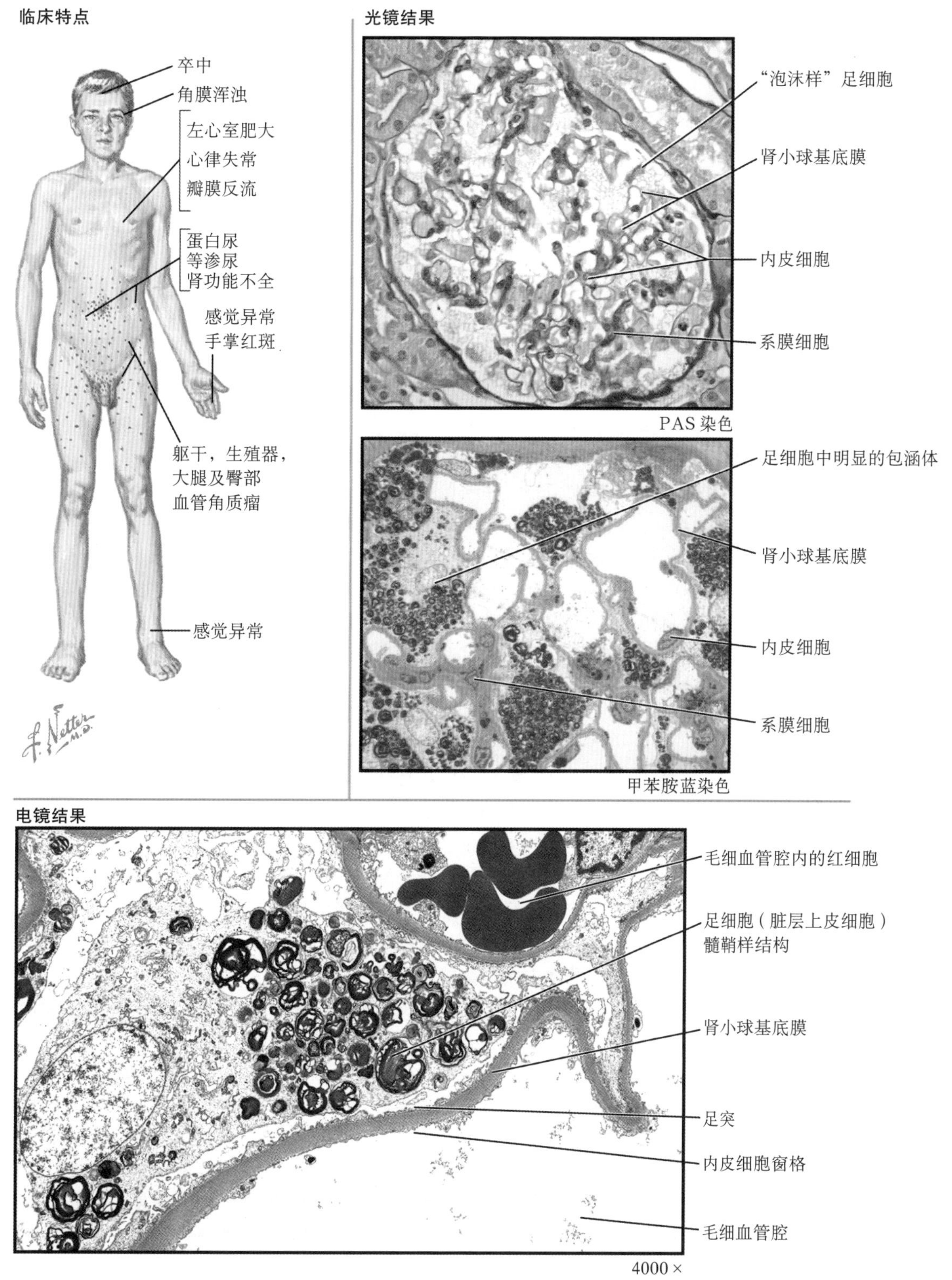
临床特点
卒中
角膜浑浊
左心室肥大
心律失常
瓣膜反流
蛋白尿
等渗尿
肾功能不全
感觉异常
手掌红斑
躯干，生殖器，
大腿及臀部
血管角质瘤
感觉异常
光镜结果
"泡沫样"足细胞
肾小球基底膜
内皮细胞
系膜细胞
PAS 染色
足细胞中明显的包涵体
肾小球基底膜
内皮细胞
系膜细胞
甲苯胺蓝染色
电镜结果
毛细血管腔内的红细胞
足细胞（脏层上皮细胞）
髓鞘样结构
肾小球基底膜
足突
内皮细胞窗格
毛细血管腔
4000×

二十九、胱氨酸贮积症

胱氨酸贮积症是一种多系统受累、常染色体隐性遗传疾病，溶酶体转运障碍导致细胞内胱氨酸蓄积，引起细胞功能障碍和凋亡。其发病率在活产儿为 1/（10 万～20 万）。

胱氨酸贮积症包括 3 种：①最严重的为肾病型（婴儿型）胱氨酸贮积症（NC），占 95%；②中间型（青少年型）胱氨酸贮积症，肾受累偏晚；③眼型（非肾病型）胱氨酸贮积症，通常只导致角膜出现晶体沉积。

肾病型胱氨酸贮积症在婴儿早期起病，表现为广泛的近端肾小管功能障碍，未治疗者在 10 岁内进展至慢性肾病。过去患儿的生存时间仅限于 10 年；但是，随着肾移植的出现和有效的药物治疗（包括消耗胱氨酸的药物），目前患者生存时间可到几十年并能达到接近正常的生活质量。

病理生理学

胱氨酸贮积症患者存在 *CTNS* 基因突变，此基因位于 17p13 并编码胱氨酸病蛋白（cystinosin）；胱氨酸病蛋白为溶酶体膜转运蛋白，包含 367 个氨基酸、7 个跨膜结构域。所有类型的胱氨酸贮积症都是由于 *CTNS* 基因突变，更严重的基因突变与 NC 型相关。目前已发现接近 100 个不同的 *CTNS* 基因突变，57 257 碱基对缺失最常见，北欧地区约 76% 的 NC 型患者为上述碱基对的纯合或复合杂合子缺失。正常情况下胱氨酸从溶酶体内流出到细胞质内，在细胞质内进一步加工处理并再利用。

功能性胱氨酸病蛋白的缺失导致胱氨酸从溶酶体内流出障碍，在溶酶体内蓄积，形成不易溶解的六边形、长方形或针尖样结晶。胱氨酸结晶可以诱导细胞凋亡，进而导致多个器官系统的功能障碍。

肾受累最明显，表现为近端肾小管功能障碍，引起水、电解质、氨基酸、糖、碳酸氢根和其他分子重吸收障碍，即范科尼综合征（FS）。胱氨酸贮积症引起 FS 的具体分子机制不是非常清楚。肾小管和间质胱氨酸聚集可阻碍肾小管细胞上小分子的转运和共转运过程；但是最近的研究显示，溶酶体内胱氨酸蓄积可以干扰正常细胞凋亡和自体吞噬过程中所需的溶酶体和线粒体相互作用，结果三磷酸腺苷（ATP）缺乏，导致细胞内能量耗竭，氧化应激和肾细胞功能必然退化。

临床表现与诊断

胱氨酸贮积症患儿出生时一般看起来正常，6～12 个月时体形偏小并且精神萎靡。尽早诊断对于尽快开始挽救生命的治疗非常重要。

最显著的表现为肾范科尼综合征，引起多尿、近端肾小管酸中毒（见专题 3-25），以及电解质、糖、氨基酸、肉碱及肾小管蛋白的丢失。上述严重的平衡紊乱可导致生长发育障碍、心脏功能障碍、肌肉张力减退和低磷血症性佝偻病。部分在婴儿晚期就诊的患者，上述后果可能是就诊时的主诉。

所有患者到 16 个月时在角膜均已出现胱氨酸结晶，因此任何发现肾范科尼综合征的患者均应行裂隙灯检查。存在肾范科尼综合征和角膜结晶就可以诊断肾病型胱氨酸贮积症（NC）。通过质谱分析检测多形核白细胞内胱氨酸浓度，或胱氨酸结合蛋白分析可以临床确诊。目前可以检测 *CTNS* 基因突变（包括最常见的 57-kb 缺失）。

如果未见角膜结晶，须寻找其他遗传或获得性肾范科尼综合征，如重金属中毒、药物不良反应、多发性骨髓瘤、遗传性果糖不耐受、半乳糖血症、Dent 病和 Lowe 病。

如果有胱氨酸贮积症家族史，可以行产前诊断；在胎盘、培养的皮肤成纤维细胞、羊水细胞和绒毛膜细胞可能会见到胱氨酸浓度升高。

受累患者的平均生存寿命已显著改善，因此也更好地认识到此病的几种其他预后。根据器官系统分组，临床表现如下。

肾范科尼综合征的病理生理学改变

病理生理学

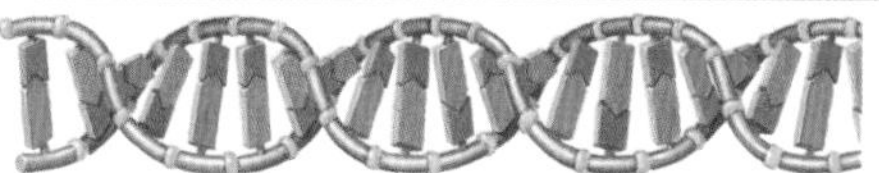

染色体 17p13 上编码胱氨酸病蛋白(cystinosin) 的 *CTNS* 基因突变

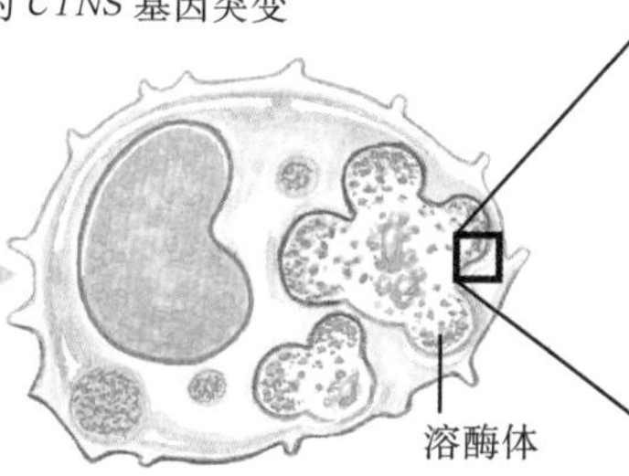

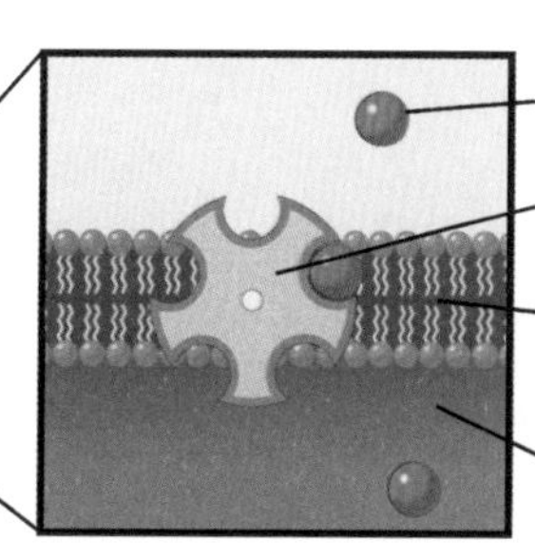

位于溶酶体膜上的胱氨酸病蛋白无法有效转移胱氨酸进入到胞质中

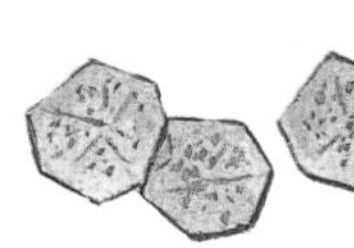

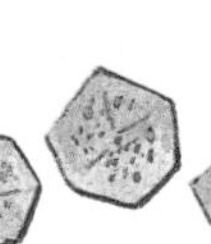

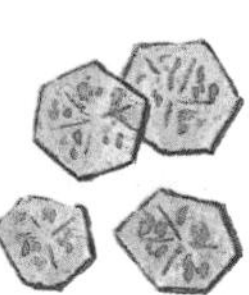

溶酶体内胱氨酸结晶蓄积致多系统功能不全

肾范科尼综合征

近端肾小管功能不全及变性

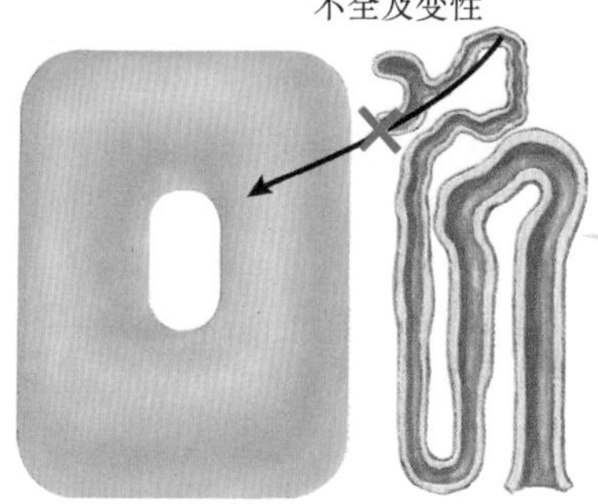

对 Na^{+}、K^{+}、Pi、Ca^{2+}、Mg^{2+}、HCO_3^{-}、葡萄糖、氨基酸、肉碱的重吸收功能下降

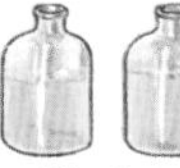

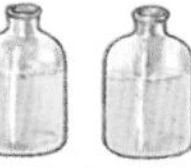

不能重吸收水导致多尿（每日 2 ~ 6L）及脱水

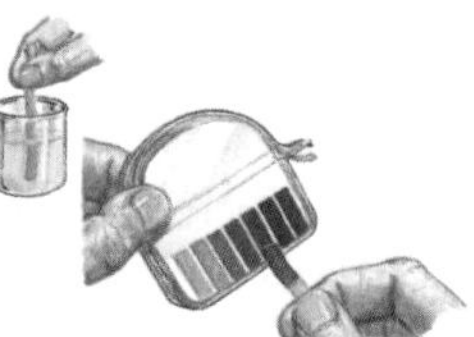

不能重吸收 HCO_3^{-} 导致高氯性代谢性酸中毒

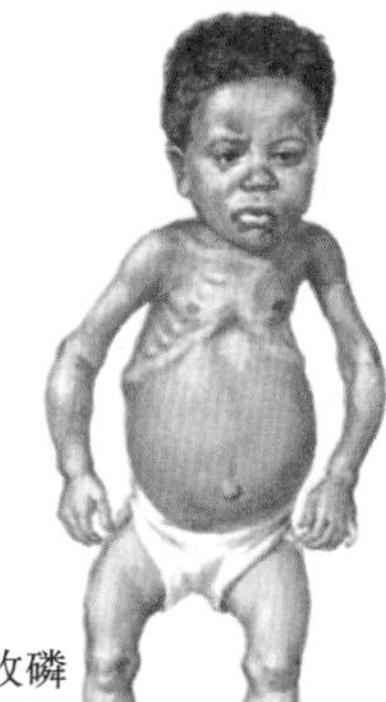

不能重吸收磷酸盐，导致低磷血症佝偻病

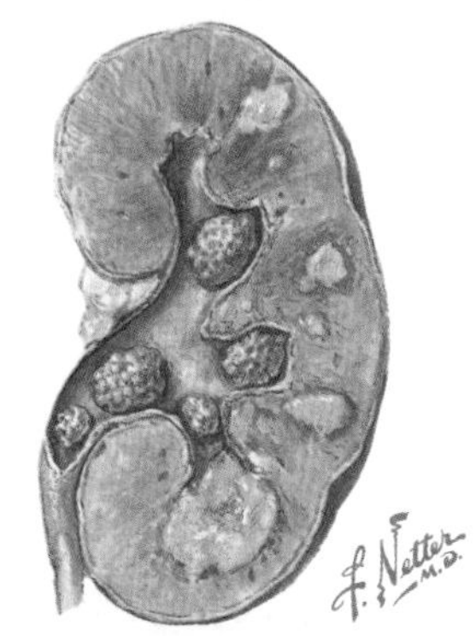

不能重吸收磷酸盐或钙，引起髓质钙质沉积，可见肾结石但不是必须有肾结石

二十九、胱氨酸贮积症（续）

1. *肾病变* 除肾范科尼综合征外，患者可以发生髓质钙质沉着（继发于磷酸盐尿和高尿钙）和肾功能不全，并最终导致终末期肾病。未治疗患者在 5 岁时就可以出现明显的肾功能不全。

2. *眼部病变* 随着角膜结晶蓄积逐渐加重，可以导致畏光和眼睑痉挛。视网膜受累时可能会失明。

3. *内分泌疾病* 在快 10 岁时患者常可出现甲状腺功能减退。男性可出现原发性睾丸功能减退，导致青春期发育延迟和不育；而女性卵巢和生殖系统一般不受累。小部分患者可能发生胰腺功能障碍，导致内分泌功能衰竭（出现 1 型糖尿病）和（或）外分泌功能衰竭（出现肠道吸收不良）。

4. *肌肉病变* 患者在晚期可出现肌肉病，开始为远端肌肉无力和萎缩，之后逐渐进展累及口咽部肌肉，导致吞咽困难、营养不良和误吸的风险。胸部肌肉无力可导致限制性肺病。

5. *心血管病* 可发生血管钙化，包括冠状动脉。

6. *胃肠道病变* 患者可发生肝细胞结节状再生，导致肝大、门脉高压。部分患者可出现炎性肠病和肠穿孔。

7. *中枢神经系统病变* 如脑萎缩、基底节钙化和良性颅内高压（可导致头痛和视盘水肿）。多数患者的认知能力在正常范围低限，但特定的神经和神经行为问题具有特征性，包括视觉记忆缺陷。

8. *血液系统* 虽然胱氨酸在骨髓内蓄积，但造血功能通常保持稳定。虽然如此，随着慢性肾病进展，可以出现贫血。

治疗

胱氨酸贮积症的治疗分为对症治疗和病理生理治疗。

1. *对症治疗* 为针对胱氨酸在不同器官系统沉积引起的各种并发症。早期主要的并发症为如前所述的肾范科尼综合征，应对症补充丢失的体液、电解质（包括钾、磷和碳酸氢根）、维生素 D 和肉碱。

针对前面所列出的多种其他并发症，随访时应关注血清肌酐、甲状腺、胰岛素水平、血脂、睾酮和性激素水平、糖耐量试验、肌电图、钡剂检查、头颅和胸部 CT（可发现颅内和其他大血管钙化）、肾超声（评估肾钙质沉着情况）和肺功能检查。

随着肾病的进展，通常需要肾替代治疗；活体和尸源肾移植预后较好，供体肾不会出现范科尼综合征复发。

2. *病理生理治疗* 包括使用消耗胱氨酸药物以延缓疾病的进展。半胱胺（一种氨基硫醇）与胱氨酸反应生成胱氨酸－半胱胺混合二硫化物和半胱氨酸，并分别依靠赖氨酸和半胱氨酸转运体转运出溶酶体。结果，半胱胺可消耗细胞内约 90% 的胱氨酸。口服半胱胺适用于所有患者，不管年龄和器官移植状态如何。同时，局部使用半胱胺滴眼液也可以溶解角膜内结晶，在数周内改善胱氨酸贮积症的畏光症状。定期检测白细胞内胱氨酸水平可以帮助评定治疗的效果。

预后

胱氨酸消耗药物的使用使肾病型胱氨酸贮积症预后发生了革命性改变；随着尽早使用半胱胺，多数儿童直到 20 ~ 30 岁时才出现肾衰竭。不同并发症的严重程度很大程度上取决于基因异质性和对药物的依从性。经过合适的治疗，多数并发症可以预防，甚至可能逆转。新生儿筛查以便尽早诊断将更加推进胱氨酸贮积症的治疗。

胱氨酸病的肾外表现

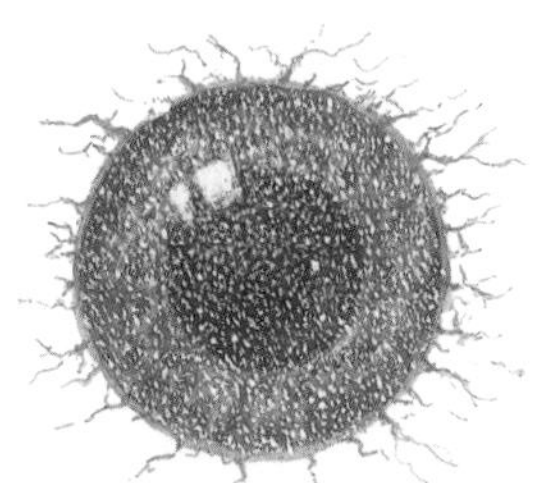

角膜晶体沉积，导致畏光，面部痉挛及致盲性视网膜病

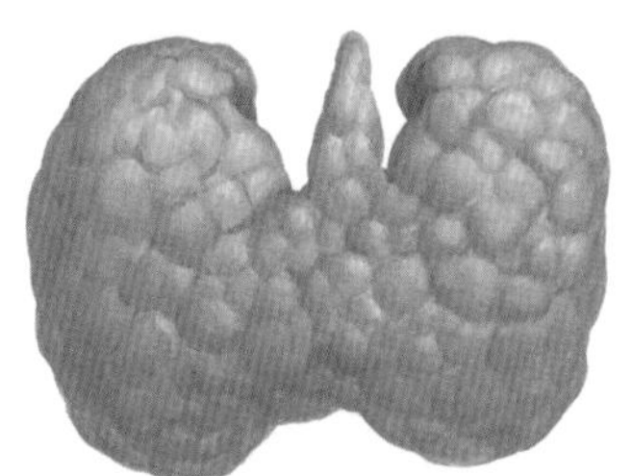

甲状腺功能减退症

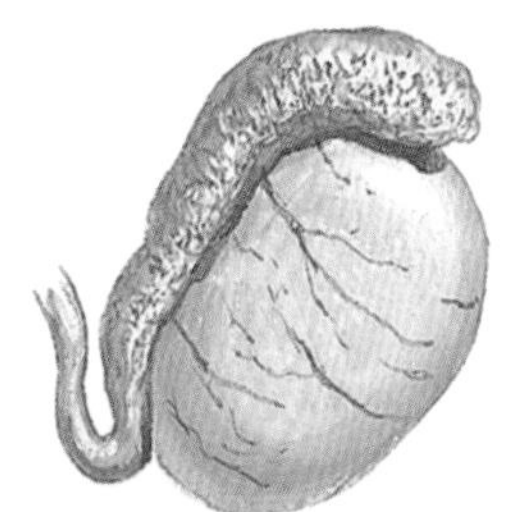

男性原发性功能减退，表现为青春期延迟及不育

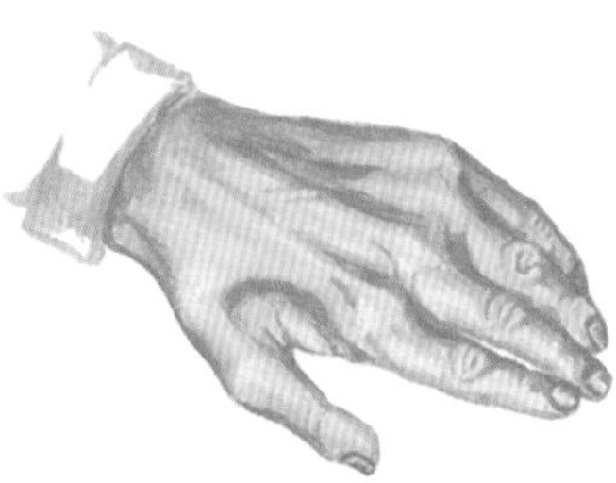

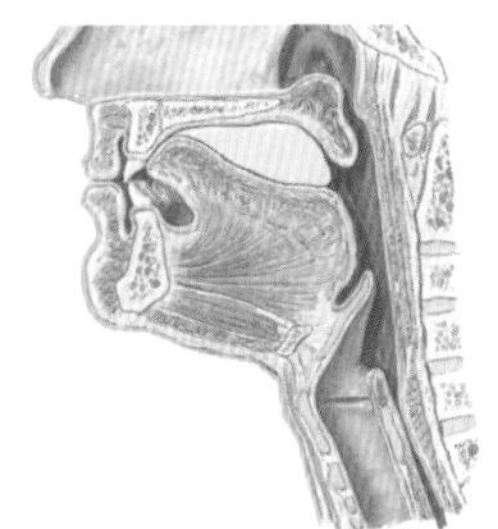

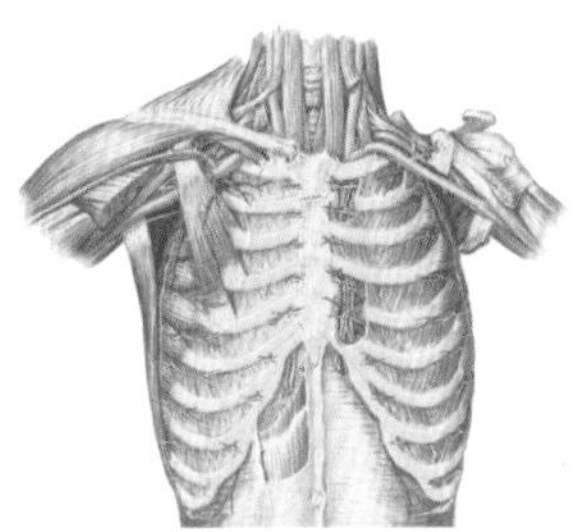

肌病，远端肌肉乏力及萎缩。随后，口咽肌肉受累，导致咽下困难，而胸外肌受累导致限制性肺疾病

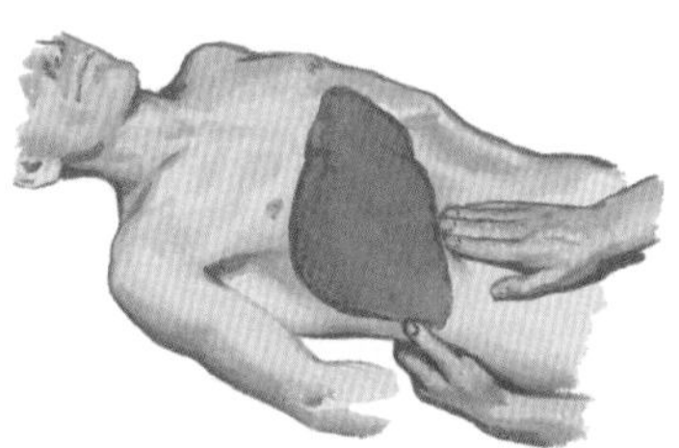

肝结节状再生性增生，肝大及门脉高压

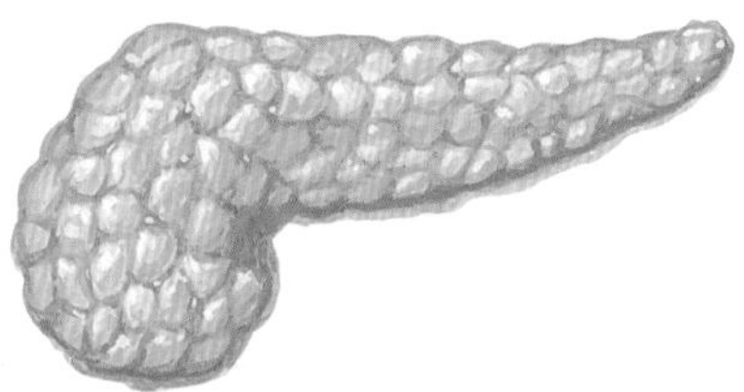

胰腺外分泌和（或）**内分泌功能异常**

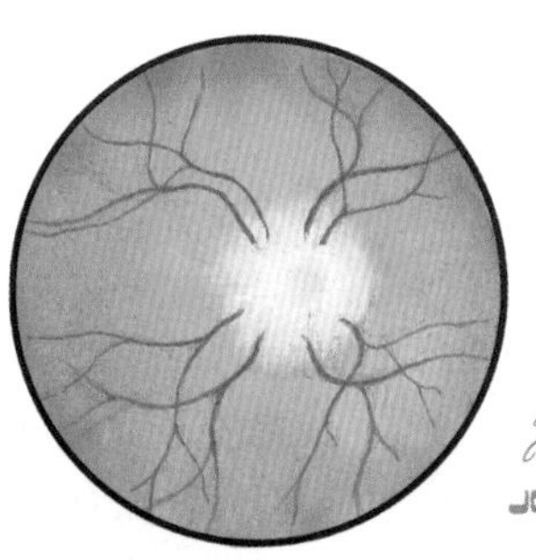

F. Netter M.D.
JOHN A.CRAIG AD

良性颅内高压，引起头痛及视盘水肿

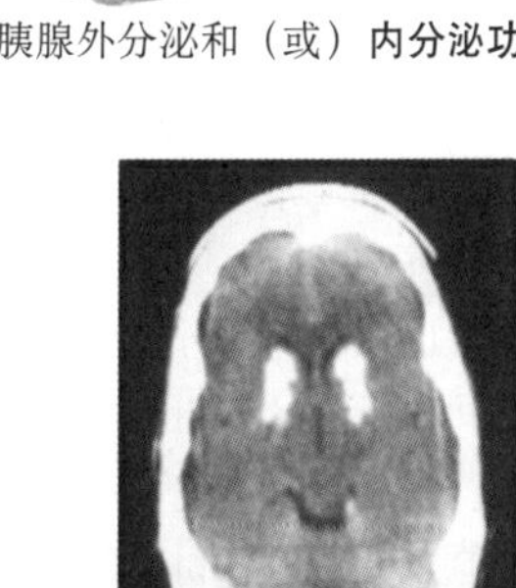

基底节钙化

三十、慢性肾病概述

在美国超过 2600 万成年人存在慢性肾病（CKD）；慢性肾病是指病程在 3 个月以上并且出现以下情况者：①组织学或功能上存在肾损伤证据；②肾小球滤过率 <60ml/（min · 1.73m^2）。根据肾功能受损的程度(通过肾小球滤过率评估)，慢性肾病分为 5 期。

临床上，多种疾病可以导致慢性肾病，通常可以分为肾小球疾病（如糖尿病肾病和狼疮肾炎）、肾血管疾病（高血压肾损害）、小管间质疾病（梗阻性肾病）和囊性病变。最常见的是糖尿病肾病和高血压肾损害，两者可以占到 2/3。

病理生理学

对于不同类型的原发性肾病，早期是可以进行代偿的，但是肾单位仍然继续受损并减少，慢性肾病的进展就是基于上述原因。

当一部分肾单位受损后，在血管紧张素Ⅱ、醛固酮、内皮素及其他激素介导下，会导致其余有功能的肾单位代偿性的高滤过与肥大，引起相应肾小球血管的压力增高，造成肾单位的进一步受损，使得肾小球总滤过降低。在肾小球中，足细胞的足突消失，导致蛋白滤过屏障受损和肾小球硬化。所产生的蛋白尿会造成肾小管功能受损，从而加剧肾功能恶化。同时，由于压力升高，导致肾小球系膜细胞增生及细胞外基质增多，上述改变可以刺激炎性反应，系膜区和小管间质的细胞浸润，造成肾小管间质纤维化。

当出现肾功能失代偿表现时，已经有相当一部分肾单位受损，在不同实验动物及个体内不尽相同。例如，在大鼠中，需要切除 1 个或 5/6 的肾才能制作出进行性肾功能不全的动物模型。在人类中，捐献 1 个肾，通常不会造成总肾功能受损。对于不同个体而言，肾单位受损后肾功能恶化的速度也不尽相同，通常受年龄、诱发因素和遗传因素的影响。

肾功能的评估

通常采用血肌酐计算肌酐清除率或肾小球滤过率（eGFR），可以通过 Cockcroft-Gault 公式或肾病膳食试验公式（MDRD）获得。

目前相关指南建议，慢性肾病患者每年至少化验一次血肌酐，对于 eGFR<60ml/（min · 1.73m^2），eGFR 每年下降 >4ml/（min · 1.73m^2）或存在高危因素（如大量蛋白尿、高血压、糖尿病等）。

当 eGFR<30ml/（min·1.73m^2）或是由于家庭医师不能够制订相应治疗方案时，慢性肾病患者应及时到肾内科专业就诊。

慢性肾病分期系统及主要病因

分期系统（全国肾病基金会）		
分期	概述	肾小球滤过率 [ml/(min·1.73m^2)]
1	肾损伤伴正常 GFR	>90
2	GFR 轻度下降	60 ～ 89
3	GFR 中度下降	30 ～ 59
4	GFR 严重下降	15 ～ 29
5	肾衰竭	<15(或透析)

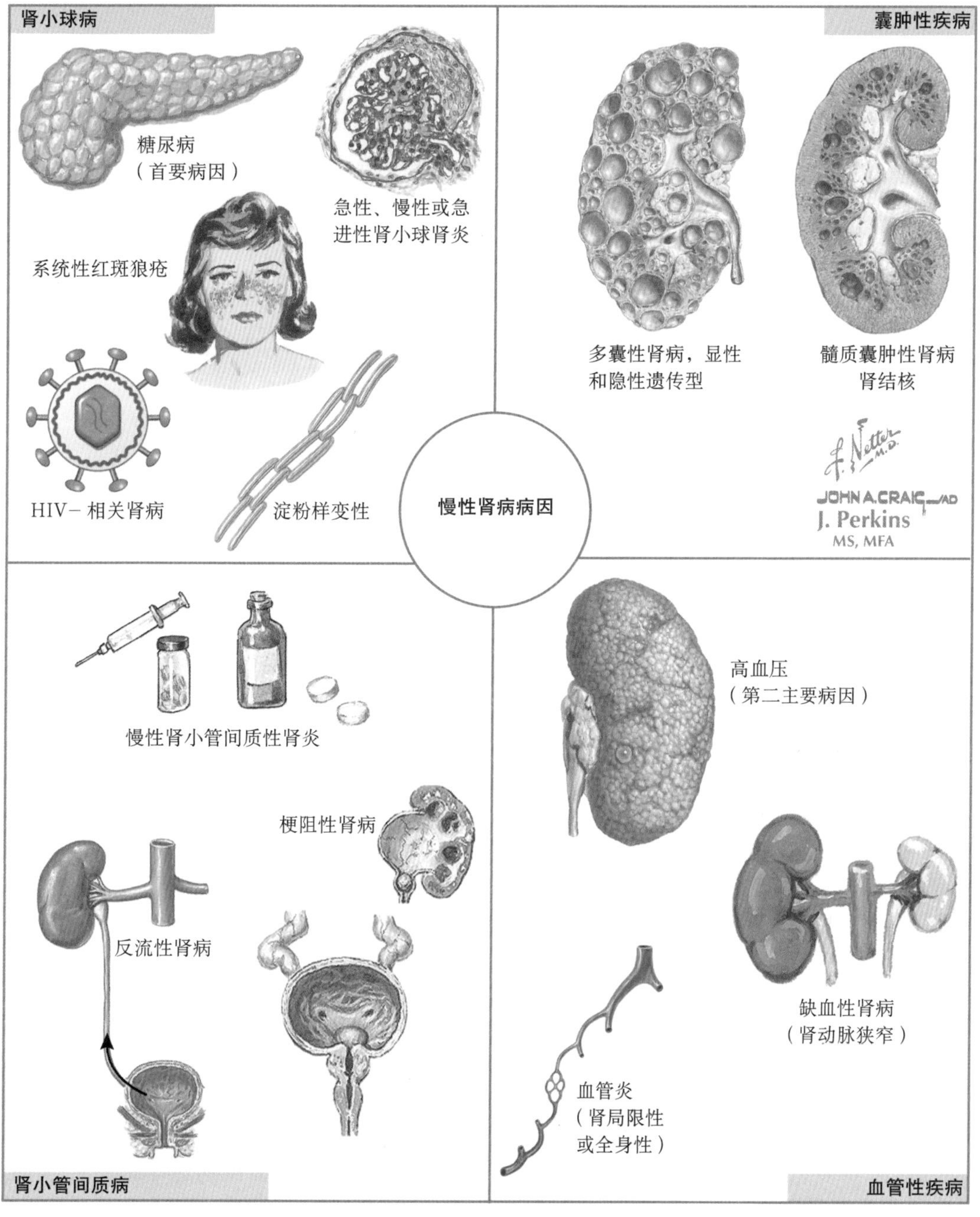

三十、慢性肾病概述（续）

并发症和治疗

慢性肾病患者一般无特殊临床症状，除非当病情恶化时。因此，对于 CKD 患者和高危人群［如糖尿病和（或）高血压］相关并发症的严密监测尤为重要，以便进行早期干预。

1. *高血压* 既可以是进行性慢性肾病的原因，也可以是结果。作为原因，高血压可以导致残存肾小球高灌注压，从而造成肾小球高滤过，加剧肾单位受损。作为结果，随着肾单位进行性受损，导致血管紧张素Ⅱ分泌增加，体内水、钠潴留，从而引起高血压。因此，超过 75% 的慢性肾病患者合并高血压。

所有慢性肾病患者都应该规律监测血压，控制高血压可以有效减少肾单位的损害，目标血压控制在 ≤ 130/80mmHg，降血压药物首先以肾素 - 血管紧张素 - 醛固酮系统拮抗药为中心，其中包括血管紧张素转化酶抑制药（ACEI）和血管紧张素受体拮抗药（ARB）。它们可以有效扩张出球小动脉，降低肾小球血管内压力，使部分肾单位高滤过降低，改善肌酐清除率。与此同时，医师应密切监测患者，以警惕肾小球滤过率的迅速下降和高钾血症的发生。

利尿药也可以作为选择用药，尤其是对于病情进展而产生水、钠潴留的患者。通常情况，当 eGFR <30ml/（min · 1.73m^2）时，襻利尿药优于噻嗪类利尿药。同时，需严格限制患者饮食中盐的摄入。

2. *蛋白尿* 是肾小球受损的标志，同时也可以导致慢性肾病的进展。通常情况下，经肾小球滤过的蛋白通过近端肾小管上皮细胞重吸收时，可引起炎性反应、局部细胞凋亡及纤维化，同时，生长因子和细胞因子的异常浸润，加剧肾小管损伤，因此随着慢性肾病的进展，蛋白尿缓慢加重，尤其在糖尿病肾病患者中更为明显。

对于所有患者，蛋白尿需要定期评估，对于非糖尿病患者，应用尿蛋白试纸检测即可。如发现阳性，需要进一步行尿蛋白与尿肌酐比例的测定，同时需要检测 24h 尿蛋白含量。而对于糖尿病患者，在疾病早期，则需要监测尿微量清蛋白。

ACEI 和 ARB 可以通过降低肾小球内压有效地降低尿蛋白。一项糖尿病患者的研究表明，ACEI 和 ARB 可以有效降低尿蛋白，并可延缓 eGFR 的降低。

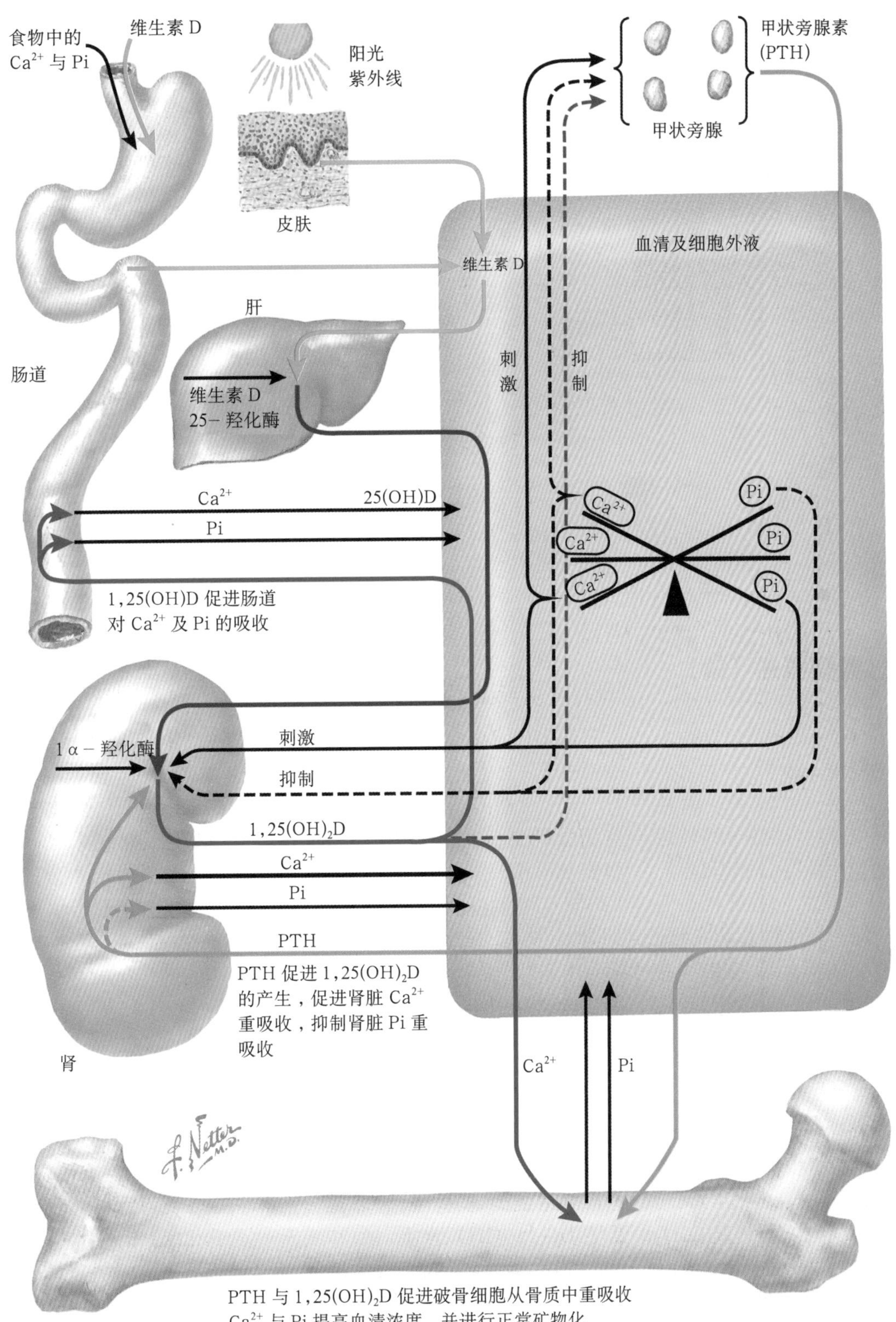
钙与磷酸盐的正常代谢途径
食物中的
Ca^{2+} 与 Pi
维生素 D
阳光
紫外线
甲状旁腺素
(PTH)
甲状旁腺
皮肤
血清及细胞外液
维生素 D
肝
肠道
维生素 D
25－羟化酶
刺
激
抑
制
Ca^{2+}
25(OH)D
Pi
1,25(OH)D 促进肠道
对 Ca^{2+} 及 Pi 的吸收
1α－羟化酶
刺激
抑制
$1,25(OH)_2D$
Ca^{2+}
Pi
PTH
PTH 促进 $1,25(OH)_2D$
的产生，促进肾脏 Ca^{2+}
重吸收，抑制肾脏 Pi 重
吸收
肾
Ca^{2+}
Pi
PTH 与 $1,25(OH)_2D$ 促进破骨细胞从骨质中重吸收
Ca^{2+} 与 Pi 提高血清浓度，并进行正常矿物化

三十、慢性肾病概述（续）

3. *肾性骨病* 肾病可以导致多种骨形态学的变化，这些统称为肾性骨营养不良。包括一大类疾病：高转运性骨病（纤维囊性骨炎）和低转运性骨病（无动力性骨病和骨转化症）。

纤维囊性骨炎是一种高转运性骨病，继发于甲状旁腺激素亢进，表现为骨痛，骨折风险增加。当 eGFR<60ml/（min·1.73m^2）时，通常可以出现血甲状旁腺激素(PTH)升高；当 eGFR<30ml/（min·1.73m^2）（CKD4 期）时，一定可以出现血 PTH 升高。PTH 之所以升高，是由于体内有效肾单位减少和肾脏排泄磷酸盐减少，导致肾合成活性维生素 D，即 1,25(OH)$_2$D 的减少，而 1,25(OH)$_2$D 的减少可以刺激甲状旁腺激素分泌增加，同时可以降低肠道钙盐的吸收，进一步刺激甲状旁腺激素分泌。起始阶段，高浓度的 PTH 可以维持血磷和血钙在正常范围。但随着肾功能进一步恶化，会出现高磷酸血症。同时，由于 1,25(OH)$_2$D 的减少和可溶性磷酸钙的形成，还会出现低钙血症。

3 ~ 5 期 CKD 患者，应密切监测血 PTH、钙、磷浓度，目前指南提出 CKD3 期患者 PTH 应维持在 35 ~ 70pmol/L，CKD4 期患者 PTH 应维持在 70 ~ 110pmol/L，CKD5 期患者 PTH 应维持在 150 ~ 300pmol/L。CKD3 ~ 4 期患者血磷应维持在 2.7 ~ 4.6mg/dl，CKD5 期患者血磷应维持在 3.5 ~ 5.5mg/dl。为达到上述目标，首先需要低磷酸盐饮食和磷酸盐结合剂。含有钙和不含有钙的磷酸盐结合剂均可，根据血钙浓度而选择。同时需监测维生素 D（25-OH）水平，如其低于 30mg/L，需要额外补充维生素 D。

当采取上述措施后，血 PTH 仍较高，则需要补充活性维生素 D 类似物（如骨化三醇），然而活性维生素 D 类似物可以显著提高血钙和血磷浓度，因此需要密切监测。对于病情进一步恶化，需要进行透析治疗的患者，可考虑应用钙敏感受体调节剂（cinacalcet），它可以与甲状旁腺细胞钙敏感受体结合，抑制 PTH 释放，但可能会增加高钙血症的发生。

如果 PTH 分泌被过度抑制，可能会导致无动力性骨病，从而增加骨折风险。这种情况通常在应用维生素 D 类似物时发生，如 PTH<100pmol/L，无动力性骨病的发生概率较高，因此需要适当降低维生素 D 类似物和含钙磷酸盐结合剂的使用。

由于维生素 D 缺乏或铝中毒，可以表现为另一种低转运性骨病，即骨软化症。铝中毒可以通过铝结合剂进行消除。

一些特殊类型的骨病，需要行骨活检进一步明确诊断，尽管骨活检在临床中并非常规检查。

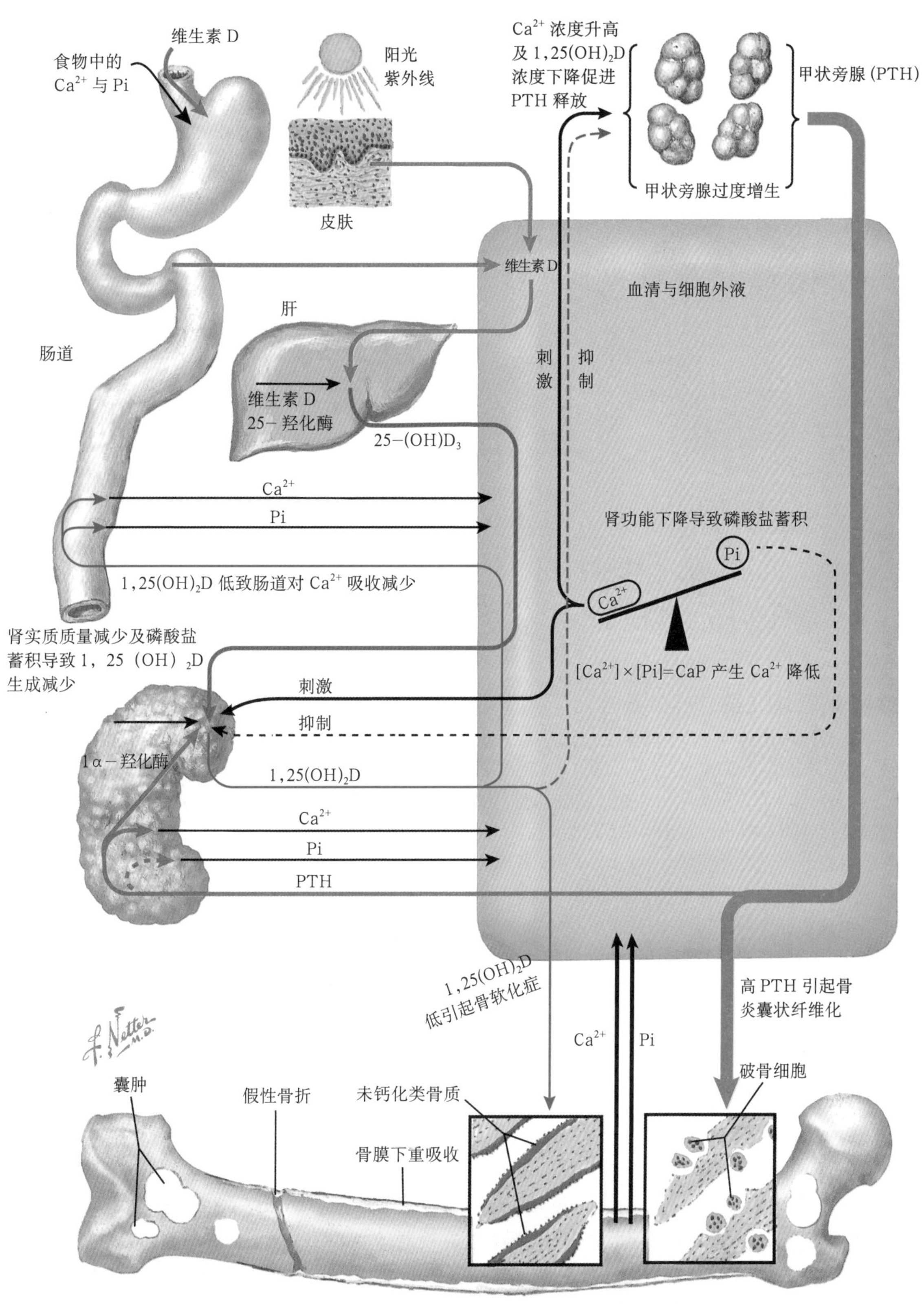
慢性肾病的钙及磷酸盐代谢
维生素 D
食物中的 Ca^{2+} 与 Pi
阳光
紫外线
Ca^{2+} 浓度升高及 1,25$(OH)_2$D 浓度下降促进 PTH 释放
甲状旁腺 (PTH)
甲状旁腺过度增生
皮肤
维生素 D
血清与细胞外液
肝
肠道
刺激
抑制
维生素 D 25－羟化酶
25-$(OH)D_3$
Ca^{2+}
Pi
肾功能下降导致磷酸盐蓄积
Pi
Ca^{2+}
1,25$(OH)_2$D 低致肠道对 Ca^{2+} 吸收减少
肾实质质量减少及磷酸盐蓄积导致 1，25（OH）$_2$D 生成减少
$[Ca^{2+}]\times[Pi]$=CaP 产生 Ca^{2+} 降低
刺激
抑制
1α－羟化酶
1,25$(OH)_2$D
Ca^{2+}
Pi
PTH
1,25$(OH)_2$D 低引起骨软化症
高 PTH 引起骨炎囊状纤维化
Ca^{2+}
Pi
破骨细胞
囊肿
假性骨折
未钙化类骨质
骨膜下重吸收

三十、慢性肾病概述（续）

4. **酸中毒** 当GFR降低至40～50ml/（min·1.73m²）时，患者则无法将体内的酸性代谢物质排出，残存的肾功能会尽可能地将铵类物质排出，由于限制磷酸盐摄入和应用磷酸盐结合剂，使得体内可滴定酸排出减少，导致高阴离子间隙性代谢性酸中毒，血生化中碳酸氢盐减少。目前指南要求，CKD3期患者需每年监测1次血碳酸氢盐，CKD4～5期需每隔3个月监测1次，使血碳酸氢盐浓度≥22mEq/L，口服碳酸氢盐可以达到此目标。

5. **贫血** CKD患者由于肾红细胞生成素分泌不足，可出现正细胞性贫血，贫血多发生在CKD4期，有时CKD3期患者也会出现。目前指南要求所有CKD患者需每年监测一次血红蛋白。

但男性血红蛋白<13g/dl、女性血红蛋白<12g/dl时，需要进一步检查，包括全血细胞计数、网织红细胞计数、储存铁的评估等。铁相对缺乏最为常见，可以导致红细胞生成减少。CKD患者炎性细胞因子的增加刺激铁调素的释放，抑制消化道铁的吸收及巨噬细胞铁的释放，是导致铁缺乏的一个重要原因。

通常情况下，需要应用红细胞生成刺激药物，以维持血红蛋白在11～12g/dl，目标值不应超过13g/dl，应用上述药物治疗的患者，应定期评估储存铁含量，并及时补充，以免出现红细胞生成素抵抗。口服铁剂较为常见，如硫酸亚铁和葡萄糖酸铁，如肠道功能异常，导致铁剂不能有效吸收，则需要静脉补充铁剂。

6. **心血管病** 是慢性肾病患者中的首要死亡原因，其中透析患者占40%，而普通患者占10%。慢性肾病患者更容易出现心血管病的高危人群，包括高血压、糖尿病和高脂血症。而慢性肾病本身也可以是心血管病的独立危险因素，最近的研究表明，eGFR下降与心血管病的增加有一定的相关性。

应用含钙的磷酸盐结合剂和维生素D类似物，可以促使血管钙化，当累及内膜时，可以出现动脉粥样硬化斑块；累及中膜时，可以使血管硬化。慢性肾病患者炎症反应和继发性血压升高同样可以加剧血管疾病。

慢性肾病除了增加心血管病风险外，还可以通过高血压、贫血、高血容量等导致左心室肥厚，在透析患者中更易发生左心室肥厚。

因此在慢性肾病患者中，治疗影响心血管病的相关因素，如吸烟、高脂血症和高血压，同样至关重要。许多患者在没有进展到终末期肾病时便死于心血管病。

慢性肾病进展及并发症的机制

大量肾单位丧失导致残存肾单位高灌注及肥大，可短暂维持滤过功能。然而随着时间的发展，残存肾小球内高压损伤肾单位，使之也逐渐丧失。由此，慢性肾病患者常出现肾功能进行性下降，即使引起肾损伤的始动因素已消除

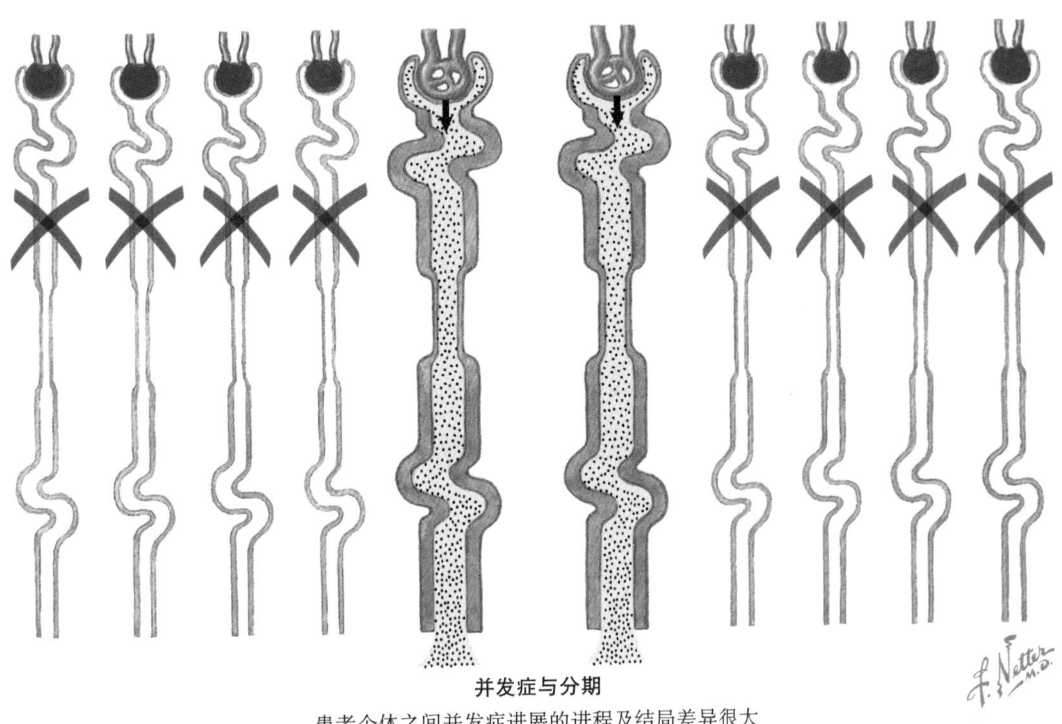

并发症与分期

患者个体之间并发症进展的进程及结局差异很大

3 期

4 期

5 期

高血压

继发性甲状旁腺功能亢进

⬇$[HCO_3^-]$
代谢性酸中毒

贫血

⬆[Pi]
⬇$[Ca^{2+}]$
高磷血症
低钙血症

⬆$[K^+]$
高钾血症

容量负荷

尿毒症

死亡

三十、慢性肾病概述（续）

7. *高钾血症* 在 CKD4 期之前的患者，其肾排钾功能受损并不明显。但如果高钾饮食或应用 ACEI 和(或) ARB 类保钾药物，则会在早期出现高钾血症。

因此低钾饮食（50mEq/d）的同时，治疗代谢性酸中毒，应用襻利尿药均可以降钾。如果药物降钾效果不佳，则需要行透析治疗。

8. *高容量负荷* 在 CKD5 期之前，高容量负荷的表现并不明显，如四肢水肿和肺水肿。但高盐摄入或并存充血性心力衰竭时，则在早期也可以表现。治疗方面以限制盐摄入和应用利尿药为主。

9. *尿毒症* 肾功能逐渐恶化，会导致体内多种毒性物质的蓄积，称为尿毒症。通常情况下，尿毒症是体内难以分类或不明的毒性物质蓄积产生的表现。其症状和体征，如食欲减退、体重下降、疲劳、神志变化、周围神经病、恶心呕吐、皮肤瘙痒和血小板功能异常。尽管尿毒症患者血中尿素氮（BUN）通常会升高，但尿素氮本身不会引起尿毒症。

进一步的考虑

经过肾代谢的药物应用剂量，需要根据 eGFR 调整。同时，有些药物会导致肾功能急剧恶化，如非甾体类抗炎药物。需要谨慎应用含有碘的造影剂，以免造成急性肾衰竭。CKD4 ~ 5 期，需谨慎应用含有钆的造影剂，这样会增加肾源性系统性纤维化的发生。

终末期肾病

最终，一部分慢性肾病患者会发展为终末期肾病（ESRD），即需要透析或肾移植。发生的速度因人而异。

当 eGFR<10ml/（min·1.73m^2）时，需要考虑开始透析治疗。当然存在很多急诊透析指征，如顽固性高钾血症、高容量负荷和尿毒症。

对于多数终末期肾病患者，肾移植的长期生存率显著优于持续透析患者，因此更倾向行肾移植。与透析患者相比，初期肾移植患者的病死率是增加的；但是肾移植 4 个月时两组的死亡风险相同；自此以后，肾移植患者的死亡风险较透析患者降低了 68%，尤其对糖尿病患者的生存益处更明显。

尿毒症

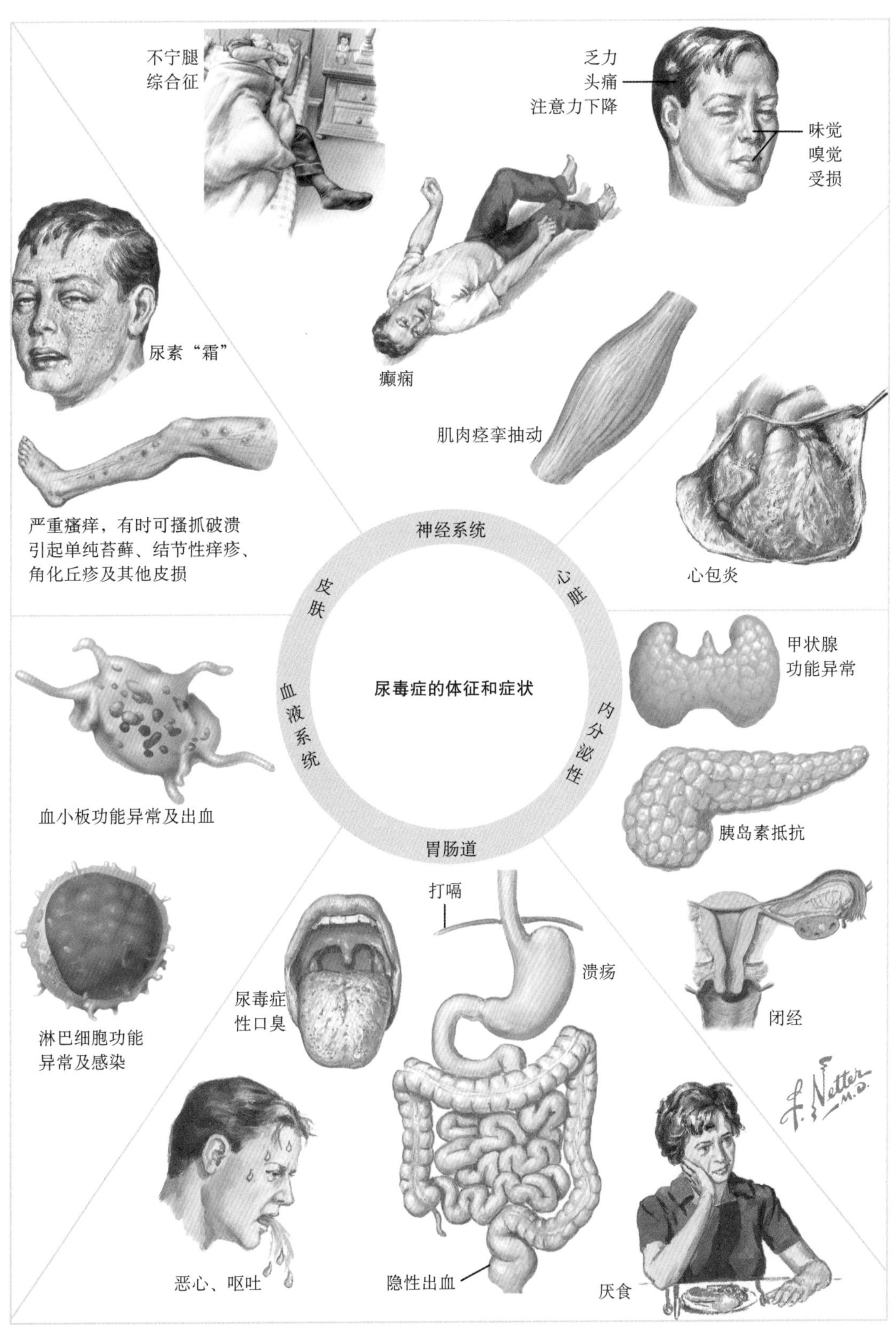
不宁腿
综合征
乏力
头痛
注意力下降
味觉
嗅觉
受损
尿素“霜”
癫痫
肌肉痉挛抽动
严重瘙痒，有时可搔抓破溃
引起单纯苔藓、结节性痒疹、
角化丘疹及其他皮损
心包炎
神经系统
皮肤
心脏
尿毒症的体征和症状
血液系统
内分泌性
胃肠道
甲状腺
功能异常
血小板功能异常及出血
胰岛素抵抗
打嗝
溃疡
尿毒症
性口臭
闭经
淋巴细胞功能
异常及感染
恶心、呕吐
隐性出血
厌食

第 5 章

尿路感染

一、膀胱炎

尿路感染（UTIs）可以单独累及膀胱（下尿路感染，也称为急性膀胱炎），或延伸至肾盂、肾实质（上尿路感染，也称为急性肾盂肾炎）。如果不治疗，这种感染可以进一步感染易感人群，最终造成全身性细菌感染，称为尿路败血症。

虽然"膀胱炎"在严格意义上是指膀胱内的炎症，然而膀胱炎最常见的原因是细菌感染，即当细菌从尿道进入膀胱后才发生。因此，使用术语"膀胱炎"，无特殊定义通常意味着膀胱内的细菌感染。与此相反，"非细菌性膀胱炎"往往是指非特异性的膀胱炎，如病毒、寄生虫、辐射、化学刺激物和其他致病原。

当它发生在解剖和神经支配正常女性的尿路即为单纯膀胱炎。与此相反，当它发生在结构或功能异常的泌尿道、留置导尿管、合并上尿路感染、男性、孕妇或住院患者时，则称为复杂性膀胱炎。

病理生理学

急性单纯性膀胱炎好发于女性，因为肛周肠道菌群容易入侵相邻的阴道口，然后到达尿道及膀胱。大肠埃希菌是最常见的病原体，占所有感染的近 80%。其他常见的致病菌依次为腐生葡萄球菌、肺炎克雷伯菌、奇异变形杆菌。其他不常见的病原菌可能是枸橼酸杆菌和肠球菌。

复杂性膀胱炎往往涉及其他的发病机制，如导尿管或膀胱出口梗阻存在的情况下，其致病病原体往往不同，如大肠埃希菌只占这类感染的 35%；相反，其他革兰氏阴性菌（如铜绿假单胞菌）和革兰氏阳性微生物（如肠球菌和凝固酶阴性葡萄球菌）的发病率较高。

任何患者尿路感染的可能性取决于机体防御和病原体的致病因素之间的平衡。机体有一定防止尿路感染的机制。例如，低 pH 和尿中的尿素浓度高可抑制细菌的增殖。此外，某些分子，如人类防御素、TH 糖蛋白、糖胺聚糖可以防止细菌黏附在泌尿道上皮表面。最后，流动的尿液本身发挥重要的机械清除细菌的作用。

然而，这些保护机制在某些情况下可以被打乱或减弱。例如，当女性进行性交时，往往使大量的粪便和阴道菌群向尿道位移。安全套和杀精剂的应用使得这种风险进一步增加，这可能会导致阴道内环境紊乱，使侵袭的尿路病原体更容易扩散。中老年女性，雌激素的下降会导致阴道损失具有保护性的正常菌群乳酸杆菌，也增加尿路病原体定植。妊娠改变尿的 pH 和尿渗透压浓度也利于细菌生长。

在一些病理条件下也能干扰正常的机体防御，增加了感染的可能性。例如，糖尿病使个体存在一些感染的易感因素。尿路梗阻可导致解剖或功能性梗阻，使得细菌难以从膀胱清除。留置导尿管也增加了感染的风险，促进尿路病原体迁移到膀胱。细菌附着在尿管表面，容易形成一个生物膜，其中包含细菌、细菌产生的糖解蛋白、宿主蛋白、尿盐（如磷灰石）和菌粪。细菌可以沿导尿管经这种生物膜到达膀胱。事实上，长期使用导尿管容易导致细菌定植和感染。相反，导尿少于 7d 不太可能会导致临床上显著的感染，必须严格保证导管连接在一个封闭的系统。

泌尿系统致病菌也有几个决定因素，包括生物的侵袭力、持久性和感染部位。同种或不同种的微生物遗传差异可以调节黏附于机体细胞的力量和抵抗上述防御系统的能力。例如，一些大肠埃希菌的血清群表面菌毛能增强其黏合性而逆行感染至上尿路。同样，如克雷伯菌属细菌表达 K 荚

下尿路泌尿系感染危险因素

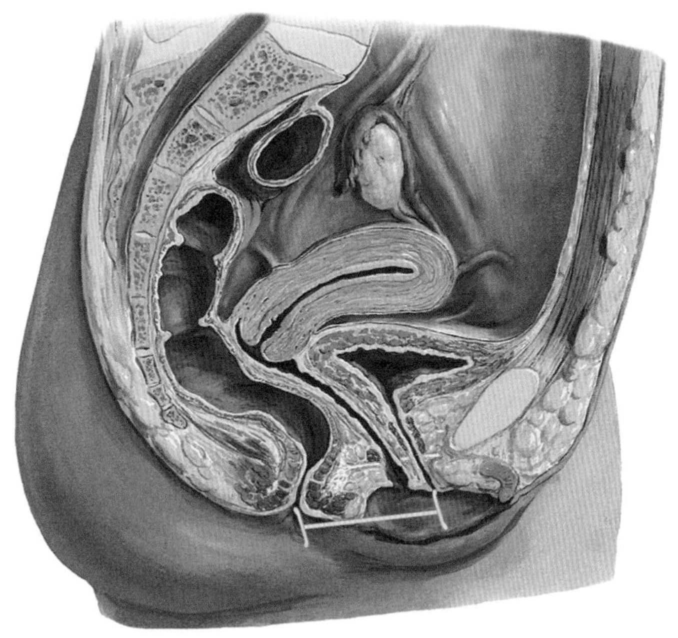

女性：尿道短，尿道外口距肛门距离短
性交：使肠道瓣膜前移

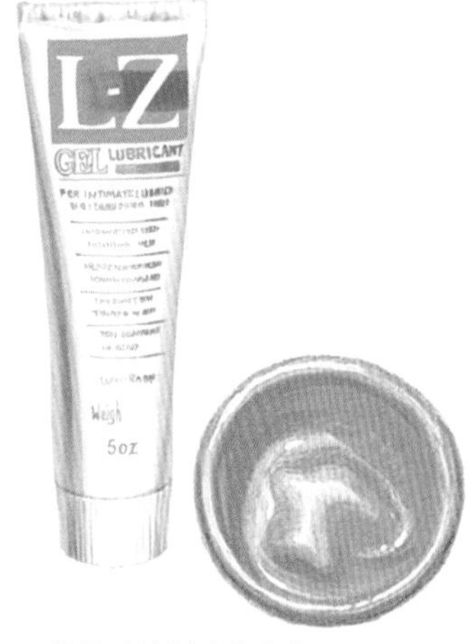

使用杀精剂或安全套：
使阴道环境更易致感染

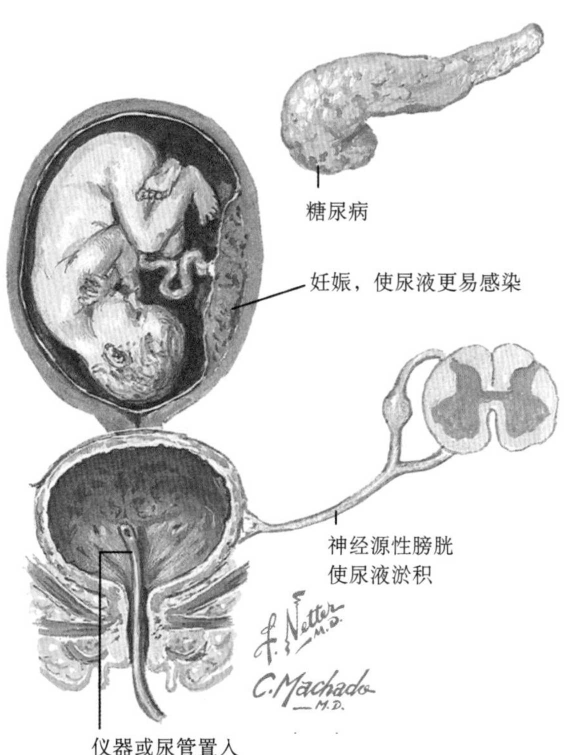

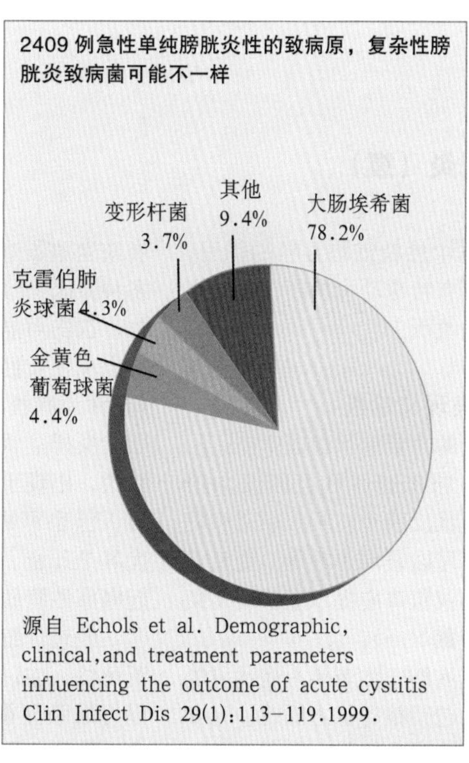

一、膀胱炎（续）

膜抗原有抗中性粒细胞吞噬的作用。某些细菌具有特殊动力机制，如自体吞噬可以逆流而上。

临床表现与诊断

膀胱炎的主要症状包括疼痛、尿频、尿急、排尿踌躇和盆腔压力增大，这些症状反映炎症刺激尿道和黏膜所致。还可以表现为恶臭、变色或血尿。发热或腹痛应提示上尿路感染可能（见专题 5–5）。

在某些人群，如老年人症状可能不太明显，包括精神状态低迷、无发热或可能完全没有症状。小于 2 岁的儿童也可能有非局限性症状。这些差异可能反映了一种特殊的免疫反应。

由于尿道炎有时和膀胱炎的症状类似，所以应注意患者可能患有淋病或衣原体性尿道炎，以及细菌性阴道炎或生殖器疱疹。此外，还必须除外多种原因所致的非细菌性膀胱炎。例如，创伤可能会导致膀胱炎，但它经常出现在女性性交后。间质性膀胱炎（也称为膀胱疼痛综合征）也可伴有膀胱炎样症状，是最常见的出血性膀胱炎，出现于接受环丙沙星治疗的患者，但也可能是由腺病毒感染导致，尤其是儿童。另外，放射治疗可以引起瘢痕性膀胱炎。

经过仔细询问病史，采取上述诊断评估，应以无菌的方式收集中段尿以行尿液显微镜分析。在尿试纸上，白细胞酯酶阳性提示白细胞存在，而尿亚硝酸盐阳性反映细菌的存在。对于典型症状的患者，尿液分析的结果可能提示需要经验性抗生素治疗膀胱炎。

有临床意义的镜下脓尿为每毫升大于 10 个白细胞，建议积极的抗感染和经验性治疗。微观评价可以检测到尿液中的细菌，但不做诊断，可能是考虑收集方法没有消毒。

应进行尿培养，以明确找出病原体，并确定其抗生素的敏感性。如果尿液中培养出超过 105 个 /ml 菌落（普通尿液）或 104 个 /ml 菌落（尿管中的样品），则考虑可能存在感染。有些女性可能存在膀胱炎和脓尿症状，但无细菌生长或滴度较低，这种情况应考虑其他原因，如沙眼衣原体或淋球菌感染。

单纯急性膀胱炎患者一般不需要影像学检查，但超声或计算机断层扫描 CT 可能筛查出复杂的疾病或解剖异常。

泌尿系感染的常见症状及检查

常见症状

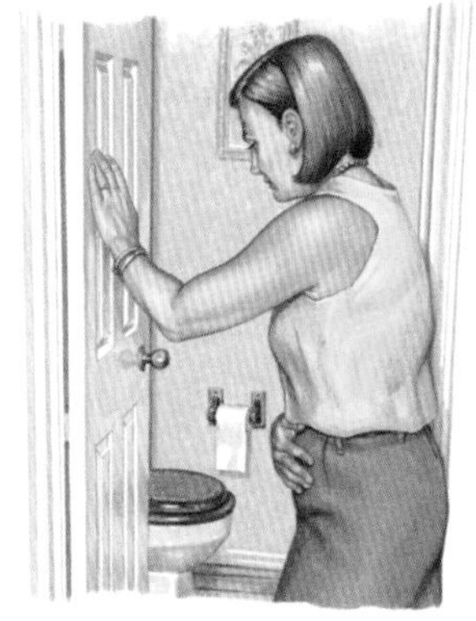

尿频、尿急、尿痛

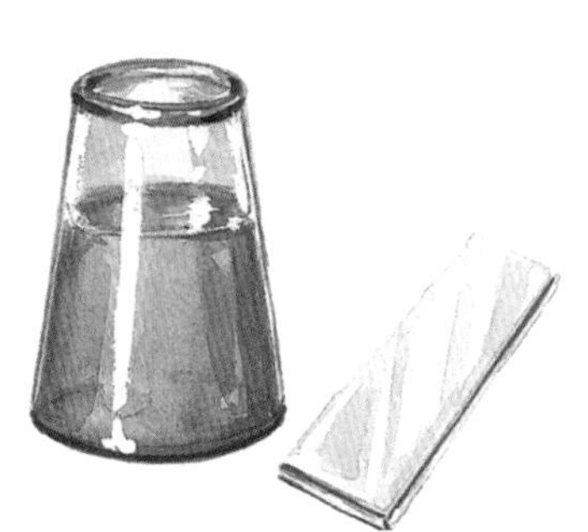

肉眼或镜下血尿

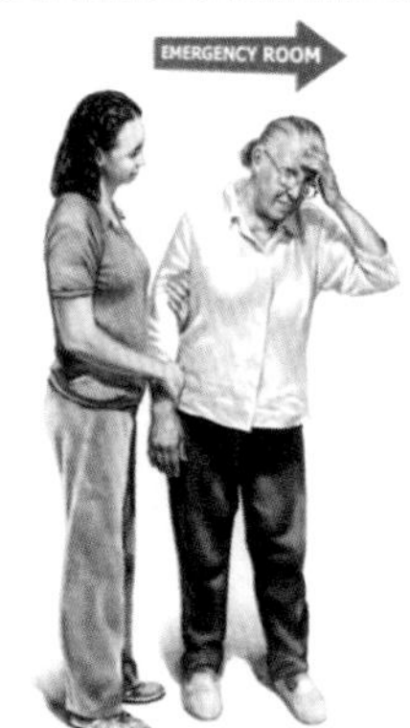

精神状态(老年人)

标本收集

女性尿液收集

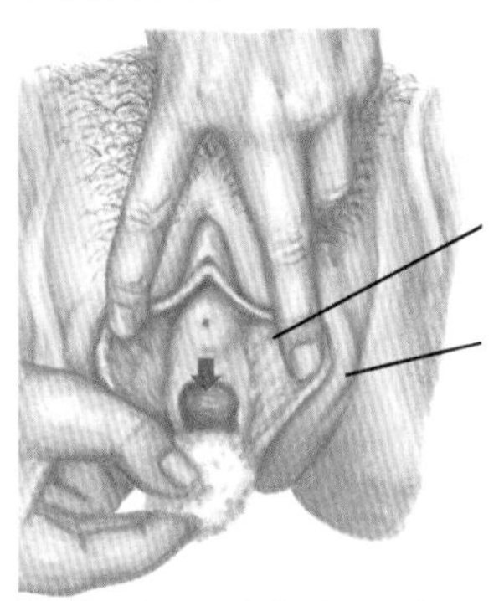

1. 洗手后用非优势手打开小阴唇，清洗会阴区，并从尿道外口向后擦拭

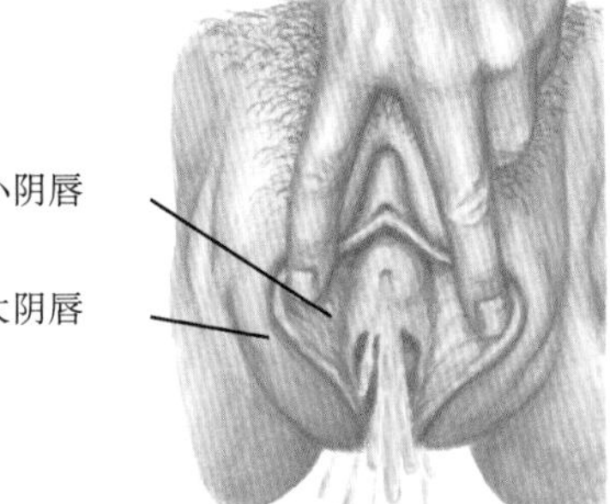

2. 开始排尿，保持阴唇开放及手指清洁

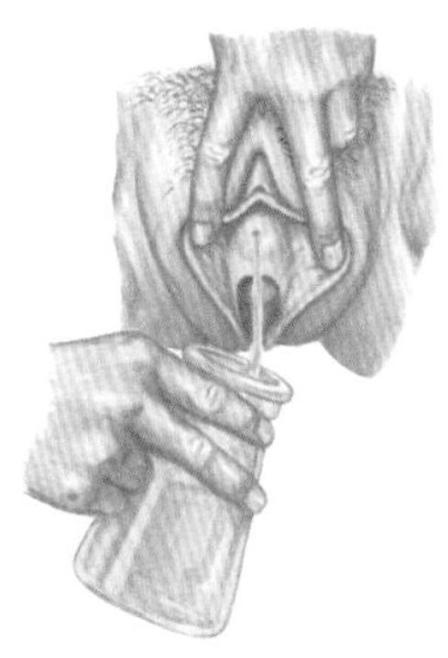

3. 第一段尿后留中段到瓶中，为避免皮肤细菌污染，在尿尽前及大阴唇闭上前移开瓶子

男性尿液收集

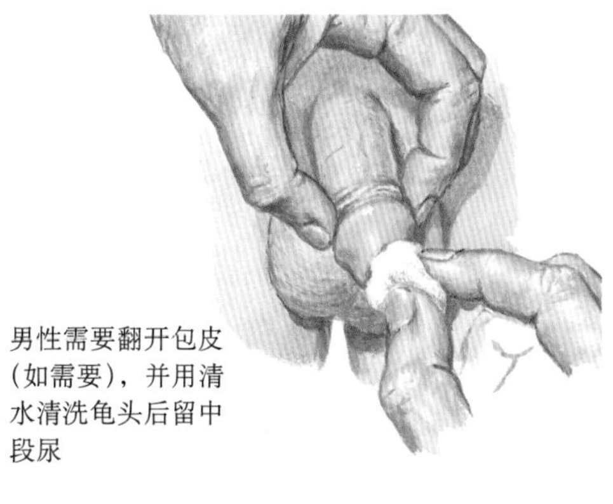

男性需要翻开包皮(如需要)，并用清水清洗龟头后留中段尿

特殊病例

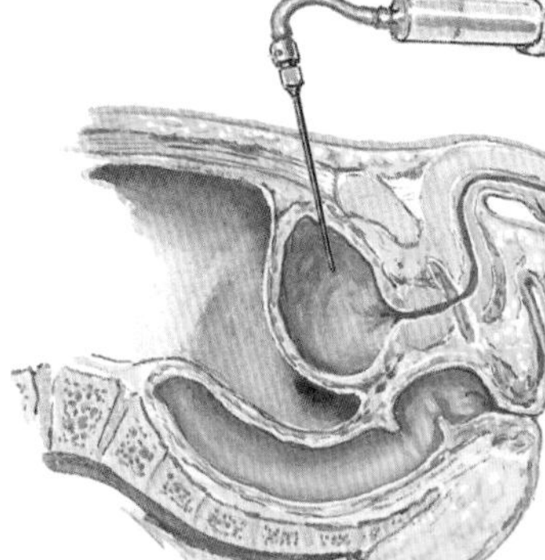

婴儿可应用耻骨上穿刺。在结构或功能上梗阻的人可能要导尿

一、膀胱炎（续）

治疗

对于无并发症的膀胱炎，美国传染病学会建议，应用复方磺胺甲噁唑（TMP-SMX）进行经验性治疗，一般疗程为 3d。另一种一线治疗药物是呋喃妥因，疗程为 5d。在美国的某些地区，大肠埃希菌耐药性增加，氟喹诺酮类可能作为初始的首选药物。其中环丙沙星已证明为短期治疗最有效的氟喹诺酮类药物。也可以使用其他药物，包括阿莫西林与克拉维酸、头孢菌素类和四环素类抗生素。如果患者有既往感染史，上次细菌培养结果中敏感的药物可作为初始治疗方法。

开始治疗时要快速水化以增加患者尿液中细菌的排出。如前所述，尿 pH 在尿抗菌活性中起着不可或缺的作用。大量蔓越莓汁的摄入可以酸化尿液，因为蔓越莓含有马尿酸的前体，为弱有机酸。因此，尿液成了抑制细菌过度生长的有效介质，并有利于防止感染的细菌过度生长和进一步扩散。

在复杂性感染中，治疗方法的选择及持续时间取决于患者的病情。

对于孕妇，应考虑应用呋喃妥因、磺胺类、头孢氨苄、阿莫西林与克拉维酸，但磺胺不应近期应用。氟喹诺酮类和四环素类药物由于其致畸作用被列为 C 类药物。孕妇下尿路感染治疗的持续时间为 3 ~ 7d，尽量采用短疗程以减少抗生素的应用。

门诊年轻的男性泌尿系统感染患者应怀疑解剖异常，可能需要进一步的评估与影像学检查。尿路感染可能发生在中老年男性，主要是由于前列腺疾病或导尿所致。男性使用的抗生素与女性类似，但应延长治疗时间为 7 ~ 10d。

对于长期留置尿管或其他装置的患者，初始抗生素的选择应根据本地细菌耐药谱，包括既往感染的药敏结果。初始的药物可能包括内酰胺类，或第三、四代头孢菌素，如头孢曲松或头孢吡肟。如果留置导尿管时发生尿路感染，必须撤出或更换尿管。

应根据细菌培养及药敏结果调整抗生素的应用。在高危人群，包括孕妇和儿童，2 周的抗生素疗程后需要重复尿检和尿培养，以明确是否清除感染。治疗后可能持续存在轻度菌尿，也可能临床症状明显改善后形成细菌定植（见专题 5-7）。

下尿路感染的评估

尿试纸测定：
白细胞酯酶和亚硝酸盐

显微镜下可显示脓尿或菌尿

尿培养以定感染程度和致病菌特征

涂片沾取

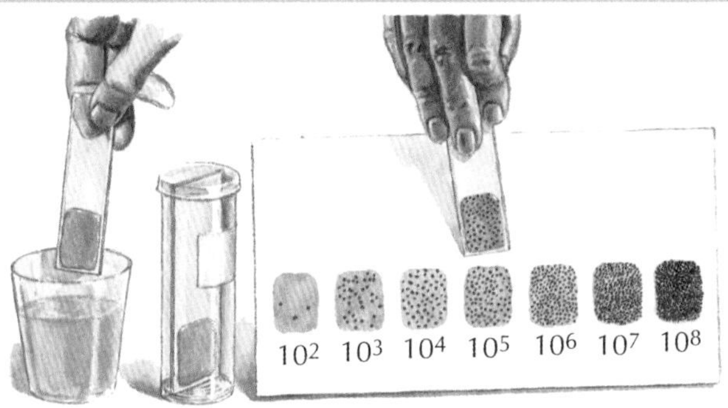

玻片沾于尿中，干后放入塑料瓶中，一侧包含普通培养基能培养革兰氏阳性和阴性菌，另一侧包含伊红亚甲蓝培养基或 MacConkey 培养基，只培养革兰氏阴性菌，几天后与标准对比

直接种植

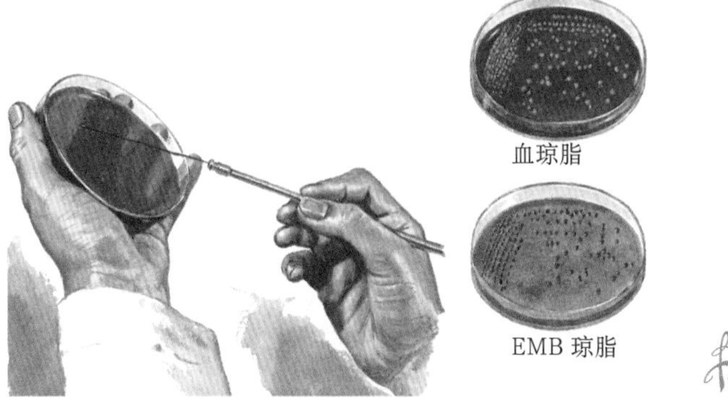

将尿液接种到培养基上，用校准环来精确足量地将每个培养基均匀接种，血培养基上生长革兰氏阳性菌和阴性菌，而 EMB 培养基上生长革兰氏阴性菌。以生长的菌落数进行计数，每毫升尿液生长形成的菌落数量来估计。例如，如果 0.001ml 尿培养出 100 个菌落，菌落计数为 10 万菌落形成，单位：ml，随后再培养以测定抗生素敏感性

一、膀胱炎（续）

预后

膀胱炎的预后一般较好，但反复发作的尿路感染也很常见。尿路感染的女性在 6 个月内至少有 20% 的机会复发。

再次尿路感染可能是由于复发或再感染。复发常在治疗结束后 1 ～ 2 周出现，多为相同的病原体引起。复发提示治疗不彻底，并存未确诊的上呼吸道感染或阻塞性疾病，如肾结石和男性前列腺增生。根据病原体及其药敏结果，患者可能需要应用 2 周抗生素；复发的患者需要抗生素疗程为 2 ～ 6 周。复发患者应检查可能的诱发因素。

初步治疗后不久也可能发生再感染。但和复发不一样，致病微生物可能在第二次感染是不同的。常见的情况是再感染，有持续感染源，如导尿管存在。首次发作与上述治疗方法相同。如果可能，应查明和消除感染源。

有些患者需要预防性治疗以防止复发感染。例如，一些年轻的女性经常遇到与性交有关的尿路感染。应该告知这些患者在性活动后，单剂量应用抗生素药物预防性交后感染。可使用甲氧苄啶 – 磺胺甲基异噁唑、呋喃妥因或环丙沙星。绝经后女性阴道内应用雌三醇霜剂可以减少尿路感染复发。其他非特异性疗法，如酸性尿 pH 的水化和维持也是合理的选择。

膀胱炎治疗

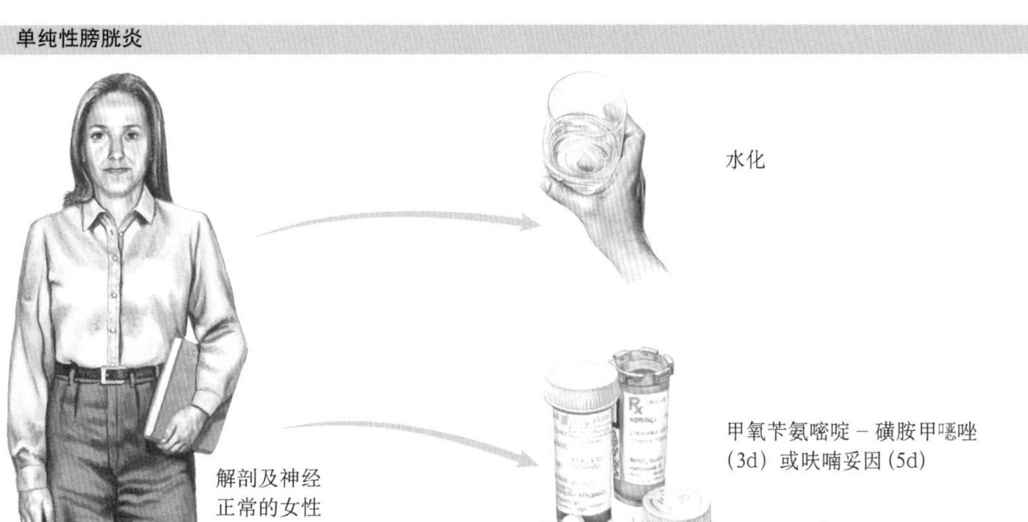
单纯性膀胱炎
水化
甲氧苄氨嘧啶－磺胺甲噁唑
（3d）或呋喃妥因（5d）
解剖及神经
正常的女性

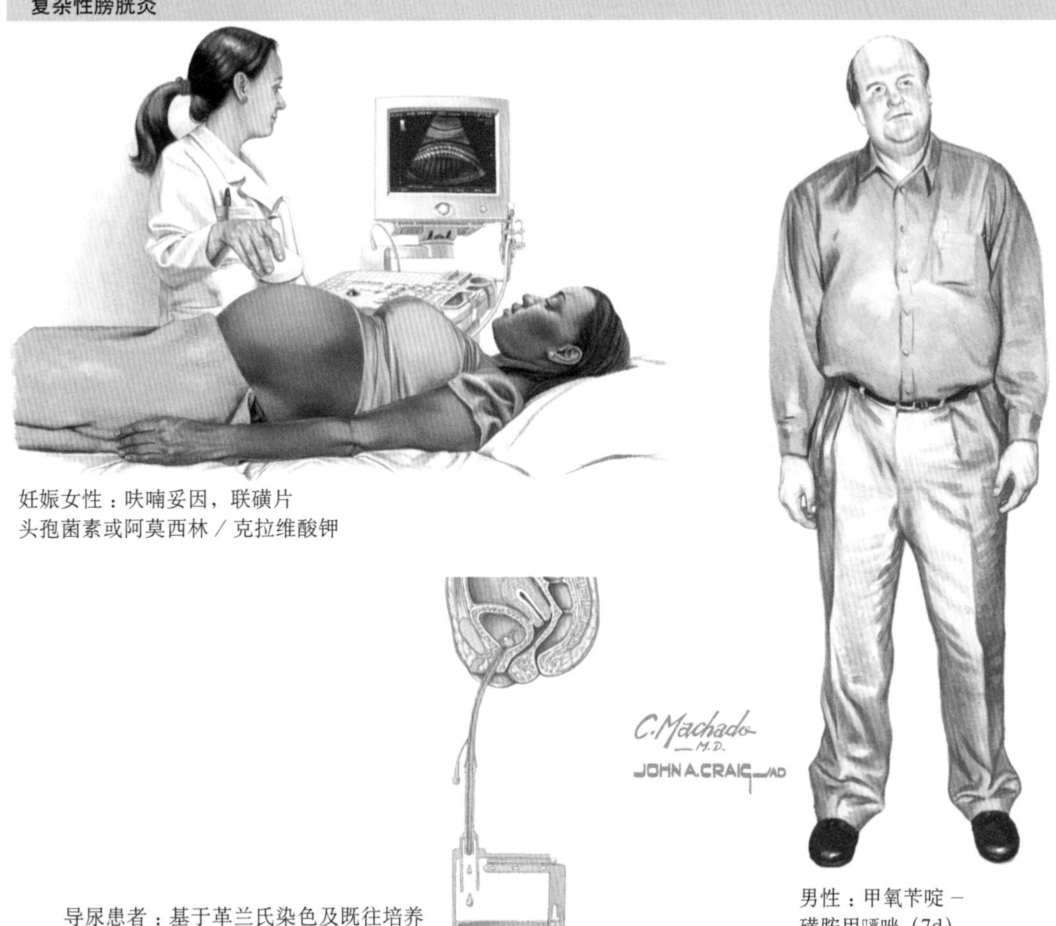
复杂性膀胱炎
妊娠女性：呋喃妥因，联磺片
头孢菌素或阿莫西林／克拉维酸钾
C.Machado
—M.D.
JOHN A.CRAIG—AD
男性：甲氧苄啶－
磺胺甲噁唑（7d）
导尿患者：基于革兰氏染色及既往培养
结果应用抗生素，并去除尿管

二、肾盂肾炎

肾盂肾炎是包括肾盂和肾实质的尿路感染。多见于女性，每年的发病率是（12 ~ 13）/1 万，而男性的发病率是（2 ~ 3）/1 万。它可以导致严重和危及生命的全身性感染（尿脓毒症）。如果转为慢性，则引起肾组织的永久瘢痕形成，也可以并发出血、脓肿形成和气体生成。

病理生理学

来自下尿路的病原体上升是最常见的感染机制，并在多数情况下膀胱炎先于肾盂肾炎。致病的病原体及发生率与膀胱炎相同（见专题 5–1），许多风险因素也相似。

在罕见的情况下，肾感染是由于菌血症血循播散所致，通常与革兰氏阳性细菌（即金黄色葡萄球菌）有关。

膀胱炎逆行形成肾盂肾炎的风险依赖于宿主和细菌两方面因素。在年轻女性中，性生活频率与肾盂肾炎的高发病率有关，这可能是由于下尿路污染的增加与肠道菌群感染有关。糖尿病患者比非糖尿病患者更容易由下尿路感染发展为肾盂肾炎。孕妇也因为输尿管周围平滑肌松弛，下尿路正常的免疫反应缺陷，导致上尿路感染风险增加。肾结石患者可能其结石容易接种细菌而使细菌难以清除。

膀胱输尿管反流（VUR）的患者有多种因素使其易患肾盂肾炎：①尿液从膀胱逆流进入输尿管，有利于细菌的上行。②膀胱反流至输尿管排尿时可导致膀胱排空不完全。③慢性反流可能会导致上尿路瘢痕形成，从而改变抗反流机制。④患者有可能接受导尿治疗，促进尿路反流细菌定植。⑤下尿路感染本身可能经血液回流至肾，因为囊内压力增加的程度与之有关。因此，患者在童年时如果有膀胱输尿管反流（VUR）可能会导致慢性肾盂肾炎，如果不处理容易形成瘢痕，从而导致肾功能下降严重。

病原体是否会逆行感染上尿路由几个因素决定。例如，1 型和 P 菌毛的大肠埃希菌更能够黏附于输尿管黏膜从而逆行至肾盂。这一机制是尿道解剖正常的患者引起肾盂肾炎的重要原因。

上尿路细菌感染时肾间质中可看到大量的白细胞（在急性期主要是中性粒细胞）引起的炎性反应。可能发生肾小管损伤、化脓性坏死、脓肿形成。然而，即使具有广泛的炎症，肾小球和局部血管一般保持不变。中性粒细胞和蛋白质类物质在尿液中以管型存在。大体标本可见肾脏出现多个散在的小脓肿。

临床表现与诊断

患者可伴有或不伴有膀胱炎的症状（见专题 5–2）。急性肾盂肾炎具有高热、厌食、恶心、呕吐、肋脊角压痛和腹部侧面和盆腔疼痛。病情严重的患者可能并发感染性休克、多器官功能衰竭。老年患者可能出现精神状态改变。肾盂肾炎通常不会发生急性肾损伤，除非伴发梗阻或休克。

膀胱炎患者尿液分析出现白细胞酯酶阳性，表示白细胞增多。亚硝酸盐阳性提示细菌的存在。还可出现蛋白尿（高达 2g/d）。显微镜下可见白细胞管型。

血常规可出现白细胞计数增多与中性粒细胞增多。在某些情况下，血生化检查显示有继发脱水的氮质血症或电解质异常。

应先确定是否伴发菌血症，开始抗生素治疗前至少进行两组尿细菌培养和血培养检查。

一般不需要在开始即行影像学检查。但是如在患者接受抗生素治疗 48 ~ 72h 后仍不退热，则应当行泌尿系超声检查或腹部和盆腔的计算机断层扫描（CT）检查以确定有无急性肾损伤或尿路梗阻。单纯性肾盂肾炎超声检查一般是正常的，而 CT 检查可显示肾周低密度和斑片状区域、不均匀强化。如果存在脓肿、气体聚集或梗阻表现，则提示复杂肾盂肾炎。

肾盂肾炎的危险因素及主要症状

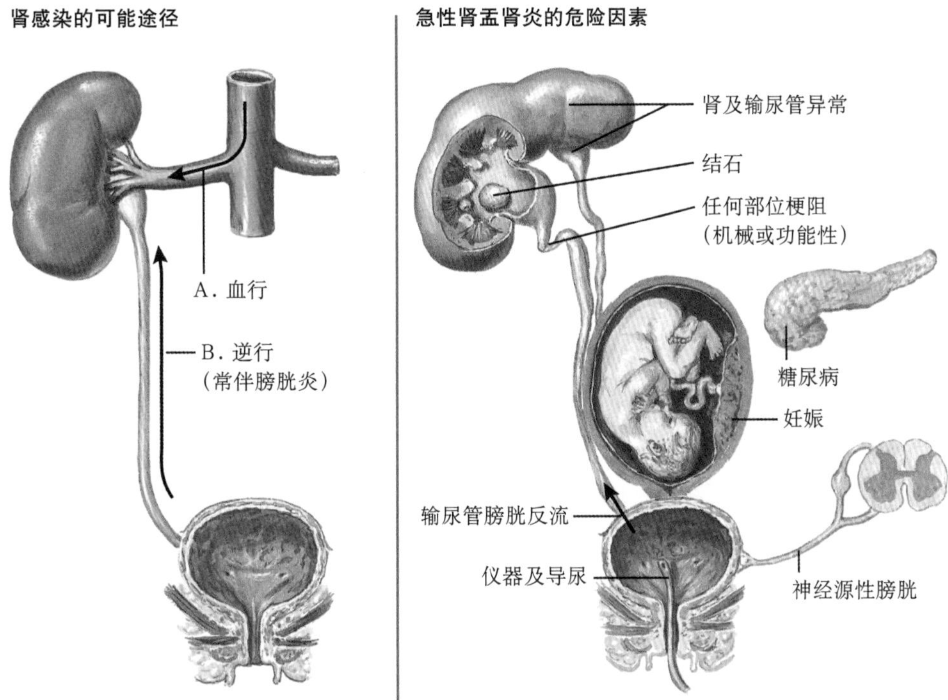

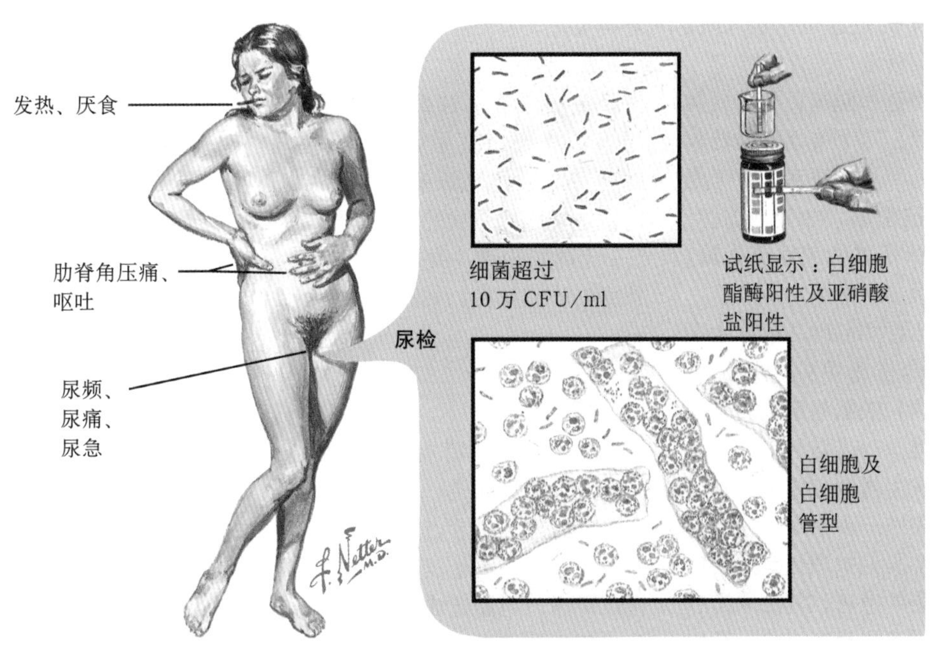

二、肾盂肾炎（续）

治疗

如果肾盂肾炎患者的症状严重，或者无法口服药物治疗，可行静脉注射抗生素。如患者出现高热、寒战和脓毒症表现，则应收入院治疗。孕妇或免疫功能低下的患者也应收入院。其他患者可在门诊进行治疗。

门诊患者可选用氟喹诺酮类药物进行经验性治疗。对于喹诺酮类药物过敏或感染较为严重的患者，可考虑口服第三代头孢菌素，如头孢泊肟。告诉患者要保持足够的液体摄入量，并密切随访直到症状缓解。

需要住院治疗和静脉注射抗生素的患者，可根据经验采用头孢曲松（第三代头孢菌素类）或氟喹诺酮类，液体复苏也很关键。一旦培养结果提示病原体的敏感抗生素治疗方案，则可以根据药敏结果进一步治疗。

如患者需要长期护理或有频繁住院史及高危感染的患者，其泌尿道感染对经验性治疗可能耐药。此时初始治疗应采用广谱抗生素，如氨苄西林/舒巴坦、哌拉西林/他唑巴坦、头孢吡肟。待细菌培养出结果后，医师可增加第二种药物覆盖其他革兰氏阴性菌，如氨基糖苷类或氟喹诺酮类。双覆盖策略提供了一种最有效的杀灭病原微生物的方式，但应仔细监测药物肾毒性和其他不良反应，尤其对于老年人。

对于住院患者，肾盂肾炎应视病情轻重治疗 7 ～ 14d。完成治疗后 5 ～ 9d，需要重复尿培养，因为某些患者可能会出现没有任何症状的复发。重复培养阳性的患者应继续进行 2 ～ 4 周的治疗，并且进一步检查除外感染灶的存在，如脓肿或感染性结石。

预后

无并发症的肾盂肾炎预后很好。如果发生全身感染，其病死率是相当高的。此外，患者自儿童时期出现急性肾盂肾炎，可形成肾瘢痕而易导致慢性肾病，可能造成肾功能进一步恶化。预后与患者年龄、有无并发症、耐药的革兰氏阴性菌感染相关。

复杂性肾盂肾炎

1. *产气性肾盂肾炎*（EPN）　是一种罕见的但危及生命的坏死性感染，导致肾实质和集合系统内气体形成。最常见于血糖控制不佳的糖尿病患者。

EPN 可继发于大肠埃希菌或克雷伯菌属感染。变形杆菌、假单胞菌属、梭菌属并不常见。细菌分解产生的气体积聚在组织内无法吸收或排泄。重度糖尿病因为血液循环不良而导致周边血管壁的糖基化可出现这种情况。

除了上述肾盂肾炎的典型症状，EPN 患者还可以出现休克、中枢神经改变、血小板减少和呼吸困难。X 线和 CT 扫描可提示肾组织和肾周间隙气体存在。

治疗一般选择肾切除术，但也可不伴有肾功能下降、血小板计数减少、血流动力学不稳定或精神状态改变，此时也可以选择保守的治疗方法，包括经皮穿刺引流和抗生素治疗。

2. *黄色肉芽肿性肾盂肾炎*　是另一种罕见的复杂性肾盂肾炎，肾经历了广泛的破坏，受损的实质充满了包含巨噬细胞的肉芽肿组织。

急性肾盂肾炎病理

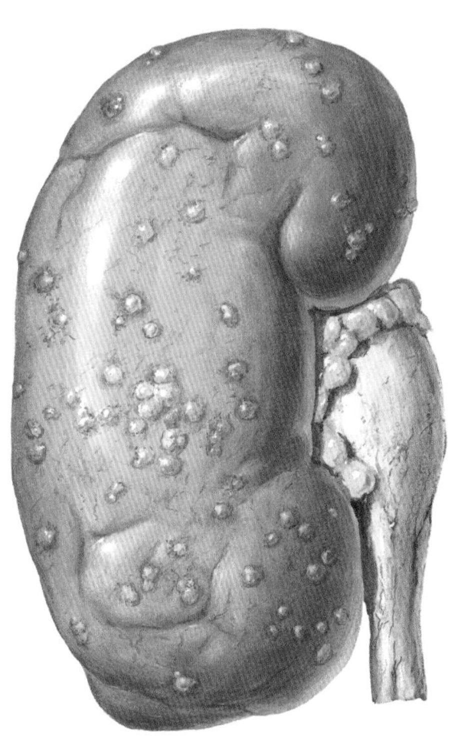

肾表面观：多发小脓肿
（个别病例表面正常）

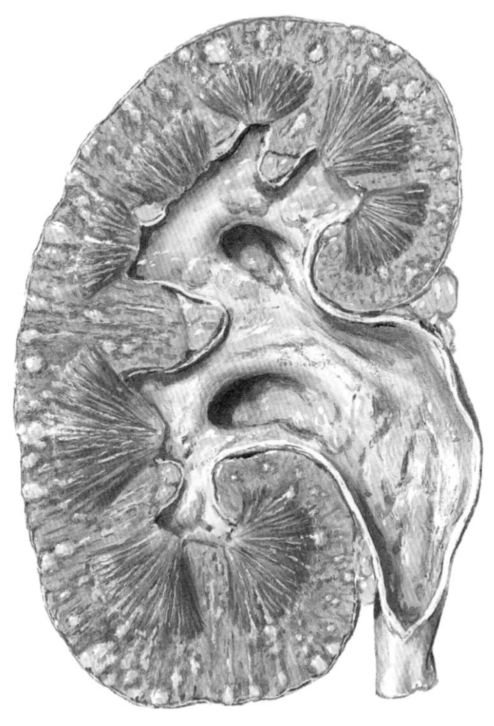

切面观：皮质内小脓肿和
髓质内放射性黄灰色条状

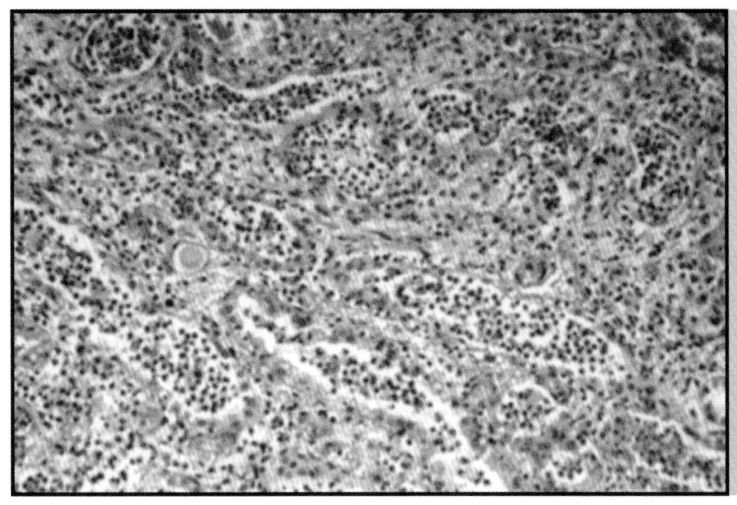

急性肾盂肾炎间质及
集合小管内主要集聚
大量中性粒细胞

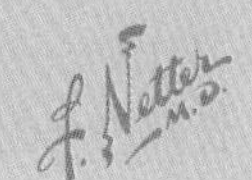

三、菌尿

菌尿指未受污染的尿中存在细菌。菌尿可表现为有症状的尿路感染，也可以表现为无症状的定植状态。无症状菌尿的意义和治疗取决于患者的状态。

尿中细菌的存在可以通过亚硝酸盐试纸或细菌培养检测。菌尿的临床定义为每毫升尿中细菌生长超过 10^5 个 /ml 菌落形成单位（CFUs）。无论是白细胞酯酶试纸阳性还是显微镜直接观察，尿液中白细胞升高均提示感染，而不是单纯的细菌定植。

无症状性菌尿在年轻、非妊娠女性中的患病率是 1% ～ 3%。孕妇、老年患者、需要长期护理的患者、经常自我导尿或长期留置导尿管的患者其患病率较高。菌尿不常见于男性（<0.1%），但随着年龄的增长，由于前列腺疾病及随之而来的尿潴留，可使男性患病率明显增加。

处理

无症状菌尿的治疗取决于患者的表现。

年幼的孩子，无症状性菌尿在膀胱输尿管反流的情况下可能会导致肾瘢痕，甚至失去功能。因此，输尿管反流的患者一般需要应用抗生素（见专题 2-21），直到反流好转或进行手术治疗。在健康儿童没有输尿管反流，一般不推荐菌尿筛查或治疗。

无症状性菌尿的孕妇，肾盂肾炎的风险增加，可能是因为周围的输尿管平滑肌松弛。因此，治疗无症状菌尿可使肾盂肾炎发生的可能性从 20% ～ 35% 降至 4% 以下。此外，治疗也降低了早产和低出生体重婴儿的可能性。目前的建议是妊娠期第 16 周左右孕妇进行尿培养筛选。筛查的最佳频率未确定。如果有必要，还应当抗生素治疗 3 ～ 7d。

内镜手术后可能会损伤泌尿系统黏膜，建议筛查和治疗患者的菌尿。如果有必要，应在术前开始治疗。术后并不需要继续治疗，除非留置尿管。

对于非妊娠女性，无症状性菌尿增加了膀胱炎发生的风险，但一般不推荐常规检查或治疗，因为菌尿可迅速复发。同样，男性无症状菌尿筛查或治疗没有任何益处。在糖尿病患者中，治疗无症状性菌尿无法减少或推迟未来的尿路感染。同样，治疗老年人的无症状菌尿也没有意义。长期留置导尿管的患者，治疗与安慰剂比较的研究已显示感染率无差异，在接受治疗的患者中表现出较高的抗生素耐药率。

无症状性菌尿的治疗

需要治疗的患者

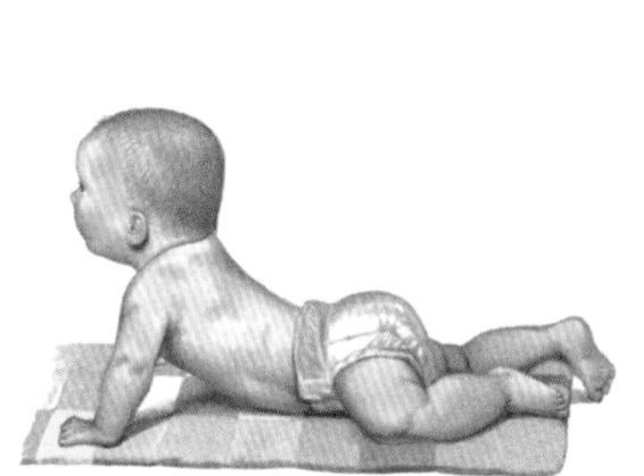

膀胱输尿管反流的婴儿

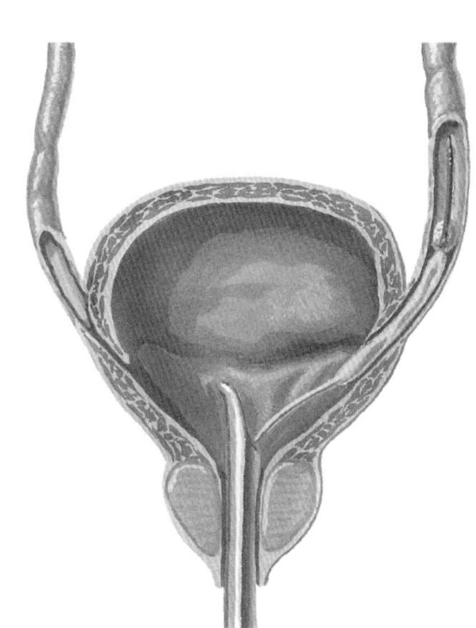

内镜术后的患者

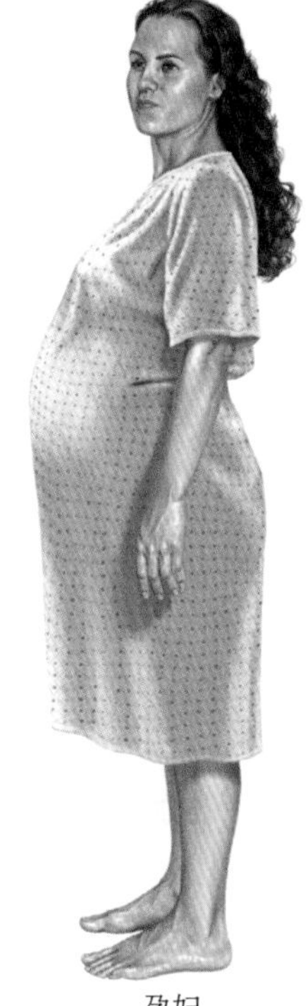

孕妇

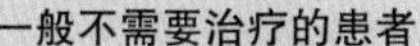

一般不需要治疗的患者

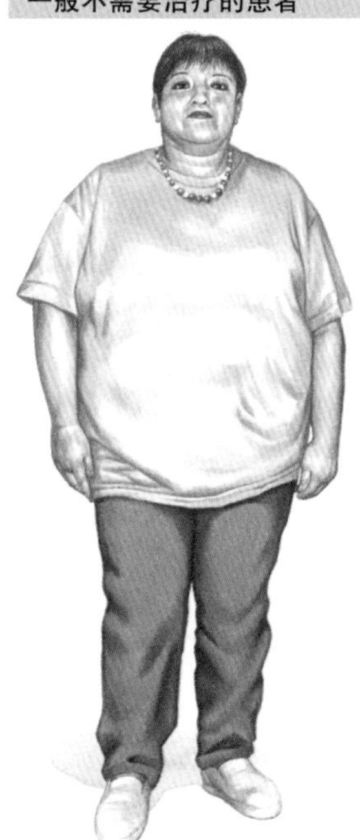

非妊娠女性
（包括糖尿病患者）

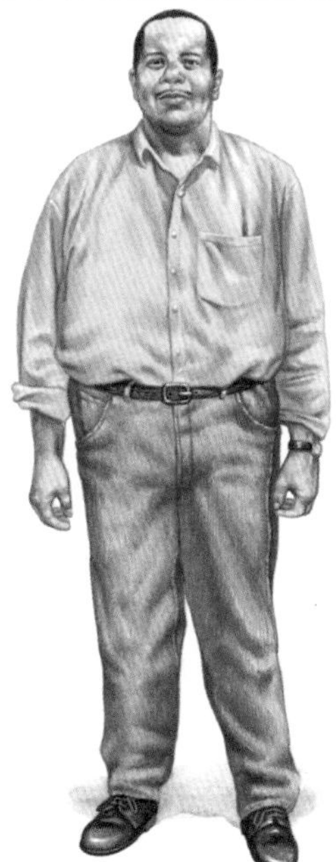

男性
（包括糖尿病患者）

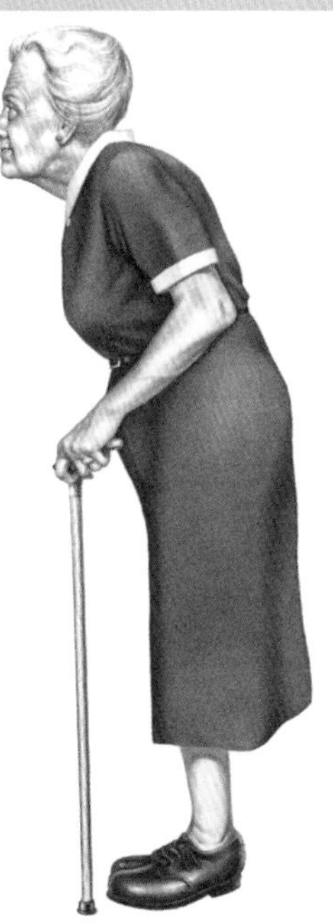

社区居住或长期
不能自理的老年人

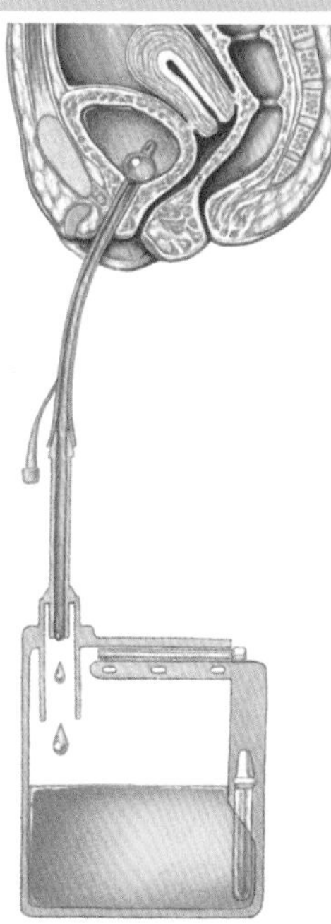

长期导尿的患者

四、肾内和肾周脓肿

肾脓肿可位于肾实质内（肾内脓肿）或肾包膜与肾筋膜（肾周脓肿）之间。肾内脓肿可存在于皮质和髓质。肾周脓肿一般都局限于肾筋膜，但可能会延伸至腹膜。

病理生理学

肾内和肾周脓肿最常见的原因是尿路梗阻引起的肾盂肾炎。由于尿液冲洗效果差，减少了肾盂内细菌的清除。因此，随后尿流梗阻，尿流量少，容易导致感染。另外，肾盂破裂可继发于梗阻，使感染的尿液外渗到肾周围空间。这些感染可由革兰氏阴性菌（如大肠埃希菌、克雷伯菌属、假单胞菌属）多种微生物引起，也可能由真菌，如念珠菌属引起。

较少数目的脓肿可能由全身菌血症通过血液循环播散到肾实质引起。这种情况下，通常是肾内而不是肾周脓肿。此外，革兰氏阳性菌（如金黄色葡萄球菌）也可导致类似感染。

在逆行和血行感染中，组织坏死，随后局限成脓肿、蜂窝织炎。

临床表现与诊断

肾内或肾周脓肿的患者通常有急性肾盂肾炎的症状和体征（见专题5-5），但适当的抗生素治疗几天后可有改善（例如，持续发热，坚持积极的培养但不一定出结果，白细胞计数升高）。在某些情况下，体检可提示扪及肿块或局部皮肤炎症变化。

当怀疑脓肿时，基本的检查包括UTI影像学检查、尿液和血液培养。在患者血源性种植脓肿，尿培养可揭示微生物通常不会发现在尿道，如革兰氏阳性菌，血培养可确定相同的微生物。

一旦怀疑脓肿，应做腹部影像学检查。计算机断层扫描（CT）可显示肾脓肿大小、脓肿位置。充满脓液的中央部分均质且不增强，而发炎的脓肿壁比囊肿壁厚，且伴有增强。超声提示囊内有肿物，囊壁上有血流。

治疗

经验性静脉注射抗生素治疗应包括广谱抗生素用以穿透囊壁的感染。包括哌拉西林／他唑巴坦、头孢吡肟、碳青霉烯类。这些药物的治疗目标应包括革兰氏阴性细菌，但更主要的是针对容易引起脓肿的革兰氏阳性细菌。对于耐药的微生物，如耐甲氧西林金黄色葡萄球菌或耐万古霉素的肠球菌，应根据血或尿培养结果选择抗生素。

直径超过3cm的脓肿应进行经皮或手术引流。抽吸液行革兰氏染色和培养可能有助于查明致病的病原体及对抗生素的敏感性。也可以在CT或超声引导下经皮穿刺引流或开放手术引流。如果脓肿较大，用单纯抽吸的方法不能解决，则需要留置引流管。经皮引流结合适当的抗生素治疗能清除超过90%的感染。当这种方法失败时，则需行开放手术切开。

抗生素治疗的持续时间与脓肿的大小和引流的程度有关，一般来说需要持续用药至成功引流后的2～3周。有时患者对抗生素的反应较慢，应密切监测患者症状和实验室的炎症标志物，如白细胞计数、C-反应蛋白、红细胞沉降率。建议治疗后进行影像学随访，尤其是患有糖尿病或其他原因引起的免疫抑制的患者。

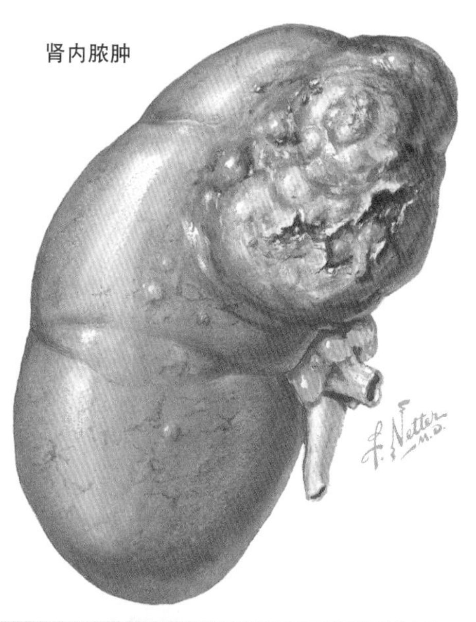

肾内脓肿

肾内脓肿 MRI：T_2 加权像显示脓肿内充满液体且与正常肾的壁不一样

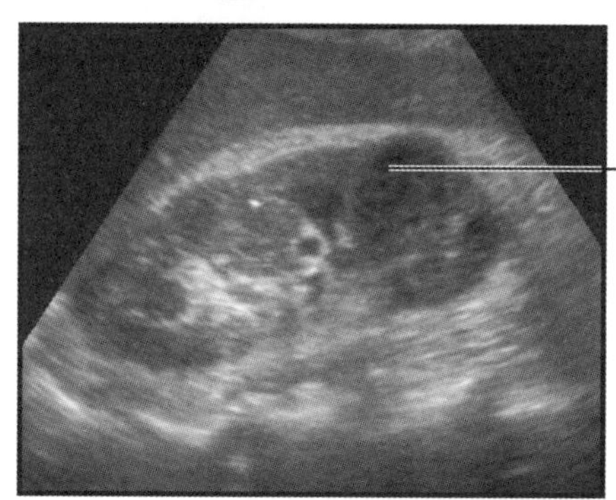

肾内脓肿超声：低回声，中等厚壁，超出肾边缘

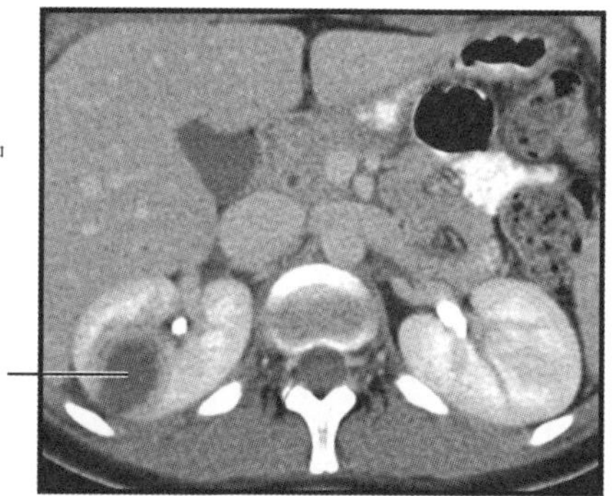

增强 CT：脓肿中间是透明的，壁厚且部分强化

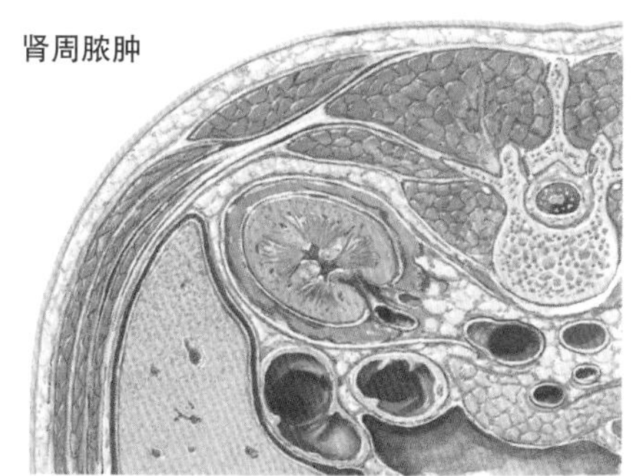

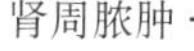

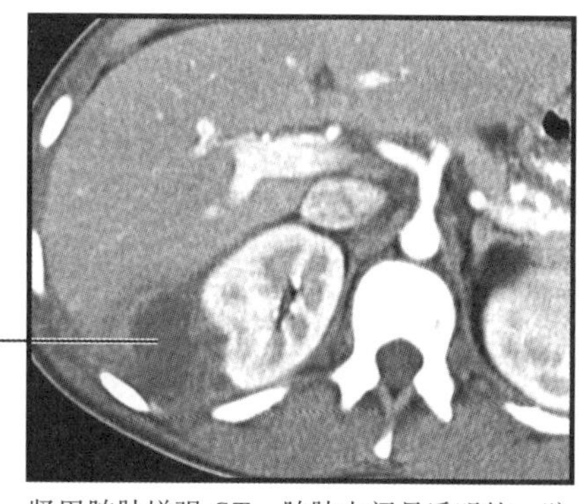

肾周脓肿增强 CT：脓肿中间是透明的，壁有轻度强化

五、泌尿系统结核

结核病仍然是一种重大传染病，遍布全球，包括美国。结核杆菌作为病原体感染了全世界人口的 1/3，而且每年死亡超过 200 万人。本病的发病率在美国每年以 3% ~ 6% 的速度下降，然而，在免疫功能低下的患者中，尤其是感染人类免疫缺陷病毒（艾滋病病毒）的患者，结核病仍然是其发病和死亡的一个重要原因。

虽然大多数结核分枝杆菌感染局限于肺部，但在美国，最近的一项调查发现，19% 的患者只有肺外疾病，而 6% 的患者同时存在肺部及肺外疾病。有肺外疾病的患者中 6.5% 累及泌尿生殖系统。此外，尽管新的肺结核病例数量不断下降，但新的肺外结核的数量变化不大，因此出现肺外结核的相对比例在增加。世界范围内，结核累及泌尿生殖系统越来越普遍，可多达 40%。然而有证据表明这个数字可能被低估，因为一项尸检研究发现，73% 的肺结核患者有肾转移灶。

泌尿生殖系统结核受累在女性较为常见，为男性的 2 倍，平均年龄约为 40 岁。艾滋病病毒感染不仅在活动性结核病方面，而且在肺外结核的播散和复发方面也是一个重要的危险因素。

病理生理学

吸入结核杆菌后，患者可能会发生初级感染，通常是隐性感染，包括在肺泡形成肉芽肿。在这个初始阶段，先经淋巴管然后经血传播至远处器官，如肾和生殖器官。在极少数情况下，广泛和不受控制的结核杆菌播散可能会导致粟粒性结核，这也可能累及到肾（参见后续专题）。

在泌尿系统，肾皮质一般为原发感染病灶。初始感染后，疾病可能静止。无论是在肾还是在其他部位，结核杆菌可以在肉芽肿潜伏数十年，甚至更长。可能由于免疫力下降而激活，如年老、疾病或营养不良。肾结核活化后，可能会进一步导致肉芽肿形成，肾实质呈虫蚀样改变、肾乳头坏死、钙化，并且在极少数情况下发生结核性间质性肾炎。

由于肾病变进展，可蔓延到泌尿系统其他脏器，可能出现输尿管狭窄及钙化，膀胱可能出现溃疡和纤维化，从而导致膀胱壁挛缩和容量减少。输尿管口附近纤维化可能会导致其回缩，形成“空洞”。

结核血行播散或自泌尿系统直接扩散可累及生殖器官。

临床表现与诊断

泌尿生殖系统结核的症状是非特异性的。患者主诉尿频，有时可出现肉眼血尿或腰部疼痛。还有些患者可有全身症状，包括发热和体重减轻。

约 90% 的患者出现尿检异常，可表现为白细胞酯酶阳性、血尿、蛋白尿、尿 pH 降低。约 10% 的患者只有血尿，而且一半为镜下血尿。结核杆菌因不能转化尿中的硝酸盐，亚硝酸盐往往阴性。

多达 1/4 的患者为无菌性脓尿，尿液中含有大量的白细胞，但培养无细菌生长。值得注意的是，有细菌的生长并不一定排除肾结核，因为继发细菌感染也很常见。

如果发现无菌性脓尿，鉴别诊断还包括衣原体尿道炎、盆腔炎、肾结石、肾乳头坏死。如果出现全身症状及血尿，还应该怀疑泌尿或生殖系统的恶性肿瘤。

如果患者有结核暴露的危险因素，出现纯化蛋白衍生物（PPD）试验阳性、免疫功能低下和全身症状，应考虑泌尿生殖系统结核可能。然而，这种情况并不常见，因此有时可采用试验性治疗。对于尿细菌培养阴性、对抗生素没有反应或膀胱炎反复发作者提示结核杆菌感染可能，应进一步评估。

X 线片可显示局灶性钙化区域，但在肾和泌尿生殖道较少显示。超声可显示钙化、低回声、肾脓肿、肾萎缩。CT 可显示钙化、肾瘢痕和虫蚀样改变、肾乳头坏死、收集系统狭窄、肾功能下降。X 线胸片可排除肺部或脊髓感染。许多患者有肺部感染的证据，高达 30% ~ 40% 有活动性的肺结核。

一旦怀疑是结核，抗酸染色可以识别尿中结核杆菌。由于灵敏度低，需要收集多个清晨中段尿以提高检出能力。无论是液体肉汤培养基或固体改良罗氏培养基上的培养，其仍然是诊断的金标准，还可以提供结核分枝杆菌对药物敏感性的资料。

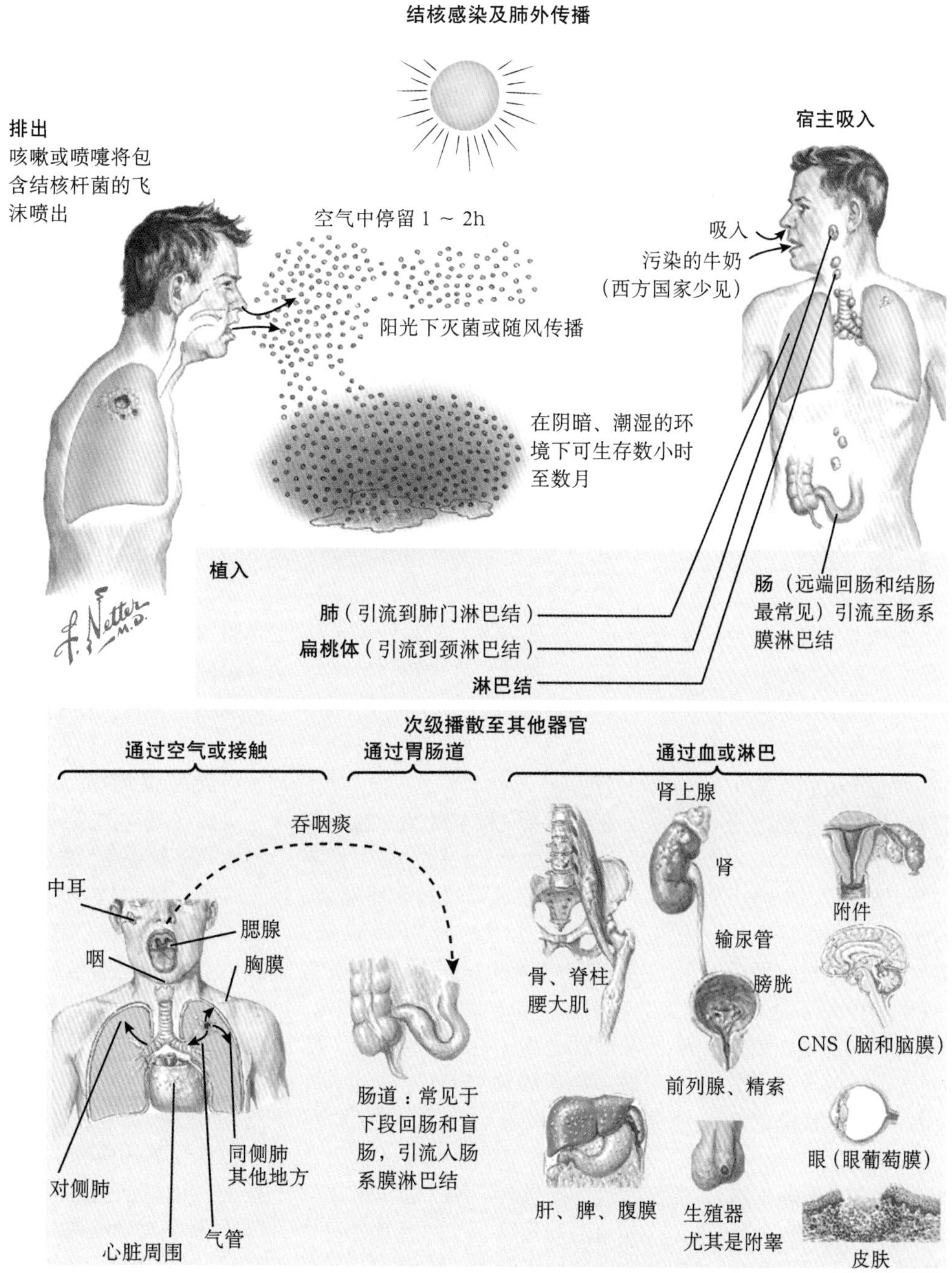

结核感染及肺外传播

排出
咳嗽或喷嚏将包含结核杆菌的飞沫喷出

空气中停留 1 ～ 2h

阳光下灭菌或随风传播

在阴暗、潮湿的环境下可生存数小时至数月

宿主吸入

吸入

污染的牛奶（西方国家少见）

植入

肺（引流到肺门淋巴结）

扁桃体（引流到颈淋巴结）

淋巴结

肠（远端回肠和结肠最常见）引流至肠系膜淋巴结

次级播散至其他器官

通过空气或接触

中耳

腮腺

咽

胸膜

对侧肺

同侧肺其他地方

心脏周围

气管

吞咽痰

通过胃肠道

肠道：常见于下段回肠和盲肠，引流入肠系膜淋巴结

通过血或淋巴

肾上腺

肾

输尿管

膀胱

前列腺、精索

骨、脊柱腰大肌

附件

CNS（脑和脑膜）

眼（眼葡萄膜）

肝、脾、腹膜

生殖器尤其是附睾

皮肤

五、泌尿系统结核（续）

虽然培养的敏感性可以高达80%，但结果需要 6 ~ 8 周。出于这个原因，聚合酶链反应（PCR）也可以检测尿中的结核分枝杆菌。此测试的优点是不仅具有高灵敏度（高达95%），而且具有快速检测周期，通常在 24h 内得出结果。

临床高度怀疑为结核病，但微生物检验不明确者，则需要应用侵入性的诊断方法，如经皮组织活检、组织病理学检查可发现干酪样肉芽肿。

对于免疫功能正常的患者，结核菌素试验（PPD）可以作为一个附加的结核菌检验手段，但是对疾病的诊断帮助不大，因为泌尿系统结核患者中只有 60% 为阳性。对结核菌素试验结果的解释应该遵循以下标准：5 ~ 10mm 提示患者免疫耐受，10 ~ 15mm 提示患者高患病风险（如囚犯、卫生保健工作者、需要长期护理的患者、静脉注射吸毒者、移民），15mm 或以上的患者则毫无疑问。结核菌素试验阳性结果表明患者有结核接触史但没有活动性结核。晚期艾滋病患者或其他免疫功能低下者，其结核菌素试验结果可能是阴性，不能用于排除结核。

治疗

泌尿生殖系统结核的治疗包括抗结核药物治疗和手术切除。应进行专家咨询，不仅考虑到本病病程复杂，还应考虑与治疗相关的潜在不利影响。

在细菌培养和药敏结果回报之前，患者可选择四联用药的治疗方案，包括异烟肼、乙胺丁醇、利福平、吡嗪酰胺。如果细菌培养只对异烟肼、利福平、吡嗪酰胺敏感，乙胺丁醇可以停用。8 周后，吡嗪酰胺通常也会停药，因为它具有早期杀菌作用。

其余两种药物治疗的持续时间取决于患者的免疫状态。如果在一个地区多种药物耐药或广泛耐药，结核病的治疗可能还需要进行调整。

预后

在发达国家，结核病很少引起慢性肾病。但是肾功能能否保持正常取决于早期发现肾实质是否破坏。在发展中国家，诊断和治疗有可能被推迟，肾功能永久丧失多见。

粟粒性结核

除了局部肉芽肿外，肾可能很少发生播散性疾病，即粟粒性结核。

粟粒性结核，是由结核杆菌入侵肺循环后经血行广泛播散所致。其可能发生于原发感染或重新激活期间，它往往与极端的年龄和免疫系统功能低下有关。

患者有更明显的全身症状和广泛的肺疾病。显著的全身性疾病可能掩盖肾受累的情况。粟粒性肺结核的全面评估包括抗酸杆菌涂片、培养、PCR 和病理学检查（如骨髓、淋巴结、肝）。如果肾受到影响，大量的肉芽肿性病变出现在皮质，极少在髓质。显微镜检查发现肉芽肿中央为干酪样坏死。

结核病的快速诊断是至关重要的，同时，应及时启动与之相关的治疗方案。

泌尿系统结核

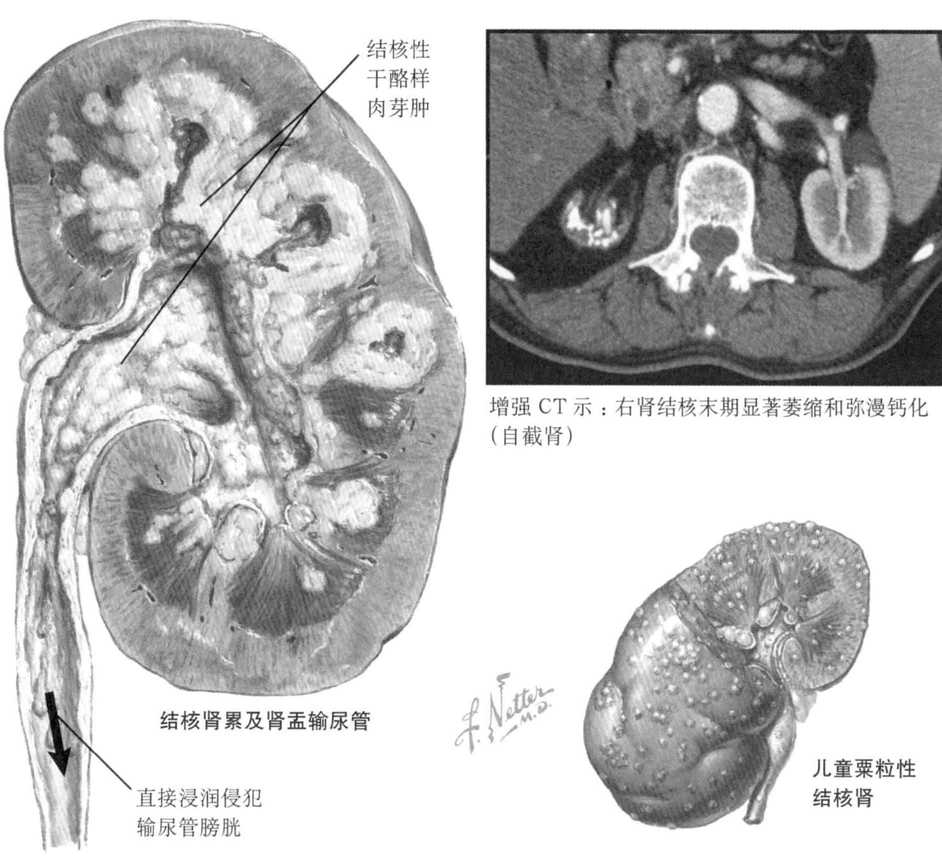

增强 CT 示：右肾结核末期显著萎缩和弥漫钙化（自截肾）

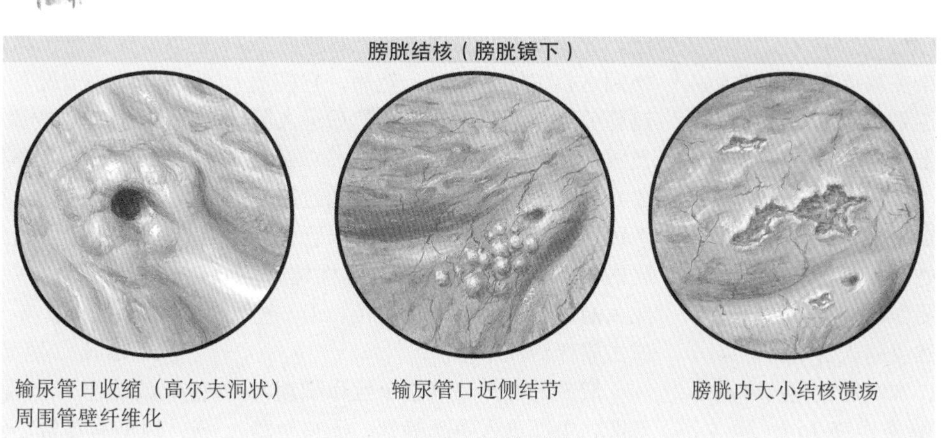

六、血吸虫病

血吸虫病是一种寄生虫感染，包括埃及血吸虫、曼氏血吸虫、日本血吸虫、湄公血吸虫等多种寄生虫。在世界范围内，超过 207 万人感染血吸虫，700 万人存在感染风险，每年的病死率接近 10 万。

血吸虫感染多数伴有肾或其他泌尿系统疾病，这是本专题的重点。这种寄生虫大多数在非洲和中东发现，在淡水中和人类接触时被感染。由于血吸虫卵随人类排泄物排出体外，因此卫生条件差的国家，维持淡水水库的水质具有重要作用。

在地方性感染的人群中，感染一般发生在儿童。本病的发病人群及寄生虫的寄居高峰集中在 15 ~ 20 岁。由于感染可发生在短暂的接触，所以去血吸虫病流行地区的旅客也容易受到感染。

生命周期

淡水蜗牛是*血吸虫*幼虫寄居的中间宿主，而人类是成虫的最终宿主。

受感染的人类经尿液排出虫卵。卵孵化成毛蚴幼虫，然后在淡水中接触感染淡水蜗牛。在中间宿主中毛蚴无性繁殖成孢子囊和成尾蚴幼虫。6 ~ 8 周后，成千上万的活动尾蚴释放入水。当它们接触到人类时，可通过分泌的辅酶物质渗透入皮肤。

尾蚴一旦进入人类宿主就失去尾巴，变成童虫，并通过淋巴和静脉系统到达心脏的右心房。然后，它们通过肺毛细血管到左心室，然后进入肠系膜血管和门静脉。在肝中，它们经过 6 周以上长成成虫，然后通过静脉系统迁移到骨盆静脉丛、输尿管和膀胱的前方。雄性成年后与雌性结合。成虫的平均寿命为 3 ~ 5 年，但一些成虫能存活几十年。

成熟的雌虫在其整个生命周期均产卵。虫卵进入膀胱静脉，迁移至膀胱壁并从尿中排泄，完成生命周期。

病理生理学

成虫能逃避免疫系统的攻击，通常不产生症状。

与此相反，虫卵可引起局部刺激和小的出血，因为它们可穿过膀胱壁。更重要的是，虫卵抗原刺激免疫系统诱发 T 细胞依赖性反应。

随之而来的肉芽肿性炎症可导致膀胱腔形成大的息肉状肿块。虫卵也可促进钙化，有时可累及整个膀胱。如果是慢性感染，炎症可导致膀胱鳞状细胞癌。虫卵死于抗原的刺激后可导致组织纤维化，从而造成局部黏膜平坦呈棕褐色，称为“沙砾状补丁”。

在某些情况下，炎症过程可引起包括输尿管口或尿道的狭窄和梗阻。这些异常可能会导致肾积水、肾衰竭，但发生概率很小。另外，病变还增加了复发性细菌性尿路感染的风险。

临床表现

1. *急性*　尾蚴幼虫接触后不久，有少数的患者出现荨麻疹和黄斑皮疹。以前有接触史者，皮疹通常是短暂的，具有自限性。在致敏的个体，可能发展成瘙痒的斑丘疹，并持续数天。

血吸虫感染后 1 ~ 3 个月，少数患者可能发展成一种叫做片山热（Katayama 热）的发热性疾病。该综合征由于虫卵刺激产生，通常会导致腹泻、肝大、脾大、嗜酸性粒细胞增多、肺部浸润和中枢神经系统受累（在极少数情况下）。症状和体征通常持续 10 ~ 12 周。

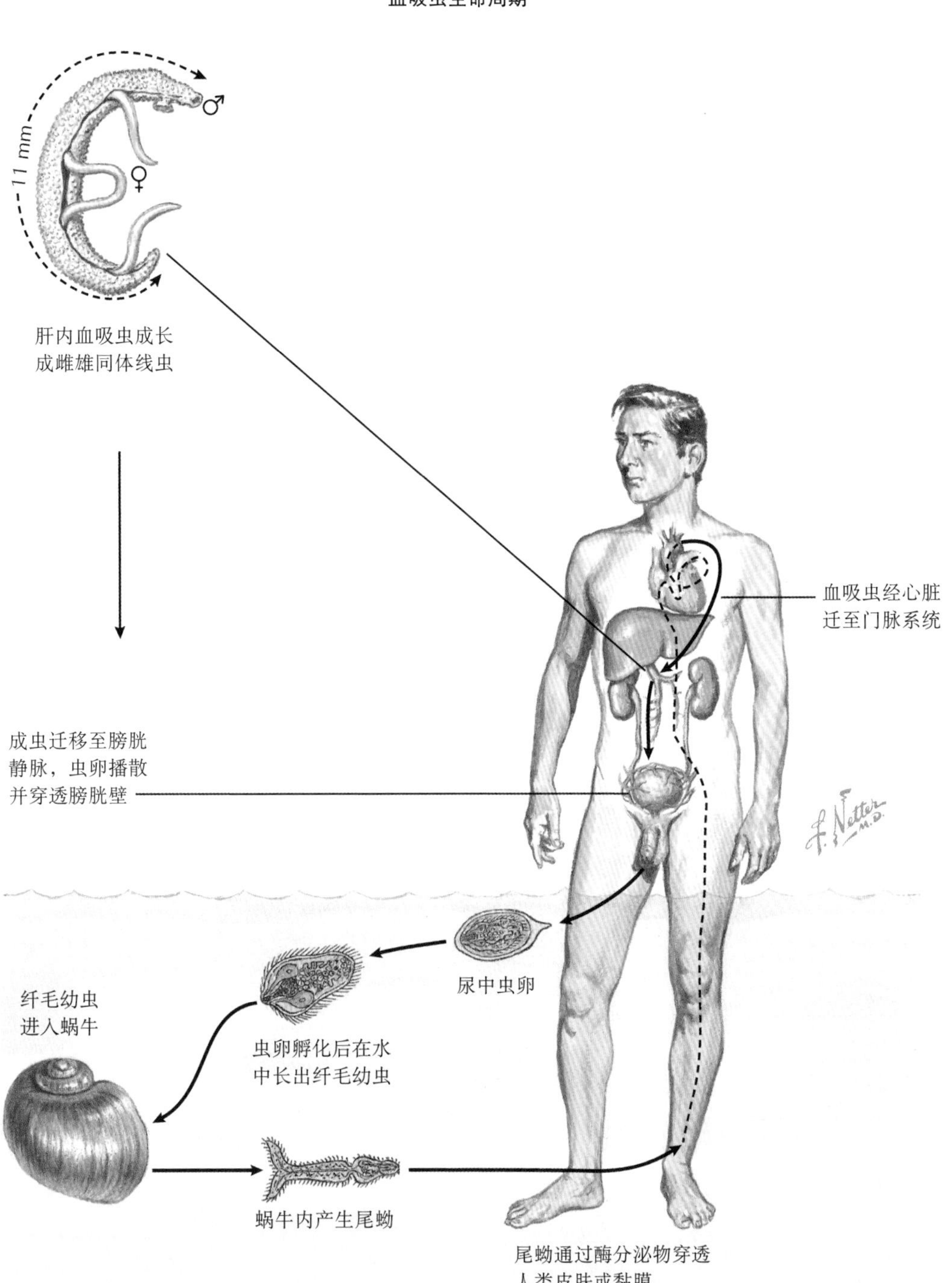
血吸虫生命周期
11 mm
♂
♀
肝内血吸虫成长
成雌雄同体线虫
血吸虫经心脏
迁至门脉系统
成虫迁移至膀胱
静脉，虫卵播散
并穿透膀胱壁
尿中虫卵
纤毛幼虫
进入蜗牛
虫卵孵化后在水
中长出纤毛幼虫
蜗牛内产生尾蚴
尾蚴通过酶分泌物穿透
人类皮肤或黏膜

六、血吸虫病（续）

2. **慢性**　在初次感染后的数个月,甚至数年可出现明显的慢性病变,其严重程度与血吸虫的量有关。

最显著的特点是排尿困难、肉眼或镜下血尿。如果血尿严重，可导致贫血。如果累及输尿管或尿道，患者可有梗阻症状（见专题6–1）。

在许多女性患者中，虫卵在生殖道的沉积也可导致沙砾状补丁、黏膜出血，偶尔在外阴、会阴及宫颈出现溃疡或结节性病变。在一些男性患者，出现血精与前列腺和精囊受累有关。

诊断

任何血吸虫病流行区旅游史的患者有尿痛和血尿的则应怀疑该诊断。在女性,盆腔检查可发现沙砾状补丁。高达2/3的感染患者出现非特异性的实验室检查异常，如嗜酸性粒细胞增多。还可以出现叠加的细菌性尿路感染。

对于高度怀疑血吸虫感染的患者，通过显微镜下尿检测虫卵可明确诊断，也可进行血清学试验，以检测是否存在抗血吸虫抗体。

感染患者单独一次的尿液样本可能不含有虫卵。因此，必须反复进行尿液检查。定时收集血吸虫感染尿液样本时，虫卵排泄是最高的，可能对诊断有所帮助。如果患者强烈怀疑有感染，而重复的尿液检查是否定的，行膀胱黏膜活检可证明是否存在虫卵。

在疾病的急性期，血清学试验一般具有很高的灵敏度和特异性，但也可能是阴性结果。这些测试最显著的问题是，它们不能区分是过去还是目前的感染。但是，对于那些从疫区返回的旅行者，判断其是否存在抗血吸虫抗体，应用血清学试验还是有帮助的。

静脉肾盂造影或CT检查可提示膀胱壁增厚、膀胱息肉样病变。在疾病晚期，可发现膀胱容量减少和输尿管狭窄导致输尿管积水。膀胱和输尿管壁可出现钙化。在疾病流行时，这些检查结果可能是特异性诊断为慢性泌尿血吸虫病，但有结节，其他类型的膀胱炎，甚至可能会产生膀胱恶性肿瘤或膀胱壁钙化。

治疗

吡喹酮是治疗所有5种血吸虫的首选，具有相对良好的耐受性且不良反应小。经验证明，第一次治疗的治愈率为85%。残余感染可再次用药治疗。据报道，对于自疫区返回的旅行者吡喹酮罕见有耐药性，对于血吸虫感染目前还没有其他药物和吡喹酮一样有效。

吡喹酮已被证实在妊娠期间应用是安全的，目前世界卫生组织（WHO）建议用于有症状的孕妇。然而，一些专家建议可以推迟治疗直到妊娠后的第3个月。

糖皮质类固醇可减少炎症和细胞因子的释放，但它们仅用于伴有神经系统疾病或急性感染时。

预防

游客前往疾病流行地区时应尽量避免接触水源。如果接触，旅客应立即用毛巾擦干以防止尾蚴穿过皮肤。回家后应及时去当地医院就诊。

当地政府应该努力改善供水和基础卫生设施以降低感染率。在本病高流行地区，WHO推荐常规注射抗血吸虫药物。

慢性血吸虫感染的结果

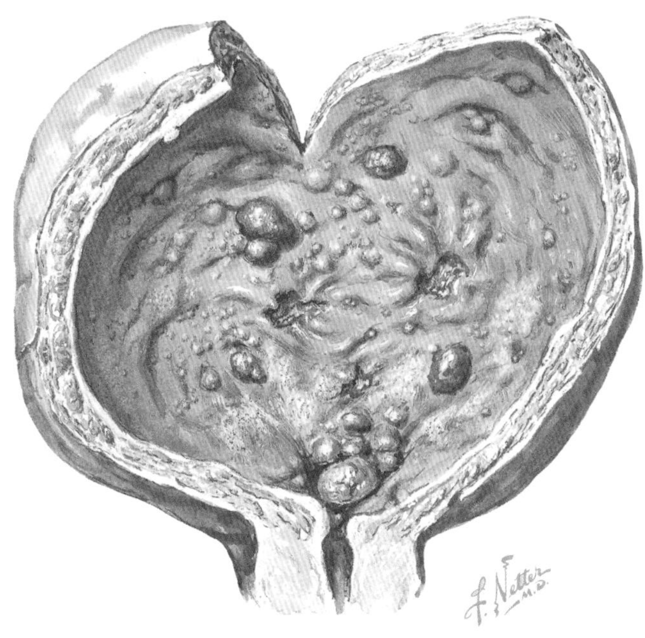

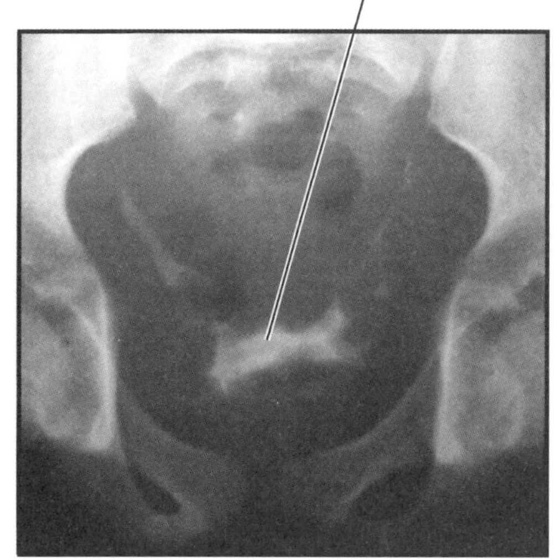

慢性血吸虫病的患者静脉肾盂造影显示：
挛缩的膀胱内多发充盈缺损

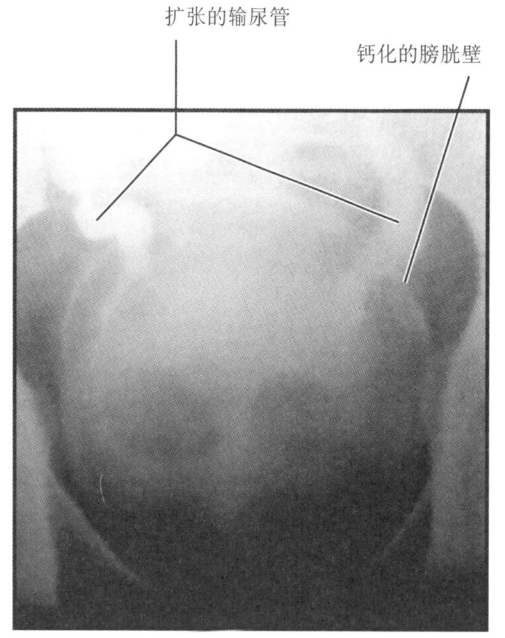

慢性血吸虫病患者静脉肾盂造影提示：膀胱壁钙化和输尿管远端狭窄以致输尿管近端扩张

第 6 章

尿路梗阻

一、梗阻性尿路疾病

尿路梗阻有很多原因，一般均为尿路解剖性或功能性梗阻所导致。梗阻可以发生在尿路的任何部位，临床体征和症状往往能够提示梗阻的位置及其严重程度。

梗阻可分为先天性或后天性梗阻、急性或慢性梗阻、部分或完全性梗阻、内在或外在性梗阻。当决定最佳治疗方案时，上述这些特征都必须考虑到。

病理生理学

先天性梗阻可继发于尿路的多种解剖异常，包括先天性尿道狭窄、后尿道瓣膜（男孩，见专题 2–34）、输尿管囊肿（见专题 2–26）、异位输尿管（见专题 2–25）和肾盂输尿管交界处梗阻（见专题 6–6）。此外，先天性脊柱闭合不全，如脊髓脊膜突出或骶骨发育不全，也可能导致膀胱功能障碍和功能性梗阻。

后天性梗阻，无论是内在梗阻（即在输尿管腔内）还是外在梗阻，都可能继发于多种不同的病因。在上尿路（即肾和输尿管），内在性梗阻的原因包括肾结石（见专题 6–3）、输尿管狭窄（见专题 6 –7）、肿瘤（见专题 9–9）、息肉、血栓和真菌球。外在性梗阻的原因包括腔静脉后输尿管（见专题 2–19）、腹膜后纤维化、腹膜后血肿、原发性腹膜后肿瘤、盆腔淋巴结病和妊娠。功能性梗阻与解剖性梗阻不同，可因部分输尿管无蠕动功能而引起，如肾盂输尿管交界处梗阻（UPJ）或输尿管膀胱连接处梗阻（UVJ）。在下尿路（即膀胱和尿道），内在性梗阻的常见原因包括尿道狭窄、尿道憩室、异物、良性前列腺增生（BPH）、前列腺癌、膀胱颈功能障碍、膀胱颈挛缩和膀胱癌。而外在性梗阻可能继发于局部邻近器官（如宫颈、子宫）进展的癌症。神经源性膀胱也是功能性梗阻的原因（见专题 8–2）。

梗阻对泌尿系统可产生多种影响，初始可代偿，最终会失代偿。

在上尿路，代偿性改变包括通过输尿管平滑肌的增厚来增加蠕动波的强度以对抗梗阻。此外，阻塞段近端的扩张如果位于肾，叫做肾盂积水；或位于肾及输尿管，叫做肾盂输尿管积水。肾盂积水的程度取决于梗阻的位置、程度和持续时间。首先是肾盂扩张，其次为肾盏扩张。肾盏失去正常的凹形，变得圆钝。

失代偿时，正常的输尿管肌肉被瘢痕组织所取代，输尿管纡曲延长。结果导致输尿管逐步失去其收缩及运输大股尿液的能力。在肾，梗阻性压力最终延伸至肾小管，导致反射性血管收缩及肾血流量减少。因此，肾小球滤过率在梗阻性肾病是下降的。如果为双侧改变，可导致急性肾损伤。若梗阻不能解除则转为慢性，会发生不可逆的肾皮质萎缩并导致慢性缺血及炎症。

在下尿路，代偿性改变包括逼尿肌肥大，以利于克服梗阻。然而，慢性肥厚可导致肌小梁及憩室生成。肌小梁的生成就是正常光滑的膀胱表面被交织成束的肥大逼尿肌所取代。小室是指逼尿肌最表浅的肌束呈向外凸出的小口袋状。憩室是指更为明显的外凸，其累及逼尿肌全层。由于憩室壁丧失收缩力，无法有效地排出尿液，可促进膀胱结石的形成。

失代偿时，膀胱壁广泛地被瘢痕组织所取代。因此，膀胱无法正常收缩。膀胱腔内高压力超过膀胱输尿管连接处压力，导致继发性反流，将高压传致上尿路。

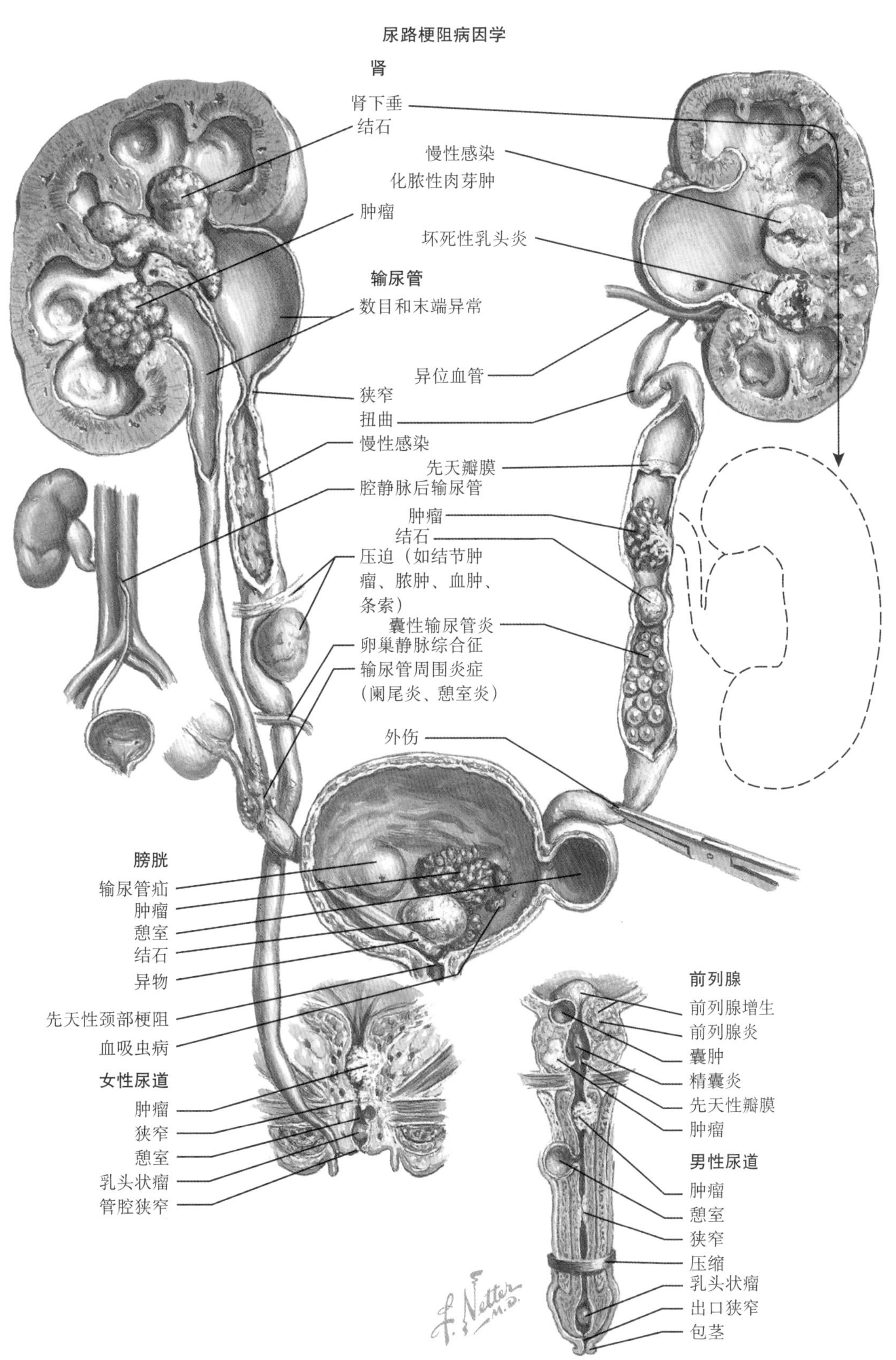
尿路梗阻病因学
肾
肾下垂
结石
慢性感染
化脓性肉芽肿
肿瘤
坏死性乳头炎
输尿管
数目和末端异常
异位血管
狭窄
扭曲
慢性感染
先天瓣膜
腔静脉后输尿管
肿瘤
结石
压迫（如结节肿瘤、脓肿、血肿、条索）
囊性输尿管炎
卵巢静脉综合征
输尿管周围炎症
(阑尾炎、憩室炎)
外伤
膀胱
输尿管疝
肿瘤
憩室
结石
异物
先天性颈部梗阻
血吸虫病
女性尿道
肿瘤
狭窄
憩室
乳头状瘤
管腔狭窄
前列腺
前列腺增生
前列腺炎
囊肿
精囊炎
先天性瓣膜
肿瘤
男性尿道
肿瘤
憩室
狭窄
压缩
乳头状瘤
出口狭窄
包茎
F. Netter M.D.

一、梗阻性尿路疾病（续）

临床表现与诊断

许多症状可能提示尿路梗阻的存在。在上尿路，腰痛可能继发于肾小囊被牵拉增加及输尿管结石的影响，其他的症状包括血尿、恶心和呕吐，如果存在菌尿或菌血症，会导致全身性症状。在下尿路，出口梗阻可能引起尿频和尿急、下腹痛（膀胱痉挛所致），男性可出现阴茎／尿道疼痛。随着时间的推移，由于膀胱收缩力的丧失会出现排尿踌躇和排尿费力。最后，可发展为尿潴留，导致阻塞、感染、膀胱结石形成和充溢性尿失禁。

最重要的诊断包括病史和查体；但是，多种影像技术可用于确诊及进一步明确梗阻特点。非功能成像包括计算机断层扫描（CT）、肾超声、逆行肾盂造影、逆行尿道造影和膀胱造影。这些检查可以确定梗阻的解剖部位，但不能评估功能。功能成像研究包括强化 CT、放射性核素检查、静脉肾盂造影及尿流动力学。

还有更多有创性检查，如膀胱镜检查、输尿管镜检查、肾镜，能使临床医师通过直视下观察做出诊断，同时，可给予治疗干预措施。然而，这些检查不提供任何功能性信息。

急性尿路减压可通过应用快速的干预措施解除，如留置导尿管、耻骨上膀胱造瘘、输尿管支架或经皮肾造瘘。根据梗阻的原因及程度，更确切的治疗可能需要外科手术，如尿道手术（如尿道外口切开术、前列腺切开或切除）、输尿管手术（如切开、气囊扩张、输尿管镜检查）或腹部手术（如修复肾盂输尿管交界处狭窄、切除腹膜后肿瘤）。

泌尿系梗阻后遗症

上尿路	下尿路

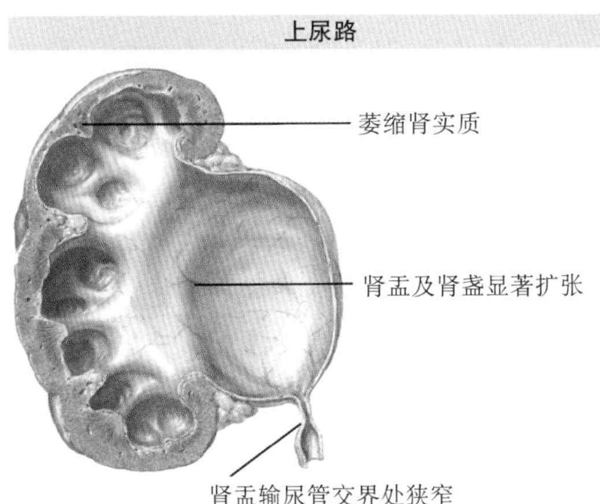

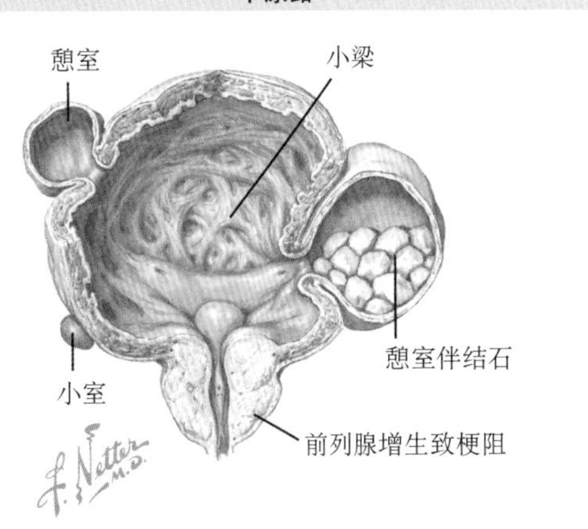

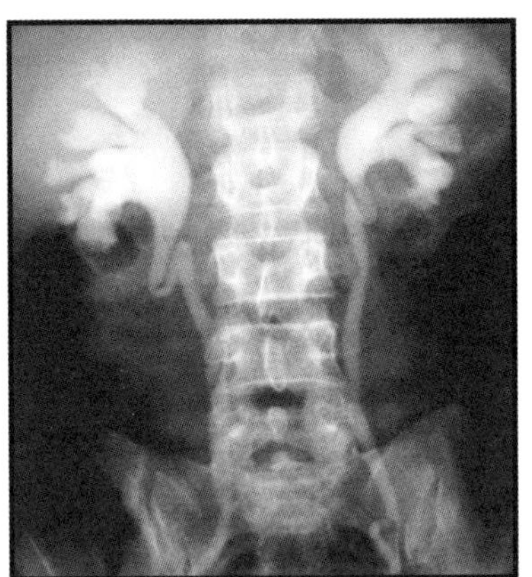

静脉肾盂造影显示：膀胱出口梗阻所致双肾积水

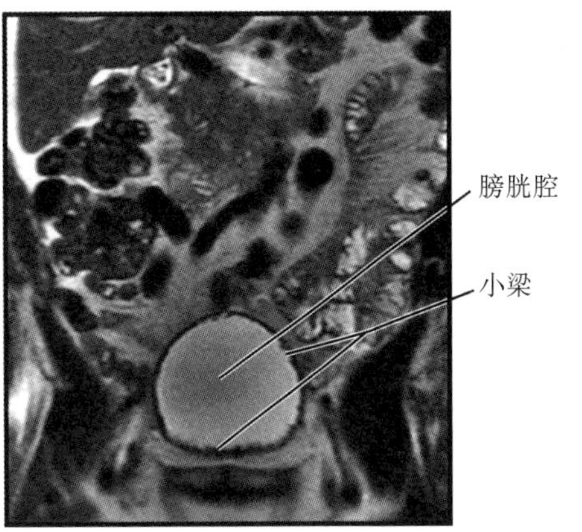

出口梗阻的膀胱 MRI 提示小梁

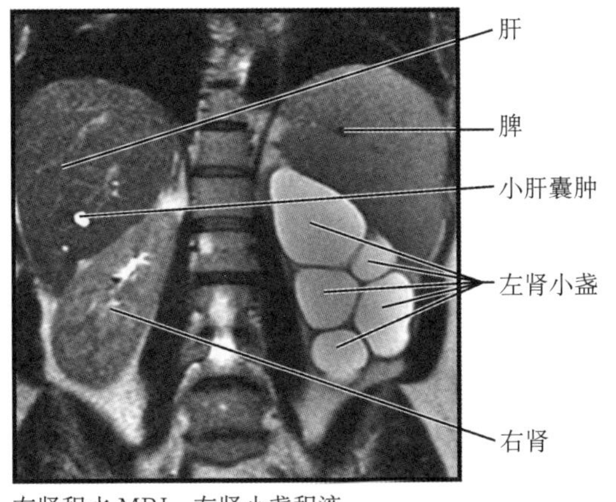

左肾积水 MRI：左肾小盏积液明显扩张，肾皮质变薄

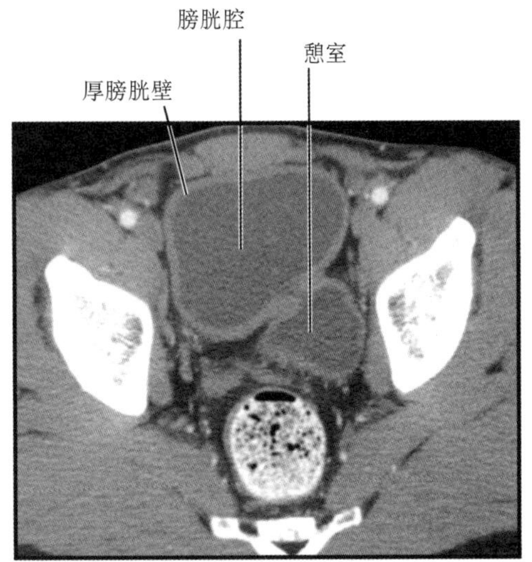

膀胱 CT 提示：憩室和膀胱厚壁

二、尿路结石

肾结石是常见的，终身患病率约高达 15%。男性比女性更易患病，比例为（2 ~ 3）∶1，尽管最近证据表明，性别差异正在消失。在任何年龄段，结石都可形成，但多发生在 30 ~ 60 岁的成年人。结石疾病的临床及经济方面的影响是巨大的，在 2000 年，美国估计花费 20 亿美元。

膀胱结石的发病率也比较高，但仍然明显低于肾结石的发生率。两者的病因不同，其相关症状、治疗及预防策略也不相同。

肾结石

1. *发病机制*　多数肾结石(80%)以钙为基质，磷酸钙最常见，草酸钙通常较少。其他不太常见的结石成分是尿酸、磷酸镁铵（鸟粪石）和胱氨酸结石。

当构成结石成分的盐质在尿中浓度超出溶解和结晶平衡点时，结晶就会发生。虽然尿液中的某些化学物质可延迟结石的形成，但只要有一个结石形成的盐质核心，结晶就不可避免。因此，通过减少尿量，增加形成结石盐类物质的数量，减少结晶抑制药数量，可增加结石形成的倾向。

晶体形成会导致结石生成的机制，目前仍未完全明确。然而，最近的证据表明，常规的草酸钙质结石产生于磷酸钙沉积，称为兰德尔斑块，其位于肾乳头状突起的顶端，其形成有利于晶体过度地生长。

2. *风险因素*　钙质结石和多种基因、环境和饮食危险因素相关。高尿钙水平是最常见的原因之一，可发生于骨吸收的增加、肠道超吸收钙或受损肾小管再吸收钙增加。高草酸尿水平也是常见的原因，无论是饮食或肠道吸收增加，都会增加尿草酸盐的饱和度，促进结石形成。

尿柠檬酸盐水平的降低往往是特发性的，但在某些情况下会导致全身酸中毒或低钾血症，也增加了含钙结石形成的风险。因为柠檬酸钙是一种形成结石的重要抑制药。最后，高尿酸水平也促进草酸钙结石形成，和过多摄入相关动物性蛋白质有关，或使用了促进尿酸排泄的药物。继而导致尿酸生产过剩 / 分泌过剩（如 Lesch-Nyhan 综合征）。

不含钙结石与特定的代谢、遗传和感染性疾病相关。尿酸结石主要是产生在过于酸性尿液中尿酸盐的结晶。这些结石更常见于胰岛素抵抗和 2 型糖尿病患者，其肾近端小管生产和排泄氨的能力受损，导致尿液中质子缓冲的不足。相反，磷酸镁铵（鸟粪石）结石好发于碱性尿液中鸟粪石和碳酸钙的沉淀。其主要发生于尿路感染的患者，多种细菌，如变形杆菌、假单胞菌、克雷伯菌和葡萄球菌可分解尿素，尿素的水解可产生高浓度的氨，以缓冲质子。而这些混有细菌的结石会导致慢性感染。最后，胱氨酸结石是由遗传性氨基酸运输紊乱所导致，其近曲小管重吸收二元氨基酸(胱氨酸、赖氨酸、鸟氨酸、精氨酸）的功能受损，导致尿中浓度高。因为胱氨酸是难溶于尿的，在尿液中相对较低的浓度即产生结晶和形成结石。

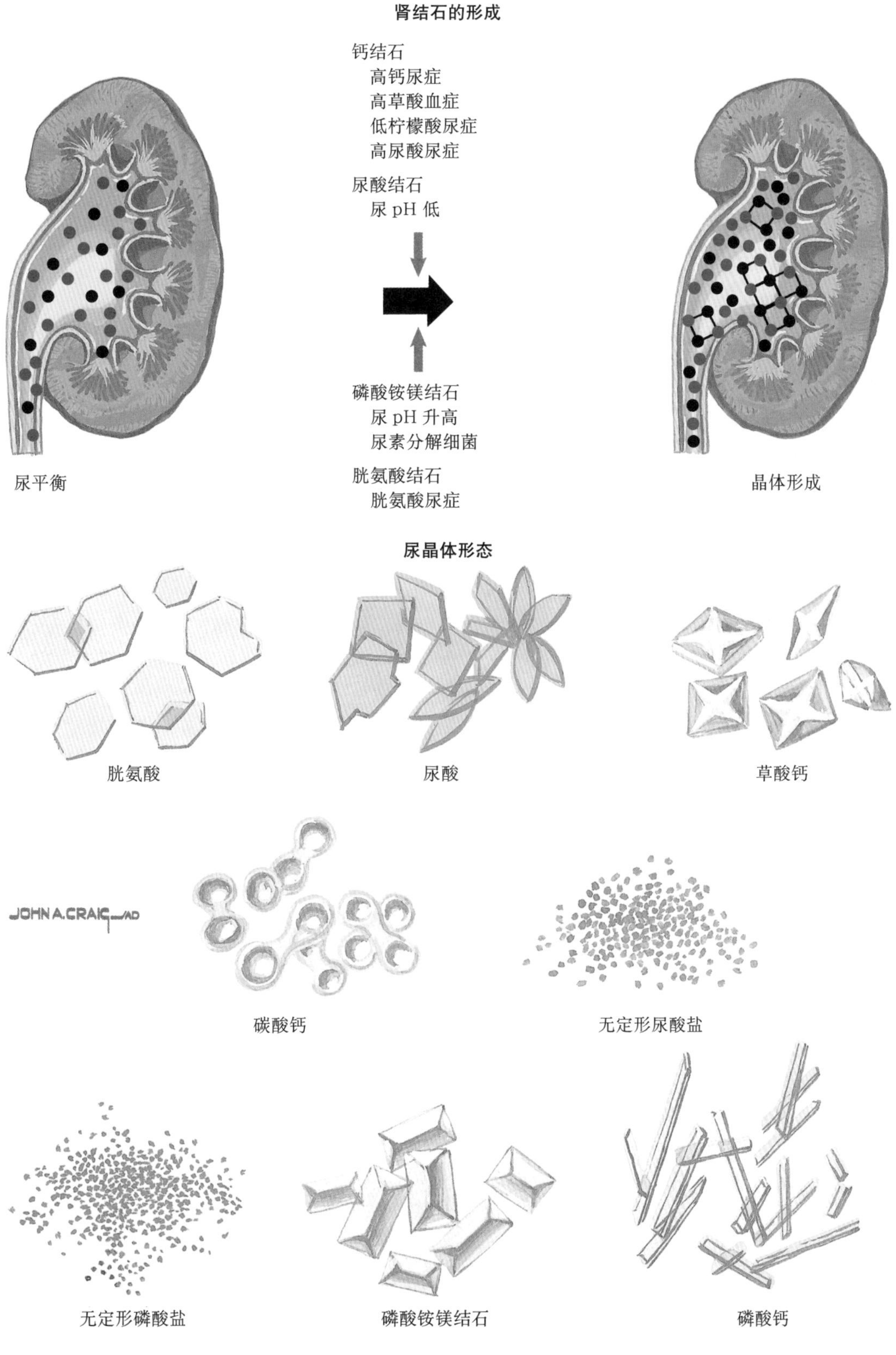

特定晶体尿沉渣检查可帮助识别特定类型泌尿系结石

二、尿路结石（续）

3．*临床表现及诊断*　肾结石的症状取决于它们的位置。通常，结石位于肾盏是无症状的。但是当这些结石分离并排出至狭窄的输尿管时，就会对机体造成影响。结石通常嵌顿在输尿管的最狭窄部位，其位于肾盂输尿管交界处、跨越髂血管处及输尿管膀胱连接处（见专题 6–4）。

输尿管结石首发症状通常是急性发作的剧烈腰痛。结石阻碍肾尿液排出，急剧增加肾盂压力，导致集合系统扩张和肾小囊的拉伸，产生疼痛。典型疼痛开始在侧腰部并向同侧腹股沟放射。其原因还不能完全解释。输尿管结石的疼痛通常是间歇性的，而不是持续性的。其他症状包括恶心、呕吐、肉眼血尿或镜下血尿。这一组症状称为肾绞痛。有时，结石的活动和梗阻及感染相关，最终造成肾盂肾炎（见专题 5–5）和（或）脓毒症。在这种情况下，紧急解除梗阻，有利于缓解集合系统压力，以及有利于抗生素进入尿液。

多数肾结石因为含钙，能通过腹部 X 线平片检测到。但是不含钙的结石，如纯尿酸结石，属于透 X 线结石。首选的影像学诊断方式是 CT 扫描，其结石检测灵敏度为 98%。如果使用静脉造影剂，其可通过集合系统排泄至尿液，结石可被隐藏，因为结石和造影剂都是高密度成像。

如果要判断一颗结石的成分，微观尿液分析可能有助于确定结石的组成，有时可看到特征性的结晶。

4．*治疗*　肾结石的治疗取决于其大小、位置和相关症状。如果给予足够的时间，大部分进入输尿管的结石可自行排出。小结石和（或）位于远端输尿管的结石自行排出的可能性较大。结石排出的间隔时间不是固定的。间歇发作的疼痛多伴随结石的运动。一旦它们到达膀胱，大多数结石很容易排出，因为尿道腔要比输尿管腔大得多。

某些药物，如钙通道阻滞药和 α 受体拮抗药已证明可影响输尿管的收缩性和促进结石排出。因此，能增加自行排出的可能性，缩短排出时间，减少镇痛药物的使用。临床研究表明，当输尿管结石 <1cm，尤其是结石位于输尿管远端时这些药物是有效的。

当输尿管结石未排出或因太大而不能排出，或当疼痛剧烈患者难以忍受时，可行手术治疗。许多中等大小以下的结石可以通过非侵入性方法治疗，在透视或超声引导下利用冲击波聚焦击碎结石（体外冲击波碎石术，见专题 10–12）。可重复应用体外冲击波治疗结石碎片，有利于尿中结石碎片无痛性排出。另外，可使用输尿管镜清除结石（见专题 10–33），其通过尿道和膀胱到达输尿管结石处。然后，通过激光或其他装置插入输尿管镜的工作通道来碎石。

对于较大和（或）复杂的结石，如鹿角形结石（占据全部或大部分集合系统），通过背部小切口建立大的经皮肾镜通道（经皮肾碎石取石术，见专题 10–13）。结石可被粉碎后取出。

5．**预后**　在第一次肾结石确诊后的 5 ~ 10 年，有近 50% 的复发可能。然而，通过医学和饮食治疗，复发率可显著降低。

预防的主要目的是纠正潜在的饮食或药物的风险因素。改变饮食结构可以降低含钙结石的风险，其包括增加液体摄入（保证每日产生尿液量 >2L），限制盐分的摄入（可以减少尿钙排泄），适当限制动物蛋白的摄入，减少富含草酸食物的摄入（如坚果、巧克力、熟茶、深色绿叶蔬菜）。不主张对所有结石患者严格限制钙的摄入，但如果患者尿钙水平升高，适度减少钙的摄入量是推荐的。

药物也可帮助预防结石形成。对于含钙结石患者，使用噻嗪类利尿药有助于减少尿钙排泄。尿酸结石患者，碱化剂，如柠檬酸钾可增加尿酸溶解。少数患者的尿液中尿酸水平升高，也可使用别嘌呤醇。

最后，潜在形成结石的医学疾病也应治疗，如高钙血症可能与甲状旁腺功能亢进有关。

肾结石影响的主要位置

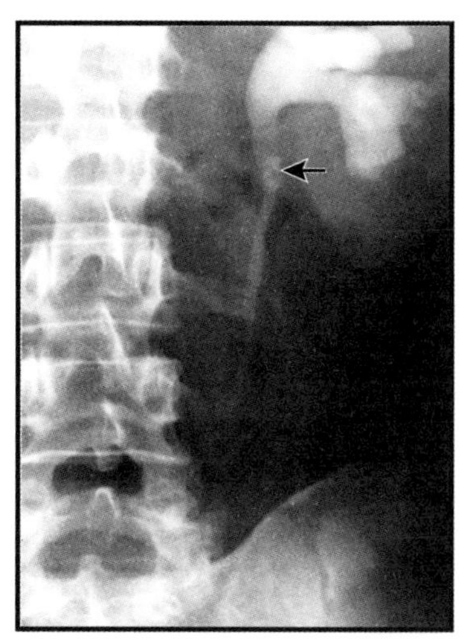
肾盂输尿管交界处结石

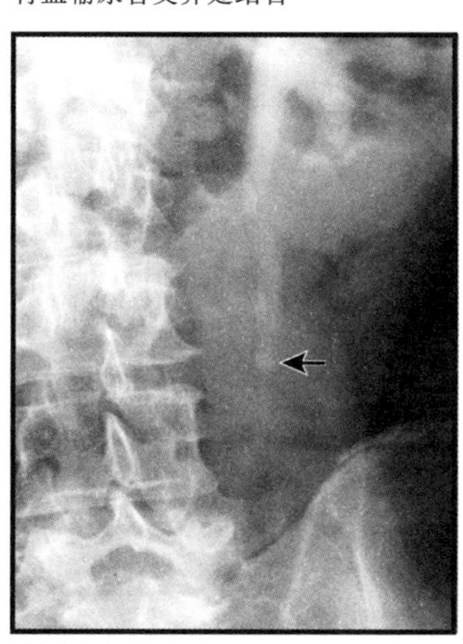
输尿管中段结石

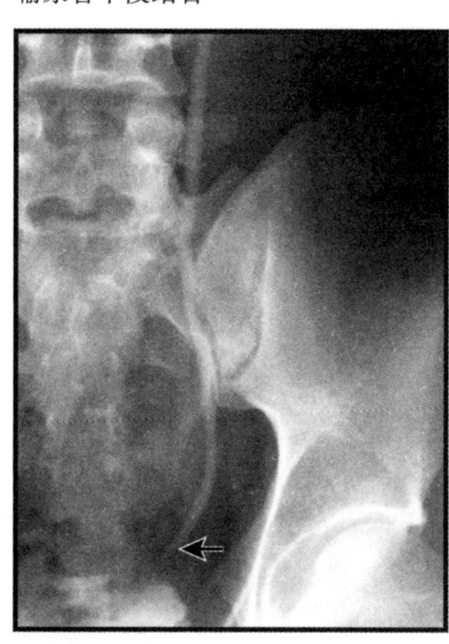
远端输尿管结石

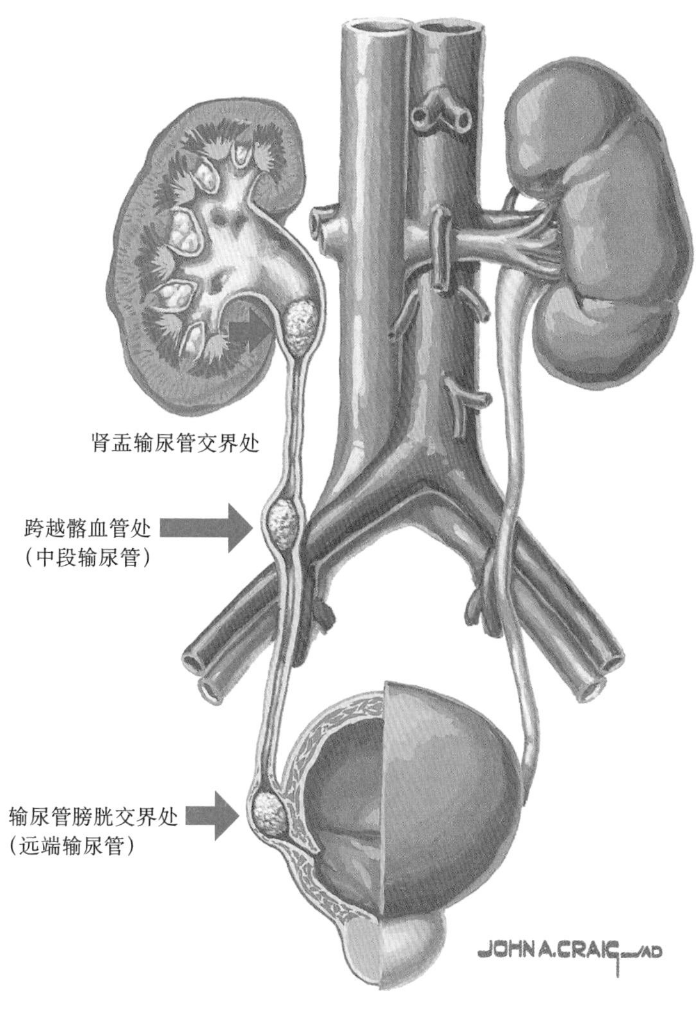

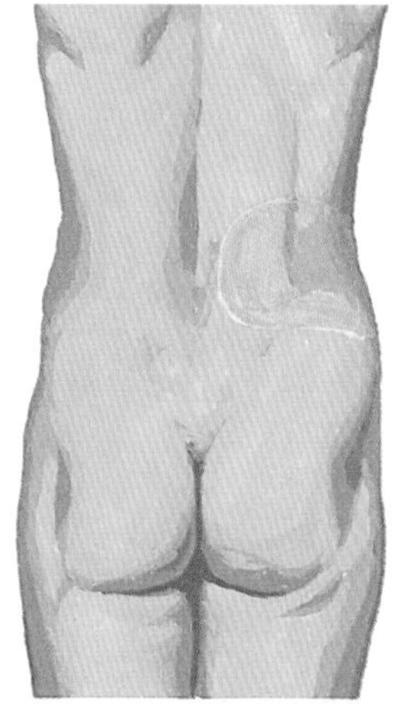
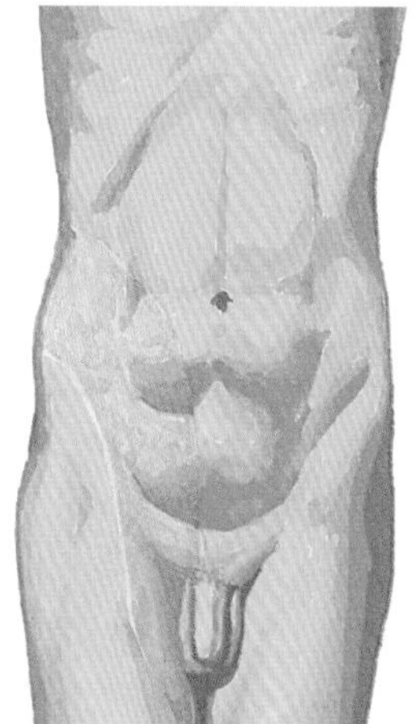
肾绞痛的分布

二、尿路结石（续）

膀胱结石

原发性膀胱结石在膀胱内形成，有别于起源于肾的结石排入膀胱。虽然过去膀胱结石较为常见，但现在营养改善后已经大幅减少，因为饮食中磷的缺乏和过量氨的排泄可以促进结石的形成。然而，在发展中国家，膀胱结石仍然普遍。

在发达国家，膀胱结石的形成通常与尿液潴留或尿中分解尿素的细菌感染有关（如奇异变形杆菌）。事实上，这些条件往往并存且尿液潴留易感染。膀胱结石通常是由磷酸钙、尿酸或鸟粪石组成。

膀胱结石形成的最常见疾病是良性前列腺增生症（BPH）伴有膀胱排空不全。这类患者的治疗包括经尿道前列腺切除术和激光或气压弹道碎石。对于前列腺巨大的患者可能需要开放性前列腺切除术和膀胱取石。

与膀胱结石形成相关的另一种疾病是神经源性膀胱，主要发生在神经系统疾病，如脊髓损伤、多发性硬化症或脊柱裂，干扰正常排尿。神经源性膀胱患者需要长期留置导尿管，特别容易发生膀胱结石，因为他们的感染率增加与分解尿素的微生物有关。膀胱结石最常用的治疗是内镜碎石取石，很少进行开放手术。间歇导尿而不是长期留置导尿管、增加水化、弱酸化尿液（如乙酸膀胱冲洗）等方法可以降低结石形成的风险。由于菌尿本身是不可避免的，所以应减少抗生素的应用，而滥用抗生素可促进耐药性。

与肾结石患者比较，膀胱结石的症状通常不太明显。有些患者可能完全不知道其存在膀胱结石，而其他有些人可主诉存在尿急和尿频、盆腔疼痛或血尿。这些症状也通常与患者自身条件有关，如膀胱出口梗阻或膀胱感染，可导致结石的形成。

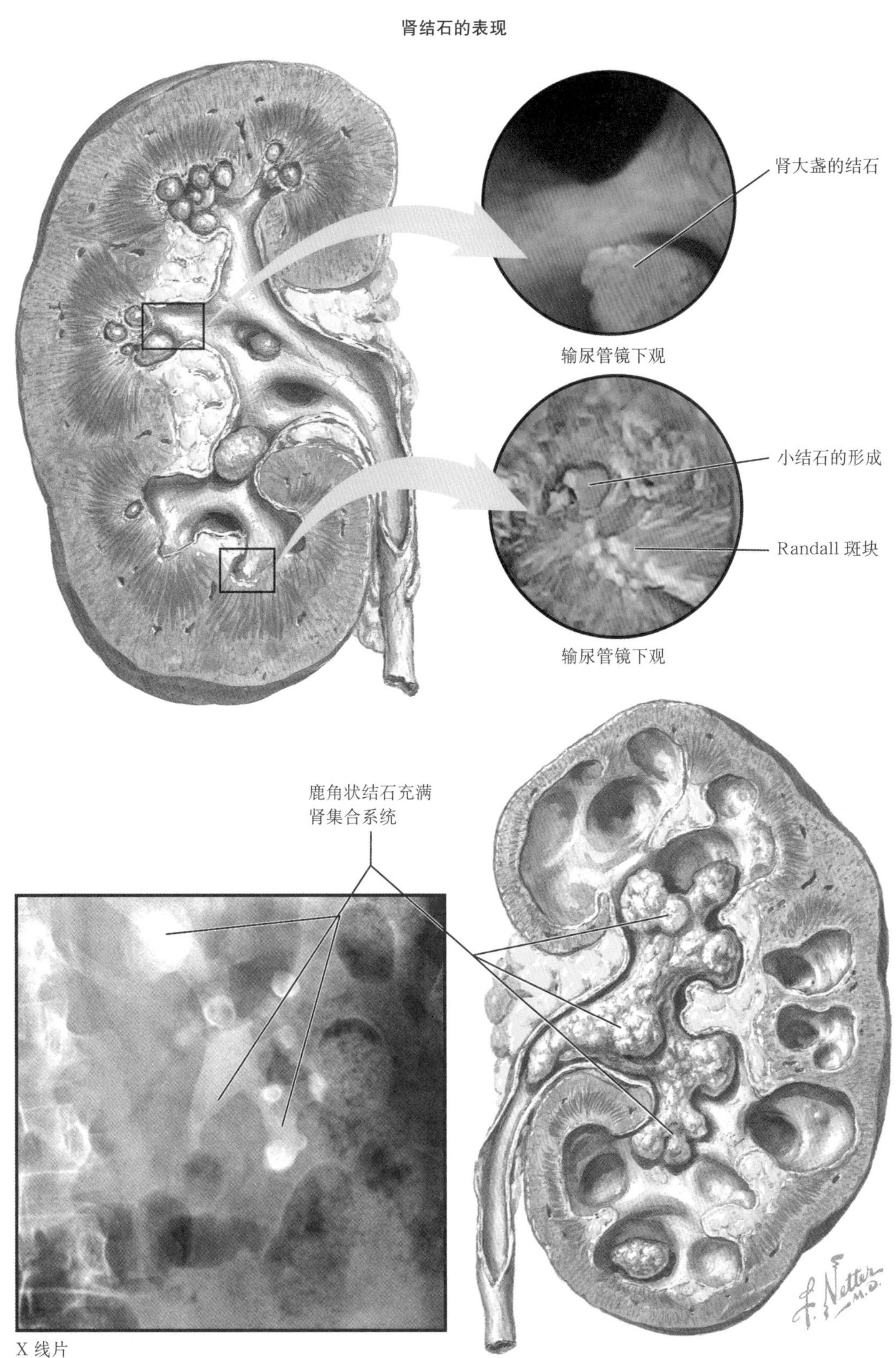
肾结石的表现
肾大盏的结石
输尿管镜下观
小结石的形成
Randall 斑块
输尿管镜下观
鹿角状结石充满
肾集合系统
X 线片
F. Netter M.D.

三、肾盂输尿管连接部梗阻

肾盂输尿管连接部（UPJ）梗阻位于肾盂与输尿管近端，常常由于输尿管或周围结构的先天性畸形所致。一般通过胎儿常规超声检查可检测到。先天性 UPJ 梗阻的发病率约为 1∶1000，多见于男性及左侧。10% ～ 40% 为双侧梗阻。

发病机制

对于先天性 UPJ 梗阻，可能有多种原因可以导致，主要包括：①先天肌肉发育不良导致 UPJ 梗阻；②输尿管发育障碍致管腔不通或狭窄；③由于输尿管发育过程打折或成角，造成输尿管扭曲；④肾盂输尿管套叠，从而造成排尿障碍；⑤周围组织压迫导致，如肾动脉或主动脉的肾下极分支（即外部压迫梗阻）。

继发性 UPJ 梗阻，可发生在儿童或成年人，通常继发于结石、慢性炎症、狭窄、息肉、恶性肿瘤或手术后粘连。

临床表现与诊断

在胎儿和新生儿发现单侧或双侧肾盂积水而输尿管宽度正常时一般首先考虑该诊断可能。在某些情况下，可能难以区分是肾盏扩张还是多囊性肾发育不良（MCDK）的囊肿积液。与输尿管连接部位出现连续扩张的区域表明积水，而独立的区域扩张则倾向于 MCDK 的诊断。核素扫描可能有助于进一步区分这两种疾病，因为核素示踪剂将集中在有功能的肾盂内，但不能存在于无功能的 MCDK 囊内。对于双侧肾积水、明显的单侧肾积水或先天性畸形如马蹄肾，需要行排尿期膀胱尿道造影以评估有无膀胱输尿管反流（见专题 2–21）和其他原因引起的先天性肾积水。

在年龄较大的儿童和成年人，先天性或后天性 UPJ 梗阻会随着液体摄入或利尿食物的摄入诱发间歇性明显的腰痛。另外，患者可能受轻度外伤后即出现血尿，其机制可能是肾盂扩张会导致黏膜血管变脆。UPJ 梗阻的诊断常常首先需要增强 CT 或超声明确。在成年人和超过 3 月龄的儿童，如果尿培养阴性，应该使用 ^{99m}Tc–MAG3 核示踪剂的利尿肾图精确测量肾排尿情况。如果怀疑压迫性梗阻，则需要多普勒超声、CT 血管造影或磁共振血管造影进一步帮助指导治疗。

治疗

UPJ 梗阻如果超声提示肾积水增加（每 1 ～ 3 个月进行一次超声检查）、出现临床症状、结石、感染、肾功能恶化或高血压则需要外科手术。手术技术主要是微创方式，见专题 10–16 中的详细描述。新生儿疑似 UPJ 梗阻有时可以自然缓解，一般需要密切随访。

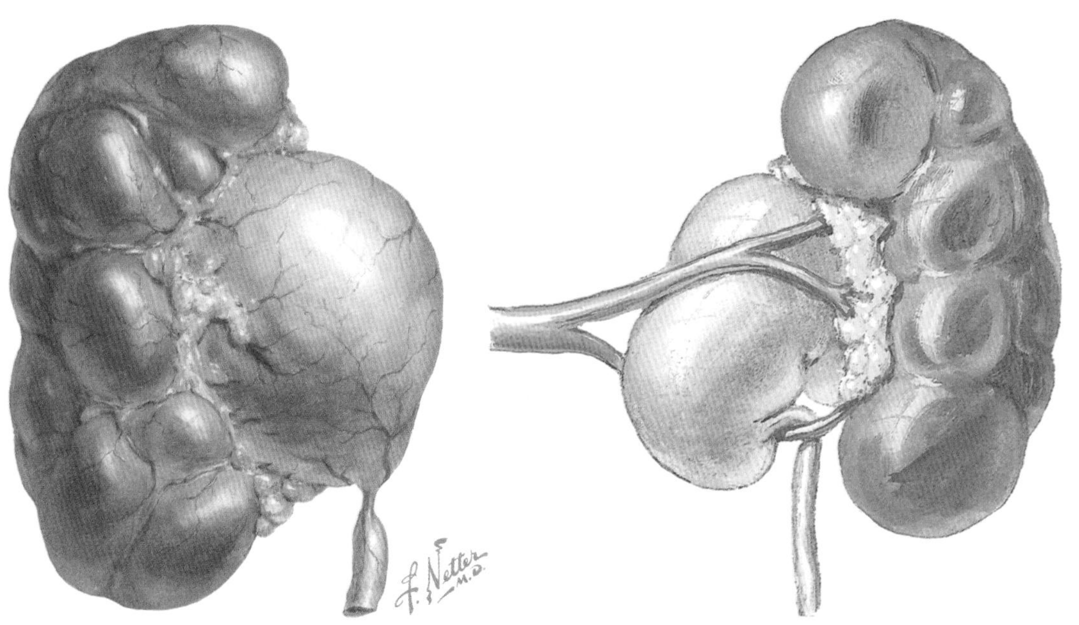

内源性 UPJ 梗阻，继发于近端输尿管狭窄

外源性 UPJ 梗阻，继发于肾下极副肾动脉压迫

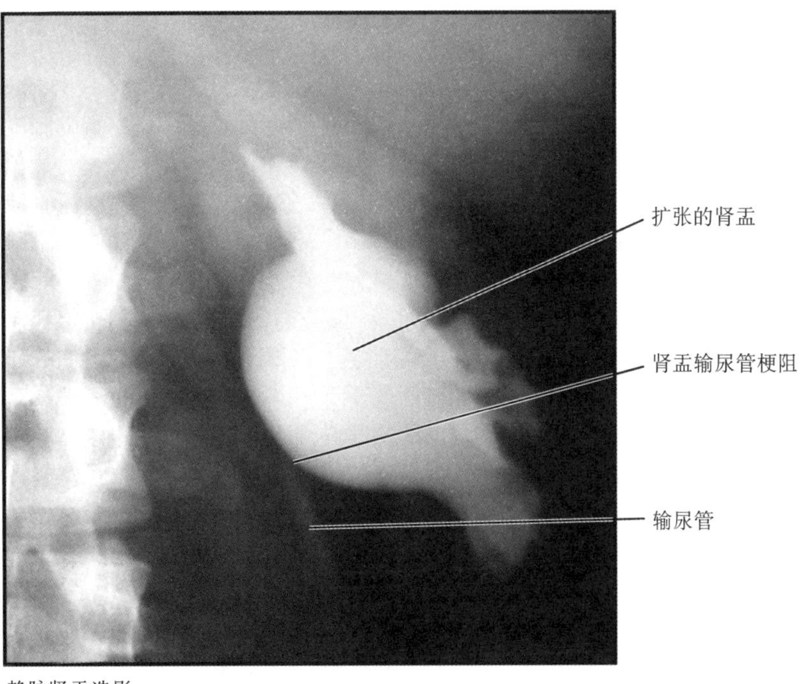

静脉肾盂造影

四、输尿管狭窄

输尿管狭窄指输尿管管腔变窄，可能是由于缺血性或非缺血性黏膜损伤和继发的纤维化。造成缺血性狭窄者可能是因为周围血管缺乏血液供应，如手术游离输尿管过于广泛、肾移植或放射治疗后缺血。非缺血性狭窄的原因可能是由于输尿管疾病所致，如感染（包括肾盂肾炎、结核病、血吸虫病），输尿管周围炎性疾病或恶性肿瘤。

临床表现与诊断

任何形式的急性输尿管梗阻的患者通常都有腰部疼痛，可伴有恶心、呕吐。慢性阻塞常无症状，虽然有些人可能会造成泌尿道感染，或双侧梗阻导致肾功能不全。

评价输尿管疾病的金标准是增强CT。如果任何慢性输尿管梗阻存在，近段将出现扩张。如果狭窄存在，可能会在逐步收窄的输尿管近端看到尿路延迟排泄相，在严重狭窄段远端很少或根本没有造影剂通过。相反，如果有结石存在，可见在输尿管区有一个独立的高密度影像。如果输尿管肿瘤则可出现充盈缺损。

一旦确诊狭窄，肾核素扫描可以量化每个肾的功能。如果考虑内镜治疗，则应进行肾核素扫描；如果同侧肾存在至少 25% 的正常滤过功能，则有很高的挽救成功率。

治疗

一旦确诊输尿管狭窄，应排除继发性原因（尤其是恶性肿瘤）。如果狭窄梗阻存在症状，则行镇痛治疗并预防上尿路感染。

内镜技术与开放手术相比具有更少的并发症和和更快的恢复时间。内镜可应用于 1cm 及以下且位于中下段输尿管的狭窄，并且狭窄时间少于6 个月，非缺血性病因造成的狭窄肾功能至少保留 25%。若不具备这些特点，应采用开腹或腹腔镜手术方法治疗。

1. *内镜治疗*　对于疼痛或泌尿道感染的患者，置入输尿管支架可以作为一个过渡措施。对于基础疾病较多、一般状况差而无法耐受大手术的患者也可以作为最终治疗方案，但应该每 3 ～ 12 个月更换一次。如果出现紧急的双侧梗阻，则需要急诊置入双侧输尿管支架以保证排尿。

可以利用球囊扩张狭窄段，但常常导致复发性狭窄。首先检查逆行肾盂输尿管造影以了解输尿管的解剖结构和狭窄的精确位置。然后，在透视引导下将球囊导管放置在狭窄段。如果放入困难，可以使用输尿管镜直接进入（见专题 10–33）。一旦进入合适的位置，则短暂膨胀气球以扩张狭窄段。

还可以通过输尿管镜直视下切开狭窄。可以采用几种不同的技术，包括冷光刀切开、电灼和钬激光消融。所有这些都需要全层切穿输尿管至输尿管周围脂肪。最佳的切口方向与受累输尿管的部位有关。对于盆腔输尿管则应沿前内侧的方向切开以避免损伤髂血管。而对于输尿管上段则沿后外侧方向切开以避免损伤主动脉和下腔静脉。

2. *手术治疗*　开放或腹腔镜切除输尿管狭窄时，应该仔细游离输尿管，避免损伤输尿管周围血液供应以降低进一步狭窄的风险。然后切除瘢痕和纤维化组织，直到达到出血边缘。最后，应无张力重建输尿管。放置输尿管支架以确保术后引流通畅。重建的最佳方法取决于切除段的位置和长度。常用的几种方法见专题 10–36。

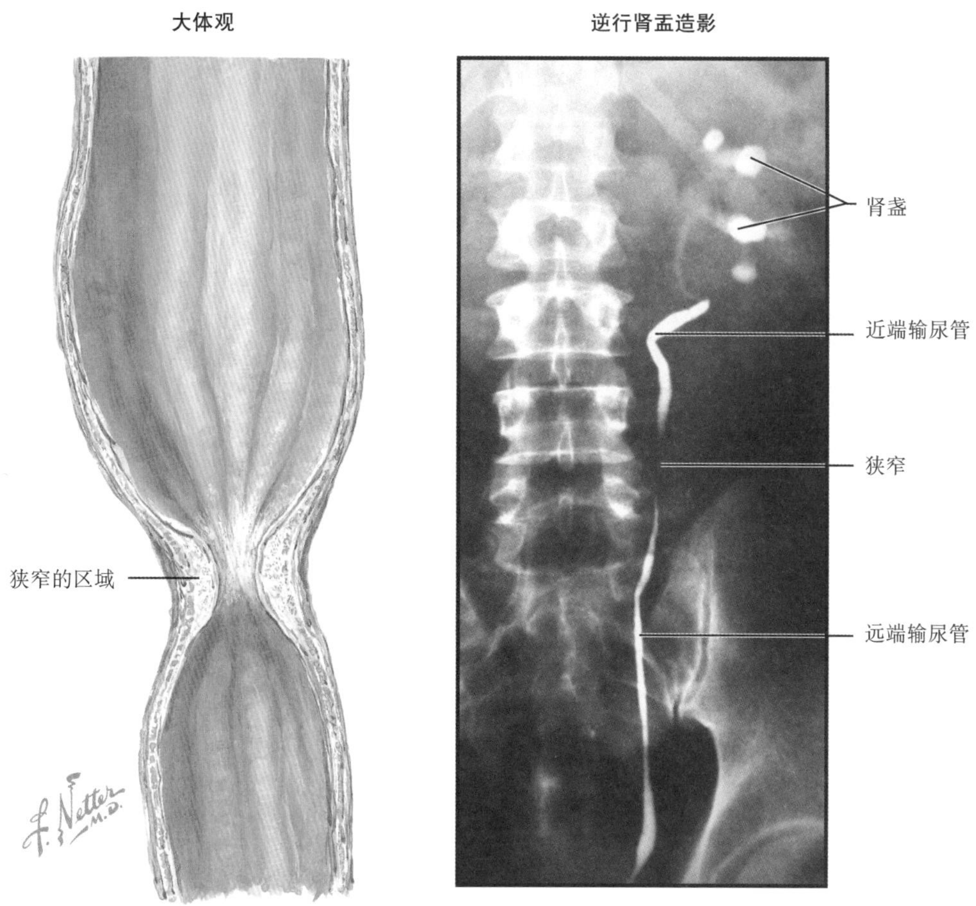

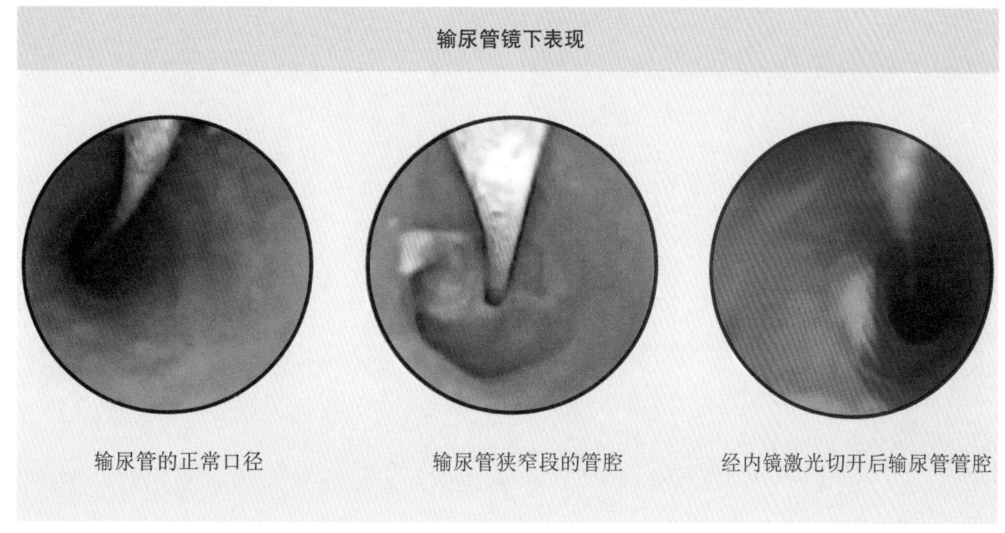

输尿管的正常口径　　输尿管狭窄段的管腔　　经内镜激光切开后输尿管管腔

第 7 章

泌尿系统损伤

一、肾损伤

肾损伤占所有严重创伤病例的5% ~ 10%。在多数创伤中心，接近80% ~ 90% 的肾损伤为闭合性损伤，其余为开放性损伤。在儿童，由于肾相对较大、肾周脂肪较少及肋骨骨化不完全，更可能容易发生闭合性肾损伤。闭合性肾损伤通常损伤较轻，多数能够自愈，而开放性肾损伤多较严重，需要治疗。

临床表现与诊断

如果患者存在侧腹部、腹部或下胸部创伤，侧腹部瘀斑或触痛，背部肋骨骨折或腰部横突骨折时均应考虑有肾损伤的可能。绝大多数病例的主要症状是肉眼血尿，但若有肾蒂损伤或肾盂输尿管连接部离断性损伤也可不出现血尿。另外，血尿的严重程度通常与肾损伤的严重程度不一致。

通过详细询问病史可了解创伤的具体情况，例如，高空坠落或高速机动车事故可引起肾蒂的减速性损伤。对于枪弹伤，子弹的速度与损伤的程度有关，高速的子弹可引起更广泛的损伤及迟发性坏死。

一定要仔细检查腹部贯通伤的伤口位置，例如，刀刺伤的伤口位于腋前线后方的乳头水平以下时不太可能损伤腹膜内脏器，不一定要进行腹腔内探查。对于枪弹伤的出入点在检查时应用不透 X 线的标记物进行标记，以明确子弹通过体内的路径。

对于病情不稳定，需要尽快行腹部探查的患者，泌尿外科医师通常主张行静脉肾盂造影检查。静脉给予 2ml/kg 体重的造影剂，10min 后拍摄腹部 X 线片。这项检查的首要目的是确定对侧肾的分肾功能，以避免切除孤立肾。然而，在许多病例中由于该检查结果模棱两可而无法做出准确判断。因此，许多创伤外科医师仅通过触诊对侧腹部以评估另一个肾是否存在。还有一种方法，就是在术中静脉注射亚甲蓝，并暂时阻断损伤肾一侧的输尿管，如果输尿管内有蓝色尿液流出则表明对侧肾有功能。

对于病情稳定的患者，有下列情况之一者应考虑肾损伤可能，应行影像学检查：①闭合性损伤伴肉眼血尿；②闭合性损伤伴镜下血尿（红细胞计数每高倍视野大于 5 个）和休克；③以加速性损伤和减速性损伤为主的创伤；④伴有肉眼或镜下血尿的侧腹部、背部或腹部的开放性损伤，或者子弹的径路疑似通过肾的枪弹伤；⑤伴有不同程度血尿的小儿创伤；⑥多发伤 / 有潜在肾损伤的体征。

对于病情稳定的患者，强化 CT 是诊断肾实质损伤、肾周或腹膜后血肿、尿外渗、肾蒂损伤，以及伴发腹腔内脏器损伤的重要影像学检查手段。通过 CT 强化的动脉期可评价肾主要血管有无损伤，通过延迟的肾盂期可评价有无尿液外渗。

肾实质的挫伤 CT 表现为局部强化降低，而撕裂伤表现为含血的线性区域将肾实质隔断。血肿表现为高衰减积液，如果血肿较大且局限在肾被膜下时，可能会压迫邻近的肾实质。

肾损伤分级

肾损伤分级（美国创伤外科协会）		
分级*	损伤类型	损伤表现
I	挫伤	镜下血尿或无血尿，泌尿系统检查正常
	血肿	被膜下血肿，无实质部位裂伤
Ⅱ	血肿	腹膜后局限性肾周血肿
	裂伤	肾皮质裂伤深度 <1.0cm，且无尿液外溢
Ⅲ	裂伤	肾皮质裂伤深度 >1.0cm，且无尿液外溢
Ⅳ	裂伤	肾皮质裂伤累及肾实质、髓质及集合系统
	血管	肾动脉及静脉损伤、出血
V	裂伤	肾完全性损伤
	血管	肾门损伤，伴肾脏无血供
*如双侧肾Ⅲ级损伤，应评定为Ⅳ级损伤		

摘自 Moore EE, et al.Organ injury scaling: spleen, liver and kidney. J Trauma. 1989;29(12):P1664-6

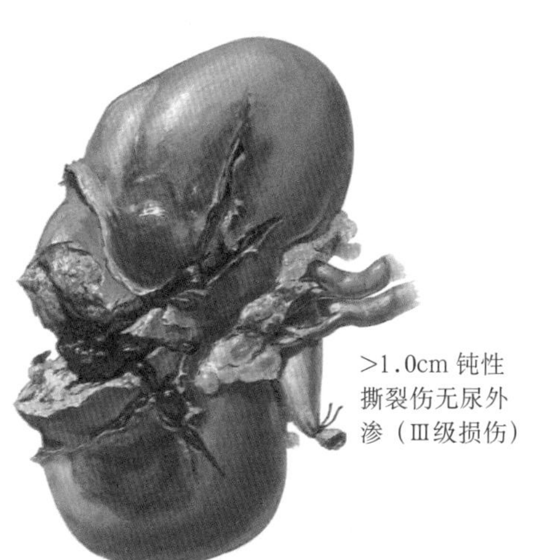

>1.0cm 钝性撕裂伤无尿外渗（Ⅲ级损伤）

CT 增强扫描显示> 1.0cm 钝性撕裂伤，无尿外渗（Ⅲ级损伤）

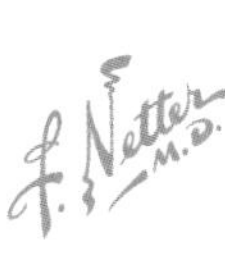

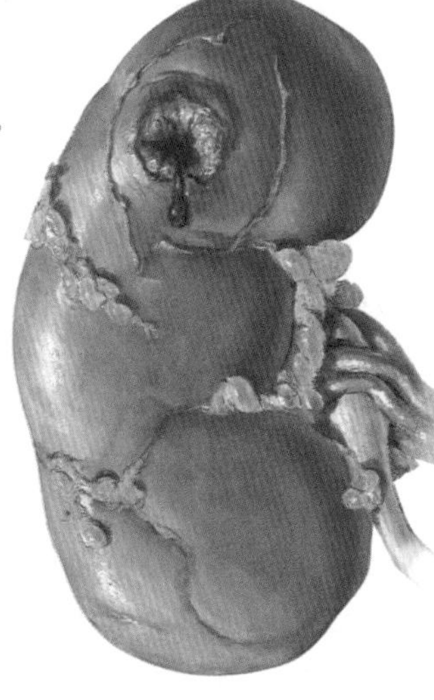

> 1.0cm 锐性贯通样损伤无尿液外溢（Ⅲ级损伤）

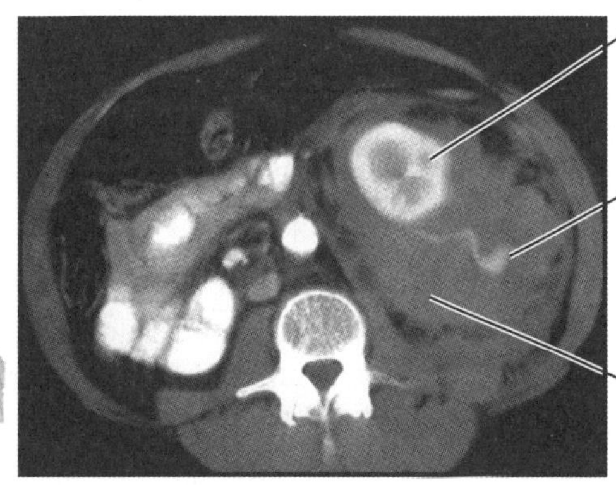

> 1.0cm 锐性贯通样损伤，无尿液外溢 CT 增强扫描（Ⅲ级损伤）

一、肾损伤（续）

超声检查有时用于损伤早期的观察，但诊断价值有限。例如，超声可以诊断肾周积液，但不能鉴别是新鲜出血还是尿外渗。

动脉造影及超选择性动脉栓塞在创伤后迟发性肾出血或假性动脉瘤的诊断和治疗中具有重要作用。动脉造影和管腔内支架已成功用于治疗闭合性损伤所致的肾动脉内膜撕裂及血栓形成。

根据影像学检查结果，按照美国创伤外科协会设定的标准可以将肾损伤进行分级，随着分级级别的增加，需要行介入治疗和肾切除的可能性越大。

治疗

闭合性肾损伤往往是低级别，故多采取保守治疗。即使有尿外渗，多可自行好转，除非有肾盂输尿管连接部离断性损伤（第Ⅴ级损伤）。保守治疗包括严格卧床休息直到血尿消失，密切监测血细胞比容，如果有尿外渗，3 ～ 5d 后再次行影像学检查。如果血尿持续存在，要求反复影像学检查、动脉造影或外科探查。尿外渗加重则需要输尿管内置入支架管。

开放性肾损伤一般需要手术探查，因为开放性损伤往往属于高级别，并且可能伴有其他脏器的损伤。大约 3/4 的肾枪弹伤和一半的肾刀刺伤需要手术探查。

任何肾损伤手术探查的绝对适应证是持续存在的和潜在危及生命的出血，如出现主要肾动脉或肾静脉的撕裂、肾多发的深度撕裂伤。对于搏动性的、不能局限的腹膜后血肿，如果出血进行性加重则需要行介入治疗。

手术探查的适应证：①肾盂输尿管连接部撕裂伤；②高级别的开放性肾损伤；③高级别的闭合性肾损伤因腹腔内脏器的损伤需行手术探查者；④肾实质失去功能超过 50% 以上者；⑤持续尿外渗内镜治疗无效者；⑥持久的血管损伤不能行血管造影者；⑦双侧肾动脉血栓形成（或孤立肾肾动脉血栓形成）者；⑧影像学不能明确有肾探查要求者。

肾损伤手术探查最好行腹部正中切口，在进入肾周筋膜前首先控制肾蒂血管，否则可能会引起大出血的风险而导致肾切除，如果能够控制肾蒂血管，则因肾损伤造成的肾切除比率可降低。

损伤肾的修补要求尽量暴露受损部位，锐性切除肾实质坏死部分，精确止血，严密缝合肾集合系统，肾实质缺损部分应加压包扎。

肾损伤最常见的并发症是尿外渗、迟发性出血、假性动脉瘤、脓肿形成、尿瘘及肾积水。肾血管性高血压可发生于肾损伤后，但绝大多数是暂时的，少数持续性的高血压见于肾被膜下血肿压迫肾实质，导致肾灌注不足，肾素释放增加（这种现象叫做 Page 肾）。

肾门损伤

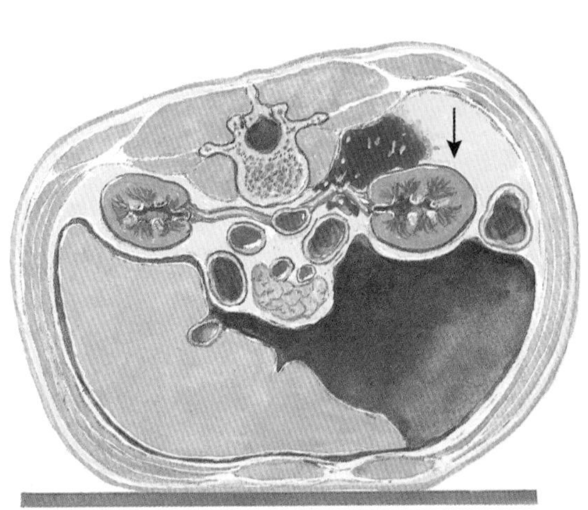

速度突然改变易导致肾门血管损伤（V级损伤）
如肾随身体下降，则速度突然改变对肾门的冲击

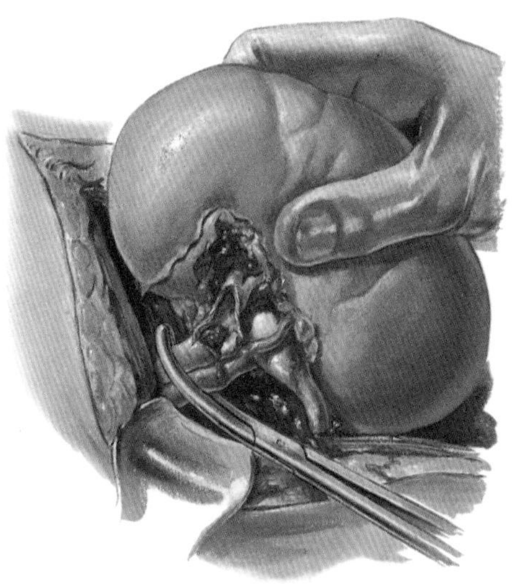

受损的肾门血管（V级损伤）

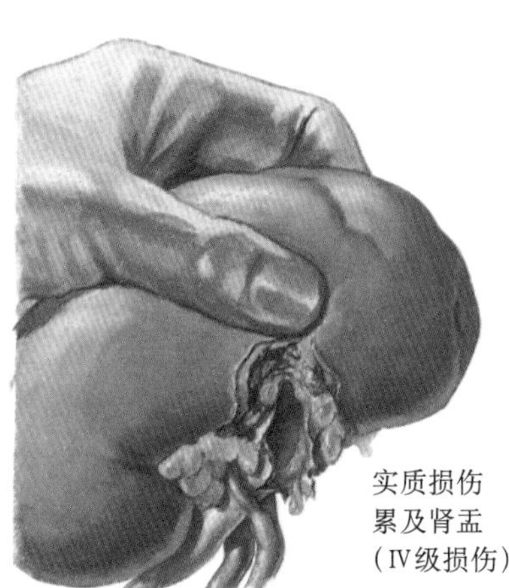

实质损伤
累及肾盂
（Ⅳ级损伤）

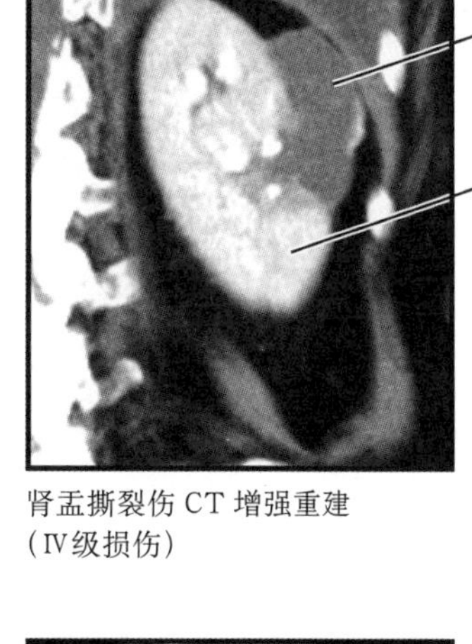

肾盂撕裂伤 CT 增强重建
（Ⅳ级损伤）

撕裂样损伤累及
肾髓质和肾盂
（Ⅳ级损伤）

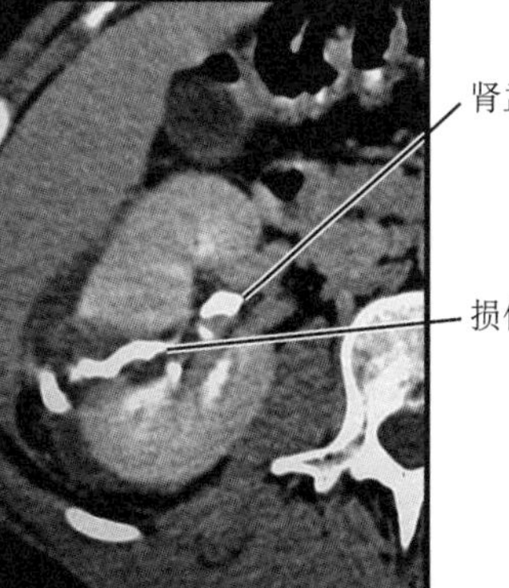

肾实质撕裂样损伤累及肾盂
CT 增强扫描（Ⅳ级损伤）

二、输尿管损伤

大多数的输尿管损伤是医源性损伤，可由盆腔手术或输尿管镜检查引起。开放手术所致的损伤往往影响到输尿管远端的1/3，并且多于术后发现，常见于经腹子宫切除术和经腹会阴直肠切除术。所幸这种并发症比较少见，仅占所有盆腔手术的0.5% ~ 1.0%。输尿管镜所致的损伤多是由于输尿管结石取石引起。

外伤所致的输尿管损伤很少见，超过95%的损伤是贯通伤。其中大多数是枪弹伤，可直接导致输尿管破裂，也可因强烈的冲击引起严重的输尿管挫伤。约5%的输尿管损伤为闭合性损伤，其受伤的机制：①减速性损伤致肾脱位从而引起肾盂输尿管连接部的固定点撕裂；②背部的过度伸展，如果使输尿管拉长超过下胸部或腰椎时可引起输尿管的撕脱，儿童机动车伤时常发生此类损伤。

输尿管损伤的成功处理要求有高度的警惕性、早期诊断、熟悉输尿管解剖和血液供应。如果认识充分、处理得当，输尿管损伤的发生率较低；如果认识不足，其发病率增加，并且可能出现严重的并发症，包括尿性囊肿、输尿管狭窄（肾积水）、尿瘘、脓肿形成或脓毒症。

临床表现与诊断

患者可能主诉侧腹部疼痛及血尿，但血尿不是一个可靠的症状。超过45%的开放性损伤和67%的闭合性损伤可不出现血尿。体格检查可发现肋脊角压痛、侧腹部瘀斑及腹部肿块。然而，大多数病例缺乏症状特异性。因此，临床医师应注重询问病史，及时行影像学检查。

如果怀疑输尿管损伤，可以通过CT强化或输尿管微穿刺造影确定是否有造影剂外渗及外渗的部位。延迟扫描必须达到足够的时间以保证输尿管充分显影，一般来说至少需要10min。

虽然逆行肾盂造影对于大多数输尿管损伤也有较高的敏感性，但这种方法既费时又麻烦。因此，对于急性创伤较少应用，主要应用于CT诊断不明确、病情较稳定的患者。如果行逆行肾盂造影检查，也可同时放置支架管来治疗输尿管损伤。

如果存在腹膜的穿通伤则需要行手术探查，同时，通过静脉或逆行注射靛蓝胭脂红以明确输尿管有无损伤及损伤部位。

治疗

如果患者病情不稳定不能行输尿管重建，可以采取适当的应急措施。两个常用的方案包括将输尿管拉出腹壁以外（暂时性的输尿管皮肤造口术），或者将输尿管结扎，然后行经皮肾穿刺造口术。待患者病情稳定后再行输尿管重建。

对于病情稳定的患者，如果存在输尿管损伤，应行手术探查并修补。

对于输尿管挫伤，如果不处理可导致输尿管狭窄，应放置支架管引流。如果输尿管挫伤严重，应行局部切除至有血供的位置，然后在无张力的情况下行输尿管再吻合，内置支架管引流。

输尿管中上段破裂可以通过输尿管端端吻合术进行修复，输尿管远端的破裂则通过将输尿管再置入膀胱（输尿管膀胱吻合术）来修复。如果输尿管远端缺失较多，可将膀胱固定于同侧腰大肌腱膜处起到桥梁作用，然后将输尿管再置入膀胱。如果膀胱较小或顺应性低不能伸展，可将损伤的输尿管断端移过中线，与对侧输尿管行端侧吻合术。当同时伴随直肠、骨盆或血管损伤时，也可以进行这样的处理。

对于输尿管的广泛损伤，可选择一些复杂的重建手术，包括利用小肠替代输尿管、应用膀胱肌瓣重建管道及行肾自体移植至同侧骨盆内，但这些操作不适用于急性期。

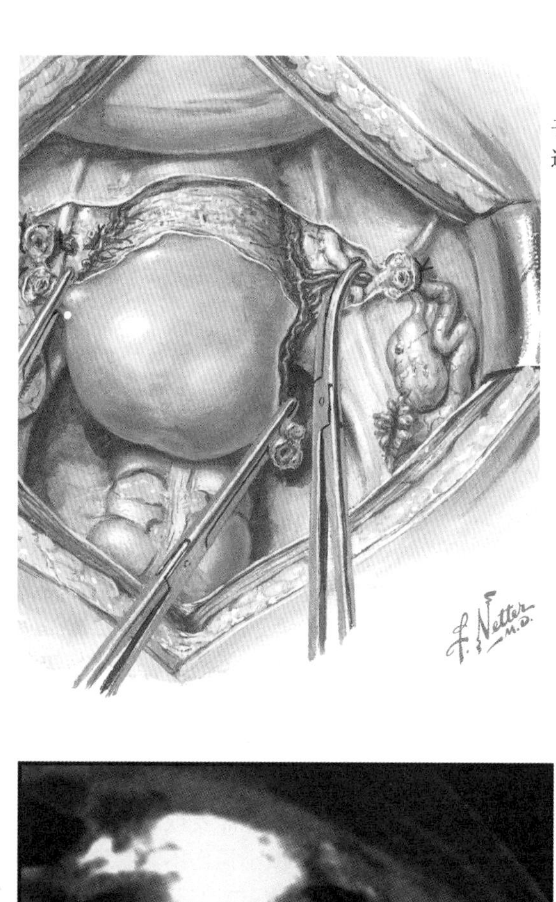

子宫手术钳夹血管
造成输尿管远端损伤

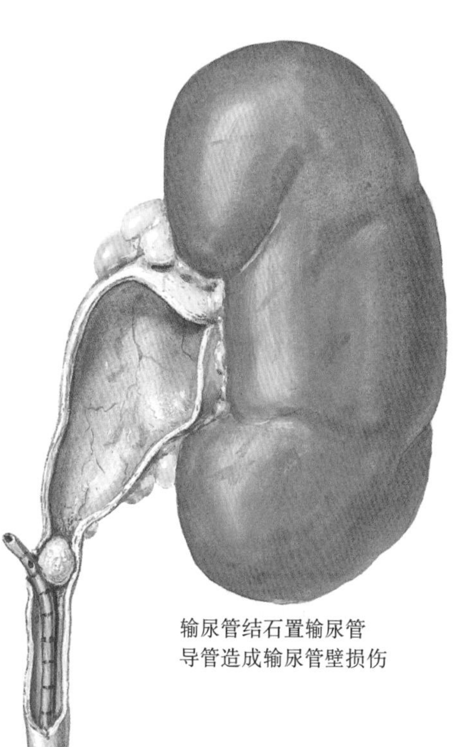

输尿管结石置输尿管
导管造成输尿管壁损伤

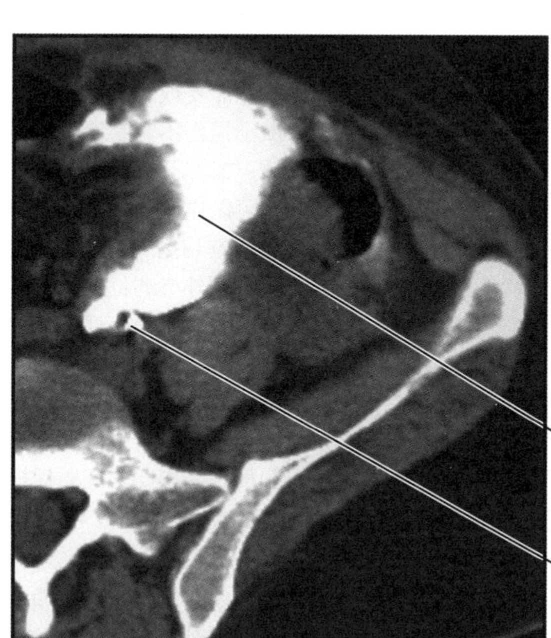

外科手术损伤输尿管 CT 图像

三、膀胱损伤

外伤是造成膀胱损伤的最主要因素。其中最主要原因是钝挫伤，如机动车伤，也有小部分是由于锐刺伤，如枪伤或刀刺伤。还有少数原因造成的膀胱损伤是医源性损伤，医源性损伤的主要危险因素包括子宫切除手术、剖宫产手术、经尿道膀胱肿瘤电切术及经尿道膀胱黏膜活检术。

膀胱损伤可能导致青肿（钝挫伤导致的黏膜撕裂）、组织间隙损伤（深达浆膜层的Ⅱ度损伤）及膀胱破裂。本部分主要关注膀胱破裂，根据膀胱壁损伤部位分为腹膜内型和腹膜外型，由此决定了尿外渗的区域，结果显示，接近 60% 的损伤属于腹膜外损伤，30% 属于腹膜内损伤，10% 为复合损伤。

腹膜外损伤主要损伤膀胱两侧及底部表面，这些部位没有腹膜覆盖。尿外渗主要向盆腔内渗出，并积聚在膀胱底部附近。这种类型的膀胱损伤几乎均并发于骨盆骨折，是由于其产生的剪切作用力所致，少数是由于骨片刺伤膀胱。如果还损伤了其他筋膜，尿液还可能向腹壁、股及会阴部外渗。

腹膜内损伤主要损伤膀胱顶部，这部分区域有腹膜覆盖。尿液主要向腹腔内外渗。这种类型的损伤主要发生在充盈的膀胱突然受到外力导致的膀胱内压力升高时。膀胱顶部大范围区域为肌纤维组织，易发生破裂。常见于患者在膀胱充盈情况下身系安全带，发生机动车交通事故。

临床表现与诊断

血尿是膀胱损伤的一个早期特征性表现。其他表现还包括耻骨上压痛、下腹部青紫和尿量减少。实验室检查还可发现血肌酐升高、酸中毒、高钾血症和外渗尿液二次重吸收导致的氮质血症。女性患者应当进行详细的骨盆检查，防止遗漏可能出现的阴道损伤，并由此导致的尿道阴道瘘。另外，患者还应评估是否合并尿道损伤，其可能导致排尿困难。

膀胱钝性损伤的主要表现是骨盆骨折和肉眼血尿。有些仅表现为肉眼血尿或镜下血尿而无骨盆骨折，同时出现以下任何表现：存在前述临床症状和指征，影像学检查提示腹腔内游离液体或膀胱壁异常。

对于骨盆、下腹部或臀部受到锐性损伤，如果出现任何程度的血尿，膀胱有很大可能合并损伤。

CT 膀胱造影对于大多数患者应作为首选影像学检查。排除尿道损伤后，留置导尿管，并通过尿管向膀胱内注入 350 ～ 400ml 稀释造影剂，由此得到的影像学结果对于诊断膀胱损伤，或评估是否合并其他腹腔脏器损伤具有很高的敏感性。以往膀胱损伤的金标准是膀胱造影，但此种检查往往需要很长的时间，且对于膀胱的微小损伤不容易诊断。另外，当没有超声或 CT 扫描时，延期排泄造影检查可以作为一种有效的筛选工具。

应用合适的影像学检查，根据造影剂外渗的位置及程度，可以精确地定位膀胱损伤部位。如前所述，腹膜外型损伤可以导致造影剂外渗入盆腔，而腹膜内型损伤可导致造影剂外渗入肠间隙。轻微的损伤同样可以得到很好的诊断。间质性损伤可以导致膀胱壁周围造影剂累积和轻微的渗出。挫伤通常不引起影像学异常改变，但在某些情况下，可能会导致膀胱轮廓的异常改变。

外科手术过程中造成的膀胱医源性损伤应当留置导尿管，并向膀胱内注射亚甲蓝（开放性手术时）或造影剂（内镜手术时），以确定是否向腹腔内外渗。

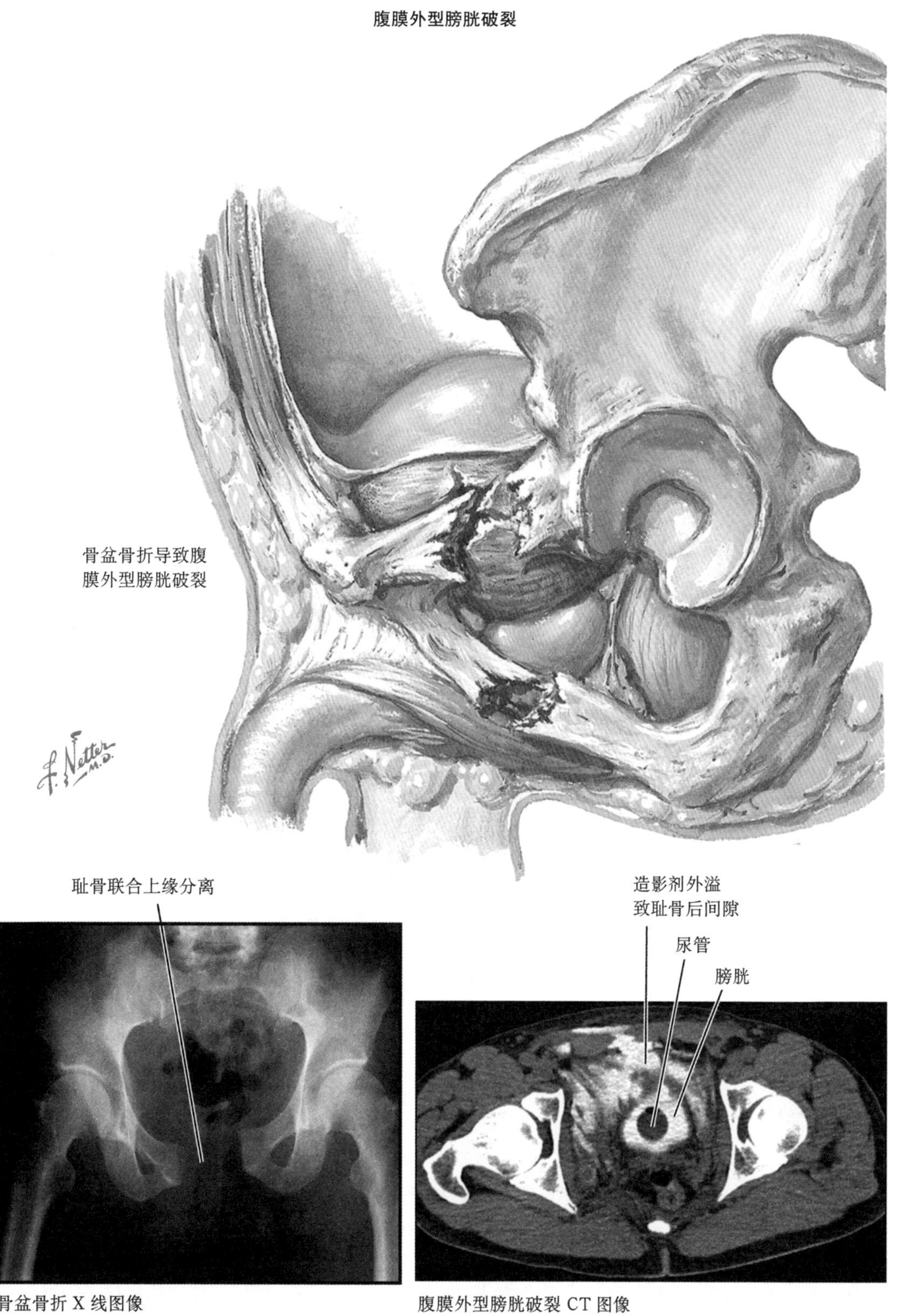

骨盆骨折 X 线图像

腹膜外型膀胱破裂 CT 图像

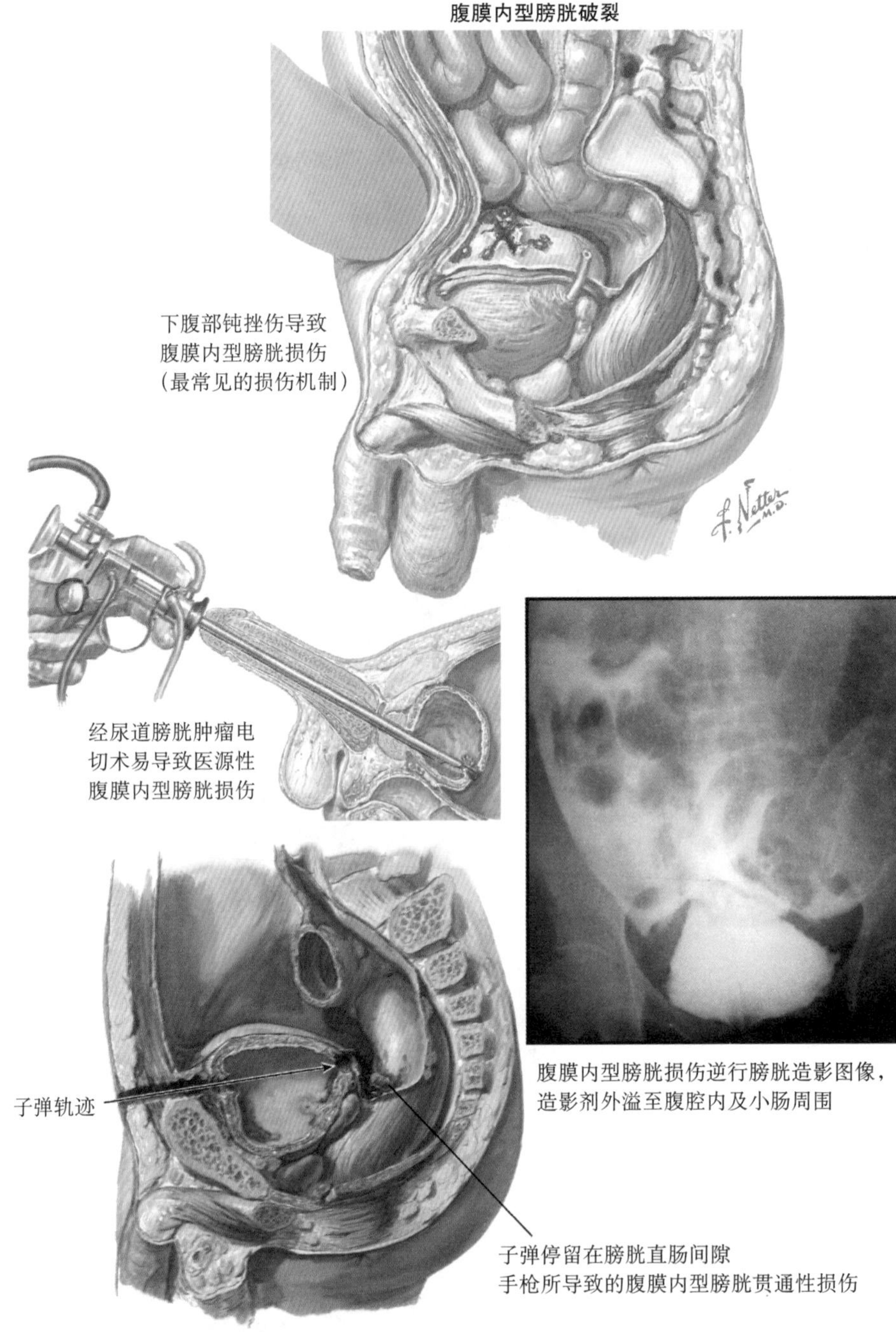

三、膀胱损伤（续）

治疗

大多数腹膜外型膀胱损伤成功留置导尿管后，可以不需要手术治疗。多数情况下，膀胱损伤在几周内就可完全愈合。但是，如果合并腹腔内其他脏器损伤，腹膜外型损伤需要同时进行手术治疗。

相比之下，钝性损伤导致的腹膜内型膀胱破裂应当进行手术治疗，延迟处理可能会导致更严重的并发症，如代谢性酸中毒、肠梗阻、腹部/盆腔疼痛、败血症、腹膜炎等。

膀胱锐性损伤应当进行手术探查，以评估是否合并其他腹内脏器、输尿管或膀胱三角区等的损伤。

腹部探查时，取腹部正中切口，打开膀胱顶部。这样可以降低手术误切开盆腔血肿的可能，从而降低出现难控性大出血的风险。所有的膀胱损伤应从膀胱内部开始修补。检查膀胱颈部和输尿管口是否损伤。膀胱颈部损伤应当进行外科修复，否则患者可能会出现压力性尿失禁。输尿管口损伤应进行输尿管再移植。损伤修复后，留置大号导尿管，从而促进膀胱的恢复。

第 8 章

排尿功能障碍

一、排尿功能障碍

在美国，尿失禁影响着 1300 万成年人的身体健康，其中 85% 是女性。对于老年女性，特别是年龄大于 65 岁女性患者，发病率高达 15% ~ 30%。美国每年对该病投入的费用达 150 亿 ~ 200 亿元。

控制排尿的正常解剖结构

不论男性还是女性，尿道壁均含有平滑肌细胞，并由此构成尿道内括约肌。这些细胞位于黏膜下层，为内纵肌和薄的外环肌。

在男性，尿道内括约肌由靠近膀胱颈的环形平滑肌组成，接受交感神经支配并且在射精时防止精液逆流。

无论男性还是女性，尿道外括约肌都是由横纹肌构成的。在男性，肌肉位于尿道膜部周围。在女性，其主要位于尿道中部 1/3，其纤维主要来源于位于会阴膜部上方的尿道膜部括约肌和尿道阴道括约肌，尿道膜部括约肌来源于坐耻骨连接处，肌纤维由每侧的指状突发出进入尿道前方。同时，尿道阴道括约肌由会阴体发出，沿阴道侧壁通过，最后在尿道前方融合。

多数情况下，尿道括约肌产生的张力足以控制排尿。而在腹内压力急剧升高时，近端的尿道需要另外的支持来对抗膀胱内的压力增加。在女性这种支持为来源于膀胱颈部和近段尿道周围的结缔组织“吊带”，该“吊带”由耻骨子宫筋膜形成，该筋膜从两侧连接于盆筋膜腱弓（盆筋膜与肛提肌相连）。

膀胱充盈和排尿的神经控制

膀胱的贮尿和排尿都需要逼尿肌和尿道括约肌的协同作用，在膀胱的充盈过程中，膀胱的轻度扩张通过盆神经传入脊髓，信号引起脊反射，此反射可增加交感神经兴奋性并沿腹下神经传导，引起逼尿肌松弛和输尿管平滑肌收缩，该反射刺激神经元起源于 Onuf 核，位于骶骨脊髓处，发出神经沿着阴部神经刺激尿道外括约肌收缩，所以这个反射就是广为人知的“保护性反射”，可防止膀胱充盈时引起尿失禁。

当膀胱扩张到临界点时，膀胱传入神经兴奋激活脑脊髓通路，此通路刺激脑桥排尿中枢（PMC，也就是巴林顿核），PMC 的激活抑制交感神经向膀胱和尿道传出冲动，抑制阴部神经向尿道外括约肌传出冲动，同时通过盆神经促进副交感神经向逼尿肌传出冲动，使尿道括约肌松弛，而逼尿肌收缩，产生排尿。

在成年人，PMC 可以自主抑制排尿，这种抑制依赖前额皮质、前扣带皮质和灰质皮层区。在婴儿，骶髓反射会促进排尿，这种反射与高级脑干区域（如 PMC）无关，这种反射逐渐受控于PMC 并受前额皮质调节。

排尿功能障碍

排尿功能障碍是由下尿路解剖或神经控制异常引起的，主要引起慢性排尿功能障碍的原因大致可以分为几类：①神经性功能障碍；②压力性尿失禁；③急迫性尿失禁。

充盈性尿失禁常继发于神经功能障碍或慢性出口梗阻，目前认为不是尿失禁的主要形式。

女性排尿控制系统解剖

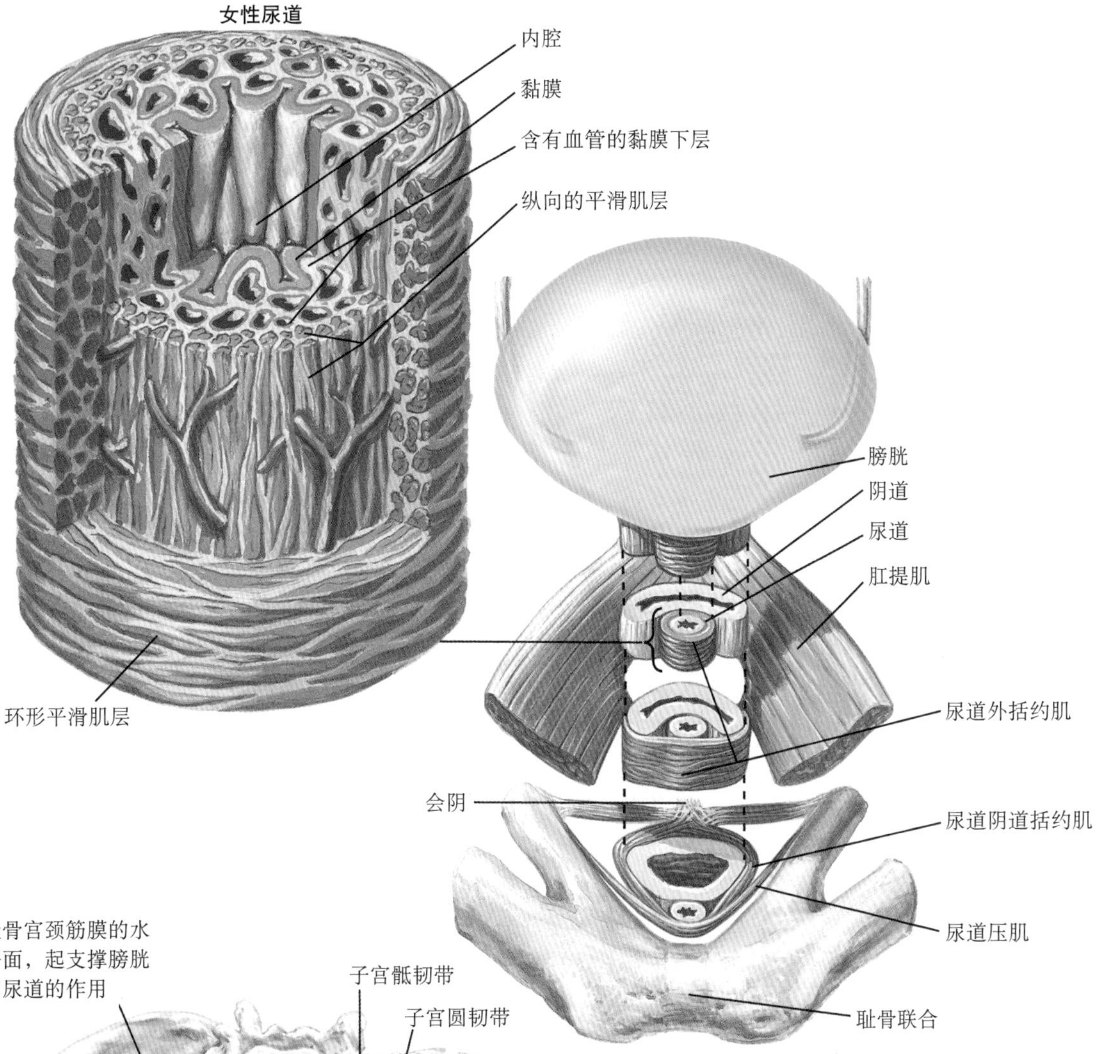

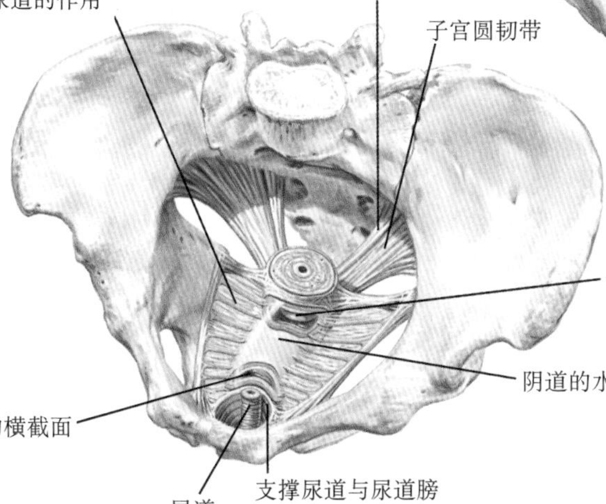

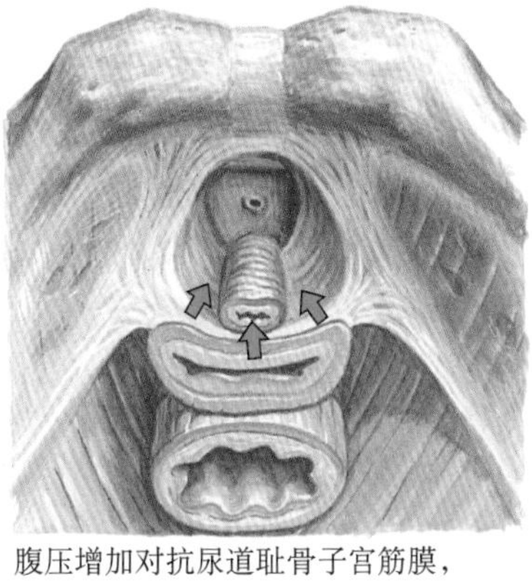

腹压增加对抗尿道耻骨子宫筋膜，维持排尿

一、排尿功能障碍（续）

神经性功能障碍

神经性功能障碍的患者在膀胱充盈和控制排尿方面存在异常，相关神经通路病变水平不同可产生不同的症状，所以可根据病史和尿动力学资料准确推断病变水平。

当脑桥以上部位损伤时（脑血管意外、帕金森病等），大脑皮质对于PMC的抑制作用消失，可使逼尿肌过度活动，由于脊髓的通路依旧存在，所以尿道收缩和尿道括约肌松弛的协同作用依旧存在。对于帕金森综合征患者，括约肌活动可能延迟，有时会被误诊为共济失调。

当损伤发生在脑桥和脊髓S2水平时，最初是膀胱反射消失，但是膀胱本身固有的反射可缓慢出现，使得逼尿肌过度活动而无有效排尿，脊髓通路中断可导致逼尿肌－尿道外括约肌共济失调。

当损伤位于外周盆神经（如糖尿病、盆腔手术等）时，患者膀胱的传入感觉消失，此时膀胱活动减弱或无反射，可引起尿潴留。

完整的病史、神经系统检查及尿流动力学评价（见专题8-4）常常能够阐明损伤部位。治疗方案需要依靠功能障碍的类型来制订，如果逼尿肌过度活动，则药物是首选治疗方法。抗胆碱能药物可以阻断膀胱副交感神经传入。

目前常用的奥昔布宁是叔胺类抗毒蕈碱药物，常见的不良反应包括口腔干燥、面部潮红、皮肤干燥、困倦。酒石酸托特罗定是另一种常用药物，该药的不良反应较少。其他抗肌肉痉挛药物还有索利那新、达非那新、曲司氯铵、弗斯特罗定。对于难治性膀胱逼尿肌过度活动的患者，可以置入骶神经刺激电极。对于其他方法，逼尿肌肉毒素注射可能有效。

对于尿潴留的患者来说，间歇清洁导尿是主要的保守治疗方法。每隔4～6h导尿可以防治膀胱过度充盈性溢尿（如充盈性尿失禁）。患者如果没有条件行间歇导尿，可以留置导尿管或耻骨上造瘘。

压力性尿失禁

如上所述，盆底对腹压升高时维持膀胱正常控尿起重要作用。随着年龄增长、分娩、慢性咳嗽或肥胖，可破坏或减弱盆底支持，引起尿道活动性增加；当压力增加时可引起尿液漏出，叫做压力性尿失禁（SUI）。

如前所述，尿道括约肌具有通过“保护性反射”防止膀胱内压力升高时出现尿失禁的作用。虽然过去一度认为括约肌在压力性尿失禁患者中是正常的，但是现在研究认为这类患者的括约肌有不同程度的功能障碍，可引起漏尿。老龄或早孕可引起明显的尿道外括约肌功能障碍。

对盆底肌肉松弛的患者应特别注意盆腔检查，经阴道指检可以明确有无前壁薄弱、膀胱突出或脱肛。患者取截石位，使用Valsalva方法，可以检查有无漏尿。尿道移动度可以靠Q尖端试验（棉签试验）评估，方法为将一个无菌并涂满润滑剂的棉签倾斜地插入尿道至膀胱颈水平。需要记录棉签在静息时的水平角度和最大收缩时的角度，上述两个角度相差超过30°提示运动过度。

治疗压力性尿失禁的各种方法都是尝试恢复尿道支持，进行Kegel练习和其他加强盆腔底力量的训练有助于盆底康复。40%～50%的患者对这种可以避免手术的治疗方法满意。因此，将这种非侵袭性的治疗方式作为首选。

手术指征：①患者症状严重；②有明显且需要矫正的盆腔器官下垂；③由于身体和职业压力需要积极手术的患者；④盆底功能完好，括约肌本身有明显的功能障碍。

修复盆底的手术方式包括经耻骨和经阴道两种。在Marshall-Marchetti-Krantz方法中尿道周围组织和耻骨联合后壁固定，这个术式随后经过改良成为Burch方法，将阴道前壁与Cooper韧带固定，代替常规的hammock筋膜。

现多使用经阴道方法，尤其是对括约肌本身功能缺陷或明显的盆底肌肉薄弱的女性。例如，经闭孔无张力尿道悬吊术就是将人造的聚丙烯补片置入闭孔膜中也能达到效果，尽管其末端并不与耻骨相连，但该方法可在尿道后给予支持。这个补片还可以用别的材料，如阔筋膜。

如果患者本身括约肌薄弱，还可以向尿道注射特殊材料，这种材料包括胶原、有机硅树脂或聚二甲硅氧烷等。

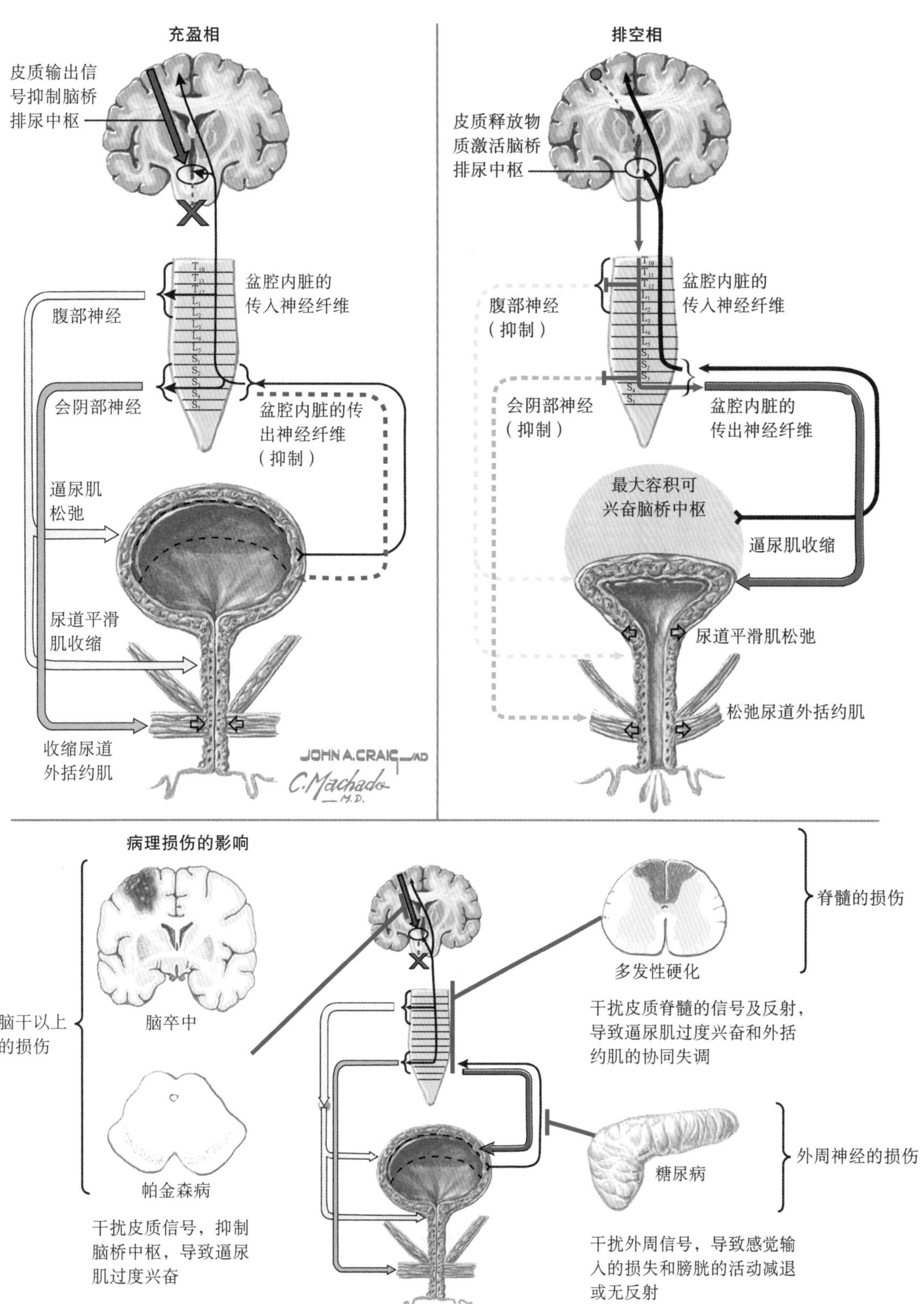

膀胱充盈及排空的神经调节
充盈相
皮质输出信号抑制脑桥排尿中枢
盆腔内脏的传入神经纤维
腹部神经
会阴部神经
盆腔内脏的传出神经纤维（抑制）
逼尿肌松弛
尿道平滑肌收缩
收缩尿道外括约肌
排空相
皮质释放物质激活脑桥排尿中枢
盆腔内脏的传入神经纤维
腹部神经（抑制）
会阴部神经（抑制）
盆腔内脏的传出神经纤维
最大容积可兴奋脑桥中枢
逼尿肌收缩
尿道平滑肌松弛
松弛尿道外括约肌
JOHN A.CRAIG MD
C.Machado M.D.
病理损伤的影响
脑干以上的损伤
脑卒中
帕金森病
干扰皮质信号，抑制脑桥中枢，导致逼尿肌过度兴奋
脊髓的损伤
多发性硬化
干扰皮质脊髓的信号及反射，导致逼尿肌过度兴奋和外括约肌的协同失调
外周神经的损伤
糖尿病
干扰外周信号，导致感觉输入的损失和膀胱的活动减退或无反射

一、排尿功能障碍（续）

急迫性尿失禁

急迫性尿失禁的主要特征是一种突发的、强烈的、不能控制的排尿要求。在这种情况下，逼尿肌出现自发的异常收缩。

非神经源性的急迫性尿失禁，常见于引起膀胱顺应性下降的膀胱炎或显著膀胱出口梗阻的患者。鉴别压力性尿失禁和急迫性尿失禁有重要意义，因为急迫性尿失禁是继发病变，使用抗胆碱药比手术效果好。

其他类型尿失禁

尚有其他机制不同、不常见的尿失禁。膀胱与阴道或直肠术后或肿瘤形成的瘘道可导致完全性尿失禁。手术伤及尿道括约肌也会引发尿失禁。在儿童，尿失禁可能由于输尿管口异位、开口于尿道，以及（如尿道上裂等）影响外括约肌发育的泌尿生殖异常所致。

压力性尿失禁

症状

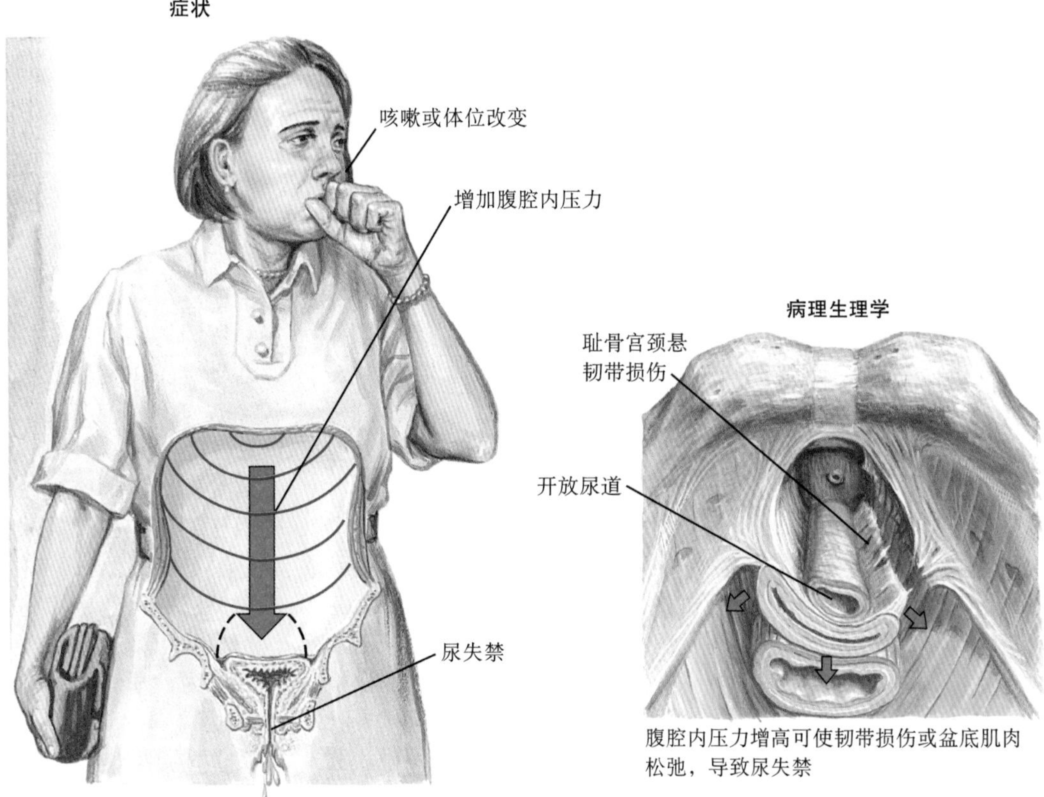

体格检查

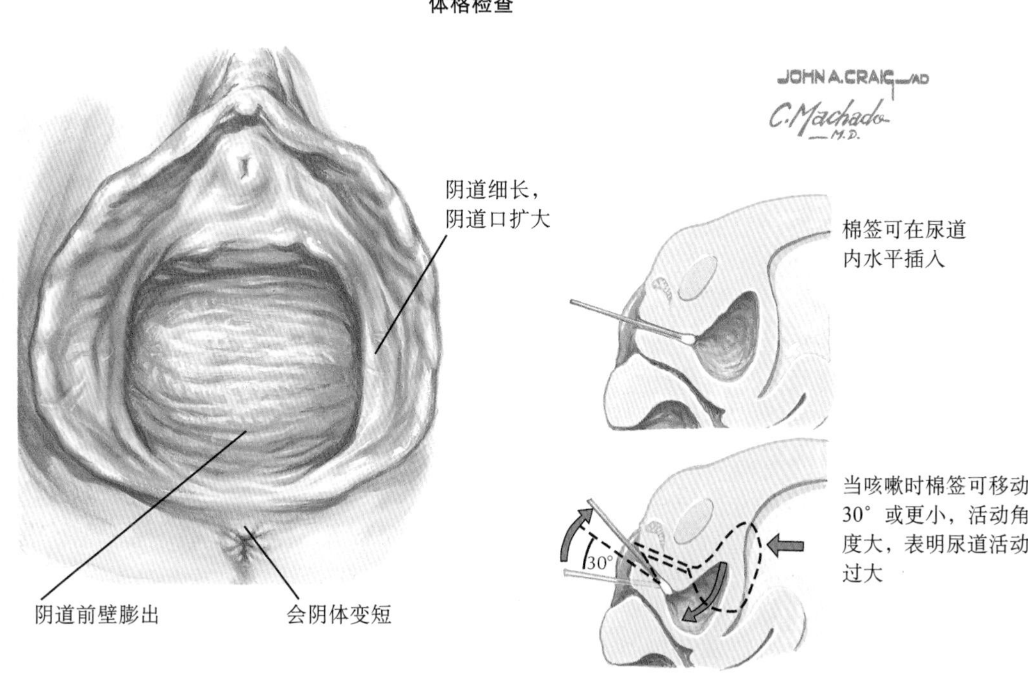

二、尿流动力学

尿流动力学是评估排泄功能的重要指标。尿流动力学研究（UDS）是通过尿流压力和肌电图学评估膀胱、尿道和盆腔的肌肉功能。

UDS 指征：

(1) 拟行手术的尿失禁患者。

(2) 压力性、急迫性尿失禁混合型患者。

(3) 神经功能失调和排尿障碍的患者。

(4) 疑有膀胱出口梗阻的下尿路症状的患者。

检查方法

患者取坐位。检查的第一部分是尿流率，患者自然而轻松地向尿流计内排尿。之后的试验需要插管进行，一个或几个导管插入膀胱，检测膀胱内压力，并同时注入造影剂，另在阴道或直肠内置入导管检测腹内压。在患者耻骨上方放置荧光增强器显示膀胱状况。最后在尿道内括约肌或肛门外括约肌放置片状或针状电极。

检查项目

1. *尿流率*　尿流率可以提供一个尿流量与时间的图形分析。但是尿量 <150ml 时，结果不准确。正常尿流率的形状为钟形曲线，包括快速上升期、平台期、下降期。该曲线可以得出尿量、排尿时间、最大尿流率和平均尿流率（尿量 / 排尿时间），虽然尿流率根据患者膀胱容量和患者年龄有改变，但是通常认为男性正常的平均尿流速为 20 ~ 25ml/s，女性为 25 ~ 30ml/s。

由于尿流率反映的是逼尿肌对抗出口阻力的结果，如果异常至少反映两因素之一出现障碍。平均尿流率或最大尿流率（<10ml/s）降低，排尿时间延长，或间歇排尿尿流模式（提示需要恢复足够的腹内压以维持尿流），这些结果提示存在梗阻。

即使发生排尿异常，由于存在代偿机制，所以结果也可以正常，如逼尿肌压力降低，而尿道阻力也低或腹内压升高，排尿依然正常；同样，高逼尿肌压力可以克服出口梗阻。对比压力 – 尿流曲线后，可以发现上述异常。

2. *膀胱测压*　膀胱测压就是把液体注入膀胱，用尿道和阴道或直肠导管记录膀胱和腹内压，逼尿肌压力就是用膀胱内压减去腹内压。

单通道膀胱内压测量图记录充盈时膀胱内压力的变化，可见 4 个时相，前 3 个时相反映膀胱充盈。第 1 个时相包含充盈时膀胱压力快速升高。第 2 个时相称为平台期，膀胱继续充盈时，膀胱压力缓慢升高，反映膀胱壁的弹性。第 3 个时相包含了膀胱壁扩张到最大容量时，更显著的压力升高。第 4 个时相是当膀胱达到最大容量后排尿的阶段。整个过程中，患者被要求描述膀胱有初始充盈时的感觉、初始尿意及必须排尿的感觉，检查时要注意患者的这些感觉。

有些指标可以用单通道膀胱内压测量图判断。例如，可以通过记录初始和充盈期末膀胱内压和容积，然后通过得出的压力 – 体积变化来确定膀胱顺应性，正常的膀胱顺应性 <12.5ml/cmH_2O。在充盈期非自主和压力的突然增加提示逼尿肌过度活动症。正常膀胱容量为 300 ~ 500ml，是指患者有强烈的尿意，难以忍受进一步充盈。

多通道膀胱检查图可以记录膀胱内压、腹内压、逼尿肌压力、尿液、注入量，肌电图电位作为时间的函数。同时检查所有这些变量，其他指标也可以进一步明确，如用来评估压力性尿失禁的 Valsalva 漏尿点压力（VLPP）。VLPP 是指通过 Valsalva 动作增加腹内压，在没有逼尿肌收缩的情况下，尿液自导尿管周围泄漏时的压力。压力性尿失禁的 VLPP<60cmH_2O 提示是由于括约肌本身的功能障碍所致，而 VLPP 超过 90cmH_2O 提示因为尿道过度活动导致的压力性尿失禁，VLPP 介于 60 ~ 90cmH_2O 提示为混合性。在没有压力性尿失禁的患者中，在生理状态下不存在 VLPP。

逼尿肌漏点压力（DLPP）是在不依赖 Valsalva 动作或逼尿肌收缩，尿液漏出的压力。DLPP 的临床意义较大，因为高的压力（如 >40cmH_2O）提示有上尿路反流，增加了肾积水和肾萎缩可能。

3. *尿流压力测定*　尿流压力检测是上述方法的组合，在排空尿液的情况下，检查尿流量和逼尿肌压力之间的关系，如低尿流率，高逼尿肌压力提示出口梗阻，而低逼尿肌压力提示逼尿肌收缩无力。

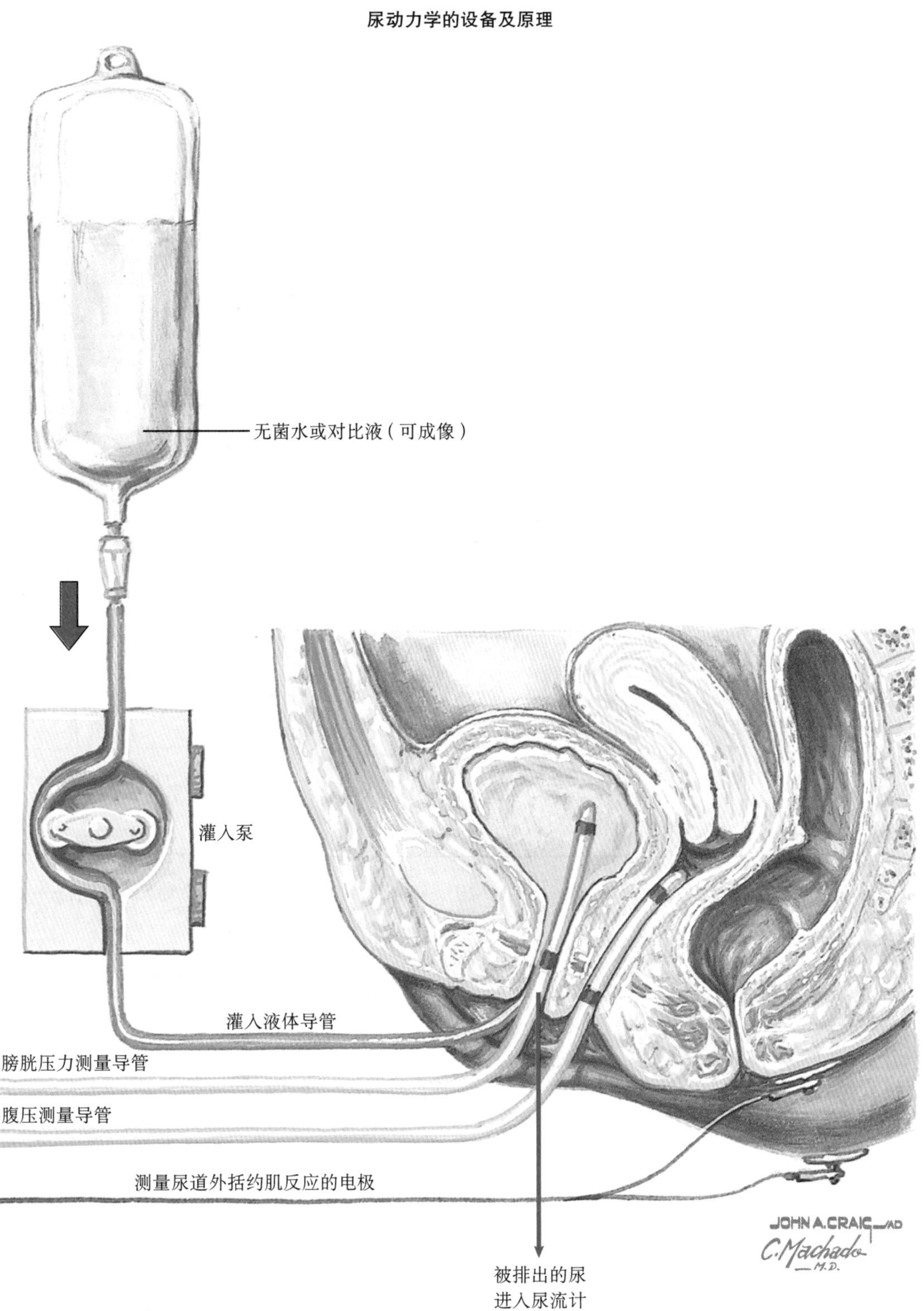
尿动力学的设备及原理
无菌水或对比液（可成像）
灌入泵
灌入液体导管
膀胱压力测量导管
腹压测量导管
测量尿道外括约肌反应的电极
被排出的尿
进入尿流计
JOHN A.CRAIG
C.Machado
M.D.

样本的尿动力学记录

尿流率测量曲线

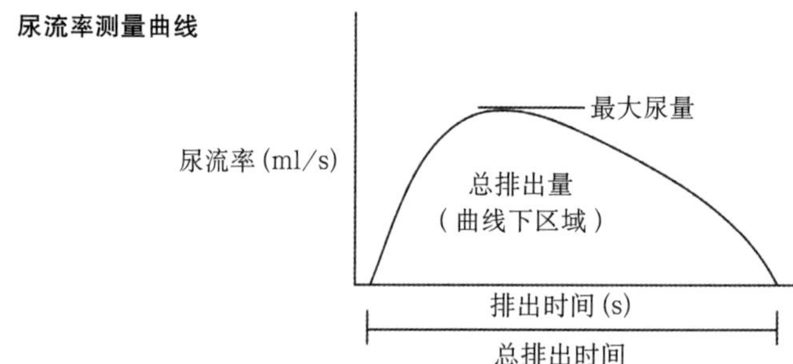

单通道膀胱内压力测量图

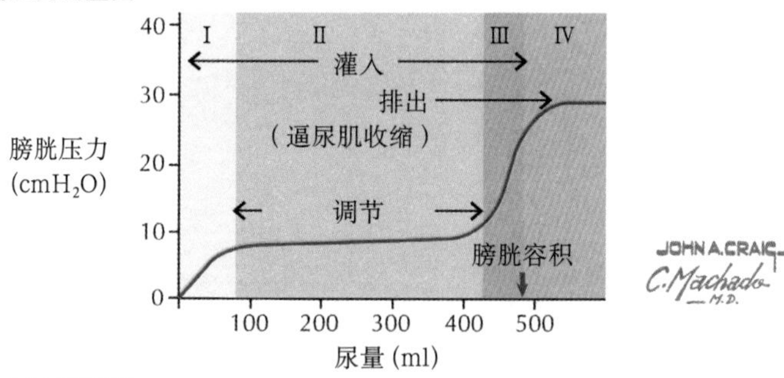

多通道膀胱内压力测量图

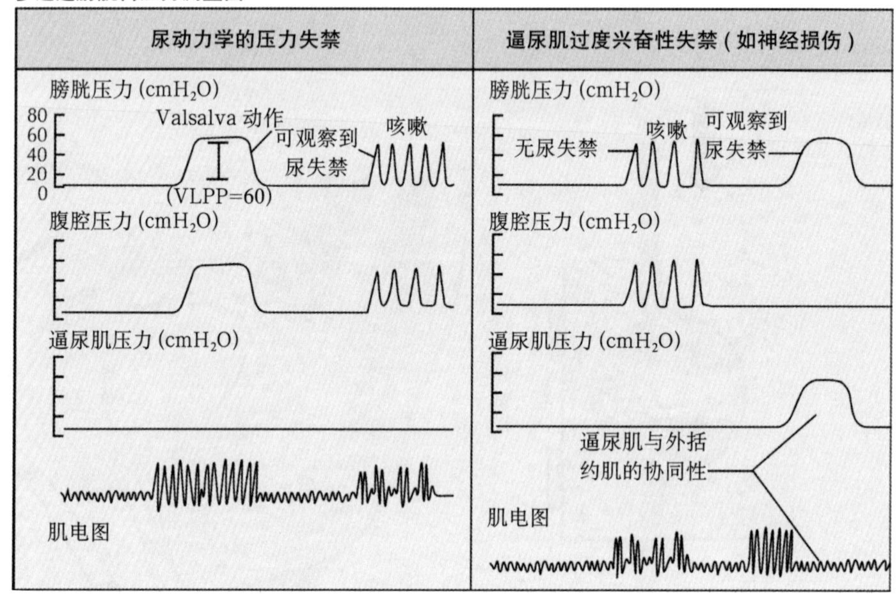

二、尿流动力学（续）

4. **肌电图（EMG）** 尿道外括约肌肌电图可以帮助确定逼尿肌功能是否协调。在开始进行尿道外括约肌肌电图检查，膀胱充盈开始前，通过患者括约肌收缩和肌肉放松来反映对括约肌的控制情况。具有该能力表示锥体束功能正常。挤压龟头阴茎或阴蒂，或通过拉动导尿管可以检查球海绵体肌反射。肌肉电活动的发生，明显的阳性结果标志着骶弧反射完整。括约肌在排尿过程中应该松弛，如果不松弛，可能存在神经系统的病变，这种异常称为逼尿肌外括约肌协同失调（DESD）。脑桥和骶髓之间病变可以导致逼尿肌和尿道括约肌协调障碍，从而导致疾病发生。如果患者没有神经系统病变的证据，则称为盆底过度活动或排尿功能性障碍，而不称为 DESD。

5. **膀胱造影** 膀胱造影，采用实时荧光透视成像，可以在进行尿动力学检查期间提供贮尿和排尿期实时的解剖相关图像。这种方式可观察到灌注时膀胱的体积，以及膀胱灌注和排尿时膀胱和膀胱颈的外观，可以发现是否存在膀胱输尿管反流（VUR）。

6. **残余尿（PVR）** 可通过排尿后导尿、超声或膀胱造影检查确定。PVR>150ml 提示膀胱出口梗阻或逼尿肌功能差。

第 9 章

泌尿系统肿瘤

一、肾良性肿瘤

根据细胞类型分类，肾良性肿瘤可分成许多不同的类型。但实体性肾肿瘤通常是恶性的，而且肿瘤的良性恶性与肿瘤的大小有密切关系。例如，一系列的调查发现直径 >4cm 的肿瘤恶性率超过 90%，而 <1cm 的恶性率则 <54%。虽然某些良性肿瘤有其影像学的特点，然而多数不能仅通过影像学检查来区分良性、恶性。因此，多数的实体性肿瘤都进行手术切除，然后通过病理才能明确诊断。现在将一些比较常见的，并且有明确诊断依据的良性肾肿瘤列举如下。

乳头状腺瘤

小的皮质病变有 7% ～ 23% 可在尸检时发现。其被世界卫生组织命名为乳头状腺瘤，肿瘤细胞乳头状或管状，直径≤ 5mm。一些肿瘤因为太小，无法通过现代影像学检测出来。

嗜酸细胞瘤

嗜酸细胞瘤约占成年人肾肿瘤的 5%。常常是偶然发现，最常发生于 50 岁以上人群。一般认为起源于集合管的细胞。CT 的典型影像学特征为中央星状瘢痕，血管造影呈辐条轮图形。虽然这些特点不一定可靠，有时呈假阴性，而且目前血管造影很少作为常规检查手段。因此，嗜酸细胞瘤没有可靠的无创性诊断方法与恶性肿瘤相区分。由于嗜酸细胞病理像可以在嫌色细胞肾癌中发现，活检也不可靠。因此，即使疑似嗜酸细胞瘤通常也要按肾癌处理，待外科切除后才能明确诊断。大体标本上，肿瘤边界清楚，棕红褐色，1/3 病例可见中央星状区。可能有小范围出血，没有坏死。镜下表现：细胞圆形或多边形，强嗜酸性。核为圆形，排列成巢状、腺泡状、小管状或小囊状。

错构瘤

错构瘤（AML）是典型的肾良性肿瘤，来源于间叶，由血管、平滑肌和脂肪组织组成（有一种罕见上皮样错构瘤可显现出恶性行为）。约 50% 的患者无其他系统疾病，常见于 50 ～ 60 岁。其余患者患有结节性硬化症（TS），这是一种遗传性疾病，有多种临床表现，可影响多个器官系统。除了肾错构瘤，结节性硬化症还有其他的临床特征，包括脑皮层结节；室管膜下结节；视网膜错构瘤；心脏横纹肌瘤；面部血管纤维瘤，通常发生于颧骨（原名皮脂腺瘤）；色素减退的斑点，称叶斑病；后腰上橘皮样的斑块，称鲨革斑；甲周纤维瘤（甲床附近肉色丘疹）。70% ～ 80% 的结节性硬化症患者 40 岁时出现肾错构瘤。也可以发现良性肾囊肿。

像其他肾肿瘤一样，错构瘤往往在轴向成像上偶然发现。肿瘤可能会导致腰痛、血尿和腹部包块，但比较少见。极少情况下会发生腹膜后出血甚至危及生命，这种现象称为 Wunderlich 综合征。错构瘤可通过 CT 与其他肿瘤相鉴别，因为错构瘤包含的脂肪密度低（低于 −20HU），但这不是错构瘤独有的特征，因为某些肾肉瘤（如脂肪肉瘤）和一些罕见的肾细胞癌也可能含有脂肪。此外，错构瘤有时仅含有少量的脂肪，不能通过 CT 显示出来。

错构瘤的治疗取决于肿瘤的大小和相关症状，病变直径超过 4cm 或引起疼痛或血尿的，可以通过栓塞或手术切除（尽量保留肾）。脂肪含量较低的肿瘤，不能与其他肾癌相区分的应该手术切除。相反，病变很小，无症状，非常类似错构瘤的病变可每隔 6 ～ 12 个月复查一次。

肉眼见肾错构瘤是典型的实体肿瘤，局限生长，没有包膜。散发的错构瘤为单一较大的病变，而伴有结节性硬化症者，常为多个小的病变。显微镜观察，肿瘤内的成熟脂肪组织的量是不同的，有的肿瘤脂肪组织是主要成分，有的仅含有少量的脂肪。肿瘤内的血管壁异常增厚。平滑肌细胞可能变得细长，呈束状或上皮样生长，富含嗜酸性胞质。免疫组化检测通常是有价值的，尤其对于针吸活检的标本。平滑肌细胞同时表达平滑肌的标记（平滑肌肌动蛋白和钙调素结合蛋白）和黑色素细胞的标记（如 HMB-45 和 Melan-A），但很少表现出上皮细胞的标记（细胞角蛋白）。

乳头状腺瘤和嗜酸细胞瘤

乳头状腺瘤

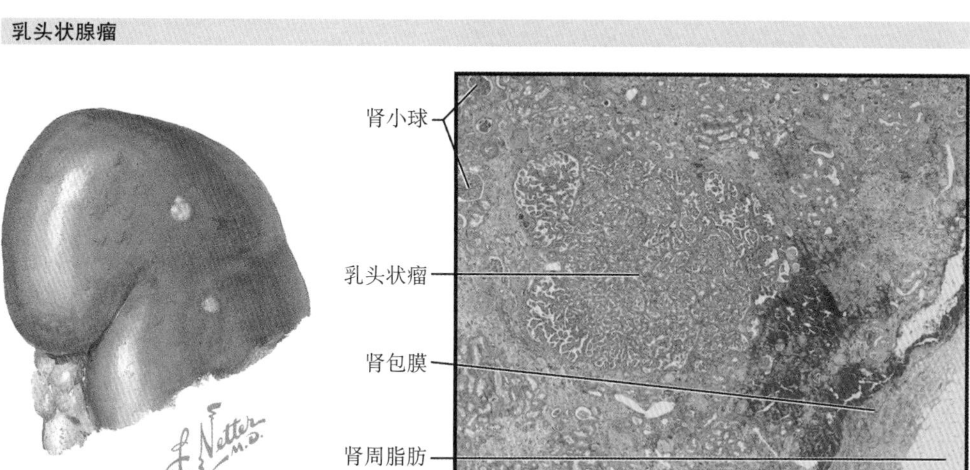

HE 染色

嗜酸细胞瘤

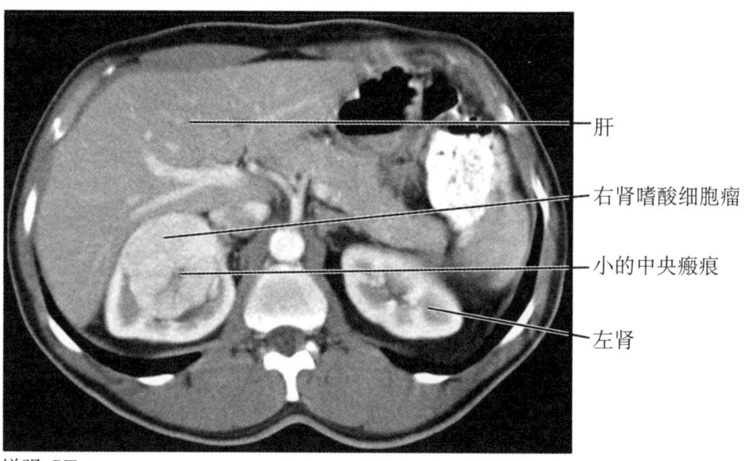

增强 CT

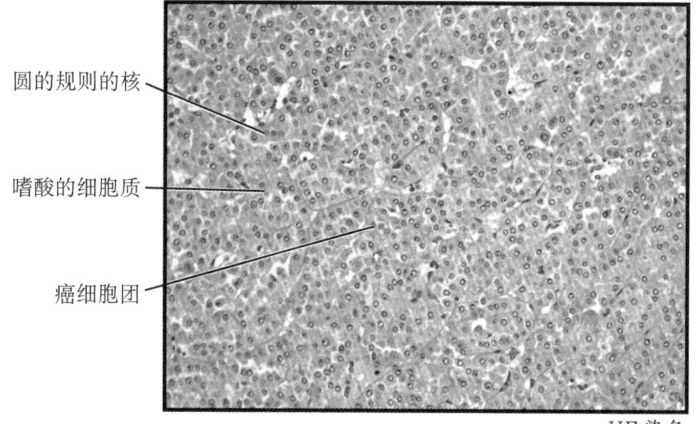

HE 染色

一、肾良性肿瘤（续）

囊性肾瘤

囊性肾瘤，也称为多房性囊性肾瘤，是一种良性肿瘤，最常发生于 40 ～ 50 岁女性。它有别于儿童的囊性肾瘤，这两种病变都被认为是肾母细胞瘤的变异。在轴位成像，囊性肾瘤表现是边界清楚的，含有许多不相通的、充满液体的囊性空泡，没有钙化。因此，它的形态根据 Bosniak 分类方案（见专题 2-14）划分为第Ⅲ或第Ⅳ囊肿，因为对肾细胞癌关注度的增加，所以通常都采取手术切除，根据肿瘤的大小和位置来决定是全切或部分切除，通过病理检查可发现其间隔是由立方细胞构成的纤维组织，这种细胞呈钉状和扁平状。

后肾腺瘤

后肾腺瘤是一种较罕见的良性肿瘤，多发生于中年，女性多于男性。类似其他肾肿瘤，它可引起血尿、腹痛或腰痛，腹部可触及包块，但不是很常见，有时还可引起红细胞增多症。在轴向成像上，它类似肾细胞癌，常常很难将两者区分。因此，这些患者都是通过手术切除，术后病理可明确诊断。总体来说，大多数后肾腺瘤的直径在 3 ～ 6cm，肿瘤通常为实性的，切面为灰色、棕色或黄色。病理学可见由细胞核组成的密集的、小的、均匀的圆型腺泡，可见到沙砾小体。

其他的良性间叶肿瘤

除了肾错构瘤，还有其他一些良性间叶肾肿瘤，如球旁细胞瘤、血管瘤、淋巴管瘤、平滑肌瘤、神经鞘瘤、脂肪瘤、孤立性纤维瘤、黏液瘤、神经纤维瘤。

1. *球旁细胞瘤*（Reninoma） 是一种较罕见的良性肿瘤。肾素由球旁细胞分泌。典型病例多为年轻人（<25 岁），有头痛的症状，同时血压升高，采血检测发现肾素升高、血钾下降。肿瘤大多是一侧孤立的、相对较小的（2 ～ 3cm）肿块。治疗上可采取手术切除，最好保留肾。大体标本上，实性，有完整包膜，切面呈棕褐色或黄色，镜下表现多样，常为大小均匀的圆形肿瘤细胞。

2. *肾血管瘤* 是比较罕见的肾良性病变，可引起镜下或肉眼血尿。大多病变因为很小而不能通过影像学发现。动脉造影是最敏感的影像学方法；然而，大多数肾血管瘤都是通过膀胱镜诊断的，可发现患侧输尿管喷血（即血从一侧输尿管口流出）。大多数的肿瘤位于乳头的顶端，大小从针尖大小到直径几厘米。治疗上，以前采取肾切除术或栓塞，然而，目前通常采取输尿管镜电灼或激光消融术。

血管肌脂肪瘤

结节性硬化的常见症状

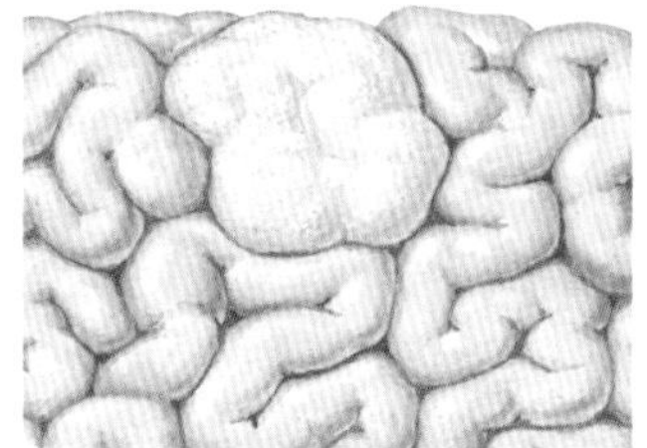
皮质结节

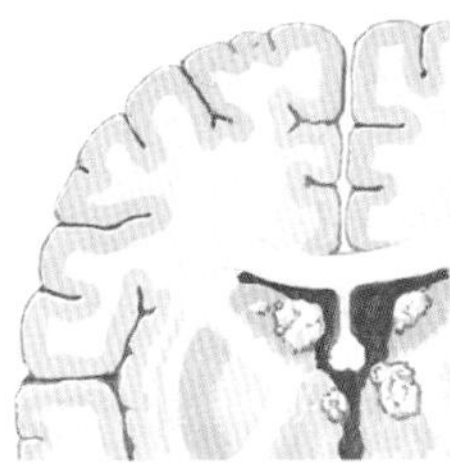
室管膜下结节

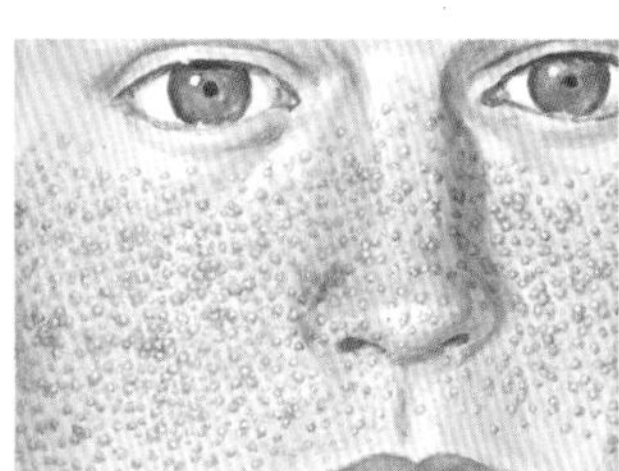
面部纤维血管瘤

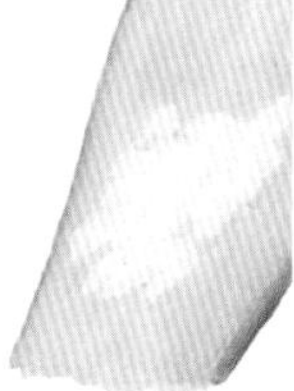
白斑

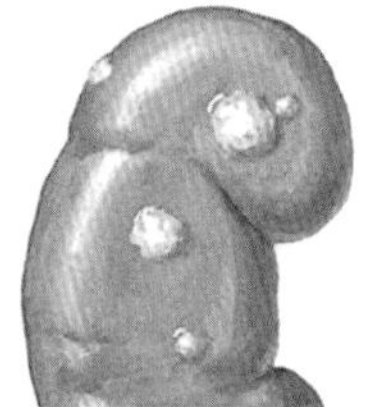
肾血管平滑肌脂肪瘤

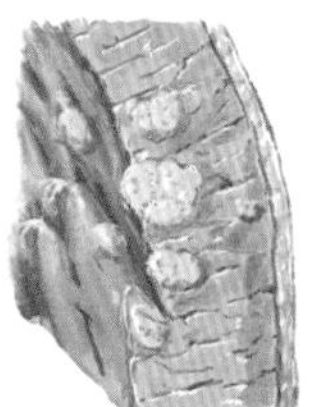
心脏的横纹肌瘤

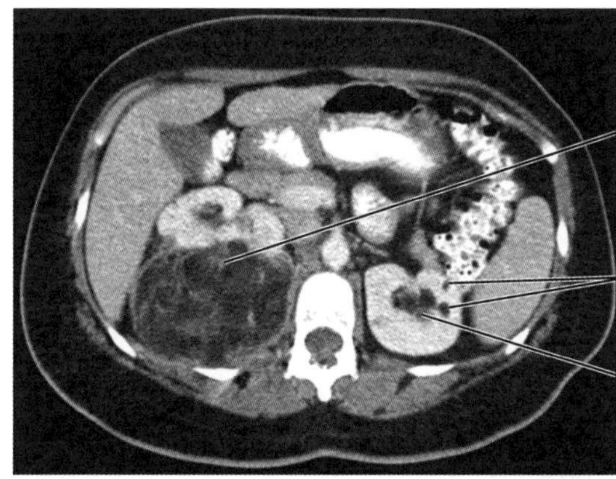

增强 CT

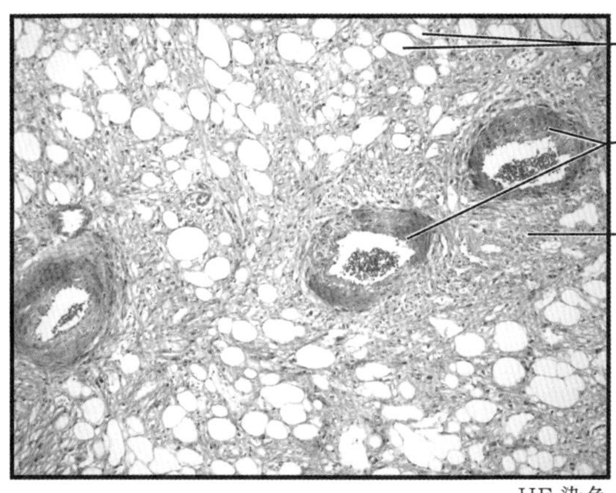

HE 染色

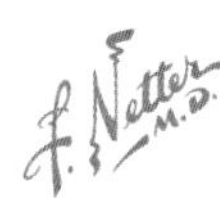

二、肾细胞癌

绝大多数原发性恶性肾肿瘤为肾细胞癌(RCC)。在美国,每年约有5.5万名新发病例，大约1/3有转移癌。其他不是很常见的恶性肾肿瘤包括肾盂的移行细胞癌（见专题9-9）和原发性肾肉瘤。还有肾外转移癌和血液系统肿瘤。

流行病学和危险因素

以前，肾细胞癌的发病率男性比女性高2倍，目前这种差距正在缩小。发病率最高的年龄段为60～70岁。环境的危险因素包括吸烟、接触镉、石棉或石油的副产品。数据显示，吸烟和接触镉发病率是其他人的2倍，总病例中有1/3患者仅接触了吸烟这一种危险因素。此外，关键的抑癌基因和癌基因的遗传变异也起重要作用。这种突变可以是散发的或是部分遗传，例如，小脑及脊髓血管瘤症（Von Hippel-Lindau病）、遗传学乳头状肾细胞癌和伯特－霍格－杜布综合征（Birt-Hogg-Dube综合征）。高血压及肥胖也是肾细胞癌的危险因素，但是机制不清。虽然一些肿瘤患者没有接触过那些已知的危险因素，但是多数散发病例可能有基因学基础。

临床表现、诊断和分期

在过去，肾细胞癌只有到出现症状时才能被发现，通常是经典的3个症状：肉眼血尿、腰痛和可触及的肿块。然而，现在出现上述传统3个症状的患者不超过10%。多数通过腹部影像学检查发现。

尽管如此，肾细胞癌也可出现各种各样的非特异症状，如体重减轻、发热、盗汗、淋巴结大。一些患者可能也会有呼吸困难、咳嗽和骨骼疼痛，这些都提示有转移的可能。肾细胞癌可能会引起一些继发的症状，包括红细胞增多、贫血、高钙血症，高血压和局部肝功能障碍。患者如果有以上几个症状，需要立即评估肾细胞癌的可能。

根据病史及体格检查，特别是前面所提到的症状，即可以做出疑似肾细胞癌的诊断。在实验室检查中，可能出现下述异常:异常的血细胞比容、红细胞沉降率升高、血钙升高、肝功能异常。当然,肾功能检测非常重要，因为它影响肾癌确诊后的治疗。在患者无并发症和肾显像正常的情况下可用肌酐水平来评估肾功能。在患者合并有易导致肾病的基础疾病时，如高血压和糖尿病，通过核素扫描评估肾功能可能有利于决定是否需要保肾。

超声、CT、磁共振、肾血管造影和放射性核素成像等对诊断肾细胞癌有意义。

由于CT的灵敏度和精确度都很高，所以成为最常应用的检测手段。任何的信号增高都有恶性的可能。CT对邻近器官的显示也非常清楚，如肾静脉、周围淋巴结、下腔静脉和肾上腺，可以显示出肿瘤是否侵犯周围结构，对肿瘤的分期很有意义。

超声也有助于诊断。虽然超声没有辐射，而且还相对便宜，但它的灵敏度较低，并且高度依赖操作的技能。

MRI敏感度与CT相同，适合无法耐受增强CT的患者。

最常见的转移部位包括局部和胸淋巴结、肺、肝、骨、脑、同侧肾上腺和对侧肾，可通过X线胸片、CT和肝功能检查评估有无转移。如果患者感觉骨骼肌肉疼痛，或者患者血钙、碱性磷酸酶浓度升高，可考虑行骨扫描。

事实上，肾肿瘤直径>4cm，绝大多数（>90%）是恶性，由于考虑到并发症和假阴性率，一般不进行肾肿瘤活检，但现在，随着更小的（<4cm）的肿瘤被确诊，肾组织活检的作用被重新评估，并很可能成为更常用的检查。肾活检的并发症包括感染、种植转移和气胸。此外，尚有假阴性。

肾细胞癌的危险因素和影像学特点

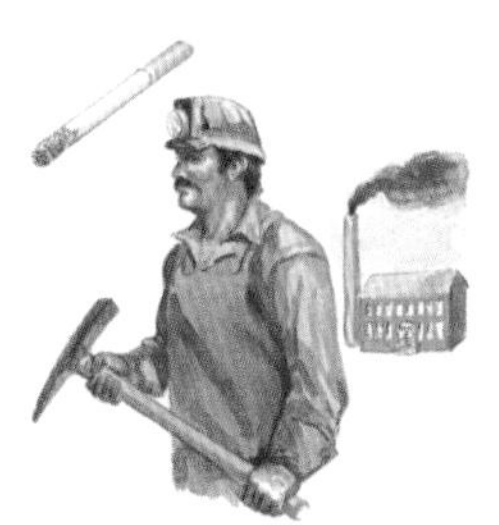
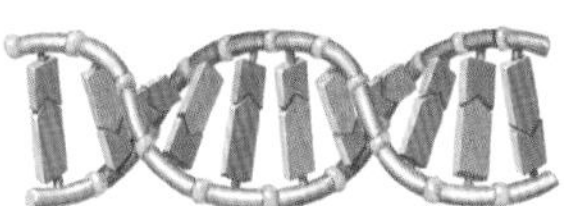
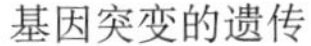
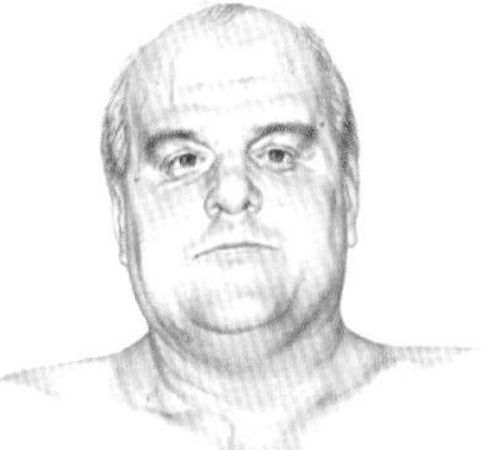

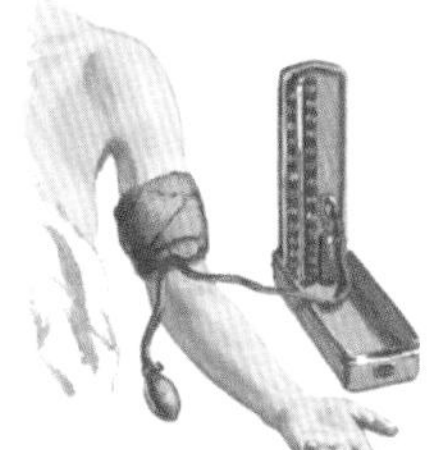

致癌物
· 吸烟
· 镉
· 石棉
· 石油衍生物

基因突变的遗传
· 小脑及脊髓血管瘤
· 遗传性乳头状肾癌
· BHD 综合征
· 其他

肥胖

高血压

增强 CT

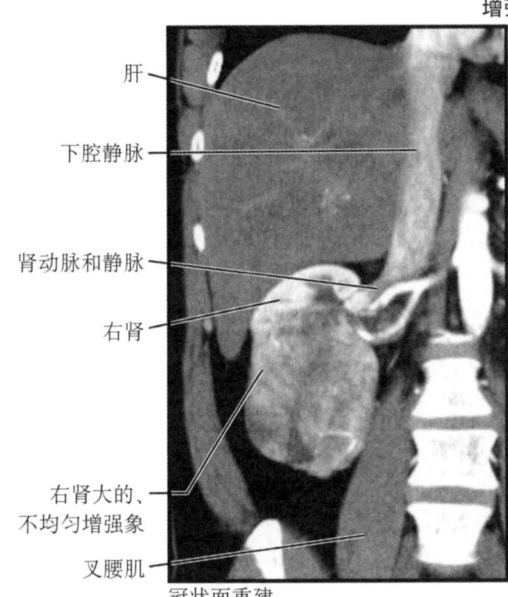

冠状面重建

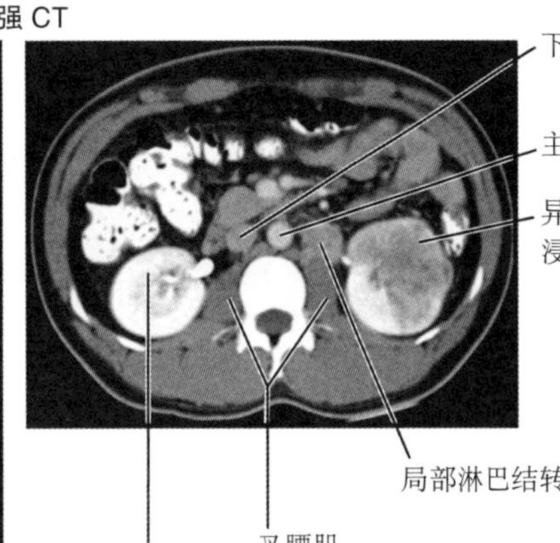

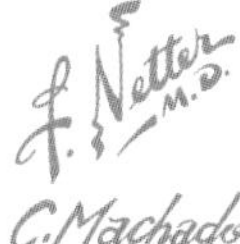
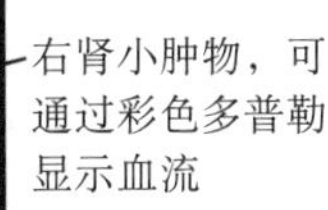

MRI(T_1 加权像，增强)

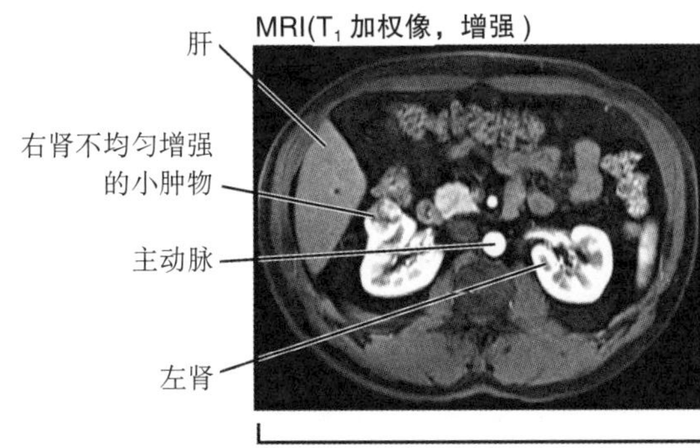

超声

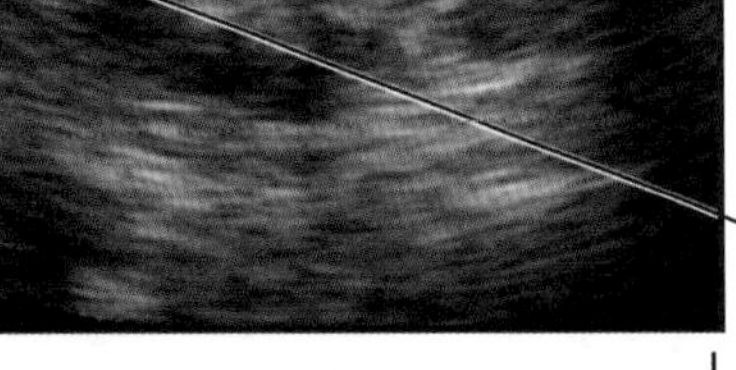

同一病灶不同影像学表现

二、肾细胞癌（续）

治疗

肾细胞癌的治疗很大程度上取决于肿瘤的分期、大小、位置和患者的整体情况。

局部病变可以行根治切除术（见专题 10-19）、保肾手术（见专题 10-22）及消融术（见专题 10-24），或观察。相比之下，无法彻底切除的或已经转移的肾细胞癌，在身体条件允许的情况下可行部分切除后药物治疗，如白细胞介素 -2 和酪氨酸激酶抑制药。身体条件不允许的，只能行药物治疗。

1. *局限性肾癌* 根治性切除术是以前的标准治疗方法。手术需要完整切除肾和肾筋膜内的肾上腺，同时切除从隔肌到主动脉分叉的淋巴结，可行开放或腹腔镜手术，局部复发率较低（2% ~ 3%），由于恢复时间较短，效果与开放手术无差别，所以腹腔镜根治性肾切除术近年来越来越受欢迎。因此，现在认为根治手术治疗的适应证是局限性肿瘤直径 <10cm，没有局部浸润，没有肾静脉或淋巴结转移。

肾部分切除术是除根治性切除术外的另一种术式，可保留患肾的功能。手术可采用开放和腹腔镜两种方法。近年来，肾部分切除已成为治疗肿瘤直径 <4cm 的标准疗法。对肾功能不佳、已切除一侧肾或合并慢性疾病而可能影响长期肾功能的患者有意义。术前和术中都需要充分识别肿瘤的边界，注意肿瘤与血管和集合系统之间的关系。

消融法包括冷冻手术和射频消融，这些是较新的技术，用来替代肾部分切除术。消融法可通过经皮穿刺或腹腔镜方法进行，其恢复时间短，并发症少。这类方法要想成功需要良好的术中成像技术以确保良好的消融部位，同时，要反复消融以确保肿瘤的完整去除。尽管这些方法是安全的并且耐受性良好，但尚缺乏长期的临床经验。而且初步数据显示复发率可能略高于传统手术。尽管如此，消融术对很多患者还是有益的，如那些对传统手术有禁忌证，有多个病灶（部分切除比较困难），或者复发的患者可通过这类方法来补救。

对于老年患者或其他原因不适合手术的，观察是一个不错的选择，通常适用于肿瘤较小（<3cm）的患者，但尚无明确标准，临床大多采取每 6 ~ 12 个月评估一次进展。

肾细胞癌大体病理图像

扩展到集合系统的左肾上极大的肾细胞癌
（如果 $T_1 \leqslant 7cm$，$T_2>7cm$）

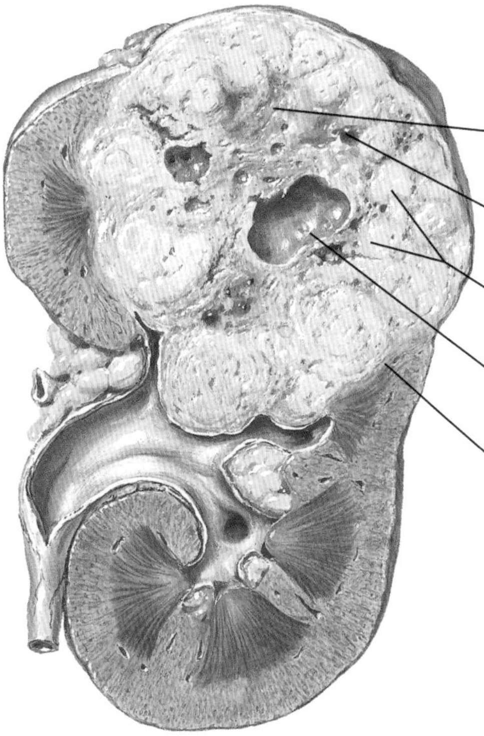

结缔组织

出血

坏死

囊肿

假包膜

扩展到集合系统、肾静脉、下腔静（T_{3b}）

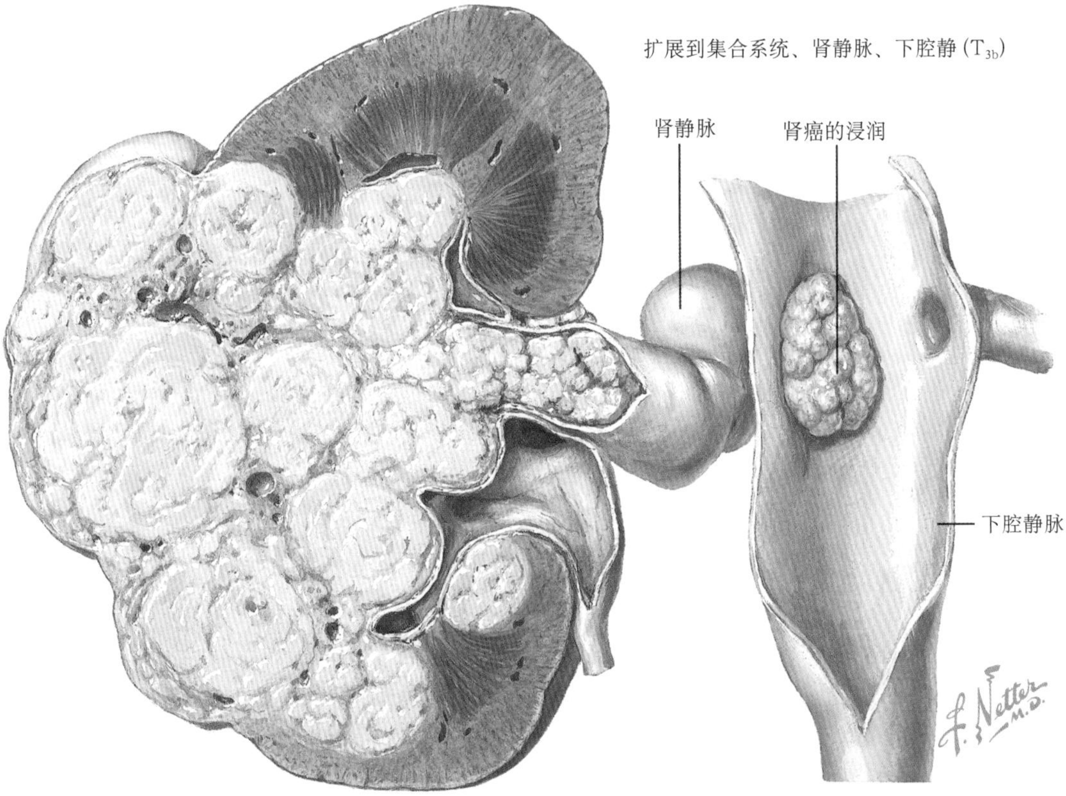

肾静脉

肾癌的浸润

下腔静脉

二、肾细胞癌（续）

2. 肾转移癌　在过去属于癌症晚期，预后不佳，所以通常不采取手术切除。然而由于辅助治疗的进步，改变了手术在治疗转移癌的地位。对于身体状况良好、转移灶局限的患者，手术的目的是完全切除所有受累的组织，包括邻近的器官和（或）腹壁的肌肉。另外，对于一些患者去除孤立的转移灶可提高 5 年生存率。同时，已发现在这些措施实施之前先进行一些辅助治疗可提高疗效。

近来，播散性肾癌可用生物制剂进行治疗，如酪氨酸激酶抑制药（索拉菲尼和舒尼替尼）可抑制肿瘤增长和血管生成，作用机制是阻断了血管内皮生长因子受体（VEGF-R）。同时，贝伐单抗（一种单克隆抗体）也被证明是有效的，可与循环 VEGF 直接结合。其他有效的药物包括哺乳动物雷帕霉素的靶蛋白（mTOR）的抑制药，如替西罗莫司和依维莫司。最后，高剂量的白细胞介素 -2（IL-2）可以激活免疫反应而抑制肿瘤，这些药物对肿瘤的影响和预后还不清楚，尚需观察。

肾癌的组织病理学

透明细胞癌：HE 染色

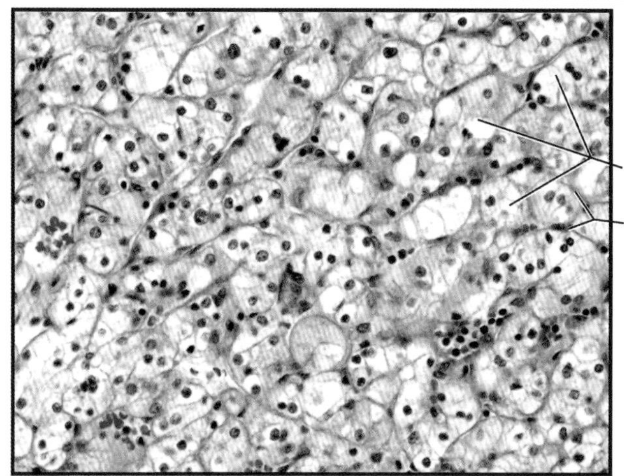

乳头状癌：HE 染色

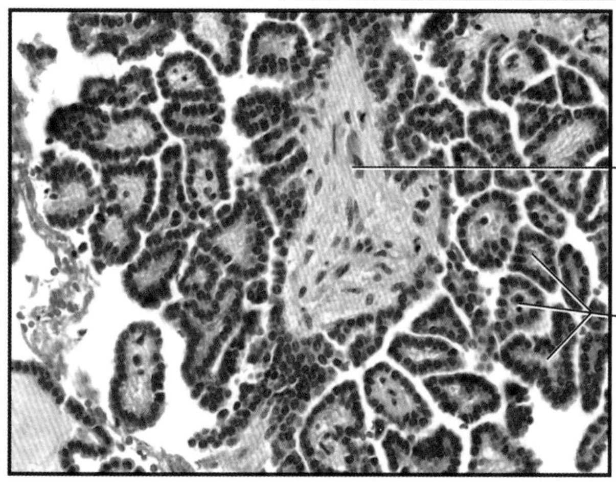

嫌色细胞癌：HE 染色

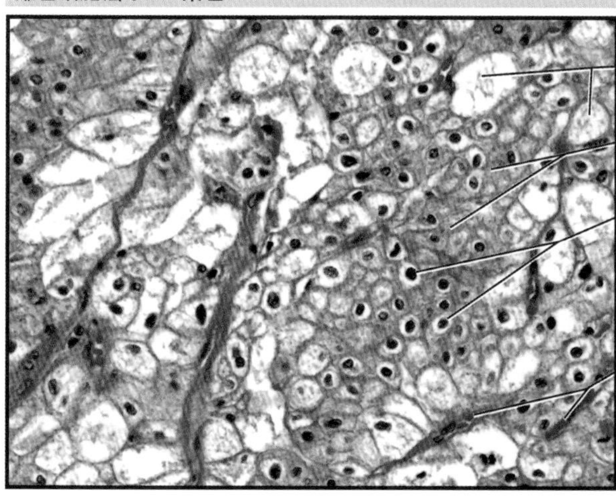

二、肾细胞癌（续）

病理学 / 分期

肾细胞癌有一些类型可通过组织形态学相区别。此外，有一些与组织学表现对应的细胞遗传学异常。肾细胞癌的类型包括透明细胞癌（75% ~ 85%，起源于近端小管）、乳头状癌（15%，同样起源于近端小管）、嫌色细胞癌（5%，起源于集合管细胞）、未分类（5%）、多房透明细胞癌（罕见）、肾髓质肿瘤（罕见）、Xp11 易位（罕见）、黏液性管状癌、纺锤形细胞癌（罕见）、集合管癌（罕见）。最常见肿瘤类型的组织学特点见专题 9–5。

Fuhrman 核分级系统对于透明细胞癌的预后是有意义的，应该采用。根据核的大小、形状及核仁的表象，可将肿瘤分成 1 ~ 4 级。对于非透明细胞癌，这种评分制度还没有建立。

预后

肾细胞癌治疗的预后取决于多个方面，包括肿瘤的分期、病理组织学结果、有无临床症状、实验室检查和患者身体的总体状况。肿瘤的分期最有意义，因为 TNM 分期的 I 期患者 5 年生存率可达 95%，而Ⅳ期患者不到 25%，基于多种因素来评估预后的评分系统已经设计出来。

随访

虽然局限性肾细胞癌术后随访尚无标准，但是频率和强度一般是由肿瘤的临床分期组织病理学和治疗方案来决定的，术后的第一个 5 年复发率最高。

多数中心随访标准是根据肿瘤分期确定的。局限性肾癌，直径 <7cm（T_1 期）复发率最低。这样的患者应该每年进行一次检查，包括体格检查、X 线胸片、肝功能、肾功能检测。一些专家建议，检测血碱性磷酸酶浓度来评估是否有骨转移，但是这种检查的灵敏度和特异性很低。

肿瘤直径 >7cm 或侵犯邻近器官（$T_{2\sim4}$ 期）复发率较高，除了上述检查外，还应该每年进行一次 CT 扫描。所有接受保肾手术的患者术后 3 个月应该做一次 CT 检查，判断有无复发。

肾细胞癌的分期及转移部位

<table>
<tr><th colspan="2">2010 TNM 分期</th></tr>
<tr><td>T</td><td>T_x– 有无原发肿瘤无法确定
T_0– 没有原发肿瘤的证据
T_1– 肿瘤仅限于肾内，最大直径不超过 7cm
T_{1a}– 肿瘤直径不超过 4cm
T_{1b}– 肿瘤直径大于 4cm，但不超过 7cm
T_2– 肿瘤仅限于肾内，最大直径超过 7cm
T_{2a}– 肿瘤直径超过 7cm，但不超过 10cm
T_{2b}– 肿瘤直径超过 10cm
T_3– 肿瘤扩散到主要的血管或肾周组织，但是没有到肾上腺，也没有超过肾外周筋膜
T_{3a}– 肿瘤扩展到肾脏的血管或其分支，或侵犯肾周和（或）肾窦的脂肪组织，但没有超过肾外周筋膜
T_{3b}– 肿瘤扩展到腔静脉，但在膈肌以下
T_{3c}– 肿瘤扩展到腔静脉，而且在膈肌以上
T_4– 肿瘤扩展超过肾周筋膜（包括浸润了同侧的肾上腺）</td></tr>
<tr><td>N</td><td>N_x– 有无淋巴结转移无法确定
N_0– 无淋巴结转移
N_1– 有局部淋巴转移</td></tr>
<tr><td>M</td><td>M_0– 没有远处转移
M_1– 有远处转移</td></tr>
</table>

阶段
Ⅰ T(1)N(0)M(0)
Ⅱ T(2)N(0)M(0)
Ⅲ T(1/2)N(1)M(0) T(3)N(任何)M(0)
Ⅳ T(4)N(任何)M(0), T(任何)N(任何)M(0)

经伊利诺州芝加哥的美国癌期划分联合委员会许可这一分期标准摘自于由 Springer Science and Business Media 公司出版的癌症分期手册第七版（2010 年）的 487 页

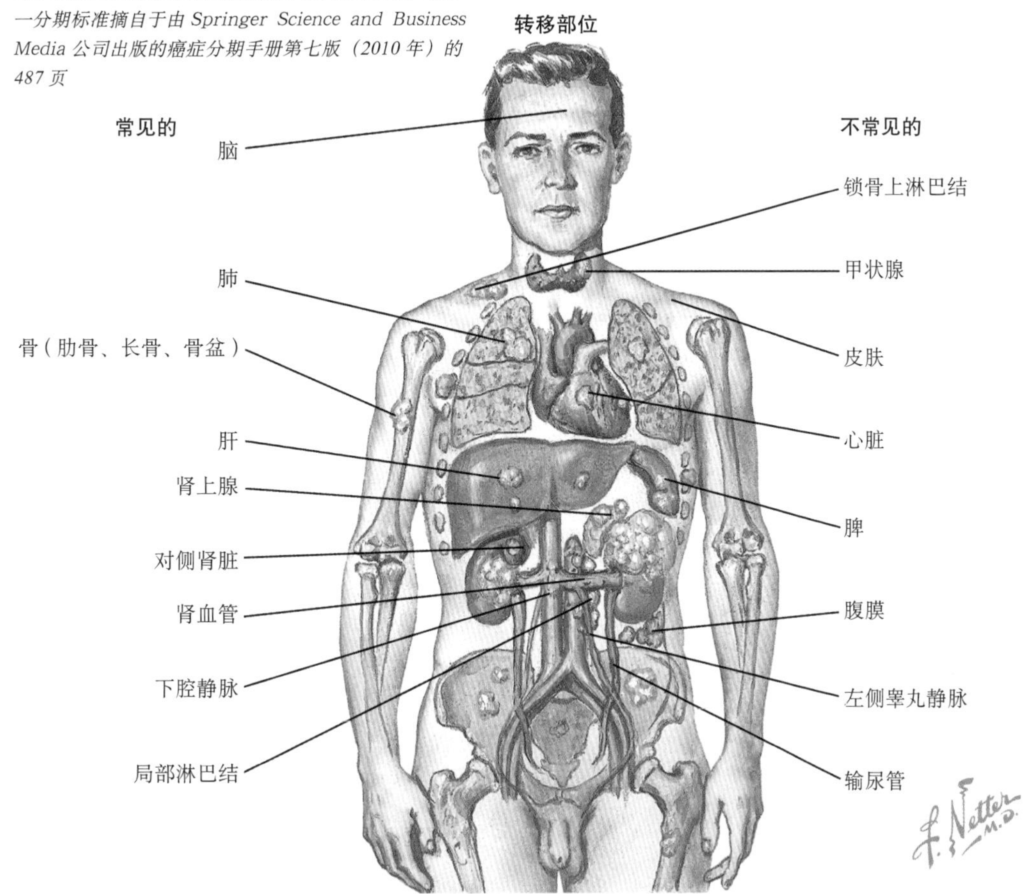

三、肾母细胞瘤

肾母细胞瘤，也叫做肾胚细胞瘤，是最常见的儿童肾恶性肿瘤，占儿童恶性肿瘤的 7%。在美国，每年有 500 ~ 600 例新诊断病例。多数在 2 ~ 4 岁被发现，超过 80% 病例在 5 岁前被发现。在过去的几十年，肾母细胞瘤的预后已经有了很大的提高，总生存率达 90%。

发病机制

肾母细胞瘤被认为来源于异常分化的肾源性休眠细胞，即未分化的肾间质细胞。这些细胞既可来源于肾周，局限于肾的外周，边界清楚；也可来源于肾内，发生于肾内的任何部位，边界不清。虽然这种细胞可在超过 1% 的新生儿中被发现，但它们通常是休眠的。然而仅少数可引起肾母细胞瘤，因为事实上有 40% 的单侧肿瘤和将近 100% 的双侧肿瘤有这种细胞。

肾母细胞瘤的产生与数个基因的突变有关。例如，*WT1* 位于染色体 11p13，可编码一种锌指结构抑制肾和性腺肿瘤的发展。5% ~ 15% 的肾母细胞瘤有这种基因的突变。一部分有 *WT1* 基因异常的患者患有广泛的遗传综合征，这是肾母细胞瘤非常重要的一部分。例如，Denys-Drash 综合征，来源于 *WT1* 基因突变，可能与肾母细胞瘤、肾间质假两性畸形和弥漫性肾间质硬化有关。WAGR 综合征来源于 *WT1* 基因的缺失，与肾母细胞瘤、无虹膜畸形、泌尿生殖系统畸形和精神发育迟缓有关。通过肾母细胞瘤和无虹膜畸形之间存在联系这个事实可得出结论，*PAX6* 基因邻近 *WT1* 基因，其变异可引起无虹膜畸形。

第 2 个基因，称为 *WT2*，位于染色体 11p15 的一个位点。这个位点包含几个基因印迹，即这些等位基因可在父亲或母亲表达，但不能同时表达。这个位点的突变可引起 Beckwith-Wiedemann 症，此病特点包括过度增生（高出生体重、巨舌、巨大儿、偏身肥大、器官巨大症）、脐突出、耳突出和 Wilms 瘤。值得注意的是，这个位点有多种基因，而不是单个基因可能参与肾母细胞瘤的发生。

除了 *WT1* 和 *WT2* 基因异常外，肾母细胞瘤也与 16q 和 1p 的缺失、p53（编码在 17p13）的突变有关。

多数由突变引起的肾母细胞瘤被认为只出现在生殖系统或肿瘤组织内。因此，尽管肿瘤与众多基因有关，但只有少数肾母细胞瘤患者有阳性家族史。这些患者基因异常不是在 11p 就是在 17q12-21（*FWT1*）和 19q13.3-13.4（*FWT2*）。

临床表现与诊断

多数患有肾母细胞瘤的儿童的症状：明显的腹部包块、可能伴有腹痛、血尿（来源于集合系统或输尿管的扩张）和（或）高血压（来源于肾素的分泌增加）。其他非特异性的症状可能在某些个体发生，包括发热、不适和体重减轻。

超声检查是初步评估肿瘤是否存在的检查方法，如果发现肿瘤，应该行彩色多普勒检查是否扩散到下腔静脉。如果发现肾肿瘤，或肾不能被完全看清，应该行 CT 或 MRI 检查。

其他儿童腹腔恶性肿瘤或良性病变包括其他肾肿瘤、神经母细胞瘤、畸胎瘤、脂肪瘤、错构瘤和淋巴瘤。在多数情况下，完整的手术切除和组织病理学检查对明确诊断是必要的。

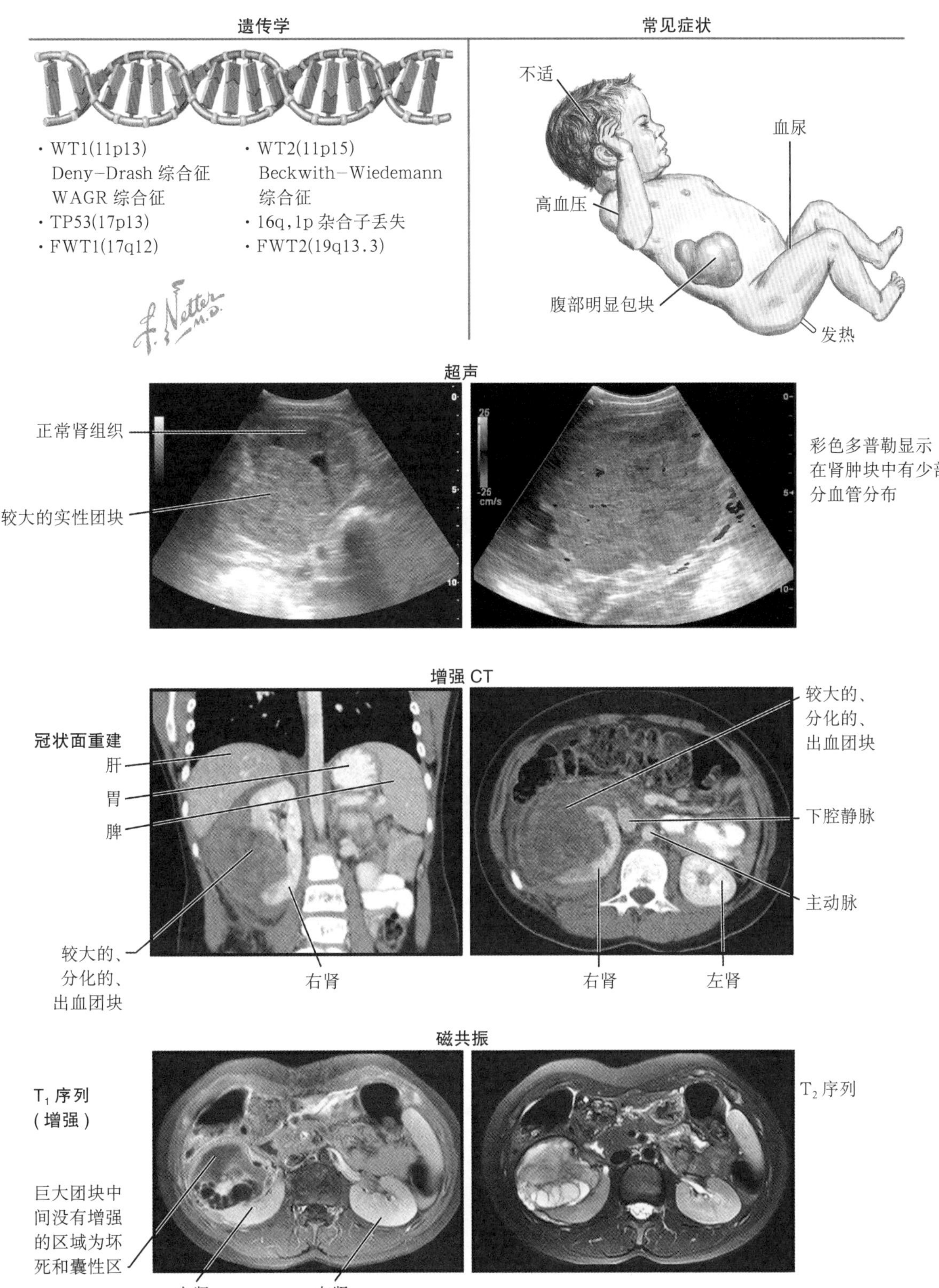

肾母细胞癌的遗传学基础、表现和影像学
遗传学
常见症状
· WT1(11p13)
Deny-Drash 综合征
WAGR 综合征
· TP53(17p13)
· FWT1(17q12)
· WT2(11p15)
Beckwith-Wiedemann
综合征
· 16q,1p 杂合子丢失
· FWT2(19q13.3)
F. Netter M.D.
不适
血尿
高血压
腹部明显包块
发热
超声
正常肾组织
较大的实性团块
彩色多普勒显示：在肾肿块中有少部分血管分布
增强 CT
冠状面重建
肝
胃
脾
较大的、分化的、出血团块
右肾
较大的、分化的、出血团块
下腔静脉
主动脉
右肾
左肾
磁共振
T1 序列（增强）
巨大团块中间没有增强的区域为坏死和囊性区
右肾
左肾
T2 序列

三、肾母细胞瘤（续）

治疗

最常见的治疗方法是手术切除。对于单侧的肿瘤，肾切除的同时还需切除同侧的肾门淋巴结、腹主动脉旁淋巴结和腔静脉旁淋巴结。如果为双侧肿瘤（5%），应该先行活检以明确诊断，然后行辅助治疗减轻肿瘤负荷。辅助治疗完成后，保肾手术（如部分切除）应该尽可能保留肾功能。

根据肿瘤的分期和类型进行术后的后续治疗。根据国家肾母细胞瘤研究指南，Ⅰ期肿瘤局限于肾内，可通过手术完全切除。Ⅱ期肿瘤穿透了包膜，可能侵犯邻近的血管，但还是可通过手术完全切除的。Ⅲ期肿瘤有明确的界限或没有腹部血液转移（即淋巴转移、肿瘤浸润、腹膜种植），但是手术切除后会有残留。Ⅳ期有远处的血行转移，如肺、肝、骨或脑。Ⅴ期肿瘤是双侧的。如果肿瘤手术切除后行组织病理检查显示为未分化，要在分期后加一个“A”的后缀。

Ⅰ期和Ⅱ期的患者可通过肾切除术和辅助化疗来治疗。一些Ⅰ期患者（2 岁，出生体重低于 550g）手术后仅需观察，因为他们的预后很好。对于Ⅲ期和Ⅳ期患者，治疗上采取辅助放疗、化疗后的根治性手术。对于Ⅴ期患者，如前面描述的，新辅助治疗后评估每个肾的肿瘤负担，然后尽可能行保肾手术。

推荐的化疗方法包括长春碱、多柔比星、放线菌素、环磷酰胺的各种组合，具体方案根据肿瘤的分期、病理结果、突变情况（如 1p 和 16q 的存在或缺失）来确定。

病理对化疗效果有重要的预测意义。肾母细胞瘤由胚芽、上皮和间质组成。胚芽细胞是致密的、未分化的、散乱的。上皮细胞高柱状、立方形和线管状。基质细胞有很多的表象，从普通的梭形到各种分化细胞，如类似肌肉细胞、脂肪细胞、骨骼细胞。这三种组织可能同时存在，或者有一个或多个缺失。主要成分为上皮细胞和基质细胞的肿瘤通常浸润性较低。含胚芽细胞较多的肿瘤浸润性较高，但对化疗仍有反应。低分化的肿瘤（包含多个分裂象和扩大的、深染的核）放疗、化疗效果差。

随访

治疗后随访的计划取决于肿瘤的分期和治疗方法。后续检查包括体格检查和影像学检查（胸部 X 线片、腹部超声），以明确肿瘤有无复发并评估放疗、化疗的不良反应。每次检测应该包括血液和尿液检查来评估肾功能。如果没有异常，随着时间推移随访的频率可逐渐降低。

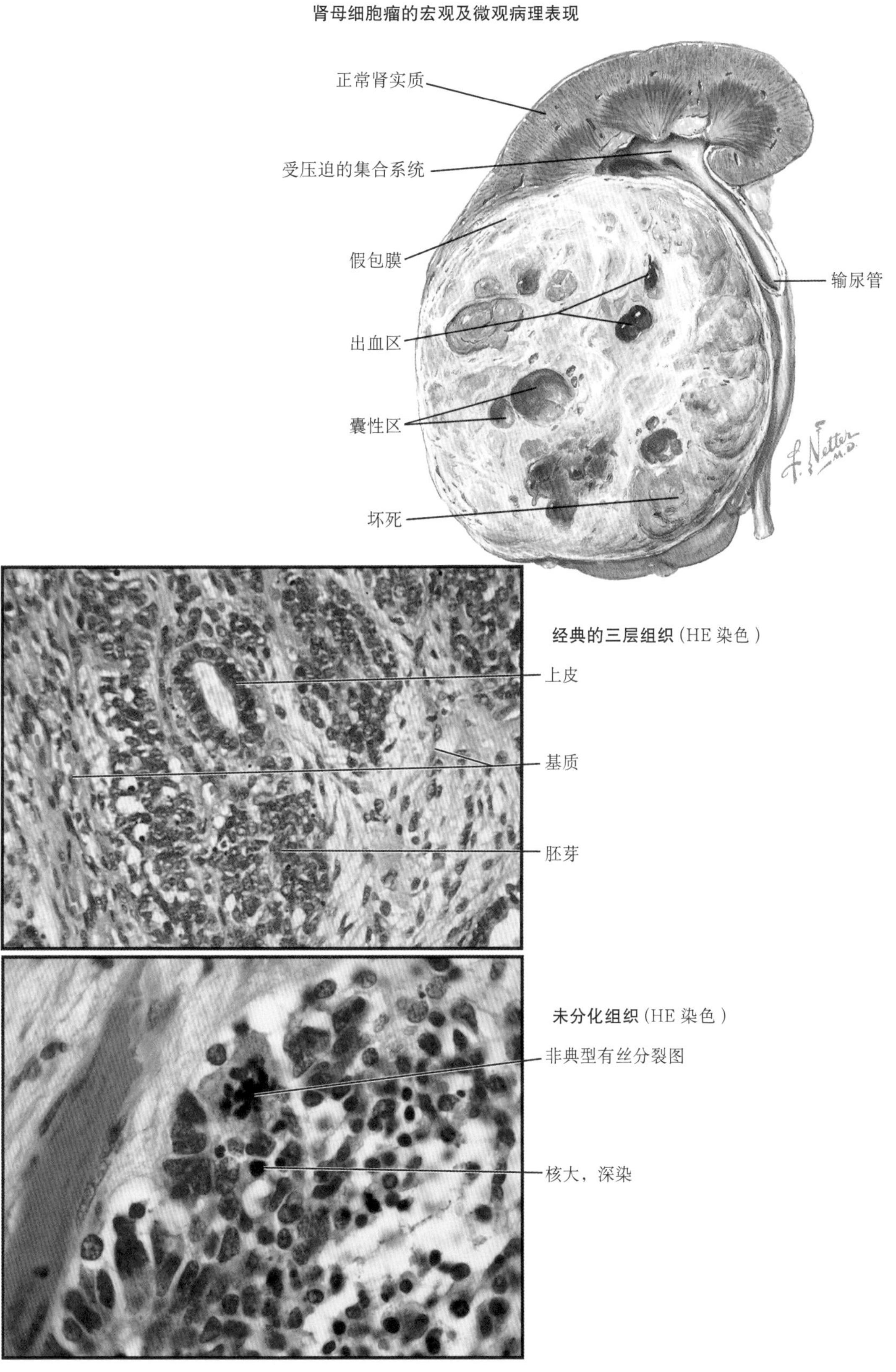
肾母细胞瘤的宏观及微观病理表现
正常肾实质
受压迫的集合系统
假包膜
输尿管
出血区
囊性区
坏死
F. Netter M.D.
经典的三层组织 (HE 染色)
上皮
基质
胚芽
未分化组织 (HE 染色)
非典型有丝分裂图
核大，深染

四、肾盂和输尿管的肿瘤

肾盂和输尿管的肿瘤绝大多数起源于泌尿道上皮细胞，这种细胞分布于肾盏、输尿管和膀胱。发生于上尿路的尿路上皮细胞癌（也称移行细胞癌）占肾肿瘤的比例不超过10%，占尿路上皮细胞癌的5%。

约5%的输尿管肿瘤在近段输尿管，25%在中段输尿管，70%在下段输尿管。此外，上尿路肿瘤的患者发展成膀胱肿瘤比膀胱癌发展为输尿管癌要容易得多。这种下游效应的原因不清，可能是因为膀胱上皮细胞接触致癌物的时间更长。

危险因素

上尿路移行细胞癌一般发生于70岁左右。男性的发病率是女性的2倍，白色人种的发病率是非洲裔美国人的2倍。

有遗传倾向，受环境因素影响。环境危险因素包括吸烟、芳香胺类(如苯胺)、环磷酰胺和一些基因的突变(如*TP53*和*RB*)。

其他一些因素也可增加上尿路癌症风险。例如，非那西丁的滥用不仅可引起镇痛药肾病（见专题4-30)，也与上尿路移行细胞癌有关。此外，间质肾病称为巴尔干肾病（主要发生在靠近多瑙河及其支流的人群)，增加了上尿路移行细胞癌的风险。最后，遗传性非息肉病性大肠癌（HNPCC或林奇综合征）是一种常染色体显性遗传，它改变了DNA错配修复基因(*MLH1*、*MSH2*、*MSH6*)，增加了胃、小肠、大肠、肝、卵巢和子宫内膜、上尿路（移行细胞）的肿瘤发生风险。

临床表与诊断

上尿路移行细胞癌的主要症状是肉眼或镜下血尿。如果输尿管堵塞，可能发生腰部隐痛。

怀疑有上尿路肿瘤的患者应该行强化CT检查，这样可在延迟期发现充盈缺损。如果梗阻影响尿液流出，可见扩张的肾盂及输尿管，但是这取决于阻塞的程度。

影像学检查可发现是否有局部扩散和转移。上尿路移行细胞癌和膀胱癌一样可转移至淋巴结、肝、肺、骨。CT可以用于观察有无腹部或盆腔转移。胸部CT常用于筛查有无肺转移。当有骨转移的症状或血清碱性磷酸酶浓度升高时，可行骨扫描判断有无骨转移。

一旦确定有上尿路肿瘤存在，应该行膀胱镜检查以检测整个尿液收集系统。行逆行肾盂输尿管造影可见局部出现充盈缺损。所有出现异常的区域均应行组织活检。上尿路移行细胞癌的组织病理学结果与下尿路相似，分类方法也相同。可根据肿瘤的影像学和组织病理学特点来确定肿瘤的TNM分期。

治疗

手术是治疗局部疾病的主要方法。方法的选择取决于患者和肿瘤两方面的情况。

对于对侧肾正常的患者，最优的治疗方法是根治性输尿管及膀胱袖状切除术，即切除整个患侧肾和患侧的输尿管，袖状切除部分膀胱。完全切除整个上尿路是至关重要的，因为如有细胞残留，复发率很高。

可通过开放手术或腹腔镜进行根治性肾及全长输尿管切除术，常同时进行区域淋巴结切除。对于上段输尿管肿瘤，应清扫同侧的肾门淋巴结、腹主动脉淋巴结和腔静脉旁淋巴结；而下段输尿管肿瘤，应清扫同侧的盆腔淋巴结。淋巴结切除术最重要的优点是可确定肿瘤的分期，这可以提供预后信息和决定后期的化疗方案。但是，这种预后信息不是准确的，因为患者可能有远处淋巴结的转移。

对于肿瘤较小、局限的、低级别的或对肾输尿管切除术存在相对禁忌

肾盂和输尿管肿瘤的危险因素和影像学表现

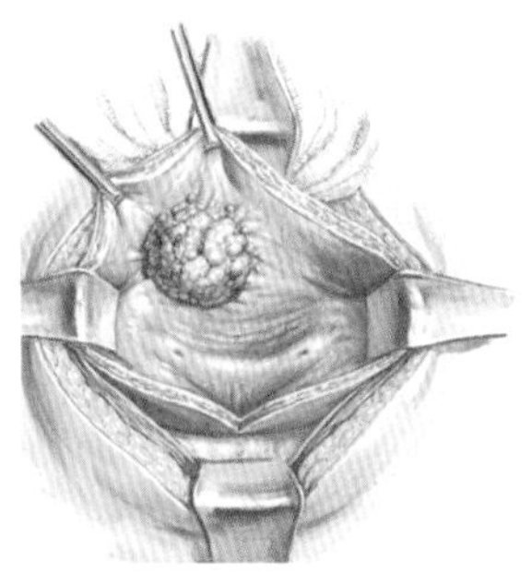

与膀胱癌共同的危险因素
- 男性
- 环磷酰胺
- 高龄
- 白种人
- 芳香胺
- 吸烟

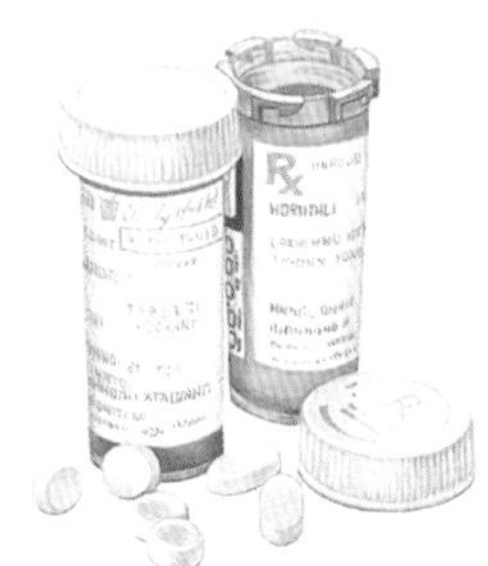

非那西丁滥用

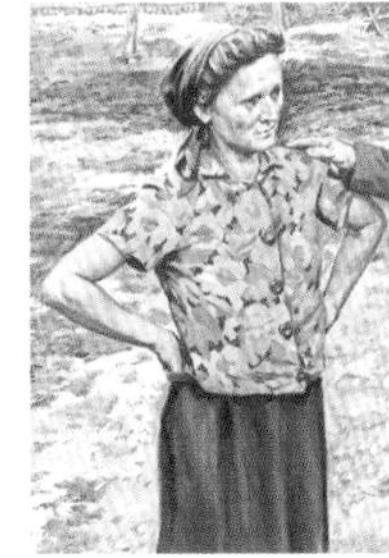

巴尔干地方性肾病

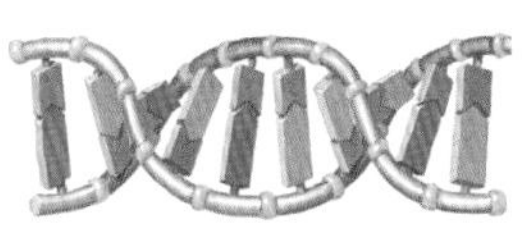

林奇综合征
（遗传学非息肉性结肠癌）

肾盂肿瘤

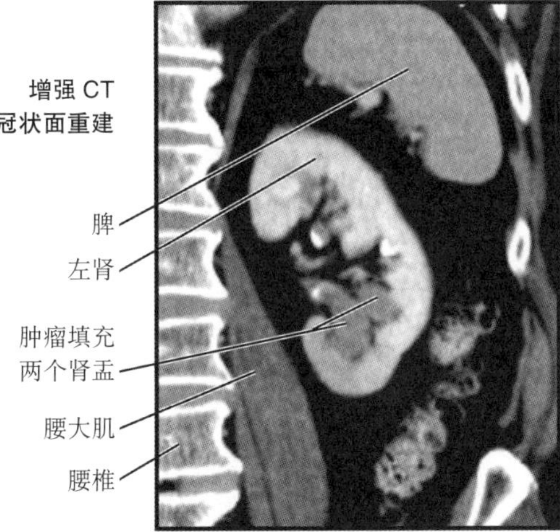

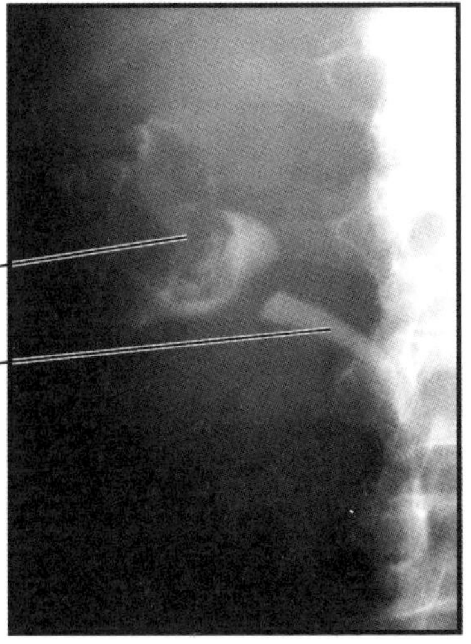

输尿管肿瘤

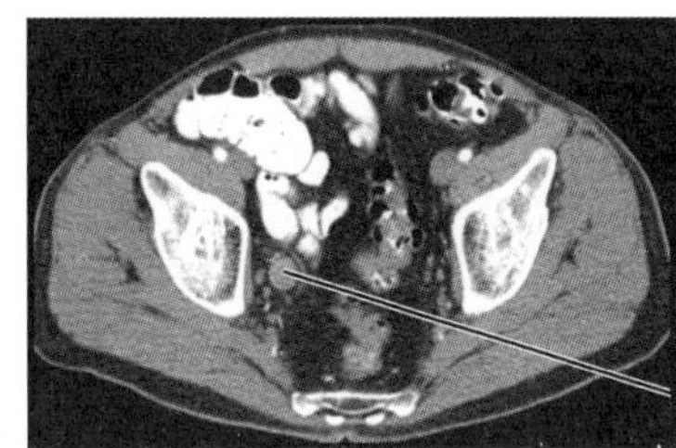

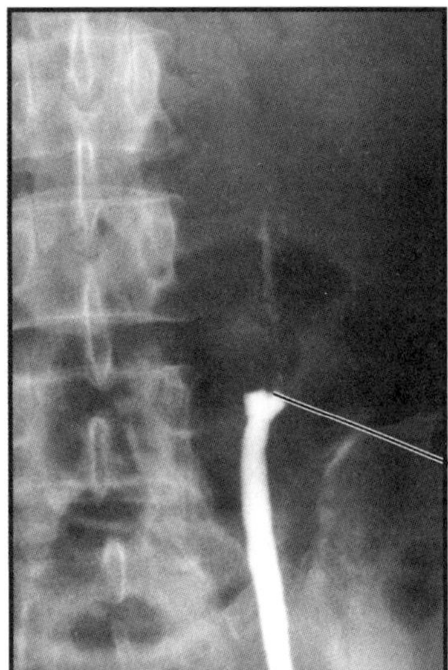

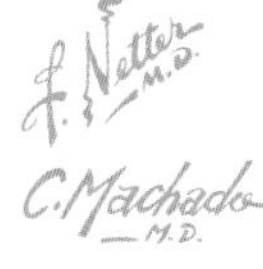

四、肾盂和输尿管的肿瘤（续）

证（孤立肾、双侧上尿路肿瘤、慢性肾病、患有其他疾病）的患者应行保肾手术。多数情况下，可行输尿管镜检查。随着设备的不断更新，肿瘤切除可使用激光或电灼术。如果无法通过逆行的方法处理，可采取经皮肾镜的方法进行。

对于肿瘤局限于远端输尿管的患者，如果对肾输尿管切除术相对禁忌（同前）或肿瘤较小或低分期，可行选择性远端输尿管切除术与输尿管再植术。

在手术前（新辅助）或手术后（辅助）均可实行全身化疗，因为上尿路的尿路上皮癌相对少见，所以没有随机对照实验来证实化疗在晚期患者或转移病灶的益处。尽管如此，已知的转移癌瘤者通常采取化疗方案，方法类似于膀胱移行细胞癌（即以顺铂为基础）。不过总体来说，有一些上尿路转移瘤的患者无论采取何种方法，效果都不是很好。

预后

肿瘤的分期和分级对患者预后的判断是至关重要的。一项调查发现，根治性肾输尿管切除术后 5 年生存率：Ta 期 /Tis 期可达 100%，T_1 期达 92%，T_2 期达 73%，T_3 期仅有 40%，T_4 期为 0。另一项调查结果：Ta 期 /Tis 期可达 94%，T_1 期达 91%，T_2 期达 75%，T_3 期仅有 54%，T_4 期为 12%。另外，还有一项调查结果发现，分期较低的患者可达 89%，分期较高者为 63%。外科干预的方法也会影响预后，因为已发现那些使用不恰当治疗方法的患者复发风险较高。

随访

一部分上尿路移行细胞癌患者会发展成膀胱癌，所以开始治疗的几年内进行系统的检查是必要的，包括常规检查、细胞学检查、尿液细胞学和腹部及盆腔 CT。保肾手术的患者还要进行膀胱镜检查。

肾盂和输尿管肿瘤的外形（输尿管镜检查、宏观和微观）和肿瘤的分期

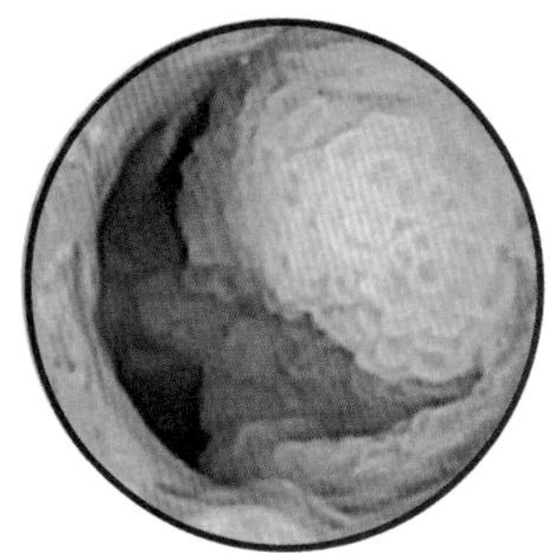
肾盂的菜花样乳头状团块

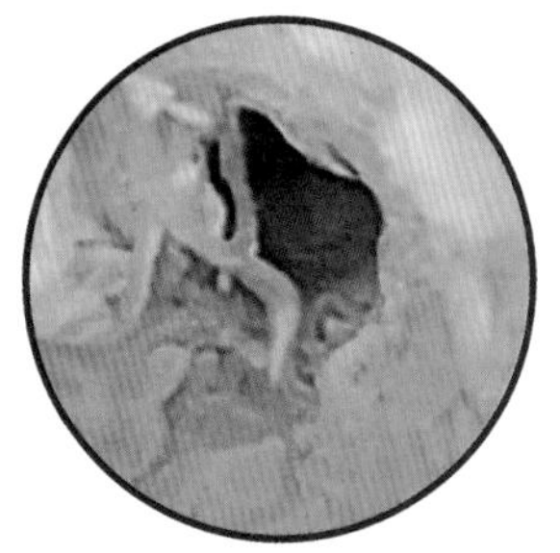
输尿管的乳头状团块，有突起突入内腔

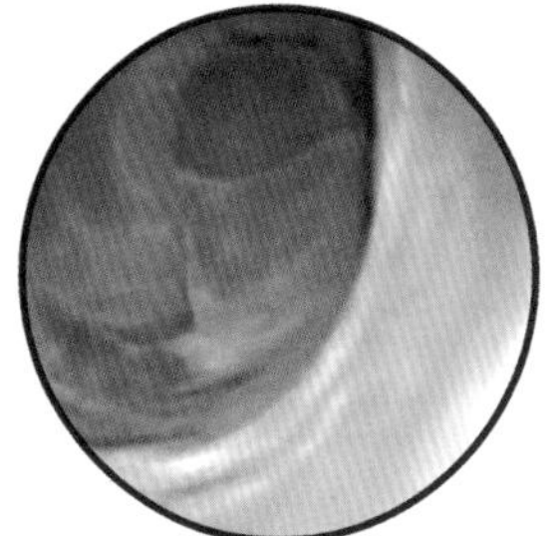
输尿管的实性肿物

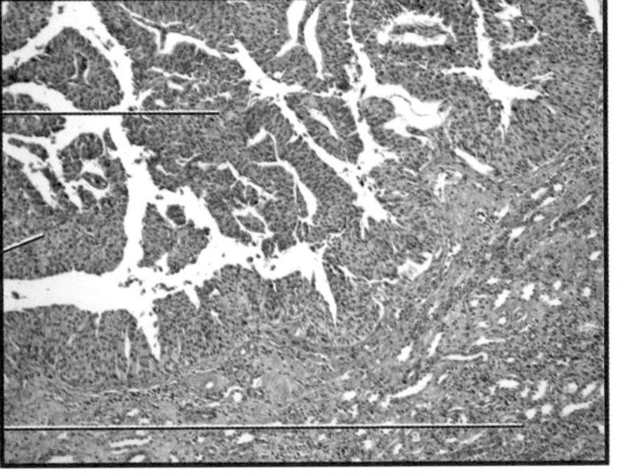

肾盂非浸润低级别乳头状移行细胞癌

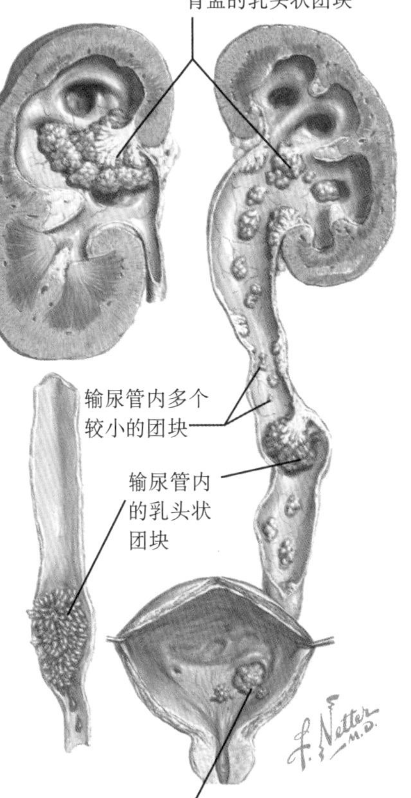

2010 TNM 分期系统	
T	T_x- 无法确定的原发肿瘤 T_0- 没有证据的原发肿瘤 T_a- 无浸润的乳头状癌 T_{is}- 原位癌 T_1- 肿瘤浸润上皮下结缔组织 T_2- 肿瘤浸润固有肌层 T_3- 肾盂肿瘤浸润肾盂旁脂肪或肾实质；输尿管肿瘤浸润输尿管周围脂肪 T_4- 肿瘤浸润邻近器官或肾周脂肪
N	N_x- 无法确定有无淋巴结转移 N_0- 没有淋巴结转移 N_1- 单一淋巴结转移，但直径不超过 2cm N_2- 单一转移直径超过 2cm，但没有超过 5cm 或多个转移，最大直径不超过 5cm N_3- 转移淋巴结最大直径超过 5cm
M	M_0- 没有远处转移 M_1- 远处转移

经伊利诺州芝加哥的美国癌期划分联合委员会许可，这一分期标准摘自 Springer Science and Business Media 公司出版的癌症分期手册第七版（2010 年）的 495 页

分级	
OA	T(a)N(0)M(0)
Ois	T(is)N(0)M(0)
Ⅰ	T(1)N(0)M(0)
Ⅱ	T(2)N(0)M(0)
Ⅲ	T(3)N(0)M(0)
Ⅳ	T(4)N(0)M(0)
	T(任何)N(1-3)M(0)
	T(任何)N(任何)M(0)

五、膀胱肿瘤

90% 以上的膀胱肿瘤起自黏膜，称为尿路上皮移行细胞癌。而膀胱鳞状细胞癌（在美国占 5%，但在世界范围内多见）、腺癌（2%）、小细胞癌和非上皮源性膀胱癌少见。也有膀胱肿瘤来源于转移的报道，如前列腺癌、卵巢癌、子宫癌、结肠癌、直肠癌、肺癌。

流行病学与风险因素

在美国，膀胱癌在男性恶性肿瘤中排第 4 位，2010 年发病人数估计约 5.2 万人。发病率为女性的 3 倍，白色人种为非洲裔美国人的 2 倍。和上尿路肿瘤一样，膀胱肿瘤常见于老年患者，平均诊断年龄为 70 岁。

移行上皮癌的危险因素是吸烟，遗传差异在吸烟致癌物代谢方面影响这一危险因素，例如，乙酰转移酶（NAT）的慢乙酰化可增高这一危险因素。另一个主要危险因素是长期接触芳香胺，如 2- 萘胺、4- 氨基联苯、4，4- 联苯胺（对二氨基联苯）等。主要是长期接触苯胺染料的纺织工人和橡胶工业人员。其他风险因素包括接触环磷酰胺和盆腔辐射。

这些致癌物质可能诱导基因异常，导致移行细胞癌的发展，包括突变的肿瘤抑制基因 p53（*TP53*，位于 17p）和视网膜母细胞瘤基因（*RB*，位于 13q）。这些基因突变通常是后天获得的，有膀胱癌家族史的人，其突变风险似乎仅有轻微增加。

临床表现与诊断

约 85% 的膀胱癌患者有无痛性肉眼血尿。在成年人中，这种症状应该高度怀疑为癌症，除非有确凿证据表明血液是肾小球源性（即可见大量的圆柱形红细胞或变形红细胞）。20% ～ 30% 的患者可出现膀胱刺激征、尿频、尿急和（或）排尿困难。晚期膀胱肿瘤可能很少出现输尿管梗阻导致的下腹痛，或淋巴或静脉阻塞导致的下肢水肿。晚期患者的双合诊检查（男性为直肠，女性为阴道）可触及明显的肿块，然而多数检查不显著。

一旦怀疑为膀胱癌，需行影像学、尿液细胞学、膀胱镜检查以进一步评估。

CT 或 MRI：可见膀胱腔内充盈缺损。因为上尿路移行细胞癌可种植于膀胱，所以行上尿路影像检查同样重要。膀胱的 MRI 可以用来估计肿瘤侵入固有肌层（逼尿肌肌）的深度和膀胱周围结构。

转移癌多发生在淋巴、肝、肺、骨和肾上腺。腹部和盆腔的 CT 和 MRI 可用来评估淋巴结、肝、肾上腺转移情况，X 线胸片多用来筛查肺转移灶，CT 扫描假阳性率较高。放射性核素骨扫描可用于诊断有提示症状和血清碱性磷酸酶浓度升高的患者骨转移情况。

尿液或膀胱细胞学检查可发现恶性移行细胞，该检查有高特异性，但只有中度敏感性，晚期患者很可能出现阳性结果。

可以直接观察膀胱黏膜的膀胱镜检查为诊断金标准。很多肉眼可见的肿瘤在最初膀胱镜检查的同时可以切除。任何异常或出现红斑区域的黏膜组织应该进行病理学检查。对尿细胞学检查阳性，但没有肉眼可见的肿瘤，随机正常黏膜活检有意义。活检还应包括近肿瘤区、对侧膀胱壁、穹顶、膀胱三角区及前列腺尿道。获得足够深度的膀胱组织是明确膀胱癌分期的关键。

膀胱癌的危险因素、症状及体格检查

危险因素

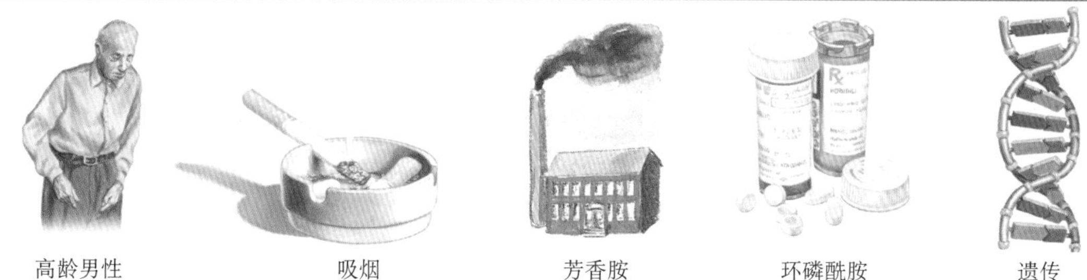

高龄男性　　吸烟　　芳香胺　　环磷酰胺　　遗传

症状

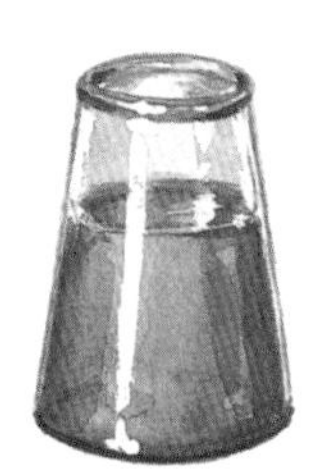

血尿，无论是肉眼还是镜下（主要症状）

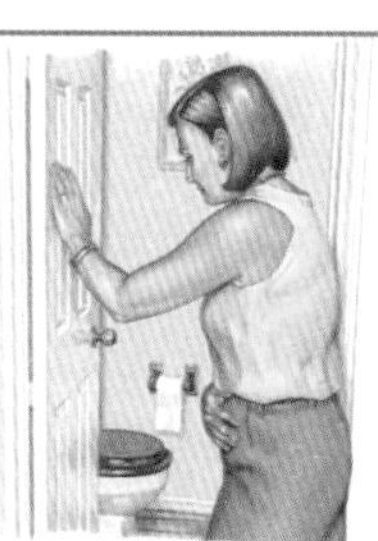

尿频、尿急、排尿困难

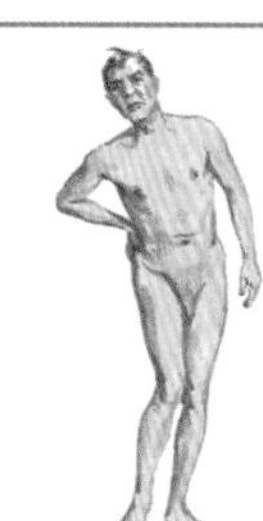

腰痛（罕见，提示进展期）

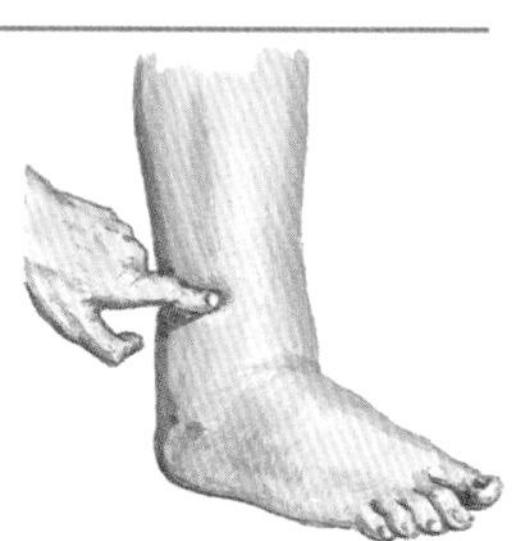

下肢水肿（罕见，提示进展期）

双手检查

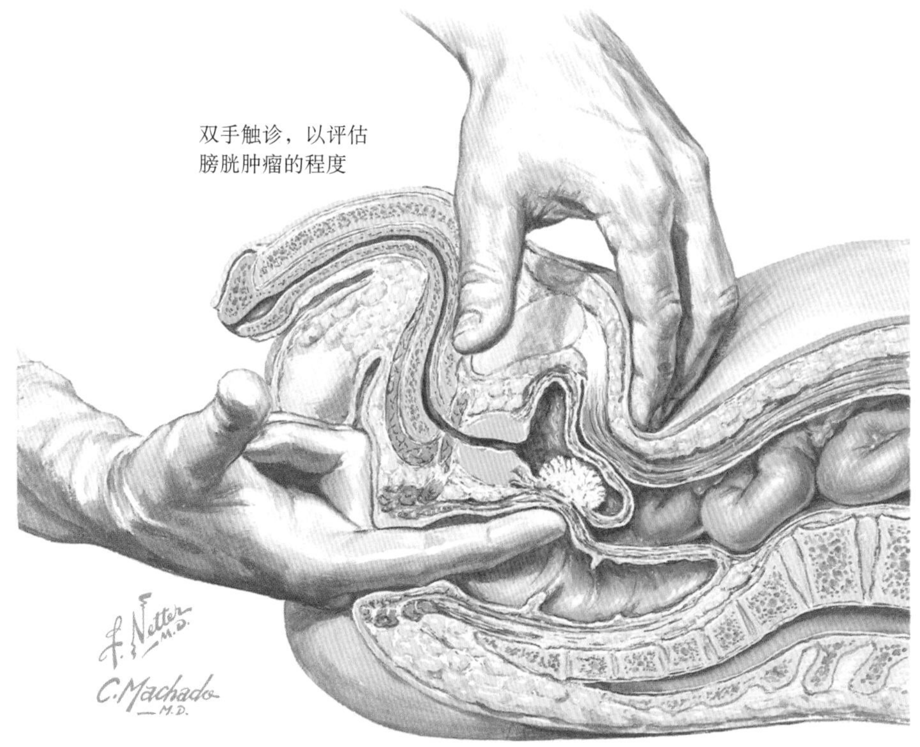

五、膀胱肿瘤（续）

病理学 / 分级

根据 1998 年制订，2004 年修订的 WHO/ 国际泌尿病理学会标准，正常尿道上皮和尿道上皮肿瘤在生长方式和细胞学特征方面是不同的。

1. **非浸润性肿瘤** 不穿过基底膜进入固有层，分为扁平状或乳头状。

扁平病变包括反应性异型性、意义不明确的异型性、异常结构（低分化上皮内肿瘤）、原位癌（高分化上皮内肿瘤）。原位癌（CIS）是浸润性高分化癌的早期病变，局限于上皮细胞层，特征包括细胞核增大、深染、排列密集、异型性。

乳头状肿瘤包括乳头状瘤、低恶性潜能的乳头状尿路上皮瘤（PUNLMP）、低分化或高分化的尿道上皮癌（LGPUC 和 HGPUC）。乳头状瘤是良性病变，PUNLMP 复发风险低，极少转变为癌。乳头状瘤和 PUNLMP 的主要区别在于，PUNLMP 的尿道上皮增厚并且细胞核变大。

LGPUC 和 HGPUC 是恶性病变，癌细胞以纤维血管为中心外生性生长，并有叶状融合和复杂分支，LGPUC 肿瘤细胞极性多样化，可见细胞异型性和细胞分裂现象。相反，HGPUC 特点明显：细胞质较多、分裂频繁。HGPUC 的浸润性比 LGPUC 要高，诊断时常伴有原位癌。

2. **浸润性肿瘤（穿越基底膜进入固有层，可能到固有肌层）** 分为高分化和低分化浸润性膀胱癌。低分化的癌虽然排列规律，但也有细胞核变大和核变异。高分化癌排列紊乱、高度变异。绝大多数的浸润性尿道上皮癌是高分化的。

虽然分级只能根据组织病理学检查，但膀胱镜检查也有诊断价值。例如，一个良性乳头状瘤或低恶性乳头状瘤通常表现为由细蒂黏附在膀胱上的细绒毛状结构。相比之下，高恶性乳头状癌通常表现为菜花状和一个宽的基底，CIS 是一个扁平病灶。深部浸润表现为结节状或无基底，常伴有坏死，如果有肿瘤阻塞输尿管，有可能浸润较深。

分期

按照 2010 年 TNM 分类系统，根据测量肿瘤膀胱壁内外的准确范围对膀胱肿瘤进行分期，依赖于活检和影像学检查提供的信息。

肿瘤分期为膀胱肿瘤的预后提供了重要信息。预后也与肿瘤大小、多发、乳头状固有结构、淋巴浸润和残留的尿道上皮状态有关。

膀胱肿瘤的膀胱镜表现和影像学表现

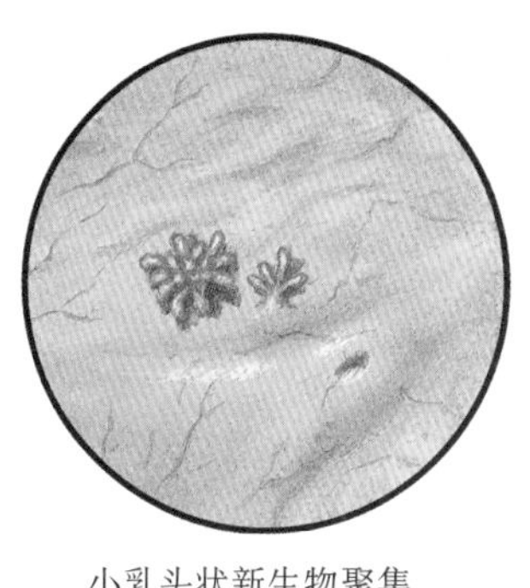

小乳头状新生物聚集

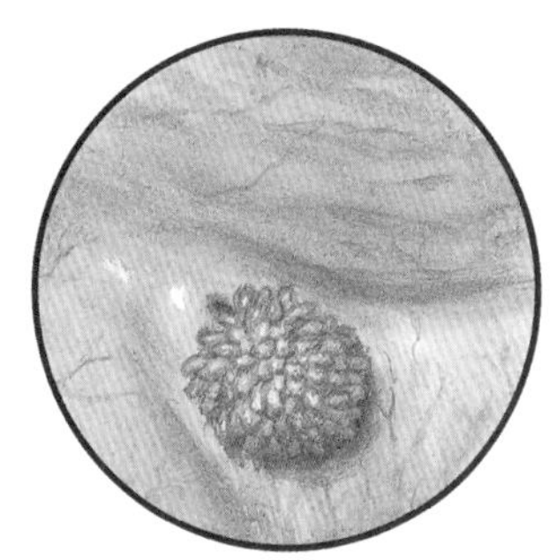

乳头状新生物在输尿管口附近

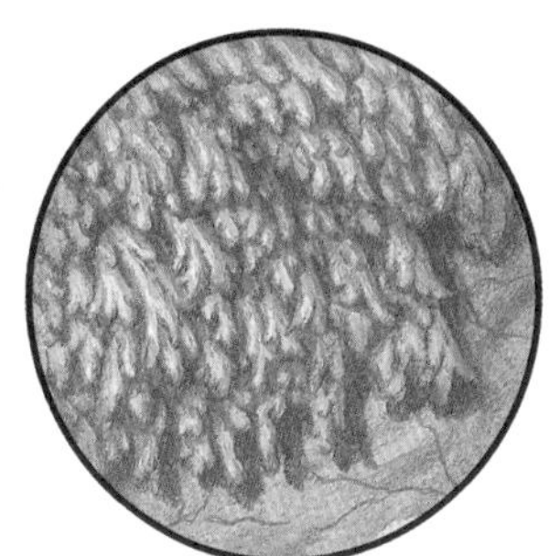

大量乳头状新生物羊齿状突起

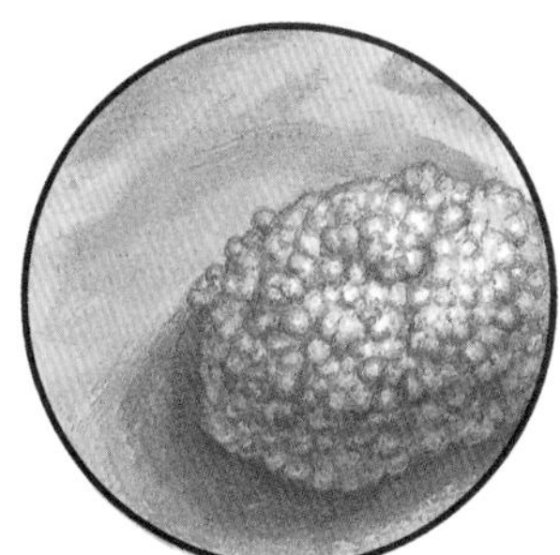

乳头状新生物像菜花样外观

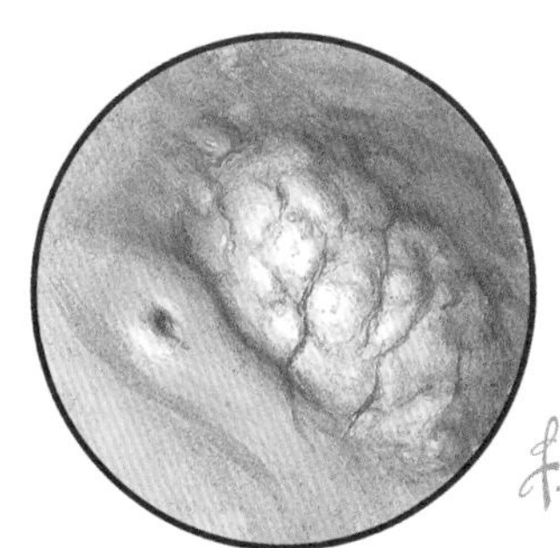

菜花样隆起在输尿管口附近

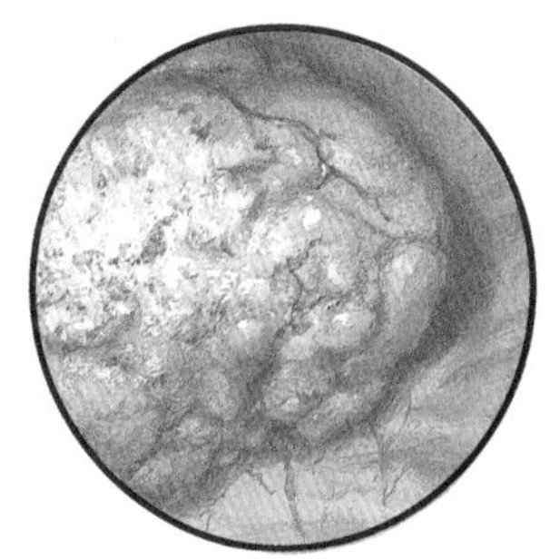

菜花样隆起伴大规模坏死和钙化

CT 图像

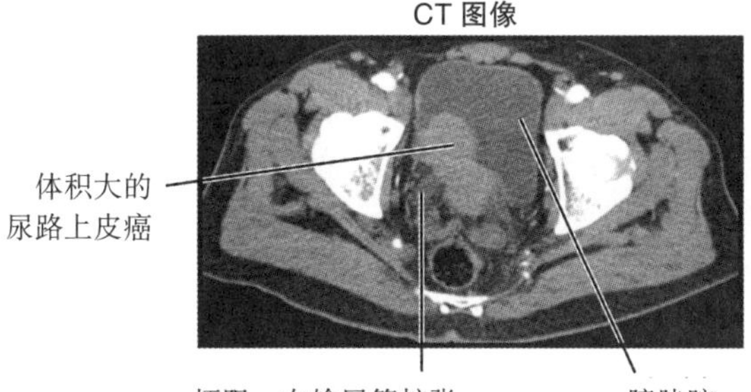

CT 图像

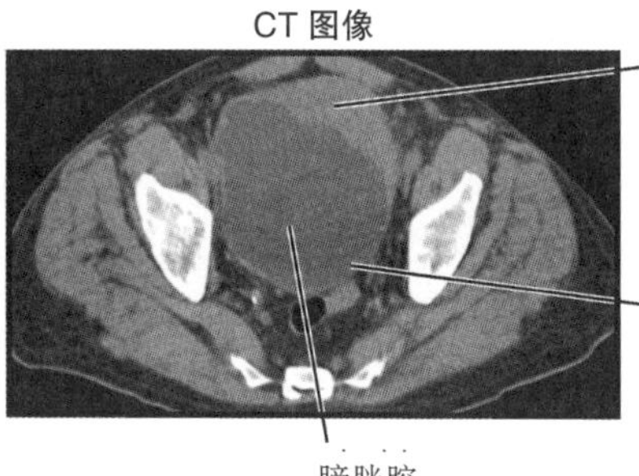

CT 图像

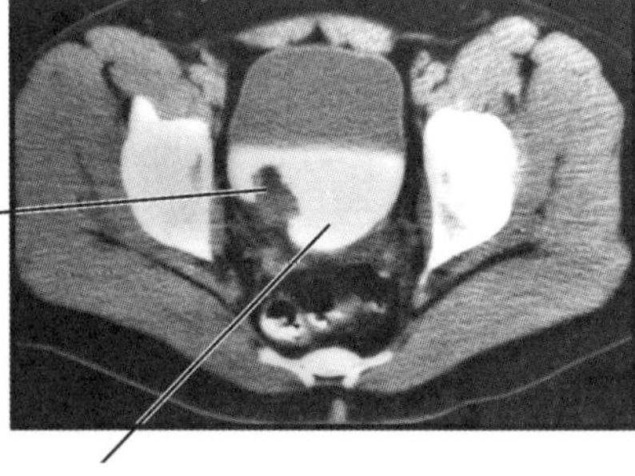
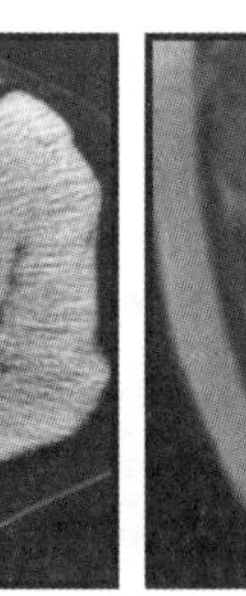

磁共振成像（矢状面）

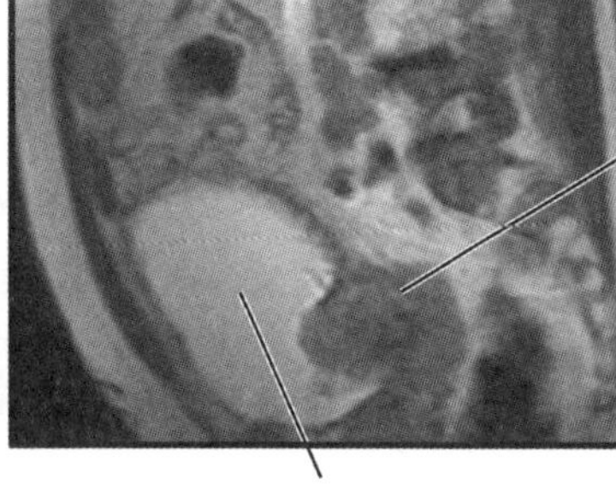

五、膀胱肿瘤（续）

治疗

具体治疗方案必须基于肿瘤分期和患者的临床状态。一个关键的因素在于肿瘤是否侵入固有肌层，如果存在，积极治疗可能是有疗效的。

低风险、非浸润性肿瘤（即低恶性 Ta 期尿道上皮肿瘤）可以行经尿道膀胱肿瘤切除（TURBT，见专题 10-39），通常在初次膀胱镜检查的同时进行，并行膀胱内化疗（即丝裂霉素 C），因为膀胱肿瘤易复发，术后要常规膀胱镜监测。

高风险、非浸润性肿瘤（即高恶性 Ta 期、Tis 期或 T_1 期尿道上皮肿瘤）通常进行经尿道的切除和术后膀胱灌注 BCG（卡介苗）的腔内免疫治疗，该减毒疫苗可引起局部抗肿瘤免疫反应，减少复发和进展。该方法失败者可以应用二线腔内治疗（BCG、干扰素和其他化疗药物），但是要考虑行根治性膀胱切除术。

局部固有肌层浸润癌的治疗通常采取一种新辅助化疗组合，即以顺铂为基础的化疗和根治性膀胱切除术联合尿流改道术。随机试验表明，根治性膀胱切除术后行多重化疗比单独手术的效果要显著，病死率相对减少 25% ~ 40%，平均提高生存期 2.5 年。非随机试验也显示出新辅助化疗和外部放疗的效果。全身系统化疗用以提高伴有盆腔淋巴转移、病灶局限的患者生存率，3 年生存率提高 9%。

无法切除或转移性膀胱癌患者，需要行以顺铂为主的全身化疗。

随访

非浸润性膀胱癌患者，接受 TURBT 治疗后，无论有无膀胱内治疗，都应在术后 1 ~ 3 年每 3 个月行 1 次膀胱镜和尿细胞学检查。再以后的 2 ~ 3 年，每 6 个月检查 1 次，如果仍没有复发，以后可每年检查 1 次。治疗最初 3 个月的状况对预测未来肿瘤的发展很重要。除此之外，增强 CT 或逆行性肾盂造影也应至少每 1 ~ 2 年检查 1 次。

行膀胱切除术的浸润性患者须终身随访，包括 X 线胸片、肝功能、增强 CT、尿细胞学检查，这些检查应每 6 ~ 12 个月检查 1 次。如果用回肠行尿流改道，每年还应检查维生素 B_{12} 水平。如果膀胱切除术的同时未切除尿道，应每 6 ~ 12 个月检查 1 次尿道冲洗细胞学。如果患者有尿道症状或复发风险增加，应行尿道镜检查。

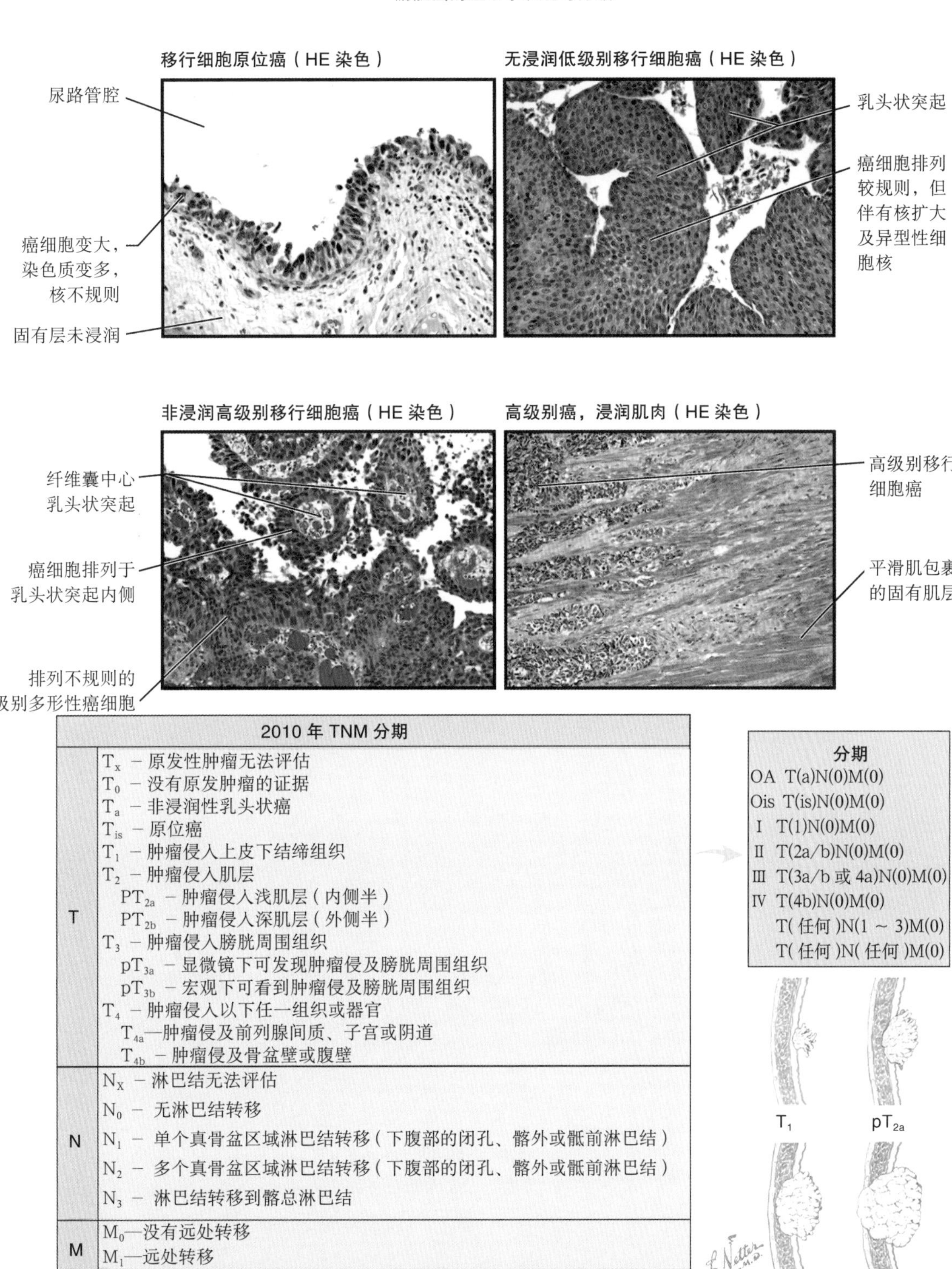

2010 年 TNM 分期	
T	T_x – 原发性肿瘤无法评估 T_0 – 没有原发肿瘤的证据 T_a – 非浸润性乳头状癌 T_{is} – 原位癌 T_1 – 肿瘤侵入上皮下结缔组织 T_2 – 肿瘤侵入肌层 PT_{2a} – 肿瘤侵入浅肌层（内侧半） PT_{2b} – 肿瘤侵入深肌层（外侧半） T_3 – 肿瘤侵入膀胱周围组织 pT_{3a} – 显微镜下可发现肿瘤侵及膀胱周围组织 pT_{3b} – 宏观下可看到肿瘤侵及膀胱周围组织 T_4 – 肿瘤侵入以下任一组织或器官 T_{4a}—肿瘤侵及前列腺间质、子宫或阴道 T_{4b} – 肿瘤侵及骨盆壁或腹壁
N	N_X – 淋巴结无法评估 N_0 – 无淋巴结转移 N_1 – 单个真骨盆区域淋巴结转移（下腹部的闭孔、髂外或骶前淋巴结） N_2 – 多个真骨盆区域淋巴结转移（下腹部的闭孔、髂外或骶前淋巴结） N_3 – 淋巴结转移到髂总淋巴结
M	M_0—没有远处转移 M_1—远处转移

分期	
OA	T(a)N(0)M(0)
Ois	T(is)N(0)M(0)
I	T(1)N(0)M(0)
II	T(2a/b)N(0)M(0)
III	T(3a/b 或 4a)N(0)M(0)
IV	T(4b)N(0)M(0)
	T(任何)N(1 ~ 3)M(0)
	T(任何)N(任何)M(0)

由美国癌症联合委员会颁布使用许可，伊利诺伊州芝加哥，
此种分级的原始来源是癌症分期手册，第 7 版 .2010,503.
由施普林格出版，科学与商业媒体 LLC,www.springer.com

第 10 章

治疗

一、渗透性利尿

作用机制

在肾单位中，水重吸收是一种被动现象，它以肾小管中电解质重吸收后形成的渗透梯度为基础。渗透性利尿药通过改变这种渗透梯度而起到利尿作用。静脉给药后，利尿药可以经肾小球滤过，然而不能被重吸收。随着水、钠的重吸收，渗透性利尿药在肾小管内浓度逐渐增加，最终形成渗透梯度，进而影响液体的进一步重吸收。在近端小管，液体重吸收减少，在上皮细胞两侧建立钠盐的浓度梯度，阻碍了水的正常等渗重吸收，同时限制钠盐的重吸收。

在体循环中，渗透性利尿药能够到达细胞外间隙，这样可以使细胞内液转移至细胞外间隙，增加细胞外的液体容量，使肾血流量增加，传递至肾髓质微循环，从而增强肾小管间质中溶质的稀释，使渗透梯度降低，集合管水重吸收减少，同样起到利尿作用。

常见的利尿药

最常见的渗透性利尿药是甘露醇，其主要经过肾排泄，半衰期是0.25～1.7h。

适应证

1. **急性肾损伤**　一些RCT研究表明，急性肾损伤时应用甘露醇不会改善预后。

2. **脑水肿**　甘露醇不能够透过血脑屏障，因此它通过增加血液中的渗透压，产生血管内外的渗透梯度，从而促使水从脑脊液转移至血管内。

3. **急性闭角型青光眼**　甘露醇可以促使液体从房水中转移至血管内。

不良反应

甘露醇的主要不良反应如下。

1. **低钠血症／高钠血症**　渗透性利尿药早期，通过使细胞内液外移，导致低钠血症，但随着过多的水通过肾排出，可以引起高钠血症，患者出现神志改变、头痛、昏睡及恶心。

2. **高钾性酸中毒**　随着水从细胞内液外移，细胞内钾离子和氢离子浓度增加，导致细胞膜离子通透性增加，使细胞外钾离子和氢离子增多。高钾性酸中毒常常发生于肾功能不全的患者，因为其不能有效排出过多的细胞外钾离子和氢离子。

3. **肺水肿**　由细胞外液增加所致。

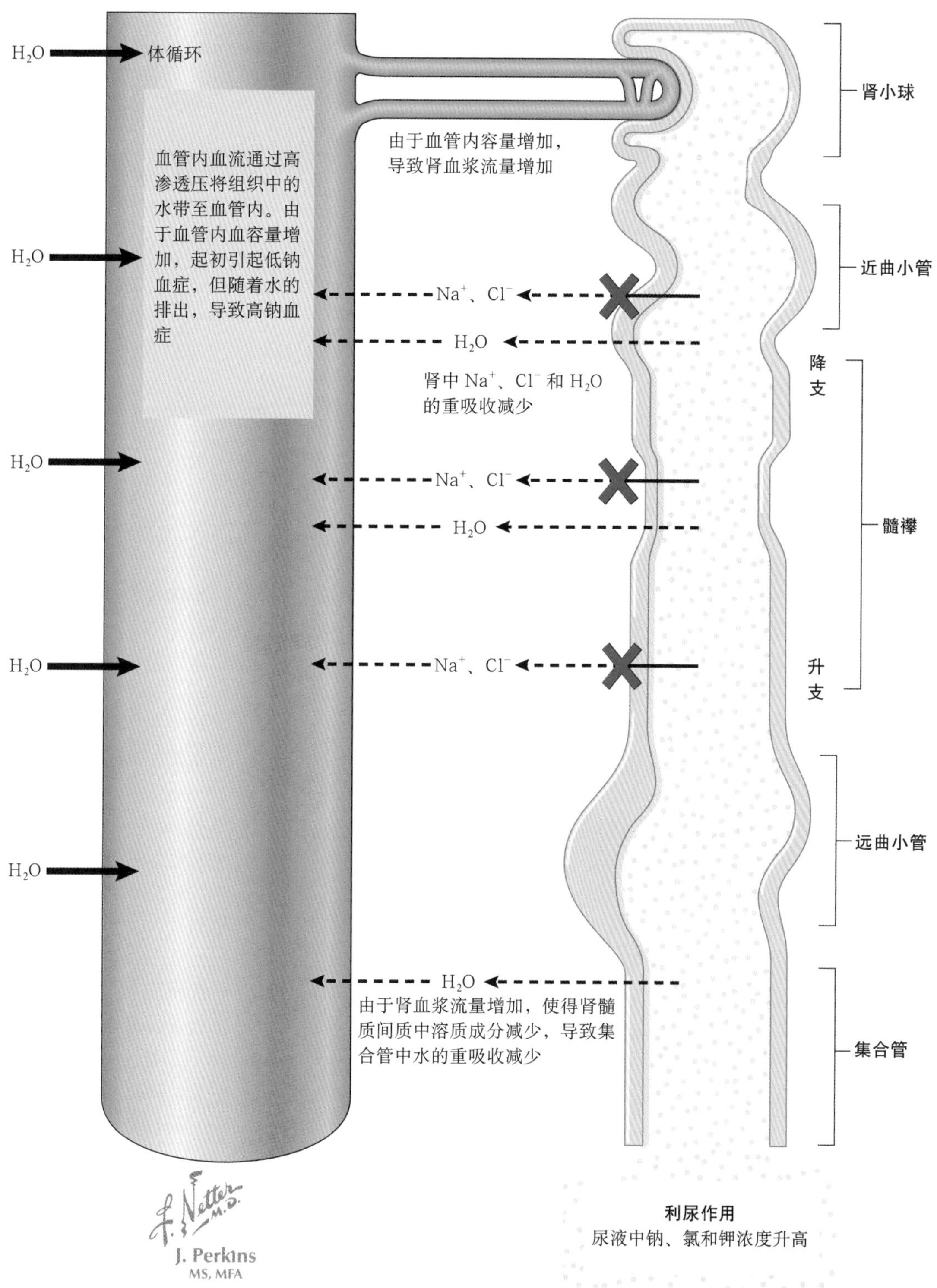

H_2O
体循环
血管内血流通过高渗透压将组织中的水带至血管内。由于血管内血容量增加，起初引起低钠血症，但随着水的排出，导致高钠血症
H_2O
H_2O
H_2O
H_2O
由于血管内容量增加，导致肾血浆流量增加
Na^+、Cl^-
H_2O
肾中 Na^+、Cl^- 和 H_2O 的重吸收减少
Na^+、Cl^-
H_2O
Na^+、Cl^-
H_2O
由于肾血浆流量增加，使得肾髓质间质中溶质成分减少，导致集合管中水的重吸收减少
肾小球
近曲小管
降支
髓襻
升支
远曲小管
集合管
利尿作用
尿液中钠、氯和钾浓度升高
F. Netter M.D.
J. Perkins MS, MFA

二、碳酸酐酶抑制药

作用机制

碳酸酐酶（CA）是催化二氧化碳和水与碳酸氢根离子和氢离子相互转化的蛋白质，在人体内细胞中，有多种碳酸酐酶的亚型，分别发挥不同作用。在肾小管上皮细胞起着酸碱调节作用，如近端小管、髓襻升支粗段和皮质集合管的上皮细胞，存在胞质型碳酸酐酶Ⅱ和管腔面细胞膜结合型碳酸酐酶Ⅳ，肾其他部位也存在其他类型的碳酸酐酶亚型，但其具体部位及功能尚在研究中。

如在专题 3–21 和专题 3–22 中所见，碳酸酐酶在维持酸碱平衡和液体重吸收过程中起着重要作用。在近端小管膜，结合型的碳酸酐酶Ⅳ可以将肾小球滤过的碳酸氢根离子和氢离子催化为二氧化碳，这样，二氧化碳便可以从肾小管上皮细胞被重吸收。胞质型碳酸酐酶Ⅱ可以将二氧化碳催化为碳酸氢根和氢离子，碳酸氢根可以被重吸收，而氢离子通过小管上皮细胞完成 Na^+/H^+ 交换。同时，在远端小管，胞质型碳酸酐酶Ⅱ将二氧化碳催化为碳酸氢根和氢离子，碳酸氢根可以被重吸收，而氢离子可以排出到小管腔内调节酸碱平衡和参与胺的形成。

碳酸酐酶抑制药（CAIs）是一种磺胺类衍生物，它可以阻断肾内胞质型和细胞膜型碳酸酐酶，这样，可以增加被滤过碳酸氢盐的排出，同时在远端小管可以减少可滴定酸和氨的质子化作用。最终会导致尿液异常碱化，而出现代谢性酸中毒。

碳酸酐酶抑制药除了影响酸碱平衡外，还会抑制近端小管钠的重吸收。钠盐浓度的增加会刺激致密斑感受器，从而使入球小动脉收缩，导致肾小球滤过率下降。

由于碳酸酐酶在体内广泛存在，因此应用碳酸酐酶抑制药会产生很多肾外作用，因此在临床上其应用范围较广。例如，碳酸酐酶抑制药可以作用于眼内的睫状突，减少房水生成，从而可以降低眼内压，治疗青光眼。

常见的碳酸酐酶抑制药

主要的碳酸酐酶抑制药已在表中列举。

适应证

1. **水肿**　通常不作为首选，因为其他类型的利尿药相对更安全和有效。

2. **急性高山病**　高海拔地区，氧分压较低，为了改善组织氧合状态，会出现过度通气，导致呼吸性碱中毒，乙酰唑胺可以导致代谢性酸中毒，并改善通气。

3. **开角型或闭角型青光眼**　碳酸酐酶抑制药可以减少眼前房内房水生成，由于醋甲唑胺半衰期较长，可以作为首选。对于闭角型青光眼患者，应用碳酸酐酶抑制药可以暂时缓解症状。

不良反应

1. **代谢性酸中毒**。
2. **肾结石**　由于尿液碱化。
3. **血氨浓度升高**　由肾排泄减少导致，因此肝硬化患者需警惕发生肝性脑病。
4. **骨髓抑制**。
5. **皮肤中毒**。
6. 由于中枢神经系统的不良反应，会出现嗜睡、感觉异常。

碳酸酐酶抑制药同时可以促进钾离子的排出。

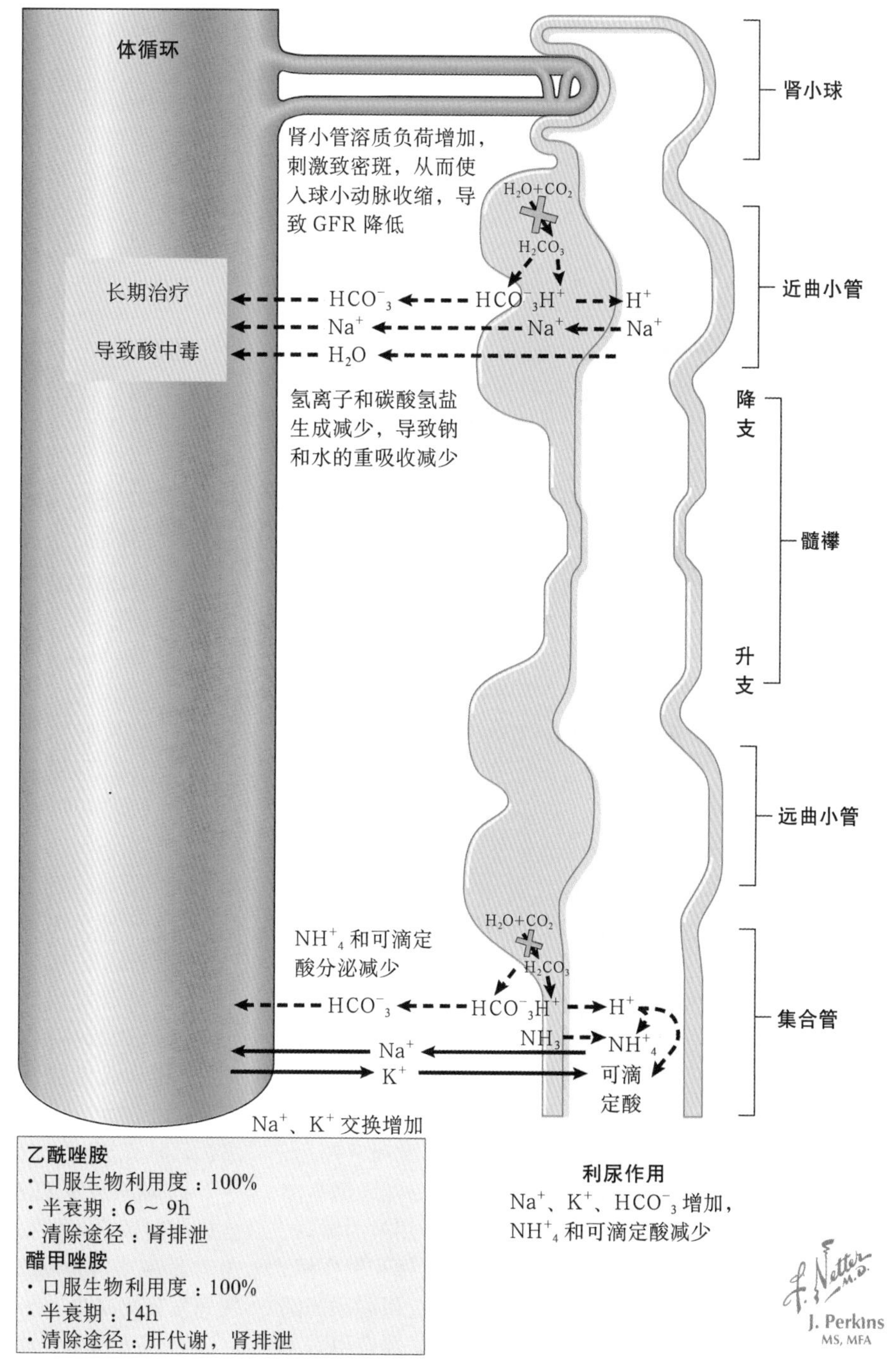

乙酰唑胺
- 口服生物利用度：100%
- 半衰期：6～9h
- 清除途径：肾排泄

醋甲唑胺
- 口服生物利用度：100%
- 半衰期：14h
- 清除途径：肝代谢，肾排泄

三、襻利尿药

作用机制

在肾小管髓襻升支粗段，通过肾小管上皮细胞的NKCC2转运体，可以对Na^+、K^+和Cl^-进行重吸收。这种重吸收可以在肾髓质间质中形成溶质浓度梯度，从而促使集合管中尿液浓缩（见专题3–15）。同时重吸收的K^+通过ROMK通道分泌到管腔中，从而促进Ca^{2+}和Mg^{2+}的重吸收（见专题3–11）。

襻利尿药以有机阴离子的方式进入肾单位的近端肾小管，与NKCC2转运体结合，并抑制其转运功能。由于髓襻升支粗段内不能够被重吸收的Na^+在远端肾小管同样不能被重吸收，因此起到利尿作用。同时，襻利尿药在肾单位其他部位也有一定作用。在近端小管，一些襻利尿药对碳酸酐酶可以起到轻度抑制作用。在远端肾小管，一些襻利尿药可以对噻嗪类敏感的NCC Na^+/Cl^-同向转运体起到轻度抑制作用。襻利尿药还可以影响其他离子的排泄，由于在髓襻升支粗段K^+循环的减少，导致Ca^{2+}和Mg^{2+}重吸收减少。襻利尿药可以促进尿酸的重吸收（通过促进液体排泄，可促进尿酸重吸收）和减少尿酸分泌（通过竞争性抑制有机阴离子途径的分泌作用）。襻利尿药通过多种机制促进K^+排泄：①由于到达皮质集合管的Na^+过多，从而促进K^+通过ROM-K通道分泌；②通过皮质集合管的尿流速增加，上调流速敏感的K^+通道数量。

由于NKCC2转运体在管球反射和肾素分泌中起重要作用，因此襻利尿药会影响上述作用过程。如专题3–18所述，由于肾小球滤过率减少，尿液流速缓慢，导致滤过液重吸收比例升高，因此使NKCC2转运随之减少。正常情况下，NKCC2转运的减少会促使入球小动脉扩张，以增加肾小球滤过率，同时，会促进肾素分泌，激活肾素–血管紧张素–醛固酮系统。

由于应用襻利尿药，抑制NKCC2转运，尽管流经肾小球的流量较高，但入球小动脉仍处于扩张状态，因此会导致尿量增多。同时，肾素的持续释放促使血管紧张素和醛固酮的合成增加，进一步促进K^+排泄，造成低钾血症，促使H^+排泄，从而产生代谢性碱中毒。

长期反复应用襻利尿药会导致其效力减弱。一方面，应用利尿药后，远端肾小管重吸收能力增加，钠盐潴留明显，导致襻利尿药作用效力减弱。因此，为了最大效力地发挥利尿作用，患者应低盐饮食，同时应用利尿药间隔应足够长，以缓解利尿药应用后产生的钠盐潴留。同时，应用作用于远端肾单位的利尿药，如噻嗪类。

常见的利尿药

常见的襻利尿药已在图中列举。

适应证

- 四肢水肿或肺水肿。
- 高血压。

不良反应

1. **耳毒性**　包括耳鸣、眩晕及听力下降。

2. **低钾血症**。

3. **低镁血症**。

4. **低钠血症**　襻利尿药可以通过抑制髓襻升支粗段溶质重吸收，造成尿浓缩。同时，大量利尿后可以激活抗利尿激素的释放（见专题3–17）。

5. **高尿酸血症**　可以诱发痛风发作。

6. **低血压**　如果细胞外液丢失过多，会导致低血压。

7. **代谢性碱中毒**　由于容量丢失，导致继发性醛固酮释放增加，如果发生低钾血症，会使近端小管产氨增加，从而产生代谢性碱中毒。

8. **糖耐量受损或糖尿病**　其产生机制包括儿茶酚胺分泌过多（由于血容量减少，导致交感神经激活）、胰岛素分泌减少（继发于低钾血症）。

9. **高脂血症**　机制尚不明确。

10. **光敏感**。

11. **感觉异常**。

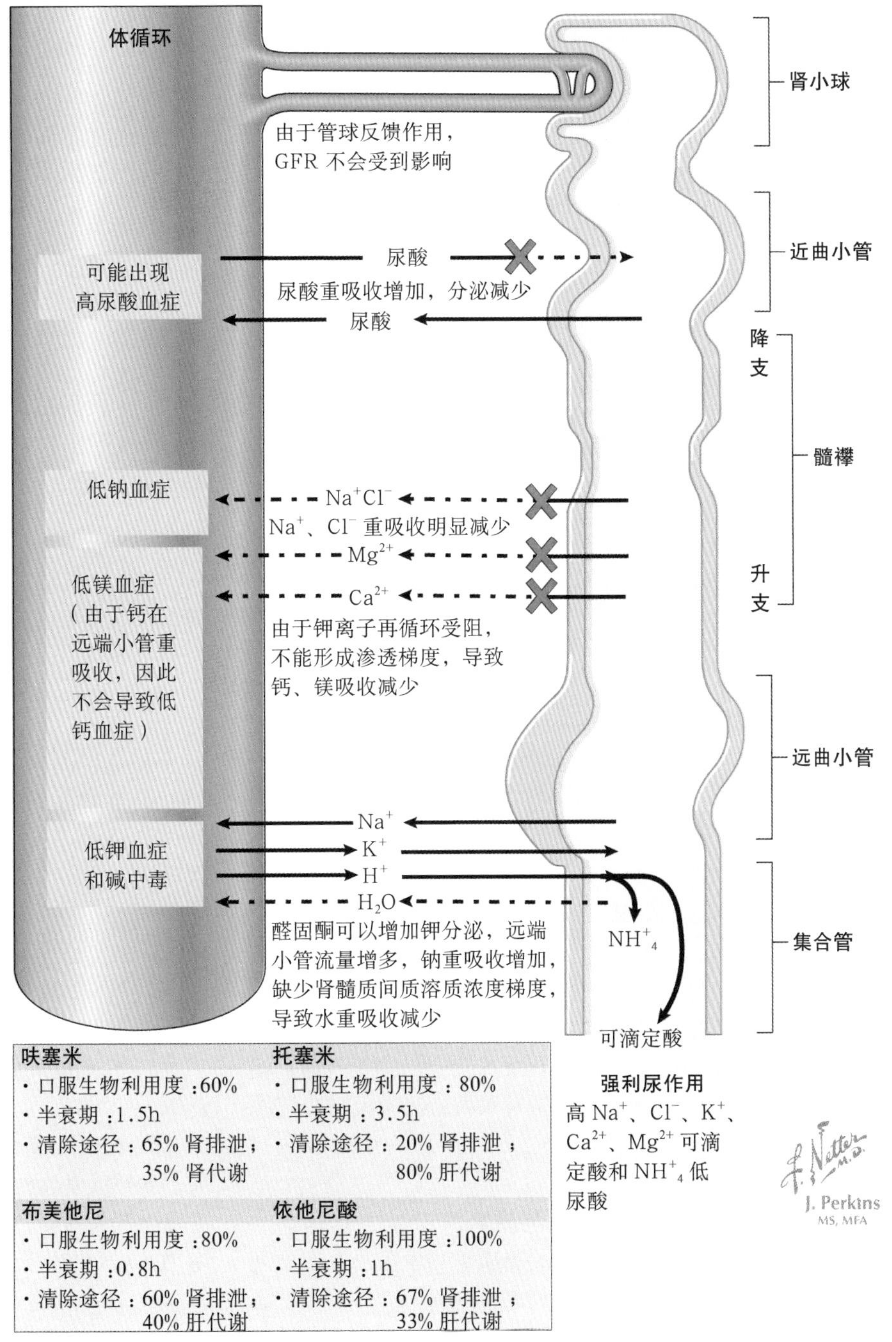

体循环
肾小球
由于管球反馈作用，
GFR 不会受到影响
近曲小管
可能出现
高尿酸血症
尿酸
尿酸重吸收增加，分泌减少
尿酸
降
支
髓襻
升
支
低钠血症
Na^+Cl^-
Na^+、Cl^- 重吸收明显减少
低镁血症
（由于钙在
远端小管重
吸收，因此
不会导致低
钙血症）
Mg^{2+}
Ca^{2+}
由于钾离子再循环受阻，
不能形成渗透梯度，导致
钙、镁吸收减少
远曲小管
低钾血症
和碱中毒
Na^+
K^+
H^+
H_2O
醛固酮可以增加钾分泌，远端
小管流量增多，钠重吸收增加，
缺少肾髓质间质溶质浓度梯度，
导致水重吸收减少
NH^+_4
集合管
可滴定酸
强利尿作用
高 Na^+、Cl^-、K^+、
Ca^{2+}、Mg^{2+} 可滴
定酸和 NH^+_4 低
尿酸
呋塞米
· 口服生物利用度 :60%
· 半衰期 :1.5h
· 清除途径 : 65% 肾排泄；
35% 肾代谢
托塞米
· 口服生物利用度 : 80%
· 半衰期 : 3.5h
· 清除途径 : 20% 肾排泄 ;
80% 肝代谢
布美他尼
· 口服生物利用度 :80%
· 半衰期 :0.8h
· 清除途径 : 60% 肾排泄；
40% 肝代谢
依他尼酸
· 口服生物利用度 :100%
· 半衰期 :1h
· 清除途径 : 67% 肾排泄 ;
33% 肝代谢
F. Netter M.D.
J. Perkins
MS, MFA

四、噻嗪类利尿药

作用机制

在远端小管，Na^+ 和 Cl^- 通过小管上皮细胞的 NCC 同向转运体进行重吸收。噻嗪类利尿药以有机阴离子方式与此转运体结合，从而抑制此转运体功能。

Na^+ 的重吸收主要在肾单位近端，尤其是在近端小管和髓襻升支粗段，因此噻嗪类利尿药的利尿作用相对微弱。另外，和碳酸酐酶抑制药(见专题 10-2）一样，可以抑制近端小管对 Na^+ 的重吸收。

噻嗪类利药还可以影响一些离子的排泄，如通过多种机制促进尿钾排泄。首先，皮质集合管中 Na^+ 浓度升高，可以通过 ROM-K 通道促进 K^+ 排泄，同时，皮质集合管中液体流量增加，可以使 K^+ 通道上调。液体量丢失过多，刺激醛固酮释放增加，同样可以促进 K^+ 和 H^+ 的分泌。

噻嗪类利尿药可以促进 Ca^{2+} 重吸收。阻断 NCC 转运体后，使细胞内 Na^+ 浓度降低，促进上皮细胞基底膜侧 Na^+/Ca^{2+} 交换。液体丢失刺激近端小管对 Na^+ 和 Cl^- 的重吸收，从而促进 Ca^{2+} 重吸收（见专题 3-11)。噻嗪类利尿药可以抑制 Mg^{2+} 重吸收。主要是影响 TRPM6 介导的重吸收作用，其机制尚不明确。

噻嗪类利尿药可以减少尿酸排泄，与襻利尿药相似，主要是通过促进近端小管对尿酸重吸收及减少远端小管的分泌。

常见利尿药

常见的噻嗪类利尿药已在图中列举。

适应证

水肿、高血压、低钙血症、高尿钙血症伴有反复尿路结石（见专题 6-3)、尿崩症（见专题 3-27)。

不良反应

1. 低钾血症。
2. 低钠血症　通过抑制远端小管对钠盐的重吸收，导致尿比重升高。同时，液体量丢失过多，可以刺激醛固酮释放增加（见专题 3-17)。
3. 高钙血症。
4. 低镁血症（长期应用)。
5. 高尿酸血症　可以诱发痛风发作。
6. 代谢性碱中毒　由于容量丢失，导致继发性醛固酮释放增加，如果发生低钾血症，会使近端小管产氨增加，从而产生代谢性碱中毒。
7. 糖耐量受损或糖尿病　其产生机制包括儿茶酚胺分泌过多（由于血容量减少，导致交感神经激活)、胰岛素分泌减少（继发于低钾血症)。
8. 高脂血症　机制尚不明确。
9. 恶心、呕吐。
10. 光敏感。
11. 勃起功能障碍。

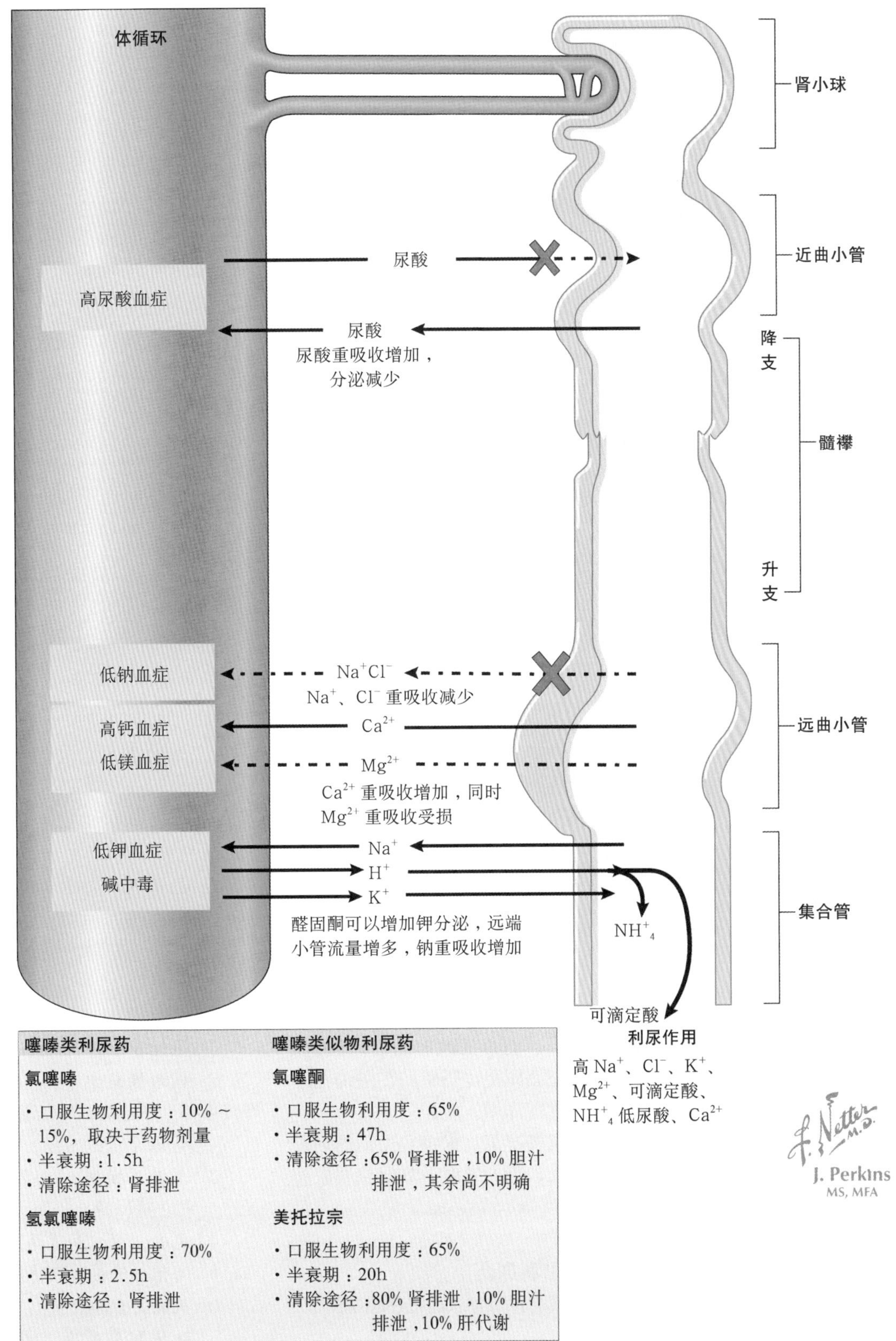

体循环
肾小球
近曲小管
降支
髓襻
升支
远曲小管
集合管
尿酸
高尿酸血症
尿酸
尿酸重吸收增加，
分泌减少
低钠血症
Na^+Cl^-
Na^+、Cl^- 重吸收减少
高钙血症
低镁血症
Ca^{2+}
Mg^{2+}
Ca^{2+} 重吸收增加，同时
Mg^{2+} 重吸收受损
低钾血症
碱中毒
Na^+
H^+
K^+
醛固酮可以增加钾分泌，远端
小管流量增多，钠重吸收增加
NH^+_4
可滴定酸
利尿作用
高 Na^+、Cl^-、K^+、
Mg^{2+}、可滴定酸、
NH^+_4 低尿酸、Ca^{2+}
噻嗪类利尿药
氯噻嗪
• 口服生物利用度：10% ~ 15%，取决于药物剂量
• 半衰期：1.5h
• 清除途径：肾排泄
氢氯噻嗪
• 口服生物利用度：70%
• 半衰期：2.5h
• 清除途径：肾排泄
噻嗪类似物利尿药
氯噻酮
• 口服生物利用度：65%
• 半衰期：47h
• 清除途径：65% 肾排泄，10% 胆汁排泄，其余尚不明确
美托拉宗
• 口服生物利用度：65%
• 半衰期：20h
• 清除途径：80% 肾排泄，10% 胆汁排泄，10% 肝代谢
F. Netter M.D.
J. Perkins
MS, MFA

五、保钾利尿药

作用机制

在连接管和皮质集合管，主细胞分泌 K^+ 主要通过以下机制：① Na^+ 通过 ENaC 通道被重吸收，产生管腔内负电荷，其可以刺激 ROM–K 通道增加 K^+ 分泌。②远端小管液体流量增加，可以刺激 K^+ 通道活性，促进 K^+ 分泌。

多数利尿药，包括碳酸酐酶抑制药、襻利尿药和噻嗪类利尿药，均可以通过不同的机制促进远端小管 K^+ 分泌：①可以通过抑制近端小管对 Na^+ 的重吸收，造成远端肾小管 Na^+ 升高，Na^+ 通过 ENaC 通道被重吸收，产生管腔内负电荷，其可以刺激 ROM–K 通道增加 K^+ 分泌。②利尿药导致液体丢失，激活肾素－血管紧张素－醛固酮系统，醛固酮可以使 ENaC 通道上调，促进 Na^+ 重吸收。同时，增加 K^+ 的分泌。③远端肾小管尿流量增加，可以刺激 K^+ 通道，从而增加 K^+ 的分泌。

保钾利尿药通过影响 Na^+ 通过 ENaC 通道的重吸收，起到利尿作用的同时，不会造成 K^+ 的丢失。这类利尿药主要包括两大类：直接阻断 ENaC 通道（氨氯吡脒和氨苯蝶啶）及醛固酮受体阻断药（安体舒通和依普利酮）。

ENaC 通道阻断药以有机阴离子方式与主细胞膜管腔侧的 ENaC 通道相结合，竞争性地抑制 Na^+ 通道。同时，醛固酮受体阻断药在主细胞基底膜侧发挥作用。

通常情况下，保钾利尿药的利尿作用较弱，因此常联合其他类利尿药共同应用。

常见利尿药

常见的保钾利尿药已在图中列举。

适应证

1. **低钾血症**　尤其是应用其他类型利尿药时应用。

2. **Liddle 综合征**（ENaC 通道阻断药）。

3. **原发性醛固酮增多症**（醛固酮受体拮抗药）。

4. **充血性心力衰竭**（醛固酮受体拮抗药）。

5. **腹水**（醛固酮受体拮抗药）。

不良反应

1. **高钾血症**。

2. **代谢性酸中毒**　保钾利尿药在抑制 K^+ 分泌的同时，还可以抑制 H^+ 在远端肾小管的分泌。

3. **急性肾损伤**　氨苯蝶啶，由于产生尿结晶和肾小管阻塞。

4. **恶心、呕吐和腹泻**。

5. **消化性溃疡**（螺内酯）。

6. **头痛、昏睡**。

7. **抗雄激素效应**　男性乳房发育和（或）乳房疼痛、阳萎、多毛症，月经失调（醛固酮受体拮抗药，其中螺内酯较依普利酮更常见）。

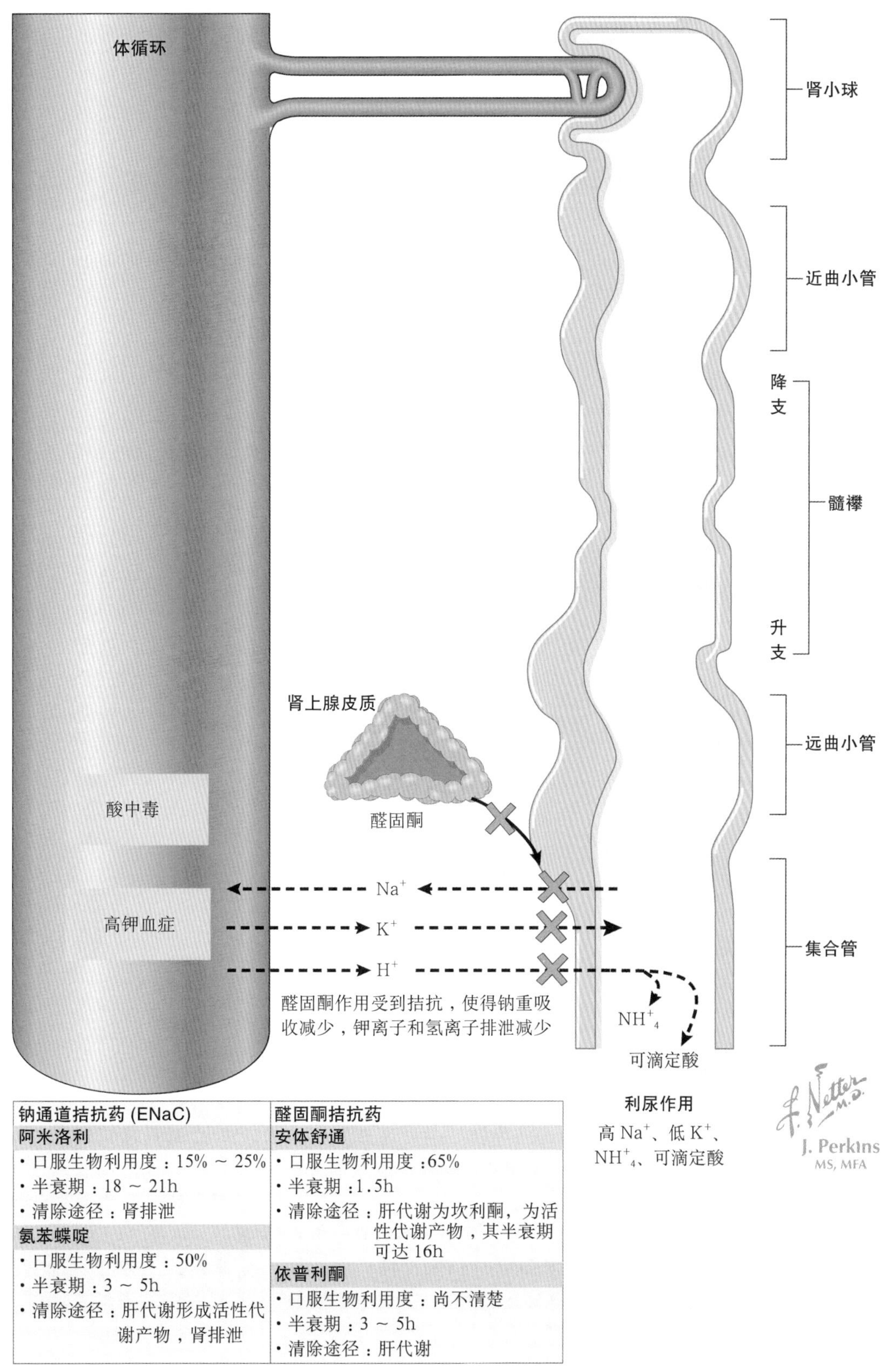

钠通道拮抗药 (ENaC)	醛固酮拮抗药
阿米洛利	**安体舒通**
• 口服生物利用度：15% ~ 25%	• 口服生物利用度 :65%
• 半衰期：18 ~ 21h	• 半衰期 :1.5h
• 清除途径：肾排泄	• 清除途径：肝代谢为坎利酮，为活性代谢产物，其半衰期可达 16h
氨苯蝶啶	**依普利酮**
• 口服生物利用度：50%	• 口服生物利用度：尚不清楚
• 半衰期：3 ~ 5h	• 半衰期：3 ~ 5h
• 清除途径：肝代谢形成活性代谢产物，肾排泄	• 清除途径：肝代谢

六、肾素－血管紧张素系统抑制药

如专题 3-19 所示，肾素－血管紧张素系统在调节血压等方面起到重要作用。流经肾小管血流减少、交感神经兴奋、入球小动脉收缩等均可以刺激球旁细胞，从而分泌肾素。肾素可以催化血管紧张素原转化为血管紧张素Ⅰ，进一步被血管紧张素转化酶（ACE）催化为血管紧张素Ⅱ，血管紧张素Ⅱ可以发挥直接收缩血管或其他间接作用，如增加肾小管对钠的重吸收、增强交感神经张力、刺激醛固酮和抗利尿激素的释放。

作用于此系统的药物包括血管紧张素转化酶抑制药（ACEI）、血管紧张素Ⅱ受体阻断药（ARB）、肾素直接抑制药。上述药物可以有效地降低血压，同时可以起到保护肾的作用，即减缓肾病的恶化。尽管其肾保护机制尚未完全清楚，但很有可能是影响肾小球的血流改变，肾病时出现一些肾单位减少，通过血管紧张素Ⅱ收缩出球小动脉，导致残留功能的肾单位出现代偿性的高滤过。尽管此机制可以使肾短暂性的维持高滤过，但长期的肾小球高内压，会引起肾小球毛细血管壁损伤，加重尿蛋白和肾小球硬化，最终会导致失代偿。此类药物可以通过扩张出球小动脉，降低肾小球内压，减少尿蛋白和毛细血管壁损伤，从而起到保护肾的作用。尽管其长期效果可以起到保护肾的作用，但在应用药物早期，也会出现肾小球滤过率 20% ～ 30% 一过性下降，尤其是与其他利尿药合用时。因此，大多数患者不必因此而停药。

血管紧张素转化酶抑制药

ACEI 抑制血管紧张素Ⅰ转化为血管紧张素Ⅱ，因此可以阻断其后续的升血压作用。同时，ACEI 还可以抑制 ACE 介导的其他途径，如通过抑制缓激肽的代谢，从而起到扩血管和促进前列腺素合成。

ACEI 可以分为含有巯基、羧基、氧膦基三大类，一些药物可以直接抑制 ACE，而有些药物需要在体内转化为活性代谢产物。

1.ACEI 的适应证

（1）高血压：尤其是合并有高血压、糖尿病和肾功能不全的患者。

（2）左心室收缩功能降低：ACEI 可以降低前负荷，并抑制心肌重构。

（3）慢性肾病。

2.ACEI 的主要不良反应

（1）咳嗽：由于缓激肽和前列腺素增加。

（2）血管性水肿：由于缓激肽增加。

（3）低血压：常常在开始应用药物时出现。

（4）高钾血症：由于醛固酮水平降低，尤其是在合用保钾利尿药时更容易发生。

（5）急性肾损伤：尽管有些患者可以出现预期的 GFR 下降，但那些有肾小球硬化的患者应用此类药物很可能会产生肾衰竭，因为肾小球硬化的患者需要保持出球小动脉一定的张力，以维持肾小球毛细血管内的静水压力。

（6）味觉障碍：尤其是应用卡托普利时。

（7）斑丘疹：有时出现瘙痒性皮疹。

（8）中性粒细胞减少：尤其是肾功能不全或合并自身免疫性疾病的患者。

血管紧张素Ⅱ受体阻断药

ARB 与 ACEI 作用类似，但两者不尽相同：① ARB 不会影响缓激肽的代谢，因此很少会产生咳嗽和血管源性水肿；②理论上讲，ARB 的作用较 ACEI 强，因为 ARB 可以抑制通过 ACE 途径产生的少量血管紧张素Ⅱ的作用；③ ARB 只阻断 AT1 受体，而不会阻断 AT2 受体，尽管两者的作用尚不明确。

ARB 的适应证与 ACEI 相同，多数不能耐受 ACEI 产生的刺激性干咳患者会选用 ARB，ARB 主要的不良反应包括血管源性水肿（尽管比 ACEI 的发生概率少）、高钾血症、急性肾损伤，其发生机制与 ACEI 相同。

肾素直接抑制药

肾素直接抑制药（DRIs）可以阻断血管紧张素原转化为血管紧张素Ⅰ，不像 ACEI，DRI 可以直接阻断非 ACE 依赖的由血管紧张素Ⅰ转化为血管紧张素Ⅱ，与 ARB 不同，DRI 还可以抑制 AT2 受体介导的信号转导。其与 ACEI 或 ARB 合用，可以有效降低尿蛋白，DRI 的主要不良反应与 ARB 相似。

肾素－血管紧张素系统抑制药

血管紧张素转化酶抑制药 (ACEI)

卡托普利
- 结构：含有巯基
- 口服生物利用度：75%
- 半衰期：2h
- 清除途径：肾排泄

贝那普利
- 结构：含有羧基的前体药，体内转化为贝那普利拉，即活性代谢产物
- 口服生物利用度：37%
- 半衰期（贝那普利拉）：22h
- 清除途径：肾和胆汁排泄

依那普利
- 结构：含有羧基的前体药，体内转化为依那普利拉，即活性代谢产物
- 口服生物利用度：60% ~ 70%
- 半衰期（依那普利拉）：11h
- 清除途径：肾排泄

赖诺普利
- 结构：含有羧基
- 口服生物利用度：30%
- 半衰期：12h
- 清除途径：肾排泄

喹那普利
- 结构：含有羟基的前体药，体内转化为喹那普利特即活性代谢产物
- 口服生物利用度：50%
- 半衰期（喹那普利特）：25h
- 清除途径：肾和胆汁排泄

雷米普利
- 结构：含有羟基的前体药，体内转化为雷米普利拉，即活性代谢产物
- 口服生物利用度：60%
- 半衰期（雷米普利拉）：10 ~ 17h
- 清除途径：肾和胆汁排泄

福辛普利
- 结构：含有氧膦基的前体药，体内转化为福辛普利拉，即活性代谢产物
- 口服生物利用度：30%
- 半衰期（福辛普利拉）：11.5h
- 清除途径：肾和胆汁排泄

血管紧张素受体阻断药 (ATI)

氯沙坦
- 作用机制：竞争性抑制药
- 口服生物利用度：25%
- 半衰期：4 ~ 9h
- 清除途径：肾和胆汁排泄

坎地沙坦酯（在肠道吸收过程中转化为坎地沙坦）
- 作用机制：非竞争性抑制药
- 口服生物利用度：15%
- 半衰期：9h
- 清除途径：肾和胆汁排泄

厄贝沙坦
- 作用机制：非竞争性抑制药
- 口服生物利用度：60% ~ 80%
- 半衰期：10 ~ 15h
- 清除途径：肾和胆汁排泄

奥美沙坦酯（在肠道吸收过程中转化为奥美沙坦）
- 作用机制：竞争性抑制药
- 口服生物利用度：25%
- 半衰期：12 ~ 18h
- 清除途径：肾和胆汁排泄

依普罗沙坦
- 作用机制：非竞争性抑制药
- 口服生物利用度：13%
- 半衰期：6 ~ 9h
- 清除途径：肾和胆汁排泄

替米沙坦
- 作用机制：非竞争性抑制药
- 口服生物利用度：42%
- 半衰期：24h
- 清除途径：胆汁排泄

缬沙坦
- 作用机制：非竞争性抑制药
- 口服生物利用度：25%
- 半衰期：9h
- 清除途径：肾和胆汁排泄

直接肾素抑制药

阿利吉仑
- 口服生物利用度：2.6%
- 半衰期：27h
- 清除途径：胆汁排泄

七、肾活检

肾活检指取出部分肾实质进行组织病理学检查，由于很多肾病的临床表现极为相似，因此通常需要肾活检进行最终诊断，并且制订下一步的诊疗计划。肾活检并不复杂，多数情况下肾内科医师可以在床旁完成。

适应证

肾活检的主要适应证包括不明原因的肾衰竭、蛋白尿、血尿和肾移植。

1. *蛋白尿* 轻度蛋白尿（1 ~ 2g/d）患者无明确病因，如糖尿病等，可以行肾活检以明确病因。当然，具体是否需要行肾活检，则需要临床医师的判断。引起轻度蛋白尿可能的原因包括肾小球肾炎、肾病综合征（局灶性节段性肾小球硬化、膜性肾病）等。肾小管间质疾病同样可以引起轻度蛋白尿，通常情况下，无须肾活检诊断。

如患者出现肾病水平的蛋白尿（>3g/d），则需要行肾活检，以明确疾病诊断，指导治疗及评估预后。引起肾病性蛋白尿的原因包括原发性或继发性的局灶性节段性肾小球硬化、膜性肾病、微小病变性肾病、纤维性或免疫触须状肾小球肾炎。如果患者有明确的全身系统性疾病，并且此类疾病可以导致肾病性蛋白尿，则无须行肾活检，如慢性糖尿病患者，且伴有糖尿病视网膜病变，或其他器官活检明确淀粉样变性疾病。青少年、儿童出现肾病综合征，通常考虑有微小病变性肾病，如初时治疗效果不佳者，可考虑进一步行肾活检。

2. *血尿* 当患者出现肉眼血尿或镜下血尿时，首先需排除外科性血尿，如尿路结石、肿瘤、感染等。当出现异形红细胞、蛋白尿和肾功能不全时，则强烈提示肾小球疾病。许多肾病会伴随镜下血尿，如间质性肾炎、IgA 肾病、膜增生性肾小球肾炎、感染后肾小球肾炎、狼疮肾炎、冷球蛋白血症、纤维性或免疫触须状肾小球肾炎、ANCA 相关性血管炎、恶性高血压、动脉粥样硬化栓塞性肾病、肾梗死、血栓性微血管病、过敏性紫癜、薄基底膜性肾病、遗传性肾炎、抗 -GBM 疾病。肾活检可以明确诊断，并指导治疗方案。

有时患者出现单纯性血尿（即无蛋白尿或肾功能损伤），此类疾病包括薄基底膜性肾病、轻度 IgA 肾病、遗传性肾炎。一般情况下无须肾活检，也无须特殊治疗，除非出现蛋白尿或肾功能损伤。

3. *肾移植* 接受肾移植的患者，如果再次进展为肾衰竭，经保守治疗无效者，则需要进一步行肾活检。如果出现上述情况，肾活检有助于进一步明确肾的变化，如急性或慢性排异反应、药物毒性作用（尤其是钙调磷酸酶抑制药）、BK 病毒感染。虽然还没有出现肾功能损害，但由于有些患者肾损害是隐匿性的，临床上很难发现，因此一些临床中心会对肾移植患者定时进行移植肾的肾活检。

肾穿刺活检：适应证及弹簧式活检针的结构

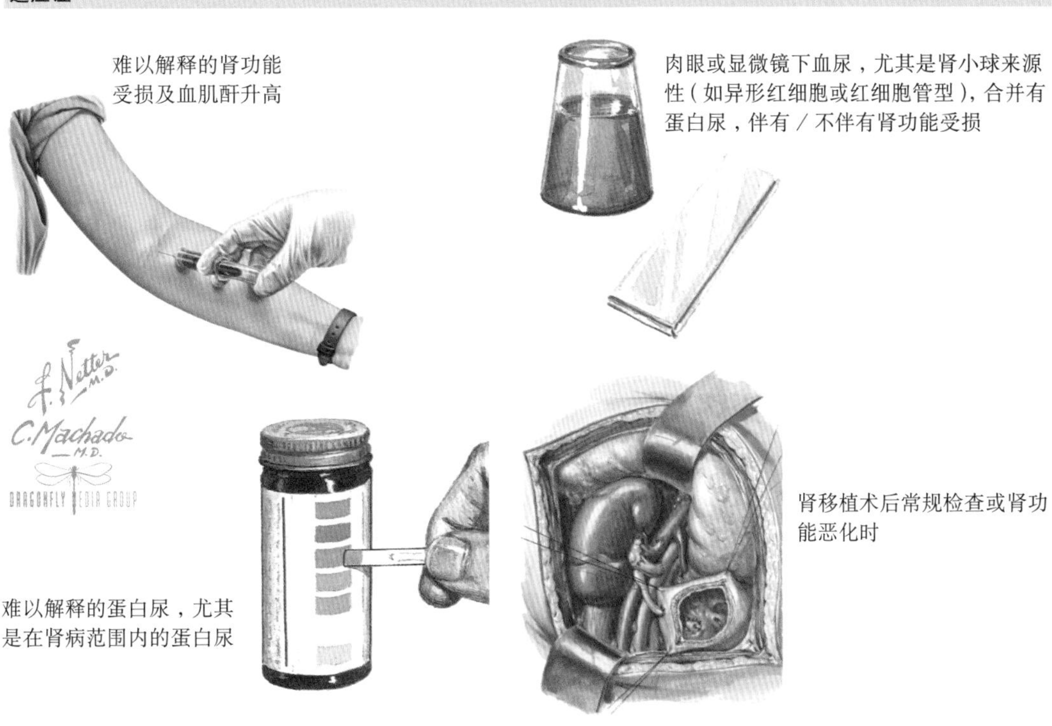

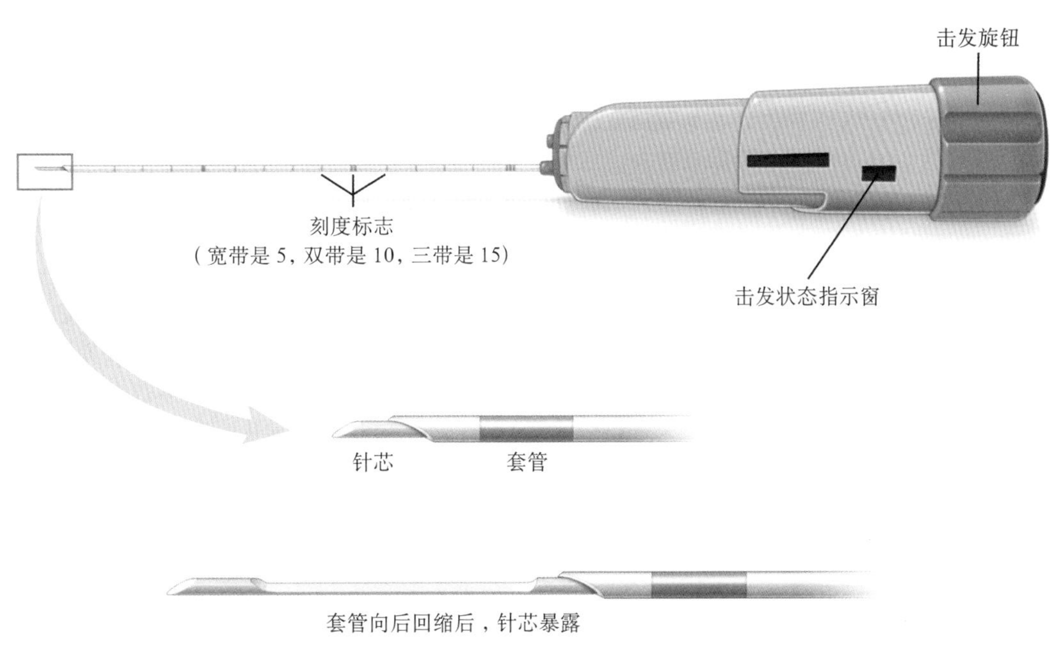

七、肾活检（续）

操作方法

行肾活检之前，需停用一切抗凝药物，通过监测 PT、APTT 和血小板等评估出血风险，并且尽可能纠正一切可能引起出血的因素。

多数患者可以在床旁行经皮肾穿刺活检，然而，一些特殊患者则需要采取其他方式，如开腹、腹腔镜或是经颈静脉肾活检。这些特殊患者包括难以纠正出血因素、病态肥胖、孤立肾、肾区皮肤感染及经皮肾穿刺活检失败的患者。

经皮肾穿刺活检时，通常需要患者俯卧位，腹部垫枕头，超声定位穿刺路径及穿刺部位，常选择穿刺肾的上下极部位，这样可以确保取到肾皮质。而肾积水、多囊肾及超声下显示肾强回声等，穿刺时会增加出血风险，通常作为相对禁忌证。

超声定位后，常规消毒、铺巾，穿刺部位注射局麻药物，无菌手术刀片在穿刺部位切开部分皮肤，以利于活检针进入。活检针包括外层套管及内层针芯，活检针在超声引导下沿穿刺路径穿过皮肤至肾实质。此时嘱患者屏住呼吸，穿刺者按压开关，通过活检针内外层的相互剪切作用，将部分肾皮质组织取出，通常取 2 ～ 3 块活检组织。

可以通过显微镜下观察所取肾组织，以评估标本是否合格。一份合格的肾组织标本至少包含 8 个肾小球，所取肾组织标本应放置在生理盐水中立即送检，如需长时间存放，则需将组织放在固定液中固定。肾病理医师对组织进行光学显微镜、电子显微镜、免疫荧光显微镜及免疫组织化学等检测。电子显微镜观察，常规染色包括苏木精 - 伊红染色、西夫染色、Jones 银染。

并发症

肾穿刺活检主要并发症包括出血、疼痛、周围组织损伤（肝、脾、肠道）和动静脉瘘形成。目前出血是最常见的并发症，出血可以发生在肾集合系统、肾周间隙及肾被膜下间隙。因此，穿刺后 4 ～ 6h 需要严密监测生命体征、血红蛋白及尿色改变。有些医院喜欢在穿刺活检数小时后行 CT 或超声检查，以评估是否存在出血。一旦发生大出血，则需要输血治疗，必要时需要有创干预，如血管栓塞、剖腹探查等。也有少数病例穿刺活检后出现肾坏死。

肾穿刺活检操作过程

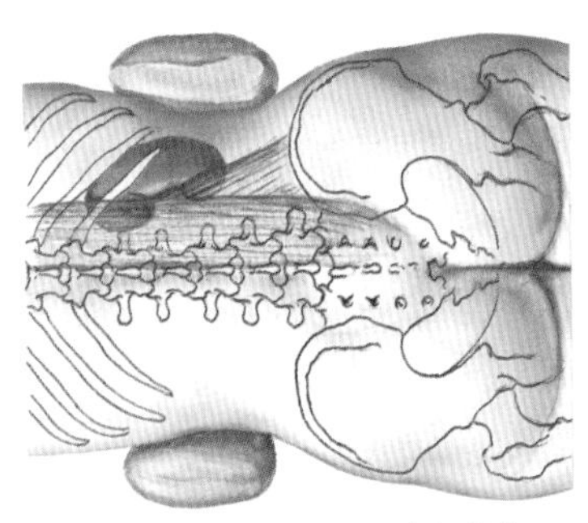

1. 患者俯卧位于治疗床，腹部垫起一枕头
2. 通过体表骨性标志，初步评估肾位置

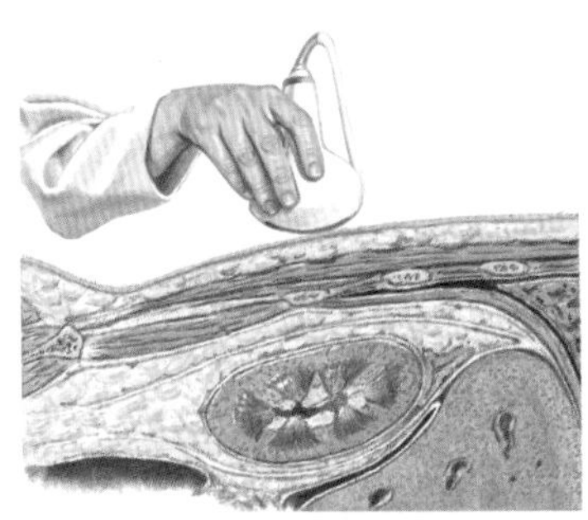

3. 超声确定肾的位置，并确定肾穿刺位置及进针角度，针尖应朝向肾上极或下极，以保证只能取到肾皮质

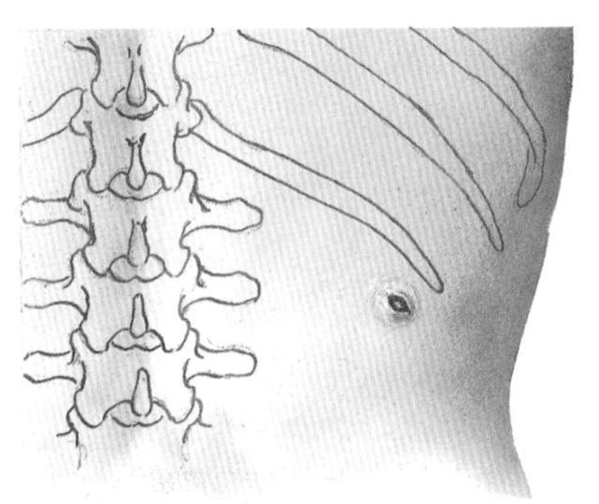

4. 穿刺部位消毒和局部麻醉，应用大号针头和手术刀片在穿刺部位做小切口，以便于穿刺

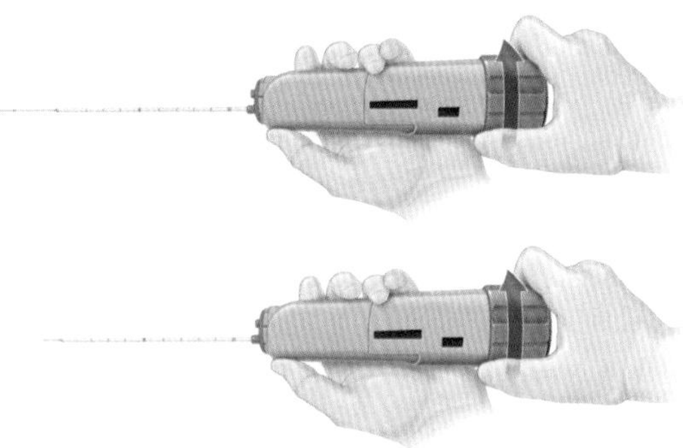

5. 安装活检针，第一次旋转是针对套管，再次旋转是针对针芯

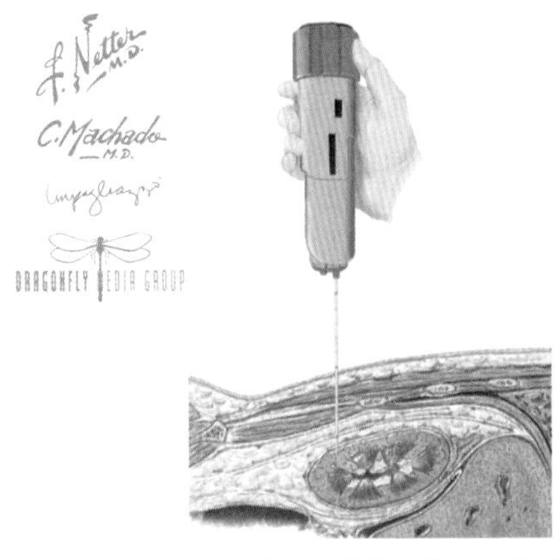

6. 应用活检针穿刺，当针尖进入肾实质后，穿刺针则会随着呼吸运动来回摆动，最好应用超声引导，以保证良好的活检部位

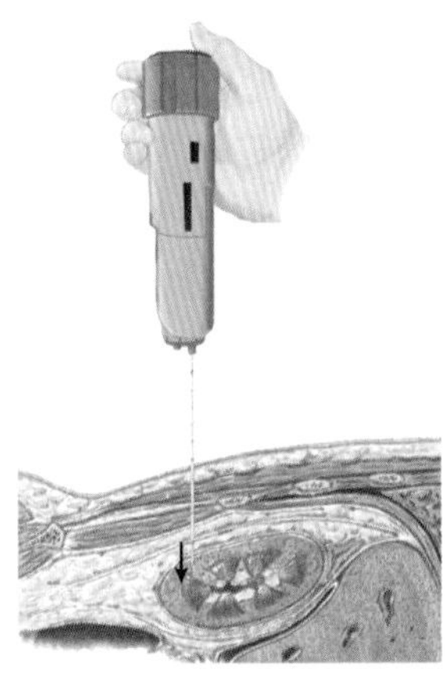

7. 一旦活检部位确定，操作者按压开关，套管和针芯快速进入肾实质，然后将针拔出

八、血液透析、腹膜透析和持续治疗

随着病情进展，肾功能逐渐恶化，当出现药物或饮食治疗不能够改善的内环境紊乱时，需要进行透析治疗，以替代肾功能。透析治疗的主要目的是清除体内过多的含氮产物、酸性物质、过多的水负荷，维持电解质平衡。透析的主要适应证已在图中列举。

透析治疗的机制

透析治疗主要通过半透膜作用，改变血液内容物的浓度。半透膜的一侧为血液，另一侧为透析液，其主要目的是将透析液中有用的电解质转移至血液中，将血液中过多的电解质转移至透析液中，水和溶质通过半透膜主要依靠两种力量：扩散和对流。

扩散：是指溶质分子直接转移，其依赖于溶质浓度梯度、溶质的扩散性、半透膜的通透性及半透膜面积。分子量越小，其扩散速度越快。溶质分子不断通过半透膜转移，直至双侧溶质分子浓度达到平衡。

对流：是指溶质内分子随着溶剂流动，从而被动穿越半透膜。例如，贝壳（溶质）会随着海浪（溶剂）的冲击，而被带到海滩上，溶剂带着溶质穿过半透膜的过程称为超滤，其主要依赖于跨膜的压力梯度。

扩散有利于小分子物质（<500Da）的清除，如电解质等。相反，对流则有利于中分子量物质（500 ~ 5000Da）的清除，如维生素 B_{12} 和药物（如万古霉素）。

血液透析

血液透析是将患者血液抽出体外，血液流经管路，经过透析器，透析器中含有成千上万根纤维组成的半透膜，当血液流经这些纤维半透膜时，透析液则反方向在半透膜的另一侧流动，双侧不同分子通过半透膜而相互交换，流经透析器的血液回输入患者体内。

由于血液和透析液的流动方向相反，因此在整个透析器半透膜两侧均存在溶质浓度梯度，最终导致血液内积聚的钾离子，含氮、磷的代谢产物和其他分子物质可以扩散至透析液中。同时，在透析液中的物质，如碳酸氢盐、某些特殊的电解质可以通过半透膜，扩散至血液，以补充体内需要。扩散发生的同时，由于流体静水压的存在，产生超滤现象，可以清除一些大分子物质。

血液透析患者血管通路可以通过放置中心静脉导管，或是通过动静脉瘘建立。中心静脉导管包含双腔，可以放置在中心静脉，血液可以通过中心静脉导管的一个腔内，迅速地引流至透析管路中，其血液流速可以达到 400 ~ 500ml/min，经过透析器后，通过另外一个腔回输至静脉内。血液的高流速可以预防血液凝固，同时可以有效完成溶质的交换。透析过程中应用肝素可以预防透析管路内血凝块的形成。

中心静脉导管的主要不良反应是其感染风险。为降低感染的发生，可以将中心静脉导管埋置于皮下隧道中。

除了发生感染，中心静脉导管还会出现扭曲和血凝块堵塞，有时还会诱发炎症反应，导致静脉狭窄。因此，中心静脉置管仅作为临时应用，应尽早应用更安全的通路，如动静脉瘘或人工血管。

动静脉瘘可以使动脉血直接高速流至邻近的静脉，一旦手术建立动静脉瘘，术后 6 ~ 8 周，邻近静脉会扩张，并且血管壁增厚，有利于透析时穿刺针的反复穿刺与拔出。通常选用头静脉和桡动脉进行端 - 侧或侧 - 侧血管吻合，以建立动静脉瘘。

如果患者外周血管出现某些病变，不适合建立动静脉瘘，如糖尿病血管并发症等，可以选用人工血管置入，连通动静脉。人工血管的主要材料是聚四氟乙烯，通常置入 1 ~ 2 周便可使用。其缺点是使用时间较动静脉瘘更短，并且更容易发生狭窄或血栓形成。

一旦建立血管通路，则需要选择不同的透析方案。标准的透析方案是 1 周 3 次，每次透析 3 ~ 4h。夜间透析同样是 1 周 3 次，每次 8 ~ 10h，通常在患者睡眠过程中。短时间透析指每周 5 ~ 6 次，每次 2 ~ 3h。目前，家庭透析越趋普遍，其透析方案较医院透析更为灵活。

血液透析

适应证

- 经非手术治疗难以见效的代谢性酸中毒
- 电解质紊乱，如顽固性高钾血症
- 可以通过透析清除的药物中毒，如水杨酸类和锂剂
- 水负荷增多，但对利尿药反应较差
- 尿毒症及其并发症（如脑病、心包炎和出血）

慢性肾病患者：

- 肾小球滤过率 <10 ~ 15ml/（min · 1.73m²）
- 体重下降、厌食、食欲缺乏
- 上述各项肾功能受损的后遗症

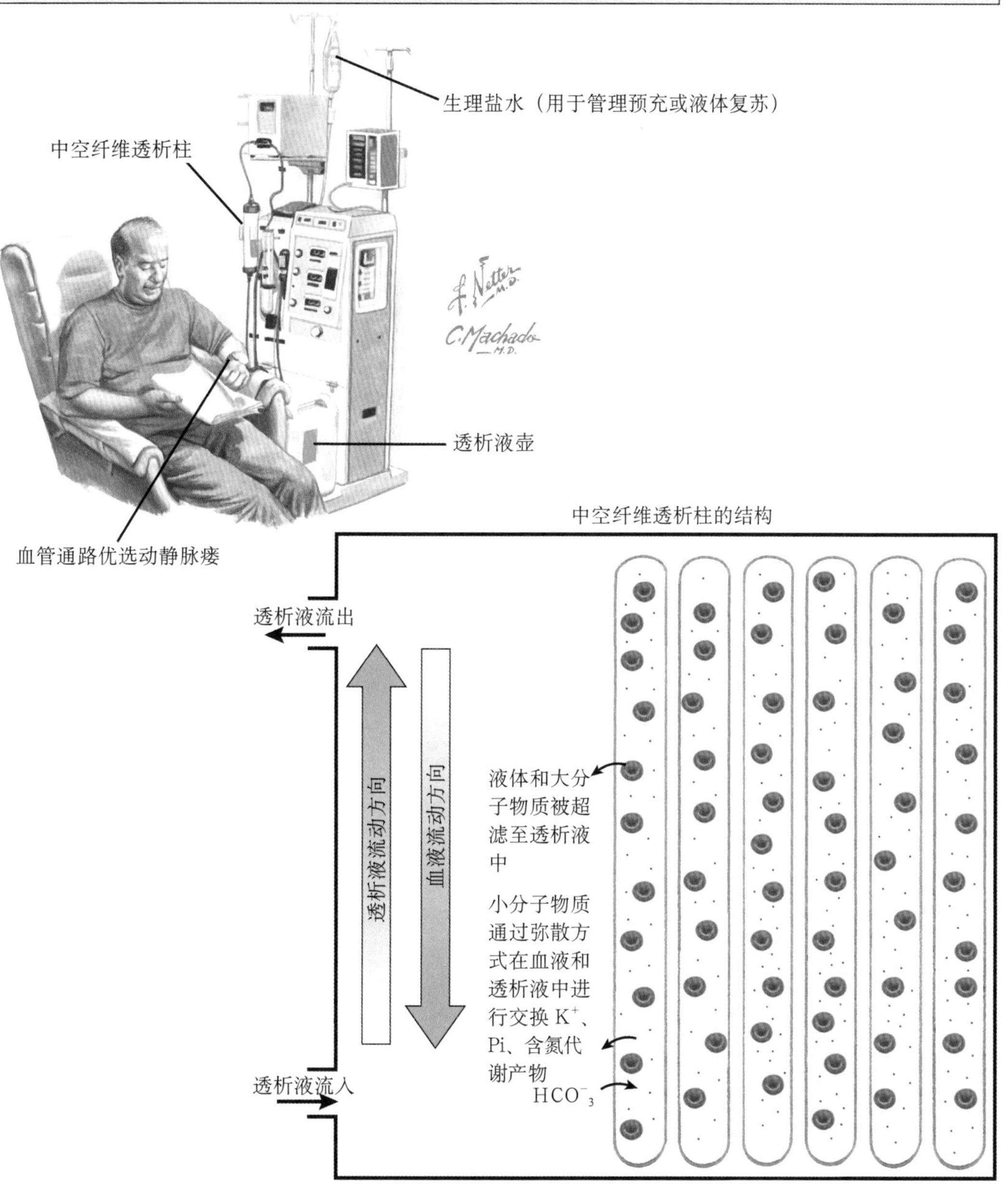

八、血液透析、腹膜透析和持续治疗（续）

腹膜透析

腹膜透析是将透析液放置在腹膜腔内，腹膜作为天然的半透膜，使毛细血管内血液和透析液中物质进行交换，透析液留置在腹膜腔内 2 ~ 12h，然后将其放出，整个过程称为一个周期。透析液是一种含有不同浓度葡萄糖的无菌液体。当透析液留置在腹膜腔内时，体内的物质（如尿素和钾离子）通过腹膜的毛细血管扩散至透析液中，透析液中的葡萄糖和乳酸盐则按相反方向扩散，由于葡萄糖浓度梯度的建立，从而产生液体超滤，同样可以清除大分子物质。

透析液是通过腹透管（Tenckhoff）放进腹膜腔内，为了减少腹膜腔内感染的风险，患者本人必须掌握消毒技能，并且每次透析时均要进行消毒。和血液透析类似，腹膜透析同样有多种方案，如连续性腹膜透析（CAPD），每天需要更换 4 次透析液，以及 4 个周期。每个周期中，将 1.5 ~ 3L 的透析液留置腹膜腔内 6h，然后放出透析液，这种方案需要患者人工操作。自动腹膜透析（APD），即每个晚上透析 4 ~ 5 次，每个周期将 1.5 ~ 3L 的透析液留置腹膜腔内 2h，整个过程是由机器更换透析液。连续性循环腹膜透析（CCPD）是每个晚上透析 3 ~ 4 次，均有机器自动操作，而白天需要 1 ~ 2 次长时间透析，需要患者人工操作。

腹膜透析的透析效果较血液透析差，然而，由于腹膜透析需要每天进行，透析患者同样可以很好地清除体内过多的代谢产物，并且不像血液透析患者那样对饮食有严格限制。腹膜透析与血液透析比较，相对更简便。

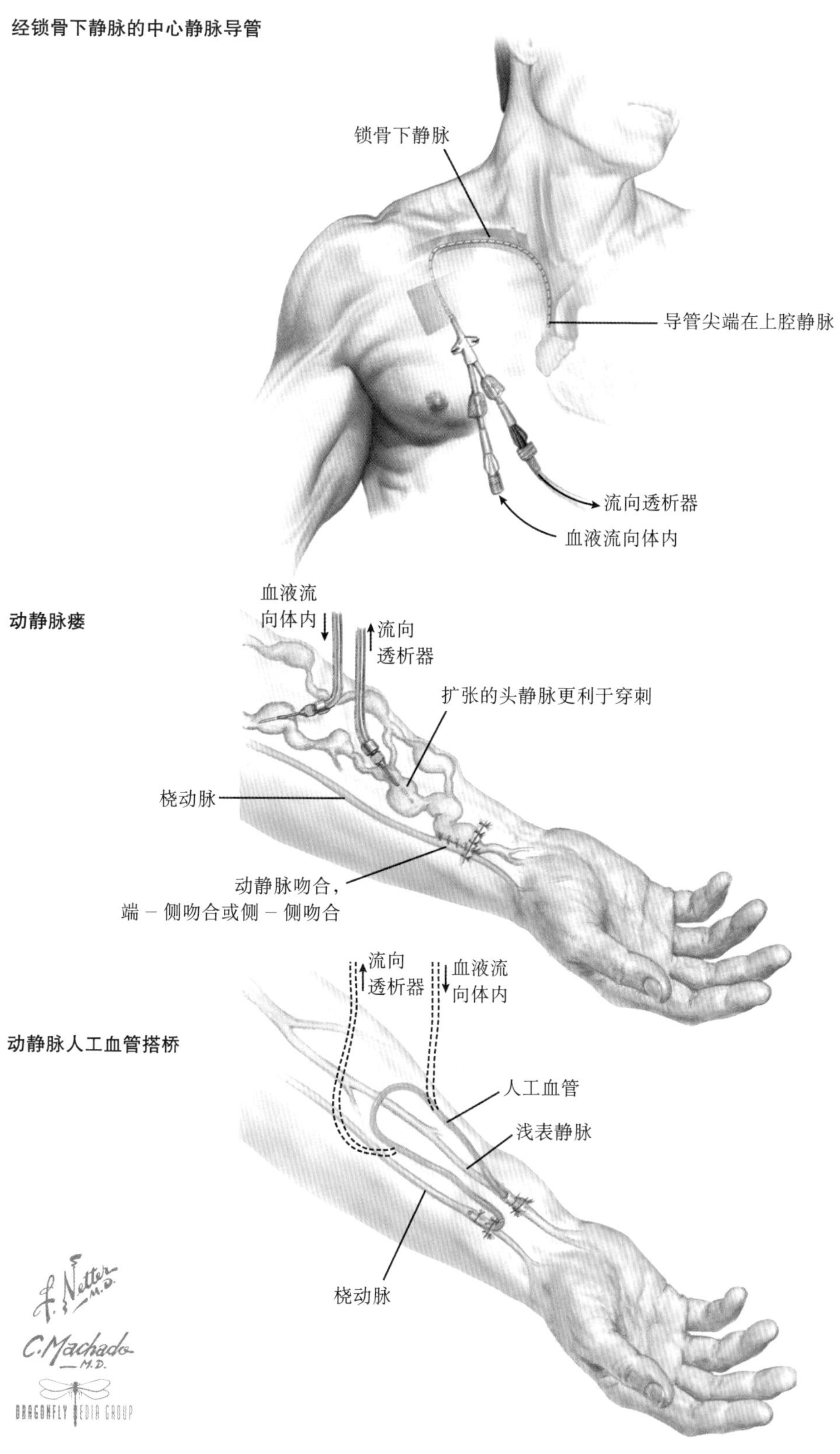
血液透析的血管通路
经锁骨下静脉的中心静脉导管
锁骨下静脉
导管尖端在上腔静脉
流向透析器
血液流向体内
动静脉瘘
血液流向体内
流向透析器
扩张的头静脉更利于穿刺
桡动脉
动静脉吻合，
端－侧吻合或侧－侧吻合
流向透析器
血液流向体内
动静脉人工血管搭桥
人工血管
浅表静脉
桡动脉
F. Netter M.D.
C. Machado M.D.
DRAGONFLY MEDIA GROUP

八、血液透析、腹膜透析和持续治疗（续）

连续治疗

连续肾替代治疗（CRRT）在某些方面与血液透析类似，但CRRT是连续性治疗，其血流速度相对较慢（100 ~ 300ml/min）。需要透析的患者，因其血流动力学不稳定或是普通透析治疗不能纠正内环境紊乱时，需要CRRT。例如，肾衰竭患者，需要大量输液时（补液或是药物），则优先选择连续肾替代治疗。

连续肾替代治疗时，需要通过中心静脉导管，将患者血管与体外血透机器相连接。一般不选用动静脉瘘或人工血管，由于CRRT时间较长，需要穿刺针保留在血管内的时间随之增加（相比于其他的血液透析），因此会增加感染和血管损伤的风险。

CRRT是利用血液透析原理（扩散清除）和血液滤过原理（对流清除）之一或两者兼有。常见的模式如下。

1. **缓慢持续超滤（SCUF）** 此模式是单纯靠血液滤过，不需要透析液。此模式适用于水负荷过多，且对利尿药反应较差，而且不存在电解质失衡的患者。

2. **连续静脉－静脉血液滤过（CVVH）** 此模式是对流清除方式，通过流体静水压促使血浆滤过半透膜，与SCUF类似。但CVVH同时需要置换液，参与前稀释或是后稀释，又类似于透析液，可以与血液混合，以补充一定的电解质。

3. **连续静脉－静脉血液透析（CVVHD）** 类似于血液透析，但不同之处是其连续性，此模式主要通过扩散清除方式清除小分子物质，也会有一定的对流清除作用，但相比之下微乎其微。

4. **连续静脉－静脉血液透过透析（CVVHDF）** 是将CVVH和CVVHD相结合，在此模式中，将置换液连接前稀释或是后稀释，同时透析液在透析器中与血液呈反方向流动，此模式可将血液中小分子和中等量分子的物质清除。

现在有很多研究正在评估CVVH、CVVHD和CVVHDF各自的利弊及其适应证。

腹膜透析

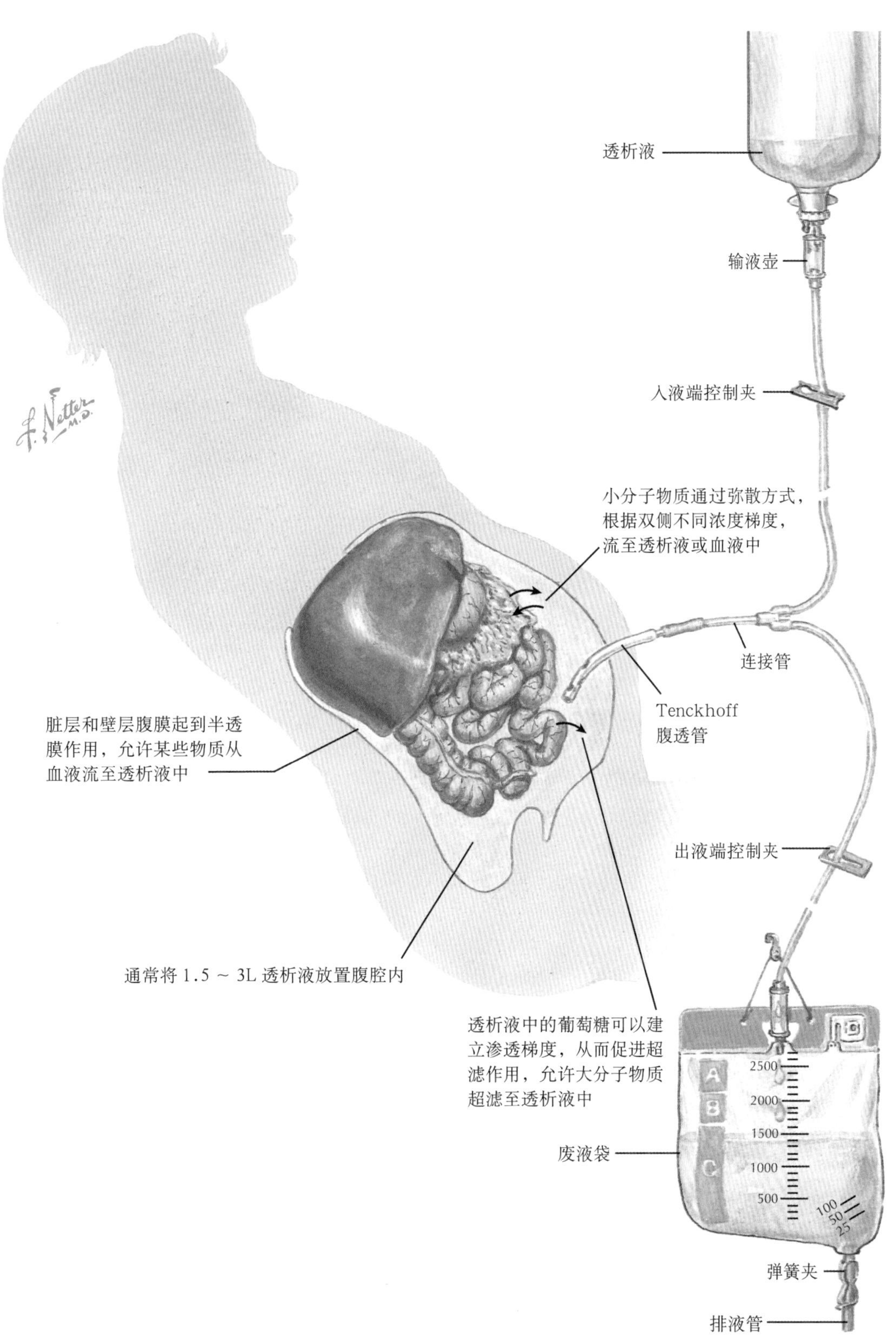
透析液
输液壶
入液端控制夹
小分子物质通过弥散方式，根据双侧不同浓度梯度，流至透析液或血液中
连接管
Tenckhoff
腹透管
脏层和壁层腹膜起到半透膜作用，允许某些物质从血液流至透析液中
出液端控制夹
通常将 1.5 ~ 3L 透析液放置腹腔内
透析液中的葡萄糖可以建立渗透梯度，从而促进超滤作用，允许大分子物质超滤至透析液中
A
B
C
2500
2000
1500
1000
500
100
50
25
废液袋
弹簧夹
排液管

九、体外冲击波碎石术

体外冲击波碎石术（ESWL）是一种治疗肾结石的非侵入性操作。该操作过程是在患者体外产生冲击波，然后将冲击波集中于结石上，将结石轰击成小碎片，从而可使其随尿液排出体外。皮肤和肾实质接受的能量非常小，故无明显损伤。

冲击波物理特点

冲击波通过多种机制将肾结石击碎。其中直接效应是由于结石和周围液体的密度差异，冲击波进入和离开结石的过程中，产生一定的压强，对结石产生破坏力而使结石粉碎。一种间接效应是冲击波后方气泡形成，可使结石内产生压力，从而导致结石粉碎。

在目前临床实践中，碎石机主要通过液电效应、电磁波和压电晶体发生器产生冲击波。液电碎石机由位于水下的两个电极组成，电极间瞬间放电，汽化成水泡并迅速破坏产生冲击波。椭圆形的反射体将这些冲击波汇聚到结石上。电磁波碎石机同样包括两个位于水池中金属板下方的电磁圈，产生的冲击波通过一个凹透镜达到聚焦目的。最后，压电晶体碎石机由数以千计小压电晶体排列在水下的一个半圆形面上。这些晶体在电脉冲作用下迅速膨胀，产生冲击波。由于这些晶体的特殊排列结构，不需要其他的聚焦装置。

适应证和术前评估

体外冲击波碎石术适用于大部分非复杂上尿路结石（肾解剖结构正常，结石直径 <2cm）。体外冲击波碎石术也可考虑用于输尿管任何部位的结石治疗，但育龄期女性中下段输尿管结石除外。须注意，体外冲击波碎石术对一水草酸钙、磷酸钙、胱氨酸结石等较“硬”结石效果欠佳。另外，一些特殊的因素可能降低结石碎片排出的速度，如肾下极结石、长而窄的肾漏斗部、漏斗肾盂角过窄及严重的肾积水。

体外冲击波碎石术的绝对禁忌证包括孕妇、严重骨骼畸形（解剖关系改变）、显著的凝血功能障碍、尿路感染和巨大腹主动脉瘤（破裂可能）。相对禁忌证包括肥胖（降低效率）、安置心脏起搏器（考虑可导致心律失常）、肾动脉瘤、慢性胰腺炎（治疗中可能加重）及未控制的高血压（出血风险增加）。

操作方法

大部分患者在碎石机床上取仰卧位；然而，对于那些结石位于肾位置靠前、马蹄肾中部或移植肾患者，应取俯卧位，以缩短皮肤至结石间的距离，同时避免骨骼结构对冲击波的影响。患者体位固定后，采用 X 线透视定位结石位置，在一些病例中也可使用超声定位。

碎石过程中，人体需与冲击波波源偶联，这可减少患者皮肤与周围空气的过渡，否则会减弱冲击波的能量并可导致皮肤瘀斑及坏死等并发症。因为软组织与水的声阻抗相似，偶联可通过将患者身体置入水浴中（如早期系统），或使用硅胶水囊直接与患者皮肤接触来实现。

冲击波作用于结石的剂量将影响结石的粉碎程度。每一家制造商都规定了其碎石机的冲击能量，在使用时不可超过其规定剂量。

术后护理和并发症

碎石术后鼓励患者多活动、增加液体摄入量，以促进结石排出。术后肉眼血尿非常常见，但多为一过性。轻至中度腹部或腰腹部疼痛也很常见，如果出现持续严重疼痛，提示血肿形成或结石碎片所致，需行 CT 扫描进一步评估病情。

若无需紧急处理的情况，一般于术后 2 周随访，复查 X 线片以评估结石粉碎情况及排石情况。如果需要，可再次使用体外冲击波碎石术或其他技术治疗残石。

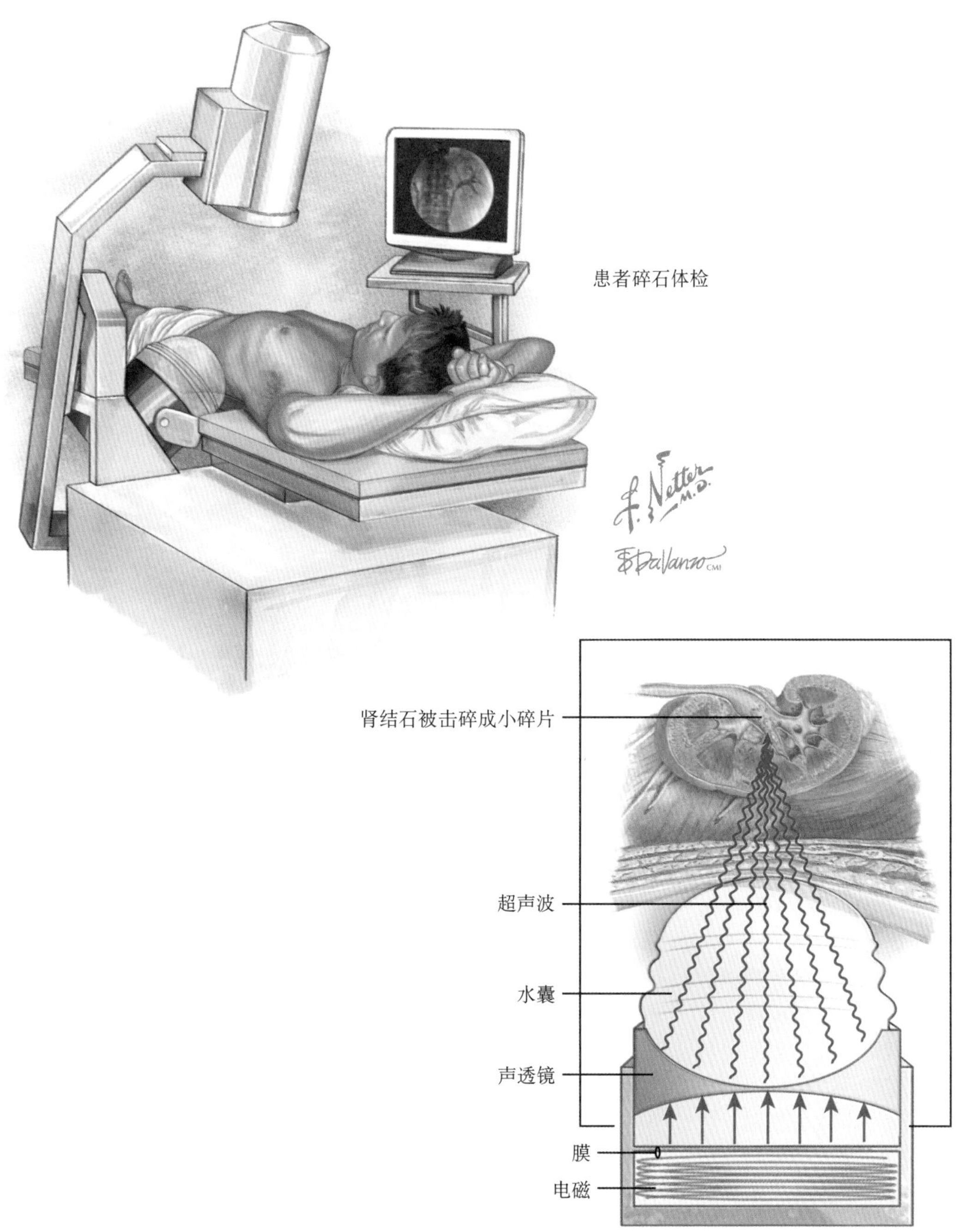
患者碎石体检
肾结石被击碎成小碎片
超声波
水囊
声透镜
膜
电磁

十、经皮肾镜取石术

经皮肾镜取石术是一种治疗肾结石的微创治疗方式。该手术在皮肤与肾集合系统之间建立通道。该通道一般在 X 线透视引导下细针穿刺及通道扩张后建立。

虽然比体外冲击波碎石术（ESWL，见专题 10-12）及输尿管镜激光碎石术（URSLL，见专题 10-34）创伤性更大，但对于巨大肾结石和复杂结石的清石，经皮肾镜取石术效率非常高。在引进经皮肾镜取石术之前，那些复杂结石患者几乎均通过开放性或腹腔镜手术取石，而其侵入性更高，需要更长的康复期，发病率、病死率及结石复发率更高。然而，目前临床实践中开放性手术仅应用于一些特殊情况，如病态肥胖、多发肾漏斗部狭窄、异位肾（无安全经皮穿刺通道）、极度复杂结石（需多个穿刺通道）和凝血功能障碍者。

适应证

影响经皮肾镜取石术难易程度或适合程度的因素包括肾积水程度、总结石负荷（如表面积）、结石成分、肾盏累及数量、肾漏斗部有无狭窄、有无解剖畸形（如马蹄肾或盆腔肾）。

肾积水的存在使得硬性装置在肾集合系统内操作更加容易。因此，经皮肾镜取石术较其他取石术更适用于积水肾。

大结石负荷是经皮肾镜取石术常见适应证，因为大的碎片可通过单一或多个经皮通道轻松取出。而体外冲击波碎石术需患者自行将这些碎片排出，经输尿管镜激光碎石术需要通过输尿管将结石碎片清除。

结石成分是一项非常重要的影响因素，因为胱氨酸结石或一水草酸钙结石等硬结石常常对体外冲击波碎石术无反应，经输尿管镜激光碎石术亦难将其粉碎。因此，经皮肾镜取石术通常更加适合。

肾盏结石越多，体外冲击波碎石术和经输尿管镜激光碎石术成功率越低，因为在这种情况下很难处理多个部位的结石。而经皮肾镜取石术更加适合，因为它具有更高的无石率，需要更少的辅助治疗措施。

肾集合系统解剖异常，特别是漏斗部狭窄，常常限制了体外冲击波碎石术及经输尿管镜激光碎石术清石成功率。在这种情况下经皮肾镜取石术更适合。

最后，对于先天性肾发育异常（如马蹄肾和盆腔肾），通常肾盂输尿管交界处位置靠前，使得体外冲击波碎石术后结石自行排出及经输尿管镜激光碎石术后结石自输尿管取出困难。而且这些异位肾常常伴有肾盂输尿管交界处位置异常、集合系统扩张等，这使得经皮肾镜取石术成为更合适的选择。

操作方法

经皮肾镜取石术患者术前需确保尿培养无细菌，因为若存在尿路感染，可导致尿脓毒血症。该手术在全麻下进行，通常取俯卧位。然而，有报道经皮肾镜取石术也可在仰－侧卧位实施。

经皮肾镜取石术：建立通道

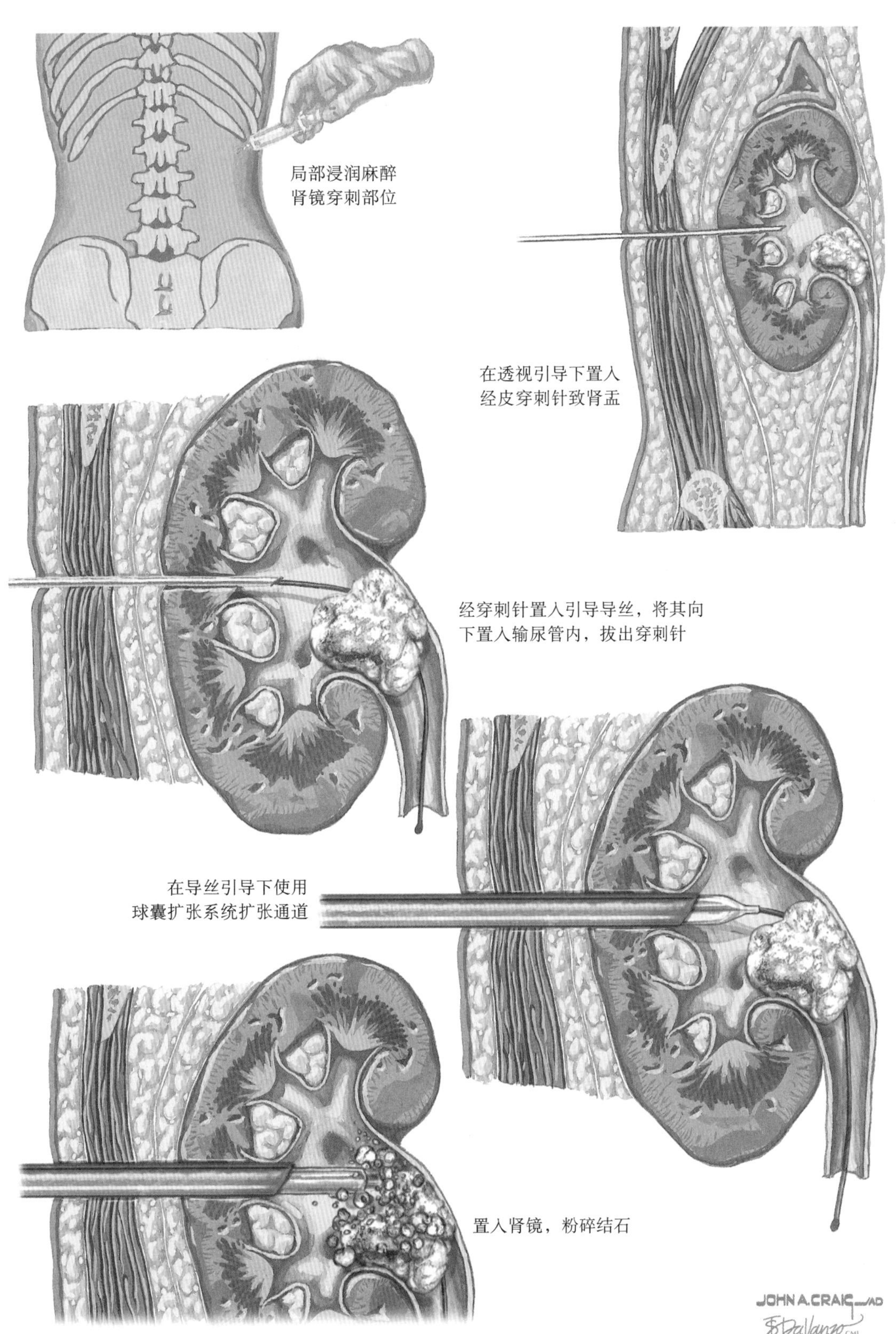

十、经皮肾镜取石术（续）

X 线片通常在透视下进行。在尝试建立通道之前，多数外科医师在同侧输尿管内插入输尿管插管，以便逆行注射造影剂，可更好地显示肾集合系统。

经皮肾镜取石术成功的关键在于选择进入集合系统的位置。下极通道非常适合肾下极及肾盂内的结石，但是该通道难以到达其他肾盏，因此不适宜鹿角形结石、复杂结石或多肾盏结石。然而，下级通道损伤胸膜腔的风险较低。相反，上极通道可提供进入集合系统最好的入路，但是进入胸膜腔的风险增加。

多数情况下，应选择后盏入路，因为它的方向利于通过经典的后外侧入路进入肾盂和其他肾盏。然而，对于单个结石患者，如果结石位于前方肾盏，应穿刺结石所在肾盏。

一般而言，后上极肾盏入路单一通道可最大限度清除结石。

当确定穿刺肾盏后，最重要的是确定建立肋间通道还是肋下通道。由于肋下通道损伤胸膜的风险较低，因此更常采用。胸膜损伤可导致气胸、血胸或液胸。另外，该通道可能对肾产生明显的扭转力，对肾具有潜在损伤。

通常，如果明确扩张鞘位于集合系统内，无需担心肋间通道对胸膜的损伤。因为在这种情况下，多数小的胸膜损伤不会导致并发症。相反，若扩张鞘位于集合系统之外，则液体、空气或血液等可经过胸膜损伤处进入胸膜腔。术后推荐行胸部 X 线片或胸部透视检测，以明确有无肺部并发症，若存在则必要时留置胸腔引流管。当穿刺部位确定后，操作首先用细针经皮穿刺入肾。造影剂可经穿刺针注入以确定位置是否适当，然后经穿刺针向肾内置入导丝。在导丝引导下，于皮肤和集合系统之间建立通道。

在过去，通道扩张通过可伸缩式金属扩张器（Alken 系统）或特氟龙包被的逐级扩张器（Amplatz 系统）来完成。而目前多数中心采用球囊扩张系统。该方式可通过放射力而非切向力一步扩张完成，较以前方式出血减少。球囊扩张时，中空的瘪气囊在之前放置的导丝引导下置入肾。球囊的近端和远端都有不透 X 线的标记，以保证置入的位置合适。然后对球囊加压扩张。当球囊胀满之后，塑料鞘可放置于球囊表面，然后去除球囊压力并移除球囊，使鞘与肾相通。

然而球囊扩张器并不能全部成功。对于某些集合系统，由于头端长度的问题，球囊可能无法达到目标。特别是球囊扩张器的末端可能顶住结石或位于较小的肾盏内，而球囊体并未到达集合系统。另外，既往行肾手

肾镜和超声探针

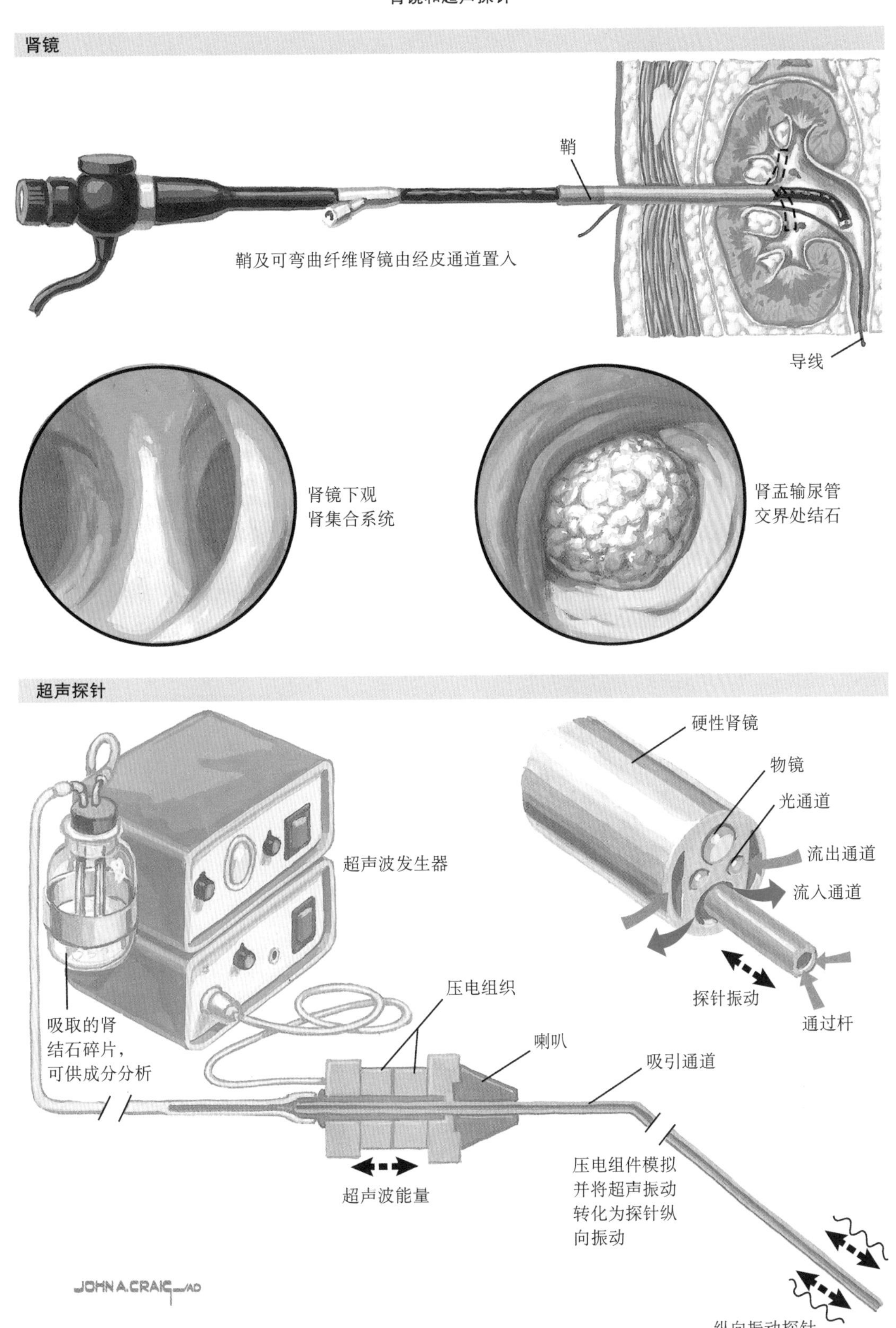

肾镜
鞘
鞘及可弯曲纤维肾镜由经皮通道置入
导线
肾镜下观
肾集合系统
肾盂输尿管
交界处结石
超声探针
硬性肾镜
物镜
光通道
流出通道
流入通道
超声波发生器
探针振动
通过杆
压电组织
喇叭
吸取的肾
结石碎片，
可供成分分析
吸引通道
超声波能量
压电组件模拟
并将超声振动
转化为探针纵
向振动
JOHN A.CRAIG
纵向振动探针

十、经皮肾镜取石术（续）

术的患者，肾周可能形成瘢痕，致使球囊无法完全膨胀，使得通道存在一个“小腰”。另外，一些肥胖患者由于皮下脂肪层过厚，致使球囊长度不够而无法进入集合系统。

对于巨大或复杂肾结石（如鹿角形肾结石或重复集合系统）患者，需建立多个通道。在一些病例中，可采用推石技术避免建立多个通道，用套管针直接穿刺推移无法到达肾盏内的结石，使得其更容易清除。

当进入集合系统内的通道建立之后，结石即可被清除。由于大多数通道直径为30F（10mm，1F=0.33mm），因而结石直径10mm以内者可通过可弯曲肾镜直接抓取而移除。更大的结石则需要先粉碎（碎石术），碎石可通过多种装置实现。最常用的是经皮超声碎石术，其振动尖端的探针（超声波发生器）可产生超声能量将结石击碎。由于探针是中空装置，可连接吸引器，因而击碎的小结石碎片可即刻被吸出。气压弹道碎石术（捶击样效应）可单独应用于碎石，亦可联合超声碎石清除结石。近期还有学者报道，可采用钬激光粉碎结石。以上每一种方式均可有效地清除任何部位的结石。然而，超声碎石术仍然是金标准。

肾内结石完全被取出后，肾引流可促进愈合。通常需留置肾造瘘管，然而近期发展了“无管化经皮肾镜取石术”，即输尿管内留置支架管而不留置经皮通道。尽管并非完全“无管化”，但由于没有大的管子压迫通道，因此与传统肾造瘘引流相比，出血发生率无明显增加。

并发症

经皮肾镜取石术最主要的并发症是出血。有时手术不得不因出血无法看清结石而在完全清除结石前停止手术。出血常为静脉出血，可通过球囊压迫止血来控制。鲜红色血液提示动脉出血，必要时需马上行动脉栓塞术止血。经皮肾镜取石术另外一个并发症是集合系统穿孔，尿外渗可导致腹水。腹水严重时可妨碍膈肌收缩而需要延长插管时间。

最后，经皮肾镜取石术后残石也很常见。一些外科医师于术后1～2d经原通道进行二次取石。小的残石可采用密切观察、体外冲击波碎石术或输尿管镜取石。

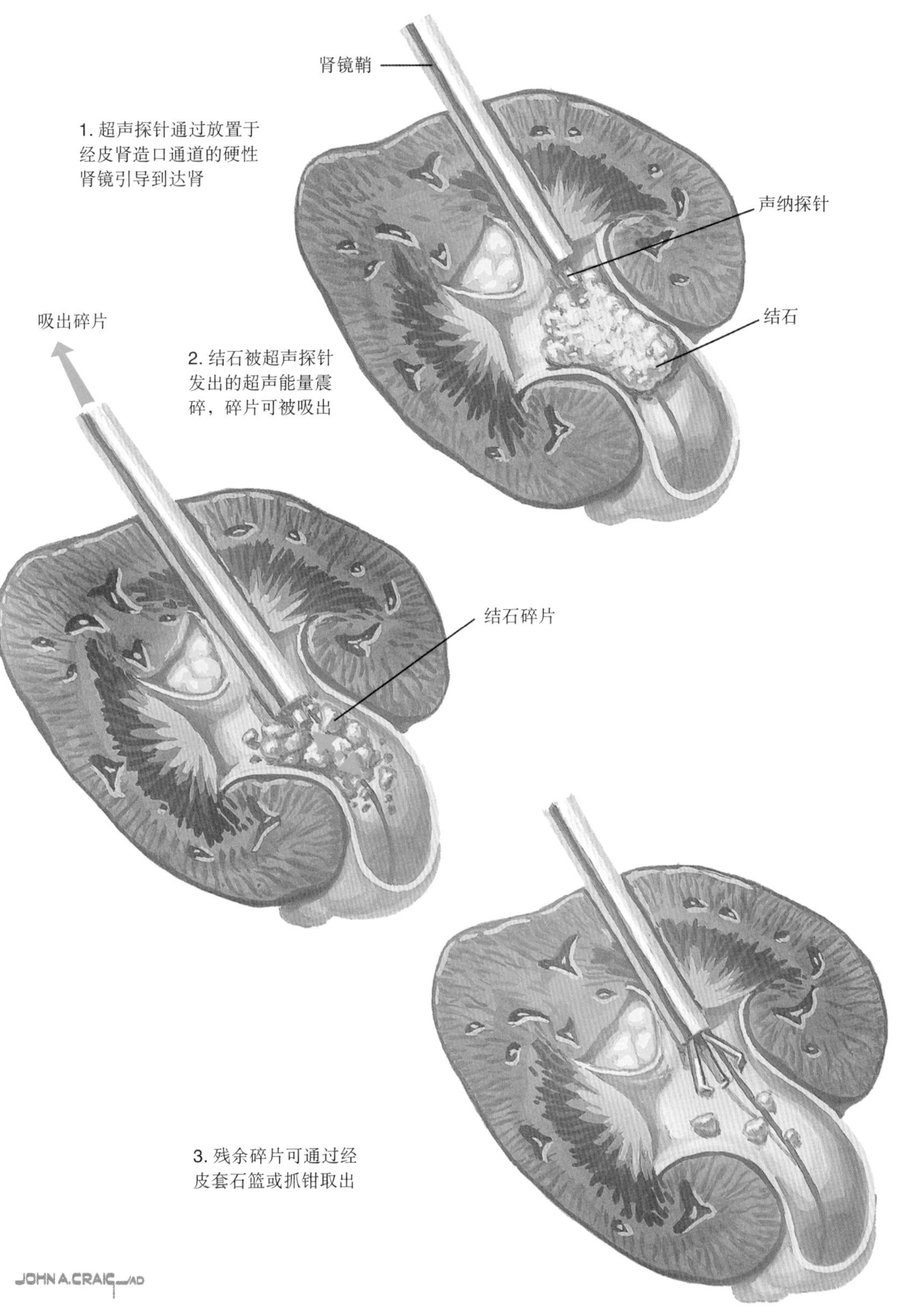
巨大结石超声碎石术
肾镜鞘
1. 超声探针通过放置于经皮肾造口通道的硬性肾镜引导到达肾
声纳探针
结石
吸出碎片
2. 结石被超声探针发出的超声能量震碎，碎片可被吸出
结石碎片
3. 残余碎片可通过经皮套石篮或抓钳取出
JOHN A.CRAIG AD

十一、肾盂成形术和肾盂内切开术

肾盂成形术或肾盂内切开术可用于治疗肾盂输尿管交界处（UPJ，见专题 6–6）梗阻。肾盂成形术包括肾盂输尿管交界处重建，而肾盂内切开术包括内镜下管腔内梗阻部分切开。

肾盂成形术

无论是采取开放性手术还是腹腔镜手术，肾盂成形术仍然是金标准。特别适用于结石负荷量大、狭窄段 >2cm、显著肾盂积水扩张或影像学证实血管横跨的患者。

经典的开放性肾盂成形术是经后腹腔入路（见专题 10–19），皮肤切口由第 11 肋尖向脐部延伸。无论有无机器人辅助，腹腔镜肾盂成形术最常采用 3 ～ 4 个腹部穿刺套针经腹腔入路实施。

肾筋膜打开显露肾门后，可采用多种方式进行肾盂输尿管交界处重建。最常用的是 Anderson–Hynes 离断性肾盂成形术。肾盂输尿管交界处近端横断，远端输尿管两侧修剪成勺状，两者再吻合。离断性肾盂成形术不仅适用于治疗肾盂输尿管交界处梗阻，也适用于血管横跨的治疗。另外，还可修剪去除多余的肾盂组织。

在某些特殊的情况下，需采用其他重建技术。在输尿管进入肾盂位置较高的情况下，离断性肾盂成形术或 Foley Y–V 成形术均可采用。后者在肾盂输尿管交界处做 Y 形切口。Y 形的头端在肾盂游离侧切开，柄端在肾盂输尿管交界处的下部横跨切开。切口进行简单的 V 形吻合。

对于肾盂输尿管长段闭锁患者，可采用肾盂螺旋活瓣成形术。该术式在肾盂和肾盂输尿管交界处的前面行椭圆形切口。肾盂侧活瓣的尖端向内下旋转 180°，然后与肾盂输尿管交界处的前方吻合。为了防止活瓣缺血坏死，活瓣的长宽比不应超过 3∶1。

对于需再次行肾盂成形术者或肾内肾盂非常小的患者，可采用输尿管肾盏吻合术。显露下极肾盏后与勺状的近端输尿管端 – 端吻合。

有报道，采用肾盂和肾包膜来做活瓣和成形术，但这些方式很少应用。

肾盂内切开术

肾盂内切开术可由逆行入路或顺行入路直视下显现梗阻部位。将安全导丝通过狭窄段，然后由冷刀、激光或其他装置将狭窄段切开。手术切口于输尿管外侧实施，以减少对横行血管的损伤。手术需切开输尿管黏膜层和肌层，直到看到输尿管周围脂肪组织。对于输尿管进入肾盂位置较高的患者，须采用输尿管前方或后方切开，以满足近端输尿管进入肾盂有足够的口径。

术后需留置输尿管支架或经皮肾输尿管支架以便引流，可于 4 ～ 6 周后拔出支架管。若横行血管损伤致术中出血或术后血流动力学不稳定，则需急诊行血管造影评估病情，必要时行栓塞治疗。

随访

术后 1 个月行肾及膀胱超声检查。术后 3 个月拔除支架管，此时需行利尿肾图检查，以确定手术部位尿流无梗阻。

开放性肾盂成形术远期手术成功率为 95%，与腹腔镜和早期机器人手术报道相当。而内镜下修复术成功率较低，约 1/3 患者失败。

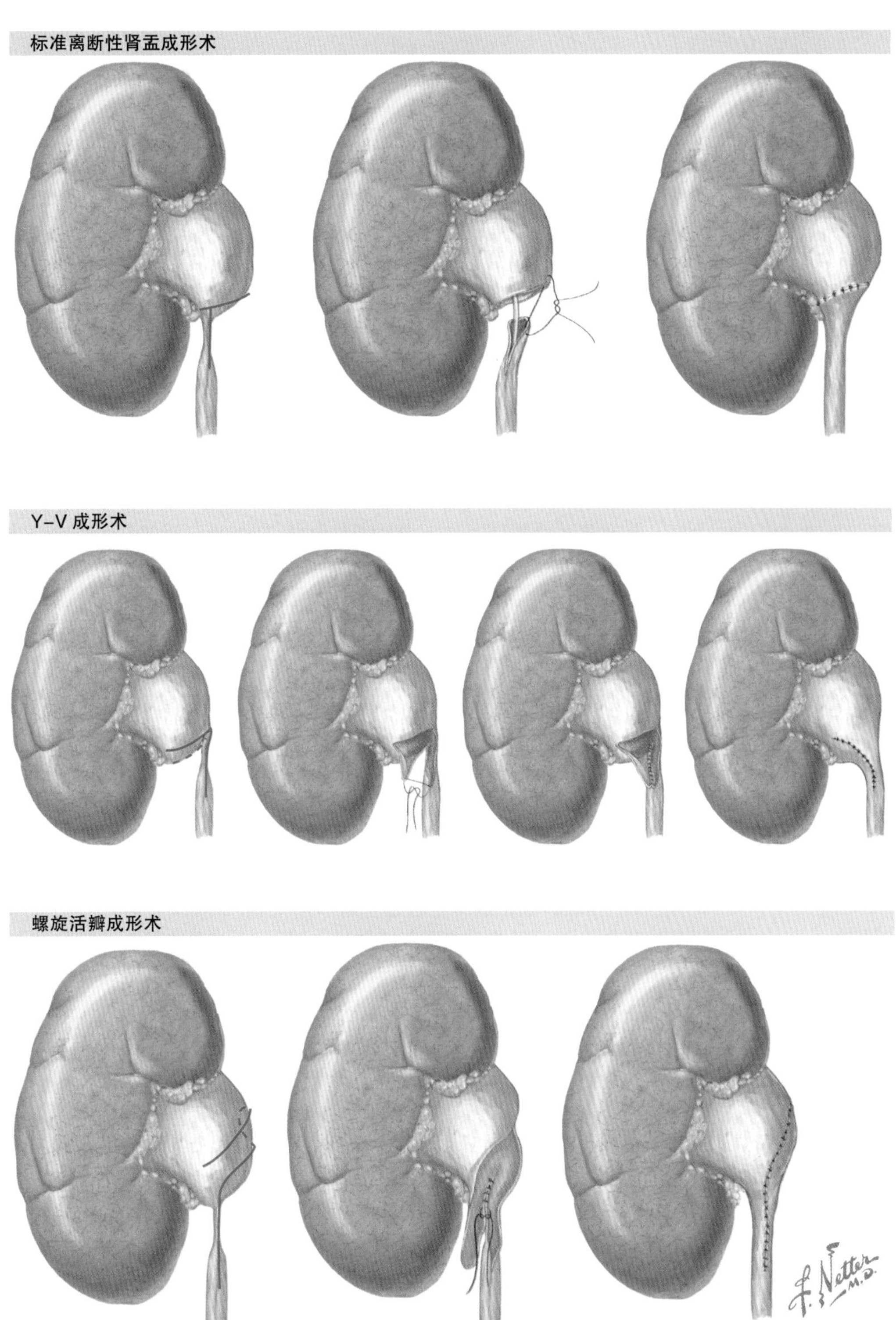
标准离断性肾盂成形术
Y-V 成形术
螺旋活瓣成形术
F. Netter M.D.
DaVanzo CMI

十二、肾血管成形术

肾动脉狭窄是指肾动脉或肾段动脉解剖性狭窄，可导致继发性肾血管性高血压，晚期可致肾衰竭。该疾病的病理生理及诊断在专题 4-36 和 4-37 已表述。简单来说，主要原因为动脉硬化，约占病例 90%，其余大部分为纤维肌性发育异常。动脉粥样硬化主要发生于具有典型高危因素的老年患者，累及动脉内膜并环形进展致使管腔进行性闭锁。而纤维肌性发育异常可导致动脉内膜或中层胶原变性。

适应证和评估

继发于肾动脉狭窄的肾血管性高血压初始治疗为抗高血压药物，特别是血管紧张素转化酶抑制药。是否需要行外科干预取决于患者对抗高血压药物的反应和肾功能不全的程度。在以下情况下应考虑实施肾血管成形术，即多种药物治疗效果不佳的顽固性高血压、双侧肾动脉狭窄或孤立肾动脉狭窄。对于后者，若患者无原发性肾病及肾功能无损伤或仅轻度损伤，则肾血管成形术疗效最好。通过超声检查可测量抵抗指标，了解肾实质纤维化程度，预测外科干预后获益程度。

当确定行血管成形术时，术前评估主要了解血管损伤的病因。纤维肌性发育异常患者通常年轻，无其他并发症。相反，动脉硬化患者伴有并发症，术后心肌梗死和（或）脑血管意外风险升高。

操作程序

血管内修复术已成为肾血管成形术的主流治疗方式。而开放性修复手术主要用于血管内修复术治疗失败者、合并主动脉或肾动脉瘤者及巨大复杂损伤者。

血管内血管成形术包括经皮肾动脉扩张（通常命名为经皮腔内血管成形术，或 PTA）。采用经典或改良 Seldinger 技术经股动脉或桡动脉置管。在 X 线透视引导下，间断注射造影剂来显示脉管系统，使可弯曲导丝通过肾动脉狭窄段。选择与非狭窄段肾动脉粗细相当的球囊导管，在导丝引导下置于损伤部位，然后高压扩张球囊。对于粥样硬化患者，扩张球囊使斑块破碎，而对于纤维肌性发育异常患者，扩张球囊使血管壁牵张。无论哪种情况，肾的血流灌注明显改善。扩张后行血管造影检查以评估手术效果及有无并发症存在，如血管壁损伤等。PTA 的同时可放置血管内支架，该支架是可膨胀的、金属网孔样鞘，可用于维持血管管腔通畅。支架特别适用于动脉粥样硬化性狭窄的治疗，因为球囊扩张后其可弹性回缩。

血管成形术的外科治疗包括狭窄部位旁路分流术或不常使用的梗阻部位斑块切除术（动脉内膜切除术）。主动脉肾动脉旁路分流术是最常用的术式，常采用自体移植物，如隐静脉等。若无法获取自体移植物，合成聚四氟乙烯（PTFE）或特氟龙移植物也可作为替代材料。腹主动脉存在严重病变的患者，行主动脉肾动脉旁路分流术难度大、风险高，可采用脾肾或肝肾动脉旁路分流术。若腹主动脉和腹腔动脉均有严重狭窄，则低位胸主动脉有时可作为替代治疗方案。肾血管成形术和腹主动脉置换术不应同期实施，除非有腹主动脉置换术的适应证，如巨大动脉瘤等。

无论采取血管内治疗还是外科手术治疗，手术成功的标志是术后血管造影示狭窄部位消失或术后血压低于 140/90mmHg。许多患者表现为血压有所改善，但并未完全降至正常范围。纤维肌性发育异常患者的治愈率较动脉粥样硬化患者高，部分原因是后者更可能同时合并原发性高血压。

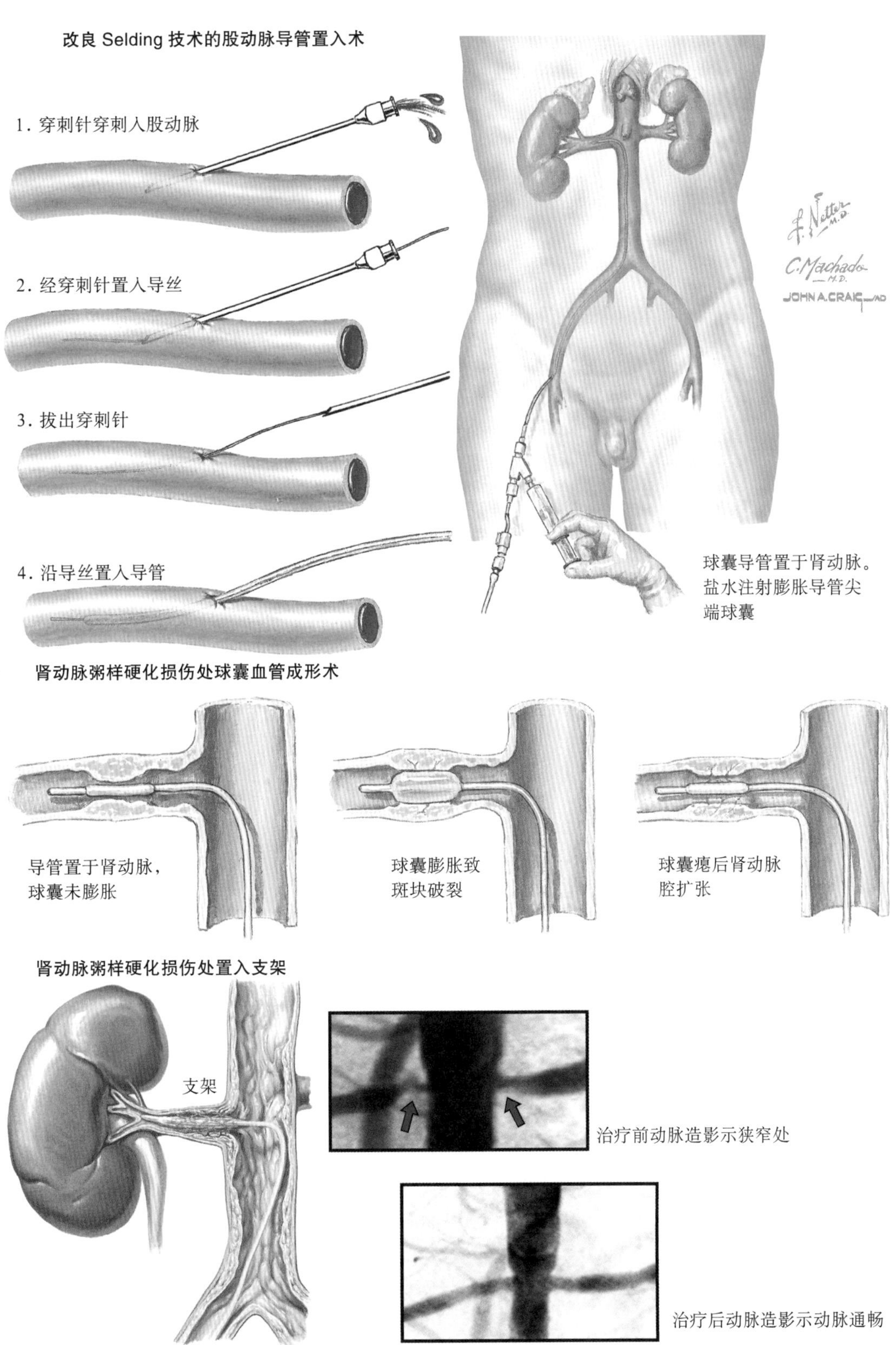

肾动脉狭窄的血管内治疗
改良 Selding 技术的股动脉导管置入术
1. 穿刺针穿刺入股动脉
2. 经穿刺针置入导丝
3. 拔出穿刺针
4. 沿导丝置入导管
球囊导管置于肾动脉。盐水注射膨胀导管尖端球囊
肾动脉粥样硬化损伤处球囊血管成形术
导管置于肾动脉，球囊未膨胀
球囊膨胀致斑块破裂
球囊瘪后肾动脉腔扩张
肾动脉粥样硬化损伤处置入支架
支架
治疗前动脉造影示狭窄处
治疗后动脉造影示动脉通畅

十二、肾血管成形术（续）

并发症

血管内修复术因在操作中注入造影剂，可能出现急性肾小管坏死。为了避免此并发症，术前及术后需进行水化治疗。另外，所有潜在肾毒性药物应控制使用。其他并发症主要包括穿刺部位血肿形成、继发于球囊损伤的肾动脉血栓形成、置入支架后抗凝力度不足致使肾动脉血栓形成及修复部位再狭窄等。操作过程中最严重的并发症是肾动脉穿孔。在这种情况下，应立即重新膨胀球囊来压迫动脉止血。若仍有持续性出血，应急诊中转开放性手术治疗。

开放性血管成形手术后的并发症主要包括狭窄持续存在、移植物血栓形成和修复部位再狭窄。由于纤维肌性发育异常患者较年轻且一般状况较好，故其病死率较低。而动脉粥样硬化患者的病死率为 2% ~ 6%。

行血管内修复术后狭窄复发的患者常需行外科血管成形术。由于第一次血管内操作后血管周围炎症较严重，外科修复时难度较大。但这并不会降低手术成功率。一期行外科血管成形术的患者，术后狭窄复发需经其他旁路再次行外科血管成形术。

肾动脉狭窄的外科治疗

肝肾动脉旁路分流术

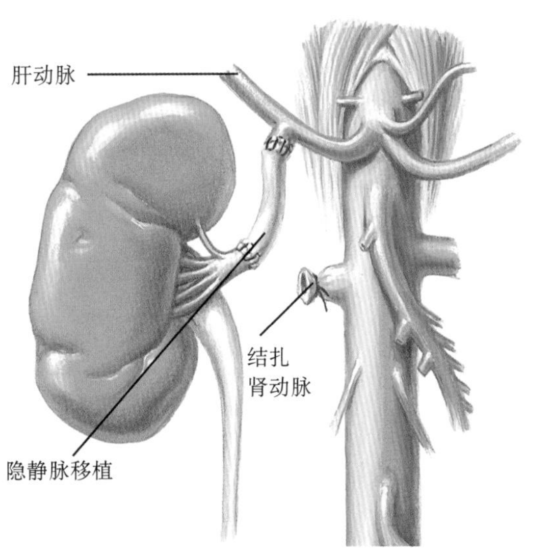

脾肾动脉旁分流术

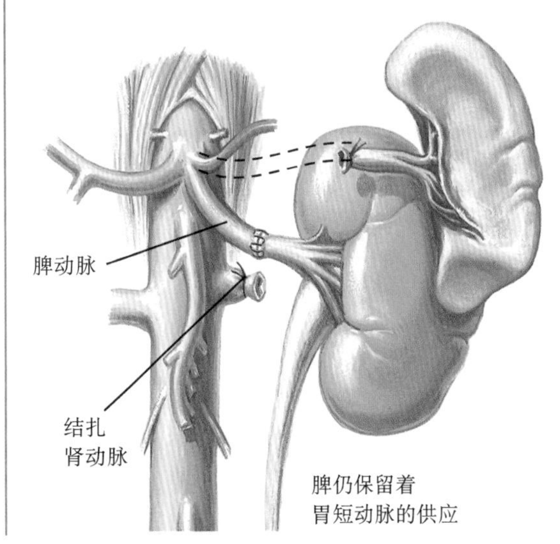

主动脉肾动脉旁路分流术

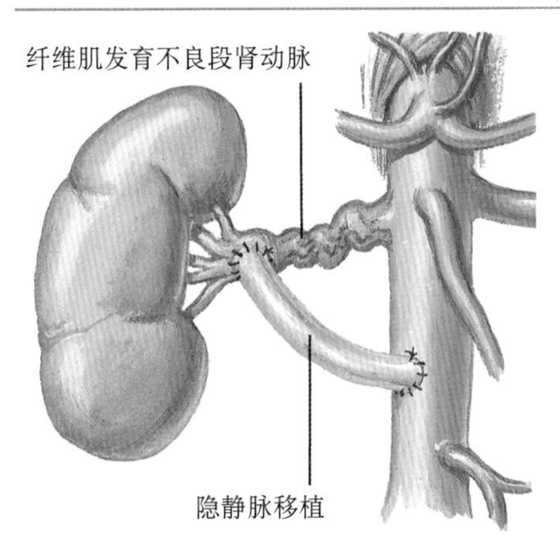

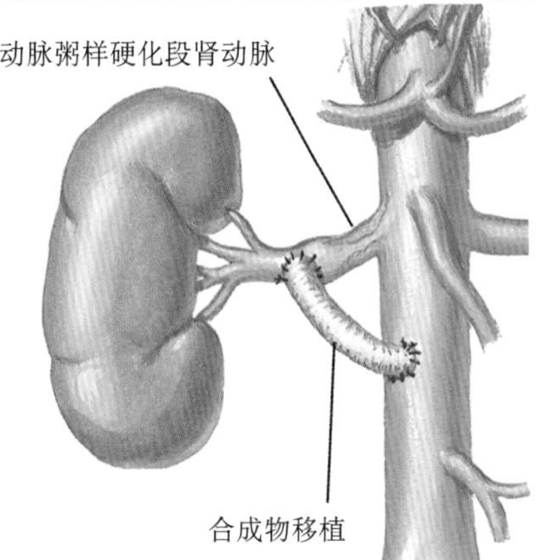

动脉内膜切除补片移植缝合术

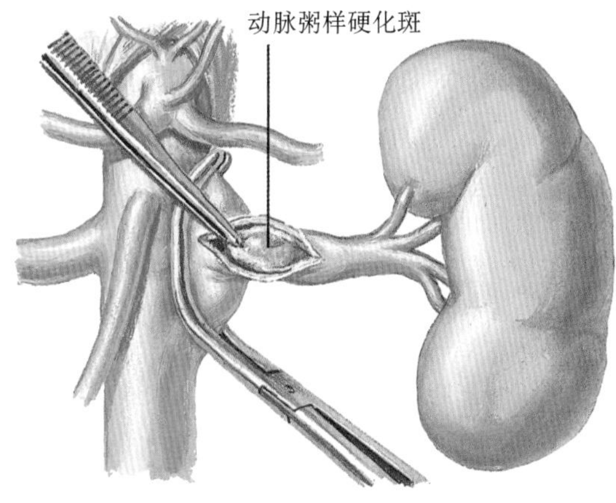

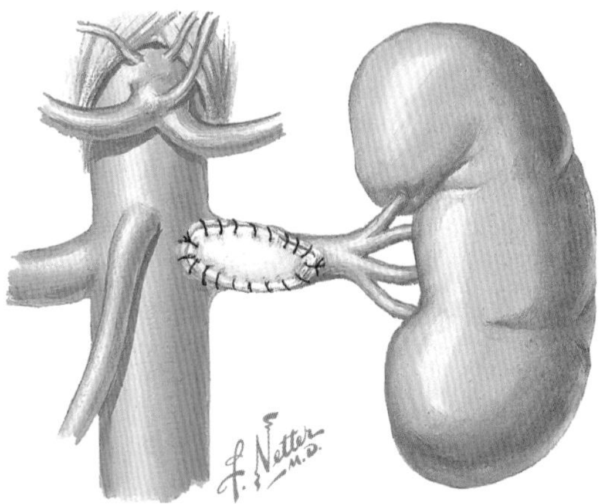

十三、单纯和根治性肾切除术

单纯肾切除术是指外科切除肾，无须切除肾周筋膜或同侧肾上腺。该术式适用于对患者健康造成进行性威胁的非肿瘤性、肾功能不可逆损伤。主要适用于慢性肾盂肾炎、慢性肾梗阻、巨大未治疗的肾结石、外伤和继发于肾动脉狭窄的缺血性肾病等。

然而，根治性肾切除术是指外科切除肾的同时切除肾周脂肪、肾周筋膜、同侧肾上腺和同侧腹膜后淋巴结。根治性肾切除术适用于肾恶性肿瘤的治疗。

单纯性肾切除术和根治性肾切除术均可采用开放性手术或腹腔镜手术。许多情况下外科医师会按照根治性肾切除术的操作来处理需单纯肾切除术治疗的患者。然而，单纯肾切除术技术要求更高，这是因为这类患者常继发于慢性炎症而使周围组织纤维化。

开放性手术

开放性肾切除术可通过经腹腔或经腹膜后途径实施。

1. *经腹腔入路* 经前肋下和人字形切口是经腹腔入路的标准切口。这两种入路，患者均采用仰卧位，于肋下两横指做切口。切口由腋前线延伸至剑突（前肋下切口）或对侧腋前线（人字形切口）。依次解剖性切开腹部肌肉（背阔肌、腹外斜肌、腹内斜肌、腹横肌）、腹直肌前鞘和腹直肌。钳夹并结扎肝圆韧带（圆韧带）。游离结肠内侧，显露结肠系膜与肾周筋膜平面。经前方显露肾门，用丝线和外科夹双重结扎肾血管。分离并结扎输尿管。如需要可将肾上极与肾上腺分离。

经腹腔正中切口可用于创伤后开腹探查术，在探查中可能需要行肾切除术。然而，对于择期手术而言很少采用该切口，因为外科医师不得不于肾下极进行操作。这种切口常难于控制肾门血管，特别是肥胖患者。

对于右肾上极巨大肿瘤而须行根治性肾切除术患者，常用胸腹联合切口。其主要的优势为该入路可以很好地显露肾上腺区域，因为前入路时肝的回缩可妨碍控制血管和使切除巨大肿块复杂化。切口由第 8 肋或第 9 肋间隙近肋骨角处开始向内延续至左腹直肌中间。该切口环形切开胸膜和膈肌以显露肝。肝经充分游离后向头端回缩。下一步向内侧充分游离十二指肠以显露肾和肾门。肾切除后须缝合膈肌并留置胸腔引流管，修补胸膜。该术式造成肺损伤的风险很高，术后胸腔引流管也使得肺损伤发病率增加。因此，该术式仅适用于经前肋间切口或人字形切口不能安全切除的右肾上极巨大肿瘤。

经腹腔开放性手术最主要的优势为可以充分显露肾门,手术视野较大。而其劣势包括具有损伤周围脏器的风险和肠道功能恢复延迟。

2. *经腹膜后入路* 侧腹部切口是经腹膜后入路的标准切口。麻醉成功后取侧卧位，手术台于第 12 肋水平弯曲以最大限度地增加肋缘与髂嵴

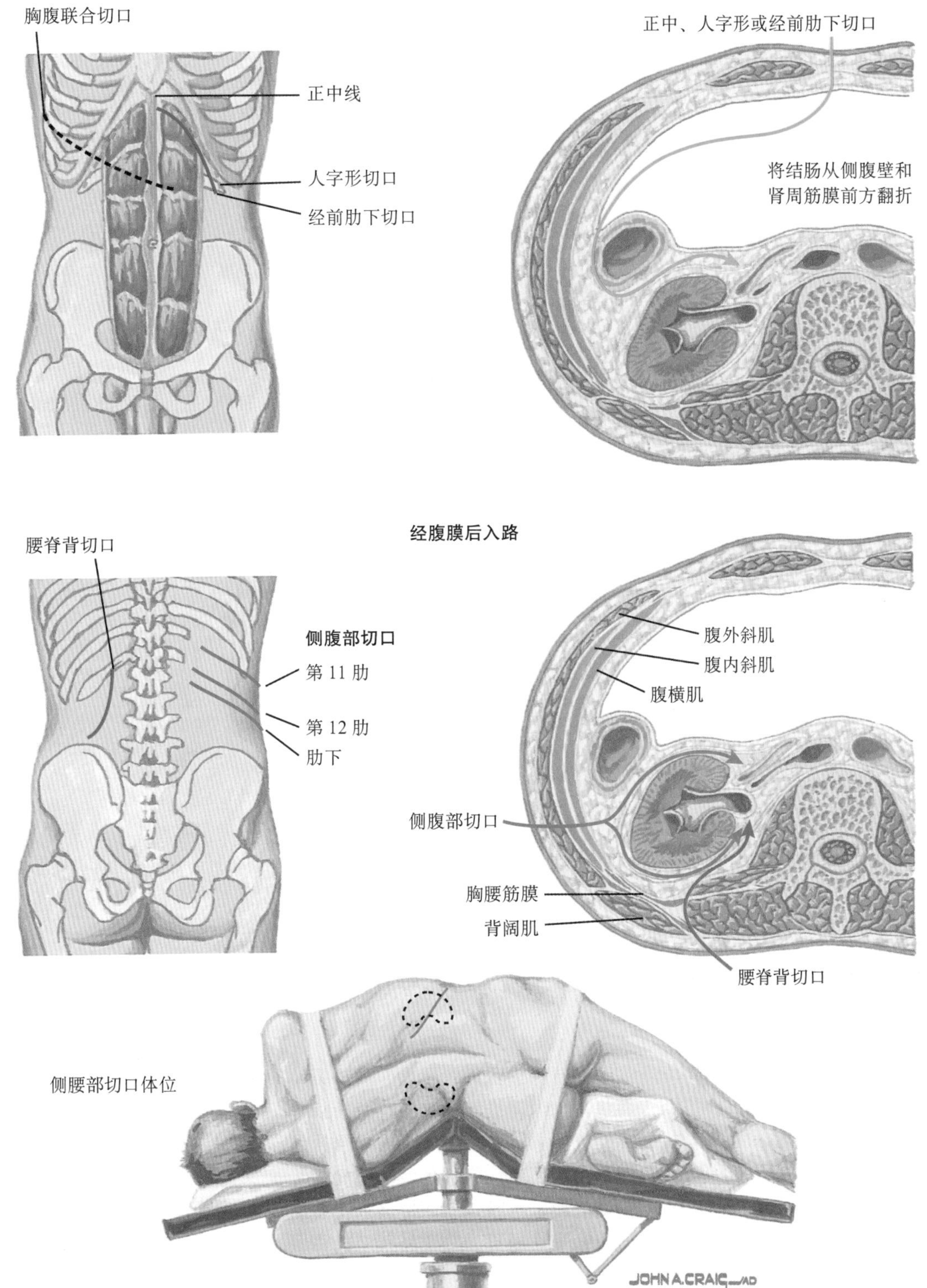

开放性肾切除术：经腹腔和经腹膜后入路切口
经腹腔入路
胸腹联合切口
正中线
人字形切口
经前肋下切口
正中、人字形或经前肋下切口
将结肠从侧腹壁和
肾周筋膜前方翻折
经腹膜后入路
腰脊背切口
侧腹部切口
第 11 肋
第 12 肋
肋下
腹外斜肌
腹内斜肌
腹横肌
侧腹部切口
胸腰筋膜
背阔肌
腰脊背切口
侧腰部切口体位
JOHN A.CRAIG_AD

十三、单纯和根治性肾切除术（续）

的间隙。手术切口位于第 11 肋或第 12 肋前方，其后方由竖脊肌外侧缘开始。该术式可能需要切除肋骨，肋骨的选择需是距离肾门最近的部位，可通过横断面影像学做出最精确的判断（最初的方法是在静脉肾盂造影片上由肾门画一条水平线，与该线相交的最外侧的肋骨即为所选肋骨）。依次切开背阔肌、腹外斜肌、腹内斜肌直至肋骨，肋骨可牵开或切除。腹横肌及其起始肌腱同胸腰筋膜、腹横筋膜切开后显露肾旁脂肪。辨别腹膜并将其向内侧推移使其与肾旁脂肪分离，切开肾旁脂肪后显露肾周筋膜。对于单纯性肾切除术者，从外侧切开肾周筋膜。将肾向外侧推移以便显示肾血管及输尿管，然后将其结扎后可将肾切除。

腰背切口可用于既往腹部或侧腹部切口纤维化而又想经腹膜后入路的患者。该切口自第 12 肋水平竖脊肌前方起始，向下、向外朝着髂嵴方向延伸。腰方肌和竖脊肌向内侧收缩，自其外侧切开胸腰筋膜。然后切开腹横筋膜显露出肾旁脂肪。该术式的优势是可避免横断腹部肌肉，然而该术式不能充分显露肾门，使得出现血管并发症时较难控制。

经腹膜后入路最主要的优势包括避免进入腹膜腔，降低损伤腹腔内脏器和术后肠梗阻的风险。最主要的不足在于不能像经腹腔入路那样容易显露肾血管。

开放性单纯肾切除术：侧腹部入路

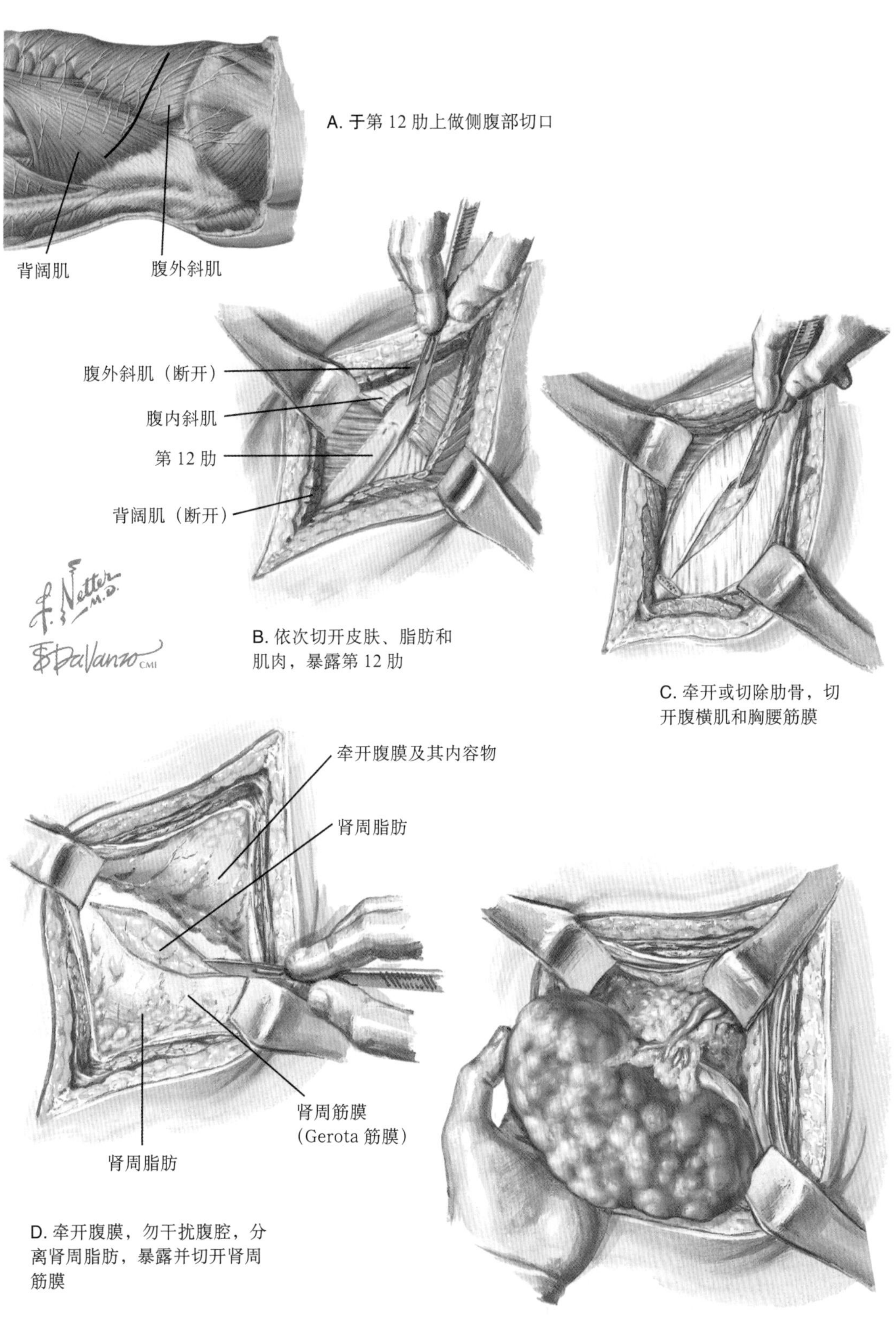

A. 于第 12 肋上做侧腹部切口

B. 依次切开皮肤、脂肪和肌肉，暴露第 12 肋

C. 牵开或切除肋骨，切开腹横肌和胸腰筋膜

D. 牵开腹膜，勿干扰腹腔，分离肾周脂肪，暴露并切开肾周筋膜

E. 暴露并分离肾门

十三、单纯和根治性肾切除术（续）

腹腔镜技术

腹腔镜肾切除术同样可经腹腔入路或经腹膜后入路实施。

经腹腔入路的第一步是进入腹膜腔，采用 Veress 针或开放性 Hasson 技术建立气腹。在腹腔内注入适量气体后，第一个套管针盲穿入腹腔。腹腔镜经此通道进入探查腹腔内有无潜在损伤。之后，其他套管针可在腹腔镜视野下置入。套管针的数量和型号可因外科医师的个人喜好而异，但应遵循肾三角的基本原则。松解结肠与肝和脾的附着，向内侧游离。此后，肾可向外侧回缩以利于辨别同侧腰大肌、生殖血管和输尿管。仔细解剖肾动静脉，明确有无附肾血管或段血管分支，然后在腹腔镜下用外科钳夹装置将动脉及其所有分支结扎。再进一步探查肾动脉残端，确保其无出血。采用同样的方式将肾静脉结扎。然后离断输尿管。如有必要，将肾上极与肾上腺分离。最后，将肾置入腹腔镜标本袋内，通过延长套管针切口或另建皮肤切口取出（经典 Pfannenstiel 切口）。去除气腹后充分止血，缝合套管部位切口。

腹膜后入路第一步是于第 12 肋尖端上方做小切口。使用外科血管钳穿刺胸腰筋膜进入后腹腔。用手指将间隙游离扩大，触及腰大肌的位置。然后，在该间隙内置入气囊套管并充气扩张手术野。然后经该间隙充气，置入其他套管针。将腰大肌与肾旁脂肪和肾周筋膜分离以游离肾。然后按上述方法辨别并离断肾门。

并发症

肾切除术的并发症包括标准外科并发症，如出血、感染、分离损伤、心肌梗死、心脑血管意外、肾静脉血栓形成、肺动脉栓塞、心律失常、肠梗阻和肺不张等。此外，该手术的严重并发症包括肾功能不全及邻近器官损伤（肠穿孔、腹膜后脉管系统破裂、胰管损伤 / 瘘形成、气胸）。

腹腔镜手术在建立初始通道时使用 Veress 针或套管针可能会造成内脏或血管损伤的特定并发症。另外，患者需了解所有腹腔镜手术都有中转开放性手术的潜在风险。

腹腔镜根治性肾切除术：经腹腔入路（左侧）

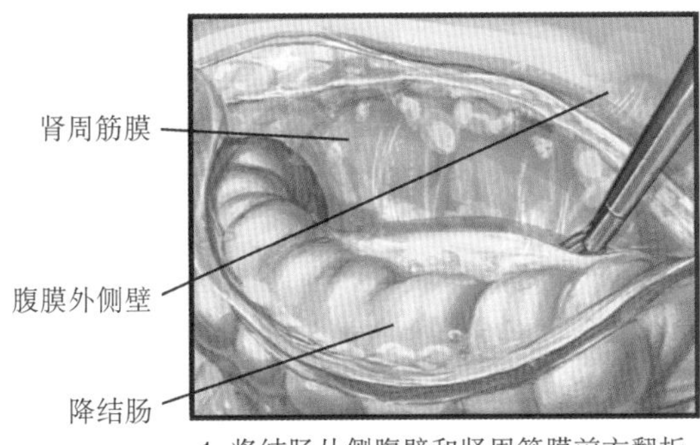

1. 将结肠从侧腹壁和肾周筋膜前方翻折

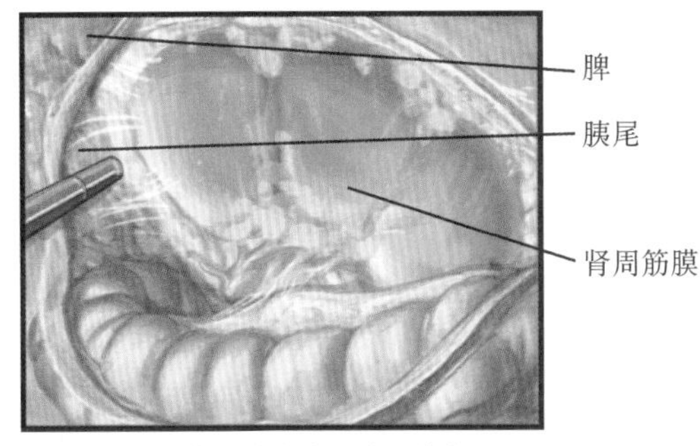

2. 将肾周筋膜头端从脾、胰尾游离

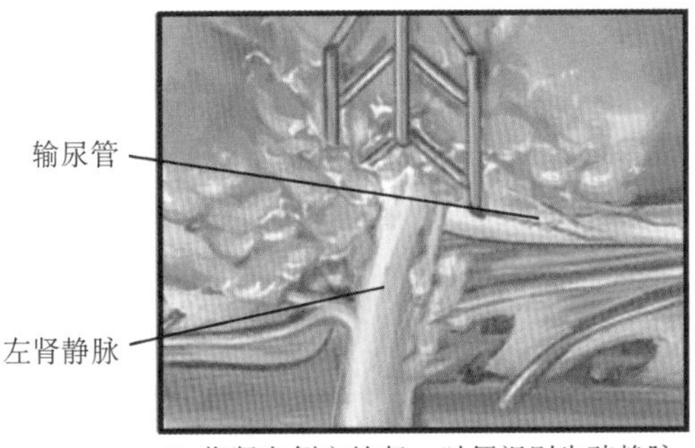

3. 将肾向侧方抬起，以便识别生殖静脉和输尿管

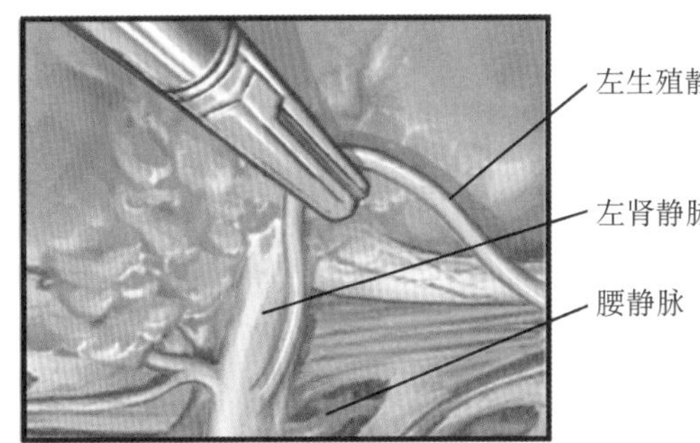

4. 可沿左肾静脉找到生殖静脉的起源，进而识别并离断生殖静脉

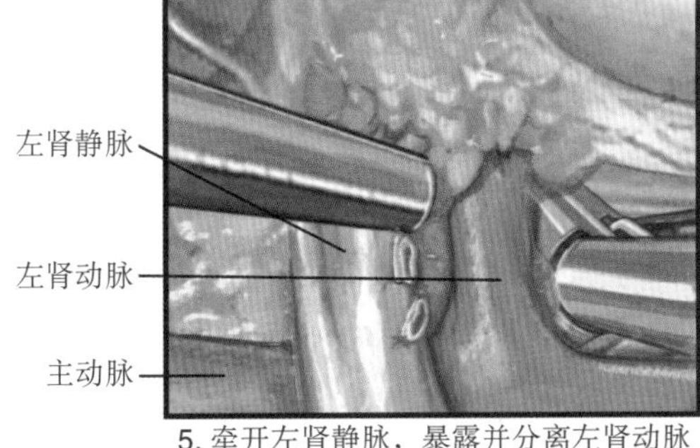

5. 牵开左肾静脉，暴露并分离左肾动脉

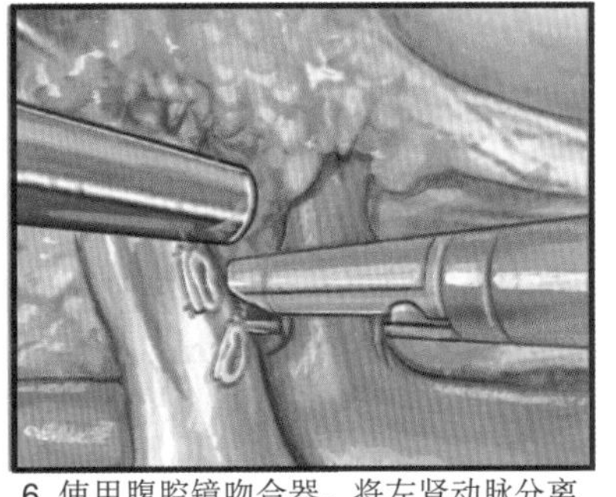

6. 使用腹腔镜吻合器，将左肾动脉分离断开

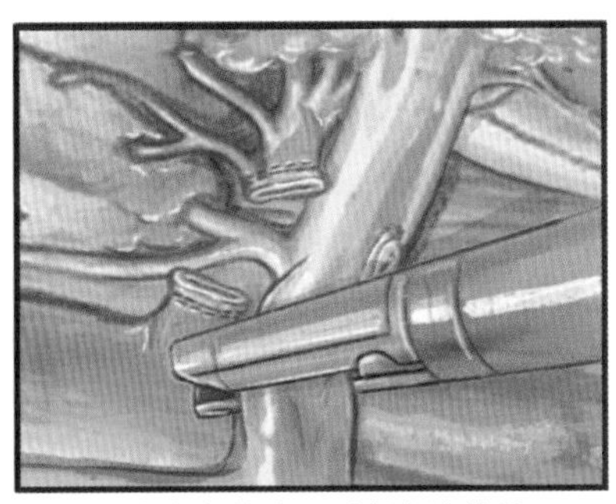

7. 然后将左肾静脉于近肾上腺静脉端离断

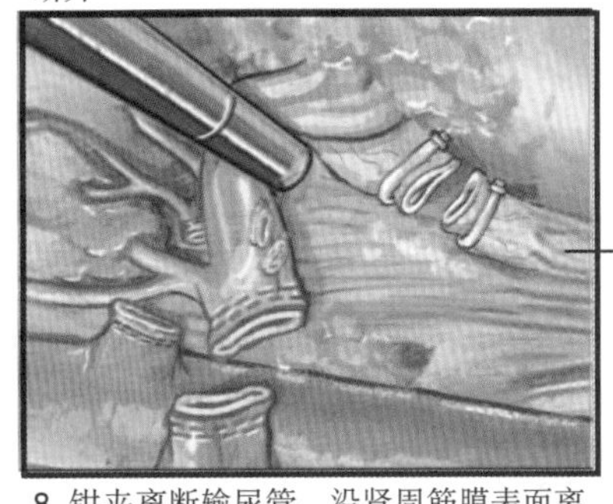

8. 钳夹离断输尿管，沿肾周筋膜表面离断结扎所有附着物，充分游离肾、肾上腺、周围筋膜，并将肾放入标本收集袋中

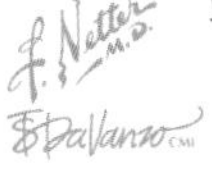

十四、肾部分切除术

尽管根治性肾切除术是治疗巨大肾肿瘤的标准术式，但保留肾单位的手术已成为小的（<4.0cm）肾肿瘤（SRMs）新的标准治疗术式。

在肾部分切除术中，肾肿瘤和一小部分周围正常组织一并切除。保留剩下的肾实质，以保护肾功能。尽管肾部分切除术可使所有小肾癌患者受益，然而它特别使多发或双侧占位、孤立肾肿瘤及内科疾病威胁肾功能的患者受益。

大量证据证明，直径≤4cm的肾肿瘤患者行部分肾切除术的肿瘤学结果与行根治性肾切除术患者相当。肿瘤复发和进展转移的风险较低，大量病例研究证实，10年肿瘤特异性生存率为87%～90%。

评估

术前评估应包括实验室化验（血常规、血清生化、肝功能）、X线胸片、全面轴向了解包括肾在内的腹部影像学检查（CT或MRI）。应告知患者所有可行的治疗方案，包括密切观察、肾部分切除术、经皮射频消融术（见专题10-24）及根治性肾切除术（见专题10-20）。老年患者或合并有明显内科疾病者，射频消融或密切观察常常是较适合的选择，这是因为这些患者围术期并发症风险较高。必须告知患者根据术中所见可能需将原定的肾部分切除术转为根治性肾切除术。

操作方法

肾部分切除术可通过开放性手术或腹腔镜手术完成。以上两种手术方式对肾肿瘤的治疗效果相当，然而腹腔镜肾部分切除术具有失血少、疼痛轻、术后肠梗阻发生率低、住院时间短及总体康复期短等优点。另外，腹腔镜手术皮肤切口小，美容效果好。

开放性和腹腔镜肾部分切除术均需采用经腹腔入路或经腹膜后入路（侧腹部）。手术切口部位的选择与显露肾的入路已于单纯和根治性肾切除术（见专题10-21）部分描述。

显露肾周筋膜后，将其与周围组织连接处离断，充分游离后将其切开。仔细辨认并显露肾门。结合术前高质量影像学检查、术中发现及术中超声（可三维定位病变位置、深度）。术中应采用彩色多普勒超声确认阻断肾血管后即可完全阻断肿瘤及其周围肾实质的血供。

肿瘤切除后，应静脉给予甘露醇以降低肿瘤切除过程中的肾缺血性损伤。甘露醇可增加肾血流、降低细胞内水肿和促进渗透性利尿，有利于肾小管内碎片和脱落物的冲刷排出（见专题10-1）。

1. **开放性肾部分切除术**　给予甘露醇后5～15min，用无损伤哈巴狗血管钳将肾动静脉夹闭。在肾周围放置冰屑约10min，使其温度降低至20～25℃。这将降低代谢需求量、减缓组织耗氧量，可允许肾动脉钳夹3h之久而无长期缺血性损伤。冷却完成后，采用手术刀或Metzenbaum剪将肿瘤切除，允许切除的肿瘤周围带有一部分正常肾实质。在切除深部肿瘤时常造成集合系统损伤，则需要使用可吸收缝线给予修补重建。出血可使用可吸收缝线进行控制。肾皮质缺损床可采用标准电凝器或氩电凝器烧灼。止血药放置于肾实质上，肾被膜使用可吸收缝线间断缝合。

2. **腹腔镜肾部分切除术**（LPN）给予甘露醇后5～15min，用无损伤哈巴狗血管钳将肾动静脉夹闭。腹腔镜肾部分切除术中如何保持肾实质低温状态仍是一个难题，因为手术中无法将冰块置入手术区。因此，通常将肾静脉开放，这可使逆行肾灌注以降低肾缺血性损伤。由于气腹的作用，通常不会出现大出血。

使用腹腔镜剪将肿瘤切除。集合系统损伤处应给予修补，肾实质缺损使用电凝烧灼止血。其他任何部位的出血可使用可吸收线缝合及止血药控制出血。然后缝合肾实质缺损区。移除血管钳，并确认有无出血。去除气腹压迫作用后再次确认有无活动性出血。然后将肿瘤装入标本袋取出，缝合套管针部位切口。

开放性肾部分切除术：侧腹膜后入路

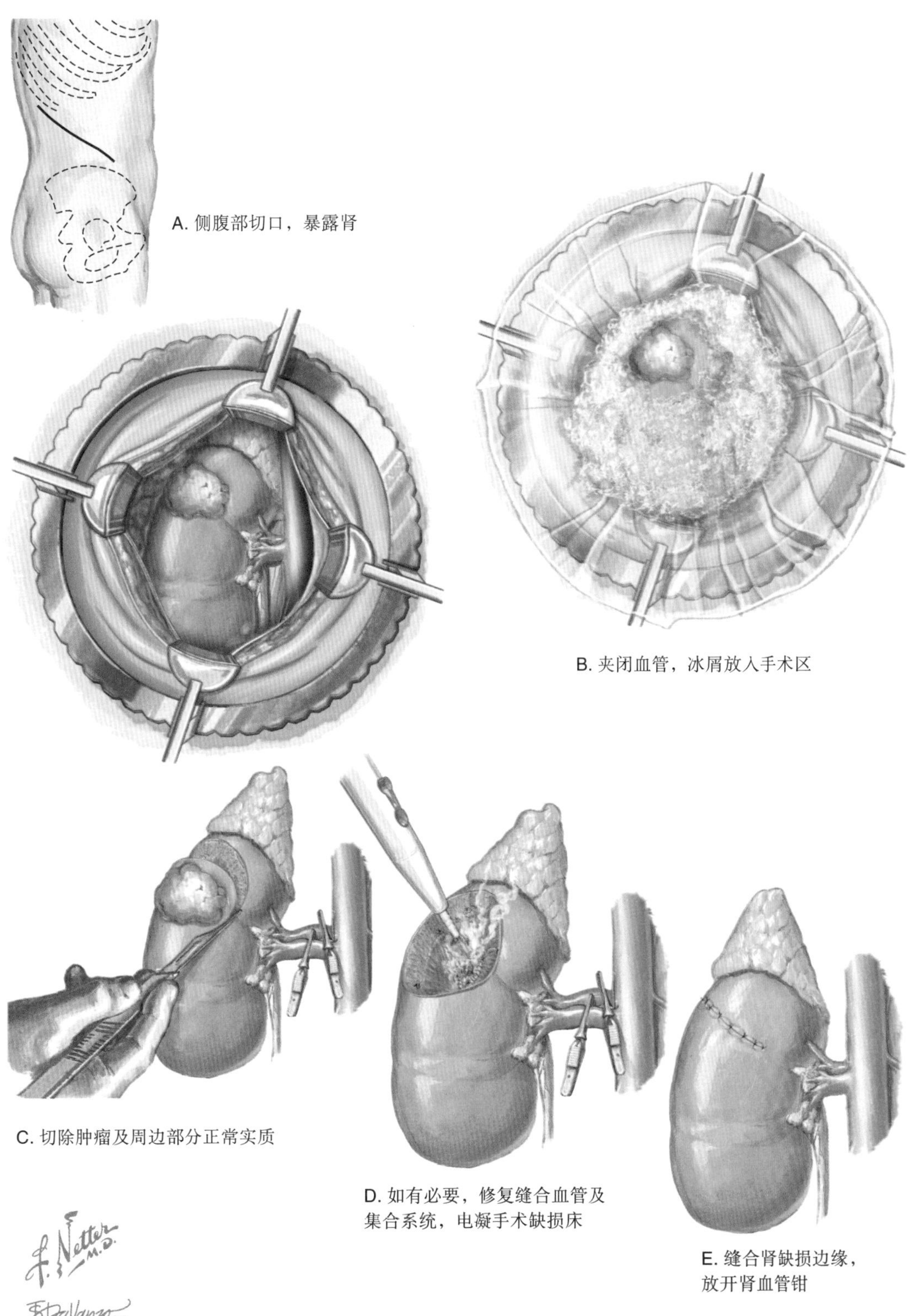

A. 侧腹部切口，暴露肾

B. 夹闭血管，冰屑放入手术区

C. 切除肿瘤及周边部分正常实质

D. 如有必要，修复缝合血管及集合系统，电凝手术缺损床

E. 缝合肾缺损边缘，放开肾血管钳

十四、肾部分切除术（续）

并发症

目前，开放性肾部分切除术与腹腔镜肾部分切除术并发症发生率无明显差异。最常见的术后并发症是出血和尿外渗（尿性囊肿）。

若怀疑术后出血，应行血常规检查、卧床休息，必要时应给予输血治疗。中量出血一般保守治疗即可，但某些情况下须行介入治疗，如选择性肾动脉栓塞术或再次手术探查。

尿外渗常因术中未完全缝合集合系统缺损区或因输尿管被血凝块堵塞致使尿液反流、压力增高引起。当集合系统损伤时，术后尿外渗需留置外科引流。另外，患者需留置 Foley 导尿管以确保膀胱内低压及降低上尿路压力。尿外渗通常是一过性的，无须进一步处理。然而，持续性尿外渗则需留置输尿管支架管来帮助引流、促进愈合。

除了出血和尿外渗之外，其他可能的并发症包括切口感染、肠梗阻、肺炎、邻近器官损伤和一过性肾功能不全。

腹腔镜肾部分切除术：经腹腔入路

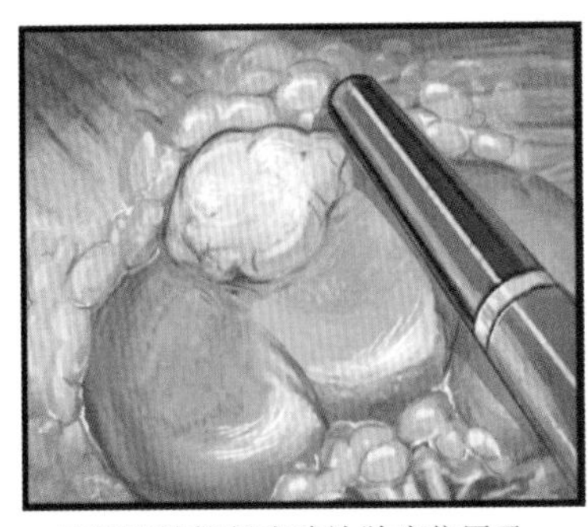
1. 使用腹腔镜超声确认肿瘤位置及特征

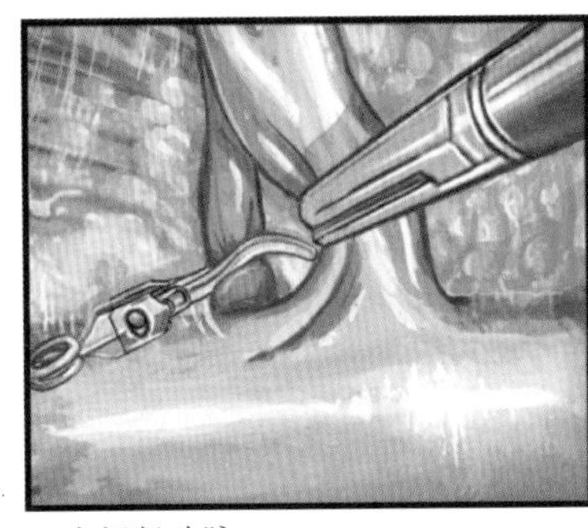
2. 夹闭肾动脉

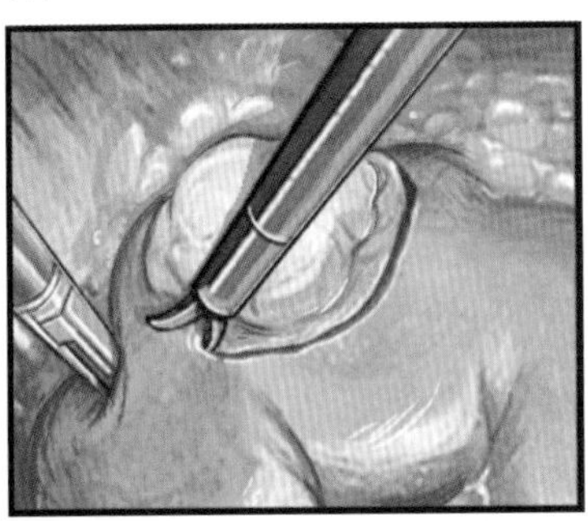
3. 使用腹腔镜剪，切除肿瘤（包括正常肾实质边缘）

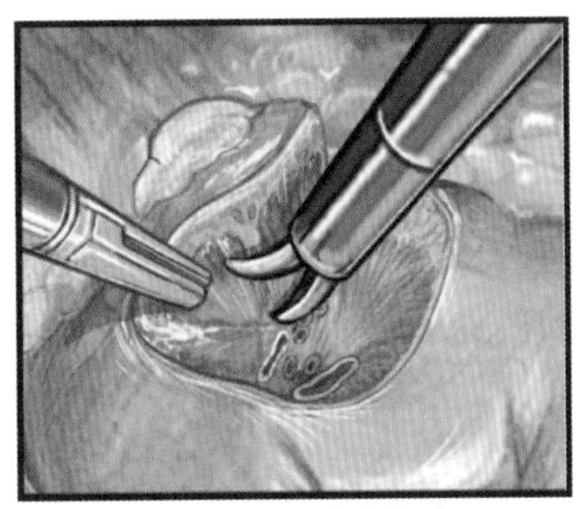
4. 指导肿瘤从肾上面完全切除

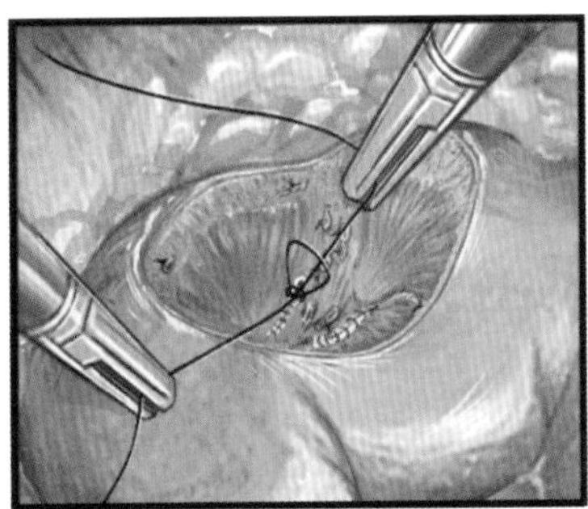
5. 使用可吸收线修复集合系统

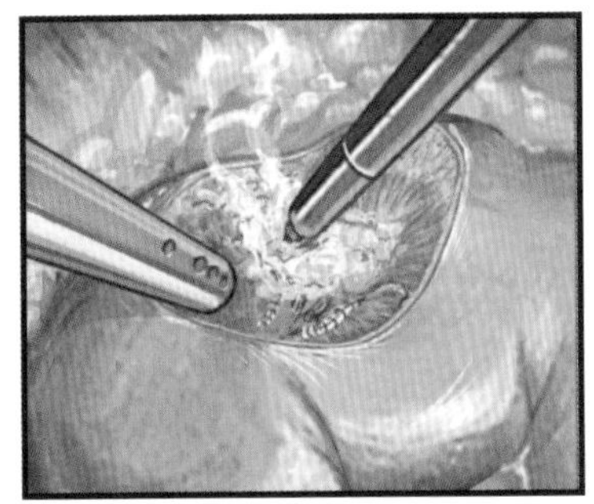
6. 使用电凝器或氩电凝器电凝肾皮质缺损区

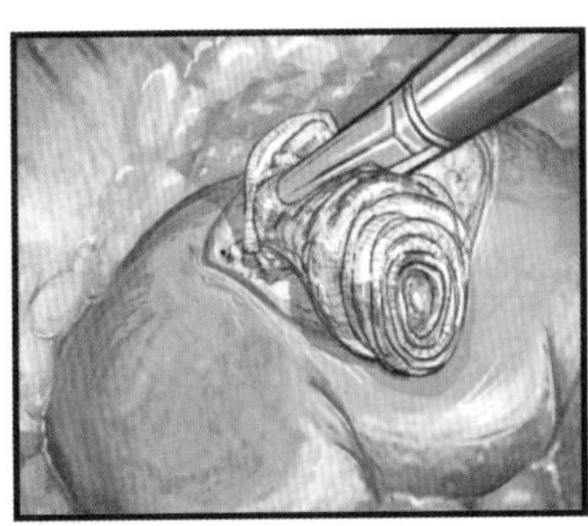
7. 肾缺损区上放置止血药

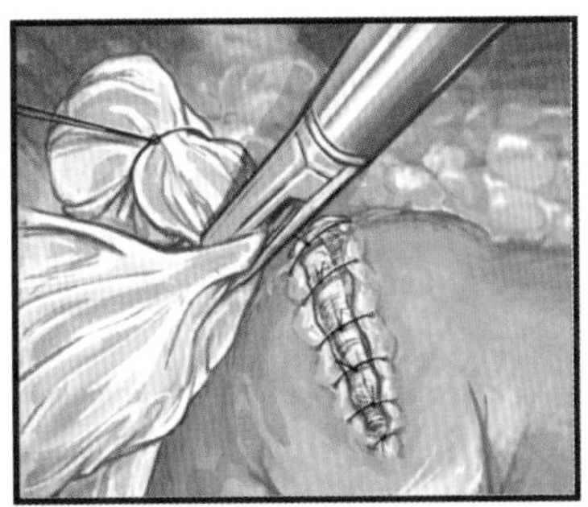
8. 缝合关闭肾实质缺损区，将肿瘤放入标本袋内完整取出

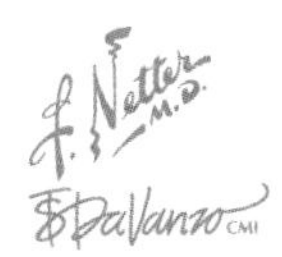

十五、肾消融术

保留肾单位手术已成为小肾癌（<4.0cm，SRM）患者的标准治疗方案。对于年轻、一般情况良好的患者，手术风险较低，开放性或腹腔镜肾部分切除术（OPN/LPN）均为很好的选择。然而，肾肿瘤消融术是一项新研发的、适应人群逐渐增加的技术。该项技术早期适用于多发肾肿瘤、孤立肾或存在明显并发疾病而手术风险较高的患者。然而，近期大量临床实践证明消融术可能适用于所有小肾癌患者。肾消融术相对于腹腔镜肾部分切除术的优越性主要包括出血少、住院时间短、术后疼痛减轻及并发症发生率低。

消融方式

目前，应用于临床的消融术包括冷冻消融术和射频消融术。两者均可在腹腔镜下或经皮穿刺下实施，均需要将探针直接穿入肾包块内。

在实施冷冻消融术时，冷冻探针的温度降低到非常低，导致组织坏死。目前，低温的获得通过将高压氩气传送到冷冻探针的尖端来实现。当氩气通过狭小的探针尖端时发生膨胀，然后迅速冷却（此现象称为 Joule-Thomson 效应），在肿瘤上形成冰球。探针表面温度可达到 −190 ～ −140℃，而冰球边缘的温度仅稍低于 0℃。由于导致细胞破坏的温度需要达到 −40 ～ −20℃，消融过程的功效由探针尖端向冰球边缘呈放射样衰减。因此，冰球的边缘必须包含正常组织，以确保完全破坏肿瘤。冷冻过程完毕后，开始融化过程，随后进行第二个冷冻－融化周期，进一步使细胞凋亡。

在实施射频消融术时，探针将高频电流传递至靶组织，进而产生热能。温度超过 60℃时将通过凝固性坏死和血管栓塞而使组织破坏。

高功率聚焦超声（HIFU）将体外产生的超声波通过皮肤聚焦至目标后转化成热能。然而，当前 HIFU 技术尚未被证明有足够的治疗肿瘤功效，因此还未被列为标准临床治疗方案。

操作技术

1. *腹腔镜技术* 在腹腔镜消融术中，可直接看到肿瘤，因此可在实时监测下进行消融操作。

可采用经腹腔入路或经腹膜后入路显露肿瘤，具体方式依据肿瘤的位置而定。在实施经腹腔入路时，将结肠向内侧推移可显露出肾周筋膜，将肾周筋膜与其周围结构离断，如肝或脾。然后经肾肿瘤所在部位打开肾周筋膜，肿瘤的位置可通过数个影像学检查或术中超声定位。之后，小心将肾周脂肪自肾被膜移除以显露肿瘤的整个表面。

当充分显露肿瘤后，使用经皮活检装置多点取组织活检。然后术中超声进一步探查肿瘤的深度及血管供应情况。

最后，在直视下将消融探针经皮肤插入肿瘤中。插入消融探针的数量取决于肿瘤的特征和所用设备的性能。探针须沿正确的角度插入肿瘤内部，应采用术中超声确认探针尖端超过肿瘤内侧边缘。当探针的位置达到要求后，就可以激活探针工作了。

在冷冻消融术时，可使用腹腔镜下超声监测冰球的产生，确保完全吞没包块并应包含周围 1cm 正常肾实质。两个冷冻－融化周期后将探针拔除。为了降低出血的发生，在探针不够松时不应尝试拔除探针，而需当探针足够松时自肿瘤内轻松旋出。

在射频消融术时，消融过程不能在实时监测下进行。取而代之的是射频消融过程须使用特殊设备，采用温度或阻抗依赖性计算方法来进行。然而，也有一些医师在肿瘤周围选定的位置上置入温度探针来监测消融过程。

消融过程完成之后，应密切监测损伤部位有无出血，小的出血可采用局部止血药或轻压迫控制。去除气腹后再次确认止血，然后将套管针取出。

腹腔镜冷冻消融术：经后腹腔入路

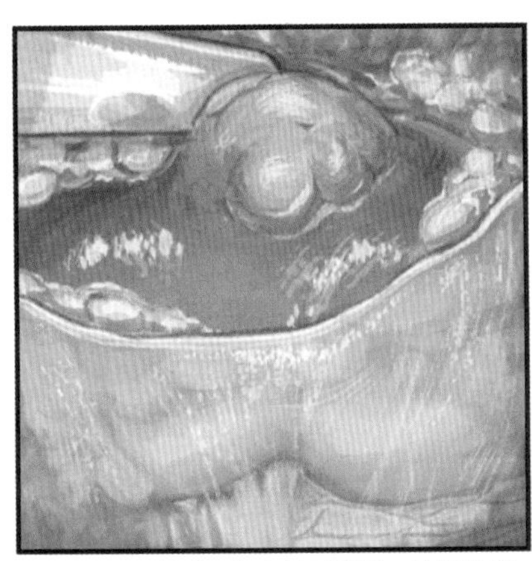

1. 打开肾周筋膜，移除肾周脂肪，暴露肿瘤，腹腔镜超声进一步确认肿瘤

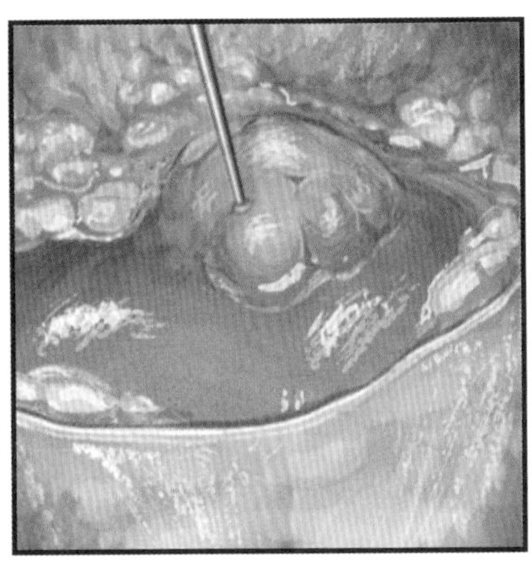

2. 进行经皮多针活检

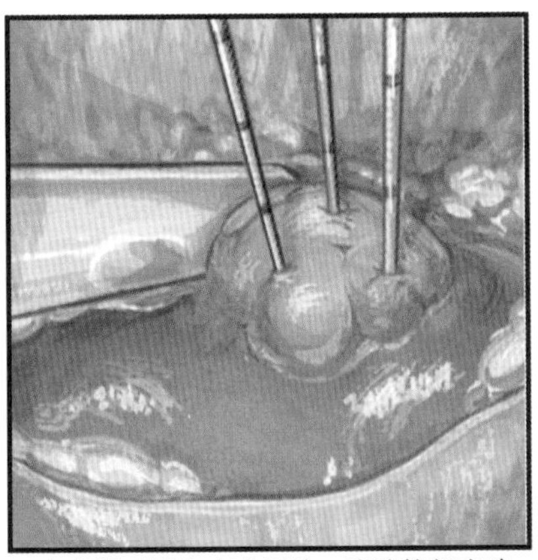

3. 在直视下置入冷冻探针，腹腔镜超声确定探针尖端超过肿瘤内侧边缘

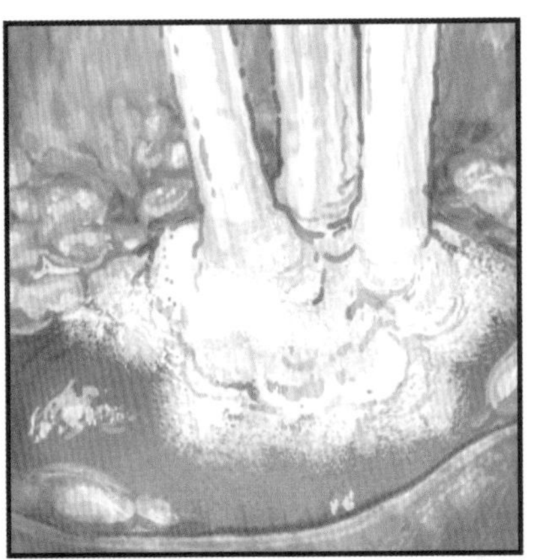

4. 开始第一个冰冻－融化周期。持续冰冻至冰球超过大体肿瘤边缘 1cm 以上

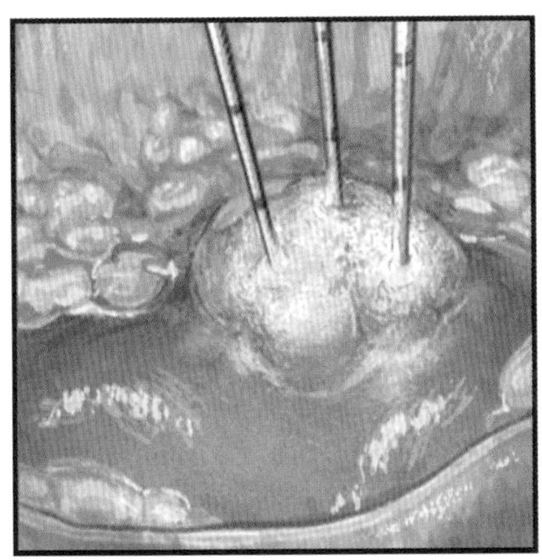

5. 在第二个冰冻－融化周期前，使冰球融化

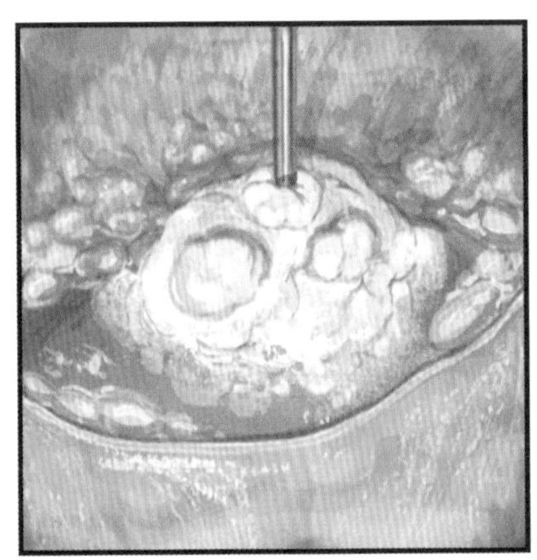

6. 第二个冷冻－融化周期完成后，拔出冷冻探针，在穿刺部位放置外科止血药

十五、肾消融术（续）

2. *经皮技术*　经皮消融术较腹腔镜操作有多种优势，包括避免了行全身麻醉、降低并发症发生率、减轻术后疼痛和加速康复。然而，其缺点包括无法直视下进行消融，也不能对消融时的出血进行即刻评估。

经皮消融术需在CT或MRI室进行。给予患者镇静后取俯卧位。在患者同侧侧腹部放置半透性靶模板，行影像学检查确定模板与肾的解剖关系。在靶模板上做标记，确定穿刺针的穿刺位置。然后移走模板，在患者皮肤上可显示出穿刺部位的标记。穿刺部位按常规标准消毒铺巾。将穿刺鞘放置于标记位置，可使用影像学检查确定其在肾内的位置，必要时可进行调整。通过该鞘通道取数个肿瘤组织活检。然后将第一个电极经鞘置入。随后的电极直接经皮放置，并再次行影像学检查以确定其位置合适。然后行消融治疗。操作完成后，最后静脉注射半剂量造影剂行影像学检查来确认肿瘤消融成功。

并发症

冷冻消融术和射频消融术都比开放性或腹腔镜肾部分切除术的并发症少。尽管如此，它们仍承担一些主要并发症的风险，包括肿瘤出血、腹腔内血管或皮肤损伤、套管区或探针部位疼痛、尿路感染、腹腔内脓肿、肠梗阻、邻近器官损伤，以及治疗后肿瘤持续存在或复发。

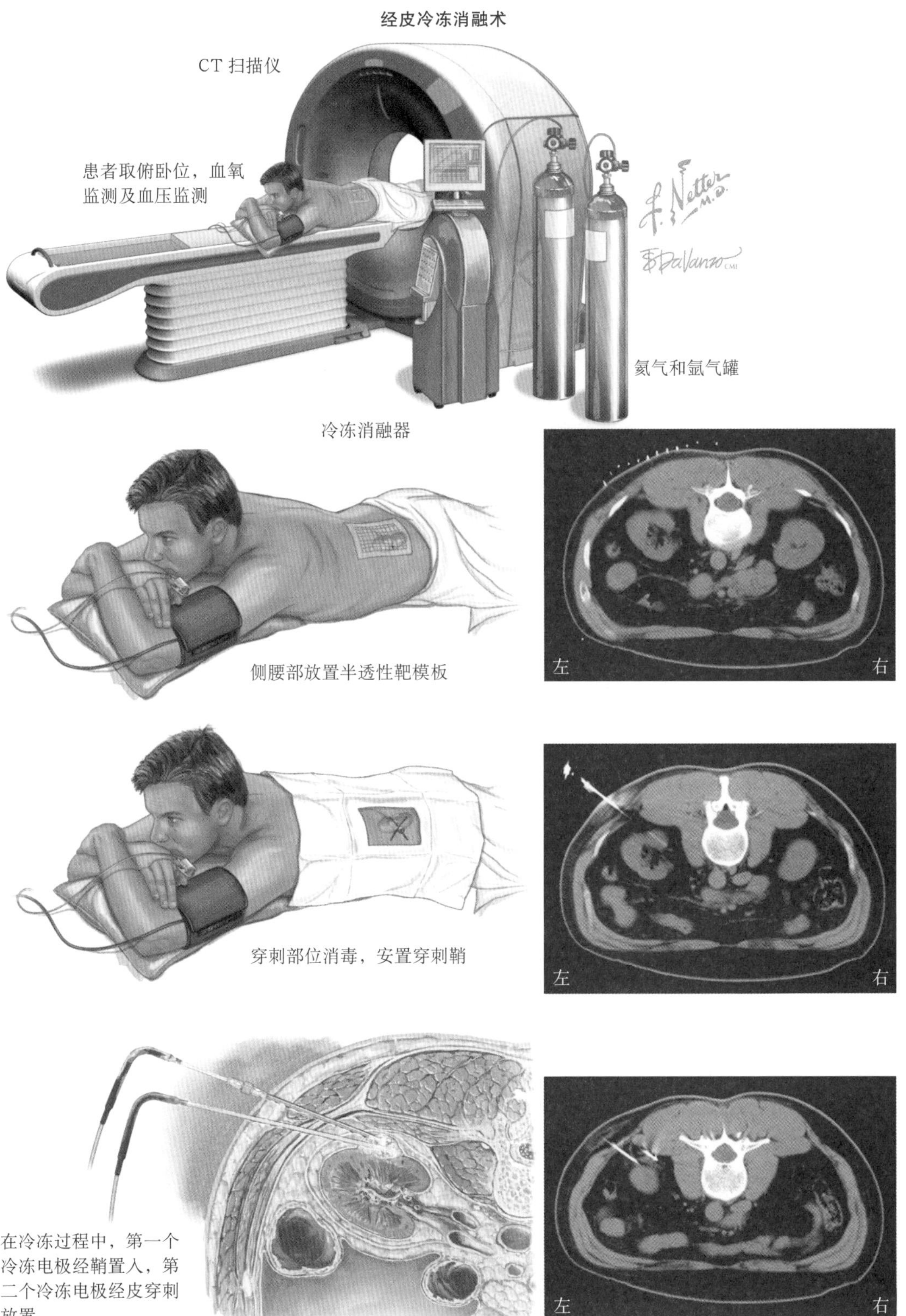
经皮冷冻消融术
CT 扫描仪
患者取俯卧位，血氧监测及血压监测
氦气和氩气罐
冷冻消融器
侧腰部放置半透性靶模板
左
右
穿刺部位消毒，安置穿刺鞘
左
右
在冷冻过程中，第一个冷冻电极经鞘置入，第二个冷冻电极经皮穿刺放置
左
右

十六、肾移植

从供体或尸体上取下器官来替换患者的器官这个观念自古就有。器官移植的种类包括自体移植（器官来自于患者本人）、同系异体移植（器官来源于相同的基因型，如双胞胎）、同种异体移植（器官来源于同一物种不同基因型）和异种移植（器官来源于不同物种）。

早在 1916 年，Little 和 Tyzzer 就阐述了这些移植类型之间的重要区别，指出“同系异体移植成功，同种异体移植排斥”。一个世纪后，移植的临床实践仍然遵守这些理论。然而，引进现代免疫抑制药物后，同种异体移植效果显著改善。因此，肾移植已成为常见的替代治疗手段。

遗憾的是，只有一小部分患者能从肾移植中获益。等待移植的患者数量不断增加，据美国统计，到 2010 年有 84 355 例患者，数量远超过历年。2009 年进行了 16 830 例肾移植，尸肾移植 10 442 例，供体肾移植 6388 例。

器官的需求逐年增长，而死者捐赠的数量一直停滞不前。尽管如此，每年的肾移植数量仍继续上升。这一增长主要由于供体捐赠增加，很大程度上是因为器官切取手术过程的改进，如微创技术的应用使供体捐赠增加。

适应证、供体匹配和术前评估

所有终末期肾病或晚期慢性肾病的患者（第 4 阶段或第 5 阶段）应考虑肾移植。那些能够耐受手术、麻醉风险及移植术后可以放心应用免疫抑制药的患者是潜在的候选人。相对禁忌证包括不能纠正的严重心肺疾病、肝硬化、恶性肿瘤、活动性感染、滥用活性物质及社会支持不足。

供体和受体移植前，必须确认血型兼容；此外，必须采取预防措施，以确保免疫兼容性。对受体血清和供体淋巴细胞进行测试，以确保受体对供体蛋白没有抗体。异常的自身抗体通常是针对供体主要组织相容性复合体（MHC）Ⅰ类和Ⅱ类抗原。MHC Ⅰ类抗原在大多数有核细胞表达，但表达水平不同，而 MHC Ⅱ类抗原主要表达在抗原呈递细胞（B 细胞、树突状细胞和血管内皮细胞）。因此，受体血清的检测是针对供体淋巴细胞，其中包含两个主要组织相容性抗原的检测。交叉配对阳性预示发生超急性期或早期排斥反应的可能性大。

在过去，还检查供体和受体 MHC 基因编码的人类白细胞抗原（HLA），评估移植术后同种抗体产生和迟发性移植肾排斥反应的风险。然而，由于当前的免疫抑制药物效果良好，对供体和受体之间的 HLA 配型的要求降低。此外，急性排斥反应，通常可以得到有效治疗。HLA 相同的兄弟姐妹之间的移植仍能达到最佳的长期效果。

相比尸肾移植，供体捐赠者的肾移植效果更好，这是由于尸肾冷缺血时间较长，发生死亡相关的炎性反应和凋亡的病理生理改变，从而导致不同的结果。

肾移植术

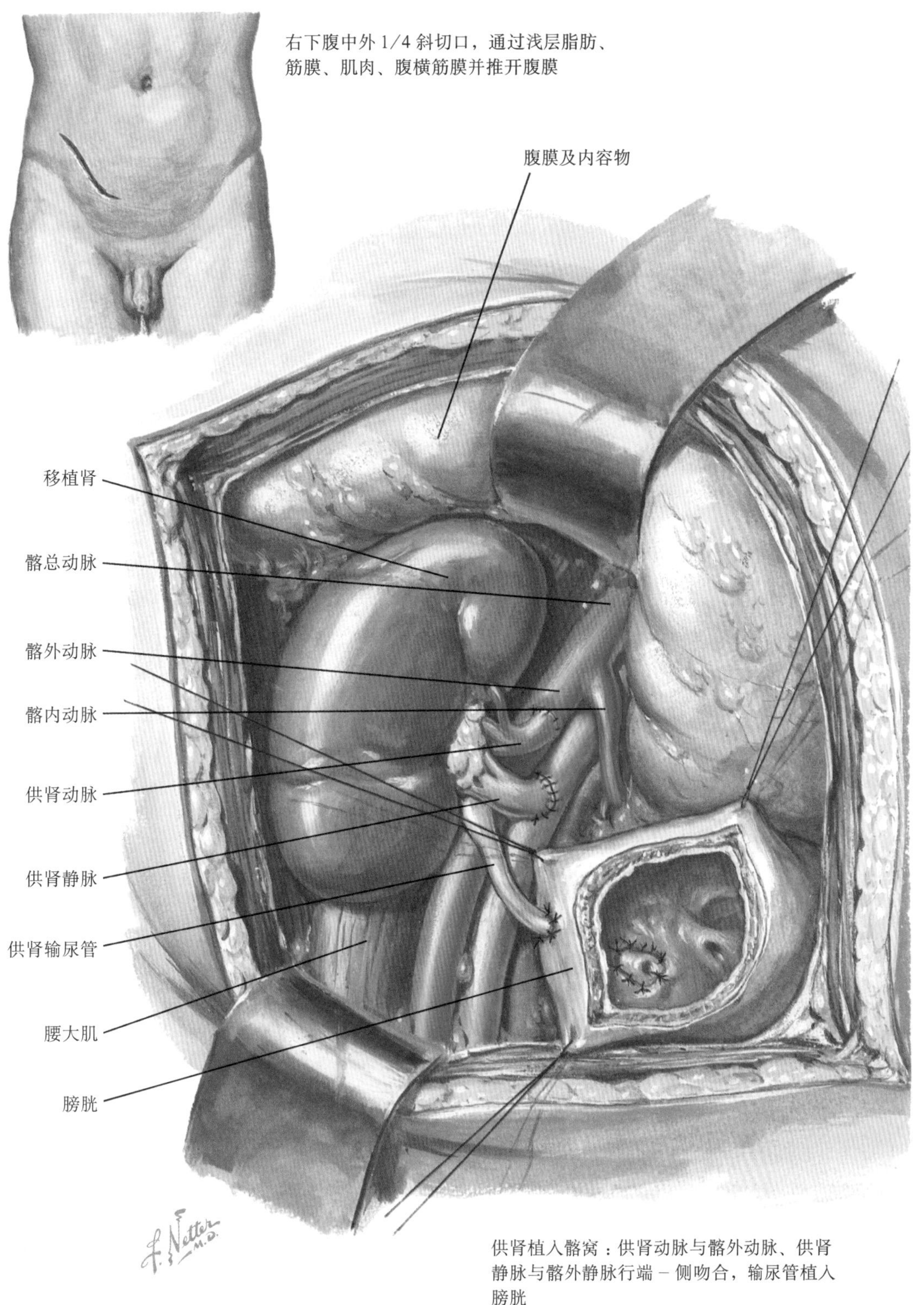

供肾植入髂窝：供肾动脉与髂外动脉、供肾静脉与髂外静脉行端－侧吻合，输尿管植入膀胱

十六、肾移植（续）

操作程序

无论是供体肾还是尸肾，移植肾均用冷保存液（4℃）灌注，直到静脉吻合成功。低温器官保存液的使用确保了移植成功，甚至可能延长缺血时间超过 48h。因此，肾可长距离运送到受体所在地。尽管如此，最好是尽量减少缺血时间。死者捐赠的肾也可以放在一个专门的机械灌注装置内，其已被证明可以降低移植肾功能延迟恢复的发生率。

在供肾移植前，移植医师必须进行移植肾功能的评估和审查器官获取医师的解剖报告，以确定移植肾是否有肿瘤、血管或输尿管的异常，以及外伤性损伤，这些都可以影响移植成功率。

受体手术通常是异位移植，即受体的肾仍留在原位，移植肾放置于髂窝，远离其正常的解剖位置。该过程是在一个较低位的腹部吉布森或“曲棍球棒”切口进行。虽然很多医师推荐左肾植入右髂窝，反之亦然，但是两侧均可以植入。这种方法的优点是肾盂和输尿管的位置在肾门的最前方，有利于进行下次手术。

在腹直肌鞘的边缘外侧为腹斜肌筋膜和腹横肌筋膜。游离或结扎腹壁下动脉。对于女性，需要游离子宫圆韧带以推开腹膜，以便更好地显露髂外动脉和静脉。对于男性，充分游离精索，以便推开壁层腹膜。

移植肾静脉和髂外静脉端 – 侧吻合，然后移植肾动脉与髂外动脉端 – 侧吻合。血管重建完成后立即开放循环。供体的输尿管吻合于受体的膀胱，然后关闭腹部切口，通常不要求排空膀胱。

肾移植术后免疫抑制药物的作用机制

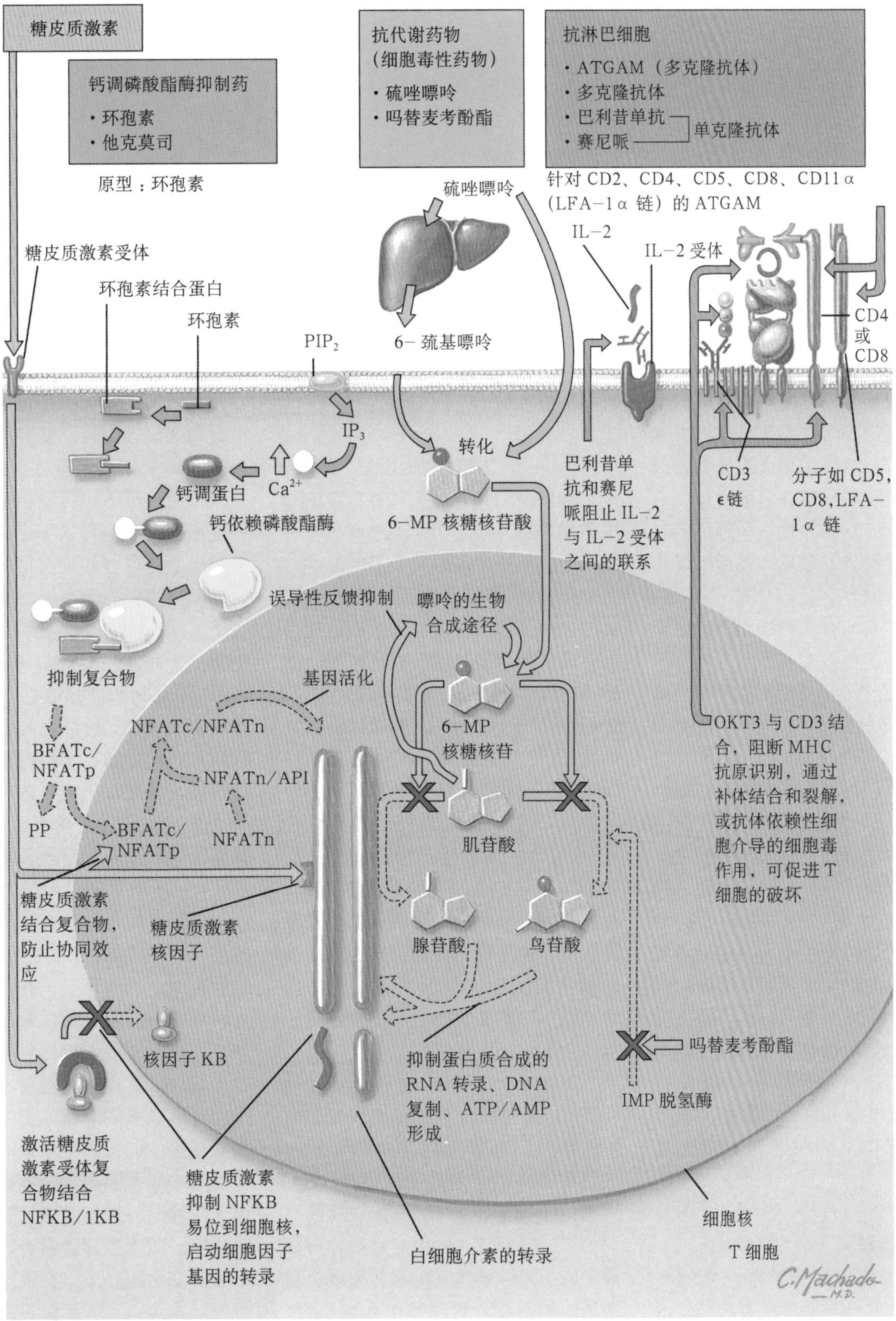

糖皮质激素

钙调磷酸酯酶抑制药
- 环孢素
- 他克莫司

原型：环孢素

抗代谢药物（细胞毒性药物）
- 硫唑嘌呤
- 吗替麦考酚酯

抗淋巴细胞
- ATGAM（多克隆抗体）
- 多克隆抗体
- 巴利昔单抗
- 赛尼哌

单克隆抗体

针对 CD2、CD4、CD5、CD8、CD11α（LFA-1α 链）的 ATGAM

糖皮质激素受体

环孢素结合蛋白

环孢素

PIP_2

硫唑嘌呤

6- 巯基嘌呤

IL-2

IL-2 受体

CD4 或 CD8

IP_3

转化

Ca^{2+}

钙调蛋白

钙依赖磷酸酯酶

6-MP 核糖核苷酸

巴利昔单抗和赛尼哌阻止 IL-2 与 IL-2 受体之间的联系

CD3 ϵ链

分子如 CD5，CD8，LFA-1α 链

误导性反馈抑制

嘌呤的生物合成途径

抑制复合物

基因活化

6-MP 核糖核苷

OKT3 与 CD3 结合，阻断 MHC 抗原识别，通过补体结合和裂解，或抗体依赖性细胞介导的细胞毒作用，可促进 T 细胞的破坏

BFATc/NFATp

NFATc/NFATn

NFATn/API

PP

BFATc/NFATp

NFATn

肌苷酸

糖皮质激素结合复合物，防止协同效应

糖皮质激素核因子

腺苷酸

鸟苷酸

核因子 KB

抑制蛋白质合成的 RNA 转录、DNA 复制、ATP/AMP 形成

吗替麦考酚酯

IMP 脱氢酶

激活糖皮质激素受体复合物结合 NFKB/1KB

糖皮质激素抑制 NFKB 易位到细胞核，启动细胞因子基因的转录

白细胞介素的转录

细胞核

T 细胞

C.Machado M.D.

十六、肾移植（续）

免疫抑制

移植的成败取决于受者免疫系统的反应。因此，免疫抑制是关键。硫唑嘌呤和皮质类固醇的组合是第一个成功的免疫抑制治疗方案，但该方案相对无效时，联合应用大剂量类固醇的不利影响可能导致许多患者预后不良。在 20 世纪 80 年代，引进环孢素可显著改善患者的预后，从而使肾移植数量显著增多。

现在，有几种药物的组合可用于肾移植术后的免疫抑制方案。最常见的方案包括钙调磷酸酶抑制药（他克莫司、环孢素）和一种抗代谢药（麦考酚酯、硫唑嘌呤）或西罗莫司。许多中心还包括低剂量的糖皮质激素。

避免移植排斥反应和药物不良反应之间必须保持一种微妙的平衡，包括避免机会性感染和恶性肿瘤的发生。移植术后的第 1 个月，感染通常包括手术后的感染、泌尿道感染和肺部感染。在 1 ~ 6 个月，主要是机会性感染，如卡氏肺囊虫性肺炎、巨细胞病毒感染。之后，可能出现 BK 病毒、人类乳头状瘤病毒、巨细胞病毒和 EB 病毒相关的淋巴组织增生性疾病。

术后管理

手术和免疫抑制药物产生的一些并发症可能会导致移植肾功能延迟恢复（DGF）或移植肾失功。因此，患者接受定期血清肌酐浓度测量是至关重要的。在一些中心，定期进行组织活检，或者避免选择存在高排斥风险的患者。

移植肾功能障碍的最可能原因取决于移植术后。

1. **术后 1 周内**　活体移植术后，约 95% 的肾立即开始工作。然而，尸肾移植术后可能发生某种程度的移植物功能延迟（DGF），这可能会持续几天、几周，甚至几个月的时间。

超急性排斥反应可发生在移植后的几分钟至几小时，通常是在手术室移植血管重建术后立即发生。这种排斥反应的发生反映患者体内预先形成了针对移植物靶抗原的抗体，如 HLA- Ⅰ类抗原、HLA- Ⅱ类抗原或 ABO 血型抗原。患者可能由于以前的输血、妊娠或之前的移植使 HLA 致敏。不管什么原因，预先存在的抗体导致免疫复合物迅速形成，补体介导炎性反应，激活凝血，进而肾移植血栓形成。移植肾迅速衰竭而必须将其摘除。由于术前对受体血清和供体细胞之间的交叉配型进行检测，故上述并发症很少发生。

在术后早期，急性肾小管坏死（ATN）是移植肾功能延迟恢复最常见的原因。其风险因素包括冷缺血时间长和供体的年龄较大。发生 ATN 时需给予患者支持性处理。ATN 是一种排除性诊断，所以必须排除移植肾功能延迟恢复的其他潜在原因，包括肾前的因素、肾动脉的血栓形成、肾集合系统的解剖或功能的梗阻、尿瘘等。

肾前性移植肾的灌注压不足，可能继发于血容量不足或血管扩张。为了避免这种并发症，患者应在手术室静脉滴注几升液体，这将有助于抵消与麻醉相关的血管扩张。如果发生移植肾功能延迟恢复，复苏所用的静脉滴注液体应列为常规评估的一部分。在极少数情况下，可能是由于血管吻合处出血继发血容量不足。如果怀疑术后出血，应立即再次手术探查。

原发性肾血管血栓形成（即非继发于排斥反应）可能与手术技术有关，更常见于血液高凝状态（如抗磷脂抗体）。肾动脉和静脉血栓形成可能会导致突然无尿；静脉血栓形成还伴有移植肾肾周疼痛。两种血栓通常会导致移植肾梗死，只能立即再次手术去除血栓。彩色多普勒可以诊断血栓，其能够显示动脉和（或）静脉的血流缺失。

尿路梗阻是移植肾功能延迟恢复的另一可能原因。有多种可能的因素，包括良性前列腺增生、神经源性膀胱、血块堵塞输尿管、输尿管膀胱吻合口狭窄，以及导尿管移位或阻塞。

另外，尿瘘也可能会出现类似肾功能延迟恢复的症状，因为它会导致尿量减少，以及由于尿重吸收，使血清肌酐、尿素氮浓度升高。可能的原因包括输尿管梗阻或输尿管膀胱吻合术失败。尿液渗漏通常可以用超声或核素肾图诊断。虽然在某些情况下需进行二次手术，但可以在漏尿处尝试置入支架。

移植肾失去功能的原因

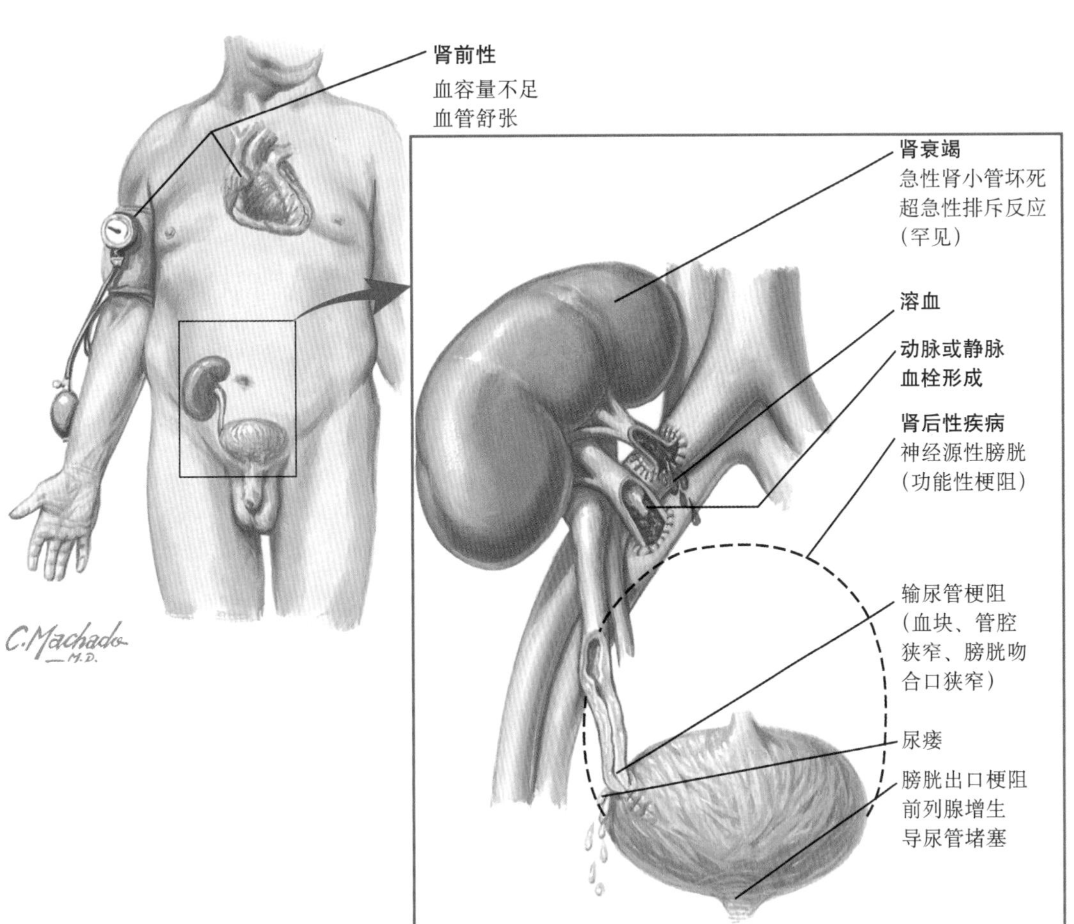

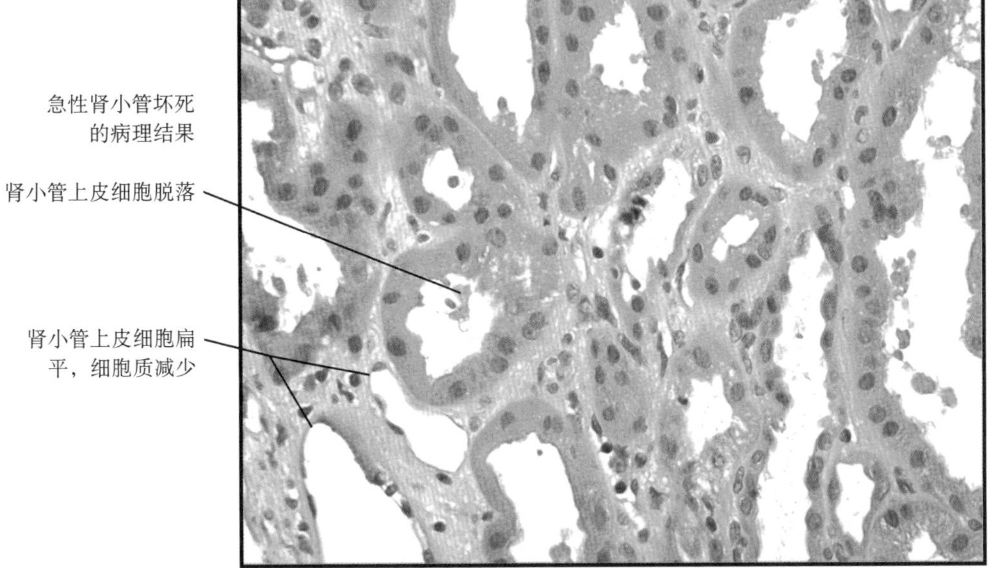

HE 染色

十六、肾移植（续）

2. 移植术后早期（1 周至 6 个月） 移植术后早期有许多导致 DGF 的因素也可能引起肾功能不全。例如，肾前性的因素包括继发于液体摄入不足、腹泻或使用药物损害管球反馈，如血管紧张素转化酶抑制药或非甾体类抗炎药。此外直到移植术几周后，肾血管血栓的因素才可以排除。

这一时期也有可能发生（如尿路梗阻、尿外渗等）肾后性疾病。另外，有些梗阻是暂时性的，如淋巴囊肿是由于手术原因引起髂血管周围淋巴管回流不畅。淋巴囊肿可引起股肿胀及膀胱受压，从而产生尿频症状。如果囊肿较大，可压迫输尿管，则造成移植肾功能障碍，可以通过泌尿系超声和尿流动力学辅助诊断。有临床症状的淋巴囊肿可通过超声引导下引流，同时结合硬化剂注射治疗，必要时手术治疗。

肾移植术后早期移植肾功能延迟恢复的其他原因为肾性原因，包括急性同种异体排斥反应（无论是由细胞还是抗体介导）、钙调磷酸酶抑制药、肾毒性药物相关的急性肾小管坏死、急性肾盂肾炎、肾原发性和复发性疾病。

急性同种异体排斥反应可以是细胞或抗体介导。它是最常见的排斥类型，10% ～ 15% 的肾移植患者在手术后的第 1 年会发生急性同种异体排斥反应。其表现包括肾功能下降，有时伴随低热和移植肾区疼痛。由于免疫抑制药的使用，更多的全身性症状，如恶心、肌肉疼痛已经很少发生。大部分急性排斥反应发生在术后 1 周，也有一些会发生在术后 1 ～ 3 个月。如果出现肾功能下降，即使没有蛋白尿或血尿临床证据，也应高度怀疑发生急性排斥反应。因为细胞或抗体介导的急性排斥反应治疗方案不同，所以有必要通过肾活检鉴别。

急性细胞性排斥反应是在受者体内抗原递呈细胞（APCs）和 T 细胞与供者 MHC 细胞间发生的。激活后的 T 细胞产生一系列转录因子和细胞因子，导致移植肾发生炎性反应。组织病理学表现包括间质性炎症、T 细胞介导的炎症、浸润性小血管炎，动脉内膜炎也有文献报道，通常是由于内皮细胞肿胀和分离引起，炎症细胞渗透到内皮细胞层。严重者会发生透壁性血管炎，这是由于炎症细胞渗透到整个血管壁造成的。急性排斥反应通常采用大剂量激素冲击治疗和抗淋巴细胞抗体治疗。

与细胞介导的急性排斥反应相比，抗体介导的急性排斥反应较少见，由预存抗体、组织损伤和反应性 B 细胞引起，通常发生在肾移植术后 2 周。

移植后期移植物功能障碍的原因

肾前性因素

· 容量不足继发于液体摄取量不足或腹泻

· 管球反馈抑制药相关的干扰

肾性因素

· 急性排斥反应
· 钙调磷脂酶
· 原发病复发
· 肾盂肾炎
· 动脉或静脉血栓

肾病

· 淋巴囊肿
· 输尿管梗阻
· 神经源性膀胱
· 膀胱出口梗阻
· 尿瘘

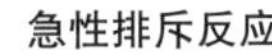

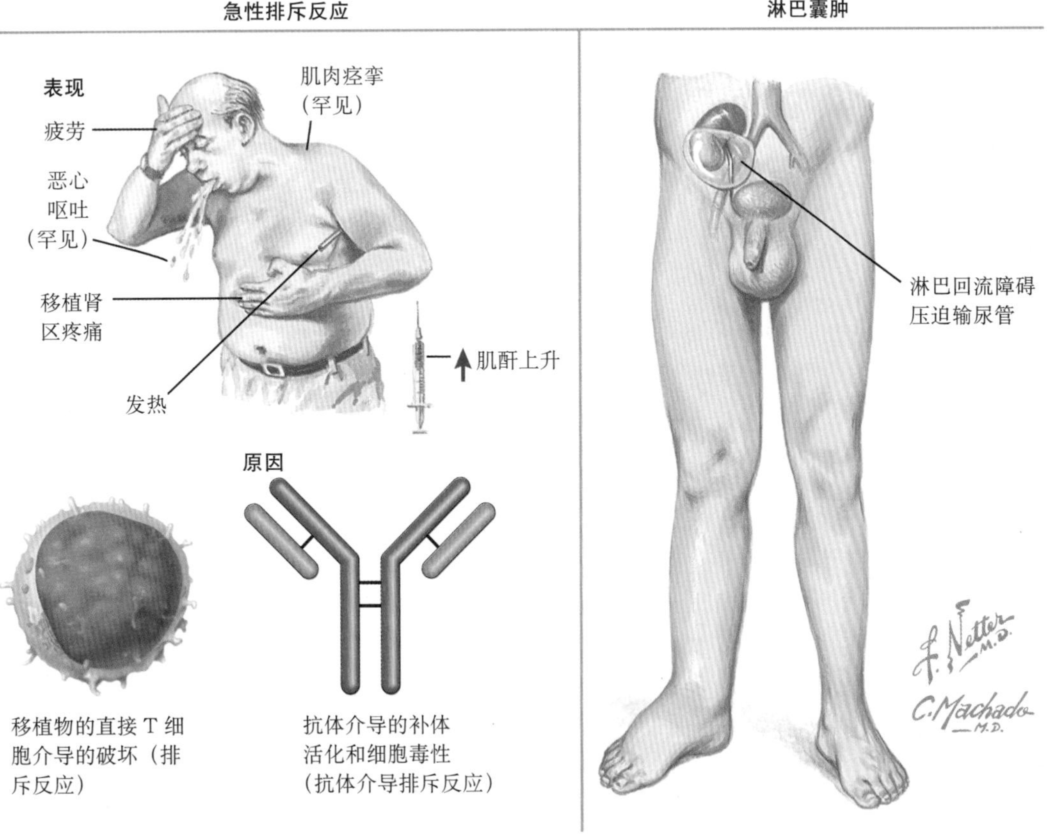

十六、肾移植（续）

其临床表现与急性排斥反应相类似。受体存在供者 HLA 或 ABO 血型组织抗体。急性肾小管坏死的病理显示以近端小管改变为主，肾小球毛细血管中可见中性粒细胞浸润和富含纤维蛋白血栓。抗体介导的急性排斥反应最常见的组织学表现为肾小管周围的毛细血管扩张，特点为白细胞、中性粒细胞和淋巴细胞大量浸润。其标志为肾小管周围毛细血管存在 C4d。C4d 是补体 C4 的降解产物，其可以通过交叉荧光或免疫组化检测。急性抗体介导排斥可以给予血浆置换去除抗体和静脉滴注免疫球蛋白治疗。

钙调磷酸酶抑制药（CNI）引起肾毒性也可发生在术后早期，常继发于药物引起的小动脉收缩。如果血清钙调磷酸酶抑制药浓度高于治疗量，减药后患者肾功能得到改善应怀疑为钙调磷酸酶抑制药肾毒性。减药后患者肾功能无明显改善应怀疑慢性移植肾肾病。因此，需要肾穿刺活检给予鉴别。如果没有明显的病理变化，则认为钙调磷酸酶抑制药肾毒性影响所致。然而，肾穿刺活检有时会发现多种病理学变化。CNI 毒性可导致肾小管上皮细胞的空泡变性，也可导致血管平滑肌细胞的玻璃样变性，其主要作用于入球小动脉。CNI 毒性很少引起严重的内皮细胞损伤，这种损伤导致栓塞性微血管病，表现为间质小动脉和毛细血管襻内血栓形成。

许多药物由于其通过肾排泄，也可能会导致移植肾急性肾小管坏死（见专题 4-3）。例如，红霉素与钙调神经磷酸酶抑制药一起给药时可加重肾毒性。

肾盂肾炎的发生可能是由于免疫抑制和反复插入导管所致。急性感染可能出现发热和移植肾区疼痛。尿常规检测和尿培养可诊断。

原发性肾病可能复发，如节段性肾小球硬化。肾小球疾病有时不会出现大量蛋白尿，即使通过尿沉渣检测证实为肾小球源性血尿（红细胞管型或畸形红细胞），仍需通过肾穿活检来证实血尿的来源。

急性排斥反应的病理表现

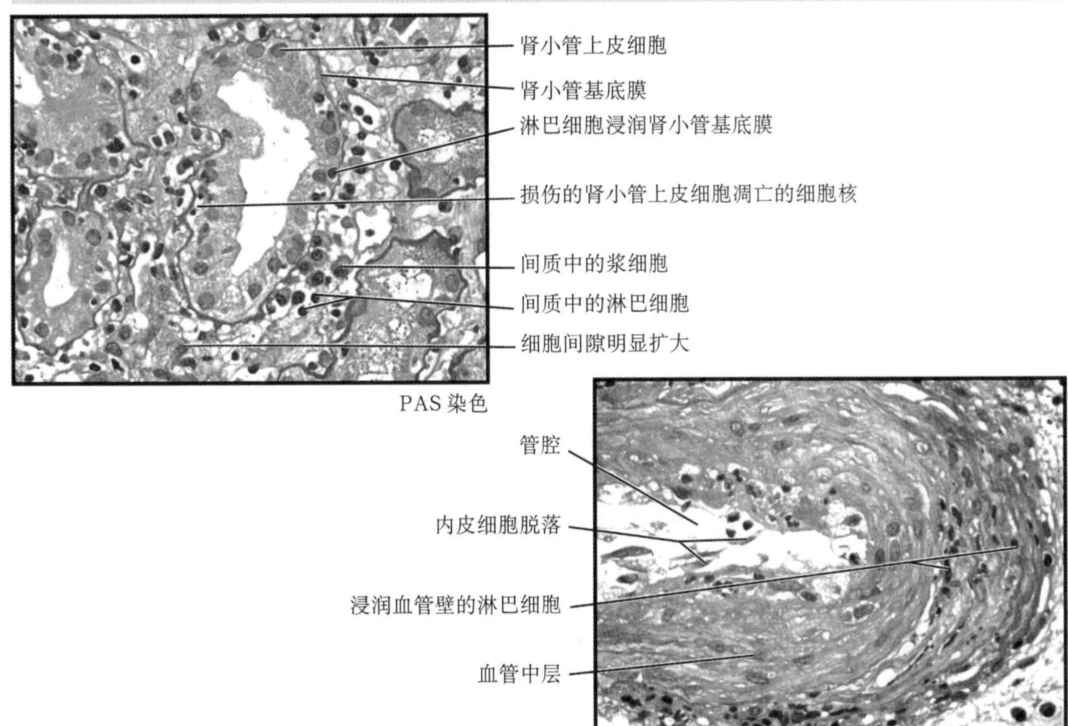

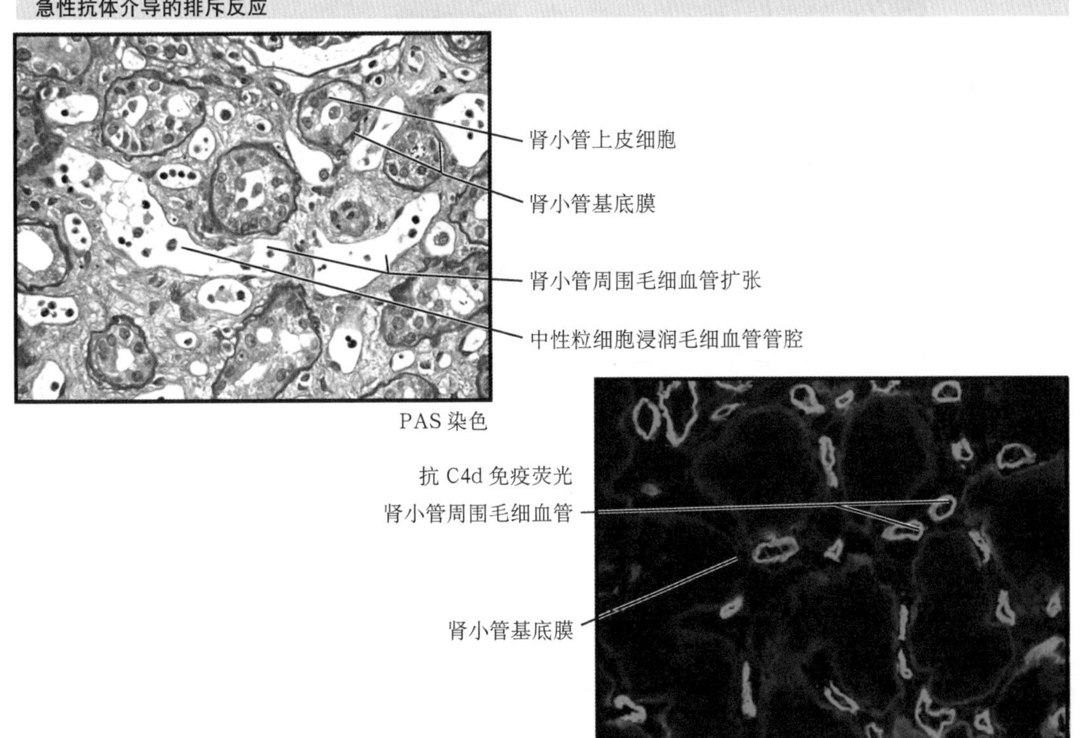

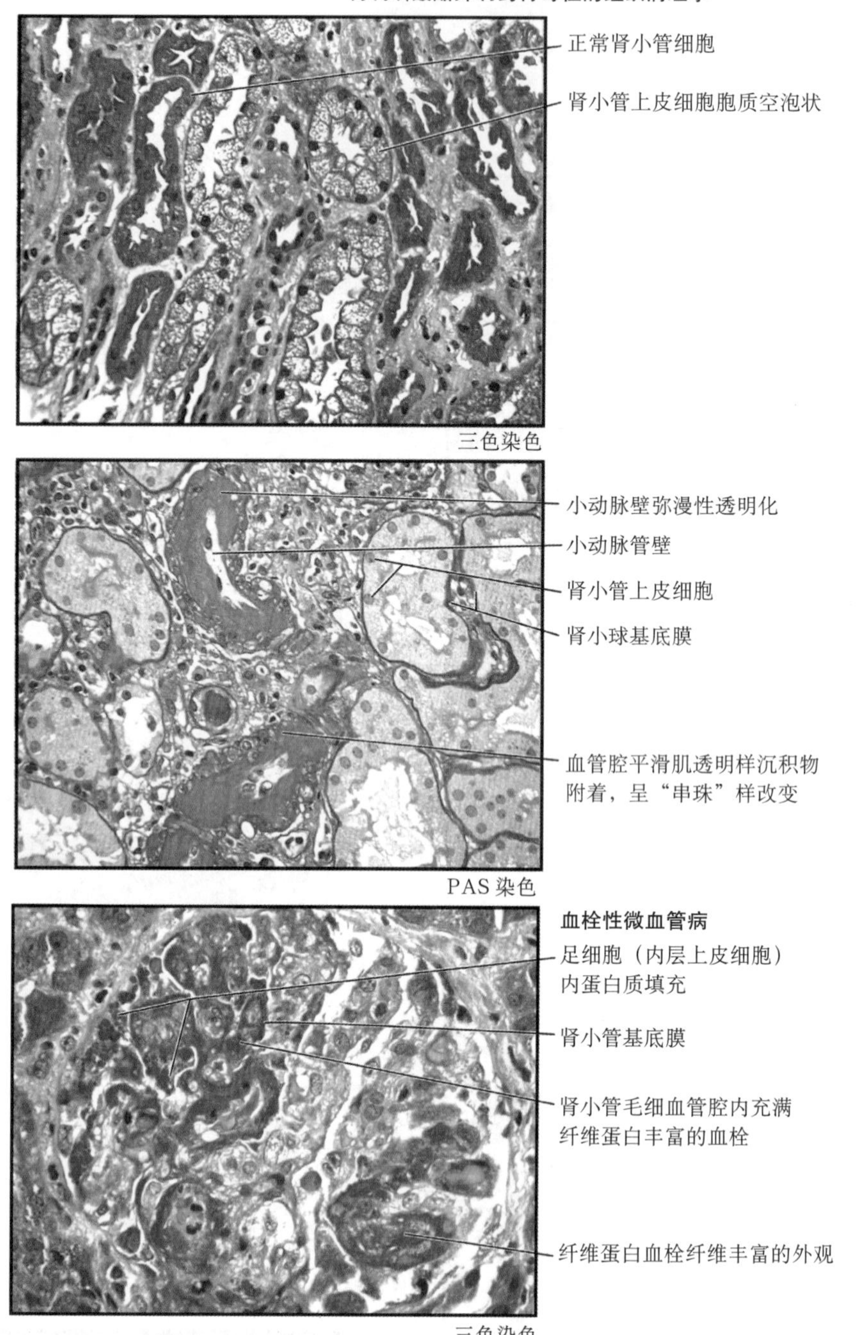

十六、肾移植（续）

3．*移植后期*（6 个月后） 在移植早期出现的各种病变在移植后期也可能会发生，包括肾前性疾病、CNI 肾毒性、药物引起的肾毒性、急性肾小管坏死、肾盂肾炎、原发性肾病复发和尿路梗阻。晚期急性排斥反应可能发生在免疫抑制不足或不规律服药的患者中。其他原因引起的晚期移植后移植物功能障碍包括慢性移植肾病、BK 病毒感染、肾动脉狭窄。

慢性移植肾病是引起移植肾失去功能最重要的原因，其预后不良。大多数病理学家用这个术语来概括有关慢性排斥的结构及功能改变，慢性排斥发展需要几个月并在几年内造成移植物失功。主要病理结果包括间质纤维化、肾小管萎缩、动脉和小动脉慢性炎症，并伴随管腔狭窄和移植肾肾病(以肾小球基底膜双倍增厚为特征，如膜增生性肾炎)。

BK 病毒是多瘤病毒，很多成年人都携带但只在免疫抑制人群中引起疾病。该病毒仅感染泌尿系统，可以引起间质性肾炎或输尿管狭窄。尿液显微镜检查可见“诱饵细胞”，这是被 BK 病毒感染的肾小管上皮细胞和膀胱上皮细胞。由于在没有 BK 病毒相关疾病的个体中发现了抗 BK 抗体，有时在筛选的基础上需要进行聚合酶链式反应（PCR）检测尿液和

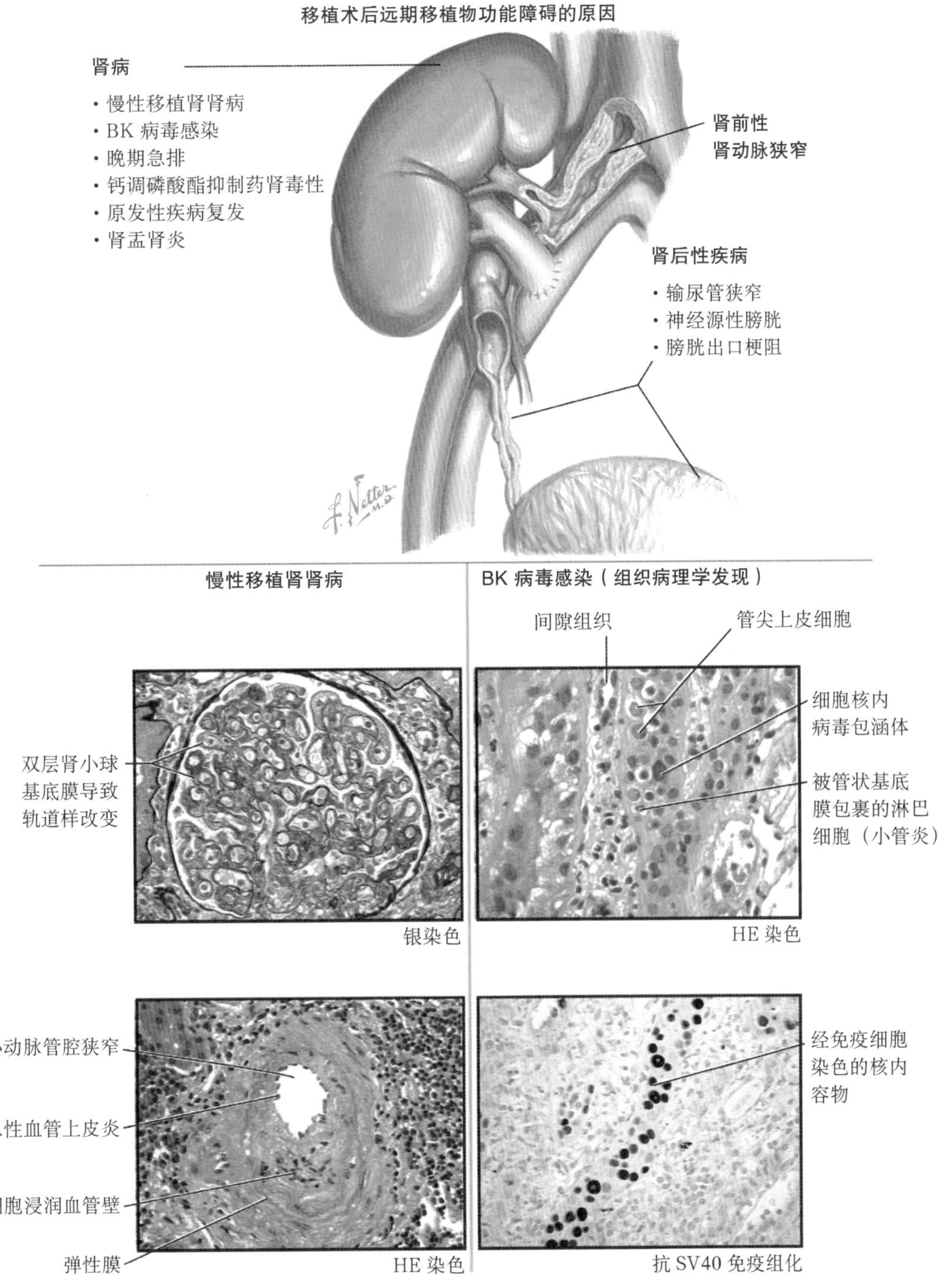

十六、肾移植（续）

血液中的病毒。肾功能不全而 PCR 又为阳性，则要进行肾活检。特征性病理结果包括肾小管上皮细胞内的核内包涵体、肾小管损伤、小管炎和间质性炎症。如需确认病毒抗原存在，可进行抗 -SV40 免疫组化检测。治疗通常需减少免疫抑制药的剂量。

移植肾动脉狭窄可能继发于供体或受体血管疾病。可能的原因包括血管创伤和动脉粥样硬化。临床特征包括高血压、肾功能不全，应用 ACE 抑制药使疾病恶化、股动脉搏动减弱、移植肾血管出现杂音。严重情况下可能需要经皮腔内血管成形术。

预后

尽管手术风险与移植过程和术后排斥反应有关，但接受肾移植的患者总体预后极佳。接受尸肾移植的患者在 1 年、3 年、5 年的肾存活率分别为 89%、78%、67%；接受活体肾移植的患者肾存活率在 1 年、3 年、5 年分别为 95%、88%、80%。

由于这些手术效果显著，肾移植在世界各地普遍实行。器官捐赠的增加、保存技术的提高、免疫抑制药物的应用，以及加强疾病的预防与治疗将进一步提高疗效。

十七、输尿管镜检查术

输尿管镜检查术是指使用内镜在直视下观察输尿管及肾盂的检查技术。它适用于以下多种疾病，如肾及输尿管结石、肾盂输尿管连接部梗阻、输尿管狭窄和上尿路恶性肿瘤。它同样可用于取出输尿管内异物，如回缩的输尿管支架。最后，它还可用于评估尿脱落细胞学检查异常、逆行肾盂造影充盈缺损或血尿患者。

输尿管镜的设计

输尿管镜是半硬性（弯曲度较小的直的金属体）或可弯曲性（具有主动或被动可弯曲性末端）小型内镜。上述两种类型的光学部件都包括纤维光束或近年来的远端感受器。所有的输尿管镜都至少具备一个工作通道，该通道可用于冲洗或置入激光光纤、套石篮及其他设备。输尿管镜的大小（外直径）以 French 测量（1F=0.33mm）。

半硬性输尿管镜主要用于诊断和治疗输尿管中段及下段（髂血管水平以下）的病变。其远端逐渐变细，通常有一个较大的工作通道或两个较小的工作通道。半硬性输尿管镜较可弯曲性输尿管镜优势包括有较大的工作通道、输尿管远端较好的稳定性及容易进入输尿管；劣势包括放置时造成尿道损伤的风险，同样，包括进入输尿管外口及在输尿管内操作时造成输尿管损伤。

可弯曲性输尿管镜可进入上段输尿管的任何位置，但它通常用于进入到近端输尿管（髂血管以上）和肾盂。现代可弯曲性输尿管镜在拇指操作杆的操控下可双向弯曲，其向一个方向弯曲 120° ～ 170° ，向另一方向弯曲 170° ～ 270° 。目前，所有的可弯曲性输尿管软镜只有一个工作通道。适合直径较小的钬激光光纤，由于其弯曲性和韧性，在弯曲时仅有非常小的阻力。

操作技术

在进行输尿管镜检查前，患者尿常规及尿培养应证实为阴性，从而降低尿脓毒症的风险。

绝大多数输尿管镜检查操作在特定的膀胱镜室进行。患者取截石位，双下肢固定于鞍凳上。可采用全身麻醉或局部麻醉。

操作时通常先用膀胱镜观察膀胱（见专题 10-37），然后向输尿管口内置入引导导丝。依据外科医师的个人爱好，在硬性或可弯曲性膀胱镜下置入引导导丝。进一步在导丝的引导下置入输尿管导管，行逆行肾盂输尿管造影来评估上尿路解剖情况，以便为置入输尿管镜时提供指导。

拔除输尿管导管后，再置入输尿管镜。半硬性输尿管镜应紧邻导丝置入。导丝可作为上尿路的指引，在操作过程中须保持在位。相对而言，可弯曲性输尿管镜须沿着导丝置入。一旦到达目标位置，必须将导丝从工作通道内拔出，以使其能正常弯曲及放入操作装置。然而，在可弯曲性输尿管镜开始工作前，须放入第二根导丝

输尿管镜：装置设计和使用

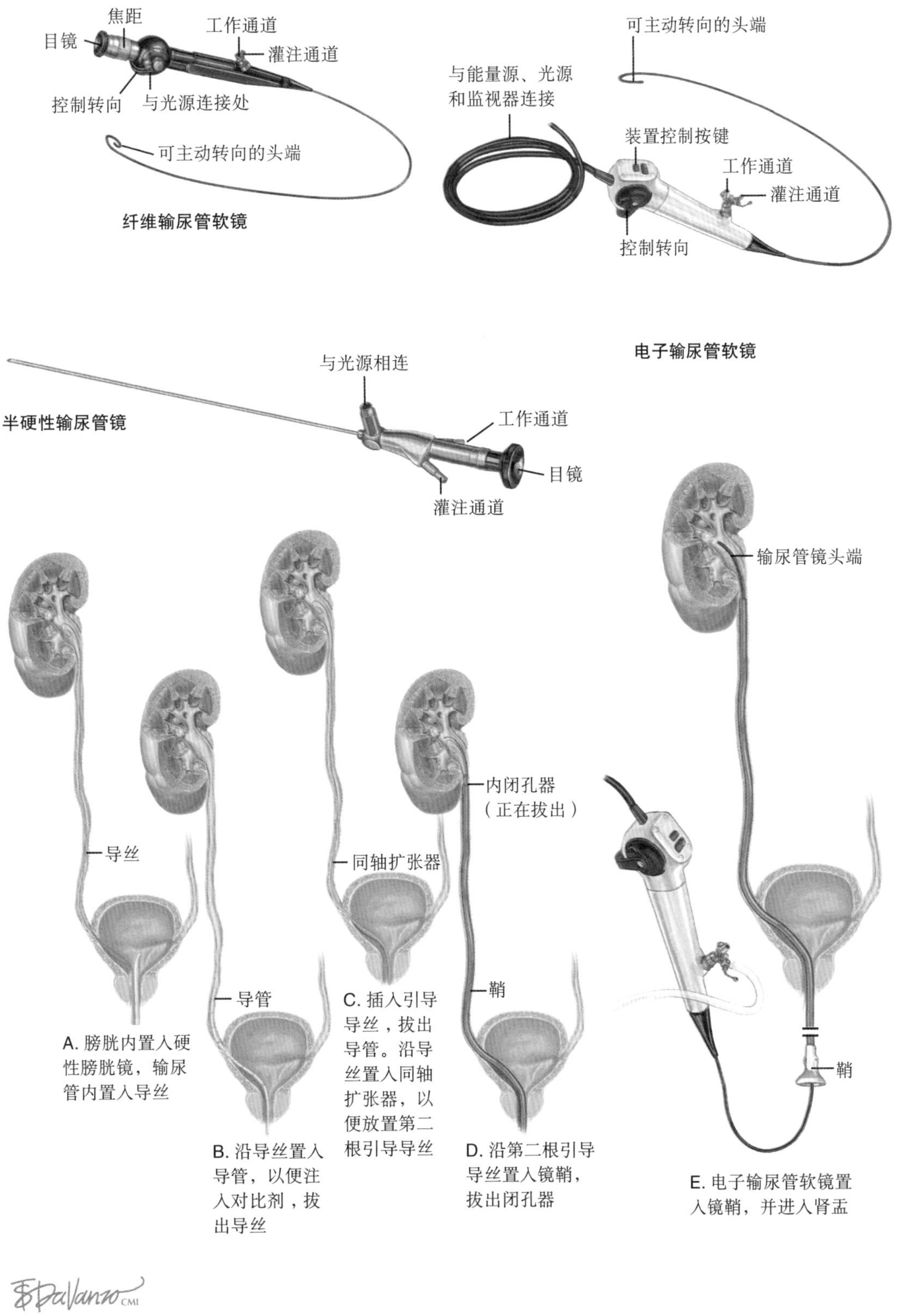

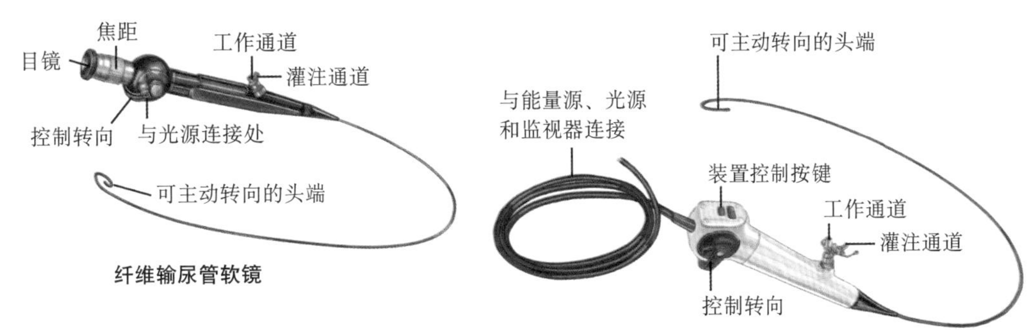

纤维输尿管软镜

电子输尿管软镜

与光源相连

半硬性输尿管镜

工作通道

目镜

灌注通道

输尿管镜头端

导丝

同轴扩张器

内闭孔器
（正在拔出）

导管

鞘

鞘

A. 膀胱内置入硬性膀胱镜，输尿管内置入导丝

B. 沿导丝置入导管，以便注入对比剂，拔出导丝

C. 插入引导导丝，拔出导管。沿导丝置入同轴扩张器，以便放置第二根引导导丝

D. 沿第二根引导导丝置入镜鞘，拔出闭孔器

E. 电子输尿管软镜置入镜鞘，并进入肾盂

DaVanzo CMI

十七、输尿管镜检查术（续）

作为“安全”导丝，它应在整个操作过程中留置于输尿管内，为置入上尿路提供指引，防止破坏正常解剖结构。放置安全导丝时，同轴扩张器／鞘须沿第一根导丝置入，然后拔出扩张器，安全导丝通过鞘置入，之后再将鞘拔出。

在使用可弯曲性输尿管镜时，输尿管通道鞘应提前置入，以便输尿管镜反复多次置入，同时减少置入时造成的损伤。这些鞘也方便冲洗液的引流，因此可以较为频繁地冲洗结石碎片及其他在碎石过程中产生的碎屑。有多种不同直径和长度的鞘可以选择。输尿管通道鞘须在导丝引导下置入。其管腔内有逐渐变细的闭孔器便于通过输尿管，同时有助于扩张狭窄部位，如若不然，难以通过。在鞘放置到位后，拔出内部的闭孔器和导丝。然后将输尿管镜通过鞘置入。在操作结束时，在直视下拔出鞘。

当输尿管镜到达指定位置时，应在透视下实时监测操作进程。在整个操作过程中，尿路须使用生理盐水冲洗，以便输尿管镜放置和改善视野。冲洗压力可使用重力、挤压袋或手控压力泵控制。如果通过输尿管镜困难，可在导丝引导下使用气囊扩张器扩张输尿管。当输尿管镜到达理想位置时，多种操作器械可通过工作通道来进行诊断（如活检）或治疗（如消融、套石篮）等操作。

在操作结束时，如果使用输尿管通道鞘，则须留置输尿管支架，这是因为其可能造成输尿管黏膜损伤，术后导致输尿管水肿。输尿管支架通常为相容性聚乙烯或多聚硅胶材料。多数支架的近端和远端都可弯曲，这有助于它们在肾盂及膀胱内锚定。另外，大多数支架的体部有小的孔洞而易于引流。输尿管支架可以通过硬性膀胱镜的操作通道置入，也可以在透视指导下沿导丝放置。塑料制的支架推动器用于保证支架近端弯曲到达肾盂。必须注意防止将远端弯曲部分推至输尿管内。

并发症

如果操作恰当的话，输尿管镜检查术的并发症较少。最常见的并发症包括支架绞痛（因输尿管支架管引起的不适）、一过性血尿和尿路感染。最担心的并发症是输尿管穿孔。然而，多数输尿管穿孔通过留置支架管而成功治愈。输尿管脱套是输尿管镜检查术非常少见的并发症，通常需要开放手术来修复。

随访

输尿管镜检查术通常为门诊患者检查，而不需要住院检查。目前，尚没有明确的术后随访标准。典型的除外残石和狭窄形成的评估方法包括 CT 扫描、KUB 或肾超声。对于非复杂性输尿管检查术后留置输尿管支架管者，通常于 3 ～ 14d 拔除。

粉碎并吸出结石

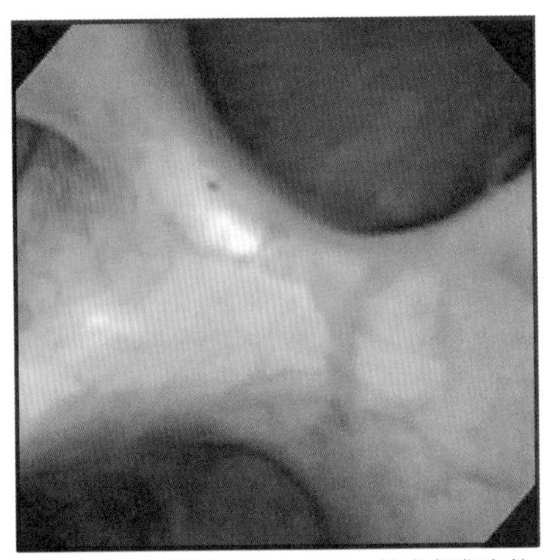

1. 可弯曲型输尿管镜置入肾盂，检查肾盏内的结石

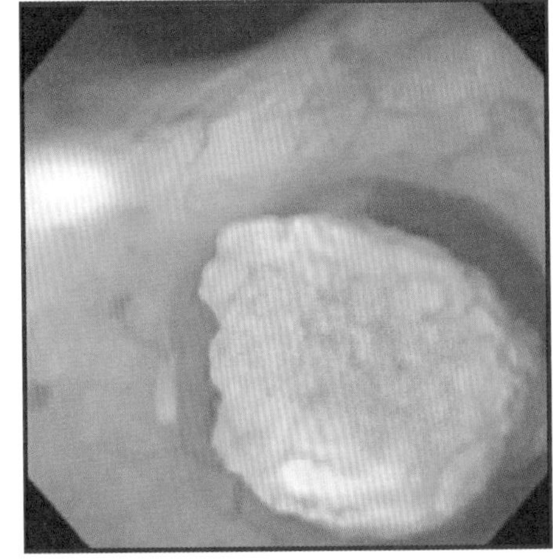

2. 发现结石

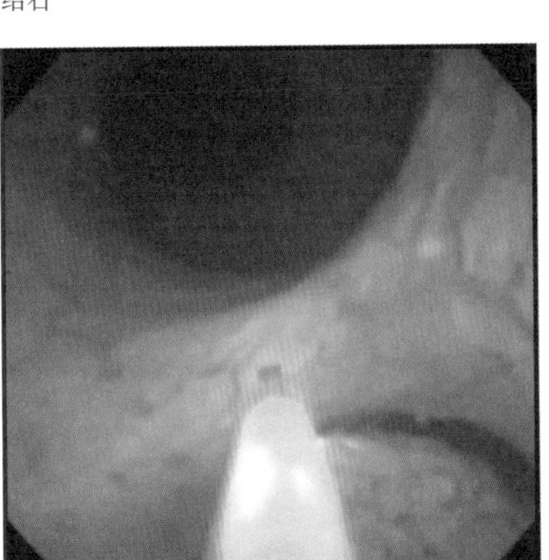

3. 自输尿管镜的工作通道置入钬激光光纤

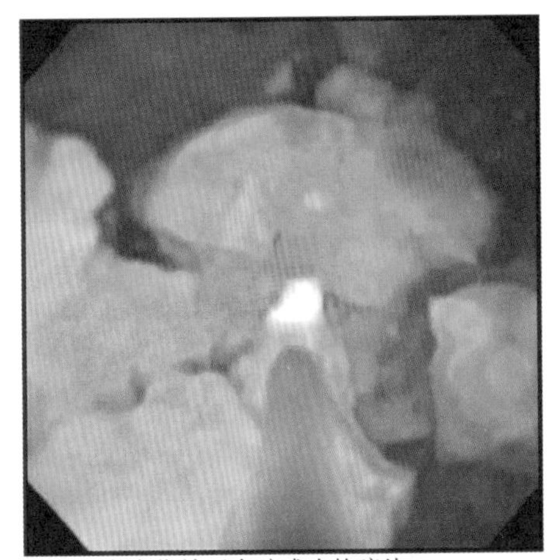

4. 使用激光将结石击碎成小的碎片

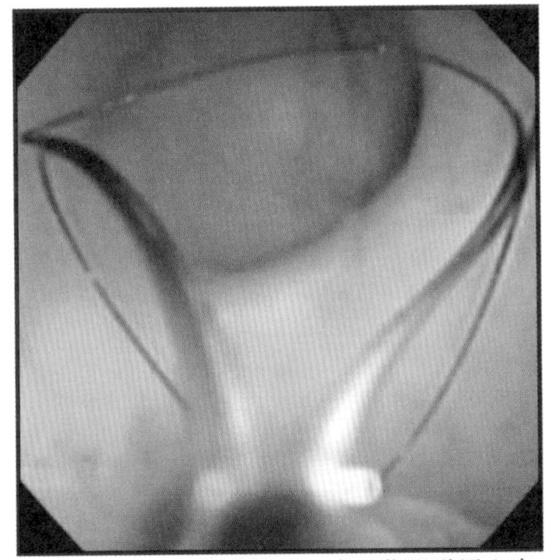

5. 碎石完成后，撤出激光，自工作通道置入套石篮

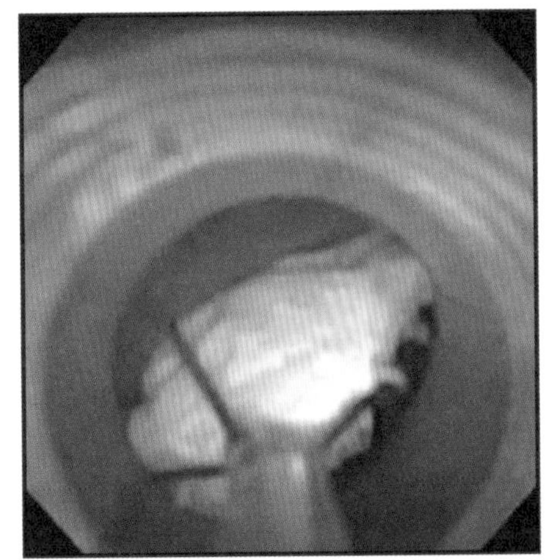

6. 使用套石篮取出那些不太可能自行排出的结石。本图显示一个碎片被套入输尿管镜鞘内

十八、输尿管移植术

治疗重度膀胱输尿管反流（VUR，见专题 2-21）的手术方案有多种，而跨三角区输尿管移植术是应用最广、最有效的技术。在术中将反流的输尿管与膀胱壁连接部充分分离，然后建立一个新的黏膜下通道至膀胱三角的对侧。显著延长的膀胱黏膜下段将防止进一步反流。

手术切口取耻骨上一横指横行切口，两侧至双侧腹直肌外缘。腹直肌筋膜横行切开，筋膜瓣向上拉开。腹直肌于正中线处纵行分开，直至显露耻骨，然后环形自动拉钩牵开显露膀胱。

辨别并防止损伤腹膜，自膀胱颈部上方膀胱顶部打开膀胱。使用牵拉和缝合来保证膀胱切开术中内侧面和腹直肌筋膜层次清晰。调整环形自动拉钩的位置，充分显露膀胱三角和输尿管口。计数湿纱布并置于膀胱顶部。

将 5F 导管置入反流的输尿管口内，并于 6 点钟和 12 点钟位置缝合牵引备用。膀胱黏膜围绕输尿管口呈卵圆形切口，使用低电切电流的针状电极于输尿管口 6 点钟位置垂直于输尿管切开膀胱壁，直至显露输尿管外膜。然后使用精细的腱切断剪和直角钳将壁内段输尿管环形分离。在男性，辨明邻近的输精管非常重要。

缝合牵拉和分离序贯游离输尿管壁内段，直到获得足够的再植长度，通常为输尿管直径的 4 倍。分离过程中常在逼尿肌床留下一个空隙，这需要闭合来防止疝形成。

在膀胱黏膜和逼尿肌之间建立新的黏膜下通道。将腱切断剪自原孔隙（原输尿管进入膀胱壁处）插入，在黏膜下向膀胱三角的对侧分离。当建立足够的通道长度后，切开膀胱黏膜而形成新的输尿管口。通过牵拉使膀胱底部平整，易于操作。

将输尿管自新通道内引出，注意防止扭曲。然后将远端输尿管袖套、膀胱黏膜和逼尿肌缝合一针固定新开口。放入导管证实输尿管无扭曲。使用可吸收缝线间断缝合剩余的袖套和膀胱黏膜。原输尿管膀胱连接部的膀胱黏膜间隙使用可吸收线连续缝合关闭。最后放入导管证实通道通畅。输尿管若无变细，则不必放置支架管(由于输尿管常严重扩张，须去除多余的输尿管壁)。

移除纱布并计数正确，然后分两层关闭膀胱：第 1 层使用可吸收缝线连续缝合膀胱黏膜；第 2 层可吸收缝线连续缝合浆肌层。使用 Foley 导尿管在膀胱内灌注生理盐水扩张膀胱，以确保防水闭合。然后将腹直肌拉拢，关闭腹直肌筋膜。最后关闭其他筋膜层和皮肤。

术后 12 ～ 24h 患者需静脉滴注双倍液体量来灌注膀胱和输尿管吻合口。Foley 尿管须保留数日以促使膀胱切口愈合。拔除导尿管后，患者须经常排尿以维持膀胱内低压。术后常规应用排泄性膀胱尿道造影来检验是否解决反流的方法已被摒弃。然而，术后数周后需行超声检查来评估是否存在输尿管梗阻所致的肾积水。

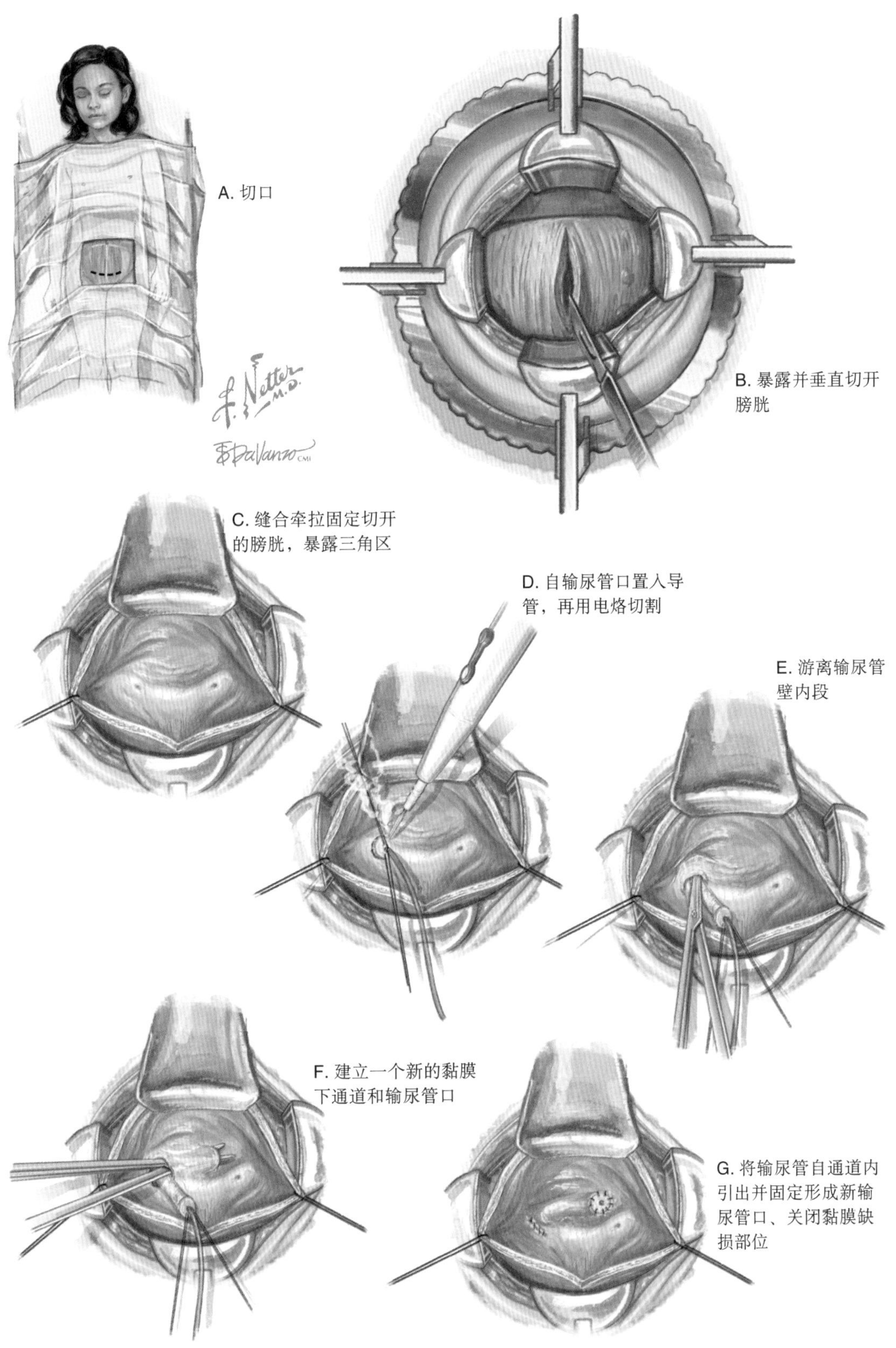
A. 切口
B. 暴露并垂直切开膀胱
C. 缝合牵拉固定切开的膀胱，暴露三角区
D. 自输尿管口置入导管，再用电烙切割
E. 游离输尿管壁内段
F. 建立一个新的黏膜下通道和输尿管口
G. 将输尿管自通道内引出并固定形成新输尿管口、关闭黏膜缺损部位

十九、输尿管重建术

因治疗创伤、狭窄或其他局部病变而切除部分输尿管，需要行输尿管重建术。几种不同的手术方法可供选择，须依据切除段的部位和长度来做出最佳选择。

远端输尿管缺损

输尿管膀胱吻合术适用于远端输尿管较短的缺损（<5cm）。将输尿管近端直接再置入膀胱（见专题 10-35）。若可能的话，再植须采用抗反流技术；然而，如果输尿管末端长度不足以建立黏膜下通道，也可使用非抗反流吻合。

腰大肌悬吊可用于远端输尿管长段缺损（10cm 以上）。该操作须游离整个膀胱。对侧脐上动脉，某些患者整个对侧膀胱蒂都须结扎以完成游离。切开膀胱前壁，将膀胱顶部缝合于输尿管损伤侧的腰大肌上。操作中需注意避免损伤股神经和生殖股神经。然后，在可能的情况下使用抗反流技术行输尿管膀胱再植。

对于输尿管中远段广泛缺损（10 ~ 15cm）而无法使用腰大肌悬吊者，可采用 Boari 瓣法。将膀胱像腰大肌悬吊的方式那样游离，然后沿膀胱上动脉或其分支动脉区域建立全后膀胱瓣。瓣的宽度至少为其长度的 3 倍，以保证动脉血供。活瓣围绕小直径导管成形管状结构，并与输尿管行端－端吻合。重建膀胱管状结构远端与腰大肌肌腱缝合，防止膀胱移位和保证无张力重建。该术式将使患者膀胱容量显著缩小。

输尿管上段或中断缺损

输尿管－输尿管吻合术是治疗输尿管中段较短缺损的经典术式。它是指输尿管短段（2 ~ 3cm）切除后，将输尿管两个游离端吻合。将输尿管近端和远端呈勺状修剪后，内置支架管，行防漏、无张力吻合。

跨输尿管吻合术可用于中段输尿管较大缺损。该术式将输尿管的游离近端与对侧输尿管行端－侧吻合。该术式主要缺点是在内镜下进入交叉的输尿管非常困难。因而，避免用于有肾结石或尿路上皮癌病史的患者，因为这部分患者常须要行输尿管镜检查术。另外，该术式须要显露并人为损伤对侧输尿管，这会造成意外的并发症。

肾下移术可用于治疗输尿管上段较大缺损。肾下移术须打开肾筋膜，完全游离肾，只剩下肾蒂和输尿管相连。肾向内、向下旋转，然后缝合固定于腹膜后肌肉组织。之后可行输尿管－输尿管吻合。

回肠代输尿管可用于输尿管较大缺损或其他外科情况复杂而需努力重建者，该操作将肠管引入尿路。基础肾功能不全（血肌酐升高）、肝功能不全、膀胱功能不全、放射性肠炎或炎性肠病患者不易采用该术式。患者经过肠道准备、口服抗生素治疗后，切除一段带血管回肠（距回盲瓣至少 15cm）。然后将该段回肠与肾盂和膀胱后壁吻合。保持回肠由近及远的蠕动方向非常重要，使肠管蠕动方向与尿流方向一致。将切除后的回肠断端吻合，恢复肠管的连续性，关闭肠系膜窗，防止肠绞窄。

最后，自体肾移植可作为输尿管巨大缺损者的最后对策。该术式是指像取得供肾那样切除肾，再将肾像受肾手术那样吻合至患者自己的髂血管处。

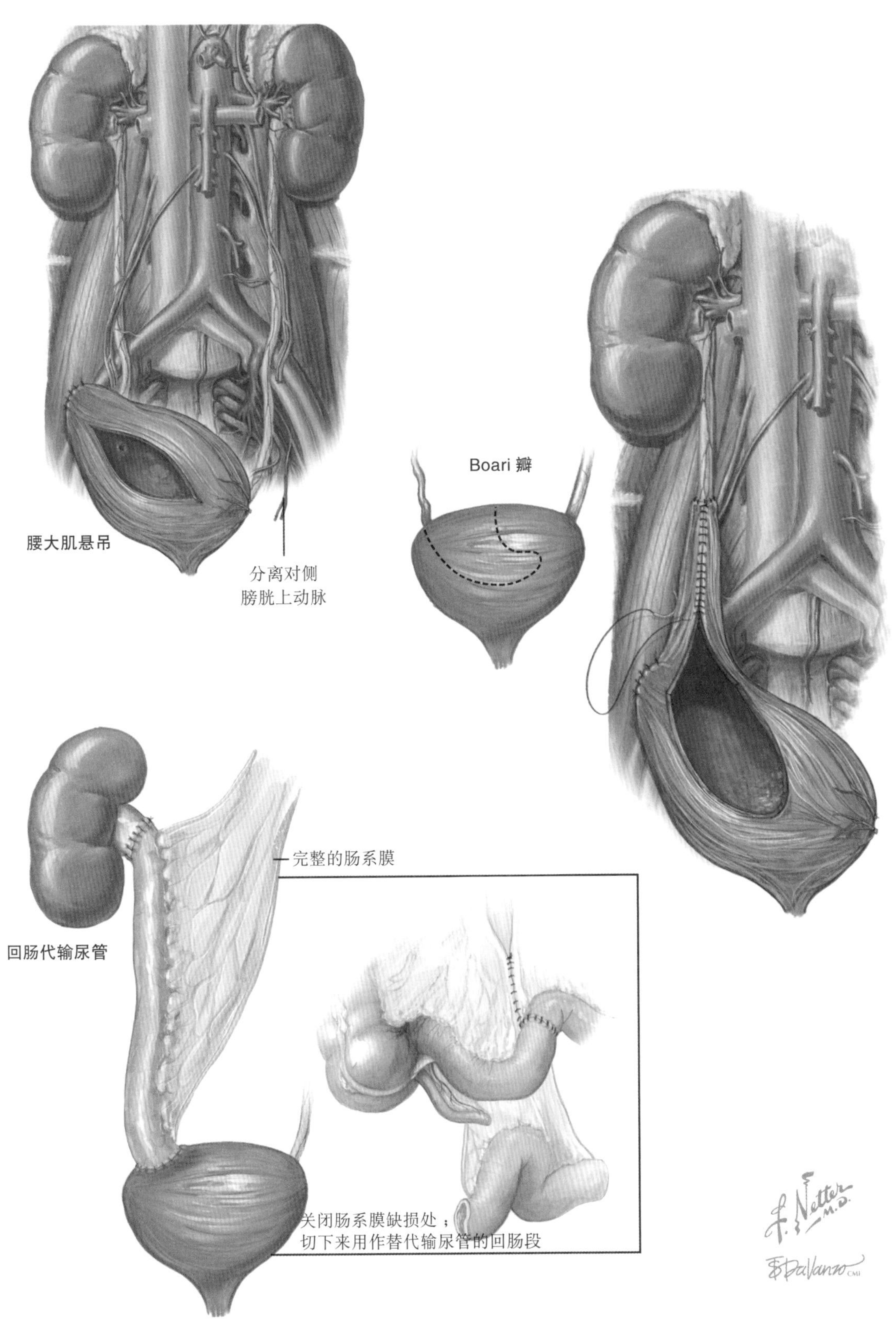
腰大肌悬吊
分离对侧
膀胱上动脉
Boari 瓣
完整的肠系膜
回肠代输尿管
关闭肠系膜缺损处；
切下来用作替代输尿管的回肠段
F. Netter M.D.
DaVanzo CMI

二十、膀胱镜检查术

膀胱经检查指使用内镜在直视下窥察前后尿道、膀胱颈和膀胱黏膜。该操作可用于评估下尿路和建立上尿路通道（见专题 10-33）。一般而言适应证包括镜下或肉眼血尿、梗阻性排尿症状、已知尿路恶性肿瘤的随访监测、尿失禁术后排尿困难及取出异物。

膀胱镜的设计

膀胱镜有多种型号可供选择，设计上包括硬性或可弯曲性。膀胱镜的型号（外直径）以 French 来度量。

1. *硬性膀胱镜*　硬性膀胱镜有一个长的金属鞘、桥接和柱状透镜系统。镜鞘是内可置入柱状透镜系统的外层鞘。镜鞘在移除或更换柱状透镜系统时留在膀胱内，同时也是灌注液体的通道，灌注液用于保持视野清晰。鞘在置入膀胱时需在其腔内置入闭孔器，闭孔器拥有无创伤性头端，保证通过尿道时的安全。可视闭孔器包括一个供透镜放入的管腔，可在直视下监测置入过程，而非可视闭孔器无此管腔。

镜鞘与桥接相连，桥接具有与杆状透镜系统连接的通道，同时，具有工作通道以供器械置入，包括活检钳、手持抓钳、导丝、导管和电灼电极。

杆状透镜系统包括一个头端的物镜，可将图像传送至目镜。透镜设计为不同的角度（0°、12°、30°、70°），以便于尿路中不同部位的观察。当需要更换透镜时，杆状透镜系统从镜鞘内拔出并更换之。在过去，泌尿外科医师通过目镜直接观察；而在当下，摄像机可直接将图像传送至监视器。

硬性膀胱镜较可弯曲性膀胱镜的优势在于镜鞘较大、灌注较好、工作通道大。由于这些特征，更适合于行逆行肾盂输尿管造影及膀胱活检。然而，硬性膀胱镜患者舒适性差，需要局部或全身麻醉。另外，患者须取截石位。

2. *可弯曲性膀胱镜*　可弯曲性膀胱镜拥有较小的、柔软的、可弯曲性的体部，一个工作通道，以及一个灌注口。光学元件包括纤维光束，或者近年来的末端传感器（金属氧化物传感器或电荷耦合器件）。可弯曲性膀胱镜在拇指操控杆的操控下弯曲度可达到 220°。与硬性膀胱镜不同，可弯曲性膀胱镜是一体结构，不能拆分为多个部件。可弯曲性膀胱镜较硬性膀胱镜更加舒适，在某些病例中可无须在麻醉下置入。另外，可弯曲的特性更利于窥察膀胱黏膜，并可使患者在仰卧位下置入膀胱镜。

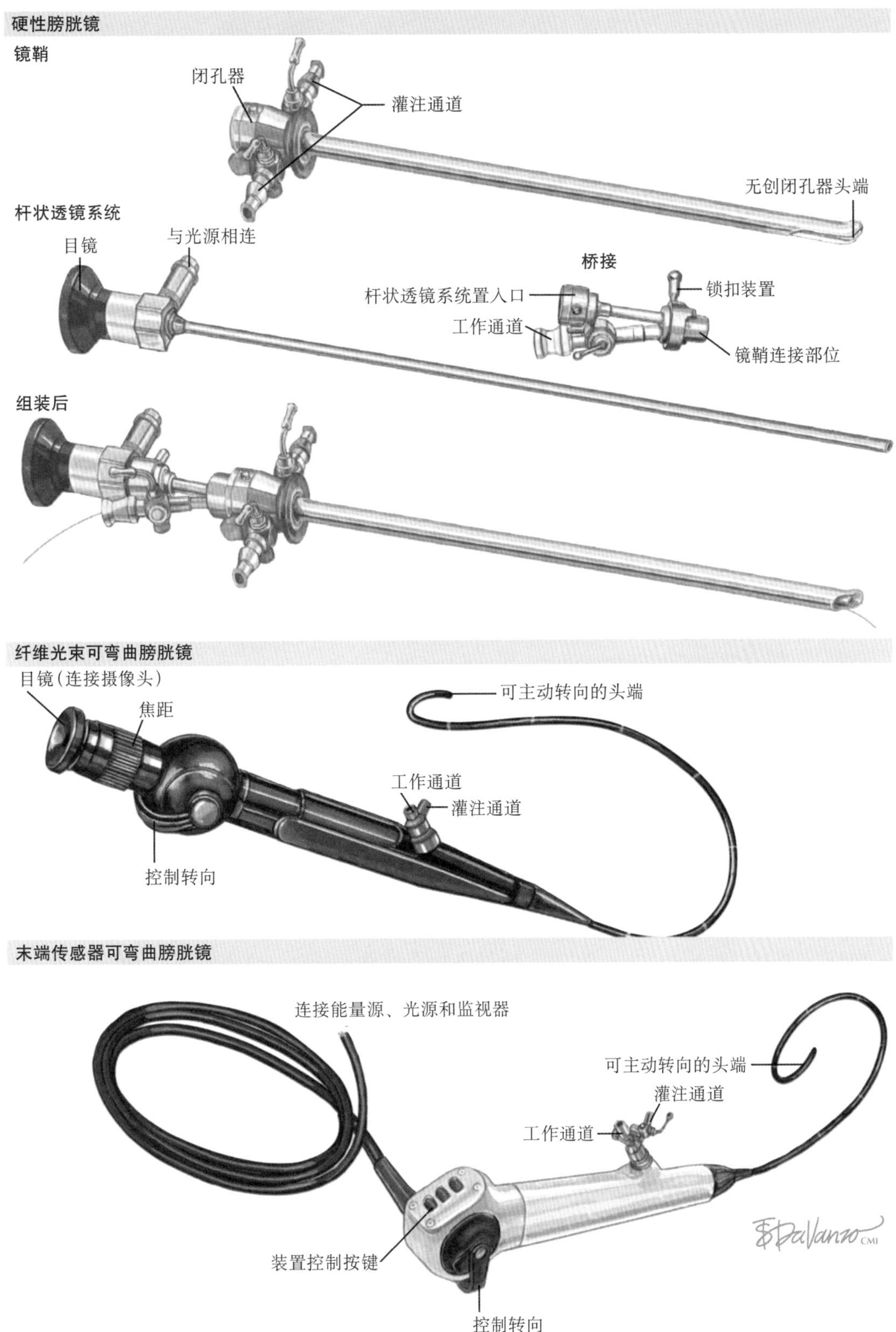
膀胱镜设计
硬性膀胱镜
镜鞘
闭孔器
灌注通道
无创闭孔器头端
杆状透镜系统
目镜
与光源相连
桥接
杆状透镜系统置入口
锁扣装置
工作通道
镜鞘连接部位
组装后
纤维光束可弯曲膀胱镜
目镜(连接摄像头)
焦距
可主动转向的头端
工作通道
灌注通道
控制转向
末端传感器可弯曲膀胱镜
连接能量源、光源和监视器
可主动转向的头端
灌注通道
工作通道
装置控制按键
控制转向

二十、膀胱镜检查术（续）

术前评估和操作技术

在行膀胱镜检查前，患者尿常规及尿培养需为阴性，从而降低尿脓毒症的风险。如果存在菌尿，患者需根据尿培养结果口服抗生素，并重新安排膀胱镜检查。

硬性膀胱镜在局部麻醉或全身麻醉下于手术室进行。相对而言，可弯曲性膀胱镜常在治疗室进行，在操作前数分钟给予局部尿道内麻醉（2% 利多卡因胶浆）。

患者生殖器部位消毒、铺单。如果尿道外口狭窄，可先用尿道扩张器扩张。可以使用生理盐水或无菌水进行灌注；然而，如果需使用电凝，则需使用无菌水或其他非导电灌注液。

女性患者放置硬性镜鞘时，可使用非可视性闭孔器。相反，男性患者放置硬性镜鞘时，应使用可视闭孔器，在 30° 透镜下检查尿道。阴茎需轻轻牵拉使尿道伸直并利于膀胱镜通过。一些前列腺体积较大或膀胱颈抬高的男性患者需要轻柔、小心操作膀胱镜以进入膀胱。

膀胱镜进入膀胱后，首先观察膀胱三角区和输尿管口，然后再检查整个黏膜表面。如果使用硬性膀胱镜，30° 镜用于观察膀胱三角区和后壁，70° 镜用于观察侧壁、前壁和膀胱顶。如果使用可弯曲性膀胱镜，通过弯曲其尖端可观察膀胱内所有部位。泌尿外科医师应常规彻底观察，确保没有黏膜区域遗漏。在操作过程中，应避免向膀胱内灌注过多液体，这可致术后尿潴留发生。

除窥察黏膜表面外，还可向工作通道内置入器械来完成多种操作。当操作完成后，取出膀胱镜，通过硬性膀胱镜的镜鞘或 Foley 导尿管将膀胱内液体引出。

并发症

可弯曲性和硬性膀胱镜检查术的并发症包括尿路感染、术后血尿和排尿困难、一过性尿道疼痛等，也可发生假道形成或尿道损伤，这些并发症在硬性膀胱镜检查中更常见。另外，硬性膀胱对于前列腺增生的男性患者创伤更大，即便是在直视下轻柔地置入膀胱镜，术后也可能出现血尿。

膀胱镜视野

正常膀胱表现

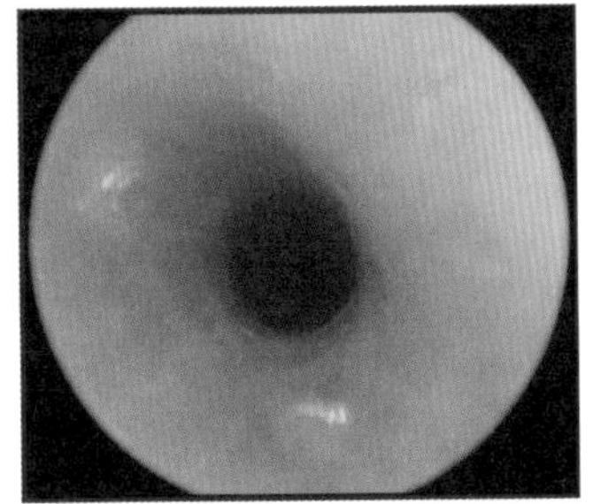

1. 置入膀胱镜后正常阴茎部尿道表现

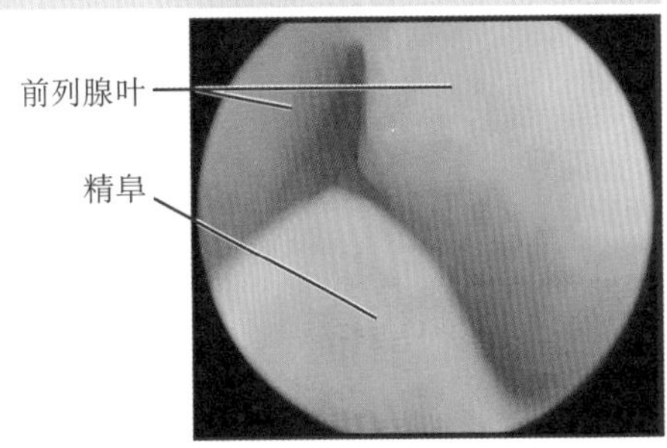

2. 从尿道前列腺部观察前列腺和精阜

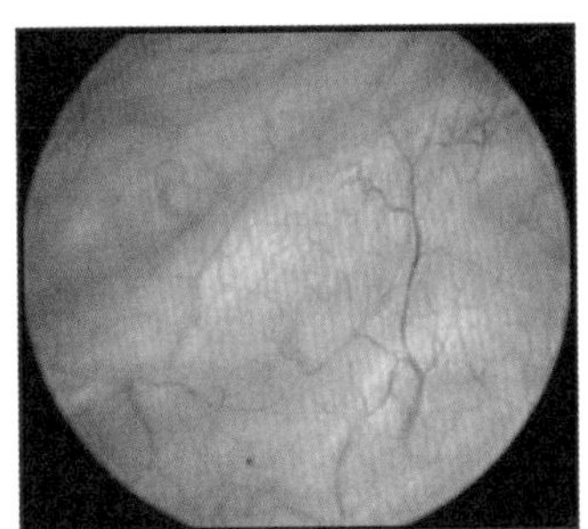

3. 进入膀胱，显示正常膀胱黏膜

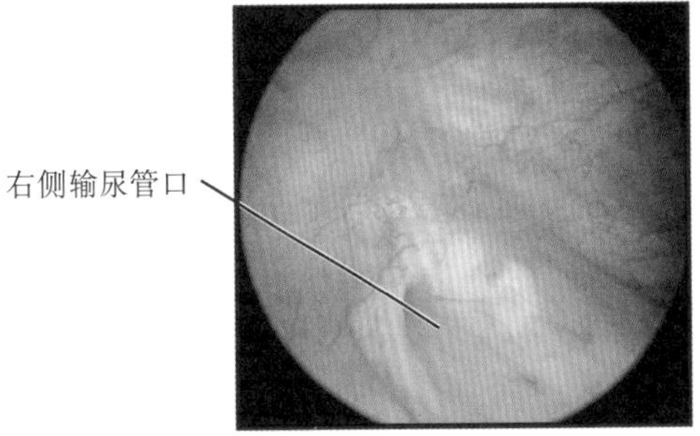

4. 在窥察整个膀胱黏膜表面时观察到输尿管口

异常膀胱表现

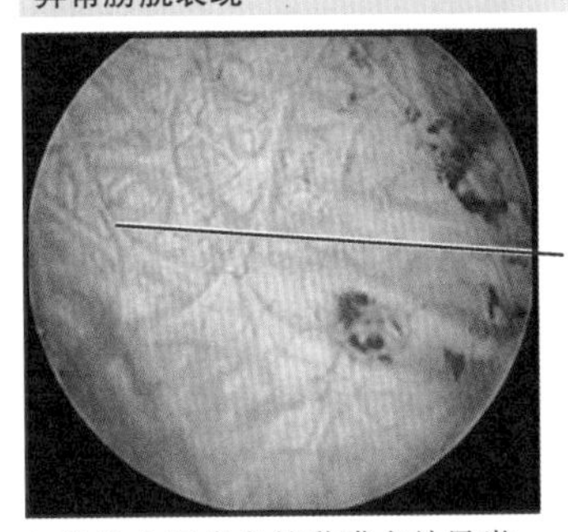

1. 这位血尿患者的黏膜多处异常。小梁形成提示慢性出口梗阻

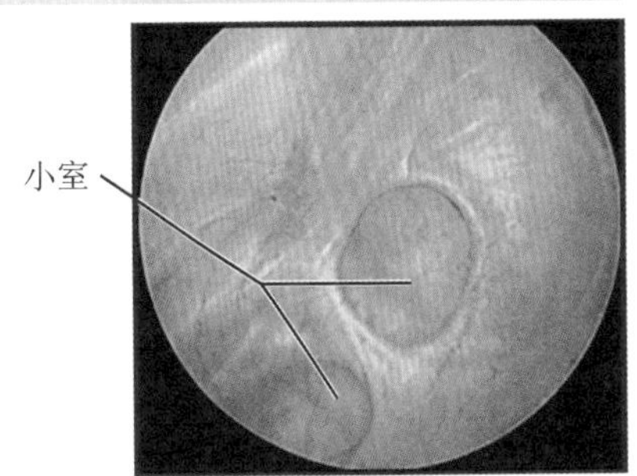

2. 慢性出口梗阻也会导致小室形成

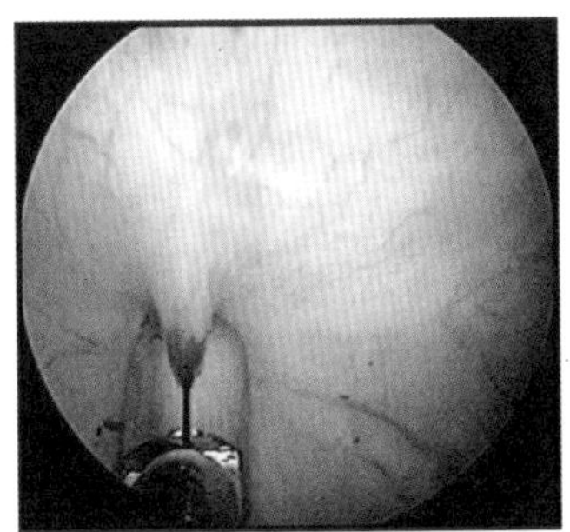

3. 使用活检钳可对膀胱黏膜进行直接随机活检

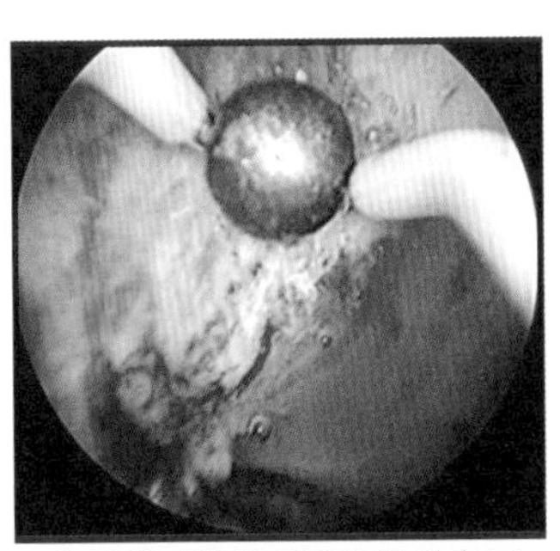

4. 使用滚球装置对活动性出血区域进行电凝止血

二十一、经尿道膀胱肿瘤电切术

膀胱肿瘤通常在评估肉眼或镜下血尿时发现。经尿道膀胱肿瘤电切术(TURBT)不但可用于诊断，还可用于治疗：①可获得大体标本用于组织病理学分析，评估肿瘤分期和分级；②可将膀胱内大体病变切除，治疗表浅肿瘤。

因此，所有膀胱肿瘤，无论是原发或复发，在膀胱镜检查评估时都应该切除。切除不应该拖延至后期治疗阶段，因为这有可能使肿瘤分期上升。

如果病理分析提示高级别浅表肿瘤（Ta 期或 T_1 期），标准治疗方案为再次电切，因为肿瘤残留和分级上升的风险较高。相对来说，浸润性肿瘤需要更加可靠的治疗，如膀胱切除术和（或）化疗。

操作技术

术前尿培养应为阴性。患者需用鞍凳取截石位。采用全身麻醉。确保肌肉完全松弛非常重要，因为在切除肿瘤时使用单极电极会刺激闭孔神经，导致突然剧烈的肌肉收缩，这可能会伤及外科医师或导致膀胱穿孔。

应行双合诊检查来评估前列腺和膀胱壁有无可触及的病变，这有助于临床分期。然后，硬性膀胱镜（见专题 10-37）放入尿道外口，再通过尿道进入膀胱。膀胱镜置入后，直视下仔细检查尿道黏膜。操作过程中反复灌注有助于维持视野清晰。

当膀胱镜的头端进入膀胱后，使用注射器将尿液吸出送细胞学分析。使用注射器反复冲洗数次有助于增加细胞数量。逆行肾盂输尿管造影可向输尿管口插入输尿管导管（6F 或 7F）并向其内注入 3 ~ 5ml 造影剂。

这些初始检查完成后，开始系统地全面评估膀胱黏膜。首先使用 30° 镜评估尿道、膀胱三角区和膀胱后壁。再使用 70° 镜评估膀胱侧壁、顶壁和前壁。

当膀胱全部黏膜表面都检查完，并确定全部肿瘤和异常区域后，取出膀胱镜，换成电切镜（使用 30° 镜）。大多数电切镜直径足够大，便于持续冲洗和灌注液的吸出，这有助于维持良好的视野和维持膀胱壁稳定。电切镜与能量源相连，并将能量通过电切环传递至膀胱黏膜。外科医师通过拇指向前或向后移动控制电切环跨过黏膜表面，同时通过脚踏来控制能量供应。电切应自切除肿瘤浅表外生部分开始，并逐步向深层切除，直至露出逼尿肌肌束。对于小肿瘤，电切环一次扫过就足够了。为了精确进行分期，必须获得足够的肌层固有组织。

当肿瘤位于膀胱顶部时，通过操控电切镜来实现安全切除是非常困难的。在这种情况下，压迫耻骨上区有助于使顶部靠近电切环。另外，降低灌注液灌注速度可以减少膀胱扩张度，使得顶部更加靠近尿道。

切除的肿瘤碎片应定期取出，并完整放置于标本袋内。电切结束将所有碎片清除后，必须再次检查电切部位。每一个部位的边缘应给予电凝，同时，停止膀胱灌注以确保止血完全。如果有明显的穿孔、切除尿路上皮区域较大或术后潜在出血可能，应留置 Foley 导尿管。

除了上述介绍的电切环切除技术外，还可通过膀胱镜置入活检钳获取膀胱组织。小的膀胱肿瘤或异常尿路上皮区域可直接抓取并从膀胱壁上拖出。活检部位应电灼止血。该技术对于需要随机多点活检患者尤其有帮助，如怀疑原位癌者、尿脱落细胞学阳性但无肉眼可见肿瘤或考虑行膀胱部分切除术者。

经尿道膀胱肿瘤电切术：器械和操作

器械

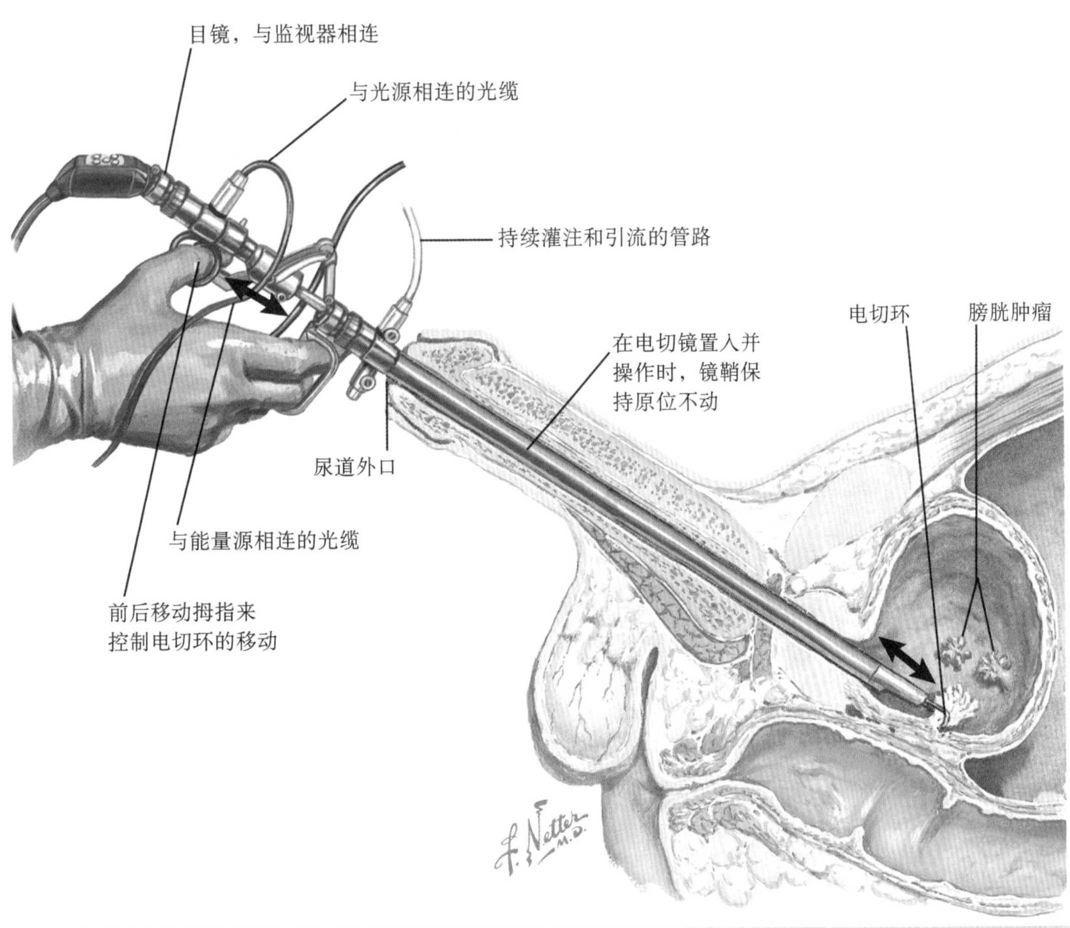

操作程序

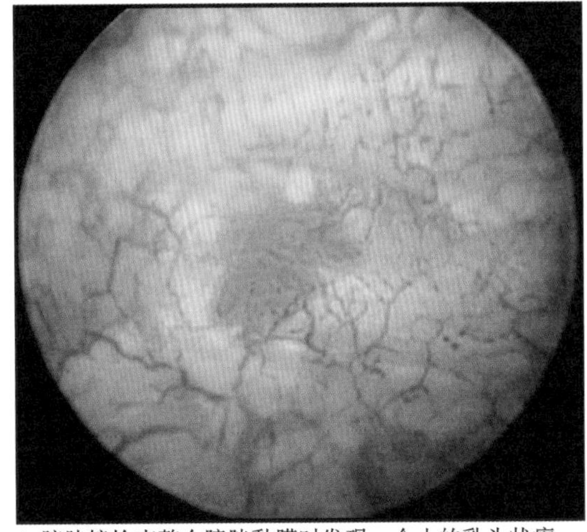

1. 膀胱镜检查整个膀胱黏膜时发现一个小的乳头状瘤

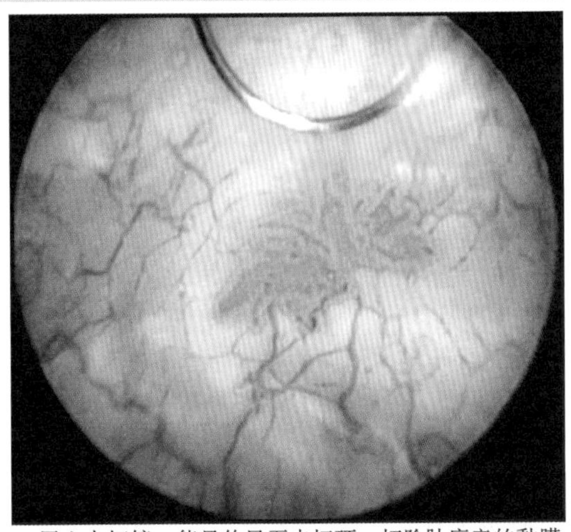

2. 置入电切镜，能量传导至电切环，切除肿瘤旁的黏膜

经尿道膀胱肿瘤电切术：操作步骤

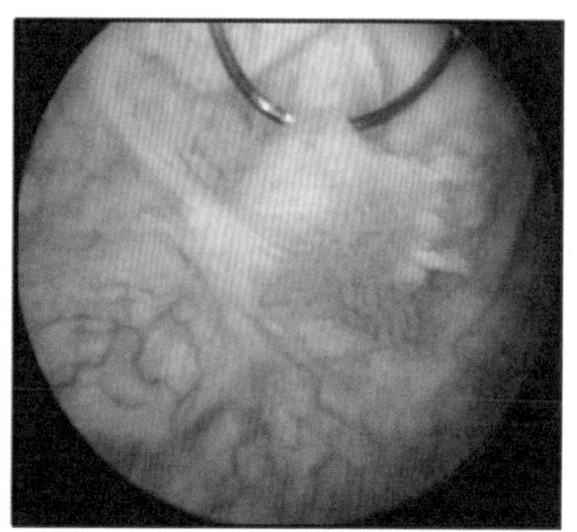
3. 随着手术的进行，肿瘤及周围黏膜从其下方的膀胱逼尿肌分离

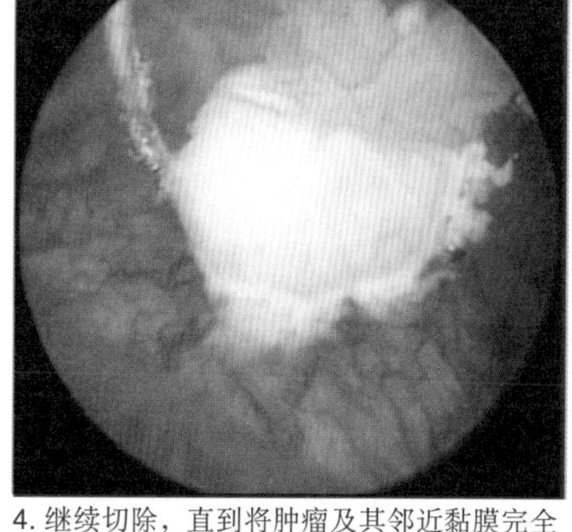
4. 继续切除，直到将肿瘤及其邻近黏膜完全切除，大肿瘤需要多刀才能切除

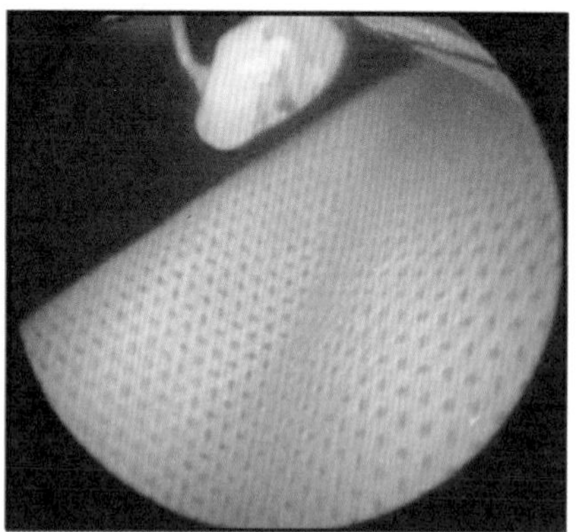
5. 标本从膀胱内完整取出并送病理检查

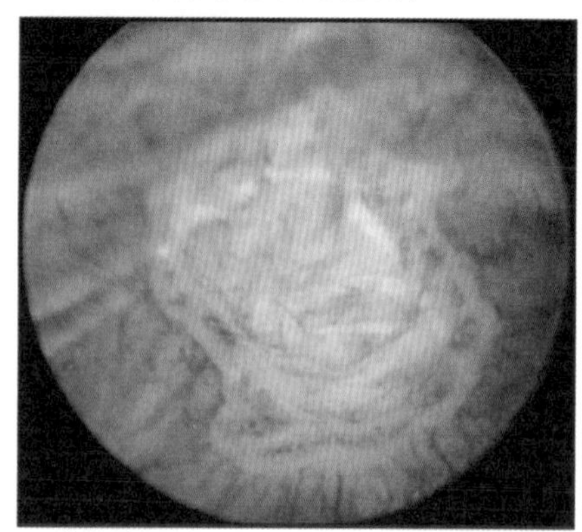
6. 黏膜缺损创面及其边缘进一步电凝，充分止血

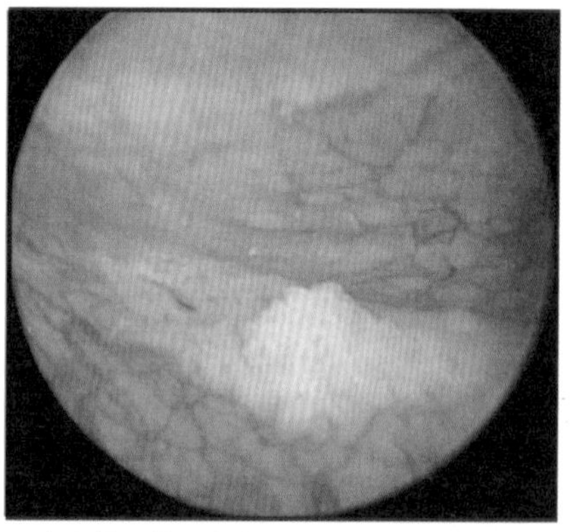
7. 患者输尿管口旁发现另外一个肿瘤

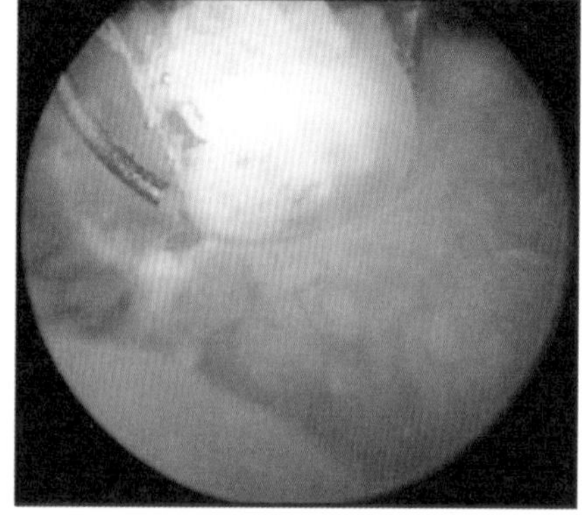
8. 如上所述，将该肿瘤和其他所有肿瘤全部切除

二十一、经尿道膀胱肿瘤电切术（续）

并发症

除了全身麻醉相关并发症外，TURBT 可造成膀胱穿孔、出血（术后血尿和血块填塞）及输尿管口损伤，后者需要临时放置输尿管支架管。

发生膀胱穿孔时，应留置 Foley 导尿管减轻膀胱内压力促进愈合。然而，如果膀胱顶部穿孔，则需开放手术探查修复，特别是有证据证实肠道损伤或腹膜刺激时。大多数患者通过留置导尿管引流后即可。肿瘤细胞腹腔种植的发生率较低。

输尿管口附近肿瘤切除时，输尿管口损伤常是有意的。当然，切除肿瘤应完全，即便会切除输尿管口。然而，如果单纯电切切除，短暂放置输尿管支架管后一般不会引起长期并发症。

随访

一般而言，行 TURBT 的患者不需要住院，术后恢复一段时间后即可出院。但是，对于切除范围较大、需要留置导尿管的患者，需整夜监测尿液引流和血尿情况。若无持续性血尿，Foley 导尿管通常于第 2 天移除。同样，怀疑术后出血的患者，仍有血块填塞膀胱的可能，也应住院观察直到血尿缓解。